Encyclopädisches

Wörterbuch

der

medicinischen Wissenschaften.

Herausgegeben

von den Professoren der medicinischen Facultät
zu Berlin:

C. F. v. Gräfe, C. W. Hufeland, H. F. Link,
K. A. Rudolphi.

Dritter Band.

(Antipathie — Attractio.)

Berlin,
im Verlage bei J. W. Boike.

1829.

Verzeichnifs

der Herren Mitarbeiter mit der Namenschiffre:

Herr Professor Dr. *v. Ammon*, zu Dresden. v. A — n.
— Dr. *Andresse*, zu Berlin. An — e. sen.
— Regimentsarzt Dr. *Baltz*, zu Berlin. B — tz.
— Dr. *Basedow*, zu Merseburg. B — w.
— Professor Dr. *Beck*, zu Freiburg. B — ck.
— Professor Dr. *Benedict*, zu Breslau. B — ct.
— Professor Dr. *Berndt*, zu Greifswald. B — dt.
— Professor Dr. *Carabelli*, zu Wien. C — i.
— Medicinalrath Dr. *Casper*, zu Berlin. C — r.
— Hofrath und Leibarzt Dr. *Curtze*, zu Ballenstädt. C — e.
— Professor Dr. *Dzondi*, zu Halle. Dz — i.
— Professor Dr. *Fabini*, zu Pesth. F — i.
— Dr. *E. Gräfe*, zu Berlin. E. Gr — e.
— Staabsarzt Dr. *Grofsheim*, zu Berlin. G — m.
— Medicinalrath Dr. *Günther*, zu Cöln. Gü — r.
— Professor Dr. *Hecker*, zu Berlin. H — r.
— Dr. *Hedenus*, zu Dresden. H — s. jun.
— Dr. *Herzberg*, zu Berlin. H — g.
— Dr. *Heyfelder*, zu Trier. H — der.
— Leibarzt Dr. *Hohnbaum*, zu Hildburghausen. Ho — m.
— Geh. Medicinalrath und Professor Dr. *Horn*, zu Berlin. H — rn.
— Hofrath und Professor Dr. *Hufeland*, zu Berlin. Hu — d.
— Professor Dr. *Jäger*, zu Erlangen. Jä — r.
— Professor Dr. *Jäger*, zu Wien. J — r.
— Professor Dr. *Klose*, zu Breslau. Kl — e.
— Leibarzt Dr. *v. Koehring*, zu Stollberg. v. K — ng.
— Regimentsarzt Dr. *Kothe*, zu Berlin. K — e.
— Hofrath und Leibarzt Dr. *Kreyssig*, zu Dresden. K — g.
— Professor Dr. *Krombholz*, zu Prag. Kr — lz.
— Hofmedicus Dr. *Lau*, zu Potsdam. L — u.
— Dr. *Michaelis*, zu Berlin. M — lis.
— Professor Dr. *Naumann*, zu Bonn. Na — n.
— Regierungsrath Dr. *Neumann*, zu Neu Wied. Ne — n.

Herr Professor Dr. *Osann*, zu Berlin. O — n.
— General-Staabschirurgus Dr. *Pockels*, zu Braunschweig. P — s.
— Professor Dr. *Purkinje*, zu Breslau. P — e.
— Privatdocent Dr. *Radius*, zu Leipzig. R — s.
— Staabsarzt Dr. *Richter*, zu Berlin. A. L. R — r.
— Professor Dr. *Riecke*, zu Tübingen. R — e.
— Regierungsrath und Professor Dr. *Ritgen*, zu Giessen. R — gen.
— Geh. Medicinalrath und Leibarzt Dr. *Sachse*, zu Ludwigslust. S — se.
— Professor Dr. *Schlemm*, zu Berlin. S — m.
— Dr. *Seifert*, zu Greifswald. S — rt.
— Director der medicin. chirurg. Akademie in Dresden Dr. *Seiler*. S — r.
— Professor Dr. *Ed. v. Siebold*, zu Marburg. Ed. v. S — d.
— Pensionairarzt Dr. *Siedmogrodzki*, zu Berlin. S — i.
— Regimentsarzt Dr. *Sommer*, zu Trier. So — r.
— Professor Dr. *Ullmann*, zu Marburg. Ull — n.
— Geh. Medicinalrath und Leibarzt Dr. *Vogel*, zu Rostock. V — l.
— Professor Dr. *Wagner*, zu Berlin. Wg — r.
— Privatdocent Dr. *Walther*, zu Leipzig. W — er.
— Leibchirurgus Hofrath *Wedemeyer*, zu Hannover. Wed — r.
— Regimentsarzt Dr. *Wutzer*, zu Münster. Wu — r.

Die Chiffren: v. G., H — d., L — k., R — i. und El. v. S — d. zeigen die Namen der Herausgeber an.

A.

ANTIPATHIE der Schwangern (Abneigung). S. Zeichen der Schwangerschaft.

ANTIPERISTALTICUS, (von *αντι*, gegen, und *περισταλτικος*) blofs in der Verbindung mit motus, eine der peristaltischen oder wurmförmigen (von oben nach unten wirkenden) entgegengesetzte Bewegung des Nahrungskanals, sowohl des Schlundkopfs, der Speiseröhre und des Magens, als des ganzen Darms. S. Peristalticus. R — i.

ANTIPHLOGISTICA (von *αντι* und *φλογωσις*, Entzündung, Hitze). Ursprünglich und wörtlich genommen, solche Mittel, welche abkühlend wirken; aber im Allgemeinen, und in jetzt gewöhnlicher Bedeutung, alle Mittel, welche die erhöhte Thätigkeit des Blutsystems herabzustimmen und Entzündung zu heben vermögen; daher auch synonym mit schwächenden und entzündungswidrigen Mitteln. Die vorzüglichsten sind: die Blutentziehungen, dann die Entziehung seröser Säfte, besonders kühlende Purgirmittel, alle kühlende Mittelsalze, unter allen am meisten das Nitrum, vegetabilische Säuren, Kälte, äufserlich und innerlich, das Wasser, Ruhe, Passivität des Leibes und der Seele.

Immer bezieht sich der Begriff des Antiphlogisticum zunächst auf das Blutsystem, und wird daher auch zur Bezeichnung und Eintheilung anderer Mittel gebraucht, um zu bestimmen, ob sie das Blut zugleich aufregen und erhitzen oder nicht. So lassen sich Purgantia, Diaphoretica, Diuretica, Resolventia, Antispasmodica, selbst Roborantia, in Antiphlogistica und Phlogistica oder Calida eintheilen, d. h. solche, die neben ihrer abführenden, schweifstreibenden, stärkenden etc. Wirkung, auch noch die Kraft besitzen, zu erhitzen oder nicht; z. B. bei den Purgantien: die Mittelsalze, Tamarinden, Purgantia antiphlogistica, Aloë, Jalappa, und andere Resinosa, Purgantia calida; bei den Diureticis: Digitalis, Acidum Tartari, Natrum, Diuretica antiphlogistica, Scilla, Juniperus, Canthariden, Diuretica calida; bei den Roborantien: China, Eisen, Roborantia calida, Acidum sulphuric., Alumen, Kälte, Roborantia antiphlogistica. — Dieser Unterschied ist für die Praxis von grofser Wichtigkeit. H — d.

ANTIPHLOGISTISCHE METHODE, *Antiphlogosis.* Das Heilverfahren, wodurch die Thätigkeit des Blutsystems herabgestimmt und Entzündung gehoben wird; also synonym mit schwächender Methode, da die hier bewirkte Schwächung des Herzens, als des Centralorgans alles Lebens, am gewissesten Schwäche des gesammten Lebens hervorbringt. Es ist in allen den Fällen angezeigt, wo übermäfsige Blutthätigkeit und Neigung zu Entzündung, oder wirkliche Entzündung, vorhanden sind. Nur mufs hierbei bemerkt werden, dafs das Uebermafs dieser Methode auch leicht den Gegensatz, zu grofse, ja lebensgefährliche Schwächung der Lebenskraft, hervorbringen kann. H — d.

ANTIPROSTATA, von *αντι*, gegen, und *προστατης*, Vorsteherdrüse, veraltete Benennung der *Cowper*'schen Drüsen. R — i.

ANTIRRHINUM. Eine Pflanze aus der natürlichen Ordnung *Personatae* und *Didynamia Angiospermia Linn.* Die Blume ist rachenförmig; der Schlund mit einer Wölbung bedeckt; an der Basis höckerig ohne Sporn. Die Kapsel steht schief, und springt nur durch Löcher auf.

1. *A. majus, Linn. Willd.* spec. 2. p. 256. Die Blätter sind entgegengesetzt, länglich lanzettförmig, glatt. Die Blumen stehen in einer Traube am Ende der Zweige, sind grofs, und haben einen Kelch mit eiförmigen, stumpfen Lappen und mit gestielten Glandeln bedeckt. Eine zweijährige Pflanze, welche im südlichen Europa häufig auf Mauern, Schutt u. dgl. wild wächst, bei uns aber in Gärten, we-

gen der grofsen und schönen rothen oder weifsen Blumen gezogen wird. Das Kraut, *Herba Antirrhini*, war vormals officinell, und wurde meistens nur als ein magisches Kraut gegen Zauberei gebraucht. Es ist wenig scharf.

2. *A. Linaria* und die übrigen vormals gebräuchlichen Arten s. unter Linaria. L — k.

ANTISCORBUTICA. Unter diesen Namen begreift man alle diejenigen Mittel, welche specifik gegen eine vorhandene scorbutische Dyskrasie wirken, die fehlerhafte, an Sauerstoffgehalt und coagulabler Lymphe arme Mischung des Bluts umändern, verbessern, und dadurch stärkend auf die übrigen Systeme des Organismus zurückwirken. Man zählt hierher; 1) Pflanzensäuren und säuerliche Obstarten, letztere in Form von frischem Obst, von eingemachten oder eingedickten Obstsäften. — Essig (Acetum vini) mit Wasser gemischt als Getränk; Weinsteinsäure (Sal essentiale tartari, Cremor tartari); Citronen (Citrus medica); Orangen (Citrus Aurantium) nach *Trotter*; Johannis- und Stachelbeeren (Ribes rubrum und R. grossularia); Berberitzen (Berberis vulgaris); Preifselbeeren (Vaccinium Vitis Idaea). 2) Säuerliche Gemüse, vorzüglich frischen Sallat (Lactaea sativa); Sauerrampfer (Rumex autosa, scutata) nach *Hunczovsky*; Brunnenkresse (Lepidium sativum); aber auch eingemachte säuerliche Gemüse, namentlich das von *Lind* und *Trotter* so empfohlene Sauerkraut (Brassica fermentata s. acida). 3) Frisch ausgeprefste Säfte von einigen Pflanzen, welche vorzugsweise mit dem Namen der *Plantae antiscorbuticae* bezeichnet worden sind. Herba Cochleariae (Cochleariae officinalis); Herba Beccabungae (Veronica Beccabunga); Herba Borraginis (Borrago officinalis); Herba Nasturtii (Sisymbrium Nasturtium); Herba Tussilaginis (Tussilago Farfara und Petasites), letztere rühmt namentlich *Cullen* im Scorbut; — an sie schliefsen sich die Semina Sinapeos, Radix Armoraceae und Rad. Allii sativiae an. — Zu den antiscorbutischen Mitteln sind ferner zu zählen: 4) Decoctum Malti nach *Huxham*, — gut gehopfte und ausgegohrene Biere. 5) Oxygengas, welches gegen Scorbut äusserlich und innerlich empfohlen wurde, — äufserlich als Inhalation nach *Cavallo* und *Watt* mit acht bis zwanzig Thei-

1 *

len atmosphärischer Luft gemischt, — oder innerlich nach *Paul's*, *Odier's* oder *Jurine's* Methode, als oxygenirtes Wasser. O — n.

ANTISEPTICA. Mittel, welche der Fäulniſs widerstehen, und zwar durch chemische Kraft; denn, da keine Fäulniſs im Lebenden entstehen kann, ohne Schwächung der, ihr beständig widerstehenden, Lebenskraft, so folgt, daſs unstreitig die besten Mittel gegen die Fäulniſs diejenigen sind, welche die Lebenskraft erhöhen und stärken. Aber dennoch ist es nicht zu läugnen, daſs auch chemisch im Lebenden zur Verbesserung der faulichten Verderbniſs und zur Verhütung der Zersetzung gewirkt werden kann (bei Faulfiebern, Scorbut), ganz besonders, wenn örtlich wahre und vollständige Fäulniſs eintritt (Sphacelus). Hier sind die eigentlichen Antiseptica an ihrem Platze. Sie sind: Alle Acida, besonders Mineralia, Adstringentia (China, Cort. Quercus, Salicis, Alaun), Balsamica (Myrrha, Terebinthina, Aloë), bei örtlicher Fäulniſs, die Kälte. H — d.

ANTISPASIS, heiſst bei den Alten eben das, was Revulsion, Derivation. H — d.

ANTISPASMODICA (von αντι und σπαςμος, der Krampf). Krampfstillende Mittel. Man versteht darunter solche, welche Krämpfe und überhaupt alle anomalische Thätigkeit des Nervensystems aufzuheben vermögen. Nimmt man das im weitesten Sinn, so kann man fast alle Arzneimittel darunter rechnen, indem alle, mehr oder weniger, durch einen Eindruck auf die Nerven wirken, und folglich auch Veränderung ihrer Thätigkeit zum Bessern hervorbringen können, um so mehr, da die Ursachen der Krämpfe so mannichfaltig sind. So hieſs z. B. zu *Fr. Hoffmann's* Zeiten sein antiphlogistisches Pulver ein Pulvis antispasmodicus.

Gegenwärtig faſst man unter diesen Begriff nur solche Mittel, welche eine bestimmte und unmittelbare Kraft auf die Nervenwirkung besitzen. Dahin gehören die Narcotica, die Aetherea, sowohl die künstlichen Aetherarten als die natürlichen, alle Vegetabilien welche ein ätherisches Oel enthalten, die Balsame und Gummi-Harze, das Ammonium und seine Präparate, die meisten Metalle, besonders Zink, Kupfer, Blei, Silber, die animalischen Erden, der mineralische und animalische Magnetismus, die Gegenreize und ableitenden Mittel. H — d.

ANTITASIS. S. Contraextension.

ANTITHENAR, von αντι, gegen, und θεναρ, die flache Hand, eine veraltete Benennung des kurzen Daumenbeugers, flexor brevis pollicis, bei *Winslow*. R — i.

ANTITRAGUS, von αντι, gegen und τραγος, Bock (Vorsprung), der der Ecke (Tragus) der Ohrmuschel gegenüberstehende Vorsprung, die Gegenecke bei *Sömmerring*, so wie der daran befestigte Muskel M. antitragicus genannt wird. S. Ohr. R — i.

ANTLIA ASPIRANS. S. Saugpumpe.

ANTLIA LACTEA. S. Milchpumpe.

ANTLITZNERVE (*Nervus facialis*). Entspringt mit zwei neben einander liegenden Wurzeln aus dem hintern Rande des Hirnknotens und dem obern Ende des Rückenmarksschenkels des kleinen Gehirns, hat hinter sich den Zungenschlundkopfnerven, und nach aufsen dicht neben sich den Hörnerven liegen. — Mit dem Hörnerven, an dessen vordern innern Seite er in einer rinnenförmigen Vertiefung liegt, geht er vorwärts, auswärts und abwärts gegen die hintere Seite des Felsenbeins, tritt in das von der harten Hirnhaut ausgekleidete innere Gehörloch (Sinus acusticus), trennt sich hier von dem Hörnerven, indem er durch die obere Grube des Sinus acusticus in den Fallopischen Kanal geht. Er füllt diesen Kanal aus, verläfst in ihm seine frühere Richtung, beugt sich in ein Knie um, geht rückwärts auswärts über die Paukenhöhle hin, und kommt durch das Griffelzitzenloch nach aufsen hervor. Im Anfange des Fallopischen Kanals, an der knieförmigen Umbiegung, verbindet sich der Antlitznerv mittelst des oberflächlichen oder Felsenastes (ramus superficialis s. petrosus) vom Vidianischen Nerven, der durch eine Spalte der vordern Seite des Felsenbeins (Hiatus canalis Fallopii) tritt, mit dem zweiten Aste des fünften Paares; hinter der Paukenhöhle giebt er kleine Zweige dem Paukenfellspanner und dem Steigbügelmuskel; nahe über seinem Austritte aus dem

Griffelzitzenloche entspringt unter spitzigem Winkel aus ihm ein stärkerer Zweig, die Paukensaite (Chorda tympani), welche noch mit ihm einige Linien herabtritt, dann sich von ihm trennt, und durch ein eigenes Kanälchen aufwärts, vorwärts gehend neben der Pyramide in die Paukenhöhle dringt, wo sie am obern Rande des Paukenfelles zwischen dem langen Schenkel des Ambofses und dem Stiele des Hammers, über dem Ansatze der Sehne des Paukenfellspanners nach vorn zur *Glaser*'schen Spalte geht, um durch dieselbe neben der Sehne des äufsern Hammermuskels nach aufsen hervorzutreten. Sie bekommt hier eine stärkere neurilematische Hülle, wird dicker, und verbindet sich an der innern Seite des aufsteigenden Unterkieferastes unter einem spitzen Winkel mit dem Zungennerven vom dritten Hauptaste des fünften Paares.

Cloquet (Tr. d'anat. descr. T. II. p. 610) betrachtet die Paukensaite als Fortsetzung des oberflächlichen Felsennerven, mithin als eine Anastomose zwischen dem zweiten und dritten Hauptaste des fünften Paares; allein dies läfst sich, wie auch *Fr. Meckel* erwähnt, nicht nachweisen, da der Zusammenhang des Felsennerven mit dem Antlitznerven so innig ist, dafs sie nur künstlich und ohne bestimmte Grenzen getrennt werden können. Bei Neugebornen und noch in den ersten Lebensjahren, entspringt die Paukensaite nach den Beobachtungen von *Cassebohm* (Tract. quat. de aur. hum. §. 223), die ich nach meinen Untersuchungen bestätigen kann, vom Antlitznerven unter dem Griffelzitzenloche, und geht durch ein Kanälchen zwischen dem Paukenringe und Zitzentheile in die Paukenhöhle. Ob von der Paukensaite Zweige abgehen, ist noch zweifelhaft. Die meisten Beobachter sahen keine; *Caldani* hingegen (de chordae tymp. offic. In dess. comm. anat. Fasc. I. Goetting. et Lips. 1791) behauptet Zweige in die Muskeln des Hammers und Steigbügels verfolgt zu haben; *A. C. Bock* (Beschreib. d. fünft. Nervenpaares. Meifsen 1817 S. 49) nimmt am Paukenfelle einen oder zwei Verbindungszweige zwischen dem äufsern Gehörgangsnerven vom fünften Paare und der Paukensaite an.

Unter dem Griffelzitzenloche entspringen aus dem Antlitznerven:

1) der tiefe hintere Nerv des äufsern Ohrs (N. auricularis posterior profundus), welcher dicht am Zitzenfortsatze rückwärts aufsteigt und sich in einen Ohr- und Hinterhauptsast spaltet, welche den Rückwärtsziehern des Ohres und der Haut Zweige geben, und sich mit dem kleinen Hinterhauptsnerven und grofsen Ohrnerven vom dritten Halsnerven verbinden.

2, 3) Der Griffelzungenbeinnerv und der Ast des zweibäuchigen Kiefermuskels (N. stylohyoideus et digastricus). Jener geht an die Muskeln des Griffelfortsatzes, verbindet sich mit dem sympathischen Nerven; dieser verbreitet sich im zweibäuchigen Kiefermuskel und verbindet sich mit dem N. glossopharyngeus und dem vagus.

Der Antlitznerv tritt hierauf unter dem Ohre um die hintere Seite der Schläfenschlagader in die Ohrspeicheldrüse, geht vorwärts zur hintern Seite des Unterkieferastes, und theilt sich in einen obern gröfsern und einen untern kleinern Hauptast, welche im Auseinandergehen durch Seitenzweige mit einander und mit Zweigen des Ohrnerven vom dritten Aste des fünften Paares wiederum zusammenfliefsen, und das Ohrdrüsengeflecht (Plexus parotideus) bilden.

Aus dem Geflechte entspringen vom obern Hauptaste des Antlitznerven:

1) Zwei oder drei Schläfenäste (Rami temporales), die bis zum Scheitel aufsteigen, dem Vorwärtszieher des Ohrs und der Haut Zweige geben, und sich mit dem Stirnnerven aus dem ersten Aste des fünften Paares verbinden.

2) Zwei oder drei Wangenäste (Rami zygomatici), die in schiefer Richtung vorwärts aufsteigen, dem äufsern Theile des Augenliedschliefsers sowohl des obern, als des untern Augenliedes, den Jochbeinmuskeln und der Haut dieser Gegend Zweige geben, und mit dem Stirnnerven, dem Thränendrüsennerven, dem Wangenhautnerven und dem Unteraugenhöhlennerven sich verbinden.

3) Zwei Backennerven (N. genales s. buccales). Sie gehen, den Ausführungsgang der Ohrspeicheldrüsen begleitend, quer über den obern Theil des äufsern Kaumuskels vorwärts gegen den Mundwinkel, breiten ihre Zweige aus, die zu den Hebemuskeln der Oberlippe, des Mundwinkels,

den Seitenmuskeln der Nase, dem Backenmuskel, dem Mundschliefser und zu der Haut dieser Gegend gehen, und netzartige Verbindungen (Retebuccale) mit einander, so wie mit dem Unteraugenhöhlennerven vom zweiten Aste, und dem Backennerven vom dritten Aste des fünften Paares eingehen.

4) Zwei herabsteigende Nerven, welche dem kleinern untern Hauptaste des Antlitznerven angehören. Sie gehen über den untern Theil des äufsern Kaumuskels und am hintern Rande des Unterkieferastes herab; der obere von ihnen verbreitet sich in die Haut der untern Wangengegend, der untere gröfsere spaltet sich in den Randnerven des Kiefers (N. marginalis) und den obern Hautnerven des Halses (N. cutaneus colli superior). Der Randnerv geht am Unterkieferrande nach vorn bis zum Kinn, giebt dem Niederzieher des Mundwinkels und der Unterlippe, so wie der Haut Zweige, und verbindet sich mit dem Kinnaste vom Unterkiefernerven des fünften Paares. Der obere Hautnerv des Halses geht abwärts, und spaltet sich in mehrere Zweige, welche zum Hautmuskel des Halses, zur Haut der obern Halsgegend gehen, und sich mit dem tiefern Halshautnerven vom vordern Aste des dritten Halsnerven verbinden.

Syn. Siebenter Hirnnerv, harte Portion des siebenten Paares, verbindender Gesichtsnerv, kleiner sympathischer Nerv (Par septimum, portio dura septimi, communicans faciei, sympathicus parvus).

L i t t e r a t u r:

Sömmerring, Diss. de Basi Encephali tab. I. — II.

J. Fr. Meckel, de quinto pare nerv. cerebri diss. inaug. Gött. 1748.

Derselbe Diss. anatomiq. sur les nerfs de face; in Mém. de Berlin. T. VII. 1752. copirt in *Ludwig*, *Mayer*, *Loder*.

C. F. Peipers Descript. tertii et quarti nerv. cervicalium, nervi duri etc. Halae 1793. copirt in *Ludwig*, *Loder* etc. S — m.

ANTLITZWUNDE. S. Gesichtswunde.

ANTODONTALGICA, Mittel gegen Zahnschmerz. Unter diesen Mitteln werden solche Arzeneien verstanden, welche man gebraucht, um den Zahnschmerz zu tilgen. Da man aber hauptsächlich vor der Anwendung solcher Arzeneien wissen mufs, ob der Schmerz in dem blofsgelegten Zahnnerven, oder in dem beleidigten Knochenhäutchen der Wurzel des Zahnes, oder in den, den Zahn umgebenden weichen oder harten Gebilden seinen Sitz hat, und aus welcher Ursache er entstanden ist, so versteht es sich von selbst, dafs man auch die Mittel darnach wählen mufs. Hätte sich auch nur ein einziges Mittel bis jetzt als gegen jeden Zahnschmerz bewährt erwiesen, so wäre das Ausziehen der Zähne wohl entbehrlich, oder nur in äufserst seltenen Fällen, bei Krankheiten des Kiefers u. dgl. angezeigt. Bei Bloslegung des Zahnnervens werden alle Mittel wohl nur palliativ wirken, und nur beim rheumatischen Zahnschmerz u. dgl. können sie radical das Leiden heben. Die beim Zahnschmerz gewöhnlich gebräuchlichen Mittel, um ihn zu lindern oder auch gänzlich zu heben, sind alle Narcotica, Aetherea, Spirituosa und einige Resinosa. Einige dieser Mittel werden entweder in Pillenform in den hohlen Zahn gelegt, oder als Tincturen mit Wasser gemengt, in Form von Mundwässern gebraucht. Uebrigens sind alle ableitenden Mittel entweder unmittelbar auf das Zahnfleisch, oder hinter die Ohren und am Halse angewendet, beim rheumatischen und gichtischen Zahnschmerz heilsam; beim hysterischen aber, so wie bei jedem Nervenleiden, welches sich an den Zähnen ausspricht, stehen die Nervina und Narcotica oben an. Als ein vorzügliches Mittel wider den Zahnschmerz rühmt *Ranieri Gerbi* (Storia naturale di un nuovo insetto, Firenze 1794) die Curculio antodontalgic. an. Er nimmt mehrere Larven dieses Insectes, zerquetscht sie zwischen den Fingern und berührt damit den leidenden Zahn, worauf der Schmerz verschwinden soll. Diese heilende Zauberkraft soll der Finger, nach seiner Angabe, ein ganzes Jahr beibehalten. — Uebrigens giebt es noch so viele Hausmittel wider Zahnschmerzen, dafs es eben so ermüdend als unnütz seyn würde, dieselben hier aufzuzählen, da sie eben so wenig und meistens noch weniger nützen, als die von den Aerzten der ältesten bis auf unsere Zeit empfohlenen, welche doch unter gewissen Verhältnissen heilsam seyn konnten und waren. — Dr. *Fattori* zu Pontedoro hat durch Anboren des carioesen Zahnes mittelst eines Trepans, wodurch der Nerve abgeschnitten und die krankhafte Sensibilität aufgehoben wird, in mehreren Fällen entschiedene Erfolge hinsichts des Aufhebens der Zahnschmerzen gehabt. S. *v. Graefe* und *v. Walther's* Journ. d. Chir. u. Augenh. Bd. IX. pag. 683. — Da nun alle gegen Zahnschmerz angerühmten scharfen Mittel durch längere Zeit fortgesetzt, auch auf die übrigen gesunden Zähne schädlich wirken möchten, so soll man sich deren Anwendung wohl nächtlicher Weile erlauben, wo man nicht gleich ärztliche Hülfe haben kann. Wäre aber der Zahnschmerz bei gehöriger Hülfe durch Brennen, Plombiren und dergleichen mechanische Eingriffe nicht bald zum Schweigen zu bringen, besonders bei einem sehr geschwächten Subjecte und bei Schwangern, so soll er lieber entfernt als auf Kosten der gesunden Zähne erhalten werden. S. Zahnschmerz.

C. — i.

ANTOGAST. Die Mineralquellen von Antogast entspringen im Amte Oberkirch im Grofsherzogthum Baden, unfern Griesbach bei dem Städtchen Oppenau, in dem rings von hohen Bergen umgränzten Thale der Meifsach. Die drei Quellen, welche hier zu Tage kommen, sind: 1) die Urquelle, welche blofs zu Bädern gebraucht wird, 2) die alte Trinkquelle, welche aufser Gebrauch jetzt ist, und 3) die jetzige noch zum Trinken benutzte Trinkquelle; — alle drei gehören zu der Klasse der alkalisch erdigen Eisenquellen. Das Wasser hat mit dem nahe gelegenen Mineralwasser zu Griesbach grofse Aehnlichkeit; es ist kalt, hell, hat einen gelinde zusammenziehenden, etwas stechenden Geschmack; seine specifische Schwere beträgt 1,00230 : 1,00000. Nach *Boekmann* und *Salzer* enthalten sechzehn Unzen desselben:

Salzsaures Natron . .	$\frac{3}{50}$	Gr.
Schwefelsaures Natron	$\frac{3}{5}$	-
Kohlensaures Natron .	$3\frac{3}{5}$	-
Kohlensaurer Kalk . .	$5\frac{9}{10}$	-
Eisenoxyd	$\frac{1}{2}$	-
Kohlensaures Gas . . .	$22\frac{3}{10}$	K. Z.

Die Wirkung desselben ist gelinde auflösend, stärkend, die Digestion verbessernd, säuertilgend, sehr diuretisch, gelinde zusammenziehend, das Nervensystem reizend belebend.

Angewendet wird es als Getränk und Bad in allen den Krankheiten, welche auf reine Schwäche gegründet, flüchtig reizende Stärkungsmittel erfordern, namentlich bei Schwäche des Magens und Darmkanals, Magenkrampf, Neigung zu

Durchfällen, Anomalien der monatlichen Reinigung, Steinbeschwerden, veralteten Blasenkatarrhen, Schwäche der Zeugungsorgane, nervösem Kopfweh und anderen ähnlichen chronischen Krankheiten.

L i t t e r a t u r:

C. W. Bockmann, physical. Beschreibung der Gesundbrunnen und Bäder Griesbach, Petersthal und Antogast. Carlsruhe, 1810. O — n.

ANTONIUSFEUER. S. Zona.

ANTRUM HIGHMORI, s. Sinus maxillaris. Die Highmors- oder Oberkieferhöhle (*Highmori* corp. hum. disquisitio anat. Hagae-Comitis 1651. pag. 226.) [*Highmor* ist nicht der Entdecker dieser Höhle, sie war schon dem *Vesalius*, *Eustachius*, *Fallopius* etc. bekannt, indessen hat er das Verdienst, die Dünnheit ihrer untern Wand über den Zahnzellen zuerst durch Abbildungen dargestellt zu haben, auch führt er beiläufig eine beobachtete Zahnfistel an, die bis in die Höhle drang und der darin krankhaft angesammelten Materie einen Abfluſs gestattete.] Sie ist die gröſseste unter den Nebenhöhlen der menschlichen Nase, nimmt bei vollendeter Entwickelung des Oberkiefers den ganzen Körper desselben ein, ist daher diesem an Gestalt ähnlich, und, mit Ausnahme der Gegend, wo sich nach auſsen der Wangenfortsatz erhebt, nur von dünnen Knochenwänden umgeben. Ihr Boden hat oft mehr oder weniger starke Erhabenheiten über den angrenzenden Zahnzellen der Bakkenzähne, ja zuweilen sind diese Stellen offen, die Zahnwurzeln sichtbar, und im frischen Zustande nur von der diese Höhle auskleidenden Haut bedeckt. An der obern und äuſsern Wand stehen oft mehr oder weniger stark vorspringende Leisten, wodurch kleine Nebenfächer abgetheilt werden; in seltenen Fällen finden sich lange, rundliche Fortsätze (an einem Präparat des anat. Museums zu Berlin ragt ein solcher Fortsatz vom Boden fast bis zur Decke der Höhle empor), auch sind an den Wänden von dem Verlaufe der Zahngefäſse und Nerven schwache Spuren zu bemerken.

Sie öffnet sich in den mittlern Nasengang mit einer groſsen Mündung des Oberkiefers, die aber durch den Nasentheil des Gaumenbeins, den Hamulus uncinatus des

Siebbeins und den Processus maxillaris der untern Muschel bis zu einer erbsengrofsen Oeffnung geschlossen wird, welche, von der mittlern Muschel bedeckt, eine schiefe Richtung von hinten, und oben nach vorn und unten hat. Zuweilen ist diese Oeffnung doppelt (*Al. Monro*, über das Nervensystem. Leipz. 1787. Tab. 9. Fig. 2.), selten fehlt sie ganz ohne krankhafte Texturveränderung (*Fr. Meckel*, Handb. der menschl. Anat. Halle 1820. Bd. 4. S. 147).

Die Schleimhaut dieser Höhle ist dünn, weifsgelb, glatt und locker mit den Wänden verbunden. Am Ausführungsgange, wo sie mit der Nasenschleimhaut zusammenfliefst, sind zwei lippenförmige, gegen einander geneigte Falten. Im gesunden Zustande wird in dieser Höhle nicht mehr Flüssigkeit abgesondert, als von den einsaugenden Gefäfsen aufgenommen wird, sie ist daher nur feucht. Wird die Secretion krankhaft vermehrt, so erfolgt Anhäufung der Flüssigkeit, da die Beschaffenheit des Ausführungsganges den Ausflufs in die Nase sehr erschwert.

Völligen Mangel dieser Höhle beobachtete *Morgagni*. (Adversaria anat. I. Art. 28.)

Die Entwickelung dieser Höhle bietet manches Interessante dar. Bei einem 5 Monat alten Fötus sieht man nur eine rinnenförmige Vertiefung nahe unter der Anlage der mittlern Muschel; im 7ten und 8ten Monate ist die Vertiefung gröfser und kahnförmig, bei einem neugebornen Kinde etwas tiefer und fast eiförmig. Sie nimmt in diesen Zeiträumen nur einen geringen Theil des Kieferkörpers ein, liegt nicht über den Backenzähnen, deren Zellen sich bis zum Boden der Augenhöhle erstrecken, sondern nach oben und innen neben denselben. Die Oeffnung in den mittlern Nasengang ist gröfser und freier, da die später sie zum Theil verschliefsenden Fortsätze benachbarter Knochen noch nicht hinlänglich entwickelt sind. Mit dem Ausbilden des Alveolarfortsatzes wird der Kiefer höher, und seine Höhle erweitert sich, tritt zwischen den Boden der Augenhöhle und die Zahnzellen der Backenzähne.

S — m.

ANTRUM HIGHMORI. (Krankheiten desselben.) Die Prädisposition zur Erkrankung des Antrum Highmori wird gebildet durch die Lage den, Bau, die Verrichtung, die Verbindung und den Umfang der Höhle. Die Knochen, welche den vorderen Theil des Gesichts bilden, sind dünn, und haben eine schwache, nur wenig schützende Bekleidung durch die bedeckenden Weichtheile. Eine Schleimhaut, eine fibröse Haut, die Knochen, viele Nerven und Gefäfse, sind die constituirenden Theile. Die Höhle bildet einen Secretionsapparat, dessen Ausführungsgang, der hohen Lage und des geringen Umfanges wegen, dem Secretum das Austreten nicht erleichtert. Die Kieferhöhle steht mittelst des Ausführungsganges mit der Nasenhöhle in Verbindung. Die Schleimhaut, welche die Kieferhöhle umkleidet, bildet ein Continuum mit der die Luft- und Dauungswege überziehenden mukösen Hautparthie. Die unter der Schleimhaut liegende fibröse Haut steht in Verbindung mit dem grofsen Tracte der fibrösen Häute. Durch die erste Ursache besteht die Anlage zu catarrhalischen, durch letztere zu rheumatischen und arthritischen Leiden, durch beide wird die Anlage zu syphilitischen Störungen der Kieferhöhle gesetzt. Die Störungen entfernter Organe, vorzüglich der Unterleibsorgane, besonders der Leber, vermögen durch Nerven- und Hautverbindung Krankheiten der Kieferhöhle zu erzeugen.

Gelegenheitsursachen. Die bedingenden Ursachen sind idiopathischer, consensueller, symptomatischer oder specifischer Art. Unter die idiopathischen Ursachen, welche als mechanische oder chemische Schädlichkeiten einwirken, sind die, des häufigern Vorkommens wegen, vorzüglich Berücksichtigung verdienenden: Stöfse und Schläge auf das Gesicht oder auf einen andern Theil des Kopfes, in welchem Falle die Erschütterung den abnormen Zustand hervorzurufen vermag, gewaltsame Behandlung der Zähne oder der Zahnfächer, Verwundung dieser Theile oder der Kieferhöhle, krankhafter Zustand der Zähne oder Zahnfächer, Caries der Zähne, welcher in die Wurzel sich fortsetzt und die Zahnfächer ergreift, sarcomatöse Verbildungen an den Wurzeln der Zähne, unvorsichtiger Gebrauch der Zahnstocher! Würmer, Insekten, welche in der Kieferhöhle sich befinden etc. Reize in den Abdominalorganen, krankhafte Zustände der Haut, oder der durch Lage und Struktur verwandten Theile, z. B. des Auges, des Thränensackes etc., vermögen auf dem Wege der Sympathie abnorme Lebensthätigkeit in der Kieferhöhle anzuregen. Wenn der Reiz den primairen Sitz verläfst, so wird das Leiden des deuteropathisch afficirten Theiles ein metastatisches genannt, auf welche Weise nicht selten durch unvorsichtiges Abheilen der Ausschläge des Kopfes, der Flechten, durch Unterdrükkung des Trippers, durch Störung eines gewohnten Blutflusses, z. B. der Hämorrhoiden, die Kieferhöhle erkrankt. Die constitutionellen Störungen und Säftekrankheiten, welche durch Hemmung der Verrichtung wichtiger Organe oder einer Reihe derselben durch Retenta, vorzüglich bei unvollkommen statt findenden, oft gehemmten kritischen Ausscheidungen bei Fiebern, oder Ingesta, z. B. durch schädliche Nahrungsmittel, Luftumgebung etc. entstehen, wirken krankmachend, können die Stimmung und Thätigkeit des Secretionsapparates, oder des Nutritionsprozesses in der Kieferhöhle ändern, und hierdurch ein symptomatisches Uebel erzeugen. Die thierischen Gifte, z. B. syphilitisches Gift, so wie andere in den Organismus gelangende Gifte, z. B. der Mercur beim ungeregelten Gebrauche desselben, welchen eine besondere Neigung zukommt, die Vegetation der Schleimhäute und des Knochengewebes umzuändern, sind vermögend, krankhafte Zustände der Kieferhöhle zu bedingen und spezifike Leiden zu setzen.

Krankheitsentwickelung. Die ursprüngliche Entwickelung des Uebels geht von der Schleimhaut, oder von der fibrösen Haut und dem Knochengewebe aus. Im ersten Falle sind die Störungen der Secretion, im letzten Falle jene der Nutrition mehr hervortretend. Beim höheren Stande der Krankheit leiden sämmtliche die Höhle constituirende Theile, doch wird gewöhnlich das Leiden des protopatisch afficirten Theiles stärker sich ausdrücken. Je tiefer das zum Grunde liegende Allgemeinleiden wurzelt, desto wahrscheinlicher haftet das Uebel ursprünglich in der fibrösen und knöchernen Parthie. Die Entzündung, welche entweder in der Schleimhaut oder in der fibrösen Haut ursprünglich sich entwickelt, ist gewöhnlich der Mutterprocefs der verschiedenen in der Kieferhöhle vorkommenden Störungen und Abweichungen; es giebt jedoch auch Aenderungen im Secretions- und Nutritionsprocefs ohne vorhergegangene Entzündung, und oftmals wird diese erst veranlafst durch die Einwirkung krankhaft veränderter Theile auf die benachbarten Parthieen.

Uebersicht der abnormen Zustände. Folgende krankhafte Zustände kommen an der Highmorshöhle vor: 1) ursprüngliche Entartung der mucösen Parthie; *a)* Entzündung der Schleimhaut, *b)* Aenderung der Secretion und Säfteanhäufung, mit oder ohne Verschliefsung des Ausführungsganges, *c)* krankhaft vermehrte und vorwaltende Nutrition, welche auf eine Stelle der Schleimhaut sich beschränkt, Polyp und Sarcom, oder die ganze Ausbreitung derselben in der Kieferhöhle betrifft, sarcomatöse Verbildung, *d)* verminderte Nutrition der Schleimhaut, daher Atrophie, Ulceration, und fistulöser Zustand. 2) Erkrankung der fibrösen und knöchernen Parthie; *a)* Entzündung der fibrösen Haut, *b)* vermehrte Nutrition und übermäfsige Ablagerung des ernährenden Stoffes, fibröse Geschwulst, *c)* Ablagerung des ernährenden Materials und gleichzeitiger Absatz knorpliger und knöcherner Massen mit Zerstörung des anliegenden Knochens, *Osteosteatoma*, *d)* übermäfsiger Absatz des ernährenden Materials und Sättigung desselben mit Knochenstoff, *Enostoso*, *e)* perverse Nutrition des Knochens durch Absorption des Knochenstoffes und Ablagerung eines weniger cohärenten Materials, *Osteomalacia*, Incorention des Knochens, *f)* verminderte Nutrition und gesteigerte Absorption, Knochengeschwüre (*Caries*), gänzliches Absterben, Knochenbrand (*Necrosis*), *g)* Nervenanschwellung. Als secundäre Uebel lassen sich an der Kieferhöhle die verschiedenen krebshaften Verbildungen beobachten; so wie auch nicht selten mechanische Störungen derselben sich vorfinden.

Entzündung der Schleimhaut. Die Entzündung der Schleimhaut der Kieferhöhle (*Gengantritis, Siagantritis*) hat entweder einen acuten oder einen chronischen Verlauf. (Vergl. *Chelius* Handbuch der Chirurgie. 2. Bd. p. 1272.) Der letztere ist gewöhnlich durch das Fortwirken der Ursache, welche in der gröfsern Anzahl der Fälle eine constitutionelle ist, erzeugt, und hier tritt die Entzündung nicht rein, sondern gemischt auf. Die Erscheinungen, unter welchen die acute Entzündung sich darstellt, sind folgende: in der Wange wird ein tief sitzender, brennender, manchmal klopfender Schmerz, welcher anhaltend ist, und von den Zähnen bis zur Augengrube sich erstreckt, gefühlt. Es ist Zahnschmerz vorhanden, und leicht könnte man zum Irrthum verleitet werden, einen kranken Zahn für den Sitz des Uebels zu halten, wenn nicht die Heftigkeit, die Ausdehnung und die Andauer der Erscheinungen uns über den Sitz und die Beschaffenheit des Uebels belehren würden. Die äufsern Theile sind gewöhnlich im ersten Zeitraume des Verlaufes gar nicht, zuweilen nur leicht geröthet, nicht angeschwollen, und die Empfindlichkeit derselben ist nur im geringeren Grade vermehrt. Das Kauen ist schmerzhaft, noch mehr aber wird der Schmerz durch Schneuzen vermehrt. Die Schmerzen steigern sich mit der zunehmenden Höhe der Entzündung, sie erstrecken sich bis zur Stirnhöhle und gegen die Ohren; die Nasenhöhle der leidenden Seite wird ungewöhnlich trocken, das Zahnfleisch, die Schleimhaut des Mundes, die Wangen sind geröthet, und schwellen an. Es entstehen Kopfschmerzen, welche zuweilen in Delirien übergehen. Beim Beginnen des Uebels zeigen sich nur geringe, später bedeutende fieberhafte Zufälle.

Die chronische Entzündung bietet bei dem schleichenden Verlaufe weniger hervorstechende Erscheinungen dar. Die Schmerzen sind brennend und klopfend, allein remittirend und weniger festsitzend, als die der acuten Form. Es besteht zwar anhaltend das unangenehme Gefühl des Drukkes in der Gegend der Kieferhöhle, allein dieses geht gewöhnlich nur durch den Einflufs schädlicher Einwirkungen, z. B. eines Luftzuges, der feuchten Witterung u. s. w. in Schmerz über. Abscesse am Zahnfleisch sind häufige Vorläufer und Begleiter dieser Entzündung, da der Zustand der Zähne und der Zahnfächer auf die Schleimhaut, welche das Zahnfleisch überzieht und auf jene, welche die Kieferhöhle auskleidet, von Einflufs ist. Zuweilen zeigen sich gleichzeitig Entzündung und Eiterung der Wange, und der un-

unmittelbar auf der vorderen Wand der auf die Kieferhöhle liegenden Theile.

Die Entzündung, sowohl beim acuten als beim chronischen Verlaufe, hat, wenn sie nicht zertheilt wird, folgende Ausgänge: Vermehrung und Veränderung der Secretion und Anhäufung der abgesonderten Säfte, Auflockerung der Schleimhaut und Verengerung oder Verschliefsung des Ausführungsganges, fungöse und sarcomatöse Verbildung der Schleimhaut, endlich Ulceration derselben.

Behandlung der Entzündung. Bei der Behandlung der Entzündung mufs vor allem auf die Entfernung der Ursache Rücksicht genommen werden, sey dieselbe eine äufsere, eine consensuell wirkende, eine spezifike oder constitutionelle. Die antiphlogistische Methode kommt nach der Heftigkeit des Uebels und nach der Individualität des Leidenden, in gröfserem oder geringerem Umfange in Anwendung. Wenn heftiges Fieber mit starkem Blutandrang gegen den Kopf vorhanden ist, so sind allgemeine Blutentziehungen zu empfehlen. Oertliche Blutentziehungen werden gewöhnlich angewandt, und sind auch da noch, so lange entzündliche Zufälle fortdauern, zu gebrauchen, wo schon Verdacht der Statt habenden Anhäufung eines abnormen Secretums gehegt werden kann. Durch Vermehrung der Secretionen in dem Darmcanale und in den Nieren, suche man einem abnormen Secretionsprocesse in der Kieferhöhle zuvorzukommen. Der wiederholte Gebrauch der Fufsbäder wird empfohlen. In die Nase werden mittelst des Trichters erweichende Dämpfe geleitet, auf die Wange erweichende und schmerzstillende Cataplasmen aufgelegt. Wurde die Entzündung durch Unterdrückung des Hämorrhoidalblutflusses oder der Menstruation veranlafst, so dient die Application der Blutegel an den Damm, in die Nähe der Geschlechtstheile, und die Leitung der Dämpfe gegen die Theile, welchen die Säfte zugeleitet werden sollen; so wie auch bei der durch Unterdrückung des Nasenblutens entstandenen Entzündung die Blutegel an die Nase gesetzt, und die Dämpfe in die Nase geleitet werden. Bei chronischen Entzündungen sind Mercurialeinreibungen in die Wange zu empfehlen. Bei vorstechender Sensibilität wurde mit Erfolg das Opium mit

Speichel verbunden in die Wange eingerieben. Das Auflegen eines mit Belladonnapulver bestreuten Mercurialpflasters soll sich vorzüglich eignen, die schmerzhaften Paroxysmen abzukürzen.

Anhäufung der Flüssigkeiten. Anhäufung der Flüssigkeiten in der Kieferhöhle wird hervorgebracht, durch qualitative und quantitative Abweichung des Secretums vom normalen Zustande, und wird Genyantrohydrosis bei mucöser Beschaffenheit des Secretums, Genyantropyosis bei puriformer Beschaffenheit desselben benannt. *Boyer* (Traité des maladies chirurg. Paris, 1818. T. 6. p. 139.) und andere benennen den Zustand der Ansammlung des Secretums ohne Ulceration Hydropisie, eine Benennung, welche sich nicht sehr eignet, da *Boyer* bemerkt, dafs die Flüssigkeit vermöge ihres consistenten Zustandes durch den Ausführungsgang nicht abzufliefsen vermöge (a. a. O. p. 145.). *Patissier* (Dict. d. sc. méd. T. 51. p. 378.) giebt an, dafs der Schleim, bei der unter der Benennung Hydropisie aufgeführten Krankheit der Highmorshöhle, in dieser sich anhäufe. Abscefs wird der Uebergang der Entzündung in Eiterung benannt. Es besteht aber hier kein wesentlicher, sondern nur ein gradweiser Unterschied, und diese Scheidung ist nur durch den Irrthum entstanden, dafs man mit der Eiterung den Begriff einer getrennten Continuität verbindet, da doch durch die Erfahrung dargethan ist, dafs auf einer ungetrennten Fläche durch Aenderung des Secretionsaktes Eiter producirt werden kann, und wesentlicher Unterschied zwischen Eiter und *materia puriformis* nicht besteht.

Die Secretionsthätigkeit wird in Folge einer Entzündung, oder einer diese nicht vollkommen erreichenden Irritation verändert. Die Symptome der Entzündung sollen den Eiteranhäufungen vorausgehen, bei Hydropisien nicht, behauptet *Itard* (Dict. d. sc, méd. T. 22. p. 422.). Das Secretum wird in gröfserer Menge und gewöhnlich consistenter, als im normalen Zustande in die Kieferhöhle niedergelegt. Die abgesonderte Flüssigkeit ist im Anfange ein hydrorhoisches, dann ein blennorrhoisches, später ein pyorrhoisches Secretum. Der vermehrten Consistenz der abgesonderten Flüssigkeit, wodurch diese weniger leitungsfähig ist, und der bestehenden Auflockerung der Schleimhaut wegen, welche sich auf den Ausführungsgang fortsetzt, wird die Entleerung der Kieferhöhle gehindert. Die Erscheinungen, welche den Zustand der Säfteanhäufung bezeichnen, sind folgende: Nachdem gewöhnlich die Erscheinungen eines Nasencatarrhs, oder einer entzündlichen Affection der Oberkieferhöhle, oder der Zahnfächer vorhergegangen sind, jene Momente eingewirkt hatten, welche das Uebel vorzüglich bedingen, als Erkältung, Contusion der Wange, Caries der Zähne etc., nachdem der Kranke blutigen Schleim ausgeschnaubt, Druck in der Kieferhöhle, Trockenheit in der Nase der leidenden Seite bemerkt hat, gesellt sich diesen Erscheinungen eine Anschwellung der Wange bei. Die Flüssigkeit drückt gleichförmig auf die Wandungen der Höhle, da aber die vordere Wand dünn ist und nachgiebiger, so wird diese hervorgetrieben. Es giebt jedoch Fälle, wo alle Wände des Sinus gleichförmig von der Achse desselben sich entfernen, und die Höhle einen bedeutenden Umfang gewinnt (vergl. *Dubois's* Fall in *Boyer* a. W. T. VI. p. 140.). Wenn der Kopf auf die der leidenden Seite entgegengesetzte sich neigt, so erfolgt zuweilen der Ausfluſs eines grün gefärbten, stinkenden, mit Blutstreifen gemischten Schleimes. Die günstige Entscheidung des Uebels ist, wenn auf dem angegebenen Wege allmählig das Abgesonderte sich entleert, die Thätigkeit der secernirenden Fläche sich regelt, die ausgedehnte Knochenwand in ihre normale Stelle tritt, und hierdurch die Höhle den normalen Umfang wieder erhält. Allein diese Entscheidung ist selten. Das Uebel kann auf einem andern Wege sich heben oder vermindern. Wenn die Wurzeln der Zähne in die Kieferhöhle reichen, so dringt die abgesonderte Flüssigkeit aus der Kieferhöhle in die Zahnfächer, kömmt zwischen dem gelockerten Zahn und dem Zahnfleisch an den Tag. Da durch die enge Oeffnung die gänzliche Entleerung gehindert wird, so bleibt gewöhnlich ein fistulöser Zustand zurück, und das Uebel bleibt dann in dem verheerenden Umfange so lange stehen, bis ein geeignetes Heilverfahren eingeleitet wird.

Die Eiterung ohne Ulceration geht in andern Fällen in Ulceration über. Die Knochen erweichen sich, es bilden sich an den Wandungen der Kieferhöhle fistulöse Oeffnungen, durch welche der Eiter sich entleert. Gewöhnlich greift in diesem Falle die Ulceration die Scheidewand an, welche die Zahnfächer von der Kieferhöhle trennt, zerstört dieselbe, und eröffnet hierdurch dem Eiter einen Weg nach aufsen; es kann jedoch die ulcerative Oeffnung an dem Gaumentheile oder an dem Wangentheile sich bilden.

Dafs auch bei normaler Secretion der Schleimhaut eine Verschliefsung des Ausführungsganges bestehen könne, dafs in diesem Falle Anhäufung Statt finde, welche aber dann zuletzt Entzündung und Eiterung zur Folge hat, behauptet *J. Hunter* (Natural hystory of the human Tooth. 3. B. p. 174.), der Erfahrung angemessen. Ohne das Bestehen solcher Fälle in Abrede stellen zu können, darf behauptet werden, dafs in der gröfsern Anzahl der Fälle die Verschliefsung ein secundärer Zustand ist (S. *Cooper* Dict. of pract. Surgery. 3. Bd. London 1818. p. 112.).

Die Anhäufung der Flüssigkeiten in der Kieferhöhle ist kein gefährliches aber ein lästiges Uebel, lästig durch die lange Dauer, durch die nicht selten folgende Entstellung, durch Verdrängung der Wandungen der Kieferhöhle, durch das Ausfallen der Zähne und durch fistulöse nachfolgende Zustände.

Behandlung der Anhäufung der Flüssigkeiten. Bei der Behandlung mufs vor allem erforscht werden, ob ein Allgemeinleiden im ursächlichen Verhältnifs zu dem in der Kieferhöhle haftenden Leiden stehe, und in diesem Falle das geeignete Heilverfahren eingeleitet werden. Da gewöhnlich noch entzündlicher Zustand neben der abnormen Secretion besteht, und da die Absorption niemals vermehrt wird durch die Mittel, welche die Gefäfsthätigkeit erhöhen, so ist, neben dem Gebrauche ableitender Mittel, die Anwendung erweichender, beruhigender Umschläge, die Mercurialeinreibungen zu empfehlen. Ist ein Zustand der Atonie und Neigung zur Ulceration vorhanden, dann sind gewürzhafte, tongebende Mittel, z. B. Umschläge mit einem Calamusaufgufs, in Gebrauch zu ziehen. Um die Entleerung der angesammelten Flüssigkeiten zu bewirken, läfst man die Kranken auf die entgegengesetzte Seite liegen und leitet Dämpfe in die Nase. Nach Mehreren sollen Schnupfpulver, welche aus Turp. min. mit Zucker oder aus Calomel, Campher und Guajacgummi etc. bestehen, wovon alle 2 bis 3 Stunden etwas in die Nase gezogen wird, vermögend seyn, den vor kurzem zusammengeklebten, noch nicht fest verwachsenen Ausführungsgang wieder zu eröffnen. Ohne den guten Erfolg von diesen Mitteln bezweifeln zu wollen, darf doch, da dieselben weder geeignet sind den aufgelockerten Zustand der verschliefsenden Membran zu beseitigen, noch die Beschaffenheit des Secretums zu ändern, keine grofse Wirkung von denselben erwartet werden. Gegen den chronischen Zustand der Schleimanhäufung im Maxillarsinus empfiehlt man gewärmte aromatische Kräuterkissen und Opiateinreibungen auf die Wange, den vorsichtigen Gebrauch des Ammoniakgases durch Röhren in die Nase geleitet, ohne dafs dasselbe heftiges Niesen erregen darf, und zuletzt, um den Uebergang in Caries zu verhüten, Schnupfpulver aus Guajak und Cajeputöl.

Wenn auf die angegebene Weise das Uebel nicht gehoben werden kann, so mufs, ehe noch die Verbildung bedeutend ist, die Eröffnung des Sinus gemacht werden, um die angehäufte Flüssigkeit auszuleeren, und die geeigneten Localmittel mittelst der Injectionen und Bourdonnets auf die erkrankte Schleimhaut anwenden zu können.

Die älteste Methode der Anbohrung der Oberkinnbakkenhöhle (*Perforatio s. Terebratio sinus maxillaris*) wird durch die Zahnhöhle eines Backenzahns am Processus alveolaris vollführt, und diese Stelle verdient, der abhängigen Lage der Oeffnung wegen, durch welche die abnorm angesammelten Feuchtigkeiten gehörig abfliefsen können, den Vorzug. *Highmore* hat sowohl auf das Eindringen der Zahnwurzeln in's Antrum, als auch auf die Dünnheit der Knochenwand zwischen beiden aufmerksam gemacht, und den Fall, wo durch das Ausziehen eines Eckzahns das Antrum geöffnet wurde, beschrieben. Da aber *Highmore* diese Beobachtung auf die Operativ-Chirurgie nicht anwandte, so mufs *J. H. Meibom* als Erfinder derselben betrachtet werden, wie dieses aus einer, die Vorträge seines Sohnes *H. Meibom's*, enthaltenden Schrift (Discursus de abscessum internorum natura et constitutione. Dresdae 1718.) deutlich erhellt. *Meibom* öffnete die Kinnbackenhöhle, indem er einen Backenzahn auszog; aber der Durchbohrung der Zahnhöhle wird nicht erwähnt. *Cowper* durchbohrte nach der Ausziehung eines Zahns, da hierdurch das Antrum nicht geöffnet wurde, die Zahnhöhle (Vergl. *James Drake* Anthropologia nova, or a new system of anatomy. London 1707.). Diese Operation wurde vielfältig auf folgende Weise vollführt: Nachdem der kranke Backenzahn, oder deren mehrere, oder, wenn man an der Stelle der Auswahl beim gesunden Zustande der Zähne operirt, der dritte, nach einigen auch der zweite oder vierte ausgezogen, und durch den mangelnden Ausflufs des Eiters und durch die Nachforschung mit der Sonde sich ergiebt, dafs das Antrum nicht geöffnet wurde; so bohrt man mit einem spitzigen Instrument, am besten mit dem Perforativtrepan, den Zahnfächer und die Schleimhaut durch, um das Antrum zu öffnen. Wenn die untere Knochenplatte der Kieferhöhle früher zerstört wurde, oder mit der Zahnwurzel verwachsen ist, so zeigt sich nach Entfernung des Zahns eine in die Höhle eindringende Oeffnung, welche jedoch gewöhnlich noch der Erweiterung bedarf (*Desault* Oeuvres chirurgicales par *Bichat*. 3 Ed. Paris 1813. T. 2. p. 159.). Durch einen Gehülfen läfst man den Kopf des zu operirenden Individuums festhalten, und den Mundwinkel der leidenden Seite mittelst des stumpfen Hakens in die Höhe ziehen. Der Operateur stellt sich vor den zu Operirenden; jedoch kann er auch, nach *B. Bell's* Angabe, hinter den Kranken sich stellen, indem er den Kopf desselben nach rückwärts neigen läfst.

Da durch eine kleine Oeffnung die Flüssigkeiten nicht leicht auszufliefsen vermögen, und deshalb leicht Fisteln entstehen, so wird empfohlen, die Oeffnung zu erweitern, und nach Umständen mehrere Zahnfächer der ausgezogenen Zähne in eine Oeffnung zu vereinigen. *Boyer* benutzt bei der Eitersammlung, wenn mehrere Backenzähne fehlen, diese Lücke, um den Rand des Zahnfächers zu durchbohren, was mit dem Perforativtrepan ausgeführt wird, wonach dann in die gewonnene Oeffnung der Exfoliativtrepan mit abgestumpftem Ende eingesetzt wird, um die Oeffnung zu erweitern. Sind die Wände der Höhle erreicht, so kann der ganze Zahnfortsatz, oder es können Theile der Höhle mit der Knochenscheere entfernt werden.

Durch die Oeffnung werden die geeigneten Einspritzungen gemacht. Die Oeffnung selbst, damit kein fremder Körper vom Munde aus in die Höhle einzudringen vermöge, mufs geschlossen werden, entweder mit einem Pflock von Holz, einem Stück Schwamm, einem Federharzbougie, einem zu verstopfenden Röhrchen, oder einer Charpiewicke; letztere verdient den Vorzug. Um zu verhüten, dafs der einzulegende Körper nicht in die Höhle falle, ist erforderlich, dafs derselbe mittelst eines Fadens an die benachbarten Zähne befestigt werde.

Aufser dem angegebenen Punkte, durch welchen die Höhle geöffnet wird, sind, um letzteres zu bewerkstelligen, noch andere Stellen, entweder aus freiem Antriebe, als Stelle der Auswahl, oder durch die Beschaffenheit der Umstände, als Stelle der Nothwendigkeit, benutzt worden.

1) Die Anbohrung in der Vorhöhle des Mundes unterhalb des Jochfortsatzes über den Wurzeln des dritten Backenzahns nach *Lamorier* (*Bordenave* in den Mémoires de l'Acad. de Chirurgie. Paris 1819. T. 4. p. 360.). Nachdem der Kranke die Kinnladen vereinigt hat, wird der Mundwinkel und die Oberlippe mit einem stark gekrümmten stumpfen Haken in die Höhe gezogen, das Zahnfleisch und die Beinhaut durchschnitten, der Knochen mit dem Perforativ angebohrt, um eine die Spitze des kleinen Fingers einlassende Oeffnung zu bilden, welche zur Vollführung der geeigneten Einspritzungen dient, und mit einer Charpiewicke geschlossen wird.

2) Die Anbohrung am untern Theile der Kinnbackengrube nach *Desault* (i. a. W. 2. T. p. 162.). Nachdem man nahe am vordern Rande des Jochfortsatzes, über dem zweiten und dritten Backenzahn, die Wange mit dem Scalpelle vom Zahnfleische abgelöfst hat, dieses nebst der Knochenhaut kreuzweise eingeschnitten, und die gelöfsten Wundlappen abgetragen hat, letzteres, damit das anschwellende Zahnfleisch die gebildete Oeffnung nicht zu beengen vermöge; so wird die entblöfste Knochenstelle mittelst des Per-

forativs schräg nach aufwärts angebohrt. Die unter 1) und 2) aufgeführten Verfahren werden verübt, wenn die Zähne feststecken und gesund sind, um angesammelte Flüssigkeiten auszuleeren, die geeigneten Einspritzungen zu machen, und um eine Gegenöffnung zu bilden.

3) Die Eröffnung der Kinnbackenhöhle durch die Wange, früher von *Molinetti* (Disquisitio anat. pathol. Venetiis 1675.) und *Gerlach* (*Loder's* Journ. f. Chirurg. B. 4. S. 289.) nach vorläufiger Spaltung der bedeckenden Theile vollführt. *Weinhold* (Ideen über die abnorm. Metamorph. der Highmorshöhle p. 136.) hat diese Stelle zur Operation vorgeschlagen, und diese verübt, jedoch ohne vorläufige Durchschneidung der Weichtheile. Einen Finger breit unter dem Rande der Augengrube kann man mit der Nadeltrephine oder Nadel in die Weichtheile schräg von oben nach unten eindringen. Wenn die Spitze des Instruments die Knochenplatte berührt, so werden rotatorische Bewegungen gemacht, bis das Werkzeug in die Höhle eingedrungen ist. In die Oeffnung wird eine Charpiewieke gelegt, und durch jene werden die Einspritzungen gemacht. Dieses Verfahren gewährt den Vortheil, daſs die Einspritzungen nicht gleich aus der Höhle abflieſsen, sondern dort verweilen; sie sind daher vorzüglich da zu empfehlen, wo die Anzeige besteht, die Absonderungsfähigkeit der Schleimhaut zu vernichten, zu welchem Endzwecke die Einspritzungen aus Aetzsteinlauge empfohlen werden. Weniger eignet sich dieses Verfahren, wo es sich nur darum handelt, die angesammelte Flüssigkeit auszuleeren, und die Möglichkeit besteht, den Zustand der Integrität der Theile wieder herzustellen.

4) Die Eröffnung der Kinnbackenhöhle an der Nasenwand, indem entweder die normale Oeffnung hergestellt oder eine künstliche gebildet wird. *Jourdain* (*Bordenave* a. a. O. p. 364.) hat die erste, *Richter* (Wundarzn. B. 2. §. 436.) die andere vorgeschlagen, und zwar wenn die Höhle vorzüglich nach der Nase hin aufgeschwollen ist. Eine künstliche Oeffnung wird nicht selten unwillkührlich dann gebildet, wenn man die normale herzustellen trachtet, wie die zur Prüfung des *Jourdain*'schen Verfahrens niedergesetzte Commission der Academie der Chirurgie berichtet (Vergl.

Bordenave a. a. O. p. 366.). Nachdem die Nase des zu operirenden Individuums durch Einspritzungen mit lauem Wasser gereinigt ist, und sich der Kranke mit zurückgeneigtem Kopfe auf einen Stuhl gesetzt hat, so wird eine am obern Ende mäfsig gekrümmte Knopfsonde so in die Nase geführt, dafs der Griff an der Symphysis des Kinnes liegt, während der Knopf unter das Gewölbe der Nasenmuschel an die Falte der Oeffnung des Ausführungsganges gebracht, und dann durch Aufheben der Hand in die Höhle hineingeschoben wird. Sind Einspritzungen erforderlich, so wird eine hohle Sonde angewandt. Da die Oeffnung, auch wenn dieselbe aufgefunden wird, nicht hinlänglichen Umfang für den Ausflufs des consistenten Secretums hat, die Oeffnung zu hoch liegt, und die momentane Durchführung eines Werkzeuges eine Verschliefsung, durch Auflockerung der Schleimhaut hervorgebracht, auf permanente Weise nicht zu heben vermag, so wird selten mit Erfolg diese Operation angewandt, und sie verdient nur da Empfehlung, wo eine primaire Verstopfung der Oeffnung, welche durch eine Schleimmasse hervorgebracht wurde, vorhanden ist. *Burns* (chir. Anatomie des Kopfes und Halses a. d. Engl. von *Dohlhoff* Halle 1821. S. 309.) behauptet gegen diese Operation, dafs wegen der Lage des Ausführungsganges unter der obern Nasenmuschel weder eine Flüssigkeit aus dem Sinus in die Nase, noch eine Sonde durch den Sinus in die Nase gebracht werden könne. Je beträchtlicher die Menge der in der Höhle befindlichen Flüssigkeit ist, desto schwieriger sey der Ausflufs, da dann eine Lippe der Oeffnung der andern genähert werde. Diese Behauptungen erlitten durch Thatsachen bedeutende Beschränkungen. *Zang* (Darstellung der Operat. Wien 1814. 2. Thl. p. 325.) verwirft das *Jourdain*sche Verfahren.

5) Die Eröffnung der Kinnbackenhöhle am Gaumen in der Nähe der innern Fläche des Processus alveolaris nach *Coutavoz*, welcher diese Stelle wählte, da die im Sinus angehäufte Flüssigkeit eine Geschwulst in dieser Richtung erzeugt hatte (*Bordenave* a. a. O. p. 368.). Diese Stelle wird nur dann gewählt, wenn die Knochenwand durch die angehäufte Flüssigkeit daselbst aufgetrieben oder krankhaft verändert ist.

Polyp der Kieferhöhle. Die Bildung des Polypen oder Sarcoms in der Kieferhöhle, so wie die Auflockerung der Schleimhaut werden durch die Steigerung der bildenden Thätigkeit der Schleimhaut veranlafst. Die Polypen entstehen bei intensiv oder extensiv beträchtlicher Einwirkung, besonders bei krankhaft gestimmtem Boden, und sind gewöhnlich begründet durch dyscrasische, miasmatische und contagiöse Ursachen. Die Auflockerung, so wie der Polyp, sind gewöhnlich mit einem abnormen Secretionsprocefs und Anhäufung eines krankhaft erzeugten Secretums verbunden. Bei dem fehlerhaften Vegetationszustand der Schleimhaut, welchen man als Auflockerung oder Wucherung bezeichnet, wird dieselbe warzenartig, und gewinnt Aehnlichkeit mit einer mit Granulationen bedeckten eiternden Wunde. Der Polyp entsteht durch die Ausschwitzung plastischer Lymphe in das Gewebe der Schleimhaut, ist auf seiner Oberfläche gefäfsreich, hängt fest mit der unterliegenden fibrösen Haut zusammen, und kann beim Zutreten einer neu geweckten Metamorphose in den Zustand der carcinomatösen Verbildung übergehen. Der Zusammenhang des Polypen mit der fibrösen Haut, und die durch die Continuität nicht selten erfolgende Erkrankung der letztern, kann die Umwandlung des Polypen zur fibrösen Geschwulst, zum Osteosteatom etc. veranlassen.

Die Zufälle der Auflockerung sind mit jenen der Säfteanhäufung übereinstimmend. Das Vorhandenseyn eines Polypen, so lange derselbe einen kleinen Umfang hat, zu bestimmen, ist sehr schwierig, da die vorhandenen Erscheinungen das Bestehen einer Krankheit der Kieferhöhle deutlich kund geben, ohne uns jedoch über die Natur derselben den gehörigen Aufschlufs zu verschaffen. Es zeigt sich Schmerz im Oberkiefer, welcher remittirt, durch Druck mit dem Finger nicht vermehrt wird, bis zur Augenhöhle sich erstreckt und drückend gefühlt wird. Aus der Nasenöffnung der leidenden Seite kömmt zuweilen Blut hervor, und bei horizontaler Seitenlage dringt Schleim, Eiter etc. nicht selten aus der Nase, da die Oeffnung der Höhle durch Auflockerung der Schleimhaut nicht verstopft ist. Wenn nun der in der Kieferhöhle befindliche Polyp sein Wachsthum fortsetzt, so mufs er den ihm entgegenstehenden Widerstand, die Knochenwand, überwinden, und die Höhle durch Auseinandertreiben der Wände vergröfsern. Die Wange bildet nun eine feste Geschwulst, welche dem Drucke des Fingers nicht weicht. Die Weichtheile der Wange und der Nase werden zuweilen entzündet. Der Mund stellt sich schief, das Gaumengewölbe senkt sich, die Zähne der kranken Seite werden schmerzend, wankend, und einzelne derselben fallen aus. Die Nasenöffnung wird verengert, und durch den auf den Nasengang Statt findenden Druck die Thränenleitung unterbrochen und Thränenträufeln hervorgebracht.

Der Polyp steht zuweilen in seiner Ausbildung still und verkümmert allmählig, wenn die erzeugende Ursache erloschen ist. Zuweilen, nachdem der Polyp die Highmorshöhle ausgefüllt hat, stehen seinem weitern Wachsthume die harten, festen Knochenwände entgegen. Durch den hierdurch veranlafsten Druck wird der Blutlauf in den Gefäfsen des Aftergebildes gehemmt und unterbrochen, und es erfolgt brandige Zersetzung desselben, welche dann Ulceration und Caries zur Folge hat, und fistulöse Oeffnungen des Oberkiefers bewirkt. Meistens aber überwindet der Vegetationstrieb des Polypen den Widerstand der Knochenwände. Die nach aufsen sich erhebende Geschwulst verliert an ihrer Gleichmäfsigkeit, und je nachdem die Entwicklung des Polypen einer Richtung folgt, werden die übrigen Verbildungen hervortreten. Rankt er in die Nase, so dehnt er die Wandungen derselben aus, verengert die Höhle, verstopft die Oeffnungen der Nase, und hindert den Zug der Luft durch dieselbe. Hier knüpfen sich die Erscheinungen des Nasenpolypen an jene des Kieferpolypen an. Verlängert sich derselbe bis zur Eustachischen Trompete, so dafs letztere verstopft wird, so entsteht Taubheit auf dieser Seite. Wenn der Polyp nach oben sich entwickelt, so wird die Durchgängigkeit des Nasenganges vernichtet, und indem derselbe die untere Wand der Augenhöhle nach oben drückt, verdrängt er den Augapfel und hindert die Bewegung desselben. Zuweilen breitet sich die Geschwulst nach rückwärts bis zur Basis des Schädels aus, es kann hierdurch Hirndruck und in Folge desselben der Tod eintreten. Wendet sich der Polyp bei seiner Entwicklung mehr nach unten, so werden die Zahnfächer gedehnt und zersprengt, die Zähne fallen aus, der Gaumentheil des Oberkiefers wird in die Mundhöhle getrieben, die Bewegungen der Zunge, das Sprechen und Schlingen werden gestört und gehindert. Indem der Polyp allmählig seinen Umfang vergröfsert, wird der Ernährungsprocefs in den Knochen gehemmt und geändert. Der gedrückte Knochen wird allmählig erweicht, durch die Absorption entfernt; durch die Knochenlücke treten schwammige Auswüchse hervor. Diese befinden sich gewöhnlich an den Zahnfächern, wo sie den Epuliden gleichen, und von einigen Excrescentiae gingivarum malignae genannt werden. Es zeigen sich dieselben auch an der vordern Wand der Höhle, und treten mit den die Wange bildenden Weichtheilen in Berührung.

Bei dieser Höhe des Uebels hat der Polyp jene Beschaffenheit erreicht, vermöge welcher derselbe scirrhös oder bösartig genannt wird, da er in diesem Zustande nach einer weitern Verbildung strebt. In dem erkrankten Boden entwickelt sich durch Einwirkung von aufsen und durch innere abnorme Verhältnisse eine neue gesteigerte Thätigkeit, welche die Ueberbildung in Krebs zu bewirken pflegt, da in dem entarteten Gewebe keine Erzeugung eines normalen Gewebes erfolgen kann (Vergl. *Heusinger's* Ansicht über die Entstehung des Krebses im Bericht der anthropotomischen Anstalt zu Würzburg 1826. p. 32.). Die Geschwulst gewinnt in ihrem Innern die Beschaffenheit der Wallrathsubstanz. Die Gefäfse der umliegenden Theile, vorzüglich die Venen vergröfsern sich, die bedeckenden Theile werden blauroth, es entsteht Hitze, brennender Schmerz in der Geschwulst, dieselbe bietet eine höckerige Oberfläche dar. Unter diesen Erscheinungen hat der verborgene Krebs sich ausgebildet, welcher nun in den offenen überzugehen strebt. Auf der Oberfläche der Geschwulst und in den anliegenden Theilen zeigen sich Ulcerationen, welche in die Mundhöhle eindringen, oder auf der Fläche der Wange sich zeigen. Aus dieser treten blutende Schwämme hervor, aus welchen eine stinkende, auf die benachbarten Theile ätzend und zerstörend einwirkende Jauche ausströmt. Die Ränder

der Geschwüre sind umgestülpt. Es entstehen öfters Blutungen. Das hektische Fieber, durch Absorption und Niederschlingen der Jauche, durch die gestörte Thätigkeit der Dauungsorgane, durch Säfteverlust, durch den Aufwand der Kräfte bei der abnormen Absonderung hervorgebracht, tritt immer deutlicher hervor und führt den Tod des Kranken herbei. Zuweilen zersetzt sich allmählig unter den Erscheinungen des Brandes und der putriden Zersetzung die abnorm erzeugte Masse, allein die Ulceration der benachbarten Theile gewinnt immer mehr an Ausdehnung und der Tod endigt das Leiden.

Behandlung des Polypen. Die Operation des Polypen ist so lange indicirt, als durch den lokalen Eingriff die vollständige Entfernung des Uebels möglich ist. Ein parzieller Angriff auf die Geschwulst befördert gewöhnlich die Entwicklung des Carcinoms. Besteht bereits krebshafte Verbildung der Geschwulst, ist das Gewebe der Knochen und der umliegenden Theile beträchtlich vom normalen Zustande abweichend, besteht eine allgemeine Dyscrasia carcinomatosa, dann würde durch einen operativen Eingriff, welcher das Uebel vollständig zu beseitigen nicht vermögend wäre, der traurige Ausgang beschleunigt werden.

Das Ausziehen des Polypen mufs Statt finden, sobald man von dem Bestehen desselben Kenntnifs hat, und am zweckmäfsigsten wird dieses mittelst der Polypenzange vollführt. Der Zugang zu dem Polypen findet Statt, entweder durch Erweiterung einer bestehenden fistulösen Oeffnung, oder durch Abtragen des Alveolarfortsatzes, oder endlich durch Eröffnung der Kieferhöhle an jener durch *Lamorier* oder durch *Desault* empfohlenen Stelle. Am zweckmäfsigsten ist es jene Stelle zu wählen, an welcher durch das Andringen der Geschwulst die Knochen zerstört oder erweicht sind. Die Oeffnung und Erweiterung der Knochenlücke findet Statt mittelst des Perforativs, des Exfoliativs, der Knochenscheere und des Linsenmessers. Ein eigenes, für diese Operation bestimmtes, sichelförmiges Messer hat *Desault* anempfohlen (a. a. O.). Wenn die Geschwulst einen bedeutenden Umfang hat, so wird die Entfernung derselben durch den Einschnitt der Commissur der Lippe erleichtert. Wenn der Polyp, nach gehöriger Eröffnung der Höhle gefafst und ausgezogen ist, so mufs durch Einführen des Fingers in die Höhle untersucht werden, ob noch Theile des Polypen in jener sich vorfinden, deren Entfernung durch wiederholtes Fassen und Ausziehen bewerkstelligt werden mufs. Um die Blutung zu stillen und den Boden des abnormen Gewächses zu zerstören, wird das Glüheisen eingeführt. Wenn der Polyp vollkommen zerstört wurde, so erheben sich auf der innern Fläche des Sinus consistente Granulationen, die ausgedehnten Wandungen sinken ein, die Oeffnung verkleinert und schliefst sich allmählig.

Dupuytren's Verfahren, durch welche sarcomatöse aus der Kieferhöhle in die Nase eindringende Geschwülste entfernt werden, verdient vorzügliche Beachtung, und in den geeigneten Fällen Nachahmung. Die Geschwulst wird, nach vorläufiger Erweiterung, an der Quelle selbst, in der Kieferhöhle angegriffen. Die entblöfste Geschwulst wird mit der von *Muzeux* empfohlenen Zange gefafst und angezogen; folgt die Geschwulst dem drehenden Zuge, so wird dieselbe, ohne mit dem Zuge nachzulassen, mit einer zweiten Zange weiter oben gefafst, und auch wohl eine dritte Zange in Anwendung gebracht, und auf diese Weise die Geschwulst entfernt. Da durch die Lofstrennung der Geschwulst immer eine bedeutende Blutung veranlafst wird, so ist es zweckmäfsig, vor dem Beginnen des Ausdrehens der Geschwulst die geeigneten Mafsregeln zu ergreifen, um schnell Meister der Blutung werden zu können. Das Blut vermag durch drei Oeffnungen sich zu ergiefsen, durch die Oeffnung der Kieferhöhle, durch die vordere und hintere Nasenöffnung. Alle drei Punkte müssen beim Entstehen der Blutung schnell geschlossen werden können. Vor der Operation mufs mittelst der *Belloque*'schen Röhre oder auf eine andere Weise ein mit einem Charpiebäuschchen versehener Faden vom Munde aus in die Nase eingezogen werden, so dafs das eine Ende des Fadens aus der Nase und das Charpiebäuschchen aus dem Munde hervorsieht. Ein anderes Bäuschchen wird in Bereitschaft gehalten, um die vordere Nasenöffnung zu schliefsen, und mit Colophonium bestreute Kugeln von Charpie, um in die Kieferhöhle eingedrückt zu werden.

Sobald die Blutung eintritt, wird das aus dem Munde hängende Charpiebäuschchen angezogen, um damit die hintere Nasenöffnung zu schliefsen, das andere Bäuschchen wird in die vordere Nasenöffnung geschoben, die Charpierollen werden in die Kieferhöhle eingebracht, und an der blutenden Stelle angedrückt, oder mittelst der Anwendung der Glüheisen, welche in Bereitschaft gehalten werden müssen, wird die Blutung gestillt. (Vergl. *Sabatier* de la médecine operatoire par *Sanson* et *Begin*. Paris 1824. 3. T. p. 278.)

Hedenus (*v. Gräfe* u. *v. Walther*'s Journ. f. Chirurg. u. Augenheilk. B. II. p. 400.) verfuhr wie folgt: Er trennte mit einem convexen Bistouri die Verbindung der Oberlippe mit dem Zahnkieferrande und der Highmorshöhle hoch bis zur abnormen Geschwulst; hierauf führt er unter dieser getrennten Parthie die *Wollstein*'sche Nadel zur Bauchnath, in die sechs Fäden von Wollengarn eingefädelt waren, bis zum höchsten Punkt der Geschwulst, stach sie hier ein, führte sie durch das Antrum Highmori und den im Munde vorragenden Gaumen, an welchem er eine Nadel andrückte, damit hier, um nicht die Zunge zu verletzen, die Nadelspitze aufgefangen würde, so durch, dafs die Spitze der Nadel in der Mitte der linken Gaumenseite hervorkam. Die Nadel wurde nun aus der Mundhöhle herausgezogen und hiermit das Garnsetaceum in die Highmorshöhle eingebracht. Die Faden des Setaceums wurden hierauf sanft vereinigt, und dasselbe zur langsamen Zerstörung des Polypen, als Reizmittel, gelassen. Da jedoch hierdurch keine Veränderung hervorgebracht wurde, so zog *Hedenus* am fünften Tage das Setaceum aus und brachte durch beide Oeffnungen vier Stück Trochisci de minio ein. Hiermit wurde nun bis zum sechszehnten Tage fortgefahren, dann Bourdonnets, in einer Salmiaksolution getränkt, eingebracht. Vom fünf und zwanzigsten Tage wurden Bourdonnets, in einer Kamphorsolution getränkt, eingeführt und damit bis zur Heilung des Uebels fortgefahren.

Dafs die Zerstörung der Aftergebilde auf diese Weise oft nicht gelinge, bemerkt *Schreger* (Grundrifs der chirurg. Operationen. Nürnberg 1825. 3te Ausg. 1. T. p. 418); durch den nur parziell zerstörenden Eingriff kann bei bestehender Neigung zur Entartung diese angeregt werden. *Weinhold's* Vorschlag (i. a. W. p. 145.) das Ersterben der abnormen Vegetation in der Highmorshöhle zu befördern ist dem *Hedenus'*schen Verfahren ähnlich; nur weicht ersterer von letzterm darin ab, dafs er sich einer Nadeltrephine bedient, die er unterhalb der Orbita einführen und einige Linien von der innern Fläche der Gaumenwand ausstechen läfst.

Fisteln. Der fistulöse Zustand der Kieferhöhle besteht ohne Ulceration der Schleimhäute, oder ist mit dem ulceratigen Zustande derselben verbunden. Wenn durch eine äufsere Ursache, durch Verwundung, durch Ausfallen eines in die Kieferhöhle einmündenden Zahns, durch den Durchbruch eines Secretums, oder durch eine innere Ursache eine fistulöse Oeffnung, welche entweder in die Mundhöhle oder auf der Wange nach aufsen mündet, besteht, so wird diese unterhalten durch den Reiz des Secretums, und dauert so lange an, als die Schleimhaut die absondernde Eigenschaft besitzt; vorzüglich wird durch den gesteigerten Secretionszustand die Heilung der Oeffnung erschwert, und der fistulöse Zustand unterhalten. Die Heilung erfolgt zuweilen durch die Naturthätigkeit, indem allmählig die Empfindlichkeit der Schleimhaut sich vermindert, statt des Schleimes auf die Oberfläche der Schleimhaut ein hornartiges Secretum sich ablagert, eine Epidermis sich bildet, wodurch die Heilung der Fistel erleichtert wird. Die Schleimhaut verliert ihre Fülle und Secretionsfähigkeit.

Mit dem Zustande der fehlerhaften Secretion und Anhäufung besteht zuweilen Ulceration der Schleimhaut. Die Erscheinungen der Anhäufung des Secretums sind in diesem Falle besonders hartnäckig, die Schmerzen heftiger, das durch die fistulöse Oeffnung hervortretende Secretum übelriechend. Der Ulcus vernarbt, wenn die der Störung des plastischen Processes zum Grunde liegende Ursache entfernt ist, durch Ablagerung des bildenden Materials, und nur nach gehobener Ulceration kann die fistulöse Oeffnung zum Schliefsen gebracht werden.

Behandlung der Fisteln. Die Fistel ohne Ulceration, wenn sie in den Mund ausläuft, fordert keine Behandlung, da es genügt, die Oeffnung der Fistel mittelst eines

eines Stöpsels, am besten mittelst eines Wachskügelchens, zu schliefsen, um das Eindringen mechanisch oder chemisch schädlich auf die Schleimhaut einwirkender Körper zu hindern. Besteht eine äufsere Oeffnung, so mufs eine in den Mund laufende Gegenöffnung gemacht werden, wenn man es nicht vorzieht, die Fistel durch Vernichtung der Secretionsfähigkeit der Schleimhaut mittelst der Injection adstringirender Mittel zu heilen. Besteht Ulceration, so mufs diese durch Beseitigung der zum Grunde liegenden Ursache und durch Anregung der productiven Thätigkeit, was durch örtliches und allgemeines Verfahren geschieht, bewirkt werden. Reinigende und tongebende Einspritzungen verdienen vorzügliche Empfehlung.

Entzündung der fibrösen Parthie. Die ursprünglich in der fibrösen Haut und der Knochenparthie haftende Entzündung, ist kennbar durch den über die Knochen des Gesichts bis zu den Zähnen verbreiteten Schmerz, durch Auftreibung der harten und weichen Theile. Sie unterscheidet sich von der primairen Entzündung der Schleimhaut durch langsamere Ausbildung, längere Andauer der Zufälle, und durch die Abwesenheit eines abnormen Secretionszustandes, welcher letztere, wenn er besteht, nur als secundäre Zumischung betrachtet werden kann. Die Kenntnifs der Ursache, da bei den Leiden der fibrösen Parthie und des Knochengewebes eine allgemeine constitutionelle Ursache zu Grunde liegt, hilft den Sitz des Uebels zu entziffern. Diese Entzündung kann bei zweckmäfsiger Behandlung zertheilt werden; giebt aber nicht selten Anlafs zur Entstehung der Verbildung dieser Theile.

Behandlung der Entzündung der fibrösen Parthie. Die Behandlung fordert die Anwendung des örtlichen und allgemeinen entzündungswidrigen Verfahrens, und da hier die Entzündung gewöhnlich nicht rein ist, die Berücksichtigung des beigemischten Uebels. Als Nachkrankheit ist hier die Abnormität der Nutrition vorwaltend, wo beim Leiden der Schleimhäute die Abnormität der Secretion mehr hervortritt.

Entartungen der Knochenhaut und des Knochengewebes. Die Ausartungen, welche auf der äufsern oder innern Knochenhaut, oder im Knochengewebe selbst, oder gleichzeitig in diesen engverbundenen Theilen ihre Wurzeln schlagen, ziehen das als Boden dienende Gewebe in ihre eigene Metamorphose, verdrängen die angränzenden Parthieen auf mechanische Weise, durchbrechen und zerstören dieselben, und vermögen durch Erweckung abnormer Secretionen, durch Hinderung der gehörigen Vollführung der Respiration und Deglutition, und durch Zurückwirken auf den bildenden Apparat des Gesammtorganismus hektischen Zustand und den Tod zu bedingen. Die Geschwülste, sie mögen von den fibrösen Häuten oder dem Knochengewebe ausgehen, müssen nach ihrer ursprünglichen und nach der secundären Beschaffenheit betrachtet werden.

Die primairen Bildungen der hier fehlenden Geschwülste sind:

1) Fibröse Geschwülste, welche durch ein Gewebe weisser, glänzender Fasern gebildet worden; in den von diesem Gewebe gebildeten Zwischenräumen ist eine speckähnliche Masse eingesprengt, in welcher eine beträchtliche Menge der Gefäfse wahrgenommen wird. Diese Geschwülste sind dem Scirrhus analog, doch sind dieselben mehr organisirt, als die scirrhösen Geschwülste an anderen Theilen zu seyn pflegen.

2) Chondroiden und Osteotiden, bei welchen Geschwülsten in das fibröse Gewebe knorpelige, dem Faserknorpel ähnliche Massen sich ablagern, oder selbst Knochenmassen sich niederlegen. Die Chondroiden gehen gewöhnlich in Osteotiden über. Allein nicht die eingesprengte Knorpelmasse geht in den Zustand der Verknöcherung über, sondern die Knochenkörner lagern sich, dem Laufe der das Gewebe bildenden Fasern entsprechend, ab, so dafs die Knorpelmasse durch ein Knochennetz eingeschlossen wird, was leicht beim Trocknen der einzelnen Scheiben einer solchen Geschwulst wahrgenommen werden kann. Bei der weitern Fortbildung der Geschwulst werden selbst die Knorpelmassen mit Knochenstoff gesättiget, so dafs compakte Knochenmassen sich bilden, wenn nicht diese Fortbildung durch eine andere Umwandelung gehindert wurde. Diese Zustände werden gewöhnlich durch die Benennung Knochenspeckge-

schwülste (Osteosteatomata) bezeichnet. Sowohl die fibrösen Geschwülste, als die Chondroiden und Osteotiden gehen von den fibrösen Häuten, entweder von der äussern oder der innern Umhüllung des Knochens, primair aus; das Knochengewebe participirt an der Entartung, die Residuen des zerstörten Knochens werden absorbirt, oder bilden Theile dieser Geschwülste. Geschwülste dieser Art wurden von *B. Bell* (Lehrbegriff der Wundarzneikunst. 3. Thl. p. 550) und von andern beobachtet.

3) Exostosen, welche als Wucherungen des Knochengewebes mit gleichmäfsig gesteigerter Ablagerung des Knochenstoffes betrachtet werden können. Die hier erzeugten Geschwülste dieser Art sind gewöhnlich locker, zellenförmig, und kommen mit der netzförmigen Substanz der Knochen überein. Zuweilen sind dieselben compakt, und eine Fächerbildung in denselben nicht wahrzunehmen.

4) Geschwülste, welche durch Incarnation des Knochens hervorgebracht werden. Die Gefäfse des Knochengewebes, so wie jene der Knochenhäute erweitern sich, es bilden sich neue Gefäfse, der Knochenstoff wird absorbirt; es werden auf diese Weise Geschwülste erzeugt, welche der fibrösen Hülle und der Gefäfserweiterung wegen Aehnlichkeit mit den Splenoïden haben.

Von allen diesen Geschwülsten ist zu bemerken, dafs sie ihren Umfang bedeutend vergröfsern, die Wandungen der Höhle verdrängen und zerstören, in die fossa zygomatica und temporalis, in die Augenhöhle treten, selbst einen Weg in die Schädelhöhle sich eröffnen können. Diese Geschwülste unterscheiden sich von den früher beschriebenen abnormen Zuständen der Kieferhöhle durch die weniger gleichförmig ausgedehnte Oberfläche, da die Entwickelung im Verhältnisse zum entgegen tretenden Widerstande steht. Die fibrösen, so wie die durch Incarnation erzeugten Geschwülste, und die Chondroiden bieten zwar Resistenz dar, da sie jedoch einige Nachgiebigkeit gestatten, so werden sie hierdurch von den Exostosen, welche eine festere Masse bilden, unterschieden. Alle diese Geschwülste können, ohne eine weitere Metamorphose zu erleiden, eine ungeheure Ausdehnung gewinnen, und indem Druck auf wichtige Theile verübt wird, die Deglutition und die Respiration hindern, und den Tod herbeiführen. Je länger die Geschwülste bestehen, desto mehr besteht in denselben die Neigung zur weitern Entartung.

Die secundairen Entartungen sind:

1) Krebshafte Ausartung, welche in den fibrösen Geschwülsten sich entwickelt, wenn entweder durch eine innere Ursache, eine fortwirkende Dyscrasie, oder durch eine äussere Ursache, Stofs, Verletzung, operativen Eingriff, eine Entzündung erregt wird, welche dann gewöhnlich diese Ausartung hervorruft. Die Entwickelung und Ausbildung des Krebses findet unter jenen Erscheinungen Statt, die beim Uebergang des Polypen in Krebs beobachtet werden. Bemerkenswerth ist, dafs nach *Dupuytren's* Beobachtung (*Sabatier*, Médecine opératoire. Ed. p. *Sanson et Begin* T. 3. pag. 279) die von den Wurzeln entfernten Theile zuerst entarten.

2) Encephaloiden, markschwammartige Verbildungen folgen den Chondroiden. Hier entstehen schwammichte Auswüchse, es hat Jaucheerzeugung Statt; die nahe liegenden Theile, welche mit der Geschwulst in Berührung kommen, entarten nicht, sondern werden mechanisch verdrängt und zerstört. Das Entstehen dieser Entartung setzt voraus das Fortwirken einer innern oder das Einwirken einer äussern Ursache.

2) Fungus hematodes, ist eine der Incarnation des Knochens folgende Entartung, welche durch starke Gefäfsausdehnung, durch Blutungen, Wucherungen und Jauchebildung sich erkennen läfst. (Vergl. *v. Gräfe* u. *v. Walther's* Journ. d. Chir. u. Augenheilk. 5. Bd. p. 242.)

Die Prognose ist bei den primairen Zuständen zweifelhaft, da das Operationsverfahren eine gänzliche Entfernung des Uebels oft nicht zu bewirken vermag, und gewöhnlich eine allgemeine Dyscrasie zu Grunde liegt. Die secundairen Zustände sind gewöhnlich unheilbar. Die Exostose, weniger geneigt zu entarten, und auf den Gesammtorganismus zurück zu wirken, erlaubt eine günstigere Vorhersagung.

Behandlung der Entartungen. Die Behandlung beginne mit der Bekämpfung des zu Grunde liegenden Allgemeinleidens. Bei bestehender syphilitischer, scrophulöser oder arthritischer Dyscrasie müssen die diesen Zuständen entsprechenden Behandlungsweisen eintreten. Man hat durch die antisyphilitische Behandlung Geschwülste von bedeutendem Umfange verschwinden sehen (*Boyer* i. a. W. p. 168 und *Bordenave* in M. d. l'Acad. d. chirurg. T. IV. pag. 367). Ein bestimmtes Operationsverfahren läfst sich nicht angeben, da dieses nach dem Umfange und der Gestalt des Uebels eingerichtet werden mufs. Nur nach erstorbener Krankheitsursache, und so lange die Grenzen des Uebels erreicht werden können, darf die Operation vorgenommen werden. Man entblöfst die Geschwulst gewöhnlich durch Spaltung der Wange und Lostrennung und Zurücklegung der Lappen, da man in der Vorhöhle des Mundes ohne Spaltung der Wange nicht den zum Handeln erforderlichen Raum finden würde. Bei weniger consistenter Beschaffenheit der Geschwülste trachtet man, diese durch Fassen und Ausdrehen oder selbst durch das Messer zu beseitigen. Das Glüheisen dient, um die Blutung zu stillen, die Reste der Geschwulst zu zerstören, und eine andere günstigere Stimmung in den umliegenden Theilen hervorzubringen. Bei Exostosen läfst man die Säge, die Trepankrone, die Knochenscheere, Meifsel und Hammer einwirken, je nachdem das eine oder das andere der genannten Werkzeuge zur Beseitigung derselben das geeignete ist. (Vergl. *Wattmann*, Versuche zur Heilung des sonst unheilbar erklärten Noli me tangere. Insbruck 1823.)

Caries und Necrosis. Caries (Knochengeschwür) und Necrosis (Knochenbrand) können an den Wandungen der Kieferhöhle wie an den übrigen Knochen vorkommen. Gewöhnlich haften dieselben an dem Alveolarfortsatze, und sind durch äussere oder innere Ursachen hervorgebracht; syphilitische und scrophulöse Uebel kommen unter den letztern vorzüglich in Betrachtung. Caries der Zahnfächer und der Zähne kommt nicht selten gleichzeitig vor, und hat die Zerstörung der Scheidewand zur Folge, welche die Zahnhöhle von der Kieferhöhle trennt. Wenn ein ulcerativer Zustand der Schleimhaut der Kieferhöhle besteht, so kann dieser auf den Knochen übergehen, so wie ein abnormer Zustand des Knochens Veränderung in der Thätigkeit der Schleimhaut zu bedingen vermag, wefshalb gewöhnlich mit Caries oder Necrosis Vermehrung und Veränderung der Secretion gleichzeitig beobachtet wird. Anschwellung der Wange, Geschwulst und Entzündung des Zahnfleisches, Lockerwerden der Zähne, Ausfallen derselben, Bildung fistulöser Oeffnungen am Zahnfleisch, Ausflufs eines stinkenden Eiters, das Bloswerden der kranken Knochenstellen; dieses sind die Erscheinungen, welche die Caries und Necrosis bezeichnen.

Behandlung der Caries und Necrosis. Die zu lösenden Aufgaben, um Heilung herbeizuführen, sind: 1) Entfernung der zu Grunde liegenden Ursache; 2) Erweiterung der bestehenden Oeffnung, um den Ausflufs des abnormen Secretums zu erleichtern; 3) Anregung und Regulirung der bildenden Thätigkeit, um die Abstofsung des Abnormen und Abgestorbenen zu bewirken, und eine gesunde Production zu bedingen. Es werden Einspritzungen gemacht, geeignete Salben mittelst Bourdonnets an die kranke Stelle gebracht, das Setaceum nach bewirkter Gegenöffnung durchgezogen (Vergl. *Bordenave* a. a. O. p. 370), bei hoher Lage der Fistel an einer tiefer liegenden Stelle die Gegenöffnung gebildet. Bei Caries kann es nothwendig werden, das Glüheisen auf den cariösen Theil anzuwenden, um die Caries in Necrose zu verwandeln, den Geschwürzustand zu beschränken, und eine vermehrte Thätigkeit in den umliegenden Theilen hervorzubringen.

Wunden. Die Wunden der Kieferhöhle sind durch scharfe oder stumpfe Werkzeuge hervorgebracht; im letztern Falle besteht gewöhnlich Splitterung und Dislocation der Splitter nach innen; und heftige Quetschung der Weichtheile. Bei Stich- und Hiebwunden kann eine Trennung des Zusammenhanges bestehen. Die Hiebwunden können Lappenwunden seyn, so dafs ein Stück des Knochens von diesem gänzlich oder nur zum Theil getrennt mit den Weichtheilen der Wange, welche die bald breitere bald weniger breite Basis des Lappens bilden, in Verbindung steht.

Behandlung der Wunden. Bei Stich- und Hiebwunden ohne Splitterung, gelingt die Heilung leicht auf dem

Wege der schnellen Vereinigung, welche, auch selbst bei Lappenwunden, durch sorgfältige Annäherung der Wundränder mittelst der Naht und der Heftpflaster herbeigeführt werden mufs. Bei starker Quetschung macht man kalte Umschläge. Sind bei gequetschten Wunden die Wände zersplittert, die Splitter in die Kieferhöhle eingedrückt, sind fremde Körper, wie dieses bei Schufswunden geschieht, in die Kieferhöhle eingedrungen, so müssen diese sämmtlich entfernt werden, die Oeffnung, wenn dieselbe durch die Wange eindrang, vom Munde aus erweitert werden, damit das Entstehen einer Fistel verhütet werde (*Delpech* Précis élémentaire des maladies chirurgicales. Paris 1816. T. 2. p. 50). Die Gegenöffnung wird durch das Bestehen eines fistulösen Zustandes gefordert. Die fremden Körper können nicht nur auf künstlichem Wege, durch die an der Kieferhöhle bestehenden Wunden, in die Highmorshöhle gelangen, sondern auch auf dem normalen Ausführungsgange können sie in dieselbe eindringen. Man hat Würmer und Insekten in der Kieferhöhle gefunden.

Synon. *Sinus maxillaris, Antrum Casserii, Gengantrum* oder *Siagantrum* v. *γενοσ* oder *σιαγων*, Kinnbacken und *αντρον*, Höhle. Doch scheint *γενοσ* verwandt mit *gena*, die Wange, mehr den Oberkinnbacken, so wie *σιαγων*, welches die Alten von *σειω* und *αγω* ableiten, *quod circumagendo movetur*, mehr den Unterkinnbackenknochen zu bezeichnen (*Adolph P. Callisen*, im System der neueren Chirurgie, Kopenh. 1824. 2. Bd. p. 286) — *Sinus spongioso* — *palatino* — *ethmoideo-maxillaris* — *Highmors*-Höhle. Oberkinnbackenhöhle. — Franz. *Sinus maxillaire*.

Litteratur.

Jourdain, traité des dépots dans le sinus maxillaire etc. Paris 1760. Ausführlicher in dessen Krankheiten des Mundes. Aus dem Franz. (Paris 1778) Nürnberg 1784.

Bourdet, Diss. sur les depots du sinus maxillaire. Paris 1764.

Beaupreau, lettre à Mr. *Cochois* sur les maladies du sinus maxillaire. Paris 1769.

Wyland, Diss. di ozaena maxillari c. ulcere fistuloso ad ang. oculi intern, complicata. Argent. 1771.

Günz, Fr., observationem ad ozaenam maxill. ac dentium ulcus pertinentem continens. Lips. 1783.

Loder, Fr., paracenteseos sinus maxillaris historia. Jenae 1793.

Dechamps, Traité des maladies des fosses nasales et de leur sinus. Paris 1804, deutsch von *Dörner*, Stuttgart 1805.

Eichhorn, Diss. de Polypis, speciatim de polypis in antro Highmori. Götting. 1804.
Leinicher, D. i. de sinu maxillari, ejusd. morbis, iisq. medendi ratione. Wirceb. 1809.
Weinhold, Ideen über die abnormen Metamorphosen der Highmorshöhle. Leipz. 1810.
Bordenave in mém. de l'Acad. de Chirurg. Paris 1819. T. 4. p. 346.
Oeuvres chirurg. de *Desault*. Paris 1813. p. 156. T. 2.
Boyer, Traité des maladies chirurg. Paris 1818. T. 6. p. 137.
S. Cooper, Dictionary of practical Surgery. London 1818. p. 112.
Zang, blutige Operationen. Th. 2. S. 435.
Callisen, System der neuen Chirurgie. Copenh. 1824. 2. Bd. S. 286.
Schreger, Grundrifs der chirurg. Operat. Nürnb. 1825. 1. Bd. p. 413.
Itard im Dict. d. sc. méd. T. 22. p. 421.
Patissier, ib. T. 51. p. 376.
Wilh. Sprengel, Geschichte der chirurgisch. Operationen. Halle 1819. 2 Thl. p. 263.
Chelius, Handbuch der Chirurgie. 2. Bd. p. 1272. Heidelberg 1823.

B — ck.

ANTSCHAR. S. Antiaris.

ANUS. S. After.

ANXIS RECTI. S. Aftervorfall.

ANZIEHER, anziehende Muskeln. S. Adductores.

ANZIEHUNG. Die Kraft der Anziehung ist eine Kraft, vermöge welcher sich alle Körper einander in gerader Linie zu nähern streben. Andeutungen, dafs eine solche Kraft vorhanden sey, hatten schon viele Physiker gemacht, bis endlich *Newton* den Gegenstand in ein helles Licht setzte. Er zeigte, dafs ein Körper, welcher sich in einer krummen Linie um einen Mittelpunkt bewegt, wenigstens von zwei verschiedenen Kräften getrieben werde, wovon die eine den Körper nach einer geraden Linie forttreiben und dadurch vom Mittelpunkte entfernen würde, wenn ihn nicht die andere immer nach jenem Mittelpunkte hinzöge. Er zeigte ferner, dafs die letztere Kraft in einer Ellipse sich verkehrt verhalte, wie das Quadrat der Entfernung; in einer halb so grofsen Entfernung also viermal stärker werde, u. s. f. Dieses ist das erste Gesetz der Anziehung. Da nun die Planeten sich in Ellipsen bewegen, in deren einem Brennpunkte die Sonne sich befindet, so wandte er dieses auf die Bewegung der Planeten und ihrer Trabanten an. *Newton* stellte nun die Schwere mit dieser Kraft, welche die Weltkörper in ihren Umläufen regiert, zusammen; er verglich die Geschwindigkeit, womit ein Körper in der Nähe der Erde fällt, mit der Näherung des Mondes zur Erde in einer bestimmten Zeit, fand das oben gegebene Gesetz für beide Fälle zureichend, und nun erhob er sich zur allgemeinen anziehenden Kraft oder allgemeinen Schwere. Aufser jenem Gesetz über Verminderung der Schwere in der Entfernung nahm er an, dafs sich die Kraft der Schwere wie die Masse verhalte; das zweite Gesetz der Anziehung. Darum nähern sich die fallenden Körper unmerklich einander, weil die Masse der Erde viel gröfser ist, und also auch die Geschwindigkeit, womit die Erde die fallenden Körper beschleunigt, viel grösser, als womit sie auf einander wirken. Man hat später gefunden, dafs Berge, deren Masse schon bedeutender ist, wirklich eine Anziehung auf ein Pendel äufsern, und es aus seiner vertikalen Lage bringen. Man hat ebenfalls eine Verminderung der Schwere auf hohen Bergen bemerkt, wodurch das erste *Newton*'sche Gesetz, welches seine Richtigkeit für die Bewegungen der Himmelskörper genugsam bewährt hat, auch für die Erscheinungen an der Erde bestätigt wird. Dafs man keinen Unterschied in der Zeit der Pendelschwingungen gefunden hat, welche Materie man auch schwingen läfst, beweist das zweite Gesetz. Für die Anziehung in der Berührung gelten aber jene Gesetze keinesweges, und alle Versuche, diese Erscheinungen darauf zurückzuführen sind vergebens gewesen. Für diese Erscheinung und ähnliche, ist Anziehung ein Wort, welches die Erscheinung wiederholt, und anziehende Kraft eine leere Tautologie. L — k.

AORTA, *Arteria magna.* Aorta, Hauptstamm aller Körperpulsadern. Die Aorta führt mittelst ihrer Aeste und Zweige von der hintern Herzkammer aus allen mit Blutgefäfsen versehenen Theilen des Körpers Blut zu, selbst denen, welche noch auf andern Wegen und zu andern Zwecken, als zu der Ernährung Blut erhalten, z. B. den Lungen und der Leber. Dem fünften Brustwirbel gegenüber entspringt sie hinter der Lungenpulsader aus der Basis der hintern Herzkammer nahe an der Scheidewand des Herzens, und wird von den Muskelfasern des Herzens ein paar Linien breit umfafst. Nahe über ihrem Ursprunge bildet sie drei, den halbmondförmigen

Klappen entsprechende, Anschwellungen, *Sinus Valsalvae*, (Dissert. posthum. 1. tab. 2. f. 1. 2. 3.) tritt bald, sich bogenförmig nach rechts, vorn und aufwärts wendend, hinter der Lungenpulsader vor, so dafs sie auf ihre rechte Seite hin zu liegen kommt, steigt ferner hinter dem Brustbeine, zwischen der Lungenpulsader, dem vorderen Herzohre und der oberen Hohlvene, etwas mehr als letztere nach vorn vortretend, aus dem Herzbeutel hinauf, krümmt sich über den rechten Ast der Lungenpulsader und den linken der Luftröhre, indem sie einen mit seiner Wölbung nach rechts, oben vorn, mit seiner Aushöhlung nach links, unten und hinten gerichteten Bogen *(Arcus aortae)* bildet, und gelangt so zur linken Seite der Wirbelsäule in den hintern Mittelwandraum. Die höchste Stelle des Aortenbogens liegt vor dem untern Ende der Luftröhre dem zweiten und dritten Brustwirbel gegenüber, das Ende der Krümmung erreicht die linke Seite des fünften Brustwirbels. Die Aorta bleibt von jetzt an bis zu ihrem Ende auf der linken Seite der Wirbelkörper, doch nähert sie sich im Absteigen immer mehr und mehr der Mittellinie. Sie liegt im hintern Mittelwandraume hinter dem linken Luftröhrenaste, dem Herzbeutel, und im obern Theile der Brust, an der linken, im untern, an der hintern Seite der Speiseröhre. Dann tritt sie durch die Aortenspalte des Zwerchmuskels in die Bauchhöhle, geht hinter der Bauchhaut links neben der untern Hohlvene vor der Wirbelsäule bis zum vierten, oder bis zu der Verbindung des vierten mit dem fünften Lendenwirbel und endet durch Spaltung in Hauptäste.

Man nennt die Aorta vom Ursprunge bis zur Umbiegung über den linken Luftröhrenast die aufsteigende *(Aorta ascendens)*, den übrigen Theil die absteigende Aorta *(Aorta descendens)*. Bei Erwachsenen, besonders im Alter, ist der aufsteigende Theil des Aortenbogens oft mehr oder weniger nach der rechten Seite hin ausgedehnt, daher nicht völlig cylindrisch, wahrscheinlich durch den kräftigen Blutstofs aus dem Herzen. *Valsalva* (l. c.) nennt diese Stelle *Sinus maximus*, und hier entstehen nach seiner Meinung die meisten Aneurysmata. Angeborne Abweichungen von dieser allgemeinen Anordnung sind selten, aber verschiedener Art.

A. Im Ursprunge. S. Herz.

B. Im Verlaufe. 1) Die Aorta macht den Bogen um den rechten Luftröhrenast und lenkt sich, hinter dem Herzbeutel und der Speiseröhre durchgehend, bald höher, bald tiefer wieder nach der linken Seite. *Calliot* (Bull. de l'éc. de méd. 1807. p. 21. *Fr. Meckel* Handb. d. menschl. Anat. B. 3. S. 71.) sahe es einige Mal. Aufserdem *Abernethy* und *Fiorati.* Das hiesige anat. Museum besitzt auch eine solche Abweichung. 2) Die Aorta bleibt auf der rechten Seite der Wirbelsäule in ihrem ganzen Verlaufe. Hierbei ist immer seitliche Umkehrung der Lage der Eingeweide. (*Fr. Meckel*, Handb. der path. Anat. Leipz. 1816. B. 2. S. 183. *Fr. G. Wette*, Dissert. de situ viscerum inverso. Berolini 1827. 8. Diesen Fall besitzt d. hies. anat. Museum.)

C. Durch Zerfallen des Stammes.

1) Die Aorta theilt sich nahe am Ursprunge in zwei Stämme, einen aufsteigenden und einen dicht hinter dem Herzen absteigenden (Abh. der Joseph. Akad. B. 1. T. 6. *v. Haller*, Element. phys. II. p. 162 a. dem Journ. des Sav., 1668. No. 3.), oder sie spaltet sich im Unterleibe ungewöhnlich hoch in die gemeinschaftlichen Hüftpulsadern (*Petsche* Syllog. obs. an. sel. in *Halleri* coll. dissert. an. T. VI. p. 781). 2) Die Aorta spaltet sich ein paar Zoll über ihrem Ursprunge, die beiden Stämme bilden eine sogenannte Insel oder Ring um die Luft und Speiseröhre, indem sie sich über die beiden Luftröhrenäste nach dem hintern Mittelwandraume begeben, um zur absteigenden Aorta sich wieder zu vereinigen. (*Hommel*, commerc. lit. Norimb. hebdom. 21. p. 161. T. II. f. 1. 2.) Einen ähnlichen Fall von Spaltung und Wiedervereinigung der Aorta beobachtete *Malacarne* bei einem 60 Jahr alten Manne (Osservazioni in chirurgia. Torino 1789. T. II. pag. 119). Die Aorta hatte fünf Klappen, war weiter als gewöhnlich, die Spaltung geschah gleich am Ursprunge, beide Aeste nahmen die Lungenpulsader in ihrer Mitte und vereinigten sich vier Zoll über ihrem Ursprunge zur absteigenden Aorta.

Aus der Aorta entspringen folgende Pulsadern:

Nahe bei ihrem Ursprunge über den halbmondförmigen Klappen die beiden Kranzpulsadern des Herzens (*A. coronariae cordis*). Aus der obern Seite des Aortenbogens von rechts und vorn nach links und hinten entstehen, neben einander drei grofse Aeste: 1) der ungenannte Stamm (*truncus anonymus*), 2) die linke Kopfpulsader (*A. carotis sinistra*), und 3) die linke Schlüsselpulsader (*A. subclavia sinistra*). Sie führen dem Kopfe, dem Halse, den obern Gliedmafsen und der vordern Brustwand Blut zu.

Nicht selten bieten die Aeste des Aortenbogens Abweichungen dar. 1) Durch Vermehrung der Zahl. Der *Truncus anonymus* fehlt, es treten die *Carotis dextra* und *Subclavia dextra* unmittelbar aus der Aorta hervor; oder es entspringen Zweige der drei normalen Hauptäste aus den Aortenbogen. 2) Die Zahl verringert sich, wenn zwei der drei Hauptäste, oder alle mit einander zusammenfliefsen. 3) Die Zahl kann dieselbe seyn, und doch können Abweichungen durch regelwidrige Trennung und Zusammensezzung Statt finden, z. B. der Truncus anonymus ist auf der linken Seite, oder er ist zerfallen, allein beide Kopfpulsadern, bilden im Ursprunge einen gemeinschaftlichen Stamm oder es finden sich zwei ungenannte Stämme, aufserdem aber entspringt die Wirbelpulsader, oder eine andere unmittelbar aus der Aorta.

Aus dem Bruststück der absteigenden Aorta entspringen viele, aber kleine Pulsadern. Man theilt sie in vordere und seitliche Aortenäste. Die vordern sind drei bis sechs Speiseröhrenpulsadern (*A. aesophageae*), zwei bis vier untere Luftröhrenpulsadern (*A. bronchiales inferiores*), einige hintere Mittelfellpulsadern (*A. mediastinales posteriores*) und selten zwei Zwerchmuskelpulsadern (*A. phrenicae superiores*). Seitliche Aeste sind die untern Zwischenrippenpulsadern (*A. intercostales inferiores*), auf jeder Seite gewöhnlich acht oder neun, doch variirt die Zahl.

Aie Aeste der Aorta im Unterleibe kann man in vordere, seitliche und hintere theilen. Vordere Aeste sind die beiden untern Zwerchmuskelpulsadern (*A. phrenicae inferiores*, doch kommen sie öfter als Nebenäste aus der Eingeweidepulsader), die Eingeweidepulsader (*A. coeliaca*), die obern und untern Gekröspulsadern (*A. mesenterica superior et inferior*). Seitliche Aeste sind auf jeder Seite ein oder zwei Nebennierenpulsadern (*A. suprarenales*) eine bis fünf

Nierenpulsadern (*A. renales s. emulgentes*), seitlich nach vorn eine, selten zwei innere Samenpulsadern (*A. spermaticae internae*), seitlich nach hinten vier Lendenpulsadern (*A. lumbales*). Aus der hintern Seite der Aorta entspringt kurz vor ihrem Ende die mittlere Heiligbeinpulsader (*A. sacralis media*).

Das Ende der Aorta entsteht durch Spaltung derselben vor dem vierten Lendenwirbel in die beiden gemeinschaftlichen Hüftpulsadern (*A. iliacae communes*). S — m.

AORTA, ARTERIA (chirurgisch). Die Krankheiten, welche diesen Hauptstamm aller Schlagadern treffen, sind vorzüglich die Erweiterung desselben. Die Aorta erweitert sich oft bedeutend zu Aneurysmen, in andern Fällen zeigen sich ihre Häute sehr verdickt, und ihr Canal ist beträchtlich verengert, ja sogar gänzlich verschlossen, wie dies *Parrish, Graham, A. Cooper, Meckel, Goodison* beobachtet haben, ohne dafs sich besondere allgemeine krankhafte Zustände einstellten. Diese Thatsachen, so wie Versuche an Thieren, bewogen *A. Cooper* am 25ten Juni 1817 bei einem Lastträger die absteigende Aorta, wegen eines Inguinal-Aneurysma's, $\frac{3}{4}$ Zoll der Theilung zu unterbinden. Der Kranke starb zwar 36 Stunden nach der Operation an Mortification des ergriffenen Gliedes, jedoch leitet *A. Cooper* diese keinesweges von der Unterbindung, sondern von der schon zu weit gediehenen Gröfse des Aneurysma's her, was zur Ausführung der Operation in ähnlichen Fällen berechtigt.

Aufserdem ist die Aorta vielen Krankheiten, Geschwüren, Tuberkeln, Steatomen, Zerreifsungen, besonders häufig der sogenannten Verknöcherung, allerhand Bildungsfehlern etc. ausgesetzt. Man hat einige Fälle beobachtet, wo der Verwundung der Aorta kein schleuniger Tod folgte; ein Kranker starb erst zwei Monate nach einer Stichwunde in die Aorta.

Litt. *Cooper*, Denkschrift über die Unterbind. der Aorta abd. von *Carus*. Leipz. 1824. S.

APAGMA, απαγμα, die Verschiebung irgend eines Theiles, vorzüglich eines Knochens aus seiner normalen Lage. Wu — r.

APANTHISMUS, von απανθεω, anblasen. Das Verwachsen eines Theiles des Organismus, so dafs sein früheres Daseyn nicht mehr erkannt werden kann; das Zusammenwachsen eines Kanals oder Gefäfses, wie z. B. des Botallischen Kanals nach der Geburt. H — d.

APANTHROPIA, (von απο und ανδροπος, der Mensch,) Menschenscheue. Die Art der Seelenkrankheit, wo der Kranke die Gegenwart der Menschen flieht und fürchtet; Eigenthümlichkeit der Melancholie. H — d

APARINE. S. Galium.

APARTHROSIS (anatomisch) von απο, von, und αρθρος, Glied, eine bewegliche Gelenkverbindung; dasselbe, als Diarthrosis, welches jetzt allgemein gebräuchliche Wort zu vergleichen ist. R — i.

APATHIA, von παθος, Leiden, Affect, und dem α privativum, Leidenschaftslosigkeit, Untheilnahme; gewöhnlich und am sichersten wird der Ausdruck selbst mit deutscher Endung, Apathie, beibehalten. Sie steht dem Mitgefühl, Sympathie, entgegen, insofern hier Unempfindlichkeit gegen Anderer Wohl und Weh Statt findet, aber vorzüglich der Anaesthesie, bei welcher körperliche, wie hier geistige Gefühllosigkeit vorhanden ist.

Verwahrlosete, ungebildete Menschen haben oft eine solche Apathie, und ihr gelindester Grad fängt schon bei Phlegmatikern an; rohe Völker sind wohl der Apathie beschuldigt, weil sie oft die gräfslichsten Leiden ihrer Gefangenen kunstmäfsig steigern, ohne Mitgefühl zu äufsern, allein dies ist offenbar etwas ganz Partielles, das National-Vorurtheile und Gebräuche von ihnen fordern, und wovon ihres Stammes Ehre abhängt, keinesweges aber Apathie, denn sie können sich sonst allen Leidenschaften hingeben.

Gewöhnlich entsteht Apathie durch Krankheit oder grofses Unglück. Durch eine Krankheit kann ein Mensch so gebrochen werden, dafs ihn nichts aufzuregen vermag; dasselbe geschieht, wenn der Mensch sein ganzes Glück auf Etwas setzt, das ihm entzogen werden kann, auf das Leben, auf die Liebe eines Menschen, auf Reichthum u. s. w. Auf den Verlust eines solchen überschätzten Guts folgt zuweilen eine tödtende Gleichgültigkeit gegen Alles. Dies ist ein sehr übler, zuweilen ein unheilbarer Zustand; es ist eine stille Verzweiflung, die zum Glück selten lange ertragen wird. R — i.

APATHIA, (in pathologischer Beziehung). Unempfindlichkeit, Widerwille, Reizlosigkeit in psychischer und physischer Hinsicht, oder in beiden zugleich, eine fast in allen Krankeiten ungünstige Erscheinung. In Nervenfiebern deutet dieselbe besonders dann auf Gefahr, wenn sie sich schon sehr früh, im ersten Anfange der Krankheit, einfindet, vorzüglich wenn dem Kranken Genüsse, die ihm vorher unentbehrlich, so wie Gegenstände, die ihm die theuersten waren, durchaus gleichgültig geworden sind. Weniger nachtheilig ist die Apathie in der zweiten Hälfte dieser Fieber, in der Genesungsperiode, in welcher dieselbe um so gewisser beobachtet wird, je bedeutender die Typhomanie, der soporöse Zustand, auf der Höhe der Krankheit waren. Ueberhaupt hat man die Ausbildung einer schweren Krankheit zu erwarten, wenn ohne in die Augen fallende Ursachen ein solcher Zustand, eine plötzlich sich bildende Anfeindung der eigenen Lieblingsneigungen, entsteht. Etwas ähnliches beobachtet man bisweilen vor dem Offenbarwerden des Marasmus senilis. In chronischen Nervenkrankheiten sehen wir nicht selten entschiedene Apathie, mit den heftigsten Gelüsten zu den vorher widerwärtigen Dingen, in kurzen Zwischenräumen abwechseln. Die genauere Würdigung dieses Zustandes setzt schlechterdings die Lehre von den Idiosynkrasieen voraus. (Vergleiche den Artikel.)

Nau — n.

APECHEMA. S. Gegenstofs, Contrecoup, Contrafissur.

APELLA, von πελλα, Haut, Vorhaut, und dem α privativum, ein Mensch, dessen Eichel nicht von der Vorhaut bedeckt wird, ein Beschnittener; daher das Bekannte: Credat Judaeus Apella. R — i.

APELLA. (Chirurgisch.) S. Beschnittener.

APEPSIA, (von dem α privativ. und πέπτω, *coquo*), *indigestio*, *coctio oblata*, *defectus primae coctionis*, *cruditas*, *abolita alimentorum fermentatio*, Unverdaulichkeit; derjenige krankhafte Zustand des Magens, bei welchem seine Verdauungsfähigkeit aufgehoben ist, und die aufgenommenen Speisen nicht in der bestimmten Zeit assimilirt werden können, sondern in einem unveränderten rohen Zustande liegen bleiben.

Es liegt dem Worte: *Apepsie*, die von ältern Aerzten angenommene falsche Vorstellung zum Grunde, als wenn die Nahrungsmittel in dem Magen einer Art von Kochung unterworfen würden, wie dies etwa in einem Topfe beim Feuer geschieht. Das Irrige einer solchen Vorstellung leuchtet leicht ein, obgleich auch neuere Versuche und Beobachtungen darthun, dafs allerdings bei der Verdauung ein chemischer Auflösungsprozefs statt findet, der den chemischen Prozessen der anorganischen Natur ähnlich und verwandt ist, nur mit dem Unterschied, dafs er ein chemisch-vitaler Prozefs und den übrigen vitalen Gesetzen des Organismus untergeordnet ist.

Die Zeichen, durch welche sich eine solche Unverdaulichkeit zu erkennen giebt, sind insbesondere ein Gefühl von Schwere, Drücken in der Magengegend, Spannen und Aufgetriebenheit des Leibes u. s. w. Einige Stunden nach dem Essen gehen dann Ructus ab, welche Geschmack und Geruch der aufgenommenen Nahrungsmittel haben und nicht eher aufhören, bis diese selbst unverdaut und unverändert wieder durch Erbrechen oder Stuhlgang ausgeleert worden sind. Hierzu gesellen sich in der Folge noch Blässe, Aufgedunsenheit des Gesichts, Kopfschmerz, allgemeine Ermattung, Schwindel, Zittern der Unterlippe, Schwere der Kopfes, Kitzeln oder Kratzen im Halse, Räuspern, Schleimausspucken, übler Geschmack, belegte Zunge, Aengstlichkeit u. s. w. Oft kommen Fieberbewegungen hinzu, und die Unverdaulichkeit geht gewöhnlich in andere Krankheiten über, wenn sie nicht zeitig gehoben wird.

Die Ursachen der Unverdaulichkeit sind sehr verschieden und beziehen sich entweder auf den Magen selbst, oder auf andere mit ihm verwandte und zum Procefs der Verdauung concurrirende Organe, oder auf die von aufsen in denselben gebrachten Substanzen und ihre gröfsere oder geringere Verdaulichkeit. Endlich können auch mehrere dieser Umstände vereint zur Enstehung der Unverdaulichkeit beitragen.

Von Seiten des Magens selbst können widernatürliche

Lage desselben, zu grofse Weite oder Verengerung, Verhärtung, Geschwülste, Verwachsung mit anderen Organen, Entzündung, Verschwärung, Ablösung seiner innern Haut u. s. w. dazu die nächste Veranlassung geben. Es können aber auch seine Häute sich in einem erschlafften Zustande befinden, und namentlich seine Muskelhaut nebst die zum Forttreiben der Speisen erforderliche Irritabilität besitzen. Ferner können auch die Nerven des Magens, namentlich die zur Verdauung dienenden, den Nervus vagus und das Ganglium coeliacum sich in einem krankhaften Zustande befinden. Endlich kann dem Magensafte die zur Auflösung der Speisen nothwendige chemische Mischung fehlen, er kann, wie jede andere Absonderung im Körper, in Qualität und Quantität krankhaft verändert seyn, und da die gesunde Absonderung desselben hauptsächlich von einer gesunden Beschaffenheit des Blutes abhängig ist, so hat sowohl diese Flüssigkeit selbst, als die Gefäfse, in denen sie sich bewegt, und das mit dem Blutumlauf enge verbundene Respirationsgeschäft darauf einen nicht unbedeutenden Einflufs. Nur durch normales Zusammenwirken aller dieser verschiedenen Verrichtungen kommt auch eine vollkommene Verdauung zu Stande.

Aber auch andere Organe des Unterleibes, insbesondere solche, deren Absonderungen wesentlich mit zur Verdauung beitragen, als: die Leber, Bauchspeicheldrüse, Gedärme, Milz u. s. w. müssen hierbei in Betracht gezogen werden, indem ihre Krankheiten eben so gut Unverdaulichkeit zur Folge haben können, als die Krankheiten des Magens, so wie umgekehrt diese in sehr vielen Fällen Krankheiten jener genannten Organe nach sich ziehen.

Von Seiten der Nahrungsmittel, welche in den Magen aufgenommen werden, kann Unverdaulichkeit entstehen: 1) wenn sie nicht dem Alter des Individuums angemessen sind. Manche Speisen passen für alte Menschen, aber nicht für Kinder, und umgekehrt. 2) Wenn sie der gewohnten Lebensweise des Individuums nicht entsprechen. Der Magen der Landbewohner ist an andere Speisen gewöhnt, als der der Stadtebewohner. 3) Hängt für die leichtere oder schwerere Verdauung viel von der Ordnung ab, in welcher die Speisen genossen werden. So kann Trinken während dem Essen, oder bei Nacht, Unverdaulichkeit veranlassen. 4) Hat auch die Temperatur der Speisen darauf wesentlichen Einfluſs. Der Genuſs kalten Fleisches, kalten Getränkes stört bei manchen Menschen die Verdauung. 5) Gehört ein richtiges Verhältniſs zwischen den aufzunehmenden festen Speisen und Flüssigkeiten zur normalen Verdauung. 6) Müssen die Speisen gehörig gekaut werden, um dadurch die Magenverdauung zu erleichtern und ihnen die gehörige Beimischung von Speichel, deren sie bedürfen, zu geben. Alte Leute, welche keine guten Zähne haben und daher die Speisen in zu groſsen Massen hinabschlingen, verfallen leicht in Unverdaulichkeit. Endlich kommt es 7) ganz vorzüglich auf die Quantität der eingenommenen Speisen, so wie 8) auf ihre Qualität an. Genuſs zu vieler, insbesondere unverdaulicher, schwerer, verdorbener Nahrungsmittel führt am leichtesten und öftersten zur Unverdaulichkeit. Zu den leicht verdaulichen Speisen gehören aber nach *Tiedemann's* und *Gmelin's* neuesten und genauesten Versuchen (Die Verdauung, nach Versuchen. Bd. I. pag. 334. Heidelberg und Leipz. 1826.): Zucker, Pflanzenschleim, flüssiges Eiweiſs und Gallerte und diejenigen Nahrungsmittel, welche vorzüglich jene Stoffe enthalten; zu den schwer verdaulichen dagegen die, welche viel Kleber, geronnenes Eiweiſs, Faserstoff und Käsestoff enthalten, ferner solche Stoffe, welche gar nicht durch den Magensaft gelöſst werden können, wie die Hülsen der Getreidearten, die sehr harten Pflanzen- oder Holzfasern, die Schalen mancher Hülsenfrüchte, die Körner und Steine der Obstarten, desgleichen die Haare, Federn u. s. w.

Diagnose. Die Unverdaulichkeit für sich selbst kann nicht leicht mit andern Krankheiten verwechselt werden, da sie aber häufig nur Symptom andrer Krankheiten des Unterleibes, oder mit ihnen complicirt ist, so ist es oft, besonders beim Beginnen dieser Krankheiten nicht leicht zu bestimmen, ob und mit welchen sie sich in besondern Fällen verbunden habe. Nur die Erwägung aller Umstände kann hier leiten, indem gewöhnlich bei einem Leiden andrer Organe auch noch andere Erscheinungen vorhanden sind, oder im Verlauf desselben hinzutreten, welche nicht zum Symptomenkreis der blofsen Unverdaulichkeit gehören.

Mit der Lienterie hat unsre Krankheit in so fern Aehnlichkeit, als auch hier die aufgenommenen Speisen unverändert und unverdaut durch den Stuhl ausgeleert werden. Hier gehen aber in der Regel die Nahrungsmittel sehr schnell, oft unmittelbar nach ihrer Aufnahme wieder ab, während sie bei der Apepsie gewöhnlich 4, 5, 6 Stunden, ja zuweilen Tage und Monate lang verweilen. Ein Bauer hatte 10½ Monate lang Kirschkerne im Magen, die auch durch ein lange anhaltendes Erbrechen nicht entfernt werden konnten (*Kopp* in *Hufeland's* Journal Bd. XXIX. St. 4. S. 49.) So hat man ferner Beispiele, wo Pillen ein Jahr (Ephem. nat. cur. Dec. I. Ann. 11. Obs. 92.) eine Speckschwarte 2 Jahre (ibid. Dec. II. Ann. 11. Obs. 179.), ein Stück Fisch 6 Wochen lang (ibid. Cent. V. u. VI. Obs. 90.) darin liegen blieben, ohne verdaut zu werden.

Prognose. Ist die Unverdaulichkeit Folge von organischen Krankheiten des Magens, so ist sie schwer, wohl nie zu heilen. Ueberhaupt ist sie gewöhnlich nur dann durch die dazu geeigneten Mittel zu beseitigen, wenn sie nicht zu lange gedauert hat, und nicht schon in andre Krankheiten übergegangen ist. Auch für sich allein ist sie nicht immer heilbar, und geht öfters in allgemeine Entkräftung, Störung andrer Verrichtungen des Körpers, Marasmus oder Abzehrung über. Vorzüglich wird sie bisweilen bei bejahrten Menschen die Veranlassung zum Tode.

Kur. Die Kur der Unverdaulichkeit ist defshalb keine leichte Aufgabe für den Arzt, weil es oft nicht leicht zu ermitteln ist, ob sie von einer organischen Krankheit des Magens abhängig, oder ob sie der Reflex eines andren, von andern Systemen oder Organen ausgehenden Uebels ist, oder ob dabei, im Fall auch ihr Sitz in dem Magen als gewifs vorausgesetzt werden könnte, mehr die sensibeln oder die irritabeln Particen dieses Organs, oder mehr seine Secretionsverrichtung in Anspruch zu nehmen sind. Verriethen sich diese verschiedenen krankhaften Zustände immer durch besondere in die Sinne fallende Zeichen, so würde dadurch die Heilung sehr erleichtert werden, was indessen gewöhnlich nicht der Fall ist; und doch scheint eine solche Unterscheidung der verschiedenen ursachlichen Bedingungen zur sicheren Behandlung, fast ein unerläfsliches Erfordernifs zu seyn, um nicht einem dunkeln und unsichern empirischen Wege anheim zu fallen.

Die Indicationen für diese verschiedenen krankhaften Zustände sind noch keinesweges festgestellt, und vielleicht der gröfsere Theil unsrer praktischen Aerzte denkt sich unter Unverdaulichkeit einen Zustand von Schwäche des Magens, welchem sogenannte magenstärkende Mittel entgegengesetzt werden müssen, ein Verfahren, was zu sehr den Stempel der Einseitigkeit an sich trägt, als dafs wir nöthig hätten, dagegen noch etwas zu erinnern. Vielleicht dafs folgende Bemerkungen etwas zur Begründung einer bessern Behandlung dieser Krankheitsform beitragen mögen.

Die Unverdaulichkeit, welche aus der Aufnahme von zu vielen, oder von verdorbenen, schweren, unverdaulichen Speisen entspringt, erheischt vielleicht mehr als jeder andere krankhafte Zustand der Digestionsorgane, die Anwendung der ausleerenden Mittel, namentlich der Brech- und Purgiermittel. Für den ersten Zweck empfiehlt sich vorzüglich eine Verbindung des Tart. emet. mit Rad. Ipecacuanh., für den zweiten ein Infus. Senn. mit oder ohne Salze, das Infus. laxat. Vienn., das Elect. lenitiv. u. s. w., zur stärkenden Nachkur die Auflösung bitterer Extracte in aromatischen Wässern. Hängt die Unverdaulichkeit aber mehr von einer krankhaften Absonderung des Magensaftes ab, so kommen hier, je nachdem mehr die sauern oder alkalischen Bestandtheile vorherrschen, oder sich Erscheinungen eines Leidens der gallenabsondernden Organe damit verbinden, oder die Beschaffenheit der ganzen Blutmasse ein krankhaftes Secretum bedingt, entweder alkalische Mittel, Soda, Kal. carbon., Ammonium, Bitter- und Kalkerde; oder Mineralsäuren, besonders das Elix. vitr. Myns. und Salia media, bei chronischem Verlauf des Uebels, vorzüglich die Mineralquellen zu Carlsbad, Marienbad, Kissingen, Ems; oder Seife mit Fel taur., Chelidon., Aloes Rheum., kleine Gaben Calomels; oder sogenannte Resolventia, als: Extract. torax., card. bened., fumar u. s. w. in Anwendung.

Für Unverdaulichkeit von Mangel an hinreichendem Ton der Muskelfaser dagegen eignen sich die sogenannten roborirenden Mittel: Quafsia, China, Eisen, insbesondere in Form der mineralischen Wässer, als: Pyrmonter, Eger, Schwalbacher u. s. w., und nur für diejenigen Fälle endlich in welchen die Unverdaulichkeit auf zu grofser Erregbarkeit des Nervensystems beruht, passen die verschiedenen aromatischen Substanzen und sogenannten Nervina, die man heutigen Tages so oft bei einer vermeintlichen Schwäche des Magens zu geben pflegt, als: die verschiedenen Essenzen und Tinkturen, versüfsten Säuren u. s. w., Fälle, die gewifs nur zu den seltenen gehören.

Auch äufsere Mittel, namentlich Waschungen mit geistigen Essenzen, Auflegen sogenannter Magenpflaster, Theriak u. s. w. können in einigen der obengenannten krankhaften Zustände des Magens die Heilung befördern.

Wichtiger aber als Alles, ja wenigstens eben so wichtig als alle inneren und äufseren Mittel, ist bei der Behandlung dieser Arten von Unverdaulichkeit — die Diät. Der Kranke hat hier besonders folgende Rücksichten zu nehmen: 1) Er mufs nicht zu schnell essen und die Speisen gehörig kauen; 2) er mufs schwer verdauliche, besonders harte, ölige und fette Speisen vermeiden; 3) die Speisen müssen gehörig zubereitet, besonders gar gekocht und nicht mit zu vielem Fett oder Gewürzen versehen seyn; 4) er mufs wenig, nicht während dem Essen, und wo möglich Wasser, oder Wasser mit Wein gemischt, trinken; 5) er mufs in der Wahl seiner Speisen einfach seyn, nicht zu viele durch einander geniefsen. Vielerlei Speisen verführen leicht zum Uebermaafs. 6) Er mufs weder zu kalte, am allerwenigsten aber zu heifse Speisen geniefsen. 7) Er mufs nicht mehr essen, als nur nothdürftig zur Sättigung hinreicht; 8) nicht zu oft essen; 9) den Genufs der freien Luft und Bewegung nicht versäumen.

Diejenige Unverdaulichkeit, welche von organischen Fehlern des Magens oder angrenzenden Theilen bedingt ist, läfst kaum einmal Heilung zu. Die verschiedene Art der Behandlung richtet sich nach der Verschiedenheit dieser Uebel selbst.

Litteratur:

Platerus, Diss. de apepsia. Bas. 1609.

Zapponi, Diss. de apepsia. Duisb. 1693.

Fr. Hoffmann, Diss. de apepsia. Hal. 1696.

— — Opp. Supp. II. 2.

Ludolff (Hieronym.) Diss. de apepsia, dyspepsia et bradypepsia. Erford. 1727.

H — m.

APERIENTIA, eröffnende Mittel, darunter versteht man sowohl solche, welche den Stuhlgang befördern (S. Abführende Mittel) als auch solche, welche die freie Bewegung der Säfte in den Gefäfsen wiederherstellen, und dadurch Stockungen der Eingeweide auflösen (S. Auflösende Mittel.)

H — d.

APERTURA, Oeffnung, z. B. des äufsern Gehörgangs, der Harnröhre u. s. w., worüber bei diesen Theilen das Nöthige.

R — i.

APFELAUGE, Vorfall der Iris, entsteht dadurch, dafs diese sich in eine Oeffnung der Cornea legt oder klemmt, und in ihr äufserlich sichtbar wird, indem sie die Gestalt eines kleinen Apfels annimmt. Es wird dadurch anfänglich ein schmerzhaftes Gefühl, als ob ein Dorn im Auge wäre, verursacht, welches in einen Druck übergeht, und auf den ganzen Augapfel sich erstreckt. Ausflufs brennender Thränen, Lichtscheue, entzündlicher Zustand des Auges folgen demnächst. — Der schmerzende Punkt auf der Cornea, welcher die Farbe der Regenbogenhaut hat, ferner die aus ihrem Centro nach dem vorliegenden Regenbogenhautstück hin, verzogene und verengerte Pupille, begründen eine unzweideutige Diagnose der in Rede stehenden Krankheit. Nicht so leicht ist sie zu fällen, wenn das vorliegende Stück der Regenbogenhaut mit dem reproducirten Bindehautblättchen der Cornea überzogen, und dadurch in der Farbe verändert erscheint, indessen giebt doch immer die mehr oder weniger verzogene oder verengerte Pupille, so wie die knotenförmige mit einem breiten weifsen Rande umgebene Erhabenheit in der Hornhaut einen Fingerzeig, um zu einer richtigen Erkenntnifs zu gelangen. — Die vorzüglichsten Ursachen, aus welchen diese Krankheit hervorgeht, sind: durchdringende Geschwüre der Hornhaut nach Entzündungen und Schnittwunden dieser Haut, z. B. durch Hornhautschnitte bei Staar-Extractionen; bei Oeffnung eines Hypopion u. s. w.

Behandlung. Man betupft wiederholentlich die Hervorragung mit Lapis infernalis, und späterhin mit dem von *Janin* empfohlenen Butyro antimonii, mit letzterem besonders dann, wenn die Iris durch die lange Dauer des Uebels unempfindlich geworden und mit dem reproducirten Bindehautblättchen der Cornea bedeckt ist. Unmittelbar nach dem Betupfen mittelst eines Mahlerpinsels, wäscht man das Auge mit einem in Milch getauchten Pinsel wieder ab. Man will der Hornhaut durch diese Aetzmittel mehr Consistenz geben, und durch Erregung einer leichten innern Entzündung die Absonderung der wäſsrichten Feuchtigkeit vermindern. Bei schmerzhaftem varikösen Zustande des Auges, dürfen sie aber nicht angewendet werden. Ist das Staphylom aber alt, unempfindlich und hart, oder sitzt es stielartig auf dem Bulbus, so ist es besser solches abzuschneiden, als es zu ätzen. *Quadri* schneidet alle prolapsus iridis, sie mögen frisch oder veraltet seyn, weg. Im günstigsten Falle bleibt immer eine Verwachsung der Iris mit der Hornhaut, und eine dadurch bedingte mehr oder weniger verzogene oder verengerte Pupille, nebst einer gröſseren oder kleineren Hornhaut-Narbe zurück.

Synon. Melonenauge. Lat. *Melon*, *Malum*, *Prolapsus*, *Ptosis iridis*, *Staphyloma Iridis*. Franz. *Melon*.

Litt. *v. Gräfe* u. *v. Walther's* Journal, 2. Band 2. Heft.

An — c sen.

APFELBAUM s. Pyrus.

APHAERESIS (von *απω* und *αιρεω* ich nehme weg). Hierunter versteht man die Wegnahme eines, dem Organismus überflüssigen oder hinderlichen, seiner Gesundheit schädlichen, abnormen oder erkrankten Theiles.

Synon. Hinwegnahme. Lat. *Aphaeresia*. Griech. *αφαιρεσις*. Franz. *Aphérèse*.

E. Gr — e.

APHONIA, *vocis defectus*, *privatio*. Verstummung. Da sich die Stimme zu der Sprache verhält, wie das Genus zu der Species, und da Aphonie immer mit Sprachlosigkeit verbunden seyn mufs, so findet man bei den Schriftstellern viele Verwechselungen, der Aphonie (Stummheit) und Sprachlosigkeit (Alalie). *Blancard* z. B. übersetzt Aphonia: Loquela abolita, Sprachlosigkeit, s. *A. Rommel*: Mutus canens in Misc. nat. Cur. Dec. II. Ann. 10. p. 378., und unser *Rud. Aug. Vogel* (Epit. §. 592) sagt: Von der Sprachlosigkeit ist Stummheit nur gradweise verschieden. — Da beide Krankheiten meistens aus gleichen Ursachen entstehen und auch die Behandlung in vielen Punkten übereinstimmend ist, so müssen sie hier auch zugleich abgehandelt werden.

Aphonia, Stummheit, Stemmeloosheid (Holländ.) Perte de la voix (Franz.), ist die Krankheit, wobei es unmöglich ist, seine geistigen Gefühle durch Töne auszudrücken.

Sprachlosigkeit, ist die Unfähigkeit sich, seine geistigen Gefühle, durch articulirte Töne verständlich zu machen, wenn auch die Fähigkeit bleibt, jene Gefühle durch einzelne Töne auszudrücken z. B. die Freude durch ein A! den Zorn, das Erstaunen durch ein I! das Bedauern, durch ein O! — Bei der Aphonie können selbst diese Laute nicht hervorgebracht werden, bei der Alalie nur Sylben und Wörter nicht.

Da die Hervorbringung der Stimme (Vox) des Tons, das Werk der Respirations-Organe ist, die Sprache aber in der Fähigkeit der höchst beweglichen Zunge besteht, die Töne so zu moduliren, dafs sie uns die geistigen Empfindungen durch Laute mittheilt, welche uns, unter den Namen, Buchstaben, Wörter bekannt sind; so mufs man allerdings einen Unterschied unter Aphonie (Fehler der Luftwege) und Alalie (Fehler der Zunge) machen, wenn es auch aus obigem erhellet, dafs letztere (Sprachlosigkeit) immer eine unmittelbare Folge der ersteren (Stummheit) seyn mufs, wenn auch die Beweglichkeit der Zunge noch so gut fortdauert.

Man theilt die Aphonie und 1) Alalie in vollkommene und unvollkommene.

Einige Menschen sind nicht vermögend einzelne Buchstaben auszusprechen; so war es mir z. B. sehr empfindlich das R immer aus der Kehle herauf gurgeln zu müssen, aber ich war nicht im Stande das dazu erforderliche Zittern mit der Spitze der Zunge hervorzubringen. Andere haben nicht die Fähigkeit Sylben und Wörter schnell hinter einander hervorzubringen, und wiederholen daher die eine Sylbe oft, ehe die andere folgt; man nennt dies Stottern.

Die Sprachlosigkeit wird ferner eingetheilt: 2) in anhaltende, oder nur zu Zeiten vorhandene, und dann irregulär, oder ganz periodische.

Beispiele von öfterer Wiederkehr ohne Periodicität finden wir: bei *Fernel* Pathol. L. V. p. 278. (Sein Kranker war öfter etliche Tage sprachlos.) *Lentil* Miscel. med. pr. p. 151., *Scharschmidt*, Nachr. I. 352., *von Ipern*, de reb. in med. gest. Tg. 584., *van der Monde*, Rec. period. L. I. 446. (zwei Schwestern) *Hagedorn*. *Lesser* (*Rust's* Magaz. 14. Bd. p. 361.) mehrere Male des Tags auf eine oder mehrere Stunden.

Beispiele von vollkommener Periodicität, bei Adolphie (Ein 16jähr. Jüngl. alle Monat einen Tag.). *Morgagni's* 60jähr. Graf verstummte 40 — 50 Tage hindurch alle Morgen 7 Uhr, 60 Minuten lang; nur dann auch zu andern Tagszeiten, wenn er Wein trank, gähnte, hustete, Ep. 14. Nr. 37. — *Schmieder's* 16jähr. Mädchen wurde vier Mal hinter einander sprachlos, immer wenn die zwölfte Woche um war, und blieb es dann vierzehn Tage (Act. N. C. C. 3. p. 201) *Büchner's* 10jähr. Knabe bekam sie alle 2 Stunden und dann immer ½ Stunde lang (Act. N. C. Vol. 2. p. 149.). *Al. Thomson* sah sie 9 Monate lang alle Tage zurückkehren. — In den Act. N. C. Dec. II. Cent. 9 und 10 p. 257. den wir als Beispiel eines 67jähr. Gelehrten, der von seinem neunten Jahre an, täglich mit Leichtigkeit nur von 12 — 1 Uhr reden konnte, eben so auch, als er ein hitziges Fieber bekam. *Moller* sah eine schwere Sprache alle Monate kommen, und dann beim 6jähr. Knaben immer zwei Tage anhalten. Act. N. C. Dec. 2. An. 5. p. 45. — *Tobertus* Kranker konnte in der einen Hälfte des Monats nichts hervorbringen, in der zweiten stotterte er. (*Schenk* Obs. med. p. 97.). — *M. B. Valentini's* (Eph. N. c. Dec. II. Ann. 3. p. 114.) Stummer, konnte nur jeden Nachmittag 1 Uhr reden. — Dasselbe *Reisel* Misc. N. C. Dec. I.

Ann. 9. p. 425. *Camerar* Mutus hora quavis pomeridiana loquens. Eph. N. C. C. 9. p. 252. *Branco's* Kranke konnte in zwei Schwangerschaften vom fünften Monat an, alle 14 Tage bis 3 Wochen, eine bis zwei Stunden lang, nicht den leisesten Ton hervorbringen. *F. J. Double*, Obs. d'un fièvre intermittente pernicieuse aphonique (Rec. Priod. T. 29. p. 33.) — *Lemery*, während der Menstruation (Mém. de Paris 1719. p. 42.) *Lentilius* de muto a tertiana facto periodice loquente. Misc. N. cur. Dec. II. ann. III. 1684. p. 111.

3) Theilt man sie in Aphonia und Alalia primaria und secundaria..

4) In Aphonia et Alalia idiapath. und consensualis.

Ursachen. Die Nächste ist: gehobner, oder (wie bei Geistesschwäche, oder der Taubstummheit) ungeweckter Einflufs der Nervenkraft auf jene Muskeln der Luftröhre und Zunge, welche zur Hervorbringung der Stimme und Sprache erforderlich sind. — Nur selten können wir diese Fehler der Nerven durch äufsere Sinne wahrnehmen, indessen fand doch *Bonnet*, bei einer Sprachlosigkeit, höchste Trockenheit und Verdünnung ihres Ursprungs, und *Riverius* beobachtete ähnliche Fehler beim Stottern.

Dies Leiden der Zungen-Nerven ist nun idiopatisch oder consensuell. Ersteres 1) durch Zerstörung der Zunge selbst oder im Kehlkopf. So wie einseitige Durchschneidungen des fünften und achten Nervenpaares, rauhe, heisere, unverständliche Sprache bewirkten, so erfolgte gänzliche Verstummung, wenn sie an beiden Seiten abgeschnitten wurden. (*Mercellus Donatus* L. III. C. 2. p. 237. — *Amat. Lusit.* Cent. II. Cur. X. — *Benivenius* de abdit. morb. Cap. 91. — *Heister* Wahrnehm. I. Nr. 147.) *Galen*, de loc. affect. L. I. C. 6. beobachtete Verstummung vom Ausschälen des Kropfs, wobei die Nerven durchschnitten waren; dasselbe Zacut. Lusitan. Med. Pr. Lib. II. Hist. 14. — Aehnliche Verstummungen bringen Unterbindung hervor: (*Schrader* Obs. Rar. Fasc. 1. Nr. 7. *Sproegel* Exper. circa var. Venen 1752.) — Ferner Schufswunden *Franke* in *Rust's* Magaz. Bd. 5. S. 224 — 34. — Zu den Fabeln gehört es gewifs, dafs die Libyschen Bischöfe, denen die Arrianer die Zungen rein ausgerissen, dennoch hätten reden können (*Reyger* Eph. N. Cur. Dec. 1. 3. p. 588). Es wird damit wohl so gegangen seyn, wie mit *Rol. de Belebads* Erzählung (Aglostomographia 1630), worin er versichert, dafs ein Knabe, welchem die Blattern im fünften Jahre die ganze Zunge zerstört, dennoch im neunten Jahre habe perfekt reden können, wo man aber aus der genauern Beschreibung ersieht, dafs doch noch ein ziemliches Theilchen von den Zungenmuskeln (den Froschzungen ähnlich) zurückgeblieben. Unter solchen Umständen konnte allerdings eine, wenn auch unverständliche Sprache zurückbleiben, die sich allmählich durch Stellung der Lippen etc. verbessert haben kann, zumahl da es mehrere Buchstaben giebt, die ohne Zunge ausgesprochen werden können, z. B. das m, h, ch, und die meisten Selbstlauter. So drängt man das a aus dem Hintermunde hervor, ohne dafs sich die Zunge zu bewegen braucht, beim e und i hebt sie sich blofs in der Mitte, was die Kinnmuskeln nachahmen können; beim o und u zieht sie sich blofs ein wenig nach hinten zurück (v. *Buffon* Hist. nat. T. II. p. 476.). — Es giebt der Historien, vom Sprechen ohne Zunge, mehrere, z. B. beim *Bartholin* (Cent. II. Hist. 22.), *Blancard* (Jahrregister Cent. VI. Nr. 5.) und *Horstius*, der sogar eine Wiedererzeugung in 6 Monaten gesehen haben will! Allein der, welcher am Spiegel die Mitlauter hervorbringt, wird sich bald überzeugen, dafs es zu den Unmöglichkeiten gehört, sie ohne Zunge auszusprechen. Man hat dies auch hinreichend, schon an der nur theilweisen Verstümmlung der Zunge beobachtet. S. *Hevermann* Diss. de lingua und Philos. Transact. Nr. 484. Schon einfache Zungenverletzungen machten, dafs d, l, n, r, t, u. s. w. nicht ausgesprochen werden konnten.

2) Vergröfserungen und Verdickungen der Zunge (*Ludovici* in Eph. N. Cur. Dec. 1. An. 4. p. 295.) und des Kehlkopfs (*Bonet* Sepulchr. Lib. 1. Sect. XXII. Obs. 2.) durch Verhärtungen, Entzündungen (*Jurine*, als Folge des Croups. Obs. 34.), Vereiterungen. Ich habe die Zunge wiederholt so vergröfsert gefunden, dafs sie von den Zahn-Eindrücken wie eingekerbt war, ja, dafs sie durch Zahnlücken durchgequollen war und so kein vernehmliches

Wort hervorgebracht werden konnte. — Bei Verdickung des Kehlkopfs erfolgt zuweilen gänzliche Verstummung oder kaum verständliches Geflüster. So beobachtete *Desjardin* (Journ. d. ausl. Lit. Jul. 27. p. 65.) noch nach 13 Tagen, bei einer Verstummung durch den Blitz erzeugt, nicht blofs die innern Theile des Mundes und der Rachenhöhle, sondern auch die Schildknorpel aufgetrieben und entzündet. — So können nun auch Steine (*Bonet* l. c. Obs. 3.) oder Geschwülste in der Nachbarschaft durch Druck die Nerven unthätig machen. (*Forest* L. XV. Obs. 28. *Fel. Plater* Obs. med. p. 208.)

3) Lähmungen der Kehlkopfs- und Zungennerven, aus örtlichen Ursachen. Von heftigen Erschütterungen: *Berends* (Semiotik 1827 p. 240.) *Ammann* Med. crit. p. 178. von einem Steinwurf in den Nacken. *Larrey* hat zwei Beobachtungen von Streifschüssen, durch ermattete Kugeln bewirkt, die, ohne den Zusammenhang zu trennen und ohne anfängliche Ecchymosen, so erschütterten, dafs das 8te Paar davon gelähmt wurde, und gänzliche und bleibende Verstummung entstand. (Med. chir. Denkwürdigkeiten. 1813.) — Von Fällen auf den Hals: (*Schelh.* de Voce p. 33. *Pancratus* II. Obs. 30. *Poterius* Cent. II. Cp. 2. — *Cornar* hist. rar. *Seger* Eph. N. C. Dec. 1. An. 2. Obs. 120. (Diese Obmutentia ex casu, war aber nur ein kurzes Stammeln.) *Höchstätter* (Obs. Dec. III. Obs. 44.).

4) Lähmung der Kehlkopf- und Zungennerven von Erschütterungen und Druck ihres Ursprungs. Hier bieten Kopfverletzungen viele Beobachtungen. Z. B. *Blancard* Jahrreg. T. 1. Cent. 4. Nr. 28. *Benivenius* l. c. C. 91. — *Schenk* L. 1. Obs. 39. 53. 63. 64. 70. — *Smetius* Miscel. p. 526. — *Eph. N.* Cur. Dec. 1. An. 2. Obs. 91. 119. Dec. II. An. 8. Obs. 15. An. 1. Obs. 91. An. 3. S. 852. An. 9. Obs. 147. *Ledel* Misc. N. Cur. Dec. II. An. 8. p. 57. *Martin* Mém. de Paris 1732. p. 42. etc. — Ist nun auch die Sprachlosigkeit eins der allerhäufigsten Symptome bei Kopfverletzungen, wie es *Morgagni* durch viele Beispiele gezeigt hat, so mufs man dabei wohl erwägen, dafs sie weit häufiger Folge der allgemeinen Betäubung, als spezieller Fehler der Sprachorgane ist; *Hippocrates* hat aber Unrecht, wenn er die Ver-

stummung bei Kopfverletzungen als Zeichen der Letha litaet betrachtet.

Stummheit von Druck des Gehirns, beobachteten: von Eiter *Morgagni* Ep. 51. Nr. 2—12. — Von Wasser *Horn* Arch. 1815. p. 637.

5) Kann man noch zu den örtlichen Ursachen rechnen: Fehler des Gaumens und der andern Hülfswerkzeuge zum deutlichen Reden, Zusammenklemmungen der Kinnbacken von Verletzungen des Schläfemuskels (*Glandorp* Spec. chir. C. 23. Obs. 11. — Catarrhalleiden *Gullmann* (Act. N. C. VI. 2. p. 168. *Duval* Bulletin méd. T. 1. p. 28.

Consensuelle Ursachen.

Hier spielen Leidenschaften die gröfste Rolle.

1) Liebe. Eph. Nat. Cur. Dec. 1. An. 6. Obs. 136. *Paul* Diss. de animi commotione vi medica. Lips. 1700. *Sim. Schultz* Misc. N. Cur. Dec. 1. p. 187.
2) Zorn. *Hannemann* Eph. N. Cur. Dec. II. An. 3. Obs. 49. p. 147. mit Verschliefsung des Mundes, beide schwanden nach 4 Tagen. *A. Stegmann* Dec. III. An. 4. Obs. 103. p. 218. *Tavernier* Journ. d. ausl. Lit. Jul. 1827. p. 66.
3) Traurigkeit. *Goeckelii* Obs. med. 57. p. 541. Eph. Nat. Cur. Dec. I. An. 2. Obs. 145. An. 3. Obs. 121. Act. Hafn. Vol. 1. Obs. 101. *Rhodii* Obs. Cent. 2. Obs. 29. *Crausii* Diss. de Aphonia Jenae 1702. *Zacutus Lusit.* de med. princ. L. II. Hist. 14. *Val. Max.* L. 1. Cap. 8.
4) Antipathie. *Hertod* Eph. N. Cur. Dec. I. An. 2. Obs. 145. (vom Anblick der Krebse). *Paullini* Cent. IV. Obs. 81.
5) Schrecken. *Bartholin* Act. Havn. 1. Obs. 101. *Büchner* Misc. 1729. p. 636. *J. Schmidt* Eph. N. Cur. Dec. I. An. 3. Obs. 121. p. 193. *Van der Hout* Samml. auserl. Abhandl. für pr. Aerzte. 9. Bd. S. 387. *Gockel* Eph. N. Cur. Dec. II. An 4. Obs. 27. *Moegling* Eph. N. Cur. Dec. X. Obs. 47. p. 335. (Gespenst).

Auch ich habe einen solchen Fall beobachtet. Es war ein junges Mädchen, welches erst nach 10 Jahren die Sprache wieder bekam, als sie zuerst Feuer im benachbarten Hause entdeckte, und nun „Feuer und Hülfe!" rufen konnte.

Rhodius Cent. 1. Obs. 29. *Morgagni* Ep. 62. Nr. 5. (vermeintliche Erblickung eines Gespenstes. Tödtlich!) *Squire Sam.* Phil. Transact. 1748. p. 148. *Scheid* der Wurf mit einer Kastanie an den Kopf, machte 5 Jahr stumm.

Von heftigen Schmerzen sahen Stummheit entstehen: *Lindstolph*, ex dentium dolore. Act. Lit. Suecica Vol. 1. p. 536. — Aus Hemicranie *Hagedorn* Cent. 1. Obs. 39. — Bei der Tortur: *Bonet* Sepulchr. I. 1. Sect. 22. Obs. 18.

Als Gelegenheitsursachen sind Schärfen und Zurückhaltungen gewohnter Ausleerungsstoffe im Körper häufig beobachtet.

1) Säure. *Morgagni* Ep. XIV. Art. 37. (saurer Auswurf, neue Erregung durch Wein.) *Winkler* Misc. N. C. Dec. I. An. 6. p. 71.

2) Galle. *Moseder* de Dysenteria quam excepit Aphonia. Argent. 1775.

Ein von der Ruhr Genesener verstummte plötzlich. Gelbe Streifen auf der Zunge leiteten zum Brechmittel, welches viel Gallichtes ausstiefs und das Uebel heilte.

Ich behandelte die Frau eines Handschuhmachers, die kaum eine Silbe hervorbringen konnte. Drei Frauen hatte der Mann schon zu Tode geärgert. — Ein kräftiges Brechmittel leerte viel Galle aus, und den folgenden Morgen war die Frau genesen.

Sie folgte der Cholera, *Hoyer* Eph. N. Cur. Cent. III. Obs. 3.

Sie war mit Kolik verbunden, *Spindler* Obs. 17. — M. N. C. Dec. 2. An. 1. Obs. 81.

3) Gifte. *Garner* in *Bonet* sepulchr. L. 1. Sect. 22. Obs. 6. *Dupau* in *Hufeland's* N. Annal. 1. 195.

Giftiger Speichel. *Forest* Lib. 15. Obs. 30. Scheidewasser. N. N. C. Dec. 2. An. 10. Obs. 108. Belladonna. — Mifsbrauch des Opii in einem Lavement. *Plater* Obs. L. 1. p. 127. — des Stramoniums. *Sauvages*. — Schwämme in *Paullini* Obs. Cent. II. Obs. 77. Vom Brandtwein findet man viele Beispiele schon beim *Hippocrates, Morgagni, Plater, Thoner, Forest, Scheid* etc.

Epidemische Einflüsse. So beobachtete *Eggerdes*

1693, dafs viele Soldaten unvermuthet auf den Posten, auf Bierbänken, oder im Schlaf stumm wurden, bei übrigens guter Gesundheit.

Krankheitsstoffe: Ablagerungen nach Fiebern. *Nebel* als Rückbleibsel nach einem bösartigen Catarrhalfieber: Act. N. C. Vol. 5. p. 393. — *Double* nach einem bösartigen intermittirenden Fieber (*Sedillot* Rec. per. T. 29. p. 33.) — *Oloff Dalin* Schwed. Abhandl. 7. B. p. 114. Nach bösartigen Fiebern: Act. N. C. Vol. V. Obs. 114. — *Lentilius* Enteodrom p. 1041. — *Tulpius* L. 1. Cap. 39. — *Paulini* Misc. N. C. Dec. II. An. V. App. p. 31. — *A. Thomson* Act. N. C. Vol. IV. p. 538. — *Scheidemantel* Fränk. Beitr. Nr. 16. — *Steinmetz Hufeland's* Journ. 1827. V. Nr. 4. — Gichtmaterie: Act. Nat. cur. Vol. 2. Obs. 59. *Morgagni* Ep. 14. Nr. 37. *Watson.* — Scharlachgift: *Horn* Arch. 1815. p. 637.

Masernstoff: *Laub.* Samml. d. med. Soc. zu Budissin p. 269.

Blatternstoff: *Rademin* p. 162. — Act. N. Cur. Vol. 1. Obs. 112. — *Schubert* in Eph. N. Cur. Dec. I. An. 2. Obs. 201. p. 302. — *Dolaeus* ib. Dec. 2. An. I. Obs. 38. p. 109. (dauerte 7 Jahr.) — ib. Dec. III. 1. p. 55. — *Fabric. Hildan.* Cent. 6. Obs. 14. 82. — *Riedlin.* Cent. 2. Obs. 85. — *Grimm* Act. N. C. Vol. 1. p. 226.

4) Plötzlich unterdrückte Schweifse, besonders der Füfse.

Hier müssen die Lungen vicariiren, und der scharfe übel riechende Stoff bringt gleich durch Reizung der Luftröhren-Nerven, Husten und Heiserkeit hervor, die nicht selten in Verstummung übergeht. Eine Geschichte dieser Art mufs ich mittheilen. Ein 17jähriges Mädchen verstummte so ganz, dafs sie nichts als ein „isch" hervorbringen konnte, nachdem sie in einer kalten Jahreszeit in's Wasser gefallen war. Einmal wurde auch ich um Rath gefragt, und fand die Zunge so mit der Spitze am Zungenbändchen hinaufgerollt, dafs sie ganz steif, wie eine zusammengezogene Schnecke da lag, mehrere Versuche, sie herauszuziehen, waren vergebens, endlich schnellte ich sie, mit den gleichsam eingebohrten Fingern hervor, und ein dicker schaumiger Speichel, wie bei einer verwundeten Schnecke, stürzte nach, die Zunge wurde ganz dunkelblau und zog sich in wenigen Minuten in ihre Höle zurück, ohne dafs irgend ein artikulirter Ton vernommen wurde. — Ich sah das Mädchen nicht wieder, bis ich, zwei Jahre später (1821), hörte, dafs sie bei ihrer Confirmation einen Ruck im Kopfe gefühlt, und als sie in ihre Wohnung zurückgekehrt, mit heiserer Stimme einige articulirte Worte habe hervorbringen können, die sich nach einigen Tagen in vollständig gute Sprache umgewandelt. — Der Aberglaube stellte die Geschichte als Wunder dar.

Aehnliche Beobachtungen von Aphonie nach gehemmten Schweifsen finden wir in den Act. N. Cur. Vol. III. Obs. 82. In den Act. Hafn. Vol. I. Obs. 12. p. 40. Nach verwahrloseten Catarrhen: *Forest* Lib. 14. Observ. 13. — Act. N. C. Vol. 2. Obs. 67. — *Burchard* Casus aphoniae. Argent. 1773. — *Nebel* Aph. post febrem catarrhalem malignam relicta. Act. N. C. Vol. 5. p. 393.

5) Unterdrückte Geschwüre. *Ledel.* Misc. N. Cur. Dec. 2. An. 6. p. 78. Dec. II. An. 4. Obs. 25.

Zu den Gelegenheits-Ursachen gehören vorzüglich auch: Schwäche und widernatürliche Empfindlichkeit der Nerven. Daher das öftere Vorkommen:

1) Bei der Hysterie. Worüber man viele Beobachtungen beym *Bonnet* (Sepulch. Sect. 22. Obs. 15.), *Berdot* (Act. Helvet. Vol. VIII. p. 196.), bei *Tulpius* (Lib. 4. Cap. 3.), *Lusitan.* (Op. T. 2. L. 2. C. 5. Obs. 3.), *Höchstätter* (Eph. Dec. 4. Cas. 2.), *Salmuth* (Lib. 3. Obs. 28.), *Hooke* (Expérienc. 58.), Eph. Nat. Cur. Dec. 1. An. 9. Obs. 57. 58. Dec. II. An. 7. Obs. 133. — *Von der Hont* Vollständige Stummheit nach geheilter Hysterie (Saml. ein. Abhdl. f. pr. A. Bd. 9. p. 387.). — *Lentilius* (Miscel. I. p. 152.). *Zacutus* L. (Lib. 8. Obs. 18.), *Saxstorph* (de loquela in foemina hysterica singulari modo restituta. Act. R. Havn. Vol. II. p. 245.) *Ranve* (Act. Havn. I. p. 451.) *Smyth* (Med. Communic. Vol. II. Nr. 33.).

2) Bei der Katalepsis. *Schenk* L. I. Obs. 249.

3) Bei der Epilepsie. *Höchstetter* Eph. N. C. Dec. IV. Cas.

Cas. IV. *Ovelgun* Act. N. C. Vol. 6. p. 255. *Mentzel* Misc. N. C. Dec. 3. An. 9. p. 51.

4) Bei der Melancholie. Hier viele Beispiele. Aber nicht sowohl vom Leiden der Sprachorgane als Folge der Geisteszerrüttung.

5) Bei der Apoplexie und Hemiplegie. — Bei Alten, wo Zungenlähmung aus Altersschwäche eintreten kann, und so oft die Auflösung durch Apoplexie verkündigt.

Ferner geben Gelegenheit: Mancherlei Störungen im Unterleibe, bewirkt durch Reitzungen des achten Nervenpaares. Z. B.:

Würmer. *Buchner* Act. N. Cur. Vol. 2. Obs. 62. p. 145. Dec. 3. An. 3. Obs. 147. Nov. act. Vol. II. Obs. 62. Eph. N. Cur. Dec. 2. An. 5. Obs. 170. Dec. 3. An. 4. Obs. 47. — (Obs. v. *Schroeter*) Dec. 2. An. 10. Obs. 47. — Zac. Lusit. L. 3. Obs. 36. — *De Ziegler* de aphonia periodica ex vermibus. Basil. 1724. — *Hannes* Nov. Act. N. C. Vol. VI. p. 261. — *Alex. Benedict* L. V. Cap. 15. — *Baldinger* N. Magaz. Bd. 10. S. 41. — Bresl. Samml. 1724. p. 423. — *Chesneau* L. V. Obs. 17. — *Delius* Avöe Dec. V. II. und *Fr. Hoffmann* versichert, solche Fälle sehr häufig beobachtet zu haben. T. IV. P. IV. p. 178.

Fehler der Menstruation. Bresl. Saml. 1725. Nov. p. 564. — *Lemery* (Verlust während derselben Mém. de Paris 1719. p. 42.) — *Salmuth* (Observ. Cent. 3. Obs. 28.) *Schurig* Pathol. p. 161. — *Friborg* (von Verhaltung) Collect. Soc. med. Hafn. Vol. II. p. 183. *Levrault* Rec. Period. T. 9. p. 275. *Rubens* in exercit. noct. p. 447. Act. Havn. Vol. I. Obs. 7.

Schwangerschaft. S. oben *Brancos* Obs. in *Rust's* Magaz. Bd. 19. S. 364.

Stockungen in den **Hämorrhoidalgefäfsen**, die theils durch Nervenreitzungen consensuell wirken können, aber auch, wenn ihr Abflufs unterdrückt wurde, durch Congestionen zum Halse und der Zunge.

Unterscheidung von andern Krankheiten findet hier nicht Statt, und die Verstellungskunst verworfner Menschen, die Mitleid durch Aphonia simulata erregen wollten, kann leicht endeckt werden, wenn man sie nur unerwartet in Lagen versetzt, die tiefen Eindruck auf ihren Körper machen.

Von Wichtigkeit ist aber für die Heilung die Unterscheidung nach den ursächlichen Verhältnissen.

1) Die Sprachlosigkeit von Schwäche und Lähmung, deuten schon der Habitus, das Alter, die Nebenkrankheiten und die örtlichen Erscheinungen an. So z. B. ist die Zunge geschwollen, welk erschlafft, halb unempfindlich, der Speichel läuft unwillkührlich aus, der eine Mundwinkel hängt herab, der längst geminderte Geschmack verliert sich ganz. In der Zunge selbst ist das Gefühl einer bleiernen Schwere, die sich auch in der immer lallenden Sprache ausdrückt, sie sinkt unwillkührlich zwischen den Zähnen hervor.

Sind die Kehlkopfsnerven gelähmt, so kann die Zunge ihre volle Bewegungskraft haben, aber die Stimme wird flüsternd leise, kaum verständlich, und die Kranken fühlen es immer mehr im Kehlkopf, wie schwerer das Reden wird, und der Kehlkopf erscheint aufgetrieben.

2) Bei der Aphonia spastica sind andere krampfhafte Erscheinungen, Gefühl von Zusammenschnürung im Kehlkopf, in der Zunge, auch wohl ein pfeifendes Athmen, die Zunge ist umgebogen, steif, hart, es erscheinen mehr gute Zwischenzeiten, periodicitant, Wechsel mit anderen Krämpfen. Entstehung von reitzenden Stoffen, von plötzlich und heftig einwirkenden Gemüthsbewegungen, von Schmerzen.

3) Auf Aphonia Plethorica, lassen das jugendliche Alter, kräftiger vollblütiger Körper, Ausbleiben gewohnter Blutflüsse, vorhergehende Unterleibsbeschwerden, Geschwulst und Röthe des Gesichts und der Augen, röthere Zunge, Gaumen, Kehle, Klopfen der Arterien, gleichzeitiges erschwertes Schlingen und aufgelaufene Froschadern schliefsen.

Prognosis. Hängt von den Ursachen ab. Leicht ist die Aphonie von Würmern und andern Schärfen des Unterleibes, als Galle, Verschleimung, Säure, Hysterie, von schwerer Menstruation. — Schwer von Lähmungen, hier auch leichte Rückkehr. — Unheilbar gewöhnlich die, welche ihren Grund im Schädel hat.

Aphonie von starker Congestion zum Kopfe, von bösen Metastasen, oder von sehr grofser Schwäche, ist in allen

Krankheiten gefährlich. Gefährlich bei sehr vollblütigen Schwangern und Gebärenden, indem sie hier oft Vorbote der Epilepsie ist. Gefährlich nach heftigen Verblutungen, nach zurückgetretener Gicht und heftigen Kopfverletzungen. *Hippocrates* zeigt in vielen Fällen, dafs Verstummung (mit andern schlimmen Zeichen) den nahen Tod ankündigte.

Aphonie, welche nach Apoplexie zurückbleibt, läfst Rückfälle des Schlages erwarten.

Behandlung. Wie überall mufs auch hier auf Entfernung der Ursache zuerst Rücksicht genommen werden. Ist die Sprachlosigkeit symptomatisch, so wird sie meistens auch mit Entfernung der Krankheit weichen, zu welcher sie sich hinzugesellte, wo nicht, so mufs man den zurückgebliebenen Nerveneindruck, die zurückgebliebene Schwäche heben.

Sind die Nerven abgeschnitten oder durch Schufswunden zerstört, so vermag die Kunst nichts. Man mufs hier alles von der Wiedererzeugung erwarten. Doch kann, wenn zu grofse Schmerzen hierbei in der Wunde entstehen sollten, hierbei Mercur innerlich und äufserlich sehr viel leisten. Der Anwendung dieses Mittels schreibt *Frank* (*Rust's* Magaz. Bd. 5. S. 224.) die Beförderung der Regeneration zu, die so vollkommen war, dafs sein stummer Officier wieder in den Dienst gehen und commandiren konnte. Verdickungen des Kehlkopfs, der Zunge, mufs man durch Adstringentia und Anwendung der Kälte bei Plethorischen auch wohl durch örtliche Aderlasse zu heben suchen.

Die meisten Leidenschaften werden deprimirend wirken, und kann man nicht durch Ableitungen auf andere Gegenstände, besonders durch strenge Arbeiten helfen, so mufs man ihre Folgen bestmöglichst zu beseitigen suchen.

Hier stehen dann die Ekelkur, der Helleborismus und Evacuantia oben an.

Viele günstige Beobachtungen reden den schon von *Celsus* (p. 190.) empfohlenen Brechmitteln das Wort. z. B. *Stegmann* (Eph. N. C. Dec. III. An. IV. p. 218. — Act. N. Cur. Cent. 3. p. 201.) — *Eggede* sah sie in der epidemischen gleich helfen, auch gegen Rückfälle. — *Ledel* Misc. N. C. Dec. III. An. 5. p. 616. — *Watson* (*Richter's*

Chir. Bibl. Bd. 13. S. 643.). — *Carmichael Smyth* Samml. auserl. Abhandl. Bd. 16. p. 342. Sie sind nicht blofs als Ausleerungsmittel der Galle, sondern auch als Erschütterungsmittel von grofsem Nutzen; so halfen sie nach *Fielitz* (in *Richter's* Chir. Bibl. Bd. 9. S. 353—55.) bei einer Stummheit, die vom Fall enstanden war, und sieben Jahr gedauert hatte. Neigung zum Erbrechen und Kopfweh bestimmten ihn zu einer Purganz, diese machte Erbrechen einer unbeschreiblichen Menge von Galle, und schon den andern Tag konnte das Mädchen reden und hören. (S. oben unter Ursachen: Galle.)

Es kann hier der Ort nicht seyn zu lehren, wie man Rückbleibsel von Krankheiten oder versetzte Krankheitsmaterien wegschaffe. — Wie vortrefflich Camphor und Calomel nach Ausschlägen wirken, ist bekannt, so darf ich auch nur erinnern an Fontanelle (*Zacutus Lus.* Pr. adm. Lib. I. Obs. 97.); — an die Moxa (*Dubois* Annal. de Montpellier T. 1. P. 2. p. 46. *Py* ibid. T. 2. Sér. 2. p. 139.); — an Vesicatorien (Act. N. C. Vol. VI. Obs. 104.), die man verschiedentlich legte, z. B. auf die Kranznath (*Panarolus*, Pentecost. 4. Obs. 30.); um den Hals (*Ranve*, Act. Soc. Hafn. 1. p. 451); als Tinctur, an den Rückgrad eingerieben (*Willich* in *Baldinger's* Magazin Bd. 7. S. 116.); — unter die Zunge gelegt, hier brachte sie schon nach sieben Stunden die Sprache wieder. (*Gefsner* Entdeck. Bd. 3. I. S. 314.)

Gegen hysterische Aphonie hilft oft sehr schnell das momentane Zuhalten des Mundes und der Nase; das Auflegen eines grofsen Schlüssels, einer Eisenplatte auf den Hals. Gegen Aphonie von wirklicher Nervenlähmung müssen die Mittel in Gebrauch gezogen werden, die man gegen Apoplexie und Hemiplegie anwendet. Besonders empfehlen sich Umschläge auf den abgeschornen Scheitel aus Wein mit Herba chenopodii, thymi, saturejae, serpylli, majoranae. Spirituose Mundwässer von Maiblumen, Primeln, Sempfdecoct. Letzeres wird von einigen für unwirksam gehalten, ich habe aber viel Gutes davon gesehen. Es mufs stark seyn, lange wirken. Das Kauen von Ingwer, Cubeben, Würznelken, Zimmt. —

Das Zerfliefsen des Zuckers im Munde, worauf man Essentia ambrae, Balsamum peruvianum, vitae *Hofmanni*, Ol. cinnamomi und andere aromatische Mittel getröpfelt. — Einreibungen in den Hals mit aromatischem Spiritus, oder Bedeckungen desselben mit Pech-, Mastix-, Terpentin-Pflastern.

Sind Excretionen unterdrückt, so mufs man sie fördern, durch warme Bäder, durch viel Thee mit Liquor cornu cervi, durch Tinctura antimonii acris, Essentia succini, balsami peruviani. Ganz besonders, wenn das Uebel rheumatischen Ursprungs ist, durch Radix pyrethri.

Bei der Aphonia spastica dienen paregorica in- et externa. Man lege ein Stück Castoreum, Moschatnufs, zusammengerollten Dragon, Salvey, Pimpinell unter die Zunge; tröpfle auf dieselbe einige Tropfen Lebensbalsam, Naphtha, gebe Carminativa in Clystiren. Man suche einen Schrekken oder andere starke Gemüthsbewegung hervorzubringen, man galvanisire, electrisire. — *Rademin* heilte ein Mädchen durch den Galvanismus in 7 Tagen, die 13 Jahre stumm gewesen war. Er nennt es eine Lähmung, aber es war offenbar Krampf, denn die Spitze der Zunge war nach unten gebogen und die ganze Zunge steif. Er legte eine Zinkplatte von der Gröfse eines Speciesthalers unter die Zunge, und die Kupferplatte auf die Zunge. Jede Wiederholung wurde empfindlicher, und jede öftere hülfreicher. (*Hufeland's* Journ. Bd. 24. St. 1. p. 126.) — *Watson* sah von der Electricität Hülfe, so auch *Perfect.* Mem. of the Med. Soc. of Lond. Vol. 5. p. 426. *Carm. Smyth.* Samml. Bd. 16. S. 344.

Bei der Aphonia plethorica, bei vollem harten Puls und bei Congestionszufällen mufs man allgemeine und örtliche Blutausleerungen anwenden; nur lasse man sich hier nicht durch den harten Puls der Alten täuschen, wobei oft Schwäche Statt finden kann, und wo Aderlafs in Apoplexie stürzen würde. Sind Aderlässe indicirt, dann müssen sie kräftig seyn, sonst schaden sie mehr, als sie nützen. — *Desjardin* konnte nur durch wiederholte Blutegel helfen, wo er die oben benannten Congestionszufälle beobachtete. *Sprögel* half durch einen enormen Aderlafs aus den Venis raninis. Misc. Berol. T. IV. p. 65. — *Höchstetter* (Obs. med. Dec. III. Obs. 9. p. 250 — 53.) beobachtete bei einem Mann, der durch Trunkenheit und eine zornige Frau in Stummheit gestürzt war, sehr aufgetriebene Adern an der schweren Zunge; diefs bestimmte ihn zum Aderlafs, und schon nach 12 Stunden erfolgte Genesung. — Bei der Schwangern des *Branco* (s. oben) half das Aderlassen sogleich. Die Kranke kannte es aus der ersten Schwangerschaft schon als einziges Heilmittel. So wie das Blut aus der Fufsader flofs, war es, als zöge eine drückende Last von ihrer Brust, und die Sprache kehrte zurück. Alle 14 Tage bis 3 Wochen mufsten diese grofsen Aderlässe wiederholt werden, ohne dafs sie der Frucht schadeten. Mehrere Beispiele vom glücklichen Erfolge s. Eph. N. C. Dec. 1. An. 3. Obs. 251. (Oeffnung der Froschadern.) Dec. IV. Obs. I. und 2. — *Ludovici* Misc. N. C. Dec. I. An. 3. p. 454. (bei einem Jüngling.) — *Neuhold* Act. N. C. Vol. 3. Ap. p. 164. —

Synon. Sprachlosigkeit. Lat. *Mutitas*, *Alalia*, *Loquela abolita*, *Defectus loquelae*, *Anaudia*. Dän. *Maalöshed.* Schwed. *Mällöshed.* Holländ. *Spraakeloosheid.* Isländ. *Malleysi.* Engl. *Dumbnefs*, *Lofs of speech*, *Lost speech*, *Privation of speech.* Franz. *Mutite*, *Mutisme*, *Perte*, *privation de la parole.* Ital. *Mutezza*, *Mutolezza*, *Privatione*, *perdita della Parole.* Span. *Mudez.*

W. S — e.

APHORAMA, *Aphorema*, *Aporrema* (αφοραμα, αφορημα, von απο, das Gesicht und ὁραω, ich sehe), wird ein weit vorstehendes Auge genannt. S. Glotzauge.

E. G — e.

APHRODISIACA (von αφροδιτε, Venus), Mittel, welche den Geschlechtstrieb reitzen, oder auch die Zeugungskraft vermehren. Gewöhnlich versteht man blofs das erste darunter, und dann gehören sie zu den schändlichsten Mitteln, deren sich die Wollüstlinge bedienen, ihren Lüsten im Uebermaafs zu fröhnen. Aber wenn sie den Zweck haben, geschwächte oder erstorbene Zeugungskraft zu erwecken und wiederzugeben, dann gehören sie unstreitig zu den schätzbarsten Mitteln unsers Arzneivorraths. Sie sind von dreifacher Art. Entweder sie vermehren und verbessern die Absonderung des Saamens, wenn Mangel oder Unkräftigkeit, Wäfsrigkeit desselben die Ursache der Impotenz ist. Oder sie vermehren die Energie des Lebens im ganzen Organismus, wodurch nothwendig auch das Generationssystem an Kraft gewinnen mufs. Oder sie wirken spezifisch reizend und aufregend auf die Organe der Generation. Die beiden ersten Klassen sind die wichtigsten und sichersten. Zu der ersten gehören alle sehr concentrirten Nahrungsstoff enthaltenden Nahrungsmittel, besonders Fleischgallerte, Eier, Schaalthiere, Chokolade. Zu der zweiten gehören alle Roborantien, besonders ein guter alter Wein, und die Eisenmittel, am allermeisten in der flüchtigen Form der Mineralwasser, daher die Quellen in Pyrmont, Drieburg, Spaa in dieser Hinsicht unläugbare Kräfte besizzen. Auch die Thermen von Gastein haben sich in dieser Hinsicht sehr wirksam gezeigt. — Zu den spezifischen Reizmitteln gehören alle Diuretica, schon selbst das häufige Trinken, der Sellerie, am meisten aber die Canthariden. Sie wirken, indem sie einen subinflammatorischen Zustand in den Zeugungstheilen erregen, können aber sehr leicht gefährlich werden, indem sie eine wirkliche Entzündung in der Urinblase und den Nerven und Blutharnen hervorbringen. Auch Phosphor besitzt solche Kräfte, ist aber ebenfalls wegen seiner Magen entzündenden Kraft gefährlich. Vanille, Moschus, Ambra, Opium, Cannabis, die Orchisarten, werden zu diesem Zweck ebenfalls angewendet, ehedem Stintus marinus. — Aeufserlich bedient man sich des Waschens und Badens mit Senfwasser, und Einreibungen von aromatischen und specifischen Stoffen. H — d.

APHRODITUS, von *Ackermann* ganz gegen die Etymologie zur Bezeichnung der Geschlechtslosigkeit gebraucht; vergl. den Artikel Anaphroditismus. R — i.

APHRONITRUM. S. Nitrum.

APHTHAE (*αφϑαι*), von dem griechischen Worte: *απτω, accendo*, nach Andern von *ἀφϑαω, ulceribus oris laboro; lactumina; lactucimina; alcola; calaba; ulcera Syriaca, Aegyptiaca;* Schwämmchen; Schule; Saar; kleine oberflächliche, weifse Flecke oder Bläschen, welche auf der innern Schleimhaut der Oberlippe, der Mundwinkel, der Höhle des Mundes, und besonders der Zunge ihren Sitz haben, und sich bisweilen auch über die innere Fläche des Darmcanals bis zum After verbreiten.

Schon *Hippocrates* kannte die Schwämmchen, wie aus mehreren Stellen der von ihm hinterlassenen Bücher, namentlich Aphorism. Sect. III. 24. — De morb. Lib. II. cap. 18. — De morb. muliebr. Lib. I. cap. 33. — De natur. mul. cap. 61. — Epid. Lib. III. cap. 3. Coac. cap. 3. hervorgeht. Er nennt sie bald *τα εν παρισθμιοις ελκεα*, bald *τα αφθωδεα ρευματα*, bald *αφθωδεα ςοματα*, bald *χαλαζα*, aber nicht *αφθαι* und scheint unter diesen Worten nicht eben immer unsre Schwämmchen, sondern überhaupt alle Mundgeschwüre zu verstehen. Auch *Galen*, der sie *διδυμοι αφθωντες* nennt, erwähnt ihrer Comment. in Epid. Hipp. III. lib. 3. — De c. M. l. L. lib. 17. cap. 4. sect. 1. Genauer wurden sie in der Folge von *Aretaeus* (de caus. et sign. morb. acut. lib. I. cap. 9.), *Aëtius* (Petrab. II. serm. 1. 39. oder Lib. 8. c. 42.) und *Paul. Aeginet.* (De remed. Lib. I. c. 10.) beschrieben. Endlich erwähnt ihrer auch *Celsus* (Lib. VI. cap. 2. und Lib. II. cap. 1.). Die Beschreibung des letzteren giebt deutlich zu erkennen, dafs darunter unsere Schwämmchen zu verstehen seyen. Ob dagegen die älteren Aerzte vor *Celsus* auch die Schwämmchen gekannt haben, welche bei Erwachsenen in fieberhaften und entzündlichen Krankheiten vorkommen, ist noch sehr zweifelhaft. Eben so wenig findet sich über die eigentliche Natur derselben etwas Genügendes in jenen Werken der Alten, und selbst in späteren Zeiten war man darüber noch nicht auf's Reine. So hielt sie *Boerhaave* für kleine Geschwüre der Ausführungsgänge der kleinen Drüsen, welche den Speise- und Darmkanal umgeben, und durch zähen und dicken Schleim verstopft werden; *van Swieten* (Comment. in *H. Boerhaave* aphor. T. III. p. 196.) dagegen bezweifelt ihre geschwürartige Natur, und sieht sie als kleine Abscesse an, in denen schädliche Stoffe aus dem Blute ausgeschieden werden. *Ketelaer*, der sich um die Erkenntnifs und Behandlung derselben grofse Verdienste erworben, hält sie für Bläschen, als Folge von kritischen Ausscheidungen, welche durch ein gewisses dickes, zähes Wesen veranlafst werden, was durch verschiedene Quellen in die Gefäfse gebracht und von der Natur in die leidenden Theile geworfen wird. *Slevogt* nimmt zwei Arten der Schwämmchen an; die einen sind anfangs kleine Hügel, aus denen früher oder später Bläschen und endlich Geschwürchen werden, je nachdem die Verderbniſs der Säfte und die Krankheitsmaterie verschieden ist. Die andere Gattung ist eine wahre Trennung der festen Theile, und kommt bloſs den vollkommenen Schwämmchen zu, die in ihrem völligen Stande sind und wirklich gesehen werden können. Sie sind eine Art von Geschwürchen, in denen sich aber kein wahrer Eiter erzeugt, sondern nur eine bloſse Anhäufung von Serum vorhanden ist. *Arnemann* bezeichnet sie durch weiſsliche, in's Grauliche spielende, oberflächliche, runde Geschwülste (*tumores*), die eine seröse Feuchtigkeit enthalten und sich endlich kleyenartig abschuppen. Am meisten scheint die Meinung eines neuern Schriftstellers (*Jahn* in *Hufeland's* Journ. d. pr. H. Jahrg. 1826. St. VI. p. 1.) für sich zu haben, der sie für niedere Pflanzenorganismen, gleich den Schwämmen, Schimmel u. s. w., hält. Wenigstens läſst sich nicht läugnen, daſs die Bedingnisse, unter welchen jene Produkte des Pflanzenreichs entstehen: Nässe, Wärme, anfangende Zersetzung, fehlender Zutritt der äuſseren Luft, des Lichts, Ruhe u. s. w. auch hier vorhanden sind, und der Entstehung vegetabilischer Erzeugnisse einer niedern Ordnung im lebenden, jedoch kranken thierischen Organismus gar wohl ihr Dasein zu geben vermögen.

Der Sitz der Schwämmchen ist hauptsächlich die Schleimhaut der innern Fläche des Mundes, der Lippen, des Zahnfleisches, der Zunge und des Gaumens. Bei weiterer Verbreitung der Krankheit finden sie sich indessen auch auf der Schleimheit der Luft- und Speiseröhre, des Magens und der Gedärme. Von dem Daseyn derselben in den letztgenannten Organen überzeugt man sich hauptsächlich aus Leichenöffnungen, und aus dem Abgang der Krusten durch Mund und After. *Ketelaer* (p. 13.) sah sie mehrere Tage lang in so groſser Menge auf beiden Wegen abgehen, daſs man einige Nachtgeschirre damit hätte anfüllen können.

Am meisten kommen die Schwämmchen in dem Alter der Kindheit, und zwar oft als eine für sich bestehende Krankheit vor; doch verschonen sie kein Alter und Geschlecht, verbinden sich aber in späteren Lebensjahren mit anderen, acuten und chronischen Krankheiten, als deren Symptom sie dann erscheinen. Häufiger sind sie in nördlichen, besonders in sumpfigen Gegenden, bei feuchter Jahreszeit, selten dagegen in warmen Himmelsstrichen und im Sommer, bei trockner Witterung.

Die Zeichen, aus welchen man bei Kindern auf das Erscheinen derselben schliefsen kann, sind folgende: Die Kinder scheinen anfänglich mehr den Schlaf zu suchen, als gewöhnlich, und fangen nur dann an zu schreien, wenn sie daraus erweckt werden. Das Bedürfnifs des Hungers und Durstes scheint aufgehoben zu seyn, sie leiden meistens an Leibesverstopfung, lassen dagegen mehr Urin, als gewöhnlich. Gegen den dritten Tag zeigen sich ein, oder ein Paar Schwämmchen auf der Ober- oder Unterlippe, oder an irgend einem andern Theil der Mundhöhle; Mund und Zunge werden dabei trockner. Die Kinder fangen nun an, die Mutterbrust zu verweigern, oder wenn sie auch danach Verlangen zeigen, so wenden sie sich bald wieder davon ab, und fangen an zu schreien. Ihre Stimme ist dabei weniger hell als gewöhnlich, etwas heiser.

Unter diesen Zufällen nehmen die Schwämmchen immer mehr überhand, so dafs bisweilen der ganze Mund und der ganze Rachen, so weit man hinabsehen kann, damit überzogen ist. Dabei entzündet sich die innere Oberfläche des Mundes, die Zunge wird trocken, der Athem heifs, es entsteht gröfserer Zuflufs von Speichel, der vorher verstopfte Leib wird flüssig, das Abgehende ist sauer, übelriechend, grünlich oder geronnener Milch ähnlich; der Abgang des Harns sparsam u. s. w. Bei höheren Graden des Uebels gesellen sich Aengstlichkeit, Schlaflosigkeit, oder Aufschrekken im Schlafe, Abmagerung des ganzen Körpers, bleiches Gesicht, Schlucksen, schneller Puls, und zuweilen, jedoch nicht immer, merkbares Fieber hinzu.

Die Dauer der Schwämmchen ist sehr verschieden; zuweilen bleiben sie nur 24 Stunden, andremale auch mehrere Tage stehen, bevor sie abfallen. Bisweilen entstehen wieder neue an denselben Stellen, wo die alten abgefallen, in anderen Fällen erzeugen sie sich dagegen immer nur an neuen Stellen.

Die Farbe der Schwämmchen ist gewöhnlich weifs, hell; mit dem Fortschreiten der Krankheit wird sie aber dunkler, gelblich oder bräunlich. Man hat sie auch aschfarben und bläulich gesehen, ob aber auch schwarz, oder wie *Pechlin* (Observat. Lib. I. obs. 17. p. 188.) berichtet, himmelblau, bleibt noch zweifelhaft, indem sie vielleicht mit scorbutischen Flecken oder andern Hautübeln verwechselt worden sind. Doch können sie wohl auch in denjenigen Fällen eine schwarze Farbe annehmen, wo die Stelle der Haut, auf welcher sie aufsitzen, gangränos wird und abstirbt.

Nicht immer erscheinen die Schwämmchen in einer so gutartigen Form, wie sie bis daher beschrieben worden, sondern sie nehmen bisweilen gleich bei ihrer Entstehung einen bösartigen Charakter an. Besonders ereignet sich diefs leicht in Spitälern, Findel- und Gebärhäusern. Schon die ersten Erscheinungen, unter denen sie ausbrechen, deuten diese bösartige Form an. Die Kinder jammern und schreien dann Tag und Nacht, magern zusehends ab, bekommen saures Aufstofsen, Erbrechen, anhaltende wäfsrige, grüne, stinkende Ausleerungen, convulsivische Zufälle u. s. w. Die Schwämmchen überziehen gleich die ganze Mundhöhle, Gaumen, Lippen und die ganze innere Oberfläche des Speisekanals bis zum After hin, an welchem selbst zuweilen äufserlich Aphthen zu bemerken sind. Diese selbst haben ein gelbes, braunes Ansehen, fliefsen leicht zusammen und bilden harte Krusten, auf welche, wenn sie abfallen, noch dichtere folgen. Zuweilen erneuern sich diese Krusten mehrere Male hinter einander, bis endlich unter gänzlicher Abmagerung des Körpers, Schlucksen, Hippokratischem Gesicht, Meteorismus u. s. w. der Tod dem Leiden ein Ende macht.

Zuweilen herrschen diese bösartigen Schwämmchen epidemisch in Findel- und Gebärhäusern, ja sie scheinen öfters auch von contagiöser Natur zu seyn, und *Lentin* sagt, er möge selbst die Luft eines Zimmers, in welchem sich ein mit solchen Schwämmchen behaftetes Kind befinde, oder doch kurz zuvor befunden habe, nicht von aller Ansteckungskraft freisprechen. Auch hat man gefunden, dafs Mütter und Ammen, welche dergleichen Kinder säugten, an den Brustwarzen Schwämmchen bekamen.

Endlich sind die Schwämmchen zuweilen auch ein begleitendes Symptom von anhaltenden Nerven-, Faul- und intermittirenden Fiebern, besonders solchen, welche im Herbste herrschend sind; ferner von Diarrhöen und Ruhren, seltener von Blutspeien, Lungenentzündung, Wassersucht, Morbus mucosus und hektischen Fiebern, wie sie sich denn gern zu allen Krankheiten der Schleimhäute gesellen. Wenn sie zu bösartigen Fiebern hinzukommen, gehen ihnen gewöhnlich Uebelseyn, Beängstigung, Schmerz und Schwere in den Präcordien, Abgeschlagenheit, Stumpfsinn, Delirien, Schlucksen u. s. w. voraus.

Bei Lungensuchten sind sie gewöhnlich eins der letzten und tödlichen Zeichen. Ob sie dann keine wahren Aphthen, sondern nur Entartungen des Epitelium seyen, wie man neuerlich (s. *Horn's* Archiv. Jahrg. 1826. Jan. Febr. p. 102.) behauptet, indem sie nicht in Form von kleinen Bläschen erscheinen, welche nach dem Zerplatzen ein weifsliches Geschwür zurücklassen, mufs für jetzt noch bezweifelt werden, da es selbst von den wirklichen Aphthen noch nicht ausgemacht ist, ob sie denn wirklich Bläschen, oder wie Andere meinen, Geschwülste, oder Geschwüre, oder krankhafte Bildungen anderer Art sind. Wohl wäre es möglich, dafs es verschiedene Arten von krankhaften Bildungen auf der Schleimhaut gäbe, die in der äufsern Erscheinung Aehnlichkeit zusammen haben, und die wir bis jetzt nur nicht hinreichend von einander zu unterscheiden vermögen. Aber sind unsere Begriffe über die Efflorescenzen der äufsern Haut noch so schwankend und unsicher, wie viel mehr müssen es die über ähnliche Zufälle der innern Schleimhaut seyn?

Die nächste Ursache der Schwämmchen scheint in einer besonderen fehlerhaften Mischung der Säfte des Organismus zu liegen, d. h. ihre Entstehung geht nicht von den festen, sondern von den flüssigen Theilen aus. Denn wenn wir sie auch mit *Jahn* für ein vegetabilisches Erzeugnifs, ähnlich den Markpflanzen, ansehen, eine Meinung, welche allerdings sehr viel für sich hat, so liegt doch die Bedingung zur Erzeugung solcher vegetabilischen Gebilde in den Säften. Diese müssen erst eine besondere Art von Entartung erlitten haben, die thierischen Absonderungen müssen erst auf krankhafte Weise verändert seyn, ehe sich aus ihnen jene vegetabilischen Erzeugnisse bilden können. Für diese Entstehungsweise sprechen denn auch alle jene bekannten ursächlichen Bedingnisse, unter denen die Schwämmchen erscheinen. Sie sind insgesammt von solcher Art, dafs durch sie eine fehlerhafte Ernährung und mit ihr krankhafte Mischungsveränderungen der Säfte und krankhafte Abscheidungen gesetzt sind. Als die vorzüglichsten darunter müssen genannt werden: 1) bei Säuglingen, fehlerhafte unverdauliche Nahrungsmittel, insbesondere schlechte Mutter- und Ammenmilch, mehlige Substanzen, als: Mehlbrei, Suppen aus Brod, Gries u. s. w., die sogenannte Zulpe oder Lutscher, in welche man hier zu Lande schwarzes, gesäuertes Brod und Zucker bindet; 2) zurückgehaltner Unrath des Kindes, insbesondere zurückgehaltenes Kindspech; 3) Unreinlichkeit, vernachläfsigtes Waschen und Baden der Kinder, wobei die freie Hautausdünstung beschränkt wird, oder Mangel an der gehörigen Reinigung des Mundes, wobei die Milch im geronnenen Zustande im Munde zurückbleibt; 4) zu heifse, zu kalte oder schlecht gemischte, besonders durch die Excremente des Kindes und durch Trocknen der Wäsche verdorbene, feuchte Luft. Bei Erwachsenen tragen aber zur Erzeugung der Schwämmchen in Krankheiten noch vorzüglich bei: 5) feuchte, verdorbene Luftmischung. So wird das Entstehen derselben begünstigt durch nasse Herbstwitterung, aber auch durch den Aufenthalt der Kranken in engen Räumen, in Spitälern, wo viele Kranke zusammengedrängt sind; 6) krankhafte, verdorbene Exhalationen, die durch Verderbnifs der Säfte in dem Körper des Kranken selbst veranlafst werden, es mögen nun diese Exhalationen aus schadhaften Stoffen in dem Darmkanal sich entwickeln, oder bei Lungenkrankheiten in den Lungen erzeugt werden; 7) allgemeine Neigung der Säfte zur Auflösung, so in Nerven- und Faulfiebern, Ruhren u. s. w.; 8) gesunkene Kräfte des ganzen Körpers durch Alter oder Krankheiten und darin begründeten Verfall des ganzen Ernährungsgeschäftes; 9) Ansteckung. Sie läfst sich besonders unter Mitwirkung einer oder mehrerer der obengenannten Bedingungen nicht läugnen. Ob der Ansteckungsstoff selbst einer und derselbe sey mit den Ausdünstungen des Merulius destruens, worauf *Jahn* (l. c.) bei mehreren Bewohnern eines und desselben Hauses die Schwämmchen entstehen sah, müssen fernere Beobachtungen lehren.

Prognose. Bei Neugebornen gehören die Schwämmchen im Allgemeinen zu den leichten gefahrlosen Krankheiten. Tausende von Kindern leiden daran, ohne dafs einmal die Hülfe des Arztes nachgesucht wird, wie ich mich davon aus Erfahrung überzeugt habe, und genesen wieder.

Unter die guten Zeichen gehört es, wenn die Krusten der Schwämmchen abfallen und sich keine neuen wieder erzeugen; wenn die Schleimhaut an der Stelle, wo sie abgefallen, feucht ist; wenn sie einzeln, von einander abgesondert stehen, nur einzelne Stellen des Mundes und besonders nicht den Rachen und die innern Theile der Gedärme einnehmen, wenn sie bald abfallen und im Falle sie sich auch wieder erzeugen, doch eben so bald wieder verschwinden. Dahingegen gehört es zu den ungünstigen Zeichen, wenn nach dem Abfallen der Schwämmchen die Haut an der Stelle, wo sie abgefallen, nicht feucht wird, sondern trocken bleibt; wenn sich ferner dieselben bis zu den Gedärmen fortpflanzen, in welchem Falle sich dann leicht Leibschmerzen, Cardialgie, Diarrhoe u. s. w. hinzugesellen; wenn ferner die Schwämmchen sich sehr langsam abschuppen und dann immer dichter wieder erscheinen; wenn sich dicke Krusten bilden, und, nachdem diese abgefallen, immer wieder neue, dichtere entstehen; wenn die Farbe der Schwämmchen braun, aschfarbig oder gar schwarz wird; wenn sich Beängstigung, Schlaflosigkeit, Delirium u. s. w. hinzugesellen. Bei fieberhaften Krankheiten ist es endlich ein übles Zeichen, wenn nach dem Ausbruch der Schwämmchen das Fieber nicht ab- sondern zunimmt, der Puls klein und geschwind wird, sich alle Efslust verliert, die Kräfte sinken u. s. w. Zeichen des nahen Todes bei Kindern sind besonders grofse Abmagerung, zunehmende Heiserkeit, Meteorismus und Hippokratisches Gesicht.

Einige Beobachter haben die Schwämmchen als kritische Erscheinung auftreten sehen. Obwohl nun dergleichen Fälle immer zu den selteneren und nicht, wie *Curt Sprengel* (Handbuch der Semiotik. 1801. S. 105.) meint, zu den häufigen gehören mögen, so scheinen sie doch nicht geradehin weggeläugnet werden zu können. Wenigstens scheinen sie zuweilen, wie auch *Hufeland* annimmt, als Symptom einer gleichzeitigen Krise vorzukommen. Einer der merkwürdigsten Fälle der Art ist der von *Marcus Herz* (*Moritz* Erfahrungsseelenkunde Bd. 1. St. 2. S. 70.) aufgezeichnete. Vergl. auch *Hufeland's* Journ. d. pr. Heilk. Bd. IX. St. 3. p. 179.

Behandlung. Wäre die physische Erziehung der Kinder in der ersten Zeit nach der Geburt das, was sie seyn sollte, würde besonders immer die nöthige Pflege und diätetische Behandlung nicht verabsäumt, so würde das Vorkommen dieser Krankheit in diesem Zeitraum des Lebens gewifs viel seltner seyn, als diefs jetzt bei der geringen Obsorge, die man hie und da den Neugebornen angedeihen läfst, der Fall ist. Gewifs hängt, wie besonders *Lentin* in seiner Preisschrift gezeigt hat, von der ersten Nahrung des Kindes und ihrer leichteren Verdaulichkeit, von dem Verhalten der Mutter oder Amme während des Stillens, von der zeitigen Ausführung des Kindspechs und andern Unverdaulichkeiten, die sich in den Gedärmen des Säuglings ansammeln, von der nöthigen Reinlichkeit, wohin besonders der öftere Gebrauch der Bäder, das Auswaschen des Mundes des Kindes und das Abwaschen der Brustwarzen vor jedesmaligem Anlegen des Kindes an die Brust, der öftere Wechsel der Wäsche und die Sorge für reine Luft in den Kinderstuben gehört, sehr viel zur Verhütung derselben ab, und die tägliche Erfahrung lehrt es, dafs in Familien, in welchen man der ersten Pflege der Kinder gröfsere Aufmerksamkeit widmet, als es in der Regel bei den niedern Volksklassen geschieht, auch die Schwämmchen eine bei weitem seltenere Erscheinung sind.

Aber auch selbst dann, wenn die Schwämmchen bereits ausgebrochen und nur gutartig sind, bedarf es fast wenig mehr, als ein genaues Regime von Seiten der Mutter und des Kindes, und besonders der Fürsorge für stete Reinlichkeit, um sie wieder zu beseitigen.

Da die Ursache der Schwämmchen auf einer veränderten Mischung der Säfte und insbesondere auf krankhaft veränderter Secretion der Ernährungsorgane beruht, so hat man von jeher und mit Recht die gelinde ausleerenden Mittel, insbesondere gelinde Brechmittel, wenn Turgescenz nach oben Statt findet, und leichtere Purgiermittel, als: Tinct. rhei aquos., Syrup. rhei, mann. Magnes. carb., Ol. tart. p: deliq. u. s. w. gegen diese Krankheit empfohlen. Zur Beihülfe dienen auch erweichende, einhüllende Klystiere aus Decoct. rad. gram., bardan., taraxac., aven. excorticat., hord. perl. u. s. w., und als äufserliches, reinigendes Mittel hat sich besonders eine Auflösung des Borax in Wasser, womit die aphthösen Stellen öfters ausgepinselt werden, so grofsen Ruf erworben, dafs man es fast als ein Specificum in dieser Krankheit betrachtet.

Bei Erwachsenen dienen verdünnende Getränke aus Kalbfleischbouillon, in welcher Reis abgekocht worden, Decocte aus Rad. guam., tarax., alth., scorzon., foenicul., chin., acetos., cherefol. u. s. w., ferner Gurgelwasser aus ähnlichen Decocten und Auflösungen des weifsen Vitriols, Linimente aus Spir. vitriol. oder Acid. sal. mit Mel. rosar. oder Syr. moror., Mucilaginosa, zum Bestreichen der aphthösen Stellen.

Auch bei bösartigen Schwämmchen Neugeborner scheinen die gelinderen Abführungsmittel im Anfange der Krankheit nicht vernachlässigt werden zu müssen, es sey denn, dafs eine sich hinzugesellende Diarrhoe ihre Anwendung verbiete, in welchem Falle sich dann besonders der innere Gebrauch von Mucilaginosis, schleimigen Klystieren und selbst eine vorsichtige Anwendung des Opiums, wenn die vorgenannten Mittel ihre Dienste versagen, nothwendig macht. Die früher bei den gutartigen Schwämmchen empfohlenen äufseren Mittel finden auch hier ihre Anwendung; nur wenn eine bevorstehende Gangrän zu befürchten steht, sind statt deren lieber Decocte aus Cort. peruv. mit Borax, oder infus. rut., serpent., contraierv., cum spir. vin. camph., mel. rosar., Alaun u. s. w. zu wählen.

Bei der Behandlung derjenigen Schwämmchen Erwachsener, welche sich besonders zu acuten Krankheiten gesellen, ist vorzüglich der Charakter dieser Krankheiten zu berück-

berücksichtigen. Diesem gemäfs mufs auch die innere Behandlung eingerichtet werden. Doch sind auch hier die oben gerühmten innerlichen, verdünnenden und demulcirenden Mittel, so wie die äufserlichen Gavgarismata und Collutoria nicht zu vernachlässigen. H — m.

Ueber die Aphthen oder Schwämmchen der Neugebornen ist noch Folgendes beizufügen.

Bei der Section findet man alle inneren Partien des Mundes mit einer weisgelben, zuweilen auch mit einer bräunlichen, schwärzlichen und nufsfarbigen käsigen Decke überzogen. In den meisten Fällen erstreckt sich dieser Ueberzug über den untern Theil des Pharinx und den gröfsten Theil des Oesophagus, während die Schleimhaut der Nase und der Bronchine, so wie die tuba Eustachii von demselben verschont geblieben sind.

Diese käseähnliche Decke, wahrscheinlich das Product einer krankhaften Exsudation, ist leicht wegzuwischen und mit einer Pincette ohne Mühe von den unterliegenden Gebilden zu trennen und in die Höhe zu heben, die zwar geröthet und entzündet erscheinen, aber nie eine Spur von Eiter an sich tragen.

Nur in seltenen Fällen erstreckt sich der käsige Ueberzug in den Magen und in die Dünndärme. *Billard* machte bei 214 an den Schwämmchen gestorbenen Kindern die Section, und fand nur dreimal Schwämmchen auf der Schleimhaut des Magens und zweimal in den Dünndärmen.

Véron dagegen versichert, dafs bei allen Kindern, welche an Schwämmchen in der Mundhöhle gelitten, auch im Coecum, Colon und Rectum Spuren dieser Afterorganisation gefunden werden, während der Magen, in welchem man nur sehr wenig folliculi mucosi antreffe, von derselben frei bleibe.

Ich glaube indessen nicht zu weit zu gehen, wenn ich theils auf meine eigenen Beobachtungen, theils auf die eines *Baron*, *Billard* und *Breschet* mich stützend, im Gegentheil annehme, dafs der Magen viel häufiger von den Schwämmchen afficirt gefunden werde, als die Dünn- und Dickdärme, so wie ja überhaupt diese Krankheit auf den vordersten Partien des Mundes beginnt, und erst bei längerer Dauer sich auf die hintern und entferntern, mit der Mundhöhle communicirenden sich zu verbreiten scheint. Schon an einem andern Orte habe ich die Meinung ausgesprochen, dafs man bei Vergleichung der Krankheitserscheinungen mit den Ergebnissen der Leichenöffnung sich geneigt fühle, die Schwämmchen als eine der häutigen Bräune analoge Krankheit zu nehmen, nämlich für eine Entzündung der Schleimhaut des Mundes, des Pharynx und des Oesophagus mit starker Ausschwitzung einer coagulablen Lymphe. Man findet sich hierzu um so mehr geneigt, als bei der gröfsern Plasticität des Blutes im kindlichen Alter die Schleimhäute im entzündlichen Zustande dann vorzugsweise zur Erzeugung von Pseudomembranen disponirt zu seyn scheinen, und als sich aus der chemischen Analyse, die *Lelut* mit dem käsigen Ueberzug der Mundhöhle angestellt, ergeben hat, dafs hier dieselben Bestandtheile und Verhältnisse obwalten, welche *Double*, *Bretonneau* und *Guersent* bei der Analyse verschiedener Pseudomembranen gefunden haben.

In neuster Zeit haben französische Aerzte, namentlich *Guersent* und *Billard*, einen Unterschied zwischen Schwämmchen (*muguet*) und Aphthen machen wollen, indem sie letztere als eine Entzündung und Vereiterung der folliculi mucosi bezeichneten. Namentlich haben sie behauptet, dafs die Aphthen in runden, weifsen frieselartigen Erhöhungen bestehen, welche von einem rothen Hofe umgeben, sich in Geschwüre verwandeln, dann eine klebrige weifse, oft aber auch blutige Materie absondern, und namentlich die Kinder zur Zeit der Dentition heimsuchen. Mir scheint diese Unterscheidung zu gesucht und ohne wesentlichen Vortheil, indem eine Entzündung der folliculi mucosi wohl immer mehr oder weniger auch ein Leiden der ganzen Schleimhaut der Zunge bedingt und umgekehrt.

Je jünger die Kinder, desto mehr scheint die Schleimhaut des Mundes für die Krankheit empfänglich zu seyn, und dem Einflufs der ursächlichen Momente zu unterliegen, welche das Entstehen der Schwämmchen begünstigen, wenigstens stimmen die Beobachtungen der meisten Aerzte, die den Kinderkrankheiten eine besondere Aufmerksamkeit geschenkt, darin überein, dafs ganz junge und schwächliche

Kinder vor der Dentition vorzugsweise von den Aphthen heimgesucht werden.

Die höhere Thätigkeit, welche durch die unmittelbar nach der Geburt auf einem neuen Wege beginnende Ernährung in allen Partien der Mundhöhle, des Schlundes und der Speiseröhre bedingt wird, ist als der Grund zu betrachten, warum die Kinder während ihrer ersten Lebensepoche für die Schwämmchen um so mehr empfänglich sind, wenn sie nicht mit Muttermilch, sondern mit einem künstlich bereiteten Brei aufgezogen werden.

In den Findelanstalten grofser Städte, namentlich in dem Hospice des enfans trouvés zu Paris, ist die Zahl der täglich aufgenommenen Kinder viel zu bedeutend, als dafs man für jedes einzelne sogleich eine Amme in Bereitschaft haben könnte. Berücksichtigt man ferner, dafs hier die oft erst vor wenigen Stunden gebornen Kinder in langen Zimmern zu dreifsig neben einander gepackt, und wegen Mangel an Wärterinnen gewöhnlich nur zwei- bis dreimal innerhalb vier und zwanzig Stunden gefüttert und gereinigt werden, und dafs für das Verschlossenbleiben der Fenstern und Thüren von den mit den krassesten und seichtesten Vorurtheilen ausgestatteten Soeurs ängstlich gesorgt bleibt; so darf man sich nicht ferner wundern, dafs in diesen Anstalten fortwährend eine Menge Kinder mit Aphthen angetroffen werden, von welchen selten eins dem Tode entrinnt.

Billard nimmt an, dafs die Witterung keinen wesentlichen Einflufs auf die gröfsere oder geringere Häufigkeit der Schwämmchen übe, eine Ansicht, die ich nicht theilen kann, da, wenigstens im Pariser Findelhause, während der Sommermonate die Aphthen häufiger als im Winter beobachtet werden. Vom December 1821 bis zum Mai 1822 sah ich in jener Anstalt kein einziges Kind an dieser Krankheit leiden. Im Mai desselben Jahrs zeigten sie sich auf einmal bei einer bedeutenden Anzahl von Kindern, entwickelten einen recht bösartigen Charakter, und verschwanden fast gänzlich im October, obgleich ich sie in den spätern Monaten wiedererscheinen sah, nachdem auf einen heftigen, in Paris fast unerhörten Frost, plötzlich Thauwetter eingetreten war.

Im Jahre 1826 wurden in der unter *Baron's* Leitung stehenden Abtheilung der Pariser Findelanstalt im ersten Quartal 34 Kinder, im zweiten 35, im dritten 101 und im vierten 48 Kinder, an den Aphthen behandelt, welche in den Monaten Juli, August, September nicht allein besonders häufig, sondern auch besonders bösartig waren.

Wenn es wahr ist, dafs das Zurückbleiben und Gerinnen der Muttermilch im Munde eines Kindes, die Entstehung der Schwämmchen begünstigt, so ist das Zurückbleiben einer künstlich bereiteten Nahrung im Munde eines neugebornen Kindes gewifs noch viel schädlicher und der Entwickelung der Krankheit günstiger. Diejenigen, welche mit mir das Pariser Findelhaus besucht und auf diesen Umstand genau geachtet, werden bezeugen können, dafs oft noch eine Stunde nach der Fütterung sich Brei im Munde der Kinder fand.

Ansteckend scheinen die Schwämmchen nicht zu seyn, wenigstens pflanzen sie sich nicht in Folge einer unmittelbaren Berührung fort; das beweist der mehrere Mal angeblich wiederholte Versuch, durch die Berührung des Mundes mit dem exsudirten Ueberzuge die Krankheit hervorzurufen, so wie der, ein gesundes Kind und ein mit den Schwämmchen behaftetes an einer Brust oder aus einem Gefäfs trinken zu lassen, wodurch die Krankheit nicht auf das gesunde übertragen wurde.

Synon. Schwämmchenfieber, Rose, Fasch, Vofs, Mundsjährung, Mehlhund, Sohr, Kurvofs, Weiches Mäulchen, Kuhn, das Ungenannt. Lat. *lactucimina, serpentia oris ulcera, febris aphthosa, ulcera Syriaca, ulcera Aegyptiaca, efflorescentia oris albi.* Griech. ἄφθαι. Engl. *the truch.* Franz. *les aphthes, le muguet, le blanchet, phlegmasie exanthématique des voies alimentaires, stomatite avec altération de sécretion et stomatite folliculeuse.* Holländ. *Mondgezweeh, de Sprouw.* Arab. *Alcola, Calaba.*

Literatur.

Ketelaer, de aphthis nost. Leidae 1672.
Slevogt, dissert. de aphthis. Jenae 1706.
Stark, Abhandlung von den Schwämmchen, nebst einer Uebersetzung des *Ketelaer* und *Slevogt* von den Schwämmchen etc. Jena 1784.
Arnemann, commentatio de aphthis. Götting. 1787.
Mémoires de la société de méd. T. VII. pour 1787 et 1788.

Lentin, Abhandlung über die Schwämmchenkrankheit bei Kindern, in der Sammlung auserlesener Abhandlungen. Bd. 15.

Woost, dissert. de aphthis infant. Witteb. 1790.

Posewitz, semiologia aphtharum idiopathicarum et symptomaticarum. Witteb. 1790.

Liffmannn, über Schwämmchen in *Baldinger's* neuem Magazin. Bd. 20. Stück 3.

Caspari, diss. de aphthis. Goetting. 1797.

Underwood, a treatise on the diseases of children with directions etc. London 1784. p. 54.

Double, F., observations et reflexions pratiques sur la maladie des enfans, nommée muguet. Im Journ. gén. de méd. T. XVIII. 1803.

Guersent, art. muguet im dict. de méd. en XVIII Vol.

Gardieu, traité complet d' Accouchemens et des maladies des femmes et des enfans. T. 4. p. 112.

Denis, sur plusieurs maladies des enfans nouveaux-nés. p. 109.

Marc, de aphthis. Berolini 1819.

Capuron, traité des maladies des enfans. Paris 1820. S. 313.

Véron, observations sur les maladies des enfans. Paris 1825. premier cahier. pag. 25.

Lelut, de la fausse membrane dans le muguet in Archives générales de médecine. Mars 1827. p. 335.

Henke, Handbuch zur Erkenntnifs und Heilung der Kinderkrankheiten. Bd. 1. S. 209.

Frank, J. P., epitome. Lib. III. p. 272.

Heyfelder, Beobachtungen über die Krankheiten der Neugebornen u. s. w. Leipzig 1825. S. 89.

Billard, traité des maladies des enfans nouveaux-nés et à la mamelle. Paris 1828. S. 199, 323 und 383. H — der.

APIKIMA. S. Contrafissur.

APILEPSIA. S. Apoplexia.

APIS. S. Honig.

APIUM. Eine Pflanzengattung aus der natürlichen Ordnung Umbelliferae und Pentandria Digynia *Linn.* Der Kelchrand ist nicht fünf gezähnt. Die fünf Blumenblätter sind nicht ausgerandet und haben eine dicht zusammengerollte Spitze. Die Frucht ist kugelrund; von den Seiten zusammengedrückt; die Früchtchen sind halb kugelicht, mit fünf feinen Ribben. *Linné* vereinigte mit dieser Gattung die Petersilie, welche aber von *Hoffmann* wegen der Form der Blumenblätter getrennt ist.

A. graveolens. Eppich, Sellerie. *Linn.* spec. ed. *Willd.* 1. p. 1475. syst. veg. ed. *Roem.* et *Schult.* T. 6. p. 429.

Die Blätter sind zusammengesetzt, die Blättchen der Wurzelblätter rundlich, dreilappig, mit stumpfen, kurz stachelspitzigen Zähnen, der Stammblätter hingegen keilförmig, dreispaltig oder lanzettförmig. Die Dolden sind klein, fast ungestielt, 6 — 12 strahlig, kurz gestielt. Beide Hüllen, die allgemeine und besondere, fehlen. Blume weifs. Diese Pflanze wächst häufig in Gräben und Sümpfen im westlichen Deutschland, seltener im östlichen. Die wilde Pflanze wird vom Viehe nicht gefressen, und man hat darauf den Verdacht des Gifts gegründet, der aber nicht erwiesen ist. Schon *Murray* hat bemerkt, dafs man das Kraut in einigen Gegenden als Suppenkraut nutzt. Die Wurzel ist knollig, wird durch die Cultur sehr grofs und dann häufig gegessen, sowohl als Salat, als auch in Suppen. Die Wurzeln der wilden Pflanze gehörten zu den *Radices quinque aperientes majores,* so wie der Samen zu den *Semina quatuor calida minora;* jetzt aber werden sie nicht mehr gebraucht. L — k.

APIUM PETROSELINUM. S. Petroselinum.

APNOEA (von α und πνεω, athmen), Athemlosigkeit, gänzlicher Mangel von Athem, wie er bei dem höchsten Grade des Asthma, auch bei hysterischen Zufällen, und bei den heftigsten Anfällen der Tussis convulsiva, eintreten kann.

II — d.

APOCENOSE. S. Blutflufs.

APOCLASMA. S. Contrafissur.

APOCRUSTICUM (von αποκρουω, zurücktreiben). Ein zurücktreibendes Mittel, Repellens. Wir verstehen darunter Mittel, welche äufserlich angewendet, entweder durch zusammenziehende Kraft, oder durch Schwächung der Lebensthätigkeit, örtliche krankhafte Affektionen oder Congestionen an dieser Stelle verschwinden machen oder zurücktreiben können, wobei aber immer die Gefahr bleibt, dafs sie, bei fortdauernder Grundursache, auf einen andern, oft einen innern edleren Theil, sich versetzen. So z. B. die Vertreibung, Versetzung der Gicht, des Erysipelas, der Exantheme, von den äufsern auf innere Theile. — Das stärkste aller Repellentien, was zugleich beide Wirkungsarten, die zusammenziehende und lebensschwächende, in sich vereinigt, ist die Kälte. Aufserdem Säuren, besonders mineralische, Alaun, Blei, auch Kampher. H — d.

APOCYNUM. Eine Pflanzengattung aus der natürlichen Ordnung Apocyneae, welche nach dieser Gattung den Namen hat, und sich durch folgende Kennzeichen unterscheidet. Die Blätter sind entgegengesetzt oder stehen im Winkel. Die Blume ist einblättrig, steht unter dem Fruchtknoten, ist regelmäfsig in 5 Lappen getheilt, die Lappen liegen vor dem Aufblühen dachziegelförmig über einander. Fünf Staubfäden. Zwei Kapseln nach jeder Blüte, einfächerig, mit dem Samenträger an der Seite, der zuweilen frei steht, selten sind die Kapseln verwachsen, und noch seltener findet man statt der Kapseln zwei Steinfrüchte. Die Kennzeichen der Gattung Apocynum selbst sind: eine klockenförmige Blume, deren Röhre fünf eingeschlossene Zähne hat. Die Staubbeutelfächer sind hinten verlängert und dort ohne Staub. Fünf Schuppen unter dem Fruchtknoten. Die Samen haben einen Haarschopf am Nabelende.

A. androsemifolium. Linn. Willd. spec. pl. 1. p. 1259. *Bigelor* Amer. mat. med. t. 36. Die Blätter sind eiförmig, ganzrandig, unten sehr dünnfilzig. Der Kelch ist halb so lang als die Blumenröhre. Die Blumen sitzen in Dolden und haben eine rosenrothe Farbe. Die Pflanze ist perennirend und wird etwa zwei Fufs hoch. Sie wächst in Nordamerika von Canada bis Carolina in Feldern und an Waldrändern wild, und wird bei uns in den Gärten gezogen, wo sie wegen der Reizbarkeit der Schuppen in der Blüte Aufmerksamkeit verdient. Wenn nämlich eine Fliege (Diptora) den Rüssel zwischen die Schuppen steckt, um Saft aus der Blume zu saugen, so schliefsen die Schuppen zusammen, und halten den Rüssel fest, bis das Thier todt ist. Die Wurzel ist sehr bitter, und in Nordamerika officinell, wo sie Ipecacuanha genannt wird. L — k.

APODIA, Fufsmangel, von Πους, ποδος, der Fufs, und dem α privativum. Die Apodie zeigt sich auf vielerlei Art. Zuweilen fehlen die obern und die untern Gliedmafsen zugleich; selten ist bei fehlenden untern Gliedmafsen eine obere vorhanden, doch ist auf unserem Museum ein solcher Fall vorhanden; oft fehlen bei Thieren, besonders bei Hunden, eine oder beide vordere Gliedmafsen; wir haben auch einen solchen Fall von einem sechs Wochen alten Reh; aber nie habe ich bei einem Thiere den Fall gesehen, dafs die vordern Gliedmafsen bei fehlenden hintern zugegen gewesen wären.

Wenn bei Menschen die untern Gliedmafsen fehlen, so ist gewöhnlich ein kleiner häutiger Auswuchs vorhanden, der gleichsam die Stelle des Fufses andeutet.

Zuweilen ist ein Theil des Oberschenkels, zuweilen dieser und ein Theil des Unterschenkels vorhanden, und nur der Fufs ganz oder theilweise fehlt. Es kann aber auch umgekehrt Ober- und Unterschenkel fehlen, oder nur ein Rudiment eines Knochens vorhanden seyn, während der Fufs fehlt. Ich habe selbst den bei *Regnault* (Ecarts de la nature) abgebildeten Mann in Paris lebend gesehen, dem die Hände am Schulterblatt und die Füfse am Becken safsen, und der ein ziemlich hohes Alter erreicht hat. Mehr darüber in dem Artikel von den Hemmungsbildungen. R — i.

APOKOPE, S. Ausschälung.

APONEUROSIS (von *απο*, von und *νευρος*, Sehne), ***Membrana fibrosa*, *Fascia fibrosa*.** Aponeurose, Flechsen- oder Sehnenhaut, Sehnenausbreitung.

Die Aponeurosen zeigen 1) die allgemeinen Merkmale sehniger Theile, gehören daher zu dem von *Bichat* zuerst aufgestellten Systema fibrosum. Sie haben einen faserigen Bau, sind weifsgrau, silberglänzend, arm an Blutgefäfsen, bekommen keine eigene Nerven, sondern lassen nur Nerven zu andern Theilen durchtreten, sind daher unempfindlich; es erfolgt nur dann Schmerz, wenn sie mechanisch stark ausgedehnt werden, oder wenn sie entzündet anschwellen und dadurch jene Nerven in ihrem Sehnengewebe zusammenpressen. Sie zeigen geringe Elasticität, leisten bedeutenden Wiederstand gegen äufsere mechanische Einwirkungen, können allmählig, besonders in der Jugend, ohne Zerreifsung bedeutend ausgedehnt werden. Sie widerstehen der Einwässerung lange, lösen sich indefs endlich in Zellstoff auf.

2) Besondere Merkmale der Aponeurosen. Sie sind Ausbreitungen von Sehnengeweben in die Länge und besonders in die Breite, daher sie meist dünne weit ausgedehnte Platten

oder Häute bilden, in welchen die Faserung in verschiedenen Richtungen sich durchkreuzt. Sie stehen immer mit Muskeln oder mit Kochen in Beziehung, gehen entweder von der Beinhaut oder von Muskeln aus, und haben daher meistens eigene Spannmuskeln. Sie umhüllen andere Muskeln, oder sie dienen zugleich zum gegenseitigen Befestigungspunkte der Muskeln, an welche sie sich heften, wie z. B. die aponeurotischen Sehnen der breiten Bauchmuskeln, des Stirn- und Hinterhauptmuskels. Diese nennt *Bichat* Aponévroses d'insertion, jene Ap. d'enveloppes.

Die umhüllenden Aponeurosen oder Muskelbinden bedecken die Muskeln entweder nur von einer Seite her, oder sie senken sich zugleich in ihre Zwischenräume als faserige Scheidewände, oder Sehnenscheiden (*Ligamenta intermuscularia*, *Vaginae tendinum*) bis zum Knochen ein, dienen auch an verschiedenen Stellen Muskelfasern zum Ursprunge. Ihre Stärke und Dicke ist verschieden; sie sind schwächer, wo freiere Bewegung der unterliegenden Muskeln nöthig war; stärker hingegen besonders da, wo unterliegende Theile gegen Druck geschützt werden müssen, z. B. unter der Fufssohle, in der Hohlhand u. s. w.

Die umhüllenden Aponeurosen sind in den neuesten Zeiten von *Scarpa*, *A. Cooper*, *J. Cloquet*, *Velpeau*, *Paillard* u. s. w. besonders eifrig untersucht, und man hat ihre Zahl durch Annahme von eigenen Aponeurosen des Stammes bedeutend vermehrt. *Paillard* theilt sie ein in Aponeurosen des Stammes und der Gliedmafsen. Die ersteren zerfallen wieder in äufsere, unter den allgemeinen Bedeckungen gelegene, und in innere Aponeurosen, welche zunächst an den serösen Häuten der Brust- und Bauchhöhle liegen.

Die äufsern Aponeurosen werden abermals abgetheilt, in tiefer liegende und in oberflächlich gelegene. Zu jenen gehört die Aponeurosis musculi temporalis, die Ap. parotidea, intercostalis (vorn zwischen den Rippenknorpeln), die Aponeurose des Rückgrathstreckers, die Sehnenscheide des geraden Bauchmuskels u. s. w.

Die oberflächliche Aponeurose des Stammes (anfänglich von *Camper* und *A. Cooper* nur auf den Bauchdecken angenommen) heifst Fascia superficialis und geht unter der Haut vom Schädel zu beiden Seiten über das Gesicht, über den Hals, schliefst hier in ihre Blätter den Halshautmuskel ein, überzieht die Brust, den Bauch, die Scham- und Mittelfleischgegend und endet am obern Theile der Schenkel. Sie ist offenbar nichts anders, als eine Lage etwas verdichteten Zellstoffes, verdient daher nach der früher gegebenen Bestimmung von Aponeurosen diesen Namen nicht. Sie kann überdies nur bei alten und magern Personen dargestellt werden, ist in der Jugend nicht vorhanden, fehlt bei fetten Personen, verschwindet bei serösen Infiltrutionen, und nach dem Tode verwandelt sie sich sehr bald durch Einwässerung in eine schwammige rein cellulöse Masse.

Innere Aponeurosen des Stammes. Von ihrer Structur gilt mit wenigen Ausnahmen im Allgemeinen das eben Gesagte. Zwischen dem Peritonaeum und den Bauchhöhlenwänden nimmt man hinter den Bauchmuskeln die Fascia transversalis an, auf den Darmbeinmuskeln die F. iliaca, im Becken die F. pelvis, und an der hintern Bauchwand, um die Nieren gehend, eine F. propria. Eben so ist die Zellstofflage in der Brusthöhle zwischen der Pleura und den Wänden, Fascia thoracica interna genannt. Mit gröfserem Rechte kann man die harte Hirnhaut zu den Faserhäuten der Höhlen rechnen.

Aponeurosen der Gliedmafsen. *A.* der obern. 1) der Schulter: Ap. supraspinata, infraspinata und subscapularis, 2) des Oberams: Ap. brachii s. humeri; 3) des Unterams: Ap. antibrachii; 4) der Hand: Ap. palmaris und dorsalis manus.

B. Der untern Gliedmafsen. 1) des Oberschenkels: Ap. femoris s. fascia lata; 2) des Unterschenkels: Ap. cruris; 3) des Fufses: Ap. plantaris und dorsalis pedis.

Das Nähere über alles dieses bei den einzeln genannten Theilen.

Literatur.

Bichat, Anatomie générale. Paris 1812. T. II. p. 45.

Meckel, J. Fr., Handb. der menschl. Anat. Halle und Berlin 1815. Bd. I. p. 444.

Burns, Al., Bemerkungen über die Anatomie des Kopfes und Halses. Aus dem Engl. von *G. E. Dohlhoff.* Halle 1821. 8.

Scarpa, Ant., Abhandlungen über Schenkel- und Mittelfleischbrüche, mit einer Anleitung zur Zergliederung der Leisten- und Schenkelgegend, vermehrt von *B. W. Seiler*. Leipzig 1822. 8. Kupfertaf. folio.

Godman, John, Anatomical investigations comprising descriptions of various fasciae of the human body. Philadelphia 1824.

Velpeau, Abhandlung der chirurgischen Anatomie. Aus dem Französ. Weimar 1826 — 1828.

Paillard, Alex., Traité des aponeuroses. Paris 1827. 8. S — m.

APONEUROTICUS. S. Aponeurosis.

APOPHYSIS, von φυεσθα, wachsen, entstehen, und απο, von; lat. *processus*, deutsch der Fortsatz, wird nur von natürlichen Vorsprüngen der Knochen gebraucht. Im vollendeten Zustande ist der Fortsatz stets ein nicht getrennter Theil des Knochens, dem er angehört, in früherer Zeit dagegen ist er häufig ein eignes Knochenstück, wie z. B. der processus odontorileus (Zahnfortsatz) des zweiten Halswirbels, die Rollhügel (Trochanteres) des Oberschenkels u. s. f. Von vielen ist bei dem neugebornen Kinde noch nichts vorhanden, z. B. von dem Zitzenfortsatz, von dem Griffelfortsatz des Schläfbeins, von den Fortsätzen der langen Knochen der Gliedmafsen; die langsamste Ausbildung hat der Zitzenfortsatz.

Man hatte ehemals die falsche Ansicht, dafs die Fortsätze von den Muskeln hervorgezogen würden, allein bei irgend näherer Betrachtung mufs man den Ungrund derselben einsehen. Viele Fortsätze nämlich bilden sich allmählich aus, ohne dafs Muskeln an ihnen säfsen, wie z. B. alle im Schädel, die processus clinoidei u. s. w.; jener Zahnfortsatz, der Stachel des Sitzbeins u. s. f. Manche Muskeln setzen sich so an die Fortsätze, dafs sie dieselbe gar nicht hervorziehen könnten, wie z. B. die Griffelmuskeln, besonders da der Griffelfortsatz an seiner Basis oft nicht verknöchert ist; andere Muskeln setzen sich sogar in Vertiefungen, wie z. B. in die incisura mastorilea, in die fossa trochanterica.

Bei stärkeren Muskelanstrengungen werden allerdings die Knochenfortsätze stärker und länger, allein das ist kein mechanisches Hervorziehen, sondern die stärkere Ernährung des arbeitenden Theils trifft hier natürlich die Knochen zugleich mit den Muskeln u. s. w., so dafs auch die Gruben, in denen Muskeln sitzen, tiefer und gröfser werden. R — i.

APOPHLEGMATISMUS (von *απο* und *φλεγμα*), Schleimauflösung und Ausleerung. Apophlegmatisantia heifsen Mittel, welche den Schleim aus Nase, Mund und Gaumen und der ganzen Mundhöhle auflösen und ausleeren. Es gehören dahin die Erosina und Sialagaga. H — d.

APOPHTHORA (von *α* und *αποφθεω*, verderben), unzeitige Geburt, Abortus.

APOLEPSIA (von *αφοκαμβανφειν*, unterbrechen, aufhalten). Eine plötzliche Hemmung oder Unterbrechung der animalischen, oder auch der Lebensfunction, eine vorübergehende Lähmung. H — d.

APOPLEXIA, Schlagflufs. Unter Apoplexie, von *ἀποπλήγειν*, niederschlagen, bei älteren Schriftstellern *Nervorum resolutio, morbus attonitus, attonitus stupor, sideratio, percussio, affulguratio* bezeichnet, versteht man einen Krankheitszustand des Gehirns, der sich durch eine plötzliche Unterdrückung der höhern Nervenfunktionen, des Bewufstseyns, der Sinnesthätigkeit und der willkührlichen Bewegung, auszeichnet, bei welchem jedoch die niedern oder s. g. vitalen Funktionen, insbesondere das Athmen und der Blutumlauf, mehr oder weniger ungestört von Statten gehn. Der Kranke fällt dabei plötzlich in tiefe Betäubung und Lähmung, und scheint bei meistentheils schnarchendem oder röchelndem Athemholen in einem tiefen Schlafe zu liegen, aus welchem er nicht durch die gewöhnlichen Mittel aufgeweckt werden kann.

Dieser Zustand tritt gewöhnlich schnell ein, doch gehen ihm in der Regel und häufig schon lange zuvor Zufälle voraus, welche denselben befürchten lassen. Nur sehr selten hat er gar keine Vorläufer, wiewohl dieselben oft übersehen oder erst spät und selbst erst nach dem Eintritte des Schlagflusses als solche erkannt werden. Diese Vorboten können sehr verschieden seyn, werden jedoch vorzüglich durch Blutcongestionen nach dem Kopf bedingt, und bestehen hauptsächlich in Schwindel, Kopfschmerzen, Eingenommenheit und Schwere des Kopfs, ungewöhnlichem Hang zum Schlaf, Stumpfheit oder Täuschungen der Sinne, Ohrensausen, Flimmern vor den Augen, Gedächtnifsschwäche, Stammeln mit der Zunge, Einschlafen der Glieder, unruhigem Schlaf, ängstigenden Träumen, Zuckungen, Uebelkeiten, Erbrechen u. s. w. Sie dauern oft Wochen und Monate lang, andere Male nur einzelne Tage oder Stunden, und pflegen desto häufiger und stärker zu seyn, je mehr sich der eigentliche Schlagflufs nähert. Dies gilt hauptsächlich von dem Schwindel und dem drückenden Kopfschmerze, der sich dann plötzlich steigert und in die charakteristischen Zeichen des Schlagflusses, Schwinden der Sinne, Bewufstlosigkeit und Vernichtung der willkührlichen Bewegung übergeht. Die übrigen Zufälle, ihre Dauer und ihr Verlauf, gestalten sich nach dem Grade der Krankheit, nach ihren Ursachen und innerm Grunde, nach der Constitution der Kranken u. s. w. mehr oder weniger verschieden.

Zuweilen stürzt der Kranke sogleich wie todt nieder, sein Gesicht entstellt sich und wird leichenähnlich, die Augen werden stier und gebrochen, der Körper bedeckt sich mit kaltem Schweifs, es tritt Schaum vor den Mund, Puls und Respiration schwinden und es erfolgt der Tod, ehe irgend an Hülfe zu denken ist, oft schon binnen wenigen Minuten. Diesen heftigsten Grad des Schlagflusses, der dem Blitzstrahle ähnlich tödtet, nennt man daher auch Apoplexia fulminans.

Bei andern heftigen Graden desselben stürzt der Kranke ebenfalls zu Boden, öfters wohl auch unter convulsivischen Bewegungen, aber die Respiration und der Puls, wenn sie auch vielleicht momentan cessirten, kehren bald wieder zurück, erstere gewöhnlich röchelnd, und zwar dies desto mehr, je heftiger der Anfall ist, langsam und tief, letzterer träg, hart und voll, oder unterdrückt, klein, ungleich und aussetzend, zuweilen mit gleichzeitigem Herzpochen. Der Kranke ist völlig betäubt, bewufst- und gefühllos, ohne auf irgend eine Weise zu sich gebracht werden zu können, sein Gesicht meist sehr roth, aufgetrieben und entstellt, die Augen sind geschlossen oder halbgeöffnet und stier, die Pupillen meist erweitert, öfters aber auch, und dies in den bedenklichsten Fällen bis in einen kleinen Punkt zusammengezogen und für den stärksten Lichtreiz unempfindlich, der Mund gewöhnlich verzerrt, weit offen und mit Schaum gefüllt, der mit jedem Athemzuge weggeblasen wird, seltner geschlossen, der Körper gewöhnlich mit kaltem klebrigen Schweifse bedeckt, und häufig erfolgt unwillkührlicher Abgang des Urins und der Excremente. Das unter diesen Umständen aus der Ader gelassene Blut bildet öfters eine Entzündungshaut, und geht dieser Zustand in den Tod über, so erfolgt derselbe bald früher, bald später, gewöhnlich binnen 8 — 24 Stunden, unter zunehmender Betäubung und Verzerrung des Gesichts, unter allmählich mehr und mehr gehemmter und langsamer Respiration und unter steigender Störung des Kreislaufs, welche sich durch den schwächer und immer unregelmäfsiger werdenden Puls ausspricht. Oft tritt wohl auch Zähnenknirschen und andere convulsivische Bewegungen ein. Geht derselbe dagegen in Besserung über, so wird die Respiration und Blutcirculation freier, der Kranke erwacht allmählich aus seiner Betäubung, und gewinnt nach und nach einen freiern Gebrauch der willkührlichen Muskeln. Gewöhnlich ist das Gesicht am längsten verzerrt, und fast immer bleiben Lähmungen und andere Nachkrankheiten, besonders Hemiplegie, Paraplegie, Krämpfe mit und ohne Lähmungen, Epilepsie, Verlust einzelner Sinne, Amnesie, Blödsinn, Wahnsinn, oder doch grofse Geistesschwäche zurück, welche sich nur selten ganz heben lassen und gern unter früher oder später wiederkehrenden apoplectischen Anfällen mit dem Tode enden.

Bei den milderen Graden der Krankheit ist die Betäubung nicht so grofs und nur von kürzerer Dauer, so wie überhaupt die angegebenen Erscheinungen einen mildern Charakter zu haben pflegen; oft tritt auch, was die Fälle der s. g. unvollkommenen Apoplexie abgiebt, nicht völlige Vernichtung des Bewufstseyns und Empfindungsvermögens ein, sondern nur ein momentanes Vergehen der Sinne, eine unvollkommene Unterdrückung der Geisteskräfte, eine tiefe Ohnmacht, ein heftiger Schwindel, ein tiefer Schlaf, ein Krampfanfall u. s. w., woran sich dann Störung einzelner Sinne und Geisteskräfte, z. B. Verlust des Orts-, Namens- und Zahlensinnes, oder Lähmung einzelner Glieder, Hemiplegie, stammelnde Sprache u. s. w., kurz die Nachkrankheiten des Schlagflusses im Allgemeinen knüpfen. Schlagfluſs bei Neugebornen endet sehr häufig mit Hirnwassersucht.

Der Tod oder die genannten Nachkrankheiten sind bei weitem der häufigste Ausgang der Apoplexie; völlige Genesung findet nur selten Statt und nur bei den milderen Graden derselben, wiewohl auch dann gern die Anlage zu Rückfällen zurückbleibt. Gelingt sie indessen, so erfolgt sie zuweilen unter Zutritt eines Fiebers, unter starken kritischen Erscheinungen, besonders starken Schweissen, starken Stühlen und Blutungen aus den Hämorrhoidalgefäſsen, der Nase und dem Uterus und unter der Rückkehr früher vorhanden gewesener aber unterdrückter Leiden, besonders der Gicht, der Hämorrhoiden, gewisser Exantheme u. s. w. Der Tod erfolgt bald früher, bald später, zuweilen erst nach 8 — 14 Tagen und später, oft auch nachdem die Zufälle schon nachlieſsen, und dann unter plötzlich verstärkter Rückkehr derselben.

Die krankhaften Erscheinungen, welche sich in den Leichnamen apoplectisch Verstorbener vorfinden, können sehr mannigfaltig seyn, aber man hüte sich vor Täuschung, d. i. ohne weiteres das als Folge oder Ursache der Krankheit anzusehen, was vielleicht in gar keiner, oder nur in entfernter Beziehung mit derselben steht, vorzüglich bei vorhandenen Fehlern in den von dem Hirn sehr entfernten Theilen.

In einzelnen, doch seltenen Fällen läſst sich gar nichts Krankhaftes wahrnehmen, meistentheils aber finden sich Abnormitäten im Hirn und dessen Umkleidungen vor, welche eine übermäſsig gesteigerte Gefäſsthätigkeit verrathen, Turgescenz der Venen, Ueberfüllung der Capillargefäſse, seröse und blutige Ausschwitzungen, Zerreiſsungen kleinerer oder gröſserer Gefäſse mit Blutextravasaten u. s. f. und zwar fast immer in derjenigen Seite des Gehirns, welche, wenn Lähmung zugegen war, den gelähmten Seiten entgegengesetzt ist.

Die Leichen pflegen oft ungewöhnlich lange einen gewissen Grad von Wärme zu behalten, das Gesicht ist meist entstellt und gedunsen, oft stellen sich bald nach dem Tode Blutungen aus der Nase und dem Munde ein, und gewöhnlich zeigen sich die s. g. Todtenflecke erst später.

Die Schädelknochen sind öfters an einzelnen Stellen cariös, ihre Suturen auseinandergewichen oder ganz verwachsen, oft mit Exostosen versehen, die mehr oder weniger tief in das Hirn oder dessen Häute eindringen, und unter denselben findet man oft Blut, Serum, Eiter und gelatinöse Materie. Die Hirnhäute sind häufig ungewöhnlich verdickt, an einzelnen Stellen verknorpelt oder verknöchert, mit dem Schädelknochen verwachsen, wahrhaft entzündet und mit strotzenden Gefäfsen, so wie ebenfalls mit den genannten Flüssigkeiten versehen.

Das grofse Gehirn erscheint erweicht oder härter und derber als im gesunden Zustande, oft aber auch normal, oder an verschiedenen Stellen verschieden, zuweilen an einzelnen Stellen ganz zerstört in Eiterung und gleichsam im Zerfliefsen begriffen, und fast immer sind die Gefäfse desselben, vorzüglich die venösen, mit schwarzem Blute angefüllt, was sich besonders beim Durchschneiden der Hirnsubstanz zeigt, die dann auf der Durchschnittsfläche roth, rothbraun, grau und mit unzähligen kleinen Blutpunkten besäet erscheint. Zuweilen scheint das Gehirn angeschwollen, zuweilen eingesunken, und sehr häufig finden sich organische Fehler, Abscesse, grofse Höhlen, die mit Blut, Serum oder Eiter angefüllt sind, Hydatiden, steatomatöse, scirrhöse, knochenartige und andere Afterprodukte in demselben vor. Die Ventrikel sind häufig sehr erweitert und mit Blut, Wasser oder Eiter angefüllt, die Gefäfse vorzüglich die plexus choroidei oft variös erweitert, zerrissen und mit Hydatiden besetzt, die Zirbeldrüse oft sehr grofs, hart oder vereitert, und das kleine Gehirn, welches zwar nur seltner krank befunden wird, ist doch ebenfalls zuweilen mit denselben Abnormitäten behaftet, wie das grofse. Sehr häufig ist es mit seröser oder blutig seröser Feuchtigkeit umgeben, die sich von hier auch in die Höhle des Rückenmarks herabsenkt, welches oft sehr weich und mürbe ist, und sammt dessen Häuten oft in einem entzündeten Zustande und mit überfüllten Gefäfsen, Hydatiden, Tumoren und Abscessen versehen angetroffen.

Die gröfsern Gefäfse des Kopfes und die Sinus strozzen in der Regel von Blute, erstere sind wohl auch aneurysmarysmatisch erweitert, verknöchert, und ebenfalls mit Hydatiden besetzt.

In der Brust und ihren Organen, so wie im Unterleibe, kommen oft die verschiedenartigsten Abnormitäten vor, doch stehen dieselben nicht immer in naher Beziehung zu dem Schlagflusse. In einem engeren Causalnexus stehen vorzüglich mit demselben solche krankhafte Erscheinungen, welche auf grofse Hemmung der Blutcirculation schliefsen lassen, ganz vorzüglich gewisse Fehler des Herzens, der grofsen Gefäfsstämme, der Lungen und der Leber, ferner Tumoren in der Nähe der Carotiden und der Aorta, grofse Strumen u. s. w., von denen es nicht bezweifelt werden kann, dafs sie öfters durch Schlagflufs tödten.

Zu den prädisponirenden Ursachen des Schlagflusses müssen hauptsächlich alle solche Umstände gerechnet werden, welche häufige und anhaltende Congestionen des Blutes nach dem Kopfe, Druck des Hirns und Schwächung desselben veranlassen, vermöge welcher letzteren dasselbe unfähig wird, sich mit Kraft der einstürmenden und den Schlagflufs selbst begünstigenden Einwirkungen entgegen zu stemmen. Zum Theil wird dies schon durch gewisse Körperconstitutionen und Lebensalter, zum Theil durch erbliche Anlage, durch andere Krankheiten, durch gewisse Gewohnheiten und Mifsbräuche bewirkt. Das vorgerückte Alter, zwischen dem 46sten bis 60sten Lebensjahre, besonders bei Männern, die früheste Kindheit, oder der Zustand der Neugebornen, eine erbliche Anlage und der s. g. Habitus apoplecticus, der sich durch allgemeine Vollblütigkeit, starken, untersetzten Körperbau, kurzen dicken Hals, grossen Kopf, grofse Fettheit und phlegmatisches oder sehr sanguinisches Temperament auszeichnet, sind die häufigsten prädisponirenden Ursachen der Apoplexie. Ebenso können, besonders bei schon vorhandenem apoplectischen Habitus, eine sitzende Lebensweise, zu reichliche nahrhafte Diät, Mifsbrauch geistiger Getränke, Ausschweifungen und Schwelgerei, anhaltende Gemüthsbewegungen, Angst, Sorge, Kummer u. s. f., anhaltende starke Kopfanstrengungen u. s. w. dieselbe vorbereiten; hauptsächlich aber gehören hierher gewisse Krankheiten, besonders des Kopfes und des Hirns selbst, Gehirnschwamm, Abscesse, Exostosen, Verknöcherungen der Gefäfse, und solche Krankheiten, welche den freien Lauf des Blutes hemmen und Blutanhäufungen im Kopfe bedingen, Aneurysmen, Herzkrankheiten, grofse Tumoren in der Nähe der gröfseren Gefäfsstämme und andere.

Dieselben Einflüsse, welche die Prädisposition zum Schlagflusse bedingen, können auch sehr häufig Gelegenheitsursachen desselben werden. Durch Ausschweifungen allein kann das Hirn nach und nach so zerrüttet werden, dafs ohne Hinzutreten einer besondern Veranlassung endlich ein Schlagflufs erfolgt; eben so können manche Krankheiten, indem sie durch ihr Wachsthum allmählig gleichsam die Oberhand über das Leben des Hirns gewinnen, z. B. Exostosen der Schädelknochen, Verknöcherungen der Hirngefäfse, der Fungus cerebri u. s. f. in den ruhigsten Momenten den Schlagflufs herbeiführen. In den meisten Fällen erfolgt derselbe jedoch auf besondere das Hirn heftig erschütternde Veranlassungen, welche gewöhnlich von der Art sind, dafs sie einen starken Andrang des Blutes nach dem Kopfe, oder gehemmtes Rückströmen von demselben, einen Orgasmus des Blutes in den Gefäfsen des Hirns und Druck auf dasselbe, erzeugen. Bei vorhandener Prädisposition, besonders Schwächung des Hirns, kann eine ungewöhnliche Anstrengung des Körpers, eine heftige Gemüthsbewegung, heftige Erhitzung oder Erkältung, übermässiger Genufs spirituöser Getränke, eine Ueberladung des Magens, ein zu enges Kleidungsstück u. s. w. hinreichende Veranlassung zur Herbeiführung eines apoplectischen Anfalls werden. Eben so verursachen denselben öfters Erkältungen der Füfse, starke Gerüche, mancherlei Gifte, z. B. Opium und andere Narcotica, grofse Hitze, schneller Witterungswechsel, kaltes oder zu heifses Baden, unterdrückte Blutungen, und metastatisch unterdrückte Fufsschweifse, Gicht, Rose, acute oder chronische Hautkrankheiten u. s. w. Als secundäre und symptomatische Krankheit erfolgt der Schlagflufs oft als endlicher Ausgang vielerlei örtlicher Krankheiten des Hirns, der Vereiterungen, Scirrhen und Hydatiden in demselben, der Hirnwassersucht, der Auswüchse und Verbildungen in den Hirnhäuten und Hirngefäfsen. Endlich ist er auch häufig nur eine Folge anderer wichtiger Krankheiten, sowohl allgemeiner, als örtlicher, z. B. des Herzens, der grofsen Gefäfse, der Leber und anderer Organe, welche in engerer Verbindung mit dem Hirne stehen, und dasselbe nach und nach in den Kreis ihres Leidens hineinziehen.

Was die nächste Ursache oder das eigentliche Wesen der Apoplexie sey, ist trotz der mühsamsten Nachforschungen noch nicht hinreichend ergründet. So verschiedene Hypothesen darüber in älteren Zeiten sowohl, als in neueren aufgestellt worden sind, so entfernt doch keine alle Zweifel. Es scheint derselben eine ganz eigene uns noch nicht hinreichend bekannte Abnormität des Hirnwesens zum Grunde zu liegen, welche das harmonische Insichgreifen der Lebenskräfte aufhebt und die freie Thätigkeit des Nervenlebens, besonders die Empfindung und willkührliche Bewegung, unterbricht. Zu allgemein hat man den Grund dieser Abnormität in einem Drucke auf das Gehirn gesucht, der durch ergossenes Blut und Serum, oder durch andere Körper, sowohl bei activ gesteigerter Thätigkeit des Lebens, als auch bei einem adynamischen und unter das Normalmafs herabgesunkenen Zustande der Lebenskräfte erzeugt werden könne. Dies mag oft, unmöglich immer der Fall seyn, denn es giebt unbezweifelt Schlagflüsse, bei denen nichts weniger, als ein solcher Druck Statt findet. Dies sind die Fälle, die man als die eigentlich reinen betrachten kann, während diejenigen, wo wirklich ein Druck auf das Hirn Statt findet, mit Recht mehr als secundäre oder consecutive Schlagflüsse anzusehen sind, indem hier nicht das ergossene Blut oder die anderen den Druck bedingenden Uraschen zunächst das Wesen derselben ausmachen, sondern nur als prädisponirende und excitirende Veranlassung derselben zu betrachten sind, welche erst secundär den uns noch unbekannten wesentlichen Krankheitszustand des Hirns, der ein rein dynamischer zu seyn scheint, herbeiführen. Daher finden wir auch oft bei apoplectisch Verstorbenen gar keine Spur eines materiellen Fehlers, oder nur unbedeutendere Abnormitäten im Gehirne vor, und bei andern an sonst zufälligen Krankheiten Verschiedener die gröbsten organischen Verbildungen, Ausschwitzungen, Verwachsungen u. s. w., wo ein Schlagflufs hätte Statt finden müssen, wenn derselbe seinen Grund allein in dem angeführten Drucke oder rein mechanischen und materiellen Zustande hätte. Jene Zustände führen Schlagflufs herbei, wenn das Hirn bereits dazu prädisponirt ist, oder indem sie allmählig selbst die Prädisposition erregen und diese bis zum wirklichen Ausbruche der Apoplexie fördern, der nach den Umständen bald früher bald später erfolgen kann. Wäre es genügend, sich an Worte zu halten, so liefse sich wohl sagen, der Schlagflufs beruhe seinem Wesen nach in einer Lähmung des Gehirns, eben so wie es Lähmungen einzelner Nerven giebt; aber es bleibt auch hier dann noch zu erklären, worauf das Wesen der Lähmung beruhe, da sich dieselbe anatomisch durch keine Zeichen zu erkennen giebt, und sie der Erfahrung zu Folge unter höchst verschiedenartigen und ganz entgegengesetzten Umständen hervortreten kann.

Eben so verhält es sich mit unserer Krankheit, und es ist sehr wichtig, besonders in therapeutischer Hinsicht, nicht zu vergessen, dafs dieselbe eben so gut bei einem adynamischen Zustande oder bei tief herabgesunkener Lebenskraft, als bei einem synochischen Zustande oder bei über das Maafs gesteigerter Lebensthätigkeit Statt finden könne.

Jedoch läfst sich im Allgemeinen so viel wohl mit Gewifsheit aussagen, dafs das Leben des Hirns, sofern es den höhern Functionen vorsteht, bei dem Schlagflufs wesentlich, nur mehr oder weniger tief, also reell gekränkt und nicht blofs oberflächlich beschränkt ist. Diese wahre Kränkung des Hirnlebens ist jedoch unendlicher Grade fähig, daher mancher Schlagflufs sehr bald in Genesung übergeht. Diese Fälle sind jedoch mehr seltene Ausnahmen; in der Regel tödtet er entweder sogleich, wie durch den Blitz, oder in kurzer Zeit, oder es bleibt für immer grofse Schwäche der höheren Funktionen zurück. Das Lebensvermögen des Hirns erscheint daher dabei als wesentlich geschwächt in den edelsten Theilen desselben, und eben darum folgt so schwer völlige Erholung davon, fast eben so wie der geknickte Stengel einer Blume nicht wieder aufsteht.

Man betrachtet den Schlagflufs als eine Nervenkrankheit, und er verdient diesen Namen, in so fern dabei das Hirn, das Centralorgan des Nervenlebens, der hauptsächlich leidende Theil ist und dabei ganz vorzüglich das Aufgehobenseyn der s. g. animalen oder höheren Nervenfunctionen in die Augen springt, allein, weit entfernt, dafs diese Beziehung sofort nothwendig die Anwendung von Nervenmitteln bedinge, verlangt keine Krankheit mehr Umsicht und sorgfältige Erforschung ihrer inneren Bedingungen, als gerade diese. Es ist dringend nöthig, sich dabei nicht allein an den Sitz und die Symptome der Krankheit zu halten, sondern an die ursachlichen Momente, welche in verschiedener Proportion zur Bildung derselben zusammen wirken können. Es ist aber keinem Zweifel unterworfen, dafs der Schlagflufs in vielleicht den meisten Fällen nur eine secundäre Erscheinung ist, die häufiger noch von einem Krankheitsprocesse im niedern Organismus bedingt wird, als durch primäres Erkranken der Hirnsubstanz, und daher auch in der Behandlung diese Beurtheilung erfordert. Dies geht schon aus dem hervor, was wir bereits über die Gestaltung und den Verlauf desselben, über seine Ursachen und über die Resultate der Sectionen gesagt haben, und wird noch mehr aus den fernern Betrachtungen, vorzüglich aus der Auseinandersetzung der therapeutischen Maafsregeln hervorleuchten. Die Apoplexie ist ihrer Form und ihrem Sitze nach eine Nervenkrankheit, geht aber in den meisten Fällen, wie der letzte Ring einer Kette, aus früheren Zerrüttungen der Bedingungen des niedern Lebens hervor, indem das Nervenleben fast immer erst zerrüttet wird, nachdem das Centralorgan desselben durch Bestürmung von Seiten der vegetativen Sphäre des Lebens in Krankheit gesetzt worden ist.

Dies erwägend, hat man längst den **Schlagflufs** von zwei Seiten aus betrachtet, und **einen nervösen** und einen **Blutschlagflufs unterschieden**; da sich aber vielerlei Schwierigkeiten darstellen, diesen Unterschied in den einzelnen Fällen genau nachzuweisen, und die dafür angegebenen diagnostischen Zeichen nichts weniger, als dem Wunsche und der Erfahrung entsprechen, so hat man noch einen dritten, den man den **serösen, lymphatischen** oder **Schleimschlagflufs** nannte, unterschieden. Allein auch dieser charakterisirt sich so wenig, und erfordert, da er häufig mit den beiden andern Arten zusammenfällt, selbst in therapeutischer Hinsicht, keine so verschiedenen Maafsregeln, als dafs er als eine besondere Hauptart unserer Krankheit beibehalten zu werden verdiente; denn die Heilung mufs sich noch mehr an die innern kranken Bedingungen, welche das Ausschwitzen des Blutes herbeiführten, halten, als an die Wegschaffung des Produkts.

Praktisch nützlich wäre eine Eintheilung der Apoplexie nach ihren vorzüglichsten prädisponirenden und excitirenden Ursachen, nach denen man z. B. einen Schlagflufs von allgemeiner Plethora, einen andern von örtlichen Hirnfehlern, einen dritten von metastatischen Einwirkungen, einen vierten von gastrischen Ursachen u. s. w. unterscheidet, wie dies von mehreren Schriftstellern geschehen ist; allein eine solche Eintheilung würde auf sehr unsichere Principe gebaut seyn, unlogisch und weitschweifig werden, und in vieler Hinsicht auch sehr unzweckmäfsig seyn, da oft sehr verschiedenartige Ursachen der Krankheit gleichzeitig zu Grunde liegen, oder dieselben sehr häufig gar nicht genau erkannt werden können, oder auch in der Behandlung sehr oft nur eine Nebenberücksichtigung zulassen. Jene genannten Momente sind sehr wichtige und immer zu beachtende Umstände, aber sie können nur als untergeordnete Eintheilungsprincipien dienen.

Am zweckmäfsigsten dürfte daher der Schlagflufs zunächst in zwei Arten zerfallen, nämlich in den reinen Schlagflufs, bei welchem der Charakter der unter die Norm herabgesunkenen Lebensthätigkeit vorherrscht, was sich vorzüglich durch allgemeines Sinken der Nervenkräfte verräth, und in den componirten, bei welchem die Verletzung des Hirnlebens durch kranke Bedingungen, die im niedern Leben wuchern, schnell oder langsam herbeigeführt wird. Es kann das Letztere unter sehr verschiedenen Körperzuständen geschehen, einmal bei starken, vollblütigen Personen zu Folge heftiger Affekte, Erhitzung u. s. w., aber es geschieht auch bei mittleren Zuständen der Lebensenergie, ja bei Schwäche in Folge örtlicher Krankheiten, von denen bald aktive, bald passive Ueberladung des Hirns von Blut bedingt wird, und in Fällen, wo man nicht von einer s. g. hypersthenischen Anlage reden kann. Eben so wird der Schlagflufs langsam herbeigeführt durch organische Fehler im Hirn oder in dem Herzen und der Leber, in sofern das Mifsverhältnifs, in welches das Gesammtleben durch jene Krankheiten versetzt wird, auch das Hirnleben beschränkt und endlich partiell oder allgemein vernichtet.

Eine Eintheilung in den hypersthenischen und den adynamischen Schlagflufs ist nicht naturgemäfs, führt zu Irrthümern in der Behandlung, und wenn der allgemeine Lebenszustand hier wie in jeder Krankheit gewürdigt werden mufs, so giebt er doch keinen Eintheilungsgrund der Krankheit selbst.

Bei dem componirten Schlagflufs nur wird die Gesundheit des Hirns manchmal schnell und mit Gewalt erstickt, aber bei dem reinen geht dieselbe durch ein primäres Schwinden der Kräfte des Hirns selbst zu Grunde. Dieser Unterschied ist für die Behandlung von grofser Wichtigkeit, und charakterisirt sich in Bezug auf die Vorläufer entweder durch einen wahren plethorischen Zustand, durch Blutcongestionen nach dem Kopfe, so wie überhaupt durch Zeichen vorherrschender Gefäfsthätigkeit, Röthe des Gesichts, Herzklopfen, Funken vor den Augen u. s. w., oder durch die Zeichen passiver Congestionen und Ueberladung des Kopfes mit Blut oder Serum, durch drückenden Kopfschmerz, Ohrenbrausen, grofse Neigung zu Schlaf, oder durch die Zeichen von Krankheiten des Unterleibs, oder der Hirnschale, oder des Herzens und der grofsen Gefäfse, in dem Anfalle aber durch die unmittelbar vorausgehenden starken Kopfschmerzen, grofse Angst, Ziehen im Nacken, Stammeln der Zunge, und später nach dem Eintritt der Betäubung durch den langsamen, harten, starken Puls, durch das aufgetriebene rothe Ansehen, die stieren mit starren erweiterten Pupillen versehenen Augen, die von Blut überfüllten Halsvenen u. s. w., der reine aber dadurch, dafs er entnervte abgelebte Personen trifft, oft gar keine Vorläufer oder nur solche hat, welche die gesunkene Lebenskraft andeuten, als Neigung zu Ohnmachten, Schwindel, Blässe und Kälte des Körpers, kleinen, schwachen, unregelmäfsigen oder harten und zusammengezogenen und eingeschnürten Puls, Zuckungen, Krämpfe, verengerte Pupille u. s. w. und im Anfalle selbst durch ein unmittelbar vorangehendes Zittern des Körpers, Verdrehen der Augen, Zuckungen und ein unwillkührliches Bewegen der Hände nach dem Kopfe, so wie nachher durch ein blasses, eingefallenes, hippocratisches Ansehen, mit kaltem Schweifse bedecktes Gesicht, gebrochene Augen, kalte Extremitäten, langsamen schwachen kleinen und sehr ungleichen Puls u. s. w.

Es ist natürlich, dafs in dem concreten menschlichen Körper die inneren Bedingungen des Schlagflusses sich mannigfaltig mit einander verbinden, so dafs der Arzt in jedem Falle den Grad des Beitrags jeder ausgeforschten innern näheren oder entfernteren Bedingung sorgfältigst abzuwägen verbunden ist, um den Gesammtzustand richtig zu beurtheilen.

Der reine Schlagflufs ist als wirkliche primäre Krankheit des Hirns zu betrachten, während der componirte sehr oft, ja in der Regel nur eine secundäre oder symptomatische Affection desselben zu seyn pflegt.

Zu einer weitern Unterscheidung der Fälle von Schlagflufs, hat man daher nächst dieser zwei Hauptverschiedenheiten auf die früher bemerkten näheren oder entfernteren Veranlassungen desselben zu sehen, und demnach einen primären und secundären, und bei diesem letzteren sodann wieder einen symptomatischen, consensuellen und metastatischen zu unterscheiden.

So wesentlich aber auch die Apoplexie sich von allen andern Krankheiten unterscheidet, so giebt es doch mehrere Zustände, welche öfters wegen ihrer Aehnlichkeit mit ihm verwechselt werden können. Dies sind vorzüglich verschiedene Arten von Schlafsucht, die Catalepsie und Epilepsie, die Ohnmacht, die Trunkenheit, der Stickflufs, manche hysterische Krämpfe und manche Lähmungen, Zustände, von denen mehrere um so leichter eine Täuschung veranlassen, da sie nicht selten Vorläufer, Begleiter und Folgen derselben sind, und daher in sehr naher Verwandtschaft mit ihr stehen.

Die verschiedenen Arten der Schlafsucht, die man Carus, Coma und Lethargus nennt, und die man sogar als

Annäherungszustände des Schlagflusses betrachten könnte, entspringen gewifs sehr oft aus denselben Grundursachen, aber der Erfolg der vollkommenen Genesung, der auf sie zu folgen pflegt, lehrt, dafs das Hirnleben bei ihnen nur oberflächlich gedämpft, nicht geknickt ist, um mich so auszudrücken. So sind auch ihre Symptome anders modificirt. Die Respiration ist nicht mit dem Röcheln und Schnarchen verbunden, der ganze Zustand ist dabei ein ruhigerer, und die Betäubung selten so grofs, dafs die Kranken nicht durch heftigere Reize und durch starkes Rütteln und Rufen wenigstens momentan aus derselben aufgeweckt werden könnten.

In der Catalepsie ist der Athem ruhig, und während in der Apoplexie die Glieder des Kranken, wie die eines Todten, nach dem Gesetze der Schwere zusammensinken, befinden sich dieselben hier in einer gleichsam wachsartigen Erstarrung, vermöge welcher sie die Stellung behalten, in welcher sie sich beim Eintritt der Krankheit befanden, oder in welche sie während derselben gebracht worden. Die Epilepsie charakterisirt sich durch die ihr eigenen allgemeinen convulsivischen Bewegungen und die immer nur kurze Dauer des Paroxysmus, aus welcher der Kranke in einen ruhigen Schlaf übergeht, während beim Schlagflufs nur selten einzelne convulsivische Bewegungen beobachtet werden.

Die Ohnmacht unterscheidet sich von demselben durch das eigenthümliche Verhalten der Respiration und des Pulses, welche bei ihr entweder momentan ganz verschwinden, oder wenigstens fast ganz unmerklich werden, indem zugleich das Gesicht bleich wird, Reitzmittel aber bald das Leben wieder anfachen und mit der Rückkehr des Athems auch sogleich das Bewufstseyn wiederkehrt.

Der Zustand eines Trunkenen ist zuweilen nur schwer von dem eines Apoplectischen zu unterscheiden, und nicht selten sind deshalb sehr traurige Irrungen vorgefallen, vorzüglich wenn man den letzteren für ersteren hielt, und nichts zu dessen Heilung versuchen zu müssen glaubte. Die sicherste Belehrung giebt, wo dies möglich ist, die genaue Erforschung der vorausgegangenen Umstände, andere Male wird der Athem der Trunkenen oder ein Erbrechen die Ursache des Uebels verrathen, wo dies jedoch nicht der Fall ist, lehrt oft erst der spätere Verlauf des Zustandes die Wahrheit, und ist daher wirklich Zweifel vorhanden, so nehme man lieber seine Zuflucht zu einer gegen Schlagflufs gerichteten Behandlung, die dem Trunkenen nie so viel schaden wird, als dem Apoplectischen das sorglose Nichtsthun oder ein rauhes Verfahren, wie es oft den Trunkenen zu Theil wird.

Beim Stickflusse sind die Zufälle der gehemmten Respiration oder die Erstickungszufälle die vorherrschenden, während das Bewufstseyn und die Bewegungsfähigkeit nicht aufgehoben sind.

Hysterische Krämpfe, besonders solche, bei denen die Kranken sich in einem schlafähnlichen Zustande befinden, können zuweilen auch Aehnlichkeit mit dem Schlagflusse haben, doch wird auch bei ihnen, abgerechnet die gewöhnlichen Vorläufer und die der Hysterie eigene Constitution, die Empfindungslosigkeit nie einen so hohen Grad erreichen, wie in dem Schlagflusse, und vorzüglich der Puls und der Athem, so wie das Gesammtbild der Zufälle, den krampfhaften Zustand aufser Zweifel setzen.

Blofse Lähmungen endlich werden nicht leicht mit dem Schlagflusse verwechselt werden können, da bei ihnen, sobald sie nicht mit demselben zusammenfallen, keine Aufhebung der Geistesthätigkeit wahrzunehmen ist.

Dies sind im Allgemeinen die vorzüglichsten diagnostischen Merkmahle der dem Schlagflusse am meisten ähnlichen Zustände; jeder einzelne Fall bietet indessen in der Regel noch überdies so viele andere dar, dafs nur selten eine längere Irrung möglich seyn sollte.

Was die Prognose anlangt, so ist die Apoplexie stets als einer der bedenklichsten Krankheitszustände zu betrachten, ganz besonders die reinen, die meist nur der endliche Ausgang des schon im höchsten Grade gesunkenen Gesundheitszustandes ist. Sie spielt ihre Rolle in dem Centralorgane des thierischen Lebens, mit dessem tieferen Erkranken das Leben überhaupt nicht lange bestehen kann, und läfst, wenn sie auch nicht immer gleich den Tod herbeiführt, wenigstens fast stets entweder Rückfälle oder langwierige und unheilbare Nachkrankheiten befürchten. Nicht immer entspricht jedoch der Ausgang der scheinbaren Heftigkeit derselben, wenn auch die letztere stets einen hohen Grad von Gefahr ankündet, da sie gewöhnlich durch Ruptur der Gefäfse und starken Blutergufs in die Schädelhöhle oder andere einen schnellen Tod bedingende Umstände erweckt wird. Die Constitution und das Alter der Kranken, die schon früher in ihnen vorhanden gewesenen Fehler, oder die Complicationen, die veranlassenden Momente, die Dauer des Anfalls, die Frage, ob es ein erster oder repetirter Anfall sey, die frühere oder spätere Hülfe, die Jahreszeit, Witterung und viele andere besondere Umstände sind dabei von sehr wesentlichem Einflufs, und müssen daher gleichzeitig mit den vorhandenen Symptomen bei der Bestimmung des wahrscheinlichen Ausgangs berechnet werden.

Schlagflufs als idiopatisches Leiden des Gehirns, hauptsächlich wenn es von organischen Krankheiten desselben bedingt wird, ist meist Gefahr drohender, als wenn derselbe nur als symptomatisches und sympathisches Leiden erfolgt, z. B. als Folge unterdrückter gewohnter Blutungen, indem bei dem letzteren der Kunst ein tieferes Eingreifen möglich ist und die Entfernung der Veranlassung eher erreicht werden kann. Eben deshalb ist immer dann mehr zu fürchten, wenn die Veranlassung von der Art ist, dafs man keine baldige Wegräumung derselben bewerkstelligen kann, wie dies von der erblichen Anlage, vom Habitus apoplecticus, von den organischen Hirnfehlern, von Verwundung des Kopfes, von Zerreifsung der Blutgefäfse in der Schädelhöhle u. s. w. gilt, während Schlagflufs in Folge von Gicht, von heftiger Erkältung und Erhitzung, von geistigen Getränken u. s. w., sobald er einen sonst rüstigen und gesunden Körper trifft, eher einen günstigeren Ausgang hoffen läst. Schlagflufs bei sehr bejahrten Individuen und bei Neugebornen läfst selten etwas hoffen, da bei ersteren gewöhnlich die Naturkraft selbst nur wenig zur Hebung der Krankheit beitragen kann, bei letzteren aber derselbe immer einen bedeutenden Fehler voraussetzt, und er, wenn er nicht schnell tödtet, doch gewöhnlich Gehirnwassersucht bedingt, bei welcher das Leben meist nur auf kurze Zeit verlängert wird. Sind ferner einem Schlagflusse schon früher ähnliche vorausgegangen, so ist auch dies ein Umstand, der nur eine ungünstige Prognose zuläfst, da nur selten ein dritter oder vierter completer Anfall überstanden wird. Je zeitiger geschickte Hülfe erlangt werden kann, desto eher läfst sich etwas hoffen, dauert aber die Heftigkeit der Zufälle trotz der Mittel 12, 16 bis 24 Stunden ohne Linderung fort, so ist dies fast ein sicheres Zeichen des tödtlichen Ausganges.

In Betreff der einzelnen Symptome und ihres Werthes für die Prognose pflegt zunächst die Gefahr im Allgemeinen um so gröfser zu seyn, je mehr die Respiration und der Puls zerstört erscheint. Der Grad der Störung der Respiration, besonders das stärkere oder schwächere Röcheln und Schnarchen, pflegt dem Grade der Verletzung des Gehirns zu entsprechen, und es scheint, als ob diese Störung der Brustorgane von der gröfsern oder geringern Mitleidenheit des Rückenmarks bedingt werde. Ein erst sehr träger, starker und voller Puls, der später schnell, schwach und intermittirend wird, so wie ein ungleicher und kleiner Puls überhaupt, ist ein sehr trauriges Zeichen. Eben so müssen sehr erweiterte, noch mehr aber bis in einen kleinen Punkt contrahirte und für den Lichtreiz unempfindliche Pupillen, heftige kalte Schweifse, die Unmöglichkeit des Schlingens und die Rückkehr der in den Mund eingeflöfsten Flüssigkeiten durch die Nase, die Anhäufung von vielem Schaume vor dem Munde, häufiges Bewegen der Hände nach dem Kopfe, unwillkührlicher Abgang des Urins und Stuhls und das hippocratische Ansehen der Kranken unter die ungünstigen Zeichen gerechnet werden, während ein im Allgemeinen milder Grad der Zufälle, die Abwesenheit der genannten ungünstigen Zeichen, eine allgemeine gelinde und gutartige warme Transpiration, Blutungen aus der Nase, den Hämorrhoidalgefäfsen und dem Uterus, besonders wenn diese zuvor unterdrückt worden waren, die Rückkehr verschwundener Gichtschmerzen und Hautausschläge, ein dikkes Sediment im Urine, freie Thätigkeit der Verdauungsorgane, baldige Minderung der Betäubung und der Lähmungszufälle, die Wiederkehr einer freieren Respiration und eines guten Pulses als günstige Erscheinungen angesehen werden können. Der Zutritt eines fieberhaften Zustandes ist nicht immer günstig, doch oft mit Minderung der Krankheit verbunden, und das Erscheinen convulsivischer Bewegungen ist eben so wenig immer eine ungünstige Erscheinung. Zurückbleiben der Vorläufer läfst neue und tödtliche Rückkehr des Schlagflusses befürchten.

In wenigen Krankheiten ist eine schnelle, zweckmäfsige und kräftige Einwirkung von Seiten der Kunst wichtiger, als in der Apoplexie. Die Rettung liegt häufig allein in den Händen des Arztes, und fast nie wird das Heilstreben der Natur allein zu Herbeiführung derselben ausreichen, wiewohl es der Arzt stets dabei sehr in Anspruch zu nehmen hat, und er ohne diese Berücksichtigung oft die schädlichsten Mifsgriffe thun würde. Sehr oft ist die Rettung des Kranken bei dem zweckmäfsigsten Verfahren unmöglich, wenn auch der hippocratische Ausspruch, dafs ein heftiger Schlagflufs unmöglich und ein leichterer nur schwer zu heilen sey, *λύειν μὲν ἀποπληξίην ἰσχυρὴν ἀδύνατον, ἀσθενέα δὲ ου ῥηΐδιον*, nicht in seiner vollen Kraft als gültig angesehen werden kann.

Die Behandlung ist im Allgemeinen zunächst nach dem Grundcharakter der Krankheit, je nachdem sie einen reinen oder componirten Schlagflufs bildet, einzurichten, nur mufs man sich nicht durch einzelne oft täuschende Hauptzeichen leiten lassen, sondern so viel als möglich sein Verfahren nach einer genauen Betrachtung aller Umstände, der Constitution, des Geschlechts und Alters der Kranken, der mannigfaltigen verschiedenen Prädispositionen, der verschiedenen excitirenden Veranlassungen, der früher überstandenen oder noch vorhandenen complicirten Krankheiten, der äufseren Umstände, der vorausgegangenen und gegenwärtigen Symptome u. s. w. einrichten, da nur erst dann unser Urtheil einige Sicherheit gewinnen kann. Nur wenn der Fall von der Art ist, dafs man über diese Punkte keine schnelle Aufklärung erhalten kann, und bei dringender Gefahr, müssen wir uns öfters zunächst an die Hauptzufälle halten, die das gegenwärtige Convolut der Symptome bildet, ohne sogleich die untergeordneteren Umstände in strenge Erwägung zu ziehen, da sonst das Leben des Kranken schon vernichtet seyn könnte, ehe noch Anstalten zu seiner Rettung gemacht worden sind. Dies ist hauptsächlich auch dann der Fall, wenn die Apoplexie von Ursachen bedingt wird, welche keine schnelle Entfernung zulassen, z. B. von organischen Krankheiten des Hirns und tief eingewurzelten Krankheiten entfernterer Organe; hier ist vor Allem die erste Gefahr zu entfernen; das Hirn mufs in einen Zustand versetzt werden, in welchem es sich gleichsam erst wieder erholen kann, und der Einflufs der veranlassenden Ursachen des Anfalls mufs möglichst schnell und sicher aufgehoben oder beschränkt werden, um dann auch die übrigen Umstände in Berechnung zu bringen.

Die Kur der Apoplexie mufs sich einmal auf die Verhütung derselben, dann auf die Behandlung der eigentlichen Anfälle, und drittens auf die Nachbehandlung beziehen; da jedoch die letztere theils im Allgemeinen die Verhütung neuer Anfälle, worin sie mit der Prophylaxis überhaupt übereinstimmt, theils die Behandlung der Nachkrankheiten des Schlagflusses umfafst, die nicht eigentlich mehr zu der Apoplexie gehören, sondern speziell unter den Artikeln Lähmung, Geisteskrankheiten u. s. f. betrachtet werden müssen, so beschränken wir uns hier nur auf die zwei ersteren Punkte.

Allgemeine Maximen. Je früher eine kräftige Hülfe geleistet wird, desto gröfser ist die Hoffnung eines günstigen Erfolgs. Ist man so glücklich, noch im Stadium der Vorläufer die Krankheit zu treffen, so kann man oft den Ausbruch der Krankheit noch verhüten, wie wir später sehen werden.

Ist der Schlagflufs erfolgt, so sorge man zunächst, dafs alles, was den Kranken umgiebt, seine Lage, seine Bekleidung, sein Krankenzimmer u. s. w. seinem Zustande angemessen sey. Das Zimmer sey mäfsig warm, zu 10 bis 12° Reaumur, mit frischer gesunder Luft angefüllt, der Sonnenhitze nicht zu sehr ausgesetzt und wo möglich geräumig. Man bringe den Kranken mit Vorsicht und Ruhe in eine mehr sitzende Lage, mit aufgerichtetem Haupte und herabhängenden Beinen, man entferne von ihm alle nur einigermafsen drückende, beengende und zu heifse Bekleidung, die die freie Blutcirculation hemmen könnte, als Halstücher, Schnürbrüste, Gürtel u. s. w.; man vermeide warme Federbetten und warmes Einhüllen des Kopfes und der Brust, bedecke nur den untern Theil des Körpers, besonders die Füfse, etwas wärmer, und sorge dafür, dafs nicht zu viele Personen und zu vieles Geräusch um den Kranken herum sey. Mittlerweile suche man sich von den Gelegenheitsursachen zu unterrichten und alles zu entfernen, was davon noch auf den Kranken fortwirken könnte.

Die reine Apoplexie, welche man auch die adynamische nennen könnte, kommt selten wohl ganz einfach vor, und man mufs die Rathschläge derer, welche dies annehmen, nur mit grofser Behutsamkeit verfolgen. Sie ist auch seltener heilbar, als die componirte, indem sie gewöhnlich Individuen trifft, welche schon an sich auf einen höchst unvollkommenen Grad von Gesundheit stehen, und weil sie in der Regel nur als endlicher Ausgang des schon seit langem tief gesunkenen Lebens erscheint, bei welchem auch von Seiten der Kunst nur ein sehr beschränktes Einwirken möglich ist. Glücklicherweise ist dieselbe überhaupt eine seltnere Erscheinung, wenn man nicht die Fälle sehr abgelebter Greise hierher rechnen will, von denen viele endlich an derselben sterben. Wir können aber nicht unterlassen, noch einmal zu erinnern, dafs keineswegs das gröfsere Hervortreten der nervösen Zufälle allein unser Urtheil bestimmen darf. Eben so wenig darf man auch selbst für die Fälle wirklicher adynamischer Apoplexie die Meinung hegen, dafs man sich bei ihnen blofs an die sogenannten Nervenmittel halten und alle antiphlogistischen vermeiden müsse. Auch bei ihnen findet, wie dies vorzüglich Sectionen lehren, in bei weitem der Mehrzahl derselben zwar nicht ein allgemeines, aber doch örtliches auf das Hirn beschränktes Uebergewicht von Seiten des Blutes, meist eine passive Congestion nach demselben Statt, welche sehr oft örtliche und zuweilen sogar kleine allgemeine Blutentziehungen nöthig macht, ungefähr auf dieselbe Weise, wie dies oft beim Typhus nöthig wird; nur müssen dieselben immer erst nach genauer Prüfung der Umstände und mit grofser Behutsamkeit geschehen. Oft sind daher auch hier Blutegel an den Kopf, Hals und das Rückgrad, oder Schröpfköpfe geeigneter. Vor allen Dingen suche man die Veranlassungen, die vielleicht noch fortwirken, zu entfernen und die Kranken in Bezug auf Lage des Körpers, Temperatur des Zimmers, und alle andern äufsern Umstände mit der gröfsten Vorsicht zu behandeln; sodann wende man äufserlich schnellwirkende sogenannte Ableitungsmittel, Senffufsbäder, Senf- und Meerrettigteige auf die Waden, Fufsplatten, Nacken und Aerme, Blasenpflaster und Klystiere an, denen man reizende Zusätze giebt, z. B. Asa foetida, tart. stibint., oder von Rad. valerian. u. s. w. Eben so versuche man reizende belebende Riechmittel und Einreibungen, z. B. Naphthen, aromatische Essige, Alcohol, Kampferspiritus, Cantharidentinktur u. s. w., die man in die Schläfegegend, in den Nacken und längs des Rückgrads einreiben läfst. Wohlthätig können ferner zuweilen aromatische Umschläge auf den Kopf, trockene Schröpfköpfe, das Frottiren der Extremitäten, und, wo es sich thun läfst, auch die Electricität und der Galvanismus wirken. Findet es sich indessen, dafs Ueberfüllung des Kopfes mit Blut Statt findet, so zaudre man nicht, kleine Blutentziehungen vorzunehmen. Zugleich sorge man auch für Freiheit der Verdauung und den nöthigen offnen Leib, wiewohl im Allgemeinen von der Anwendung der eröffnenden Mittel dasselbe gilt, was wir von den Blutentziehungen gesagt haben, d. h. man wähle nur die milderen Mittel und reiche diese behutsam, um nicht den adynamischen Zustand dadurch zu vermehren. Brechmittel sind nur selten von wirklichem Nutzen, wenn sie auch im Ganzen hier weniger zu fürchten sind, als in anderen Fällen, sobald sonst die Umstände sie erheischen sollten.

Gelingt es, die erste Gefahr zu entfernen, kehrt Bewufstseyn und Bewegung zurück, und können die Kranken schlucken, so erfordert ihr Zustand eine Unterstützung durch gelinde Nervenmittel, als z. B. Rad. Valerianae, Liq. C. C. succin., Liq. mineral. Hoffm., Serpentaria, Arnica, die man in kleinen Gaben häufig nehmen läfst. Drohen jedoch noch Blutwallungen, so wähle man mehr kühlende Mittel,

Mittel, als z. B. den Liq. digestivus, die Potio Riverii u. s. w. Nie lasse man sodann den Kranken zu früh aus seinen Augen, wenn er sich auch gut zu erholen scheint; die Wiederkehr des Anfalls geschieht hier leichter, als je, und man behandle ihn daher zwar milde aber anhaltend bis zur völligen Genesung.

Die Diät ist bei dieser Art von Apoplexie etwas nahrhafter und stärkender einzurichten, als bei der componirten. Der Kranke bedarf zwar nur einer geringen, äufserst milden und leicht verdaulichen Nahrung, aber doch einer solchen, welche dem gesunkenen Lebenszustande zu Hülfe kommt. Daher kann man oft selbst etwas kräftigen Wein, kräftige Fleischbrühen und leichte Fleischspeisen gestatten. Was die Regeln für sonstige Pflege des Körpers, und für Aufrechthaltung der Heiterkeit und Ruhe des Gemüths betrifft, so treffen diese ganz mit denen überein, welche bei der Apoplexie überhaupt zu befolgen sind und im Folgenden näher angegeben werden sollen.

Die componirte Apoplexie, wie wir sie genannt haben, erfordert nicht nur nach der Verschiedenheit des allgemeinen Lebenszustandes, der dabei Statt findet, und des besondern Zustandes des Hirns, eine mannigfaltig verschiedene Behandlung, sondern diese wird auch mit bedingt durch die äufsern und innern ursachlichen Momente, die zu ihrer Ausbildung wesentlich beigetragen haben, und sie zu unterhalten dienen.

Wir wollen von der einfachsten Composition zuerst sprechen, wo der Schlagflufs der Hauptsache nach durch einen plethorischen Zustand oder durch Congestionen des Blutes nach dem Kopfe, bei sonst noch kräftiger Körperbeschaffenheit, z. B. nach unterdrückten Blutflüssen, bedingt wird. In diesen Fällen beruht das Heil ganz allein auf allgemeinen und örtlichen Blutentziehungen, die nicht schnell genug gemacht werden können. Oft scheint der Schlagflufs heftig, gleichwohl bewirkt ein Aderlafs Wunder, zum Beweis, dafs manchmal die Uebermacht der Blutthätigkeit bei noch nicht tief verletztem Nervenleben der beherrschende Moment der Krankheit seyn kann, eben so, wie sie es gewöhnlich bei der tiefen Schlafsucht ist. Man verrichte die

Aderlässe bei dringender Gefahr in reichlicher Menge, selbst an den Halsadern, am Arme oder, zumal bei unterdrückten Blutflüssen, an dem Fufse, und lasse 10, 16 — 20 Unzen Blut nach Beschaffenheit der Stärke des Kranken oder der Heftigkeit der Zufälle. Weichen aber die drohenden Erscheinungen nicht, oder nur sehr wenig, so wiederhole man die Blutentziehung nach 8 — 12 Stunden, oder unterstütze sie mit örtlichem Blutnehmen durch Blutegel oder Schröpfköpfe, vorzüglich, wenn man keinen allgemeinen Aderlafs mehr wagen zu können glaubt. Zeigt es sich, dafs die eine Seite des Körpers gelähmt ist, so wähle man die nicht gelähmte zum Aderlassen, da hier das Blut gewöhnlich einen freiern Abflufs findet. Die Blutegel lege man in reichlicher Menge zu 12, 16 — 20 Stück an die Schläfengegend, das Hinterhaupt, den Hals oder nach den angegebenen Umständen an den After, an die Schamtheile, an die Oberschenkel an, und das Schröpfen nehme man in der Gegend des Hinterhauptes, im Nacken und längs des Rückgrads an. Man widerräth öfters das Aderlassen bei den höchsten Graden der Apoplexie, weil man dadurch den Tod nicht abwenden könne, allein verzweifeln sollte man in keinem Falle, und gelingt es auch gewöhnlich nicht, die Kranken dadurch zu retten, so wird dies doch bei weitem weniger noch geschehen, wenn man sie ganz der Macht der Krankheit Preis giebt, und auch dieses Hauptmittel unversucht läfst.

Nächst den Blutentziehungen denke man in diesen Fällen auch immer an Freimachung des Unterleibs, und Ableitung des Sturmes von dem Kopfe. Nichts wirkt nachtheiliger auf Verstärkung der Blutcongestionen nach dem Kopf, als Verstopfung des Unterleibs. Man versuche erweichende, lauwarme und kühlend eröffnende Klystiere mit Zusätzen von Salz, Seife, Oel, Sauerhonig u. s. w., aber mit Vermeidung aller narkotischen Dinge; man verordne Fufsbäder mit Salz, Asche oder Senfmehl, man lasse die Füfse des Kranken, ohne ihn sehr zu rütteln und zu bewegen, frottiren und bürsten, man mache kalte aus Wasser, Essig, Salmiak, Salpeter und Eis bereitete Fomentationen auf den Kopf, und lasse wohl auch von Zeit zu

Zeit in eben der Absicht etwas Naphtha auf denselben träufeln.

Alle reizende und betäubende Mittel, als sogenannte belebende Nervenmittel, starke Riech- und Niesemittel etc. müssen, da sie leicht die Congestionen vermehren und andere Nachtheile bringen, vermieden werden, daher auch selbst starke reizende Ableitungen, wenn sie nicht durch besondere Umstände erfordert werden, vorzüglich nahe an dem Kopfe, wie Vesicatoria, Senfteige, Meerrettigteige, Cauteria und andere, so nöthig sie auch oft später nach Aufhebung des ersten Sturmes und zu Verhütung der Nachkrankheiten werden können, nur mit gröfster Vorsicht zu brauchen sind.

Können die Kranken schlingen, so flöfse man ihnen etwas lauwarmes Getränk und kühlende Mittel ein, wie sie ungefähr bei einem entzündlichen Zustande nöthig seyn würden, mit möglicher Berücksichtigung etwaniger individueller Umstände, Nitrum, kühlende Mittelsalze, säuerliche vegetabilische Getränke und, wo es nöthig seyn könnte, antiphlogistisch wirkende Abführmittel, welche nicht nur an sich sehr zweckmäfsig sind, sondern auch revulsivisch zu wirken und die kräftigste Ableitung zu machen scheinen.

Brechmittel, welche mehrfach empfohlen worden sind, werden nur in äufserst seltenen Fällen, vielleicht nie im ersten Sturme des apoplektischen Anfalls zweckmäfsig seyn. Nur wo offenbar Ueberladung des Magens und insbesondere Trunkenheit oder Vergiftung durch Opium und andere ähnliche Dinge, als fast einzige Ursachen desselben betrachtet werden kann, werden sie zuweilen gleich von Anfang an gereicht eine erfreuliche Wirkung haben, wiewohl auch selbst hier in der Regel mit gröfserer Sicherheit eine Blutentziehung vorauszuschicken ist, wozu man auch meist um so mehr genöthigt wird, da ohne dem das Schlingen des Brechmittels unmöglich seyn würde. In den meisten andern Fällen würden sie heftigern Andrang des Bluts nach dem Kopfe, verstärkte Blutausschwitzung u. s. w. zur Folge haben, kurz die Bedingungen verstärken, welche die Hauptveranlassung des Schlagflusses zu seyn pflegen. Nach Entfernung der Congestionen nach dem Kopf, nach der

Wiederkehr des Bewufstseyns und überhaupt nach Tilgung des heftigeren Sturmes im Blute, können sie zuweilen bei grofser Verschleimung des Unterleibs, bei gallichter Turgescenz und ähnlichen Zuständen, wesentlich zu Verhütung der Rückfälle oder Beschleunigung der Genesung beitragen.

Es versteht sich von selbst, dafs in eben dem Grade, wie eigentliche Schwäche des Hirns vorwaltet, selbst in Fällen, die sonst hohe Grade des antiphlogistischen Verfahrens erfordern, dieses letztere sehr beschränkt werden müsse, so wie eben dieses in eben dem Verhältnisse geschehen mufs, in welchem der allgemeine Lebenszustand von seiner nöthigen Höhe herabzusinken beginnt, was nur dem durch Kenntnifs und Erfahrung geleiteten Urtheile des Arztes überlassen bleiben kann.

Findet es sich, dafs der Anfall durch irgend eine besondere noch fortdauernde Ursache veranlafst worden ist, oder mit andern Krankheiten complicirt ist, welche wesentlich auf denselben einwirken, was die Fälle von mehr componirter Art ausmacht, so mufs dies bei der Behandlung sehr in Erwägung kommen, und wenn die gegen die erstere einfache Composition des Schlagflusses empfohlenen Mittel nicht dazu ausreichen, die Kur so viel als möglich darnach modificirt werden, nur nie durch Anwendung solcher Mittel, welche dem Hauptcharakter der Krankheit zuwider wären. Eine durch mechanische Verletzung entstandene Apoplexie erfordert demzufolge vor Allem eine zweckmäfsige chirurgische Hülfe; ist Gicht und Rheumatismus zugegen, so werden oft die oben im Allgemeinen weniger empfohlenen äufseren Reizmittel, Vesicatorien, Senfteige, reizende Klystiere, denen man wohl den Tartarus stibiatus zusetzen kann, und innerlich solche Mittel passend seyn, welche kräftiger auf die Transpiration wirken, als z. B. Nitrum in Verbindung mit etwas Kampher, Sulphur antimon. aurat. und überhaupt die Antimonialia, verbunden mit Neutralsalzen u. s. w.

Eine ähnliche Modification wird auch meistentheils dann zweckmäfsig seyn, wenn der Schlagflufs metastatisch nach unterdrückten Hautkrankheiten entstand, die dann wo möglich zurückgeführt werden müssen. Unterdrückter Hämorrhoidal- und Menstrualflufs fordert vor allen Dingen ein reichliches Blutentziehen, und zwar besonders durch Aderlässe an den Beinen und durch Blutegel am After, an den Schenkeln und an den Schamtheilen, ferner kräftige Ableitungen durch reizende Fufsbäder, Senfteige an die Waden, Klystiere, aufsteigende Douchen, kurz Mittel, welche sich überhaupt zu baldiger Wiederherstellung unterdrückter Blutflüsse bewährt gefunden haben. Gastrische Uebel erheischen oft das Ansetzen der Blutegel auf den Unterleib, so wie vorzüglich auch ein kräftiges Befördern der Ausscheidungen des Darmkanals durch lösende und kühlende Abführmittel. Bei dem Schlagflufs von organischen Hirnkrankheiten, der selten grofse Hoffnung giebt, werden Blutegel an den Kopf, kalte Fomentationen und ähnliche Mittel, welche die Tendenz haben, eine entzündliche Aufregung in dem Gehirn zu verhüten oder zu beschwichtigen, noch das meiste erwarten lassen.

Die genaue Beachtung und Mitbehandlung der mit der Apoplexie complicirten Krankheiten ist hauptsächlich, nachdem die erste Gefahr und der eigentliche apoplektische Anfall bereits gehoben ist, nothwendig, um die Genesung so viel als möglich zu vervollständigen und die Nachkrankheiten zu verhüten oder zu mildern.

Eine strenge Nachbehandlung ist überhaupt von der gröfsten Wichtigkeit, wenn nicht neue, und dann fast immer gefahrvollere Anfälle wiederkehren sollen. Vorzüglich kommt es hierbei auf ein zweckmäfsig geleitetes Regime und strenge diätetische Vorschriften an, welche von der Art seyn müssen, wie wir sie überhaupt bei drohendem Schlagflufs, bei Personen von apoplektischem Habitus u. s. w. zur Verhütung desselben empfehlen würden. Jeder einzelne Fall erfordert seine eigenthümlichen Vorschriften, und wir können uns daher nur an einige allgemeine Maximen halten.

Es mufs alles verhütet werden, was vermehrten Andrang des Blutes nach dem Kopfe, Steigerung des plethorischen Zustandes und ein Wachsthum derjenigen Umstände im Körper bedingen könnte, welche als prädisponirende und Gelegenheitsursachen des Schlagflusses dienen könnten. Der Kranke meide Erkältung und Erhitzung, und sorge daher für gesunde Wohnung, zweckmäfsige, der Witterung und Jahreszeit angemessene, Bekleidung; er hüte sich vor den Eindrücken der Abendluft, des schnellen Temperaturwechsels, der Nässe und der grofsen Sonnen- und Stubenhitze, die immer den Andrang des Blutes nach dem Kopfe begünstigen. Der Kopf selbst werde immer mehr kühl, die Füfse warm und vor Nässe geschützt gehalten. So nöthig auch eine zweckmäfsige Bewegung des Körpers und angenehme erheiternde Beschäftigung ist, so nachtheilig wirkt ein Uebermaafs körperlicher oder geistiger Anstrengung. Oefters können kalte Waschungen des Kopfes und kühle Bäder nützlich seyn, während heifse sorgfältig zu meiden sind. Die Diät sey sparsam, einfach, leicht und bestehe mehr in zweckmäfsiger vegetabilischer als animalischer Kost und in kühlenden Getränken. Der Kranke meide alle zu nahrhafte und gewürzhafte Speisen, alle reizenden und erhitzenden Getränke, geniefse des Abends nichts oder nur wenig, und meide den Schlaf unmittelbar nach der Mahlzeit. Ueberhaupt überlasse er sich nicht zu vielem Schlafe und suche diesen in kühlen geräumigen Zimmern und nicht in warmen Federbetten. Er meide alle und jede Ausschweifung und Leidenschaft; nichts wirkt bei vorhandener Disposition zu Schlagflufs so nachtheilig, als Gram, Sorge, Aerger, Zorn u. s. w., während Ruhe des Gemüths, Frohsinn und Heiterkeit zu den ersten Vorbeugungsmitteln desselben gehören.

Eine Hauptsorge beruhe in der Erhaltung der freien Thätigkeit der Verdauungsorgane. Sehr oft wird hierzu eine strenge Diät und eine zweckmäfsige Lebensweise überhaupt ausreichend seyn; ist dies aber nicht der Fall, so versäume man nicht, dem Kranken durch einfache kühlende eröffnende Mittel zu Hülfe zu kommen. Alle erhitzenden Abführmittel würden wie erhitzende Getränke schaden. Ueberdies kann es unter vielen Umständen von grofsem Nutzen seyn, lange Zeit ableitende Mittel, Fontanelle und selbst Setaceen tragen zu lassen. Häufig können auch Mineralwässer geeignet seyn, der drohenden Krankheit zu begegnen; doch müssen diese nur nach strenger Prüfung aller Umstände versucht werden.

Sobald sich trotz dieser Maafsregeln die eigentlichen Vorboten des Schlagflusses, Schwindel, Kopfweh, Congestionen, Vergehen der Sinne u. s. w. einstellen, so säume man nicht, sich sogleich kräftig gegen die drohende Gefahr zu stemmen und bei Zeiten durch Blutentziehungen, stärkere Einwirkung auf den Darmkanal, Ableitungen u. s. w. nach den gegebenen Vorschriften dem Feinde zu begegnen, ehe er die Oberhand gewinnt und der Kranke dadurch in gröfsere Gefahr geräth, der er, wenn er schon früher ähnliche Anfälle gehabt hatte, nicht so leicht wieder entrinnen wird.

Der Schlagflufs ist eine zu auffallende Erscheinung, als dafs er nicht schon die Aufmerksamkeit der ältesten Aerzte und Schriftsteller hätte auf sich ziehen sollen. Wirklich finden wir daher auch schon in den Schriften des *Hippocrates*, *Celsus*, *Aretaeus*, *Galen*, *Coelius*, *Aurelian* u. s. w. sehr wichtige Beiträge zur Lehre desselben vor; in den spätern und neuern Zeiten aber haben sich so viele Aerzte, theils in allgemeineren Werken, wie dies die allgemein bekannten Schriften eines *Bonet*, *Raglio*, *Wepfer*, *Lancisi*, *Lieutaud*, *Fr. Hoffmann*, *Sydenham*, *van Swieten*, *Morgagni*, *Burserius*, *Stoll*, *Quarin*, *Peter* und *Joseph Franck*, *Reil*, *Vogel*, *Richter*, *Sprengel*, *Haase* u. s. w. beweisen, theils in besonderen Monographieen über denselben ausgesprochen, dafs es kaum möglich seyn würde, eine vollständige Litteratur desselben zu geben, und wir uns daher nur auf eine Auswahl derselben beschränken müssen.

Litteratur.

Piso, de morbis e colluvie serosa. Sect. 2. pars 2. cap. 5.

Plater, Dissertatio de Apoplexia. Basil. 1604.

Sennert, Diss. de Apoplexia. Viteb. 1654.

Pechlin, Diss. de Apoplexia. Lugd. Bat. 1667.

Bayle, tractatus de Apoplexia. Tolos. 1677.

Wepfer, Observationes anatomicae ex cadaveribus eorum, quos apoplexia sustulit. Amstelod. 1681.

Mitchel, Trattato de apoplessia. Rom. 1709.

Fracassatus, Historia apoplecticorum. Amstelod. 1721.

Meibomius, Dissertatio de apoplexia ejusque generosioribus remediis. Helmst. 1723.

Heister, de Apoplexia magis chirurgia quam medicament. curanda. Helmst. 1752.
Buechner, de causis quibusdam specialibus Apoplexiae etc. Hal. 1767.
Ph. G. Schroeder, Analecta de Apoplexiae ex praecord. vitiis origine. Gött. 1767.
Marquet, Traité de l'apoplexie. Par. 1770.
Porsart, Traité de l'apoplexie avec une nouvelle méthode curative. Paris 1777.
Walter, Von den Krankheiten des Bauchfells und dem Schlagflufs. Berlin 1783.
K. G. T. Kortum, de Apoplexia nervosa. Goett. 1785.
Bld. Chandler, Untersuchungen üb. d. verschiedenen Theorien u. Curarten der Schlagflüsse u. Lähmungen. A. d. Engl. Leipzig 1785. u. Stendal 1787.
Zuliani, de apoplexia praesertim nervea. Brix. 1789. übers. v. *Domaier*. Hannov. 1791.
Kirkland, on apoplectic and practical affections. Lond. 1792. A. d. Engl. Leipz. 1794. ist wohl zu weit gegangen, wenn er ihn meist für rein nervös nimmt, und mit Opium u. s. w. heilen will.
Bethke, Ueber Schlagflufs und Lähmungen. Leipz. 1797.
Ottensee, Von der Erkenntnifs und Heilung der Schlagflüsse und Lähmungen. Berl. 1803.
Burdach, die Lehre v. Schlagflufs. Leipz. 1806.
Gay, Vues sur le caractére et le traitement de l'apoplexie. Par. 1807.
Foderé, de apoplexia disquisit. theoret. pract. Aven. 1808.
Portal, Observ. sur la nature et le traitement de l'Apoplexie. 1811.
Montain, Traité de l'apoplexie. Par. 1811.
Cheyne, Cases of apoplexy and lethargy. Lond. 1812.
Riobé, Observations sur l'apoplexie. Par. 1814.
Rochoux, Recherches sur l'apoplexie. Par. 1815.
Hohnbaum, Ueber den Lungenschlagflufs. Erlang. 1817.
J. Coocke, Treatise on nervous diseases. Vol. 1. on Apoplexie. Lond. 1820.
Moulin, Ueber d. Schlagflufs. A. d. Franz. Leipz. 1821.
Richelmy, Ueber d. Apoplexie, a. d. Franz. v. *Gräfe*. Berl. 1821.
J. H. Beck, Ueber d. ursprüngl. Hirnmangel u. d. Pathologie u. Therapie des Gehirnblutflusses. Nürnberg 1826. K — g.

APOPLEXIA (anat. pathol.), **Schlagflufs**. S. die Artikel Gehirn und Lungen.

APOPNIXIS (von απο und πνιγω, ersticken), Erstikkung. S. **Suffocation**.

APOPSYCHIA (von απο und ψυχη, Seele), Bewufstlosigkeit, Ohnmacht, wird von *Hippocrates* für Lipothymia gebraucht. S. **Ohnmacht**. H — d.

APSYCHIA der höchste Grad derselben. S. **Asphyxia**.

APOSCENOSE. S. Abschaben.

APOSCEPARNISMUS, von απο und σκεπαρνον, das Beil, der Hobel, ein Ausdruck für die Trennung eines Stükkes vom Schädel durch einen Hieb. E. Gr—e.

APOSITIA (von απο und σιτος, Speise), Ekel, Abneigung gegen Speise. H — d.

APOSTASIS (von απο und στημω, aufhalten) bezeichnet entweder eine Anhäufung von Materie, dasselbe, was Apostem, Abscefs; oder eine Krankheitsversetzung, Ablagerung von Krankheitsstoff, in welchem Sinn es *Hippocrates* braucht. H — d.

APOSYRMA. S. Abrasio.

APOTHEKE. Apotheker. Apothekerbücher. Apothekergewicht. Apothekerordnung. Apothekertaxe. Die Apotheken machen einen der wichtigsten Gegenstände der medizinischen Polizei nicht allein, sondern der Heilkunde überhaupt aus. Wenn der Arzt nicht weifs, ob das Arzneimittel gegeben wurde, welches er verordnete, wenn er nicht weifs, ob das Arzneimittel in dem gehörigen Zustande und gehörig zubereitet gegeben wurde, so ist er nicht im Stande, ärztliche Erfahrungen zu machen. Manche medizinische Beobachtungen würden ganz anders erscheinen, wenn man die Mittel genau kennte, deren Wirkungen der Arzt beobachtete. Es ist oft schwer, Zutrauen zu der Medicin zu behalten, wenn man sieht, wie sie nicht selten ihren Gang ruhig fortsetzte, ohne sich um den Zustand der Pharmacie zu bekümmern, der hinter ihrem Rücken grofse Veränderungen erlitt.

Es scheint daher beim ersten Blicke am zweckmäfsigsten, wenn der Arzt selbst die Mittel sammelt und bereitet, welche dem Kranken zu reichen sind. So mag allerdings der erste Zustand der Arzneikunde gewesen seyn. Aber es ist eine theoretische Voraussetzung, und bestimmte Nachrichten fehlen darüber. Dafs die griechischen Aerzte die Arzneien selbst bereiteten, und dafs ihre Schüler sie eingaben und den Kranken beobachteten (*Sprengel's* Geschichte der Arzneikunde Bd. 1. S. 35.) geht keinesweges so bestimmt aus dem Hippokratischen Buche vom Anstande hervor, als man vorgiebt. Ueber den unkritischen fast lächerlichen Aberglauben der Aerzte, und besonders der Geschichtschreiber der Arzneikunde an einen *Hippocrates*, habe ich in den Abhandlungen der Berliner Akademie der Wissenschaften für 1815 geredet. Es kann hier davon die Rede nicht seyn.

Der Umfang der Arzneikunde mufste schon früh eine Trennung der Geschäfte verursachen, welche zur Heilkunde in engerer Bedeutung, und zur Einsammlung und Zubereitung der Arzneimittel gehörten. Rhizotomen und Pharmacopolen kommen schon beim *Theophrast* vor (Histor. plant. L. 9. c. 8. p. 5. ed. *Schneid.*), und wenn auch keine Apotheken in der jetzigen Form vorhanden waren, so wurde doch mit Arzneimitteln schon gehandelt. Bei den Römern hiefsen die Apotheken Seplasiae. Dieses ergiebt sich aus folgender merkwürdigen Stelle beim *Plinius* (Hist. nat. L. 34. c. 11.): „Alles dieses wissen die Aerzte nicht — mit ihrer Erlaubnifs sey es gesagt — viele kennen kaum die Namen der Arzneimittel; um so weiter sind sie davon entfernt, die Arzneien selbst zu bereiten, welches sonst das eigenthümliche Geschäft der Heilkunst war. Wenn sie zum Schaden der Patienten ihre Hefte (*commentaria*) probiren wollen, so trauen sie den Apothekern (*Seplasiae*), welche die Arzneimittel immer verfälschen, und alte Pflaster und Augensalben (*collyria*) und verlegene Waare (*tabes mercium*) verkaufen." Ich bemerke hierzu Folgendes. Der Ausdruck *collyria* heifst hier vermuthlich Augensalbe, aber diese Bedeutung ist keinesweges die gewöhnliche, sondern die Alten benannten auch Zäpfchen mit diesem Namen, deren sie sich viel häufiger bedienten, als wir, und zwar für Ohren und Nase, wo es jetzt nicht mehr geschieht. Das Wort *Seplasia* oder *Seplasium* hiefs ursprünglich ein Ort, wo Salben verkauft wurden. Die Veranlassung zu dem Gebrauche der Salben gaben ohne Zweifel die Kampfübungen mit nacktem Körper in einem warmen Lande, woraus dann die Pflege des nackten Körpers zur Gewohnheit wurde, und mit ihr der fast tägliche Gebrauch der Bäder, so wie der Salben, und als die Ueppigkeit stieg, der wohlriechenden, mannichfaltig zusammengesetzten Salben. Man nahm ein Bad nach Ermüdungen aller Art, man rieb den Körper mit erquickenden Salben (ἄκοπα), und der Uebergang zu den zusammengesetzten äufserlichen Arzneimitteln war leicht. So läfst sich wohl einsehen, wie der Salbenbereiter ein Pharmaceut wurde, zumal da die ersten innerlichen Arzneien höchst einfach waren und keiner künstlichen Bereitung bedurften. An einer andern Stelle sagt *Plinius* (L. 22. c. 24.): „Die Natur hat keine *cerata*, *malagmata*, *emplastra*, *collyria*, *antidota* gemacht, diese sind trügerische Erfindungen (*commenta*) der Officinen." Wir haben hier die Reihe der damals am meisten üblichen Formen der Arzneimittel, wobei zu bemerken ist, dafs *antidota* alle Latwergen (*electuaria*) sind, dickflüssige Mischungen, wie die Salben, gleichsam Salben für den Magen. Auch sehen wir, dafs vormals das Wort Officin, wie jetzt, eine Apotheke bedeutet. Dagegen war *Apotheca* ein Weinlager (*Columella* de re rust. L. I. c. 6. p. 20.). *Pharmacopolae* hiefsen Marktschreier, wie aus *Cato's* Rede beim *Galenus* (L. I. c. 15.) hervorgeht: Ihr hört einen Schwätzer wohl an (*auditis*), sagt er, aber Ihr hört nicht auf ihn (*auscultatis*), wie Ihr es mit einem Pharmacopola macht, denn dessen Worte hört Ihr wohl an, aber kein Kranker wird sich ihm anvertrauen. Eben dieses beweiset auch die Stelle beim *Maximus Tyrius*, welche *Beckmann* (Gesch. der Apotheken in Beitr. z. Gesch. der Erfindungen Th. 2. S. 493.) anführt, ungeachtet er nicht denselben Schlufs daraus zieht. Der Ausdruck *Medicamentarii* kommt nur einmal, so viel ich weifs, beim *Plinius* vor (L. 19. c. 6.), und das Wort scheint Bereiter von Arzneimitteln zu bedeuten, ist aber vielleicht ein gesuchter Ausdruck, wie sie *Plinius* oft hat; im Codex Theodosian. werden, wie *Beckmann* anführt (S. 492.), Giftmischer so benannt, und dieser Ausdruck mag wohl der eigentliche seyn, welchen *Plinius* in seinem Hasse gegen die Arzneikunde auf Apotheken und Arzneikunst selbst (*Medicamentaria ars* des *Chiron* L. 7. c. 56.) anwandte. Die *Pigmentarii* werden nur in den Pandekten genannt, als solche, denen man verbietet, heftige Arzneimittel zu verkaufen. (*Beckmann* S. 492.). Ich weifs nichts Bestimmtes darüber.

Galen, welcher bekanntlich nach *Plinius* lebte, vergleicht den Arzt mit einem Architekten, denn wie dieser sich verhalte gegen die Baumeister, Handwerker und andere Künstler, so stehe der Arzt gegen seine Diener, die Rhizotomen, Salbenbereiter, Köche, Pflasterschmierer, Umschlägemacher, Klystiersetzer, Aderlasser und Schröpfer (Comment. 5. in libr. 6. epid. p. 507. ed. Basil.). Hier folgt auf den Rhizotomen, den Kräutersammler sogleich der Salbenbereiter, und dann folgen die andern weniger bedeutenden Geschäfte; von Pharmakopolen u. s. w. ist nicht die Rede. Der Ausdruck Salbenbereiter (*μυρεψοὶ*) bedeutet ohne Zweifel dasselbe, was *Seplasarii* der Römer. Ich finde nicht, dafs der Stolz der damaligen Aerzte aus dieser Stelle hervorgehe, wie *Sprengel* meint (Gesch. d. Arzneikunde Th. 1. S. 551.), denn die Vergleichung ist nicht unrichtig, und noch weniger, dafs die Aerzte von ihren Dienern die Arzneimittel bereiten liefsen, wie andere geglaubt haben. Es ist nur die Rede von der Hülfsleistung, welche eine Kunst der andern, ein Gewerbe dem andern gewährt, und weiter sagt der Ausdruck Diener (*ὑπηρεταὶ*) nichts. Von einer Aufsicht des Staats auf die Apotheker und Aerzte findet man nicht die geringste Nachricht bei den Alten.

Ueber den spätern Zustand der Apotheken haben wir wenige Nachrichten. Aus den Zeiten der Byzantiner führe ich folgende Stelle an, welche der fleifsige *Beckmann*, so viel ich weifs, zuerst aufgefunden hat (S. 517.). Am Byzantinischen Hofe hatte der Kleiderdiener, so wie am Eisenachschen Hofe noch im sechszehnten Jahrhunderte der Silberdiener, sagt *Beckmann*, die Reiseapotheke zu besorgen. Constantin Porphyrogeneta (de ceremoniis aulae Byzantinae, Lips. 1751. fol. I. p. 270.) verlangt, das kaiserliche Vestiarium solle führen: Theriak, Henitzin (was noch niemand, auch *Reiske* nicht, erklärt hat), und andere Gegengifte, sowohl zubereitete als einfache, für Vergiftete, ferner Pandecta (vermuthlich kleine Apotheken) mit mancherlei Oelen und Heilmitteln, und mancherlei Pflastern und Salben und Umschlägen und andern Arzneibereitungen, und Kräutern und was sonst zur Arznei für Menschen und Vieh gehört.

Die Araber bereicherten den Arzneivorrath mit vielen Mitteln, aber in welchem Zustande die Apotheken bei ihnen waren, wissen wir nicht. Keinesweges wurde aber zuerst in Afrika die Pharmacie von der Medicin getrennt, wie *Conring* meinte und *Beckmann* mit ihm, auch konnte diese Trennung nicht durch *Constantinus Afer* von den Arabern nach Italien, und durch arabische Aerzte nach Spanien gebracht werden, denn sie bestand schon unter den Römern, wie die oben angeführten Stellen von *Plinius* beweisen. Da jedoch die Aufmerksamkeit der Polizei zuerst, wie es scheint, unter den Arabern auf die Verkäufer von Nahrungsmitteln gerichtet wurde, so ist es auch wahrscheinlich, dafs sie die Verkäufer von Arzneimitteln nicht ganz aufser Acht liefsen.

Vielleicht war es nur bei diesen Vorgängern möglich, dafs eine schon sehr ausgebildete medicinische Gesetzgebung für die Apotheken in Neapel und Sicilien unter Kaiser *Friedrich II.* auftreten konnte. Sie ist die Grundlage aller Medicinalordnungen in ganz Europa geworden. Sie findet sich in *Lindenberg's* Codex Legum antiquarum Francof. 1613. p. 807. und ist daraus durch *Möhsen* (Geschichte der Wissenschaft in der Mark Brandenburg, Berl. 1781. S. 374.), *Beckmann* (a. a. O. S. 497.) und *C. L. Reinhard* (Beitr. zur Gesch. d. Apotheken, Ulm 1825. S. 3.) bekannter geworden. Man hatte Confectionarii, welche die Arzneien bereiteten, und Stationarii, welche sie verkauften. Apotheca hiefs das Waarenlager selbst. Die Confectionarii wurden in Eid genommen, dafs sie die *confectiones secundum formam praedictam* machen wollten, auch mufsten sie sich, ehe sie die Erlaubnifs erhielten ihr Geschäft auszuüben, einer Prüfung von dem Collegium der Aerzte zu Salerno unterwerfen. Die Stationarii durften nur nach einer Taxe die Arzneien verkaufen, und es wurde schon ein Unterschied gemacht zwischen Arzneien, welche nur ein Jahr ohne zu verderben aufbewahrt werden können, und solchen, welche länger. Die Aerzte waren gehalten, auf die Zubereitung der Arzneien Acht zu haben, sie mufsten schwören: *servare formam curiae hactenus observatam*, auch die Mängel, welche sie bemerkten, anzeigen, aber sie durften selbst keine Station oder Apotheke besitzen, und eben so wenig mit einem Confectionarius in eine Verbindung treten. Electuaria, Syrupi und andere Arzneimittel mufsten mit einem vorschriftsmäfsigen Zeugnisse eines Arztes versehen seyn, dafs sie nach den gesetzlichen Vorschriften verfertigt wären. In Mailand, Rom, Venedig, Genua und in andern Städten von Italien, mufsten die Confectionarii und nachher die Apotheker obigen Eid jährlich ein- bis zweimal ablegen, auch durften sie keine Arzneien in grofser Menge verkaufen, wenn sie nicht vorher von den Vorgesetzten der medicinischen Collegien geprüft worden, damit das Publikum von der Güte versichert wäre (*Möhsen* S. 375.). Der letzte Umstand brachte die Arzneimittel in den Handel. *Möhsen* (a. a. O. S. 375.) hat gezeigt, dafs zuerst eine Apotheke in Deutschland Niederlagen nicht allein von Arzneien, sondern auch von Materialwaaren und Gewürzen bedeutete, und Apotheker hiefs ein Droguist oder Materialist. In Norddeutschland unterscheidet das Volk noch immer die Medicinapotheken, in Ostpreufsen die Doctorapotheken, ja in einer Kabinetsordre von Friedrich II. im Jahre 1786 kommt noch der Ausdruck Medicinapotheke vor. Die von *Reinhard* aus den Jahren 1285 und 1378 angeführten Apotheker, waren gewifs nur Materialisten; es ist Schade, dafs der sonst sehr fleifsige Sammler weder *Möhsen's* noch *Beckmann's* Schrift gekannt hat. Wie nun nachher die Apotheken in der jetzigen Bedeutung aufserhalb Italien sich entwickelt haben, läfst sich geschichtlich nicht nachweisen. Wohl nicht aus dem Waarenlager der Droguisten oder Materialisten, denn beide Geschäfte stehen in den früheren Zeiten schroff gegen einander, und nicht selten geriethen sie in Streit, eher aus den Zuckerbäckereien. Die Bereiter von Arzneien hiefsen, wie oben gesagt wurde, Confectionarii, der Name Confect rührt daher, und alle Apotheker waren zugleich Zuckerbäcker, und sind es bis auf die neusten Zeiten gewesen. Bei Verleihung eines Privilegiums wurde ihnen zur Pflicht gemacht, der Behörde Zuckergebacknes — conficirten Zucker, Konfectiones und Labnisse nennt sie das Hallische Privilegium — abzuliefern, und *Möhsen* meint, dafs die Neigung der Behörden zu solchen Labnissen vielen Apothekern möge das Privilegium verschafft haben.

Die erste Apotheke zu Berlin erhielt 1488 ihr Privilegium und *Möhsen* kennt kein früheres. Er führt zwar eine weit frühere Apotheke zu Leipzig von 1409 an, welche mit der Universität dahin gekommen seyn soll, doch zweifelt er, ob sie eine Materialhandlung oder wirkliche Apotheke war. Aber es ist nicht wahrscheinlich, dafs eine Materialhandlung damals zuerst in eine schon berühmte Handelsstadt gekommen sey, noch dazu mit einer Universität, eher läfst es sich von einer zum Theil wenigstens wissenschaftlichen Anstalt, wie eine Apotheke, vermuthen. *Reinhard* führt in der oben erwähnten Schrift (S. 13.) an, dafs 1436 *Hans Würker*, Lehrer in der Arznei von der Stadt Ulm auf 10 Jahre angenommen wurde, die Apotheken zu bewahren und zuzusehen, dafs gerechte Arznei da sey. Im Jahre 1457 erhielt *Hans Kettner*, inwendiger Arzt zu Stuttgart die Erlaubnifs, eine Apotheke einzurichten (*Sattler's* Gesch. v. Würtemb. Bd. 5. S. 329.), und 1461 ward derselbe von der Stadt Ulm auf 3 Jahre angenommen, die Apotheken zu bewahren mitzusehen (*Reinhard* Beitr. S. 7.). Es läfst sich auch wohl erwarten, dafs hierin, wie in andern Sachen, die süddeutschen Städte den norddeutschen vorgingen. Im Auslande waren noch früher Apotheken. *Eduard III.* gab schon 1345 einem Apotheker zu London, *Coursus de Gangeland*, für die Sorgfalt und Aufwartung, die er dem Könige bei seiner Krankheit in Schottland bewiesen, jährlich ein Gehalt von 27 Pfd. 7 Sch. 6 Pence (*Anderson's* Gesch. d. Handels Th. 2. S. 365.). In Frankreich waren die Apotheker schon 1484 zünftig, und nirgends wurde so sehr auf die Zunfteinrichtung der Apotheken gehalten, als dort. Auch ist der Ausdruck Maitre Apoticaire länger in Frankreich gewöhnlich geblieben, als Meister in Deutschland, wo die Apotheker sich bald der Zunft der Kaufleute anschlossen. Nach Norden kamen die Apotheken später. In Stockholm wurde die erste in der Mitte des sechszehnten Jahrhunderts eingerichtet, und 1648 die erste zu Upsala von einem Thüringer, von dem die Grafen *Gyllenborg* abstammen (*Beckmann* S. 516.). Im Jahre 1581 sandte Königinn *Elisabeth* einen Apotheker, *James Frenchem* aus England nach Rufsland an Zaar *Iwan Wassiljewitsch* (*W. M. Richter's* Gesch. der Medic. in Rufsland,

Moskwa 1813. Th. 1. S. 311.). Nachrichten von der Einführung der Apotheken in den einzelnen Städten von Deutschland kann man bei *Beckmann* (S. 504 folg.) nachsehen.

Aufser der ältesten Medicinal-Ordnung von Kaiser *Friedrich II.*, deren oben gedacht wurde, ist die älteste bekannte Apothekerordnung, so viel ich weifs, die der Stadt Ulm vom Jahre 1492, welche *Reinhard* in der oben angeführten Schrift mittheilt. Man kann die Ulmer Apothekerordnungen, wie *Reinhard* sagt, so ziemlich als die allgemein gesetzlichen Bestimmungen in Deutschland ansehen, weil nicht allein die Stadt Biberach 1594, sondern auch die Stadt Speyer 1628 und die Städte St. Gallen, Constanz und München 1638 sich diese Ordnung erbaten. Dafs die erste von 1491 noch sehr unvollkommen war, läfst sich erwarten, aber es ist doch schon in ihr bestimmt, dafs kein Arzt und kein Kaufmann zusammengesetzte Arzneien bereiten und verkaufen solle; es liegt ferner schon der Anfang der Visitationen darin, dafs die grofsen Composita nicht sollen bereitet werden, ohne den Aerzten vorher die Ingredienzien zu zeigen, und endlich dafs auch die Gesellen und Knechte von einem geschwornen Arzte sollen geprüft werden.

Die Apothekerordnungen nahmen nun in verschiedenen Ländern einen verschiedenen Gang; in einigen wurden sie immer geschärft, so wie die Erfahrung neue Fälle gab, wo Schärfung nöthig schien, in andern hingegen liefs man von der Strenge immer mehr nach, und in einigen hörte alle vom Staat bestimmte Apothekerordnung gänzlich auf. Das Letztere war der Fall in England, wo alle Vereinigung und Innung der Apotheker eine Privatsache wurde. Es ist gar oft die Frage gewesen, ob eine gesetzliche Apothekerordnung nöthig und nützlich sey. Viele meinen, dafs die Concurrenz dasselbe ausrichten werde, was die Verordnungen des Staats bezwecken, ja dafs sie es noch weit besser ausrichten werde, als diese es vermögen, denn alle Bemühungen der Medicinalpolizei sind doch nicht im Stande, jeden Betrug oder jeden Fehler der Apotheker zu verhüten. Warum, sagen sie, giebt man der Medicinalpolizei nicht auch eine Aufsicht über die Nahrungsmittel überhaupt,

ja

ja sogar über die Bekleidung der Menschen, denn auch diese kann höchst ungesund und schädlich, ja mit der Zeit tödtlich eingerichtet werden. Aber, setzen sie hinzu, die Medicinalbehörde erkennt hierin ihr Unvermögen nur zu sehr, denn es ist noch kein halbes Jahrhundert verflossen, als die Aerzte gelbe Pflaumen in's Wasser werfen liefsen, damit keine Ruhr entstehen sollte, oft gerade zu der Zeit, wo eine gallichte Ruhr durch Obst im Entstehen konnte gehindert werden; ja vor noch kürzerer Zeit befahl man, dafs keine unreife Kartoffeln zu Markte kommen sollten, ohne zu bedenken, ob der Ausdruck Reife hier eine Bedeutung habe. Gerade darin, kann man ihnen einwenden, liegt der Grund für jede gesetzliche Apothekerordnung. Ob der Arzt Wechselfieber mit Arsenik behandeln dürfe, oder nicht, das mufs der Staat allein den Aerzten überlassen, wohl aber kann er dafür sorgen, dafs der Arzt, wenn er es vorschreibt, reine arsenige Säure auch mit Kali gehörig verbunden erhalte. Ob China und Schierlingsextrakt zur rechten Zeit angewendet werden, oder überhaupt wirksam seyn mögen, mufs der Staat den Aerzten überlassen, aber, dafs China und Schierling in den Apotheken vorhanden, dafs sie richtig bestimmt und von der besten Art vorhanden sind, dafür kann und mufs der Staat sorgen. Die Concurrenz kann wohl bestimmen, welcher Bäcker das beste oder das gröfste Brodt backe, ob das Tuch dauerhaft sey oder nicht, aber nicht über die Güte der Arzneimittel. Denn der Grund, ob ein Mittel zu wenig oder zu stark wirkte, kann an dem Arzte sowohl, als dem Apotheker, und endlich an der Wissenschaft selbst liegen, welches der Einzelne nicht ermitteln wird. Auch die Concurrenz der Aerzte, indem sie eine Apotheke der andern vorziehen, kann hier nichts ausmachen, denn, Menschlichkeiten abgerechnet, haben die sehr beschäftigten Aerzte, die nur allein die Concurrenz bilden können, nicht die Zeit, andere Versuche anzustellen, als auf Leben und Tod. Auch haben die Staaten, wo die Gewerbefreiheit in neuern Zeiten eingeführt ist, das Apothekergewerbe davon ausgeschlossen, und eine Stadt, welcher wegen vieler vortrefflichen Einrichtungen eine bedeutende

Stimme zukommt, die Stadt Hamburg, hat im Jahre 1818 die Freiheit des Apothekergewerbes beschränkt, und eine Medicinalordnung gegeben, welche im Wesentlichen der preussischen nachgebildet ist.

Ich will nun eine kurze Vergleichung der Verordnungen für Apotheker in drei bedeutenden Staaten anstellen, Preufsen, Oesterreich und Frankreich. Ich wähle diese aus einem doppelten Grunde, erstlich weil sie mir die besten scheinen, und zweitens weil ich sie am besten kenne. Denn für die ersten haben wir das schätzbare Werk: Die Königlich Preufsische Medicinalverfassung, von *F. L. Augustin*, Potsdam 1818. 2 Bde. Dritter Bd. enthaltend die Medicinalverordnungen von 1818 bis 1823. Potsd. 1824. Viert. Bd. enth. die Medicinalverordnungen von 1823 bis 1827. Potsd. 1828. Für Oesterreich: Sammlung der Sanitätsverordnungen für das Erzherzogthum Oesterreich unter der Ens von *Ed. v. Guldener Edl. v. Lobes*, Th. 3—5. Wien 1824. 1825., eine Fortsetzung der *v. Ferro*'schen Sammlung, daher sie mit 1807 und dem dritten Theile anfängt. Die Organisation des französischen Apothekerwesens gründet sich auf das Gesetz vom II. Germinal l'an IX. (11. März 1803.), welches die Errichtung von Ecoles de Pharmacie befiehlt, und auf das Gesetz vom 25. Thermidor dess. Jahres (12. August), welches ein Reglement für die Ecoles de Pharmacie enthält.

Es läfst sich nicht läugnen, dafs den meisten Apothekern ihr Privilegium ausschliefsend gegeben wurde; man setzte in der Regel hinzu, es solle keine andere Apotheke an demselben Orte eingerichtet werden. Aber der Staat konnte nicht Wort halten; die steigende Bevölkerung, und wo auch dieses der Fall nicht war, die Gewöhnung der Menschen an wahre Aerzte, welche von den Hausmitteln zu den Apotheken führten, machten die Ansetzung mehrerer Apotheker an einem Orte durchaus nothwendig. Ueberdiefs wurden die ausschliefsenden Privilegien als dem allgemeinen Besten schädlich aufgehoben. In Oesterreich wird im Durchschnitt eine Bevölkerung von 3000 bis 4000 Seelen als hinreichend für eine Apotheke angenommen, und es kann auf die Errichtung einer neuen angetragen werden, wenn die hinreichende Menschenzahl vorhanden ist. Wenn jemand im Preufsischen die Anlegung einer neuen Apotheke für nöthig findet, so wendet er sich an die Kreis-Polizeibehörde, um nach Rücksprache mit dem Phyiscus von dem Oberpräsidenten die Erlaubnifs zu bewirken. Für zureichende Gründe werden angenommen: eine bedeutende Vermehrung der Volksmenge, bedeutende Erhöhung des Wohlstandes. In den drei grofsen Städten Berlin, Königsberg, Breslau wird die Entscheidung der Frage über die Anlegung neuer Apotheken von dem Polizeipräsidio, im Einverständnifs mit dem Stadtphysicus, allemal unmittelbar von dem Medicinal-Ministerium nachgesucht. In Frankreich sind gar keine Privilegien, sondern es können sich an einem Orte so viele Apotheker niederlassen, als wollen, vorausgesetzt, dafs sie die gehörigen Prüfungen bestanden haben, und sich den übrigen Medicinalgesetzen unterwerfen. In den Preufsischen Rheinprovinzen, wo noch französische Gesetze gelten, wurde dieses sehr bald aufgehoben.

Wenn das Gesetz Beschränkung der Zahl der Apotheken verlangt, so spricht es damit aus, dafs der Apotheker wohlhabend bleiben und nicht leicht in Gefahr kommen soll, Schulden wegen das Geschäft aufzugeben. Es setzt voraus, dafs der wohlhabende Mann nicht so leicht sich zum Betruge hinreifsen läfst, als ein armer. Das ist in der Erfahrung gegründet. Aber die Zahl von 3 bis 4000 Menschen auf die Apotheken kann auf dem platten Lande zu grofs werden, in der Stadt zu klein. Es kommt also in Betracht, ob die Menschen weit auseinander wohnen oder nicht. Ob es aber in Betracht kommen müsse, dafs die Menschen umher wohlhabend seyen, ist zweifelhaft.

Ungeachtet der Gewerbefreiheit in den preufsischen Ländern sind doch die Privilegien der Apotheker nicht aufgehoben, und die Realgerechtigkeit zum Betriebe des Apothekergewerbes, wo sie wirklich bestand, dauert fort. Nur ist die Uebertragung derselben auf einen persönlich qualificirten Apotheker nothwendig. Eine blofse Gewerbeberechtigung geht zwar auf die Wittwen und minorennen Kinder über, und ein geprüfter Provisor kann die Apothe-

9*

ken verwalten, aber keinesweges auf andere Erben, und eben so wenig kann sie verkauft werden.

Alle Vereinigung der Apotheker unter einander ist im Preufsischen nur Privatsache, wie in Frankreich und England; in Oesterreich treten die Apotheker einer Stadt oder eines Districts in ein Gremium zusammen. Der Nutzen davon ist nicht einzusehen, der Schaden kann grofs werden.

Die Servirzeit eines Gehülfen ist im Preufsischen auf fünf Jahre festgestellt, in Oesterreich auf zwei, doch werden im Preufsischen zwei Jahre erlassen, wenn der Gehülfe nach vollendeten drei Jahren der Dienstzeit, Botanik, Chemie, Physik, Pharmacie und Pharmakologie durch zwei volle Semester, wo er jedoch nicht servirt, fleifsig gehört hat. Für die Lehrlinge sind in beiden Ländern vier Lehrjahre wenigstens angesetzt. In Oesterreich mufs der Lehrling, oder Lehrjunge, wie er dort heifst, eine dreimonatliche Probezeit aushalten, um zu sehen, ob er tauglich sey; im Preufsischen mufs der Physicus ihn prüfen, ob er die gehörigen Kenntnisse in der lateinischen Sprache habe. Aber die macht es allein nicht aus. Auch kann der Lehrling nicht eher Gehülfe werden, als bis ihn der Physikus geprüft, und dieser mufs auch bestimmen, ob der Lehrherr dem Lehrlinge 6 Monate von der gesetzlichen Lehrzeit erlassen darf. In Oesterreich wird dem Physicus zu diesem Zwecke ein Apotheker beigeordnet auf dem Lande; in den Städten geschieht es von dem Generalvorsteher und zwei Mitgliedern. In Frankreich kann niemand Apotheker werden, welcher nicht acht Jahre seine Kunst in einer gesetzmäfsig errichteten Apotheke erlernt hat. Diejenigen aber, welche drei Jahre Vorlesungen in einer der Ecoles de Pharmacie — deren sechs im Reiche sind, in jeder der sechs gröfsten Städte von Frankreich eine — gehört haben, dürfen nur drei Jahre in einer Apotheke gewesen seyn. Der Unterschied zwischen Lehrling und Gehülfen ist, wie es scheint, aufgehoben.

Die alte Zunfteinrichtung, dafs der Apotheker in einer Apotheke Dienste thun müsse, läfst sich nicht abschaffen. Es gehört grofse Fertigkeit zur Ausübung der Apothekerarbeiten, da sie bei manchen Gelegenheiten mit grofser Schnelligkeit müssen verrichtet werden. Ueberdies würde es den Apothekern an Arbeitern fehlen, da sie doch nicht Alles selbst verrichten, und auch nicht unwissende Arbeiter gebrauchen können. Vier Lehrjahre scheinen zu viel, wenn der Jüngling mit einiger Bildung die Lehrjahre antreten soll, und man könnte die Zahl um die Hälfte abkürzen. Diese Zeit ist hinreichend genug, um sich so viel Kunstfertigkeit zu erwerben, als nöthig ist; sie wird desto leichter erworben, je älter und je gebildeter der junge Mensch ist. Was er nachher aufser seinem Geschäft erlernt, ist nicht bedeutend. Die französische Einrichtung ist unstreitig die Beste, wenn man von den gesetzmäfsig bestimmten Jahren, zwei für den Lehrlingsstand annimmt. Die Apotheker haben eine grofse Neigung Lehrlinge anzunehmen, die sie nicht zu bezahlen brauchen, und ein weises preufsisches Gesetz erlaubt daher nicht, Lehrlinge anzunehmen ohne Gehülfen, und nicht mehr als Gehülfen.

Es ist ein grofser Schritt für die Ausbildung des Apothekers, dafs die preufsische Regierung wie die französische, eine Erlassung von Dienstjahren festsetzt, wenn der junge Mann auf einer Universität oder in einer Ecole de Pharmacie Vorlesungen hört. Drei Jahre hindurch, nach der französischen Einrichtung, scheint zu viel, besonders da in Frankreich die ganze Dienstzeit nur zu acht Jahren festgesetzt wird; ein Jahr zu wenig. Wenn man von neun Dienstjahren zwei Lehrlingsjahre abzieht, eines dem Gehülfsjahre zurechnet, und dann auf zwei Jahre drei Jahre erläfst, so hat man ein Mittel zwischen den verschiedenen Einrichtungen. In Oesterreich ist, so viel ich weifs, nichts dieser Art geschehen.

In Frankreich werden die jungen Leute fast gezwungen, in einer Ecole de Pharmacie Vorlesungen zu hören, da sie dann nur überall im Reiche Apotheken übernehmen können. Im Preufsischen liefse sich ein viel gelinderer Zwang dadurch anbringen, wenn diejenigen, welche Assessoren oder Räthe bei den Medizinal-Collegien werden wollen, Vorlesungen auf einer Universität müssen gehört haben. Die Franzosen haben in neueren Zeiten die Trennung wissenschaftlicher Anstalten sehr geliebt, und die Ecoles de Pharmacie sind auf diese Weise entstanden; wir

Deutschen bleiben bei den Universitäten. Unstreitig lenkt die Trennung der Anstalten auf einen besondern Gegenstand die Aufmerksamkeit; mehrere Männer beschäftigen sich damit ausschliefslich und es werden neue Thatsachen entdeckt. Aber wenn es nach der Anhäufung von Thatsachen darauf ankommt, sie zusammenzustellen und zu verknüpfen, dann hat die deutsche Einrichtung den Vorzug. Die preufsische Verordnung macht den jungen Leuten zur Pflicht, nur wenige Vorlesungen anzuhören; vielleicht liefse sich eine oder die andere Wissenschaft hinzufügen, z. B. Naturgeschichte und Mineralogie, dagegen aber Pharmacie streichen, die mit der Pharmakologie zusammenfällt; aber es ist sehr weise, dafs man ihnen nicht ansinnt, nach deutscher Weise von allem Andern mehr zu lernen, als von dem, was sie wissen sollen.

Die Prüfungen der Pharmaceuten sind im Preufsischen doppelt. Diejenigen, welche Apotheken in grofsen Städten, deren Namen die Apothekerordnung angiebt, übernehmen wollen, müssen sich von der Ober-Examinations-Commission in Berlin prüfen lassen. Diese Prüfung besteht aus einem vorbereitenden Examen oder Tentamen, wo der Candidat eine Stelle aus der preufsischen Pharmakopöe übersetzen und erläutern, ferner eine botanische oder chemisch pharmaceutische Aufgabe schriftlich lösen mufs, so wie auch eine Aufgabe zu einem gewöhnlich chemischen Berichte, und zwar alles sogleich und ohne Hülfe. Hierauf folgt der Cursus. Der Candidat erhält zwei Themata pharmaceutica zur schriftlichen Bearbeitung in seiner Behausung; er mufs zweierlei chemisch pharmaceutische Präparate unter Aufsicht in der Hofapotheke anfertigen, ferner ein natürliches Gemisch, dessen Bestandtheile aber bekannt sind, z. B. ein Mineralwasser, oder ein künstliches, so wie einen absichtlich vergifteten Körper chemisch analysiren; er mufs Arzneien nach einigen schwierigen Arzneiformeln sogleich bereiten, einige frische oder getrocknete Pflanzen vollständig demonstriren und wenigstens zehn rohe Arzneimittel, nach ihren Abstammungen, Verfälschungen u. s. w. erläutern. Den dritten Theil des Examens macht die öffentliche Schlufsprüfung, wo er nach Mehrheit der Stimmen die Prädicate: vorzüglich gut, sehr gut, gut, mittelmäfsig oder schlecht erhält.

Nicht so strenge ist das Examen der Apotheker zweiter Klasse, oder für kleinere Städte.' Sie geschieht ebenfalls in drei Terminen. Zuerst mufs der Candidat zwei bis drei Aufgaben schriftlich lösen; dann mufs er zwei Arzneibereitungen übernehmen, welche besondere Kunstfertigkeiten erfordern, zwei Präparate selbst bereiten, endlich in medizinisch gerichtlicher und polizeilicher Beziehung zwei Untersuchungen absichtlich verunreinigter oder vergifteter Substanzen unter schriftlicher Angabe der beobachteten Methode übernehmen; den Beschlufs macht die mündliche Prüfung. Diese Prüfung überhaupt geschieht von dem Provinzial-Medizinal-Collegium.

Der Unterschied zwischen Apothekern in grofsen und kleinen Städten ist ein Nothbehelf gewesen, um den kleinen Städten Apotheker zu verschaffen. Er könnte sich darauf gründen, dafs der Apotheker in der kleinen Stadt von dem Apotheker in der grofsen Stadt zubereitete Arzneimittel nehmen darf. Aber umgekehrt darf auch der Apotheker in der grofsen Stadt von dem Apotheker in der kleinen Stadt zubereitete Arzneien nehmen und mit Recht, denn in kleinen Städten kann man Extracte von frischen wild wachsenden Pflanzen am besten, oft nur allein bereiten. Auf alle Fälle mufs der Apotheker in der kleinen Stadt eine eben so genaue Waarenkenntnifs haben, als der Apotheker in der grofsen Stadt, er mufs nicht weniger die Pflanzen von einander nach ihren feinern, in der Regel schärfern Kennzeichen unterscheiden können, als dieser. Die Schlufsprüfung von dem Provinzial-Collegium scheint nicht hinreichend zu diesem Zwecke. Es scheint, als ob es am zweckmäfsigsten sey, den Unterschied zwischen Apothekern einer grofsen und einer kleinen Stadt ganz aufzuheben und dafür einen Unterschied einzuführen zwischen solchen, welchen man gerichtliche und polizeiliche Untersuchungen anvertrauen kann, welche auch Ansprüche darauf machen Assessoren der Medizinalbehörden oder Räthe zu werden, — denn warum soll der gebildete und kenntnifsreiche Apotheker nicht Sitz und Stimme in den Collegien haben? —

und solchen, welche wenigstens fürs erste keine Ansprüche darauf machen. Für die erste Klasse gehören alle analytisch chemischen Untersuchungen nebst den Abhandlungen, für alle übrigen die sehr zweckmäfsigen Erfordernisse zum Examen eines Apothekers erster Klasse. Von dem Apotheker der jene Ansprüche nicht macht, verlangt man durch analytische Untersuchungen zu viel, und Abhandlungen kann man sich schreiben lassen. Die öffentliche Prüfung ist unschätzbar; sie erweckt Bestrebungen und wirkt auf die Folge; nur mufs sie zweckmäfsig angestellt werden.

Die Prüfung der Pharmaceuten in Frankreich geschieht in den sechs Städten, wo eine Ecole de Pharmacie ist, von Examinatoren, welche die Regierung bestimmt, denen noch jedes Jahr zwei Doctoren der Medizin oder Chirurgie zugegeben werden, welche die Professoren der Ecole auswählen. In den Städten, wo keine Ecole de Pharmacie ist, geschieht die Prüfung von der Jury de Médecine, denen der Präfect vier gesetzmäfsig angenommene Apotheker zugiebt. Sie werden auf fünf Jahre ernannt, können aber ihr Amt noch länger verwalten. In dem Hauptorte eines jeden Departements befindet sich eine solche Jury, bestehend aus zwei am Orte ansäfsigen Doctoren der Medizin, und einem Commissarius, der aus den Professoren eines der sechs Ecoles de médecine genommen ist. Die Regierung ernennt die Mitglieder dieser Jury. Die Prüfung, sie mag geschehen in der Ecole oder von einer Jury, ist dreifach: eine über die Grundsätze der Kunst; die zweite über die Botanik und die Naturgeschichte der einfachen Arzneimittel; die dritte, praktische, dauert vier Tage und besteht wenigstens in neun chemischen und pharmaceutischen Operationen. Um angenommen zu werden, mufs der Candidat zwei Drittel der Stimmen für sich haben. Dann erhält er ein Diplom, welches er zu Paris dem Préfet de Police, und in den andern Städten dem Präfekt des Departements vorzeigt, dem er auch den Eid leistet, dafs er sein Gewerbe treu und redlich treiben wolle, und darüber gleichfalls ein Diplom empfängt. Die in einer Ecole de pharmacie angenommenen Pharmaceuten können, wie schon gesagt worden, ihr Gewerbe überall treiben, die von einer

Jury angenommenen nur in dem Departement, wo sie angenommen sind.

Das französische Gesetz bestimmt mit Recht eine gleiche Art der Prüfung für alle Apotheker, scheint aber einen geringern Werth auf die Prüfung von einer Jury zu legen, als auf die Prüfung in einer Ecole de pharmacie, und nicht ohne Grund. Es ist nicht leicht zu examiniren, und der, welcher die Wissenschaft nicht vorträgt, versteht es in der Regel gar nicht; auch schreiten solche Männer viel seltener in der Wissenschaft vor, als die, welche sie lehren müssen. Die französische Regierung scheint zu sagen: Wollt ihr mit einem solchen Mann in eurem Departement zufrieden seyn, so möget ihr. Uebrigens ist die Einrichtung der Prüfung sehr zweckmäfsig; erst Prüfung über die Vorkenntnisse, Physik u. s. w., dann über die einfachen Arzneimittel: endlich über die Bereitung. Aber es fehlt die öffentliche Schlufsprüfung, so viel ich weifs, das beste Mittel zu wirken, was sonst keine Prüfung vermag.

Für die innere Einrichtung einer Apotheke haben wir keine so bestimmte und genaue Verfügung, als die Instruction des preufsischen Ministeriums vom 21. October 1819 für die Apotheker-Visitationen, so wie das Circular-Rescript desselben Ministeriums vom 13. März 1820. Es ist immer dieser Gegenstand im Preufsischen genau beachtet worden, und die österreichischen Verfügungen, z. B. die Instruction für Aerzte u. s. w. vom 3. November 1808 und 15. May 1809, haben diese Bestimmtheit nicht. Es ist besonders zu rühmen, dafs im Preufsischen darauf gehalten wird, den Rezeptirtisch von dem Tische zu trennen, wo der Handverkauf geschieht. Die gröfste Gefahr droht von der Verwechselung der Arzneimittel, welche durch jede Störung beim Receptiren veranlafst werden kann. Zwar ist diese Trennung nur durch einen Verschlag bewirkt, um welche der Receptarius leicht heraussehen kann, aber es ist doch etwas. Besser wäre es, ihn in ein besonderes Zimmer einzuschliefsen, wie sie sich neben den meisten Apotheken befinden, und ihm die Mittel zur Mischung hineinzureichen.

Der Verkauf der Gifte auf den Apotheken ist in allen

Ländern erschwert und mit Recht. Man erlaubt aber noch überall unter gewissen Bedingungen, besonders den sogenannten Giftscheinen, zur Vertilgung des schädlichen Ungeziefers Gifte zu verkaufen. Unter diesem Vorwande pflegen die meisten Uebelthäter sich Gift zu verschaffen, wie die Criminalacten beweisen. Man sollte daher diesen Verkauf den Apothekern ganz untersagen, und ihn unter die Aufsicht der Polizei geradezu nehmen. Wenn man dann die Gifte mit andern Mitteln gemengt und in zubereiteten Formen, z. B. als Pillen, verkauft, so wird der Mifsbrauch sehr erschwert, vielleicht ganz gehindert werden. Arsenicalia, Mercurialia, Opiata müssen nach den Vorschriften in den meisten Ländern, jede besonders, aufbewahrt werden, die übrigen Gifte ebenfalls abgesondert, aber zusammen. Die neue preufsische Pharmakopöe bezeichnet sie mit *caute servanda*, und hat eine besondere Tabelle dafür am Ende beigefügt. Der Handverkauf von allen diesen kann nicht erlaubt seyn.

Alle Apothekerordnungen sind davon ausgegangen, das Verhältnifs des Apothekers zum Arzte zu bestimmen. Schon die neapolitanische Medizinal-Verfassung untersagte dem Arzte eine Apotheke zu haben, oder mit einem Apotheker in einer Verbindung in dieser Rücksicht zu stehen. Diese Gesetze wurden oft erneuert, da die Aerzte eine grofse Neigung haben, ihre Arzeneien den Kranken selbst zu reichen. Nur dann darf der Arzt oder der Wundarzt dem Kranken die Arznei selbst geben, wenn an dem Orte keine Apotheke ist. Sehr genau sind die oesterreichischen Vorschriften über die Hausapotheken der Landwundärzte von 1807. Umgekehrt, darf der Apotheker die Kranken nicht selbst behandeln, und nur im Nothfalle, wenn kein Arzt zugegen ist, das thun, was ein jeder thun kann; ja sogar thun mufs. Da Aerzte und Apotheker oft in Streitigkeiten kamen, so haben die Gesetze überall hier genaue Bestimmungen, und in der neuen preufsischen Pharmakopöe ist noch eine Bestimmung hinzugekommen, nämlich, dafs der Arzt beim Ueberschreiten einer gewissen Dosis stark wirkender Heilmittel ein ! hinzusetzen mufs, damit der Apotheker wisse, dafs kein Irrthum vorgefallen sey. Welche

Unannehmlichkeiten dadurch entstanden, dafs der Apotheker meinte, der Arzt habe sich geirrt, dieser hingegen es nicht wollte gelten lassen, ist allen bekannt, welche Blicke in dieses Verhältnifs gethan haben.

Die Apotheker müssen nach der vereideten Apothekerordnung im preufsischen Staate die Bereitungen der Arzneimittel selbst machen, doch ist ihnen auch erlaubt, sie von einem andern inländischen Apotheker zu kaufen. Diese letztere Erlaubnifs haben die Apotheker, so viel ich weifs, im Oesterreichischen nicht, denn nur unter Bedingungen wurde ihnen 1823 die Einfuhr des Triester und Venetianischen Theriaks gestattet. In den neuern Zeiten, wo viele und sehr gute chemische Fabriken angelegt sind, haben die Apotheker, obgleich unbefugter Weise, von diesen Fabrikanten zubereitete Arzneimittel genommen, und es ist die Frage gewesen, ob dieses nicht könne erlaubt werden. Die neue preufsische Pharmakopöe hat manche Präparate unter die Simplicia versetzt, damit der Apotheker sie kaufen könne. Es läfst sich nicht läugnen, dafs manche Arzneimittel besser im Grofsen bereitet werden, als im Kleinen, und dafs man chemische Fabriken habe, welche untadelhafte Arzneimittel liefern. Es scheint jedoch jetzt noch bedenklich, hierin zu weit zu gehen. Die Apotheker werden sehr gern die Arzneimittel von Fabriken nehmen, wo sie wohlfeil geliefert werden, um sie nach der Taxe zu verkaufen; sie werden sie nicht selbst bereiten, und ihre Lehrlinge und Gesellen werden die Bereitung nicht sehen; der Apotheker wird eine Dispensirmaschine werden. Dieser Grund ist der wichtigste von denen, welche die preufsische technische Medizinal-Deputation in einem Gutachten (Deutsch. Jahrb. d. Pharmacie. 1821. S. 311) angegeben hat, die übrigen möchten leicht zu heben seyn. Die Fabrikanten werden sich gern Visitationen unterwerfen, und es wird Betrug hier eben so wenig, vielleicht weniger, zu fürchten seyn, als in den Apotheken; die Arzneimittel können gewifs eben so wohlfeil, ja noch wohlfeiler, von den Fabrikanten geliefert werden, als von den Apothekern, und das Volk wird einer grofsen, reinlichen Fabrik mehr Zutrauen schenken, als einer kleinen, winkligen Apotheke. Extrakte, Tinkturen

u. dergl. Arzneien werden gleichförmiger, besser und von frischen, wild wachsenden Kräutern leichter bereitet werden in einer Fabrik, als in vielen Apotheken. Ob überdiess die Gehülfen und Lehrlinge in einer Apotheke immer die beste Bereitungsart sehen, ist die Frage; fährt man aber fort, auf die Bildung der Apotheker Sorgfalt zu haben, wie bisher geschehen ist, hält man auf die wissenschaftliche Ausbildung des jungen Mannes nach den gesetzmässigen Dienstjahren, so wird die Vernachläſsigung der Gehülfen und Lehrlinge nicht zu fürchten seyn. Auch die Herabwürdigung des ganzen Standes wird nicht zu fürchten seyn, wenn nur die Fabrikanten, von welchen der Apotheker kaufen darf, ihre ganze Laufbahn als Apotheker gemacht haben, so daſs beide Gewerbe in so fern zu einem einzigen werden, daſs jeder Apotheker eine chemische Fabrik anlegen darf, wenn er nur in seiner Apotheke einen approbirten und vereideten Gehülfen hält, und der Fabrikant Apotheker seyn kann, wenn er Lehrling und Gehülfe in einer Fabrik gewesen ist, und ein Jahr hindurch Receptarius in einer Apotheke. Es versteht sich, daſs Prüfungen und Visitationen bei beiden auf eine gleiche Weise Statt finden müssen.

Der schlechte Zustand der Apotheken in England, der von der unbegränzten Freiheit des Gewerbes herrührt, veranlaſste das Zusammentreten einiger Apotheker in der Apothekerhalle, um eine Niederlage von guten Arzneien für einzelne Apotheken zu veranlassen. Die Sache hatte guten Fortgang, und als die Flotte und die Colonieen anfingen, die Arzneien daher zu nehmen, ging sie in's Groſse, und ist eben wegen dieser Gröſse ein merkwürdiger Gegenstand geworden. Aber zu dieser Gröſse konnte sie nur in England gelangen, wo man Flotten und Colonieen hat. In irgend einem deutschen Staate dergleichen einführen zu wollen, zeugt von einer Unbekanntschaft mit dem, was diese Anstalt der Apothekerhalle in London ist. Sie steht nicht im Geringsten unter der Aufsicht des Staates. Mit derselben Einrichtung würde sie in Deutschland zu einer gewöhnlichen chemischen Fabrik herabsinken, dergleichen wir viele haben. Der Staat müſste sie bei uns unter seine besondere Aufsicht nehmen, aber es wäre zu wünschen, dafs dieses für alle chemische Fabriken der Fall wäre, und eine Bestimmung getroffen würde, von der schon oben die Rede gewesen ist. Immerhin mag eine solche Anstalt im Grofsen eingerichtet werden, aber irgend einer Einrichtung dieser Art ein Monopol zu geben, möchte keinesweges zweckmässig seyn. Noch weniger aber kann man eine solche Anstalt vom Staat errichtet, unter der genauen Aufsicht desselben und mit einem Monopol versehen wünschen. Der Staat mufs keine Geschäfte treiben, die dem Privatmanne gehören, er mufs nur verhindern, dafs kein Geschäft schädlich werde.

Der Handverkauf ist auf den Apotheken sowohl im Preufsischen als in Oesterreich erlaubt, doch sind Vomitoria, Drastica u. s. w. ausgenommen. Aber dieses ist nicht genug, es müssen die Mittel namentlich angegeben werden, welche für den Handverkauf verboten sind. Es giebt eine grofse Menge zusammengesetzter Mittel, welche sich in den neuesten Pharmakopöen nicht finden, aber noch immer im Handverkauf vorkommen, und daher nicht dürfen aufser Acht gelassen werden. In dieser Rücksicht ist auch der zweite Theil der neuen preufsischen Pharmakopöe zweckmäfsig, worin Mittel enthalten sind, welche noch immer gebraucht werden, ungeachtet sie nicht nothwendig vorhanden seyn müssen. Eine preufsische Verordnung will, dafs der Handverkauf nicht unter der Taxe geschehe. Aber dann wird der Nutzen aufgehoben, den das Publikum aus dem Handverkaufe ziehen kann, die Waaren wohlfeiler zu haben. Man wollte durch den Befehl, nicht unter der Taxe zu verkaufen, den Handverkauf vor Verfälschungen sichern. Aber da die Arzneimittel für den Handverkauf einfache sind, oder auf eine bestimmte Weise bereitet und zusammengesetzt werden, so läfst sich auf ihre Güte und Reinheit bei den Apothekervisitationen leicht Rücksicht nehmen.

Das Verhältnifs der Apotheker zu den Materialisten hat, besonders in den früheren Zeiten, grofse Streitigkeiten erregt. Nach und nach fanden es die Apotheker bequemer, die Waaren von den Materialisten zu nehmen, als damit selbst im Grofsenz u handeln. So entstanden fast überall für die Materialisten die Befehle, nicht im Kleinen Apothekerwaaren zu verkaufen. Die preufsische Revid. Apotheker-Ordnung führt die Artikel mit Recht namentlich an, doch ist jetzt eine Revision derselben nach der neuen Pharmakopöe erforderlich. Ueberdiefs sind im Preufsischen sowohl als im Oesterreichischen die Materialisten unter Revision gesetzt.

Dafs man in kleinen Städten Kaffee, Zucker und Gewürze den Apothekern zu verkaufen erlaubt, ist aus Noth geschehen, damit der Apotheker dort seinen Lebensunterhalt finde, weil das Apothekergeschäft nicht hinreicht, ihn zu ernähren. Wenn dieses Geschäft von den übrigen gehörig gesondert ist, was in kleinen Städten, wo es an Raum nicht zu fehlen pflegt, leicht geschehen kann, so läfst sich diese Einrichtung nicht tadeln. Der Apotheker wird dadurch oft ein wohlhabender Mann, und man kann mit grofser Wahrscheinlichkeit darauf rechnen, dafs in den kleinen Städten, wo der Apotheker wohlhabend ist, auch die Apotheke sich in einem guten Stande befindet, und die Vermehrung der Apotheken an kleinen Orten kann nur schädlich seyn.

Ich komme zu den Apothekerbüchern, Dispensatorien, Pharmakopöen. Die Alten hatten keine gesetzmäfsig eingeführte Arzneibücher, weil sie überhaupt keine Medicinalpolizei hatten. Die ältesten Arzneimittel waren sehr einfach; in den ältesten sogenannten *Hippokrat*ischen Schriften kommt nur Oxymel und Ptisane vor. Aber bald wurden die Arzneimittel sehr zusammengesetzt, wie wir aus den spätern Schriftstellern sehen, worin doch viele ältere Arzneimittel angeführt werden. Ich habe oben die Vermuthung geäussert, dafs die Ueppigkeit in Zusammensetzung der Salben auf die sehr zusammengesetzten Arzneimittel geführt habe, denn man brauchte Salben als Arzneimittel, und die äusserlichen Arzneimittel waren bei den Alten viel mannichfaltiger, als die inneren. Auch waren sie weiter in der Bereitung der äufserlichen Arzneimittel gekommen, als der innerlichen; sie kannten Bleipflaster, eine chemische Verbindung von Bleioxyd und fettem Oel; sie bereiteten auf eine ähnliche Weise Pflaster aus Oel und Kupferoxyd.

Galen hat uns das Gedicht von *Andromachus*, dem Leibarzte des Kaisers *Nero*, über den Theriak, aufbewahrt, ein bekanntes, sehr zusammengesetztes Arzneimittel. Eine Menge solcher sehr zusammengesetzten Arzneimittel hat er in seinen zehn Büchern über die Zusammensetzung der Arzneimittel nach den leidenden Theilen des menschlichen Körpers aufgeführt und beurtheilt. In den sieben Büchern über die Zusammensetzung der Arzneimittel nach den Arten, ist blofs von äufserlichen Mitteln die Rede. Wir haben auch zwei Bücher über die Antidota von ihm, und im Anfange sagt er, antidotum sey nicht nur eine Arznei gegen Gifte, gegen die Bisse giftiger Thiere, sondern auch gegen Krankheiten von schlechter Diät. Zu allen setzte man Honig als excipiens; es waren also Electuaria. *Celsus* hat malagmata, emplastra, pastilli, pessa, arida medicamenta, acopa, alle als äufserliche Mittel. Von innerlichen Mitteln hat er nur Antidota (Latwergen) und Catapotia (Pillen). Doch die Alten fanden ihre Zusammensetzungen selbst zu kostbar für das Volk, daher hatte man einfachere Formeln, und nannte solche Arzneimittel *ἐυπόριςα, parabilia.* Sammlungen von solchen Formeln, gleichsam Armen-Pharmakopöen, besitzen wir noch, angeblich von *Dioskorides* und *Galen.*

Unter den Arabern bildete sich die Pharmacie sehr aus, besonders dadurch, dafs der Zucker in allgemeinen Gebrauch kam. Auch war die Destillation ihnen bekannt, doch wandte man sie noch wenig zur Medizin an. Wir haben ein Werk über die Zusammensetzung der Arzneimittel von *Mesue*, welches man lange Zeit als Quelle benutzt hat. Es handelt von den Latwergen (*Electuaria*), Purgiermitteln und auflösenden Mitteln, als Latwergen oder Küchelgen gebraucht; von den eingemachten Mitteln (*condita*), welche aus der Küche in die Apotheke übergegangen waren; von dem Loch (*linctus*); von Syrupen und Rob; von den Küchelgen (*trochisci*); von Abkochungen und Aufgüssen; von den Pulvern; von den Pillen; von den Salben und Pflastern; von den Oelen, hier auch von dem destillirten Baumöl (*oleum philosophorum*) allein; denn von den übrigen destillirten Oelen, sagt *M.*, wolle er besonders reden, wenn er leben bleibe, was aber, so viel ich weifs, nicht geschehen ist. Man sieht, die pharmaceutischen Bereitungen sind weit vollständiger aufgezählt, und auch gründlicher abgehandelt, als bei *Galen*, der sonst unter den Alten der genaueste ist.

Schon in der ersten Medizinalordnung von Kaiser *Friedrich II.* wurden die Apotheker auf das Antidotarium von einem *Nicolaus* verwiesen, dem man den Zunamen *Praepositus* gegeben hat; weil er Vorsteher der hohen Schule zu Salerno war. Der Zusatz *Alexandrinus*, welchen ihm *Haller* giebt und *Scherer* wiederholt, scheint auf einer Verwechselung mit *Nicolaus Myrepsus* zu beruhen. Das Buch ist eine Sammlung von Formeln nach dem Alphabet geordnet; jede Zubereitung fängt mit einer Erklärung des Namens und einer kurzen Angabe der Arzneikräfte an. Die Quellen, woraus er schöpfte, sind die spätern Griechen und Araber; er hat indessen sehr wenige Syrupe, und die destillirten Oele fehlen ganz; überhaupt scheint er die spätern Griechen bei weitem mehr als die Araber benutzt zu haben. Ein, obgleich gelindes Opiat, Requies Nicolai, hat von ihm den Namen bis auf die neuern Zeiten behalten, doch ergiebt sich nicht, ob die Vorschrift von ihm herrührt, oder von einem andern genommen ist. Es sind sehr viele Commentarien über dieses Buch geschrieben, welches in der Regel den Werken des Arabers *Mesue* beigefügt wird.

In der Appenthecker zu Ulm, Gesetz und Ayd vom Jahr 1491, ist der Apotheker auf kein Dispensatorium verwiesen. Es heifst darin: „Zum Sübenden, das er die Beraitung seiner Recepten, nämlich die würdigsten, als da sei Aurea Alexandrina (ein sehr zusammengesetztes Opiat), die grofs tyriaca (Theriaca) und ander Erzneien, die lang Zeit nach Irer Einberaitung und Einmachung in seiner Appentheck belyben sein, und nicht vermischen soll. Es sey dann, das die Leerer und Meister, den das zusteht und gebührt, vor sollich Ordnung seiner Beraitung wohl beschawet und besehen haben" (*Reinhard* z. Gesch. d. Apoth. S. 37.). Diese Art, die Ingredienzien der grofsen Compositionen, namentlich des Theriaks, vorher durch die Aerzte besehen zu lassen, hat nachher noch lange fortgedauert, und ist vermuthlich der Anfang aller Apothekenvisitationen gewesen.

In

In der Medicinalordnung der Stadt Ulm von 1588 heifst es aber: „Wie ihnen vormals zugelassen worden, alle die vermischte Arzencien, so in dem gemeinen Brauch und Fürgang, auch in dem Tageregister begriffen, von mehrer sicherheit und richtigkeit wegen nach dem *Valerio Cordo* und *Leonhardo Fuchsio* zu componiren und dispensiren, also soll angezunt das Dispensatorium Augustanum dazu gethan werden, und sie bei diesen Dreyen zu bleiben schuldig und verbunden sein, damit sich ein jeder Medicus wisse darnach zu richten." Das Buch von *L. Fuchsius*: De componendorum miscendorumque medicamentorum ratione. Basil. 1555. fol. Lugd. 1556. 12. würden wir jetzt ein Lehrbuch der Pharmacie nennen, denn es wird viel darin geredet. In dem ersten Buche findet man eine für die damalige Zeit sehr vollständige Materia medica. Dagegen ist das kleine Werk von *Valerius Cordus* ein wahres Dispensatorium, wie es auch auf dem Titel heifst: *Valer. Cordi* Dispensatorium Norimb. 1535. 8. die erste von einer Menge von Ausgaben. Das Buch mufste wohl einen grofsen Beifall erhalten, da es seit dem Dispensatorium von *Nicolaus Praepositus* das erste wenigstens einigermafsen verbreitete war; denn das Ricettario dei Dottori dell' arte e di medicina del collegio Fiorentino. Fir. 1498. fol. mufs wohl wenig über die Gränzen von Toscana gekommen seyn, da kein Litterator aufser *Maittaire* es gesehen hat. Das Dispensatorium von obgedachten *V. Cordus*, einem Hessen, enthält nur Vorschriften, zusammengesetzte Arzneimittel zu bereiten, die Simplicia werden in dem Prooemium berührt, welches die Ueberschrift hat: Qualem virum Pharmacopoeum esse deceat. Die Arzneimittel sind unter Kapitel gebracht: Confectiones aromaticae, opiatae, Syrupi, Rob, Linctus et solutiva, Pilulae, Trochisci, Unguenta, Emplastra, Praeparationes quaedam Simplicium. Von den ätherischen Oelen ist allerdings die Rede, aber nicht von destillirten Wässern und Weingeist. Den meisten Ausgaben ist aber ein Anhang beigefügt, worin von der Destillation der Schwefelsäure und des Aethers die Rede ist. Die älteste Ausgabe der Pharmacopoea Augustana von 1564 ist mir nicht zu Gesicht gekommen. Ihr gingen die Pharmacopöen von

Lyon 1546 und die von Mantua 1559 vor; es folgte sogleich die von Cölln 1565; alle andere erschienen erst im sechszehnten Jahrhundert und später. Die erste Ausgabe des Dispensatorium Brandenburgicum ist von 1698. Ein sehr gutes Verzeichnifs aller Pharmacopöen findet sich in der Vorrede zu *J. F. Gmelin's* Pharmacie, Ausg. 1792. und ein fortgeführtes noch vollständigeres in der Litteratura Pharmacopoearum coll. ab A. N. a *Scherer*, Lips. 1822., auch als Sect. 7. des Codex medicamentar. Europ. Nach den dort angeführten sind noch zwei gesetzliche Pharmacopöen, eine für Baiern und eine für Hessen erschienen. Zuerst enthielten diese Dispensatorien nur die zubereiteten und zusammengesetzten Arzneimittel mit ihren Wirkungen auf den menschlichen Körper und den Dosen. Dann liefs man bald die Angabe der Wirkungen weg, aber man setzte die Dosen noch hinzu, bis man auch diese wegliefs; beides mit Recht, weil die Angaben nur unbestimmt und oberflächlich seyn können. Die neue preufsische Pharmakopöe setzt die Dosen bei heroischen Mitteln, wenn sie innerlich sollen gebraucht werden, hinzu, und will, dafs der Arzt ein ! beifüge, wenn er die angegebene Dosis überschreitet. Der Arzt kann sich auf mancherlei Weise in der Angabe der Dose auf den Recepten irren, aber man kann von dem Apotheker nicht verlangen, dafs er dieses wisse, und gehörig unterscheide, ob der Arzt sich verschrieben habe oder nicht. Er wird oft, um den Arzt nicht zu beleidigen, schweigen, wenn er auch ein Versehen ahnet; er wird zuweilen als Freund des Arztes ein Recept nicht bereiten wollen, weil es ihm gefährlich scheint, und die Krankheit kann tödtlich werden, weil ein Recept mit grofsen Dosen z. B. von Opium, nicht sogleich bereitet ist. In dieser Rücksicht scheint jene Einrichtung sehr zweckmäfsig.

Die Kennzeichen, Verfälschungen und Verunreinigungen der zubereiteten und zusammengesetzten Arzneimittel, wurden vormals gar nicht angegeben. In den neuern Zeiten hat das Lippische Dispensatorium dieses zuerst hin und wieder gethan, und andere sind darin gefolgt. Am weitläuftigsten ist hierin die Baierische Pharmakopöe. Die neue Preufsische giebt alles dies nur an, wenn eine Ungleichheit oder Verunreinigung bei der Bereitung nach der gegebenen Vorschrift möglich ist, indem vorausgesetzt wird, dafs der Apotheker das Mittel danach bereitet habe. Aber da der Apotheker diese Mittel von einem andern Apotheker kaufen kann, so wäre es doch wohl zweckmäfsiger, von jedem Mittel eine kurze Beschreibung nach den Kennzeichen zu geben, welche man sogleich zu erkennen vermag, und dabei auf die überhaupt möglichen Verfälschungen hinzuweisen. Es scheint überflüssig, die Mittel anzugeben, wodurch eine solche Verfälschung oder Verunreinigung erkannt würde, denn sie können zuweilen sehr verschieden seyn, und man lernt beständig bessere kennen. Ferner ist es überflüssig, Verunreinigungen und Verfälschungen anzugeben, welche auf eine mechanische Weise hervorgebracht werden und leicht durch die äufsern Sinne zu erkennen sind. Die Simplicia (oder die Materia medica) fehlten in den ältesten Pharmacopöen, dann wurden in einigen blofs die Namen aufgenommen, in andern mehr oder weniger weitläuftig beschrieben. Die neue preufsische Pharmakopöe will, dafs nur die Kennzeichen angegeben werden, welche an den Mitteln zu erkennen sind, so wie sie auf den Apotheken vorkommen, und dies scheint sehr zweckmäfsig. Denn wozu eine Beschreibung der Pflanze, welche man in botanischen Büchern finden kann, wenn blofs die Wurzel officinell ist? Von der Angabe und der Erkennung der Verunreinigung und Verfälschung gilt, was eben von den zusammengesetzen oder zubereiteten Mitteln angeführt wurde. Die Angaben der Abkunft und der Bestandtheile der Arzneimittel, sollten so kurz als möglich seyn. Ueberhaupt herrscht in der Verfassung der Pharmakopöen die gröfste Willkühr, und es ist Zeit, dafs eine sogenannte Philosophia pharmaceutica gegeben werde, wie eine Philosophia botanica. Den Anfang hat die neue preussische Pharmakopöe gemacht, aber nur den Anfang.

Die sehr zusammengesetzten Mittel der Alten haben auch eine reiche Materia medica zur Folge. Ohne auf die Parabilia zurückzugehen, nahmen die ersten Verfasser der Dispensatorien auf, was ihnen von den Alten geboten wurde. Nach und nach sah man ein, wie viel Ueberflüssiges man habe, und man suchte sich der Einfachheit zu nähern. Dieses ging schneller, langsamer, nach der Gesinnung der Verfasser der Dispensatorien. In den neuern Zeiten war die Pharmacopoea suecica, wovon die erste Auflage 1775 erschien, diejenige, welche mit einer grofsen Kühnheit eine Menge alter zusammengesetzter Mittel entweder ganz verwarf, oder doch viel einfacher bereiten liefs. Ihr folgte die Londoner Pharmakopöe, und nach und nach andere, doch spät und in der Ferne; so hat z. B. das Dispensatorium Brandenburgicum von 1781 noch sehr viele der alten, mit unnützen Sachen überladenen Formeln. Auch war die Schwedische Pharmakopöe die erste, welche sich nach den Fortschritten der Chemie genau richtete, und auch hierin folgte die Londoner Pharmakopöe, so wie bald nachher die Preussische von 1799 auf eine sehr ausgezeichnete Weise. Manche Pharmakopöen sind noch bis jetzt zurückgeblieben, unter andern, was zu verwundern ist, die Pariser. Auf eine gar sonderbare Weise sprach sich das Unnütze der Pharmakopöen dadurch aus, dafs viele Mittel der Apotheker in den kleinen Städten nicht zu halten brauchte, da doch die Menschen in den kleinen Städten auch wollen gesund werden, wenn eine Krankheit sie befällt, und es nicht verschuldet haben, dafs man sie nicht heilen will.

Aber wenn auch die Arzneikunde, um Wissenschaft zu seyn oder zu werden, zur Einfachheit zurückkehren mufs, so kann man doch dem Arzt nicht verbieten, jene alten sehr zusammengesetzten Arzneimittel zu verschreiben. Sie haben sich auch nicht stören lassen, und jene von den bessern Pharmakopöen verworfenen Mittel sind noch immer im Gebrauch. Noch mehr aber sind sie im Handverkauf, gar oft auf Empfehlung der Aerzte. Die neue Preufsische Pharmakopöe hat daher einen bis dahin ungewöhnlichen Schritt gethan; sie hat diese Arzneimittel in einem zweiten Theil der Pharmakopöe aufgeführt als solche, welche der Apotheker nicht nothwendig zu führen braucht. Dieses hat den Nutzen, dafs solche Mittel, sowohl verschrieben als im Handverkauf, immer auf dieselbe Weise bereitet werden, dafs die Apotheker nicht fernerhin, wie oft geschehen ist, Arcana daraus machen, die sie als ein Eigenthum ihrer Apotheke betrachten, endlich, dafs sie können den Visitationen unterworfen werden, nämlich in so fern, dafs die Visitatoren eines und das andere eben Vorräthige herausgreifen müssen, um solches der Untersuchung zu unterwerfen, damit der Apotheker in Furcht bleibe und nicht Verfälschtes anschaffe. Die neue Preufsische Pharmakopöe hat aber auch die zusammengesetzten Mittel, welche sich nicht aufbewahren lassen, hieher verwiesen, wofür ein dritter Theil zweckmäfsiger gewesen wäre.

Die Apothekenvisitationen sind, wie gesagt, vermuthlich dadurch entstanden, dafs die Aerzte der Stadt die Ingredienzien zu grofsen Zusammensetzungen beschauten, dann auch zu allen Zusammensetzungen. Hieraus entstanden allgemeine Visitationen. Alle Aerzte der Stadt wurden zugezogen, und da doch einer leiten mufste, so war dieser der Physikus. Man kam alle Tage eine oder mehrere Wochen des Morgens zusammen, nahm ein Frühstück ein, wobei die Apotheker wetteiferten, besah einige Arzneimittel, machte dabei Bemerkungen, die nicht selten von der gröfsten Unwissenheit zeugten, und zum Schlusse erfolgte ein grofses Mahl. So waren sie noch in manchen Ländern bis auf die neuesten Zeiten. Diesem Unfug ist in den grofsen Ländern, in Deutschland zuerst gesteuert worden. Im Preussischen müssen die Apotheken wenigstens alle drei Jahre einmal visitirt werden, und zwar durch den Stadtphysikus, oder auf dem Lande durch den Kreisphysikus, mit Zuziehung eines Apothekers, der in der Regel der Medizinalassessor ist, aber auch ein anderer approbirter tüchtiger Apotheker seyn kann. In Oesterreich werden die Apotheken von den Kreis- und Districtärzten jährlich visitirt, und das Kreisamt kann eine Superrevision veranlassen. Auch mufs dort der Apotheker die Visitation bezahlen, nicht aber die Superrevision, wofür der Revisor aber keine Diäten bezieht, wohl aber der Superrevisor; ersterm wird nur Vorspann vergütet. Im Preufsischen bezahlt der Apotheker nichts; die Regierung Alles. Die Vorschriften für die Visitation im Preufsischen sind schon oben als sehr zweckmäfsig gerühmt. Sie lassen noch etwas zu wünschen, nämlich die Rücksicht darauf, dafs alle Arzneimittel — das heifst solche, welche immer vorhanden seyn müssen, von den übrigen sind nur einige gerade vorräthige herauszunehmen — gehörig untersucht werden; denn Erfahrungen gemäfs ist Nachlässigkeit am meisten zu fürchten. Die Arzneimittel müssen die in der Pharmakopöe angegebenen Kennzeichen haben; vielleicht würde eine Farbentafel für die wichtigsten Tinkturen, auch wohl Dekokte nicht überflüssig seyn. Es müssen auch die specifischen Gewichte untersucht werden, wo es die Pharmakopöe verlangt. Endlich ist die Prüfung auf die in der Pharmakopöe angegebenen Verunreinigungen und Verfälschungen zu richten, doch mufs es den Revisoren überlassen bleiben, die Art und Weise dieser Prüfung zu bestimmen, denn hierin ist täglich zu lernen. Es steht dem Apotheker frei, hierbei Gegenvorstellungen zu machen. Die Pharmakopöe mufs Rücksicht auf diese Visitationen nehmen, und es ist dieses auch in der neuern Preufsischen Pharmakopöe geschehen. Nur mufs der Revisor bedenken, dafs bei den Präparaten nur die Verunreinigungen angegeben werden, welche bei der vorgeschriebenen Bereitung möglich sind. Es mufs also der Revisor darauf sehen, ob das Präparat nicht auf eine andere Weise bereitet oder gekauft sey, und mithin noch andere Verunreinigungen und Verfälschungen habe. Ein Supplement zur Pharmakopöe in dieser Hinsicht möchte ganz zweckmäfsig seyn, auch wären dann die Kennzeichen, Verfälschungen und Verunreinigungen der Mittel beizufügen, welche nicht immer vorräthig seyn dürfen. Für grofse Zusammensetzungen sollte der Physikus ein Normalpräparat bei sich führen.

Wenn es auch sehr richtig ist, dafs ein Visitator nicht alle Verfälschungen und Betrügereien enthüllen kann, so hat sie doch aufserordentlichen Nutzen. Sie weckt das Ehrgefühl, sie veranlafst den Herrn, in seiner Apotheke wiederum nachzusehen und zu forschen, ob Alles in Ordnung sey. Ohne Visitation würde sich mancher Apotheker, selbst mit guten Kenntnissen, der Nachlässigkeit ergeben, die besonders bei einem guten Geschäft leicht einreifsen kann.

Das Apothekergewicht ist seit den ältesten Zeiten so eingetheilt, dafs ein Pfund 12 Unzen hat, eine Unze

8 Drachmen, eine Drachme 3 Skrupel. Nun aber findet eine Verschiedenheit Statt; die deutschen und nordischen Nationen theilen den Skrupel in 20 Gran, die Franzosen (vormals) und die Engländer theilen ihn in 24 Gran. In Deutschland war das Nürnberger Medicinalgewicht allgemein angenommen. Es ist etwas gröfser, als das in den meisten Ländern Deutschlands eingeführte Cöllnische Markgewicht; die Drachme Medicinalgewicht ist um $22\frac{5}{64}$ Rechtpfennige (deren das Mark Cöllnisch 65536 hat) schwerer als das Quentchen Cöllnisch Markgewicht. Eine Unze Medicinalgewicht hat $8368\frac{5}{8}$ Rchtpf., die Unze des französischen Troygewichts $8591\frac{1}{8}$ Rchtpf. und die Unze des englischen Troygewichts 8724 Rchtpf. Bekanntlich ist Frankreich allen Staaten mit einem genauen und folgerechten System der Maafse, Räume und Gewichte vorangegangen. Man nahm als Grundlage des Maafses den vierten Theil des Erdmeridians zwischen dem Aequator und dem Nordpol, und bestimmte den zehnmilliontesten Theil desselben als Einheit unter dem Namen Metre. Der hundertste Theil dieses Metres cubirt, giebt den Raumesinhalt für eine Menge Wasser, deren Gewicht im luftleeren Raume bei der Temperatur des schmelzenden Eises das Grundgewicht oder die Einheit des Gewichts unter dem Namen Gramme ist. Uebrigens wird alles nach Decimalzahlen eingetheilt. Im Preufsischen ist der Unterschied zwischen Civil- und Medicinalgewicht durch eine Verordnung vom 16. Mai 1816 aufgehoben. Dieselbe setzt fest, dafs der preufsische Fufs = 139,13 Linien des vormaligen genau bekannten pariser Fufses seyn soll, und das Pfund = dem sechs und sechzigsten Theile von dem Gewichte eines preufsischen Kubikfufses destillirten Wassers im luftleeren Raume und bei 15° Reaum. Quecksilb. Therm. Ein preufsisches Pfund von 16 Unzen oder 32 Loth ist also = 467,711 französ. Grammen. Uebrigens ist die alte Eintheilung des Civilgewichts sowohl als des Medicinalgewichts beibehalten worden; von jenem hat ein Pfund 32 Loth, von diesem, 2 Unzen oder 24 Loth, aber ein Civ.-Loth ist einer halben Med.-Unze völlig gleich. Im Baierischen sind die Gewichte nicht gleich; eine Unze Med.-Gewicht ist = 30 Grammen. Eine Gramme ist = 13,92 Gr. preufs. = 16,10 Nürn-

berg. Med.-Gew., = 13,71 Oesterreich. Med.-Gew., = 16 Baierisch. Med.-Gew. Jede andere Art, die Menge der Arzneimittel zu bestimmen, ist mit Recht im Preufsischen ganz verboten. In der dritten Ausgabe wurde noch die Mensura, das Maafs zu 36 Unzen angegeben und zugelassen, aber auch dieses ist entbehrlich. Früher hatte man noch folgende Maafse: Fasciculus, ein Arm voll, hält 12 Manipulos; Manipulus, eine Hand voll, hält 4 Pugillos; Pugillus, was man mit Fingern fassen kann, oder ungefähr eine halbe Drachme; Congius (Gallon der Engländer) hält 8 Pfunde Medicinalgewicht; eine Pinte oder ein Nöfsel ist einem Pfunde Med.-Gew. gleich. Für die Kranken kann man aber des Maafses nicht entbehren; man rechnet einen Efslöffel voll zu einer halben Unze, einen Theelöffel zu einer Drachme, einen Tropfen zu einem Gran, ungefähr, denn genau können diese Maafse nicht seyn; die ersten Angaben des Gewichts sind in der Regel zu grofs, die letzten zu klein. Es ist bekannt, dafs es seine Schwierigkeiten hat, kleine Mengen mit Genauigkeit zu wiegen; der Arzt mufs sich also hüten, dergleichen von dem Apotheker zu fordern. Beim Verschreiben der Pulver, wo die Menge für jedes Pulver besonders verschrieben ist, thut der Apotheker besser, die ganze Quantität der Ingredienzien zu wiegen, und dann in Pulver zu theilen.

Ueber die Receptirkunst finden sich viele gute Bemerkungen in dem Werke: Pharmaceutische Erfahrungen, vorzüglich die Receptirkunst betreffend v. *G. W. Rüde.* Neue Ausg. Leipz. 1816. 8. Es ist bei den einzelnen Mitteln schon davon geredet worden, wie man beim Verschreiben und Rezeptiren verfahren solle (s. Acacia), und wird noch in der Folge geschehen. Die Beschaffenheit des Receptirtisches sollte in dem Protokoll der Apothekenvisitationen angegeben werden; es ist eine kleine Lücke in der sonst vortrefflichen preufsischen Verordnung über die Visitationen. Denn es kommt viel darauf an, wie dort alles steht und liegt, und sehr nützlich würde es seyn, wenn der Revisor den Receptarius in seinem Geschäft sähe.

In der Medicinalordnung von Kaiser *Friedrich II.* ist schon von einer Taxe für die zusammengesetzten Arzneien die Rede. Die erste mir bekannte Taxe hat Herr *Reinhard* in dem oft angeführten Buche abdrucken lassen. Es werden blofs Composita und Praeparata genannt, keine Simplicia, wie denn auch die Apothekerbücher damals die Simplicia nicht enthielten. Die Namen sind oft sehr schlecht gedruckt, z. B. Triffera (Tryphera), Antithodon, Emagogium u. dgl. m. Hierauf wurde die Taxe den Apothekerbüchern angehängt; ein Gebrauch, der sich bis auf die neuesten Zeiten erhalten hat. Die Absicht der Taxen war zuerst, eine Uebertheuerung der Arzneien von Seiten der Apotheker zu verhindern; in den spätern kam ein anderer Zweck hinzu, nämlich Verringerungen der Preise zu verhüten, wodurch man oft, bei schlechter Waare, Käufer anzulocken sucht. Diese beiden Gründe sind auch diejenigen, welche die Taxen für die Apotheker in allen Ländern, wo Medicinalordnungen sind, erhalten haben. Die Taxen wurden von den Magisträten oder einigen Deputirten aus ihrer Mitte, mit Zuziehung der Materialisten und Apotheker verfertigt; zuletzt nahmen sich die obern Medicinalbehörden der Sache selbst an. Man erlaubte im Allgemeinen dem Apotheker gewisse Procente von der Summe zu nehmen, welche er beim Ankaufe der Waaren verwandte. Sie waren in andern Ländern anders festgesetzt, aber wie man die Bestimmung machen sollte, darüber findet sich in den frühern Zeiten keine Auskunft.

Unstreitig ist die Arzneitaxe ein Gegenstand von der gröfsten Wichtigkeit für die Medicinische Polizei. Die Königl. Societät der Wissenschaften zu Göttingen setzte im Jahre 1794 einen Preis für die beste Abhandlung über Arzneitaxen aus, und ertheilte denselben einer Abhandlung des Bürgermeisters und Physicus *Krügelstein*: Von Verminderung der Arzneipreise und der zu diesem Behuf erforderlichen Dispensatorien und Taxen, Göttingen 1795. Eine andere Concurrenzschrift: Wie können billige Preise der Apothekerwaaren, besonders der zubereiteten Arzneien erhalten und gesichert werden, Stendal 1795, vom Doctor *Jugler* zu Lüchow, theilte die Societät dem berühmten Chemiker und Apotheker *Westrumb* mit, welcher sein Gutachten nach Wunsch der Societät drucken liefs: Bemerkungen über Arzneitaxen und deren Verbindung, veranlafst durch die Concurrenzschrift des Hrn. Dr. *J.* zu L. v. *J. F. Westrumb*, Göttingen 1797, und Bemerk. üb. A. T. u. d. Veränderung veranlafst durch die Concurrenzschrift des Hrn. Dr. *Krügelstein*, Göttingen 1797. Es erschien hierauf ein nöthiger Nachtrag zur Concurrenzschrift von Dr. *Jugler*, Hannover 1798.

Westrumb's Schriften sind unstreitig die wichtigsten über diesen Gegenstand, die Basis aller Bestimmungen über die Arznei-Taxen überhaupt. Sie zeigen, dafs die Urtheile derer, z. B. der meisten Aerzte, welche von dem Geschäft nichts verstehen, durchaus unzutreffend sind. Es ist überhaupt in allen Dingen sehr wichtig, wenn gehörig ausgeführt wird, dafs die von einer Sache nicht reden sollen, welche nichts davon verstehen. *Westrumb* zeigt, wie viel Unkosten der Apotheker hat, bis er die eingekaufte Waare zum Verkauf bringt, und das kann niemand zeigen, der nicht Kenntnisse vom Handel und Kaufmannschaft hat. Der Kaufmann verkauft gar oft zu weit höheren Procenten, als der Apotheker, und er wird nur dann reich, wenn er die Zeitumstände benutzen, wohlfeil einkaufen und theuer verkaufen, kurz, wenn er speculiren kann, welches dem Apotheker eben durch die Taxe verboten ist. Der Apotheker hat, wie jeder Kaufmann, seinen Gewinn von dem Absatze im Verhältnisse zum Einkaufe, er wird bei theuerem Einkaufe und nicht verhältnifsmäfsig vermindertem Absatze gewinnen; es ist als ob er so viel mehr absetzt, als die Waare theurer wurde; er wird überhaupt genommen beim Absatze zusammengesetzter Arzneimittel mehr gewinnen, als beim Absatze der einfacheren. In früheren Zeiten, als der Theriak, die Aurea Alexandrina, die Hiera picra, und andere solche Arzneimittel, welche die Aerzte zum Theil nicht mehr kennen, im allgemeinen Gebrauche waren, konnte der Apotheker geschwinder ein reicher Mann werden, als jetzt. Vom Recepturverkauf hat der Apotheker im Preussischen, wo doch eine hohe Taxe ist, nur gerade den standesmäfsigen Unterhalt für sich und seine Familie, wenn er nicht in einer sehr günstigen Lage in Rücksicht auf Volksmenge, Wohlhabenheit der Einwohner und Nähe anderer

Apotheken sich befindet. Sollte die Homoeopathische Heilmethode sich verbreiten, so müfste man dem Apotheker noch besondere Vortheile zugestehen, um ihn zu erhalten. Was die Apotheker jetzt wohlhabend, ja reich machen kann, sind Lieferungen aller Art, wobei der Gewinn sich vervielfältigt. Hier ist der Apotheker blofs Kaufmann; der Staat mufs ihn als einen solchen behandeln, und ihm sowohl als dem Abnehmer Freiheit lassen, seine Taxe zu setzen, wie er will, denn der Abnehmer kann hierbei seine Vorsichtsmaafsregeln ebenfalls nehmen, wie er will, welches bei dem Privatmanne nicht möglich ist. Es mufs also der Rabatt den Contrahenten überlassen bleiben, wenn auch der Staat einer der Contrahenten seyn sollte. Denn der Apotheker kann die Arzeneien wohlfeiler liefern, wenn er eine bedeutende Menge absetzt, und zwar um so wohlfeiler, je gröfser die Menge ist. Auch der Handverkauf kann für den Apotheker sehr bedeutend werden, nicht allein mit unzubereiteten Arzneimitteln, sondern auch mit zubereiteten, und viele Apotheker haben einen Theil ihres Wohlstandes den zubereiteten Mitteln, welche ein beliebter Arzt auf ihren Apotheken einführte, zu danken! Dafs daraus keine Arcana können gemacht werden, strebt der zweite Theil der Neuen Preufsischen Pharmakopöe zu verhindern. Mir scheint es, dafs man den Handverkauf frei lassen müsse. Die Menge der Gegenstände, welche darin vorkommen, ist so grofs nicht; er kann beschränkt werden auf die Arzneimittel, welche in der Pharmakopöe (wobei jedoch ein solcher zweiter Theil, wie in der neuen Preufsischen seyn mufs) aufgezeichnet sind, mit Ausnahme der giftigen und stark wirkenden Mittel; der Arzt kann selbst armen Kranken eine Erleichterung dadurch verschaffen, dafs er ein Hausmittel anräth, welches im Handverkaufe zu haben ist, und der Physikus wird leichter auf die Güte dieser Arzneimittel Acht haben, wie schon oben erwähnt wurde, als auf die Richtigkeit der Mittel nach Recepten, welches unmöglich ist.

Im Jahre 1815 erschien eine Neue Preufsische Apotheker-Taxe, in deren Einleitung die Verfasser das Verfahren auseinander setzen, welchem sie bei der Verfertigung gefolgt sind. So viel ich weifs, ist dieses hier zum ersten Mal geschehen, auch kenne ich keine andere Taxe, bei welcher dieses überhaupt geschehen ist, und daher kommt die Beurtheilung der Taxen überhaupt auf die Beurtheilung der Preufsischen zurück. Die Verfasser sind den Winken gefolgt, welche *Westrumb* gegeben hatte, in dessen Plan aber keine Ausführung lag. Sie nahmen zur Grundlage eine Ausgabe von 4000 Thalern jährlich zum Ankaufe der Waaren, sie verglichen damit die nothwendigen Kosten, welche die Apotheke jährlich erfordert, sie gaben dem Apotheker, der, seines Geschäfts wegen, so viel rohe Waaren anzukaufen genöthigt ist, jährlich 2000 Thaler zur Unterhaltung seiner Familie und seines Hausstandes überhaupt, und fanden ein Verhältnifs des Einkaufspreises zu den Auslagen und deren Gewinn = 4 : 10. Sie gründeten dieses Verhältnifs auf eine Durchsicht verschiedener Handelsbücher der Apotheker, besonders auf eins, welches 20 Jahre genau durchgeführt war. Es bleibt also 4 : 10 das Grundverhältnifs, und der Preis aller rohen Arzneiwaaren wird danach bestimmt; nur beim Handverkauf kommen Bestimmungen nach 4 : 8 vor. Auch ist dieses Grundverhältnifs bei Arzneimitteln von einfacher Bereitung, z. B. geschnittenen, gestofsenen, beibehalten worden. Nur macht man davon eine Ausnahme sowohl für rohe Arzneimittel, als für einfach zubereitete, wenn die Waare im Ankaufe sehr wohlfeil ist, welche Erhöhung eine beigefügte Tabelle zeigt. Wegen des Abgangs beim Dispensiren rechnet man das Pfund im Ankaufe zu 13 — 14 Unzen im Verkaufe. Bei länger dauernden, schwierigen, verwikkelten Zubereitungen, wird ebenfalls nach der Art der Zubereitung jenes Verhältnifs erhöht; es werden nämlich die Ingredienzien nach Einkaufspreisen addirt, die gefundene Zahl wird dann nach dem Verhältnisse 4 : 11 oder 4 : 12 u. s. w, vermehrt, und nun durch die Ausbeute dividirt, um den Preis einer Unze u. s. w. zu erhalten. Zugleich wird dabei auf den Dispensationsverlust wie vorher Rücksicht genommen. Auch bei Zubereitungen sieht man nicht allein auf die Art der Zubereitung, sondern auf die Wohlfeilheit der Ingredienzien, und erhöht danach das Grundverhältnifs für den Verkaufspreis.

Gegen diese Taxe hat man im Allgemeinen zuerst eingewandt, dafs sie zu hoch sey. Sie ist allerdings hoch. Herr *Razen* in seinem Entwurf einer allgemeinen Arzneimittel-Taxe nach Grundsätzen, Heidelberg 1821, berechnet S. 12, dafs ein und dasselbe Arzneimittel von derselben Qualität nach der Badischen Arzneitaxe um 22 Fl. 13 Kr., nach der Darmstädter um 29 Fl. 20 Kr., nach der Frankfurter um 38 Fl. 52 Kr., nach der Preufsischen um 49 Fl. 15 Kr., und nach der Hannöverschen, als der höchsten, um 49 Fl. 39 Kr. verkauft werde. Man sieht hier beim ersten Blicke den Unterschied zwischen Süd-Deutschland und Nord-Deutschland. Die Bedürfnisse des Lebens sind nämlich weit theurer in Norddeutschland, als in Süddeutschland, wovon sogar jeder Durchreisende sehr bald überzeugt wird. Aber auch dieses abgerechnet, sind die Klagen der Badischen Apotheker über die Unbilligkeit der Taxe sehr grofs gewesen, und Hr. *Razen* zeigt, dafs bei dem Verkaufe einer und derselben Quantität und Qualität von Arzneimitteln, die Einnahme vom Jahre 1821 sich um 1016 Fl. 8 Kr. geringer stelle, wie im Jahre 1812, und dafs die Summe des Verlustes jene der Einnahme um 159 Fl. 32 Kr. übersteige. Hr. *Flachsland* hatte die Taxe für Baden entworfen in der Schrift: Apothekertaxe zur neu eingeführten preufsischen Pharmakopöe. Carlsruhe 1809.

Ein anderer Vorwurf, welchen man der preufsischen Taxordnung macht, beruht darauf, dafs in Berlin die Taxen für das ganze Land verfertigt werden, da doch in Berlin die Kosten der Unterhaltung gröfser sind, als in andern Städten, auch die Einkaufspreise verschieden von denen in Ostpreufsen und am Rhein. Die Apotheker in jenem Lande fanden die Taxe zu hoch, die Apotheker am Rhein zu gering: Ich bin allerdings der Meinung, dafs Ostpreussen, vielleicht auch Pommern und Westpreufsen, die Mark, Schlesien, die Rheinprovinzen, Polen u. s. w. besondere Taxen haben müssen. Nicht allein die Einkaufspreise erfordern eine Aenderung, sondern auch die Kosten der Unterhaltung der Apotheke, und es würde den Behörden in den

Hauptstädten jener Provinzen leicht seyn, auszumitteln, ob das für Berlin gültige Grundverhältnifs auch dort gültig sey. Auf den Gränzen würde die Verschiedenheit der Taxe allerdings Unannehmlichkeit herbeiziehen, aber diese lassen sich nicht ändern; das kleinere Uebel mufs dem gröfseren Nutzen weichen. Die Grundsätze müssen dieselben bleiben; ihre Anwendung mufs sich nach den äufsern Verhältnissen richten. Nur darf kein Unterschied zwischen dem Apotheker in grofsen und kleinen Städten gemacht werden. Denn es wird das Grundverhältnifs von einem Apotheker hergenommen, welcher jährlich 4000 Thaler zum Einkauf von Arzneiwaaren verwendet, welcher ein Geschäft von 4000 Thalern macht, wie der Apotheker sagt, und danach wird sein Gewinn bestimmt. Dieser Gewinn fällt nun um so viel geringer aus, je geringer das Geschäft eines Apothekers ist, wie dieses in kleinen Städten der Fall in der Regel seyn wird. Auch weifs man, dafs selbst bei hohen Arzneitaxen der Apotheker in kleinen Städten, oder bei einem geringern Geschäft von diesem allein nicht reich, oft nicht einmal wohlhabend wird, und es bleibt das einzige Mittel, die Apotheker in kleinen Städten so zu erhalten, dafs sie das Geschäft nicht ganz vernachläfsigen, ihren Gewinn nach dem Gewinn in grofsen Städten zu berechnen. Ein Anderes ist es, wenn man Apotheker von gleich grossem Geschäfte mit einander vergleicht, wo es allerdings sehr auf die Wohlfeilheit des Ortes u. s. w. ankommt.

Sehr gegründet ist auch ein anderer Einwurf gegen diese Taxe. Es werden zu den Kosten für die Unterhaltung der Apotheke auch die Kosten gerechnet, welche Gehülfen, Lehrlinge, Arbeitsleute und ein Theil der Feuerung machen. Aber diese Gehülfen, Lehrlinge u. s. w. sind doch nur zur Verfertigung der zubereiteten Arzneimittel da, und doch wird für diese Zubereitung wiederum etwas gerechnet, indem man nämlich das Verhältnifs 4 : 10 erhöht. Offenbar wird also etwas doppelt gerechnet, und es ist nöthig, dafs diese Summen abgezogen werden. In der That ist dieses dadurch unschädlich geworden, dafs man das Grundverhältnifs für hohe Einkaufspreise berechnete, wie sie vor dem Jahre 1815 bestanden, und nachher niedrige Preise eintraten, wobei doch die Kosten der Unterhaltung nicht eben so erniedrigt wurden; aber gegründet bleibt der Vorwurf immer.

Ueberhaupt sollte das Grundverhältnifs von Zeit zu Zeit einer neuen Untersuchung unterworfen werden. Fallen die Preise der rohen Arzneimittel, und fallen die Kosten des Unterhalts sowohl der Apotheke als des Apothekers und seiner Familie, nicht in gleichem Verhältnisse, so leidet der Apotheker sehr. Steigen, umgekehrt, die Einkaufspreise, und steigen die Kosten des Unterhalts nicht in gleichem Verhältnisse, so leidet das Volk.

Hr. *Razen*, in der oben erwähnten Schrift, nimmt für den Einkaufspreis einen Durchschnittspreis von 12 Jahren an, welches bequem scheint, wenn nicht sonderbare Begebenheiten, wie die Continentalsperre, sich ereignen. Er theilt die rohen Arzneimittel in Klassen, und giebt dem Apotheker von jeder Unze einen bestimmten Gewinn, einen geringern von den wohlfeileren, einen gröfsern von den theuerern. Aber dieser Gewinn ist ganz willkührlich bestimmt. Eben so scheinen mir in den Schriften von Herrn *Hänle*: Entwurf zu einer allgemeinen und beständigen Apothekertaxe, Frankfurt 1818, und *Markus* System einer Arzneitaxe nach Procenten, Erlang. 1821, die Bestimmungen zu willkührlich. Meiner Meinung nach ist ein Grundverhältnifs durchaus erforderlich, um die Taxe nach Gründen und nicht blofs willkührlich zu bestimmen.

Darum scheint es mir auch zweckmäfsiger, wenn die Zubereitung der Arzneimittel nicht besonders bezahlt wird, wie es gewöhnlich geschieht, sondern wenn man auch hier das Grundverhältnifs als Norm annimmt, wie es in der preufsischen Taxe geschehen ist. Aber die Verfasser derselben verfahren bei Erhöhung des Grundverhältnisses willkührlich. Hier sind die mechanischen Zubereitungen von den chemischen zu unterscheiden. Um die Erhöhung des Grundverhältnisses für jene zu finden, mufs man zu den Kosten, welche die Unterhaltung einer Apotheke überhaupt macht, und zu dem Gewinne die Kosten fügen, welche die Unterhaltung der Arbeitsleute, Gefäfse u. s. w. verursacht, und daraus das Grundverhältnifs suchen. Eben so verfährt man, um das Grundverhältnifs für die chemischen Zubereitungen zu finden, indem man die Kosten für den Defectarius, Arbeitsleute, Gefäfse, Feuerung u. s. w. hinzurechnet. Im Grunde ist kein Unterschied zwischen leichtern und schwierigern Arbeiten, denn, die Zuthaten abgerechnet, ist es für die Auslagen des Apothekers einerlei, ob der Gehülfe vorsichtiger, oder weniger vorsichtig dabei verfahren mufs, auch ob er längere oder kürzere Zeit darauf verwendet; einen Gehülfen mufs der Apotheker doch haben, wenn das Geschäft einigermafsen bedeutend ist. Für die Taxe der zubereiteten Arzneien ist es aber durchaus nothwendig, dafs die Ausbeute in der Pharmakopöe angegeben werde, damit nicht die Bestimmung der Willkühr derer überlassen bleibe, welche die Taxe machen. Es ist dieses bisher noch in keiner Pharmakopöe geschehen.

Das Grundverhältnifs mufs bleiben, aber zum Besten des Publikums mag es auf der einen Seite erniedrigt werden, indem es auf der andern verhältnifsmäfsig erhöht wird. Eine kleine Erhöhung des Preises bei wohlfeileren Mitteln wird man sich gern gefallen lassen, indem theure Arzneimittel desto mehr, das heifst verhältnifsmäfsig im Preise erniedrigt werden. Die preufsische Arzneitaxe hat dieses hier und da schon gethan, es läfst sich aber mit Nutzen noch weiter anwenden.

Die Unbequemlichkeit, dafs der Gewinn der Apotheker mit dem Einkaufspreise steigt oder fällt, hat Herrn *Geiger* auf den Gedanken gebracht, ein Taxverfahren zu ersinnen, welches jene Unbequemlichkeit nicht hat. S. dessen Ideen über eine Apothekertaxe von *Ph. L. Geiger*, Heidelb. 1819. Alles Schwankende und Unsichere fällt weg, sagt er, wenn man dem Apotheker auf ein bestimmtes Gewicht (jedoch in Beziehung auf die Menge, welche in der Regel verschrieben wird), ohne Rücksicht auf den Einkaufspreis, einen festgesetzten gleichen Gewinn zuläfst. Gewifs ein sinnreicher Vorschlag. Aber wie will man diesen Gewinn bestimmen, ohne Unbilligkeit für das Publikum, oder den Apotheker? Doch wohl nur dadurch, dafs man Rücksicht nimmt, was der Apotheker an dem gegebenen Orte und zur gegebenen Zeit zur Unterhaltung seiner Apotheke jährlich verbraucht. Da

Da nun gar keine Taxe denkbar ist, ohne auf den Einkaufspreis Rücksicht zu nehmen, wenn auch der Gewinn danach nicht bestimmt wird, da man ferner auf die nothwendigen Ausgaben des Apothekers sehen mufs, um ihm keinen in zwiefacher Rücksicht unbilligen Preis zu bestimmen, so scheint es mir, als ob man auch hier darauf zurückkehren müsse, ein Normalverhältnifs zwischen Einkauf und Verwendung zu suchen, wie es für jede andere billige Taxe erforderlich ist. L — k.

APOZEMA (von *αποζειν*, sieden). Eine Abkochung, ein Absud, Decoct. H — d.

APPARAT (chemischer), nennt man die Geräthschaften zusammengenommen, welche zur Scheidung und Verbindung der Körper gebraucht werden. Der Apparat ist verschieden nach den verschiedenen chemischen Operationen, und ein jeder wird bei der Operation, wozu er angewendet wird, so weit es erforderlich ist, angeführt werden. L — k.

APPARAT, chirurgischer. S. Geräthschaften, chirurgische.

APPARAT, geburtshülflicher. S. Geräthschaften, geburtshülfliche.

APPAREIL. S. Geräthschaften, chirurgische.

APPENDIX VERMIFORMIS, der wurmförmige Anhang des Blinddarms, welcher nur dem Menschen und den menschenähnlichsten Affen eigen ist, indessen doch auch hin und wieder dem Menschen fehlt. Vergl. den Artikel Darmkanal. R — i.

APPERTURA des Beckens. S. Becken.

APPETENTIA, Neigung, Zuneigung, Begehren. Es ist ein allgemeines Naturgesetz, dafs differente Qualitäten sich anziehen oder abstofsen, auch dafs gleiche Qualitäten, räumlich getrennt, sich zu vereinigen suchen. Die Worte Anziehung, Verwandschaft, Wahlverwandschaft, drücken die Erscheinungen der Wirkungen dieses Naturgesetzes aus, je nachdem wir sie vom mechanischen oder chemischen Standpunkte aus betrachten. Aber auch im Gebiete des Lebens wirkt dies Gesetz höchst mächtig, und ist der Grund der wichtigsten Thätigkeiten in demselben, sowohl in dem Gebiet des erzeugenden, plastischen, als des sensiblen Lebens. Ja dafs das sensible Leben zum Mittel für die Thätigkeiten und Zwecke des plastischen Lebens wird, beruht ganz besonders auf diesem Naturgesetze.

Hier geht uns nur die Wirkung desselben im Gebiete des Lebens an, und wir betrachten es als thätig *a)* im plastischen Leben, *b)* im sensiblen Leben, *c)* im Bestimmen der plastischen Thätigkeit durch die sensible und umgekehrt.

Alle plastische Thätigkeit verhält sich als Verwandlung des äufseren in ein inneres, und das innere in äufseres, folglich als Qualitätsveränderung in zwiefach entgegengesetzter Richtung. Der Stoff mufs also fähig seyn, sich zu verwandeln, der äufsere nämlich in organische Substanz und diese in äufsere. Die Verwandlung des äufseren Stoffs in organische Substanz, heifst Assimilation (s. d. Art.). Nicht jede Qualität zeigt sich zu dieser Verwandlung gleich fähig, ob wir schon nicht sagen können, dafs uns absolut zur Verwandlung unfähige Stoffe bekannt sind. Stoff, der mehr als andere fähig ist zu dieser Verwandlung, heifst in dieser Rücksicht assimilirbarer Stoff, und jede Form lebendiger Bildung hat den ihrigen. Unter Mitwirkung des Lichts, der Atmosphäre, des Wassers, erfolgt diese Verwandlung nach dem Gesetz der Aneignung des Gleichen, der Anziehung des Aehnlichen und Vereinigung des Unähnlichen, also nach dem Verhältnifs der Appetenz der Stoffe gegen einander. Da jeder vollkommnere Organismus aus Vereinigung einer Vielheit differenter, organischer Formen zu einem Ganzen in Zweck und Form besteht, so hat jede besondere Form ihr eigenthümliches Verhältnifs von Gleichheit, Aehnlichkeit und Unähnlichkeit zu andern Stoffen. Hierauf beruht alle specifische Wirkung dieser auf einzelne Systeme und Organe des Individuums.

In der nicht organischen Natur treten die Stoffe nach Gleichheit, Aehnlichkeit und Unähnlichkeit auf einmal in ein bestimmtes Verhältnifs zusammen, und ihre neue Verbindung neigt zur Beharrlichkeit. Im Lebendigen aber erfolgt dies Zusammentreten allmählig; der Verwandlungsprocefs ist allein beharrlich, und eben deshalb der Stoff nicht, sondern er beginnt seine Assimilation, erreicht deren Maximum und überschreitet dasselbe. Dadurch wird er endlich dem äufseren wiederum näher verwandt, als dem Lebendigen, und so erfolgt die Zurückwandlung des inneren in äufseres. Wie also die lebendigen Individuen keimen, wachsen, ihre Ausbildung erreichen, sie dann überschreiten und sterben, so auch jeder äufsere Stoff, darin sie aufgenommen wird.

Die Fähigkeit der organischen Formen, mit andern sich zu verbinden (ihre Appetenz, in so fern sie geneigter sind, mit diesem Stoff sich zu verbinden, als mit jenem), bedingt also alle Erzeugung und Erhaltung organischer Masse, und zugleich die Differenz der Wirkung der Aussenreize auf einzelne Systeme und Organe, somit auch alle Arzneiwirkung.

In der sensiblen Sphäre beruht zunächst alle Empfindung auf Unterscheiden der Gleichheit, Aehnlichkeit oder Unähnlichkeit des äufseren mit uns selbst, woher jeder Empfindung zugleich eine Ahnung inwohnt, nach welcher das Empfundene uns mehr oder weniger angenehm oder unangenehm ist; nach dieser Ahnung bestimmen sich, bei den Thieren fast ausschliefslich, bei den Menschen sehr oft, die Regungen des Willens. Allein die Wirkung des Bemerkens des Gleichartigen oder Ungleichartigen auf die Intelligenz ist noch weit auffallender; durch dies Gesetz, nach welchem sich das Gleiche aneignet, das Aehnliche verbindet und das Unähnliche vereinigt, erregt die Vorstellungsweise, die wir hören oder lesen, in uns eine gleiche. Durch dies Gesetz allein werden die Geister wechselseitig angezogen, abgestossen, veranlafst zum weiteren, eigenthümlichen Wirken. Alle menschliche Bildung beruht auf demselben.

Doch um nicht die Grenzen des Artikels eines Wörterbuchs zu überschreiten, kann dies blos hier angedeutet werden, damit noch Raum finde, was im gemeinen Leben als Hauptbegriff der Appetentia gilt, die Bestimmung der plastischen Thätigkeit durch die sensible oder das Gelüsten, welches durch Vorstellung erzeugt wird und das Vegetationsleben bestimmt, also die Begierde nach Gegenständen sinnlichen Genusses. Von dem Begriff Instinct ist sie sehr verschieden, denn dieser bezieht sich auf die eigenthümlich bestimmten Mittel zur Befriedigung der Begierde

Diese selbst ist aber der Drang nach einer Wirkung nach aufsen auf etwas, das unmittelbar Vergnügen gewähren, mittelbar einen thierischen Zweck befördern soll, dieser bestehe nun in dem blofsen Bedürfnifs, die Kräfte in Thätigkeit zu setzen, oder in dem der Sicherheit, der Bequemlichkeit, der Ernährung, der Fortpflanzung, des Beschützens der Erzeugten u. s. w. Sie ist dem Thiere eigen, und macht dessen Charakter aus; die vegetabilische Schöpfung kennt die Begierde nicht, und bis zum Menschen hinauf ist sie der Zweck aller sensiblen Thätigkeiten, denn nur der Mensch kann aufser diesem Zweck dem seinigen auch einen eigenthümlichen, geistigen geben, sich also über die Thierheit erheben, ob er gleich selbst Thier ist, und die Begierde mit den Thieren theilt. Durch sie ist das sensible Leben der Thiere dem plastischen Zweck untergeordnet, folglich unfrei, da es sein Gesetz von aufsen hat.

Es entsteht aber die Frage: wie kann eine Vorstellung, eine Hirnthätigkeit, Veränderungen in den vegetativen Thätigkeiten hervorbringen? Wie können diese nach der Qualität der Vorstellungen gänzlich verschieden seyn? Was für Verbindung findet statt zwischen dem Anblick, dem Bild eines efsbaren Gegenstandes und den Secretionen der Speicheldrüsen, des Magens? Was für eine zwischen der Angst, die durch irgend etwas Furchtbares erregt wird, und der Absonderung der Dickdärme? Man sage nicht, das körperliche Bedürfen bestimme die Begierde; diese wird oft ohne jenes geweckt, und die zurückstofsenden Leidenschaften gehen offenbar von etwas ganz anderem aus. Heftiger wird allerdings die Begierde durch das Bedürfnifs, allein auch wenn dies befriedigt ist, wird die Lust noch aufgeregt. Und gesetzt, die Begierde hätte wirklich das Bedürfnifs allein zum Grunde, so wäre doch nicht nachgewiesen, auf welche Weise das Bedürfnifs des plastischen Lebens eigenthümliche Bewegungsweisen in der sensiblen Sphäre, und wie Reizungen dieser eigenthümlichen Bewegungen der plastischen Sphäre erregen.

Nicht einmal dadurch wird dies erklärbar, dafs das sensible Leben überhaupt auf das plastische gebaut ist, denn keinesweges würde sich hieraus die Abhängigkeit des letzteren vom ersteren begreifen lassen, sondern nur umgekehrt die des sensiblen Lebens vom plastischen.

Am wenigsten würde aber daraus enträthselt werden können, wie die Qualität der Vorstellung so ganz verschiedene Thätigkeiten in der plastischen Sphäre bewirkt, z. B. der Anblick eines lasciven Gegenstandes Regung der Geschlechtslust, der eines leckeren Objects Reizung der Speicheldrüsen u. s. w.

Es ist hierzu ein ganz besonderes System von Organen gebildet, das die sensible Thätigkeit unmittelbar mit der plastischen verknüpft, und in so fern es in's Gehirn den Zustand der Organe des plastischen Lebens reflectirt, ein von den fünf äufseren Sinnen ganz verschiedenes, inneres Sinnensystem darstellt, in so fern es aber Thätigkeiten des Gehirns in die Organe des plastischen Lebens reflectirt, nicht nur das Begehren und Verabscheuen, sondern auch alle die Secretionsveränderungen bewirkt, die mit diesem verbunden sind. Dies ist das System der Gangliennerven.

Jede Vorstellung ist mit einer Thätigkeit des grofsen Gehirns wesentlich verbunden. Sie kann eine Thätigkeitsweise erregen, und zwar in einem der drei Haupttheile des Nervensystems, oder in mehreren zugleich. Erregt sie eine Thätigkeitsweise im grofsen Gehirn ausschliefslich, so ist diese blofs intuitiv. Erregt sie eine im System des kleinen Gehirns und Rückenmarks, so erfolgt Wollen und Bewegen. Erregt sie aber eine im Gangliensystem, so erfolgt Begierde, *appetentia*, oder ihr Gegentheil, zugleich mit bestimmten Secretionsveränderungen.

Alle Nerventhätigkeit ist zwar polarisch, also centrisch und peripherisch zugleich, folglich auch die im sympathischen Systeme; allein dies hat kein gemeinschaftliches, kein Hauptganglion, sondern eine Menge von einzelnen, die unter sich mehr oder weniger in Verbindung stehn. Wird nun eine Hirnthätigkeit in's Gangliensystem reflectirt, so kann sie zunächst nur Ein Ganglion in unmittelbare Thätigkeit setzen. Diese ist aber entweder überwiegend im Ganglion selbst, und hemmt so die peripherischen Nervenwirkungen, die von diesem Ganglion ausgehn; es entsteht Abscheu, Unlust, und mit derselben Stockung der vom

Ganglion beherrschten Absonderungen — oder umgekehrt, sie vermehrt und erhöht die natürliche, peripherische Wirkung der von diesem Ganglion ausgehenden Nerven, somit Vermehrung von Absonderungen, zugleich aber Verlangen und Begehren, *appetentia.*

Umgekehrt, wenn durch das Gangliensystem Hirnthätigkeit erregt wird, so bleibt diese entweder intuitiv, oder sie wird in's System der Nerven der Willkühr reflectirt und spornt zu bestimmten Bewegungen und Willensäufserungen. — Wenn auch hieraus nicht ganz erklärlich wird, wie das vorstellende und vegetabilische Leben ineinander wirken, so ist doch viel gewonnen, dafs wir den Weg gefunden haben, mit welchem diese Wechselbestimmung ausgeführt wird. Neu — n.

APPETIT. Vorstellung von der Annehmlichkeit, welche mit der Befriedigung des Nahrungsbedürfnisses verbunden ist, oder von der man glaubt, dafs sie es seyn werde. Demnach ist Appetit und Hunger zweierlei. S. den Artikel Hunger.

Zum Appetit gehört wesentlich Uebereinstimmung einer Hirnthätigkeit mit einer andern im grofsen Bauchganglion (*plexus coeliacus*). Die des letztern mufs die Secretion der Magenwände und die peristaltische Bewegung in normaler Richtung befördern. Ist der Appetit stark, so wird zugleich die Absonderung der Speicheldrüsen beschleunigt: der Mund läuft voll Wasser.

Hunger und Durst sind sehr verschiedene Empfindungen, von ganz verschiedenen Ursachen abhängig, allein Appetit bezieht sich auf alle Genüsse, der Speisen sowohl, als der Getränke.

Der Appetit kann sowohl von den Magennerven, als von dem Gehirn ausgehn. Im ersteren Falle ist das Bedürfnifs zu essen oder zu trinken sein Grund, und er ist nur die menschlich veredelte Empfindung des Hungers oder Durstes. Aber im zweiten Falle kann sehr wohl eigentliches Nahrungsbedürfnifs gar nicht Statt finden, und dennoch mit der Vorstellung von geniefsbaren Dingen der Wunsch, sie wirklich zu geniefsen, höchst lebhaft werden;

er wird dann unfehlbar mit Beschleunigung der Magen- und Speichelabsonderung, mit Vermehrung der peristaltischen Bewegung, verbunden seyn.

Der von der Vorstellung, vom Gehirn ausgehende Appetit pflegt immer nur auf bestimmte Genüsse gerichtet zu seyn, dagegen der vom Magen ausgehende nicht so bestimmte Genüsse fordert, sondern nur Befriedigung durch Speise und Trank, sey die Qualität auch, welche sie wolle.

Der Appetit nach einem bestimmten Gegenstand kann bis zum krankhaften Grade steigen. Wird er so heftig, dafs alles andere ausgebrochen wird, aufser dem heifs begehrten Genufs, so nennt man ihn *Malacia*, wofern der begehrte Gegenstand ein überhaupt geniefsbarer ist. Ist er dies nicht, verirrt sich die Phantasie so weit, dafs sie zum Appetit nach eigentlich ungeniefsbaren Dingen reizt, als nach Kalk, Kreide, Kohlen, Leder, Holz u. dgl., so nennt man ihn *Pica*. Weit seltener ist die Ursache solchen kranken Appetits ein instinctartiges Streben nach einem heilsamen, arzneiähnlichen Genufs, obgleich solche Beispiele vorhanden sind, als vielmehr Krankheit des Nervensystems und der Phantasie.

Reconvalescenten haben sehr gewöhnlich lebhaften Appetit, der von der Schärfe des Magensaftes bei ihnen ausgeht. Er wird ihnen nicht selten verderblich, da die Gröfse desselben mit ihrer Fähigkeit zu verdauen in keinem Verhältnifs steht, und die Befriedigung neues Fieber zu erregen pflegt, das oft gefährlicher wird, als das überstandene war. Die Thiere begehren nicht leicht, was sie nicht bedürfen, aber der Mensch kann selten die Gränze seiner Genüsse finden, und er bezahlt oft den Vorzug seiner viel lebendigeren Phantasie mit Krankheit oder Ueberdrufs.

Weit häufiger als die fehlerhaften Formen erhöhten Appetits kommen die des verminderten vor; im geringern Grade nennt man den mangelnden Appetit Anorexie, im höhern Dysorexie oder Apositie, die mit Ekel verbunden ist.

Die nächste Ursache des mangelnden Appetits liegt ebenfalls entweder in den Magennerven, oder im Gehirn;

im erstern Falle können diese direct oder indirect afficirt und in ihrer Thätigkeit gehemmt werden. Direct durch schädliche Ingesta, Arzneien, Gifte, durch jede Krankheit der Magenwände, die ihre Thätigkeit hindert. Indirect durch die Einflüsse, welche kranker Zustand anderer Organe auf die Magennerven äufsert, namentlich der übrige Darmcanal, die Leber, Milz, das Pancreas, die Nieren, die Haut u. s. w. Im letztern Falle bringt jede Ekel erregende Vorstellung Anorexie hervor. Dahin ist auch zu rechnen, dafs ein Mensch, der sich mit einer Speise, einem Getränk den Magen überladen hat, wider diesen Genufs Abscheu zeigt, wenn er auch andere Dinge gern geniefst. Idiosynkrasien gegen gewisse Speisen haben ihren Grund allemal im Gehirn, und werden daher leicht durch den Willen überwunden. Neu — n.

APPOSITIO. Darunter versteht man in der Chirurgie denjenigen Theil derselben, der sich mit der Wiederersetzung verloren gegangener Gebilde beschäftigt. Vergl. Rhinoplastik.

Synon. *Prosthesis*, προςθεσις, das Ansetzen, der Ansatz, von προς, gegen und Thesis. E. Gr. — e.

APPROPINQUATIO, die Uebereinanderschiebung der Hirnschalenknochen; sie ist entweder natürlich bei der Geburt eines Kindes, oder widernatürlich, wenn bei einem Bruche des Hirnschädels der verletzte Knochen auf die dura mater sich senkt, und dieselbe drückt.

Synon. *Engisoma*, *Engizoma ossium cranii*, von εγγιζω, nähern. Franz. *Approximation des os du crâne*. An — e. sen.

APSYCHIA. S. Apopsychia.

APTYSTUS (von α und πτυω, spucken), Mangel von Speichel. H — d.

APUS, von πους, Fufs und dem α privativum, fufslos, siehe: Apodia. R — i.

APYREXIA (von α und πυρεσσω, fiebern), der fieberfreie Zustand. Man bezeichnet speziell damit den Zeitraum zwischen zwei Paroxysma in Wechselfiebern, und hier ist es entgegengesetzt der Remission bei den F e b r. c o n t i n u i s, weil da nicht völliger Mangel, sondern nur Nachlafs der Fieberbewegungen vorhanden ist. Das einzige sichere Kennzeichen der Apyrexie ist der völlig normale Pulsschlag.

H — d.

AQUA. S. Wasser.

AQUA. Wasser, welches man über einem oder dem andern Pflanzentheil abdestillirt hat, wird kurz so bezeichnet, daſs man den Namen der Pflanze zu dem Worte Aqua setzt, z. B. Aqua Cinnamomi, Aqua Foeniculi u. s. w. Zuweilen setzt man den Theil hinzu, über welchem das Wasser abdestillirt wird, z. B. Aqua florum Sambuci u. dgl. Das Wasser nimmt nämlich in der Destillation manche flüchtige Stoffe aus den Pflanzen auf, und bekommt dadurch Geruch und Geschmack, besonders werden viele ätherische Oele von dem Wasser aufgenommen, und wenn auch in geringer Menge, doch hinreichend, um dem Wasser den Geruch mitzutheilen. Es giebt zwar einige Pflanzen, welche dem Wasser in der Destillation einen starken Geruch mittheilen, aber doch kein ätherisches Oel geben, z. B. die Lindenblüten, aber daſs sie dennoch ein ätherisches Oel enthalten, nur in geringer Menge, so daſs alles vom Wasser aufgelöſst wird, beweisen die Rosen. In gewöhnlichen Jahren geben die Blumenblätter bei uns zwar ein wohlriechendes Wasser, aber kein Oel; in sehr warmen Jahren hat man allerdings wahres Rosenöl erhalten, so wie es in dem sonnigen Persien immer erhalten wird. Zuweilen ist das ätherische Oel in so groſser Menge im Wasser vorhanden, daſs es davon trübe wird, zuweilen schwimmen sogar Oeltropfen auf dem Wasser. Dieses darf nicht seyn, besonders wenn die Oele sehr stark wirken, und der Apotheker muſs ein solches Wasser nach der Destillation durchseihen. Ein noch gröſseres Versehen ist es, wenn das destillirte Wasser branstig riecht, welches von einem branstigen mit übergegangenen Oele herrührt. Dieses entsteht, wenn nicht genug Wasser bei der Destillation vorhanden ist, so daſs die Pflanzentheile die Wände der Blase oder des Gefäſses, worin die Destillation geschieht, berühren, und dadurch zu sehr erhitzt werden. Denn das Wasser nimmt keine gröſsere Hitze an als von 80° R., und verhindert also, dafs die Pflanzentheile nicht stärker erhitzt werden. Aufser den ätherischen Oelen gehen auch Säuren mit über, und das Schleimigwerden mancher Wässer, z. B. Aqua florum Sambuci, scheint von einer Zersetzung der Säure herzurühren, denn es ist nicht glaublich, dafs Schleim über den Helm gehen sollte. Aber es mögen noch andere flüchtige, weniger bekannte, vielleicht Stickstoffhaltige Stoffe mit übergehen, denn manche Wässer riechen im Anfange unangenehm, verlieren aber bald diesen unangenehmen Geruch, wenn man sie einige Tage in nicht fest verstopften Flaschen stehen läfst. Die Alten hatten viele destillirte Wässer von Pflanzen, welche keine flüchtigen Theile zu enthalten scheinen, und wenn auch ihr Gebrauch zur Arznei nicht mehr zu erneuern seyn möchte, so verdienen sie doch in chemischer Rücksicht Aufmerksamkeit. Giefst man das überdestillirte Wasser auf frisches Kraut und zieht es wiederum ab, so heifst es Aqua cohobata. Von den einzelnen destillirten Wässern wird da die Rede seyn, wo von den Pflanzen, über welchen sie destillirt werden, gehandelt wird; auch ist dieses schon zum Theil geschehen. Die Destillation geschieht gewöhnlich aus einer Blase von Kupfer, die aber einen verzinnten oder noch besser einen zinnernen Helm haben mufs; die Pflanzentheile müssen überall vom Wasser umgeben seyn, auch bringt man das Wasser rasch zum Kochen, damit nicht viel Wasserdämpfe übergehen, ehe das Oel aus den Pflanzenzellen entwickelt ist. Dieses mufs verhütet werden, weil sonst die destillirten Wässer in derselben Menge weniger Oel halten, also nicht kräftig genug sind.

Manche ätherische Oele gehen nicht mit Wasser verbunden über, sondern verlangen Weingeist, z. B. die wohlriechenden Blüten der Hyacinthen, Narcissen, Tuberosen. Ueberhaupt geht von vielen Pflanzen mehr ätherisches Oel über, wenn man dem Wasser Weingeist zusetzt. Solche destillirte Wässer heifsen Aquae destillatae cum vino oder vinosae, weil man sonst Wein zusetzte, oder gar Weingeist und Wein. Da aber der Weingeist in dem Weine nur durch den Weingeist wirkt, so hat man schon lange nur

Weingeist zugesetzt. Der Aqua destillata vinosa ist die Aqua destillata simplex entgegengesetzt.

Die Alten hatten gar viele destillirte Wässer, und unter diesen viele sehr zusammengesetzte. In der Wirtembergischen Pharmakopöe von 1786, welche die alten Zubereitungen sorgfältig beibehalten hat, finden sich Aqua acustica aus wohlriechenden Kräutern, etwas Ammonium und Kampfer, um es auf Baumwolle in die Ohren zu bringen. Aqua Anhaltina, aus wohlriechenden Kräutern, Aqua antiscorbutica aus sehr unwirksamen Kräutern, Bellis, Nummularia, Beccabunga, Veronica u. s. w. Aqua apoplectica von doppelter Art, A. asthmatica, A. balsamica ad Gonorrhoeam Riverii, A. benedicta Rulandi, A. carbunculi, A. carminativa von dreifacher Art, A. confortativa, wozu noch Perlen, Korallen und Hirschhorn kamen, A. cordialis, A. embryonum doppelt, A. epidemica Londinensis, A. epileptica Langii, A. ad Gonorrhoeam Hoffmanni, A. Hirundinum cum Castoreo aus jungen lebendig zerstückten Schwalben mit Bibergeil, auch sine Castoreo mit Viscum quernum, A. hungarica, wovon bei Rosmarin die Rede seyn wird, A. hysterica, A. Loch sani, A. magnanimitatis, A. antimelancholica, A. odorifera, A. physagoga, A. prophylactica, A. splenetica, A. stomachica, A. theriacalis composita und simplex, A. visceralis, A. vulneraria. Sie sind fast alle Aquae vinosae und von gewürzhaften Pflanzentheilen destillirt. Wir haben noch die Aqua aromatica und A. vulneraria vinosa.

Es ist schon oben erinnert worden, dafs die destillirten Wässer, welche von einer Pflanze den Namen haben, da abgehandelt sind, wo von dieser Pflanze die Rede ist.

L — k.

AQUA ANTIMIASMATICA. S. Chlor.

AQUA ANTIMIASMATICA BEISTERI. S. Cuprum.

AQUA BENEDICTA wurde von den alten Chemisten zuweilen das Kalkwasser genannt. S. Kalk.

AQUA BENEDICTA RULANDI. S. Spiefsglanz.

AQUA CALCARIAE. S. Kalk. *Aqua calcis.*

AQUA DESTILLATA. S. Wasser.

AQUAE DESTILLATAE. S. Aqua.

AQUA FORTIS. S. Salpetersäure.

AQUA GRISEA. S. Quecksilber.

AQUA HUNGARICA. S. Rosmarin.

AQUA MERCURIALIS. S. Quecksilber.

AQUA OPHTHALMICA SAPPHIREA. S. Kupfer.

AQUA OXYMURIATICA. S. Chlor.

AQUA PHAGEDAENICA. S. Aetzwasser u. Quecksilber.

AQUA REGIS. S. Chlor.

AQUA SCLOPETARIA. S. Liquor vulnerarius.

AQUA VEGETOMINERALIS. S. Blei.

AQUA VITAE. S. Weingeist.

AQUA VULNERARIA THEDENII. S. Liquor u. Liquor vulnerarius.

AQUAEDUCTUS *s. canalis Fallopii.* Der Fallopische Gang oder Wasserleiter im Schläfenbeine. — Er fängt in der obern Grube des innern Gehörloches (Sinus acusticus) an, geht rückwärts, auswärts über die Paukenhöhle hin, dann hinter derselben herab, und öffnet sich nach aussen zwischen dem Griffel- und Zitzenfortsatze in dem Griffelzitzenloche (Foramen stylomastoideum). Durch ihn tritt der Antlitznerve aus dem Schädel nach aufsen, und die Griffelzitzenschlagader in das Innere des Gehörorgans. — Es geht zu dem Anfangstheile dieses Ganges von der vordern Seite des Felsenbeins eine kleine Oeffnung (Hiatus canalis Fallopii), wodurch der Felsenast vom zweiten Hauptaste des fünften Paares geht, um sich mit dem Antlitznerven zu verbinden. S — m.

AQUAEDUCTUS COTUNNII, s. *Diverticula Meckelii.* Wasserleiter, Wasserbehälter des Labyrinthes im innern Ohre. Zwei kurze Gänge, welche im Labyrinthe mit einer haarfeinen Oeffnung anfangen, und indem sie sich allmählig trichter- oder spaltenförmig erweitern, durch die Substanz des Felsenbeines nach aufsen gehen. Sie sind von der innern Haut des Labyrinths ausgekleidet, können daher das Wasser desselben nach aufsen leiten. Der eine Gang ist die Wasserleitung des Vorhofes (Aquaeductus vestibuli), der andere die Wasserleitung der Schnecke (Aquaeductus cochleae). Jener fängt im Vorhofe gleich unter der gemeinschaftlichen Mündung des obern und hintern Bogenganges in der furchenförmigen Vertiefung (Cavitas sulciformis *Morgagni*, Epist. anat. XII. art. 5.) an, geht auswärts, rückwärts, ferner hinter dem hintern Bogengange abwärts, und endigt sich auf der hintern Fläche des Felsenbeins in der Mitte zwischen dem Foramen acusticum und der Fossa sigmoidea mit einem schiefen nach hinten und aufsen gerichteten Spalte. An einigen Schlafbeinen finde ich statt des Spaltes, eine rundé in eine Furche auslaufende Oeffnung. Die häutige Auskleidung dieses Wasserleiters, erweitert sich neben dem Spalte zwischen den Blättern der harten Hirnhaut, zu einem erbsengrofsen im frischen Zustande mit Wasser gefülltem blinden Sacke, der an den Querblutleiter grenzt und mit Gefäfsen versehen ist, welche nach den Versuchen von *Cotunni* und *Meckel* Quecksilber aus ihm in den Blutleiter führen.

Der Aquaeductus cochleae fängt nahe am runden Fenster in der Scala tympani der Schnecke ebenfalls mit einer feinen Oeffnung an, geht rückwärts, abwärts, erweitert sich, und endigt sich am unteren Felsenwinkel, dem Foramen acusticum gegenüber, mit einer dreieckigen Oeffnung, welche von der Halsvenengrube, die mehr nach aufsen und hinten liegt, durch einen Knochenvorsprung getrennt ist. Es treten zugleich durch diesen Wasserleiter Blutgefäfse (S. *Cassebohm*, de aure hum. T. 5. fig. 8. litt. a.) zur Höhle der Schnecke.

Litt. *Domin. Cotunnii*, de aquaeductibus auris hum. anat. dissertat. Neap. 1760. 4. Neap. et Bonon. 1775. 8.

Phil. Fr. Meckel, diss. de labyrinth. contentis. Argentorati 1777. 4.

S — m.

AQUAE MINERALES. S. Mineralwässer.

AQUALICULUS, eine alte, nicht mehr gebräuchliche Benennung des Magens, mit der man sehr füglich die Wasserzellen des Kameelmagens, oder den zweiten Magen der wiederkäuenden Thiere überhaupt belegen könnte. R — i.

AQUEUS HUMOR, die wässerige Feuchtigkeit des Auges, s. Auge. R — i.

AQUIFOLIUM. S. Ilex.

AQUILA ALBA ist der alte Name von Calomel. S. Quecksilber. L — k.

AQUILARIA. Unter dem Namen Adlerholz, lignum Aquilae, bois d'aigle, kam vormals ein Holz aus Indien, welches Aehnlichkeit mit dem Aloëholze hat, aber eine hellere gelbliche Farbe, und einen viel schwächern Geruch und Geschmack, auch sind die Stücke gewöhnlich gröfser. Es wurde oft mit dem ächten Aloëholz verwechselt, und kam viel häufiger im Handel vor, als jenes. *Samerat* gab ein Stück von diesem Holze, und einen Zweig von dem Baume, welcher es liefert, an *Lamark*, doch fehlten dem Zweige die Fructificationstheile. Indessen befand sich eine Beschreibung derselben auf dem Papiere, worin der Zweig lag, und nach dieser beschrieb *Lamark* den Baum als Agallochum malaccense in der Encyclop. méth. Botan. T. 1. p. 49. und liefs ihn abbilden ill. gen. 7. 356., doch sah er bald, dafs der Baum verschieden von Agallochum sey, und nannte ihn daher Aquilaria. *Cavanilles* nennt ihn Aquilaria ovata (Dissertatio 7 de Monadelphia p. 377. t. 224.), und *de Candolle* hat ihn in dem Prodr. System. natur. Regn. vegetab. T. 2. p. 59. als Aquilaria malaccensis aufgeführt. Der Baum, welcher das ächte Adlerholz liefern soll, heifst bei *Roxburgh* (Catal. Hort. Calcutt. p. 33.) Aquilaria Agallochum, doch beschreibt er ihn nicht genau. Das Agallochum secundarium Rumph. amb. 2. t. 10. nennt *de Candolle* Aquilaria secundaria, und sagt, es unterscheide sich von Aq. malaccensis Lam. durch die nach und nach, nicht schnell zugespitzten Blätter, rechnet es aber zu den wenig bekannten Pflanzen. Aloexylum Loureiro ist sehr von Aquilaria malaccensis verschieden, und gehört, wie *Rob. Brown* nach einem Originalexemplare versichert, zu Ophiospermum. Es ist also die Geschichte dieser Holzarten sehr verwickelt und zweifelhaft. L — k.

AQUILEGIA. *Acklei.* Eine Pflanzengattung aus der natürlichen Ordnung Ranunculaceae, nach dem *Linné*'schen System zur Polyandria Pentagynia gehörig. Sie hat fünf gefärbte Kelchblätter, von *Linné* Blumenblätter, und fünf röhrenförmige unten in einen Sporn verlängerte Blumenblätter, von *Linné* rectaria genannt, wodurch sie sich von den verwandten Gattungen hinlänglich auszeichnet. Eine Art ist vormals gebräuchlich gewesen.

1) *A. vulgaris.* Gemeine Acklei, *Linn.* spec. plant. ed. *Willd.* T. 2. p. 1245. *De Candolle* System. vegetab. T. 1. p. 334. Der Stamm ist mit Blättern besetzt, vielblütig. Die Blätter sind zusammengesetzt, die Blättchen rundlich, mehr oder weniger eingeschnitten, mehr oder weniger glatt. Die Blumenblätter haben einen an der Spitze umgebogenen Sporn. Die Griffel stehen über die Staubfäden nicht hervor, und die Kapseln sind rauh. Die Pflanze wächst im mittlern Europa, auch in Deutschland auf Bergen zwischen Gebüsch und in Wäldern wild, und hat dann eine blaue Blume. Sie wird aber auch häufig in den Gärten gezogen, bekommt dort oft eine rothe, weifse und aus diesen gemischte Farbe, und wird gefüllt, nicht allein durch Vermehrung der Anzahl der Blumenblätter überhaupt, sondern auch durch einzelne Blumenblätter, so dafs eines in dem andern steckt. Die Samen, welche klein, glänzend, schwarz und dreikantig sind, wurden sonst am häufigsten gebraucht, Exantheme herauszutreiben, z. B. Pocken und Masern. Der ausgeprefste Saft des Krautes sollte antiscorbutische Wirkungen haben (*Murray* Appar. med. T. 3. p. 1.). Am häufigsten sind die Blumen gebraucht worden, und werden noch gebraucht, um einen falschen Veilchensyrup darzustellen. Den Geruch giebt man mit Rad. Ireos florentinae.

AQUULA. S. Hornhautbruch.

ARABICUM GUMMI. S. Acacia.

ARACHIS. Eine Pflanzengattung aus der natürlichen Ordnung *Leguminosae*, zur *Diadelphia Decandria Linn.* gehörig. Sie zeichnet sich durch den langröhrenförmigen Kelch, dessen Saum zweilippig ist, aus. Die Blume hat eine umgedrehte Lage. Der zehnte freie Staubfaden ist unfruchtbar. Die Samenhülse ist gestielt im Kelche, kurz, dick, 2 — 4 samig, an den Samen eingezogen. Der Embryo ist gerade, Cotyledonen und Wurzelchen bilden eine gerade Linie.

A. hypogaea. Erdnufs. Erdmandel. Pistache. *Linn.* spec. ed. *Willd.* 2. p. 522. *De Candolle* prodr. 2. p. 474. Diese merkwürdige Pflanze wächst im wärmern Amerika und auch in Ostindien wild. Im Brasilianischen heifst sie

Mundubi. Die Stämme sind kaum einen Fufs lang und liegen. Das Blatt ist gefiedert, aber mit 2 Paar Blättchen. Die Blüten entspringen aus den Blattwinkeln, sind gestielt; die Blume ist röthlich. Nach dem Verblühen dringt die Blüte in die Erde und die Hülse wird dort reif, eine Eigenschaft, welche nicht dieser Pflanze allein, sondern auch andern in dieser Ordnung, z. B. *Lathyrus amphicarpos, Vicia amphicarpa, Trifolium subterraneum*, eigen ist. Die Samen oder vielmehr die Kotyledonen sind efsbar und haben einen angenehmen Mandelgeschmack. Sie geben wie die Mandeln eine Emulsion, welche bei Leiden der Harnblase nützlich seyn soll. Die Samen sind aber bei uns nicht officinell. Sie sollen eine Chocolate geben. L — k.

ARACHNITIS. Die *Tunica arachnoidea*, Spinnwebenhaut, zwischen der harten und weichen Hirnhaut gelegen, ist eben so wie die Pleura und das Peritoneum, ohne Nerven und Gefäfse, ja sie liegt ganz isolirt. Wenn man also vom Brust- uud Bauchfell sagt, dafs sich das sie bedeckende Zellgewebe entzünde und so die Symptome hervorbringe, die man der Entzündung der Membranen selbst zuschreibt, so findet dies auf die Arachnoidea keine Anwendung. Es fragt sich also: ist die Entzündung dieser letzteren Membrane möglich? kommt sie erweislich vor? Erst dann kann die Rede von ihren Erscheinungen und Ursachen, ihrer Prognose und Heilung seyn.

Die erste Frage ist der gleich, ob Entzündung überhaupt von Organen gedenklich sey, die weder Nerven noch Gefäfse haben. Setzt man die Natur der Entzündung allein im Turgor der Gefäfse, man mag nun Beschleunigung oder Stockung des Blutes in ihnen annehmen, so ist gewifs, dafs Theile, die keine Gefäfse haben, sich auch nicht entzünden können. Setzt man aber das Wesen der Entzündung in veränderte Plastik, so wird man einerseits begreifen, warum in allen gefäfsreichen Theilen die Gefäfse bei Entzündung derselben die Hauptrolle spielen, denn sie sind die Träger ihrer plastischen Kraft; andrerseits wird man aber auch sofort einsehen, dafs Organe, die keine Gefäfse haben, dennoch sehr wohl sich entzünden können, nur dafs die Entzündung in ihnen sich ganz anders äufsern mufs, als in

gefäfs-

gefäfsreichen Organen. Denn plastische Kraft äufsert alles, was wächst. Wenn also z. B. die Linse des Auges auch weder Nerven noch Gefäfse hat und selbst in ihrer Kapsel keine nachgewiesen werden können, so ist es doch recht wohl denkbar, dafs die Katarakta mehrentheils, wenn auch nicht immer, Folge der Entzündung der Linse und ihrer Kapsel sey.

Nach dieser Ansicht, die hier blofs angedeutet werden kann, ist also die Entzündung der serösen Häute möglich, und der Weg zur zweiten Frage gebahnt: ist das Vorkommen der Entzündung der Arachnoidea erweislich?

Wir sehen sie oft, besonders bei Rasenden, verdickt; sie ist zuweilen von einer sehr ungewöhnlichen Festigkeit. Wenn dies der Fall ist, hat sie meistens auch stellenweise ihre Durchsichtigkeit verloren. Noch häufiger treffen wir zwischen ihr und der pia mengax, seltener zwischen ihr und der harten Hirnhaut, Exsudate an. Die letztere habe ich nie anders als käsig gesehen: die erstern sind viel öfter wässerig, weit copiöser, und es schwimmen in der Flüssigkeit zuweilen Schleimflocken. Zuweilen, doch selten, sahen Beobachter trübes, molkenähnliches, oder noch dikkeres Exsudat zwischen der Arachnoidea und der weichen Hirnhaut. Zwischen den Gyren des grofsen Gehirns finden sich zuweilen citerähnliche Massen in ziemlicher Menge. Blutige Extravasate dürfen hier nicht in Erwähnung kommen, da ihre Quelle die gefäfslose Arachnoidea nie seyn kann. Zuweilen ist die Arachnoidea mit der harten Hirnhaut verklebt; noch öfter ist sie es mit einzelnen Puncten der weichen Hirnhaut.

Dafs aber die Arachnoidea die Quelle dieser Exsudate sey, kann nur als wahrscheinliche Hypothese anerkannt, nicht mit Evidenz nachgewiesen werden. Gewifs ist, dafs sowohl die Pleura als das Peritoneum sehr oft wässerige oder käsige Exsudate absondern. Die Hydropen der Brust und des Unterleibes entstehen sonder Zweifel allein auf diesem Wege. Da nun die Arachnoidea zum System der serösen Membranen eben so wie jene gehört, und gleiche Exsudate über und unter ihr angetroffen werden, so ist wahrscheinlich, dafs diese aus ihr als ihrer Quelle kommen. Allein sie können auch aus der harten oder weichen Hirnhaut kommen.

Die harte Hirnhaut ist eine tendinöse Membrane. Diese sondern aber ebenfalls zuweilen ähnliche Massen ab, wie die Gelenkgeschwülste zur Genüge beweisen. Die weiche Hirnhaut hat Aehnlichkeit mit den Schleimmembranen, und wie stark diese absondern, ist bekannt. Wie soll also bewiesen werden, dafs nicht diese Membranen, sondern die Arachnoidea, in gegebenen Fällen die Quelle des abgesonderten sey?

Ja nicht einmal die Verdickung und Undurchsichtigkeit einzelner Stellen der Arachnoidea, kann mit Sicherheit als Beweis idiopathischer Veränderung ihrer Ernährung angenommen werden. Denn da sie auf beiden Flächen von der harten und weichen Hirnhaut berührt wird, so ist eben so gut möglich, dafs ihre Metamorphosen Folgen von Thäthigkeitsveränderungen einer dieser beiden Membranen sind.

Es ist also blofs möglich und wahrscheinlich, dafs Arachnitis wirklich vorkomme, keineswegs vollkommen erwiesen. Noch weniger kann ihre besondere Symptomatologie, Prognose, Aetiologie und Kur angegeben werden. In den Artikeln Encephalitis und Hydrocephalus wird das hierüber Nöthige umständlicher vorkommen. Neu — n.

ARACHNOIDEA, Spinnwebenhaut, (anatomisch), von *αραχνη*, Spinne, *αραχνοιδης*, spinnengewebartig. So nennt man die in der Mitte zwischen der harten und weichen Hirnhaut liegende, äufserst zarte, dünne, halbdurchsichtige, seröse Membran, welche das Gehirn und Rückenmark umkleidet, welche *Sömmerring* mit dem Namen Schleimhaut belegte. Sie ist aus Schleim- oder Zellstoffen gebildet, und hat weder Nerven noch Blutgefäfse. Saugadern hingegen füllten in ihr mit Quecksilber *Mascagni* (bei *Ludwig* S. 98.) und *Sömmerring* (de cognit. subtilior. system. lymph. in medic. usu. Cassel 1779. S. 4.) an.

Man theilt sie in den Rückenmarks- und Hirntheil, welche jedoch beide unmittelbar in einander übergehen. — Der Rückenmarkstheil derselben ist sehr weit, und schliefst mit dem Rückenmarke zugleich das gezahnte Band und die Anfangstheile der Nerven, bis zu ihrem Durchtritte durch die harte Haut ein. Sie ist mit der, diese Theile eng umkleidenden weichen Haut nur durch einzelne Fädchen verbunden, kann deshalb durch Einblasen von Luft leicht von ihr aufgehoben werden, und bildet alsdann einen langen Schlauch, der vom Hinterhauptsloche bis zum Kreuzbein herabreicht, und in der Gegend der Bauchwirbel den gröfsten Umfang hat.

Der Hirntheil der Spinnwebenhaut überzieht das ganze Gehirn, ohne sich in die Vertiefungen, Einschnitte und Furchen zwischen die Windungen einzusenken; aber dessen ungeachtet läfst sich am Gehirn die Spinnwebenhaut nicht überall, so wie es am Rückenmarke geschehen kann, von der unterliegenden weichen Hirnhaut aufheben, sondern dies findet nur Statt, wo sie über starke Vertiefungen weggeht, z. B. da, wo sie vom verlängerten Marke brückenartig zum hintern Theile des kleinen Gehirns aufsteigt und die vierte Hirnhöhle schliefst, ferner unter der untern Seite des verlängerten Markes, dann vor dem Hirnknoten unter der Sytrischen Wasserleitung und dem Boden der dritten Hirnhöhle und an einigen andern Orten. —

Wo Nerven und Gefäfse von dem Gehirn und Rückenmarke zu der harten Haut gehen, oder umgekehrt von dieser zu jenen, bildet die Spinnwebenhaut faltenförmige Verlängerungen, Scheiden, welche jene Gefäfse und Nerven bis zum Durchgange durch die harte Haut begleiten, sie dann verlassen und einen innern glänzenden Ueberzug der harten Haut bilden. Diese Ansicht von der Ausbreitung der Spinnwebenhaut hat schon *Sömmerring* (Hirn- und Nervenlehre S. 10.) mitgetheilt, näher und bestimmter hingegen *Bichat* (Tr. des membranes p. 186.) und *Fr. Meckel* (Hdb. d. Anat. Bd. 3. S. 553.). S — m.

ARACHNOIDEA, die Spinnwebenhaut oder die seröse Haut des Gehirns und Rückenmarks (anatom. pathol.). Da von den ältern Anatomen diese Haut übersehen, hernach als ein Blatt der Gefäfshaut (Pia) des Gehirns betrachtet ward, so findet man auch natürlich bei den älteren Schriftstellern keinen krankhaften Zustand derselben besonders angegeben; dafür hat man aber in der neueren und neuesten Zeit desto mehr ihr zur Last gelegt, ohne jedoch die Beschuldigungen erwiesen zu haben. Eine Haut, wie die Arachnoidea, der es gänzlich an Blutgefäſsen fehlt, und von der Niemand erwiesen hat, daſs die wenigen darunter gefundenen einsaugenden Gefäſse ihr wirklich selbst angehören, ist wohl nicht geeignet, mehr als eine indifferente Hülle zu seyn, und so breitet sie sich oben unter der harten Hirnhaut an dieser aus, und unten wiederum über die Gefäſshaut und bildet weiterhin die bekannten Umgebungen des Rückenmarks u. s. w.

Wir haben von *Parent-Duchatelet* und *L. Martinet* ein ausführliches Werk über die sogenannte Entzündung dieser Haut erhalten (Recherches sur l'inflammation de l'Arachnoide cérébrale et spinale ou histoire théorique et pratique de l'Arachnitis. Paris 1821. XXXVII. u. 612. S. in 8.), das auch von einer Commission der K. Akademie d. Wiss. in Paris Lob empfangen hat, allein dasselbe schwerlich verdient. Die sogenannte Arachnitis (richtiger Arachnoditis) ist nirgends nachgewiesen, denn was die Verfasser dafür geben, ist nichts mehr und nichts weniger als eine oberflächliche Hirnentzündung, mit Ausschwitzung plastischer Lymphe, zwischen der Arachnoidea und der Gefäſshaut. Diese, die auch dann ungewöhnlich geröthet und noch gefäſsreicher als sonst erscheint, ist der eigentliche Sitz des Uebels, und von ihr rührt die Ausschwitzung her, so wie auch von ihr und nicht von der Arachnoidea das in andern Fällen krankhaft ausgehauchte Wasser herrührt. Jener Fall ist so häufig, daſs jeder Zergliederer ihn äuſserst oft angetroffen haben muſs, und ich habe ihn wenigstens hunderte von Malen gesehen; ganz vorzüglich stark aber im Lazarethfieber, oder dem eigentlichen Typhus, bei dem auch zugleich die Hirnsubstanz sehr fest und zähe ist. Nie ist dabei eine Spur von Röthe an der Arachnoidea, und hebt man diese von der Gefäſshaut ab, so zieht man sie zuweilen ganz rein ab, allein andere Male hängt auch die Lymphe an ihr fest. Daſs also daraus keine Arachnoditis gemacht werden darf, ist einleuchtend, es ist eine Gefäſsentzündung, die auch sehr mäſsig seyn kann, da man ja so leicht Ausschwitzungen findet, daſs manche daher diese ohne alle Entzündung (z. B. bei dem Croup), doch mit Unrecht, haben annehmen wollen.

Die Verknöcherungen, welche man an der Arachnoidea findet, rühren wohl gewöhnlich von der harten Hirnhaut, und seltener von der Gefäfshaut, wenigstens habe ich sie nie mit ihr verbunden gesehen. An dem Gehirn, besonders an der Sichel, am Zelt sieht man die Verknöcherungen mit ihrer rauhen Fläche an der harten Hirnhaut festsitzen, und ihre glatte Seite von der Arachnoidea überzogen: das spricht wohl genug für jene Idee; die Knochensubstanz kann ja auch nur durch Blutgefäfse abgesetzt werden, und diese fehlen der Arachnoidea. Am Rückenmark sieht es etwas anders aus, ich fand zuerst eine grofse Menge Knochenschuppen an der Arachnoidea des Rükkenmarks in der Leiche eines Mannes, der an Tabes dorsalis gestorben war; das Präparat ist auf unserm Museum, und der Fall ist in *A. B. Hertel* Diss. de cerebri et meningum tumoribus (Berol. 1814. 8.) beschrieben und abgebildet. Einige Jahre darauf sah ich einen ganz ähnlichen Fall in dem Museum zu Pavia, und habe späterhin, wie ich auf Veranlassung des Herrn Grafen *von Itzenplitz* mehrere Schafe untersuchte, die von der Traberkrankheit befallen waren, bei einem derselben mehrere kalkartige Concremente an der Arachnoidea des Rückenmarks gefunden. Diese waren jedoch kleiner und ganz unregelmäfsig, während jene längliche oder viereckige platte Schuppen bildeten, die so an der Arachnoidea safsen, dafs sie mit ihrer äufsern glatten Fläche von derselben überzogen waren, ihre innere rauhere Fläche nach der Gefäfshaut hinwandten, ohne jedoch derselben irgendwo anzuhängen.

Die Blasenwürmer (Cysticercus cellulosae) welche ich auch an menschlichen Gehirnen zwischen der Arachnoidea und Pia gefunden habe, und die zuweilen zwischen den Windungen vorkommen, aber auch im Innern, im kleinen Gehirn, im Corpus striatum u. s. w., haben natürlich nichts mit der Arachnoidea zu thun, sondern bilden sich hier, wie zwischen den Muskelbündeln der ortsbewegenden Muskeln, zwischen den Fleischfasern des Herzens u. s. w., wo ihr Keimstoff hingeräth oder sich erzeugt.

Wenn die hier geäufserten Ansichten gegen die mancher anatomischen Pathologen streiten, welche der Arachnoidea mehr Krankheiten zuschreiben, als den übrigen Gehirnhäuten, so hoffe ich doch, dafs eine unpartheyische Würdigung für jene entscheiden wird. R — i.

ARAEOMETER. Man giebt diesen Namen Werkzeugen, welche bestimmt sind, das specifische Gewicht der Körper durch Einsenken in eine Flüssigkeit zu erforschen. Zuerst bedient man sich ihrer, um das specifische Gewicht der Flüssigkeit selbst, worein das Instrument versenkt wird, zu bestimmen. Es wird gewöhnlich aus Glas verfertigt, besteht aus einer Glaskugel, an welcher eine gläserne cylindrische Röhre angeschmolzen ist. Man pflegt in die Kugel Quecksilber oder Schrotkugeln zu bringen, theils damit das Instrument tief genug einsinke, theils damit die Kugel nach unten, die Röhre nach oben gerichtet werde. An der cylindrischen Röhre sind Grade verzeichnet, gewöhnlich dadurch, dafs man ein Papier, worauf die Grade verzeichnet sind, hineinbringt. Das Instrument sinkt so tief ein, bis es durch sein Gewicht der umgebenden Flüssigkeit das Gleichgewicht hält; es sinkt folglich so tief ein, bis sein Gewicht dem Gewichte der Flüssigkeit gleich ist, welche vorher die Stelle des Instruments einnahm, so weit es nämlich eingetaucht ist. Man sieht also leicht, dafs es in leichtern Flüssigkeiten tiefer einsinkt, als in schwerern, und dafs es durch diese Tiefe die Verhältnisse der specifischen Gewichte anzeigt. Man hat Aräometer, um die Menge des reinen Alkohols im Weingeist und Branntwein zu bestimmen (s. Weingeist); man hat ferner Aräometer, um die Stärke der Säuren zu bestimmen (*Baume's* Aräometer), dann um die Stärke des Biers zu erforschen (Bierproben), und endlich die Stärke der Salzsoolen zu erfahren (S. Salzspindeln). Ein Instrument würde sehr lang werden, so dafs es sich nicht wohl in der Flüssigkeit halten könnte, wenn es alle diese Zwecke erfüllen sollte, daher richtet man zu jedem Zwecke ein besonderes Instrument ein. Man pflegt diese Aräometer zum Unterschiede von den folgenden, Aräometer mit Scalen zu nennen.

Die Aräometer mit Gewichten dienen zur Erforschung

des specifischen Gewichtes fester Körper. Oben ist ein Glasschälchen an die cylindrische Röhre geschmolzen, worauf man den zu prüfenden Körper legt, und so viel Gewicht hinzufügt, bis das Instrument zu einem bestimmten Zeichen eingesenkt ist. Unten ist ein Netz angebracht. Man legt nun den Körper in das Netz unter dem Wasser, und wiederum fügt man so viel Gewichte zu, bis das Instrument wiederum zu demselben Punkte einsinkt. Man wird mehr Gewicht zulegen müssen, da der Körper unter Wasser von dem umgebenden Wasser gehoben wird. Dieser Zusatz zeigt an, um wie viel er gehoben wird, und da er eben so gehoben wird, als Wasser, was denselben Raum einnimmt und an der Stelle des Körpers im Gleichgewicht seyn würde, so findet man das Gewicht des Wassers, was denselben Raum einnimmt, woraus sich also eine Vergleichung des Gewichts des Wassers und des Körpers bei demselben Raumesinhalt, mithin das specifische Gewicht ergiebt. Die Aräometer mit Gewichten können auch zur Bestimmung des specifischen Gewichts der Flüssigkeiten dienen, indem man so viel Gewicht auf die Schale legt, bis das Instrument zu einem bezeichneten Punkte einsinkt. Die aufgelegten Gewichte zeigen die Verhältnisse der specifischen Gewichte an. Das Netz ist an einem solchen Aräometer, wie sich erwarten läfst, überflüssig.

Die Aräometer mit Scalen sind schon lange bekannt. *Gehler* (Physik. Wörterb. Art. Aräometer) zeigt, dafs schon im vierten Jahrhundert nach Chr. Geb. ein dem Aräometer ähnliches Instrument unter dem Namen Baryllium gebraucht worden sey. Die Aräometer mit Gewichten sind von *Fahrenheit* zuerst angegeben worden. Das Wort Aräometer kommt von *ἀραῖος*, *rarus*, locker, specifisch leicht, her. L — k.

ARALIA. Eine Pflanzengattung zu einer kleinen natürlichen Ordnung *Araliaceae* gehörig, und zur *Pentandria Pentagynia*. Diese Ordnung unterscheidet sich von den Umbellenpflanzen durch die Frucht, welche kapsel- oder beerenartig ist. Die Gattung *Aralia* selbst wird durch die Beere charakterisirt.

1) *A. nudicaulis. Linn.* spec. ed. *Willd.* 1. p. 1521. Die Pflanze hat einen kurzen Stamm und nur ein Blatt. Dieses

ist aber grofs, mit einem dreimal dreifach oder dreimal fünffach getheiltem Blattstiel; die Blättchen sind eiförmig länglich. Der Schaft ist kürzer als die Blätter, und trägt wenig Dolden. Die Blumen sind gelblich grün. Sie wächst in schattigen, felsigen Wäldern in Nord-Amerika von Kanada bis Karolina, ist perennirend und hält unsere Winter gut aus, blüht doch selten. Die Wurzel heifst in Nord-Amerika Sarsaparilla, und wird häufig statt der letztern gebraucht.

2) *A. spinosa. Linn.* spec. ed. *Willd.* 1. p. 1520. Der Stamm ist baumartig und wie die Blattstiele stachlicht. Die Blätter sind grofs, doppelt gefiedert; die Blättchen fein gesägt. Die Blütenrispe ist sehr ästig, mit vielen Dolden und grünlich weifsen Blumen. Findet sich in niedrigen, fruchtbaren Wäldern im untern Virginien und Karolina, auch im Lande der Illinois. Sie ist ein Strauch, der bei uns nicht wohl den Winter im Freien aushält, und selten blüht, noch seltener reife Früchte trägt. Man nennt sie in Amerika Angelikabaum. Die Beeren werden dort gar häufig und mit Nutzen gegen rheumatische Schmerzen gebraucht. Man infundirt sie zu dem Ende mit Wein oder Weingeist. L — k.

ARANEA. S. Spinne.

ARAPABACA. S. Spigelia anthelmia.

ARBOR VITAE. S. Thuja.

ARBOR VITAE, der Lebensbaum, die baumartige Ausbreitung der Marksubstanz im kleinen Gehirn. S. Gehirn. R — i.

ARBUTUS. Diese Pflanzengattung gehört zur natürlichen Ordnung *Ericaceae* oder *Ericeae* und zur *Decandria Monogynia Linnei.* Der Kelch ist fünftheilig; die Blume krugförmig, mit einem zurückgeschlagenen fünfzähnigen Saume; die Beere fünffächerig und macht das Hauptkennzeichen.

1) *A. Uva ursi.* Bärentraube; Sandbeere. *Linn.* spec. ed. *Willd.* 2. p. 618. Ein kleiner Strauch, welcher mit seinen langen Stämmen und Aesten auf der Erde liegt. Die Blätter sind wechselnd, wie bei allen heideartigen Pflanzen, kurzgestielt, klein, länglich, vorn etwas breiter, ganzrandig, fest, fast lederartig, ganz glatt, oben glänzend, unten weniger glänzend mit einem Netze von hervorstehen-

den Nerven. Dadurch unterscheiden sich die Blätter von den oft dafür eingesammelten Blättern der Preifselbeere (Vaccinium Vitis idaea), welche, unten blässer, ohne hervorstehende Nerven und mit kleinen rostbraunen Punkten versehen sind, dem Anfange eines rostbraunen Filzes. Die Blätter halten viel Gerbestoff, welcher Eisenoxyd schwarz niederschlägt. Aufserdem fand *Arosenius* darin Blattgrün (Chlorophyll), ein weiches in Aether löfsliches Harz, ein braunes, hartes Harz, Extraktivstoff, Zucker, Gummi, und die mit Wasser und Alkohol ausgezogenen Pflanzenfaser wird von Alkali braun, welches daraus Gallertsäure und Extraktabsatz auszieht (*Berzelius*, Lehrb. d. Chemie, übers. von *Wöhler*. Th. 3. S. 829). Das Wirksame befindet sich unstreitig in dem Gerbestoffe. Man braucht das Pulver der Blätter oder das Dekokt derselben, indem der Aufgufs nicht genug auszieht; eine halbe Unze Blätter mit 10 Unzen Wasser bis auf 8 Unzen eingekocht. L — k.

Wirkung und Anwendung. Im Allgemeinen wirkt sie gelinde zusammenziehend, specifik auf die Schleimhäute und die Urinwerkzeuge, gelinde stärkend, bei erhöhter Sensibilität der Urinwerkzeuge beruhigend, die Diuresis vermehrend.

In der Abkochung wendet man sie nach den Empfehlungen von *De Haen*, *Murray* und *Gerhard* innerlich vorzugsweise in folgenden Krankheiten an:

1) Lithiasis, theils um die vorhandene Neigung zur Grieserzeugung und Steinbildung zu beseitigen, theils um die krampfhafte Aufregung der Urinwerkzeuge durch Stein oder Gries zu beruhigen. Im letztern Falle ist ein Dekokt der Hb. Uv. Urs. mit einer Emulsion von Ol. Amygdal. dulc., Ext. Hyoscyam. und Spir. nit. dulc. sehr zu empfehlen.

2) Schleimflüsse zunächst der Harn- und Geschlechtswerkzeuge, aber auch vermehrte Schleimabsonderung der Respirationsorgane nach *Autenrieth*.

3) Wassersuchten, nach *Barton*; allein oder in Verbindung mit Rad. Ononidis spinosae und ähnlichen Diureticis.

4) Exulcerationen, vorzüglich der Harnwerkzeuge.

5) Blutharnen, durch örtliche Schwäche bedingt. O — n.

ARCAEUS WUNDBALSAM. S. Balsam.

ARCANUM. Ein Geheimnifs, am häufigsten ein Geheimmittel. Keine Wissenschaft ist ihrer Natur nach so reich an Geheimnissen als die Medizin, aber am meisten an geheimen Mitteln. Der Begriff ist zwiefach, und es entstehen daraus 2 Klassen von Arcanen. Entweder solche, deren Wirkungsart ihrer Natur nach geheim und unbegreiflich ist, z. B. die sympathetischen Mittel, der Magnetismus. Oder solche, welche nur von ihren Erfindern geheim gehalten werden, entweder aus Ruhmsucht oder aus Gewinnsucht. Zu dieser Klasse haben von jeher, und noch in den neuesten Zeiten, viele Arzneimittel gehört, welche nachher zum Theil als sehr schätzbare Heilmittel öffentlich bekannt und gemeinnützig geworden sind (selbst die China gehörte im Anfange dazu), zum Theil aber nachher als sehr gewöhnliche Dinge erkannt wurden, die ihren Ruf nur dem Schleier des Geheimnisses zu danken hatten (z. B. die Elixiria longae vitae, der *Lenhard*'sche Gesundheitstrank u. s. w.). Noch jetzt wimmelt es in England und an andern Orten, wo schlechte Medizinalpolizey ist, von solchen Arcanen. — Auf jeden Fall ist es eines edlen menschenliebenden Gemüths unwürdig, eine, der Menschheit wirklich wohlthätige, Erfindung, zu seinem persönlichen Vortheil geheim zu halten, indem er dadurch sein Ich höher als das Wohl des Ganzen stellt, und dadurch gegen das Grundgesetz der Moral sündigt. Aber eben so billig ist es auch, dafs das Gemeinwesen ihn dafür belohnt, und ihm die aufgewendete Mühe und Kosten, selbst die dadurch möglichen Vortheile, ersetzt. Daher auch grofsmüthige und liberale Regierungen dergleichen, wirklich Werth habenden, Arcana, den Erfindern abzukaufen, und sie dadurch zu Gemeingut zu machen pflegen. H — d.

ARCANUM BECHICUM WILLIS. S. Schwefel.

ARCANUM CORALLINUM. S. Quecksilber.

ARCANUM DUPLICATUM, dasselbe, was Tartarus vitriolatus, Sal de duobus, Sulfate de Potasse. S. Kali. H — d.

ARCANUM HOLSTEINENSE. S. Kali sulphuricum.

ARCANUM TARTARI. S. Kali aceticum.

ARCHAEUS, s. *Archéus*, von ἀρχή, Anfang, ein Wort, das zuerst *Paracelsus* zur Bezeichnung einer allgemeinen Naturkraft gebrauchte, das hernach aber *J. Bapt. van Helmont* (Ortus Medicinae. Amst. 1652. 4.) näher bestimmte und gerade so betrachtete, wie von den Neueren die Seele oder die Lebenskraft. *Kurt Sprengel* sagt (Gesch. d. Arzneik. 4 Th. 2 Aufl. S. 353), dafs *Helmont* seinen Archeus von dem ἐνορμῶν verschieden gehalten habe, das finde ich aber in der von ihm angezogenen Stelle nicht; vielmehr sagt *Helmont* p. 438, er wisse: „*Adeoque Archeum esse impetum facientem apud Hippocr. extraque, vel praeter quem, nil moveri, sentiri, vel alterari in animantatis. Denique scio, quod Archeus se regulariter moveat, juxta ideam, vel sibi a generante relictam, vel aliam, aliunde ascititiam.*" Es verdient auch das Folgende bei ihm nachgelesen zu werden, wie man überhaupt bei *van Helmont* den Mystiker und den Nacherzähler der lächerlichsten Mährchen, von dem Denker wohl unterscheiden mufs, der gewifs Achtung verdient. Schwerlich hat einer der Neueren besser über das Bestimmte der Formen, über deren Unabhängigkeit vom Archeus u. s. w. gesprochen. Man hätte dies letztere Wort sehr füglich statt Lebenskraft oder ähnlicher Ausdrücke behalten können, denn es drückt an sich nicht mehr aus; allein macht man schon aus der Lebenskraft einen Deus ex machina, wie vielmehr hätte man nicht am Ende unter dem Archeus gesucht, und unserm Fach schadet nichts mehr, als eine solche Verehrung der Nominalerklärungen. R — i.

ARCHANGELICA. Eine Pflanzengattung aus der Ordnung der Doldenpflanzen und zur *Pentandria Digynia Linnei* gehörig, welche vormals mit *Angelica* vereinigt wurde. *Hoffmann* unterscheidet sie aber dadurch, dafs die Samenhülle von dem Kerne ganz gesondert ist, welches nur selten in dieser natürlichen Ordnung vorkommt. Uebrigens sind die Samenhüllen mit dem Samen plattgedrückt, auf dem Rücken mit 3 gekielten, und am Rande mit 2 geflügelten Ribben versehen.

1) *A. officinalis Hoffm.*, *Mertens* und *Koch* Deutschlands Flora 2. p. 390. *Angelica Archangelica Linn.* spec.

pl. ed. *Willd.* 1. p. 1428. *Roem.* et *Schult.* syst. 6. p. 599. *Angelike.* Engelwurzel. Die Pflanze wächst auf hohen Gebirgen, an feuchten Plätzen und Bächen wild. Der Stamm wird bis 5 Fufs hoch, ist sehr dick und hohl. Die Blätter haben grofse Scheiden, sind sehr zusammengesetzt und ganz glatt; die Blättchen eiförmig, spitz gesägt; das Endblättchen dreilappig; die Seitenblättchen oft zweilappig, immer an der Basis ungleich. Die Dolden sind grofs, bestehen aus 30 bis 40 Strahlen; die allgemeine Hülle hat nur wenige Blättchen, die besondere Hülle viele, von der Länge der Strahlen; alle Strahlen sind glatt. Die Blumen haben eine grünliche Farbe. Am Meeresufer der Ostsee wächst eine Pflanze, der Gebirgspflanze ganz ähnlich, auch mit glatten Strahlen und grüner Blume, also nicht übereinstimmend mit Angelica littoralis Fris. Von der ähnlichen Angelica sylvestris unterscheidet man sie bald durch die gelappten Endblätter, die glatten Strahlen, die grüne Blume und den Geruch und Geschmack. Die ganze Pflanze hat nämlich einen sehr durchdringenden gewürzhaften Geruch und Geschmack. Wir gebrauchen die Wurzel. Sie hat einen länglichen, fast walzenförmigen, beinahe einen Zoll dicken Kopf (Rhizom) woran sehr viele dicht zusammenstehende, sehr lange Fasern sich befinden, von der Dicke des Kiels einer Rabenfeder. Die Farbe ist äufserlich fast schwarz, innerlich weifs. Frisch enthält sie einen Milchsaft, der an der Luft gelb wird, daher auch oft gelbe Züge in der trocknen Wurzel. Ausser diesen sieht man aber mit der Lupe kleine Behälter, worin sich ein dunkelbraunes, weiches Harz befindet. Der Geruch hat Aehnlichkeit mit Sellerie, doch ist er viel stärker. Die Angelikawurzel ist von *John*, so wie von *Bucholz* und *Brandes* chemisch untersucht worden. Der erste fand darin ein ätherisches Oel in unbestimmter Menge, ein weiches Harz von demselben Geschmack 6,7, ein bitteres Extrakt 12,5, Gummi 33,5, Inulin 4,0, in Kali löslichen Stoff 7,3, Holzfaser 30,0, Wasser und Verlust 6. *Bucholz* und *Brandes* fanden nach der Angabe von *Berzelius* (Lehrb. d. Chem. Th. 3. S. 753.) ungefähr 0,7 ätherisches Oel, 6,02 weiches Harz, 26,40 Extractivstoff, 34,75 Gummi, 5,46 Stärke (nicht Inulin), 0,66 Extractabsatz, 0,97 Pflanzeneiweifs, 17,5

Wasser, 2,0 Verlust. Die Wirksamkeit liegt ohne Zweifel in dem weichen Harze, welches seine weichere Consistenz unstreitig von noch anhängendem ätherischen Oele hat, und in dem ätherischen Oele selbst. Das Harz löfst sich leicht in Alkohol, Aether und Terpenthinöl auf, auch in Kali, und erweicht sich mit Ammonium. Der Extractivstoff wird nach der Angabe der Untersucher selbst (*Trommsdorff's* N. Journ. der Pharmac. Bd. 1. St. 2. S. 185.) von Gallustinctur nicht niedergeschlagen; er ändert die Eisenoxydsalze wenig, schlägt aber neutrales essigsaures Blei nieder, so dafs die überstehende Flüssigkeit farbenlos erscheint. Dieses deutet auf einen indifferenten Extractivstoff. Man gebraucht von der Angelikawurzel 1) das Pulver, meistens in Verbindung mit China u. s. w., 2) das Infusum; 2 Drachmen mit 8 Unzen Wasser übergossen, eine keinesweges unwirksame Form, da genug Gummi und Extractivstoff in der Wurzel vorhanden ist, um das Harz schwebend zu erhalten. 3) Das Decoct, fast nie für sich allein, sondern dem Chinadecoct zuletzt zugesetzt. 4) Die Tinctur, aus 3 Unzen der Wurzel mit 15 Unzen rectificirtem Weingeist, eine sehr kräftige Form. Vorräthig ist sie nach der neuen Preufsischen Pharmakopöe nicht. 5) Spiritus Angelicae, durch Abziehen von 2 Pfd. rectificirtem Weingeist und einem Pfd. Wasser über 4 Unzen der Wurzel. Auch dieser ist nach der neuen preufsischen Pharmakopöe nicht vorräthig. 6) Das Extract. Nach derselben Pharmacopöe übergiefst man ein Pfund der gepulverten Wurzel mit 5 Pfd. rectificirtem Weingeist, und digerirt 36 — 48 Stunden. Auf den Rückstand giefst man heifses Wasser, 10 Pfd., und läfst es 36 — 48 Stunden stehen, dann prefst man aus. Die wässrige Auflösung läfst man bis zum dritten Theil abdunsten und kalt werden, dann setzt man rectificirten Weingeist zu, so lange noch eine Trübung bemerkt wird. Es geschieht um Pflanzeneiweifs zu scheiden. Nun läfst man die Flüssigkeit stehen, bis sich ein Niederschlag gesetzt hat, worauf man die Flüssigkeit filtrirt. Zu dieser wird die geistige zuerst bereitete Auflösung gesetzt, und der Weingeist durch Destillation abgezogen. Den Rückstand dampft man im Dampfbade bis zur Extractdicke ab. Dieses Verfahren unterscheidet sich von dem früheren dadurch, dafs man Wasser und Weingeist für sich zum Ausziehen anwendet, wo sie weit stärker wirken, als mit einander vermischt. Wir haben noch ein zusammengesetztes Arzneimittel, den Spiritus Angelicae compositus. Er wird nach der neuen preufsischen Pharmakopöe bereitet aus Rad. Angelicae 1 Pfd., Herb. Scordii ½ Pfd., Rad. Valerianae und Bacc. Juniper. von jedem 3 Unzen, worauf man Spirit. Vini rectificatus 3 Pfd., nebst der gehörigen Menge Wasser giefst und 6 Pfd. abzieht, in denen man anderthalb Unzen Kampher auflöst. Man hat die Vorschrift der vorigen Ausgabe der Pharmakopöe nicht ändern wollen, sonst würde man Herba Scordii verworfen haben.

L — k.

Wirkung. Sie wirkt reizend belebend, dabei zugleich ungemein die Energie des Muskel- und Gefäfssystems verstärkend, und steht in dieser Beziehung zwischen der Arnica und Valeriana in der Mitte. Weniger flüchtig, wirkt sie permanenter und durchdringender als die letztere, und ist daher vorzugsweise in allen den Fällen indicirt, in welchen nicht blofs excitirt, sondern auch die Reaction des Muskel- und Gefäfssystems kräftig gehoben werden soll.

Form und Gabe. Zum innern Gebrauche bedient man sich vorzugsweise der Form des Infusum oder einer nicht zu starken Abkochung, und läfst davon alle 2 Stunden einen Efslöffel voll nehmen; von der Tinct. Angelicae giebt man pro Dosis 20 bis 30 Tropfen täglich drei- bis viermal, von dem Extr. Angelicae 10 bis 20 Gran ebenfalls drei- bis viermal täglich. Der Spiritus Angelicae simplex und compositus wird äufserlich zu reizend belebenden Waschungen benutzt.

Anwendung. Innerlich hat man dieses Mittel namentlich gerühmt:

1) bei nervösen Fiebern, mit Neigung zur Colliquation, und Paralyse, bei raschem Sinken der wenigen Kräfte, um die Reaction des Organismus kräftig zu wecken und zu den stärkeren, tonischen Mitteln einen passenden Uebergang zu bilden. Empfehlenswerth ist hier das Infusum in Verbindung mit Serpentaria, Arnica und Aether.

2) Bei putriden Fiebern nervöser Art, in Verbindung mit China und Mineralsäuren.

3) Noch empfehlen sie *Schmidt* und *Vogt* bei asthenischen Brustentzündungen, und vergleichen sie in dieser Rücksicht mit der Rad. Senegae.

Aeufserlich hat man sie zu reizend belebenden Waschungen in den genannten Formen empfohlen, bei örtlicher Schwäche, mechanischen Verletzungen, Quetschungen, Verrenkungen, und endlich mit besonderem Erfolg in nervösen und putriden Fiebern. O — n.

ARCHIATER, *Ἀρχίατρος*, ein ärztlicher Titel im späteren Alterthume, der gewisse Amtsverrichtungen bezeichnete. Der erste, der ihn führte, war *Andromachus* von Creta, der Aeltere, Leibarzt des Kaisers *Nero* (54 — 68 n. Chr.), es ist jedoch bei dem in dieser Zeit noch sehr ungeordnetem Verhältnisse der Aerzte zum Staate nicht genau zu bestimmen, welche Vorrechte und welchen Einflufs auf das allgemeine Betreiben der Heilkunst damit verbunden gewesen seyen. Aus der Berücksichtigung der Umstände, wobei nicht unbeachtet bleiben darf, dafs der Titel Archiater der erste ist, der je einem Arzte als solchem verliehen wurde, und ärztliche Verwaltungs- oder Beaufsichtigungsämter früherhin nie existirt haben, geht als die wahrscheinlichste Annahme hervor, dafs der Kaiser *Nero* seinen Leibarzt dadurch auf eine würdevolle Weise auszeichnen wollte: *Andromachus* sollte als der Erste und Vornehmste in seiner Kunst erscheinen, als *ἀρχὸς τῶν ἰατρῶν*, dafür spricht die Analogie mit ähnlichen Benennungen: *ἀρχιςρατηγὸς*, *ἀρχιγραμματεὸς*, *ἀρχάγγελος*, *ἀρχιμανδρίτης*, *ἀρχιεπίσκοπος* u. m. a. Davon ist denn aber die zweite Annahme unzertrennlich, dafs man einigen Einflufs des Archiaters auf die grofse Zahl der Aerzte wünschte, und ihm vielleicht ein entscheidendes Ansehn bei vorkommenden Streitigkeiten derselben zugestand, was eine lateinische Uebersetzung von *ἀρχίατρος*, superpositus medicorum, die wahrscheinlich aus den Zeiten *Vespasian's* (69 bis 79) herrührt, anzudeuten scheint (*Jo. Ern. Hebenstreit*, Progr. de medicis archiatris et professoribus. Lips. 1741. p. 4.). Der wirklichen Ausführung dieser Idee standen jedoch in der ersten Zeit grofse Hindernisse entgegen, deren Umfang sich von selbst ergiebt, wenn man erwägt, dafs die Hauptstadt der civilisirten Welt beständig mit einer Menge medizinischer Abentheurer von allen Nationen angefüllt war, die keinesweges in der Kategorie gebildeter Aerzte standen, deren Interesse es mit sich brachte, einer gesetzmäfsigen Oberaufsicht über ihren Erwerb so viel als möglich zu widerstreben, und dafs nur erst *Julius Cäsar* und der Kaiser *Augustus* einen Anfang gemacht hatten, die bürgerlichen Verhältnisse der Aerzte festzustellen. (Vergl. *Hecker*, über die römische Medicinalverfassung. In *Hufeland's* Journal der prakt. Heilkunde. Bd. 59. 1824. Novbr. S. 13. — Dess. Geschichte der Heilkunde. Bd. 2. S. 1.) Wahrscheinlich war im Anfange die Archiaterwürde mit der ersten Leibarztstelle am kaiserlichen Hofe insofern verbunden, als nur der vornehmste Arzt dem Kaiser nahe stehen sollte, an sich aber bezeichnete der Titel Archiater keinesweges den Leibarzt, es ist daher ein falscher Sprachgebrauch, wenn man in neueren Zeiten dem Worte diesen Sinn (*ἰατρὸς τõν ἄρχοντος*) untergelegt hat. *Galen* glaubte, zur Bestätigung unserer Ansicht, dafs dem *Andromachus* eine Art von Aufsicht über die Aerzte vom Kaiser anvertraut gewesen sei („*τὸ γοῦν ἄρχειν ἡμῶν — ὑπὸ τῶν κατ' ἐκείνῳ καιρῷ βασιλέων ἦν πεπιρευμένος, ὡς ἐμοί γε δοκεῖ.*" De Theriac. ad Pison. C. 1.). Dies gestaltete sich indessen bald ganz anders, die Leibärzte hörten auf, eine ärztliche Behörde zu bilden, ja sie waren zuweilen selbst nicht durch jenen Titel ausgezeichnet, und das Bedürfnifs erschuf einen ganzen Stand von gelehrten Aerzten, die vom Hofe abgesondert durch Beaufsichtigung des ärztlichen Treibens und durch die Erhaltung medicinischer Kenntnisse der Wissenschaft in den Zeiten des Verfalles erspriefsliche Dienste geleistet haben. Dies waren die *Archiatri populares*, die vom Staate angestellten und besoldeten Aerzte, nicht nur in Rom, sondern auch in den übrigen Städten des römischen Reichs. Ueber *Andromachus*, von dessen Person ursprünglich diese Verbesserung des römischen Medicinalwesens ausgegangen, müssen wir noch beiläufig bemerken, dafs er nach dem vollgültigen Zeugnisse *Galen's* der ihm gewordenen

wordenen Begünstigung vollkommen würdig war. Man rühmt seine gelehrte Bildung und seine Geschicklichkeit; seine Bemühungen um die Arzneimittellehre wurden für sehr verdienstvoll gehalten, wenn sie auch die Vorurtheile seines Zeitalters in Betreff des Wunderglaubens an zusammengesetzte Heilmittel sehr befördert, und durch die Erfindung des weltberühmten Theriaks bis auf die neuesten Zeiten fortgepflanzt haben. Dies Mittel, wozu wir die von *Andromachus* selbst verfafste Vorschrift im elegischen Versmaafse noch besitzen (*Galen.* de Antidot. L. I. c. 6.), vereinigt fast alle wirksamen, oder wenigstens in der damaligen Zeit für wirksam gehaltenen Bestandtheile, und rühmte er es selbst schon als eine Universalmedicin, so kam es späterhin noch mehr in Gebrauch, als sich nur irgend erwarten liefs, so dafs auch Gesunde nach dem Beispiele *Marc Aurel's* sich damit gegen Krankheiten zu schützen suchten. Seine Schriften, die manches Brauchbare enthalten haben sollen, wurden wenig gelesen. (*Galen.* de Comp. med. per genera. L. VI. c. 8. — De Theriac. ad Pison. a. a. O.) Der jüngere *Andromachus*, der Sohn des Archiaters, lebte mit diesem in Rom, und hat mancherlei weitläuftige Zusammensetzungen angegeben, die aber mit denen seines Vaters so vermischt stehen, dafs man sie nicht immer als die seinigen zu erkennen vermag. (*Galen.* de Comp. med. sec. loc. L. I. c. 2. — De Antidot. L. I. c. 7.)

Die Errichtung der städtischen Archiatrie, es ist unbekannt, durch welchen Kaiser sie geschehen, äufserte schon durch die nothwendige Auswahl der Besseren einen günstigen Einflufs auf den ärztlichen Stand. Man überzeugte sich nach *Andromachus* mehr und mehr von der Nothwendigkeit einer durchgreifenden Oberaufsicht über die zahlreichen und so verschiedenartigen Aerzte, es mufste jedoch bei den sich hierbei ergebenden vielfältigen Geschäften einleuchten, dafs sie nicht einem einzigen Archiater anvertraut bleiben konnte. Deshalb wurden deren in vielen Orten mehrere ernannt, wahrscheinlich schon zu Ende des ersten, oder doch gewifs zu Anfang des zweiten Jahrhunderts. Das erste Gesetz, das hierüber sehr genaue Verordnungen giebt, rührt aus der Mitte des ersten Jahrhunderts von *Antonin* dem Frommen (138—161) her. Die kleineren Städte sollten danach fünf, die gröfseren sieben, und die gröfsten zehn von Abgaben und Lasten befreite Aerzte haben. Unter keiner Bedingung sollte diese Zahl vermehrt, wohl aber konnte sie vermindert werden; man sieht also, dafs man nach Gründen der Staatswirthschaft verfahren war. (Digest. L. XXVII. T. I. 1. 6. de excusation. §. 2.) In der That war es auch wohl von dem Kaiser weise gehandelt, die unbedingten Befreiungen von Lasten und Abgaben, die *Augustus* mit rühmlicher Dankbarkeit für seine Lebensrettung durch *Antonius Musa* auf den ganzen ärztlichen Stand ausgedehnt, und dessen Nachfolger zum Theil geschmälert, zum Theil wieder erneuert hatten, auf eine Klasse von Aerzten zu beschränken, die vermöge ihrer wissenschaftlichen Bildung und gröfsern Brauchbarkeit einen höhern Rang einnahmen. In Rom waren nach der Zahl der Bezirke (*regiones*) vierzehn Aerzte, und aufserdem noch einer für die Vestalinnen und einer für die Gymnasien angestellt. Diese Staatsärzte führten nun den Titel *Archiatri populares*, den ihnen die Gesetze zwar nicht immer ausdrücklich, aber doch grofsentheils zugestanden, so dafs darüber kein Zweifel obwalten kann. Sie wurden von den stimmfähigen Bürgern (*Ordo*) und den Grundbesitzern (*Possessores*) gewählt, damit man von ihrem Ruf und ihrer Geschicklichkeit überzeugt wäre, bedurften aber noch der Bestätigung ihrer künftigen Amtsbrüder, von denen, nach einer Verordnung der Kaiser *Valentinian* und *Valens* (364 bis 375, 378) in Rom und den grofsen Städten wenigstens sieben ihnen ihre Stimmen geben mufsten, und dann bekamen sie nicht die erledigte, sondern die unterste Stelle, und rückten nach dem Dienstalter vor, woraus erhellt, dafs die Vorzüge und die Besoldungen der höheren Stellen bedeutender waren. Das Abstimmen geschah indessen nicht nach dem blofsen Rufe des Arztes, der einrücken wollte, sondern wahrscheinlich auch nach einer Art von Prüfung, der sich derselbe zu unterwerfen hatte. (*Symmach.* Epist. L. X. ep. 47.) Dann war noch, wie es scheint, die Bestätigung des Kaisers nöthig, wenigstens in den späteren Zeiten und bei den Archiatern des höheren Ranges, und es bestand eine ausdrückliche Verordnung, dafs man bei Anstellungen dieser Art weder auf Fürsprache der Vornehmen, noch auf Gunst, sondern allein auf Tüchtigkeit sehen sollte. (Codic. Theodos. L. XIII. T. III. l. 8.) Die Besoldungen dieser Staatsärzte bestanden in Naturallieferungen (*annonaria commoda*), von Seiten der Städte, und in wirklichen Gehalten (*salaria*), die ihnen von den Decurionen der Städte verliehen wurden, und seit *Constantin* vom Kaiser bestätigt werden mufsten. Noch viel wichtiger als diese Gehalte waren jedoch die Befreiungen von Abgaben und öffentlichen Lasten, die den nicht angestellten Aerzten nur theilweise zugestanden wurden. Diese Befreiungen traten ebenfalls in Folge der Lebensrettung des Kaisers *Augustus* durch *Antonius Musa* ein, und sie wurden von dessen Nachfolgern zum Theil bestätigt, zum Theil in die nothwendigen Schranken zurückgebracht. Nach einer kaiserlichen Verordnung aus der Mitte des zweiten Jahrhunderts, scheint der Grundsatz gegolten zu haben, Staatsbürger von beschwerlichen Leistungen auszunehmen, deren Verrichtungen für das Ganze vorzugsweise erspriefslich sind, und es werden als solche namentlich die Aerzte bezeichnet. (Digest. L. L. T. 6. 1. 6.) Vor allen begünstigte Kaiser *Hadrian* den ärztlichen Stand, erneuerte dessen Befreiung von Einquartierung, und nahm ihn von allen beschwerlichen Diensten (*famulatus*), namentlich vom Kriegsdienste unbedingt aus. (Digest. L. XVII. T. 1. 1. 6. De excusation. §. 8.). *Antonin* der Fromme, sein Nachfolger, mäfsigte indessen staatswirthschaftlich diese Vortheile, in so fern sie den ganzen ärztlichen Stand betrafen, er sicherte den Archiatern ausgedehntere Begünstigungen für immer, und liefs den übrigen Aerzten nur die minder bedeutenden. Wie weit überhaupt der Staat die nicht angestellten Aerzte in Schutz genommen habe, ist schwer zu entscheiden, indem späterhin von den Befreiungen nur immer so die Rede ist, als hätten allein die Archiater ein Recht darauf gehabt, indessen genossen sie gewifs eine ehrenvolle Behandlung, die ihnen den Vortheil gewährte, zu niederen Dienstleistungen (*sordida munera*) niemals gezwungen zu werden. Es existirt noch eine Zusage dieser Art von *Antonin* und *L. Verus* für Aerzte, die in ihrer Vaterstadt die Heilkunst ausübten, sie sollten jedoch ihre Befreiung ganz verlieren, wenn sie sich an einem andern Orte niederliessen. Es versteht sich von selbst, dafs man hierin mit berühmten Männern billige Ausnahmen machte.

Dafs den aus den Archiatern gebildeten Medicinalcollegien die Aufsicht über die ausübenden Aerzte oblag, so weit diese überhaupt zulässig war, ist ausgemacht. Arme Kranke menschenfreundlich und unentgeltlich zu behandeln, wird den Archiatern in mehreren Verordnungen vorgeschrieben, sonst waren sie aber wie die übrigen Aerzte berechtigt, Belohnungen für geleistete Kuren anzunehmen. Der bedeutendste Beruf der Archiater und für die Erhaltung der Heilkunde der wichtigste, war aber der Unterricht der Studierenden. Sie machten vereint eine Art wissenschaftlicher Behörde aus, und bildeten Lehranstalten, die bei dem Mangel an gröfseren Schulen, denn Alexandrien konnte wohl schwerlich für das ganze römische Reich die Aerzte erziehen, sehr segensreich gewirkt haben mögen, wenigstens soviel das alltägliche Bedürfnifs verlangte, denn von einem allgemeinen wissenschaftlichen Bearbeiten der Heilkunde, konnte unter den obwaltenden Verhältnissen in den späteren Jahrhunderten nicht mehr die Rede seyn. Man duldete späterhin die Wissenschaften nur, ohne sie jemals wieder mit gutem Willen zu begünstigen, und besonders schwand in den westlichen Ländern die allgemeine wissenschaftliche Bildung bis auf geringe Ueberreste. Wenn daher die Archiatervereine nur so viel leisteten, dafs sie eine geringere Art von Aerzten ausbildeten, unter denen sich doch gewifs nur wenige zu einiger Selbstständigkeit erhoben haben, so verdient auch dies schon dankbare Anerkennung. In den östlichen Ländern bildeten sich die wissenschaftlichen Aerzte fortwährend fast sämmtlich in Alexandrien, bis zum Fall der dortigen Schule im Jahre 640, und wenn auch der Eifer der dortigen Jatrosophisten oder Lehrer der Heilkunde von Jahrhundert zu Jahrhundert abgenommen hatte, so konnten doch bei Benutzung der aufgehäuften zahlreichen Hülfsmittel einzelne sich über das Gewöhnliche erheben. Zur Erhaltung des alten Erbgutes hat die städtische Archiatrie gewifs viel beigetragen.

Die Archiaterwürde am Hofe bestand seit *Andromachus* fort, wurde aber im Verlauf der Zeit von der städtischen gänzlich getrennt, die kaiserlichen Hofärzte (*Archiatri sacri palatii, qui militabant intra palatium*) bildeten einen Verein für sich, ohne sonstige Dienstverrichtungen, als die ihre Benennung andeutet. Ihre Zahl war unbestimmt, und veränderte sich unter den verschiedenen Kaisern wie der übrige Hofstaat. Im Range standen sie durchaus nicht höher, als die städtischen Archiater, und mufsten sich deshalb gewöhnlich dem Gesetze *Valentinian's* fügen, wie Neuerwählte in die unterste Stelle einzurücken, wenn sie in die Reihe derselben eintreten wollten. Dies geschah nicht selten, und es ist deshalb wahrscheinlich, dafs die Besoldungen der kaiserlichen Leibärzte minder bedeutend waren, als die Vortheile der städtischen Archiaterwürde. Persönliche Vorzüge und Gunstbezeugungen genossen sie indessen viel häufiger, und seitdem besonders *Constantin* die Rangverhältnisse am Hofe wie im Staatsdienst mit einer alle freie Regsamkeit hemmenden Sorgfalt festgestellt hatte, waren die Beispiele von Rangerhöhungen der Hofärzte sehr häufig. Diese Auszeichnungen würden hier weniger in Betracht kommen, wenn nicht bedeutende Vortheile damit verbunden gewesen wären. Das Perfectissimat (*Perfectissimatus dignitas*) war an sich nur ein auszeichnender Titel, wie die höhere Würde des Illustrats, der Spectabilität und des Clarissimats. Es war damit eine gewisse Dienst- und Abgaben-Freiheit verbunden, die schon ohnehin den kaiserlichen Leibärzten als Archiatern und Hofbedienten (*Palatini*) zukam, auch in ihrem Ruhestande fortdauerte und auf ihre Kinder und Enkel vererbte. Mehrere Ehrenstellen brachten die Benennung *Vir perfectissimus* mit sich, so auch eine längere Dienstzeit in gewissen Aemtern; die Hofärzte erhielten sie gröfstentheils, oder wenigstens bei ihrer Entlassung, eben so wie alle übrigen vornehmeren Hofbeamten, und es scheint, dafs ihnen alsdann die Archiaterwürde die damit verbundenen Befreiungen mehr gesichert und noch weiter ausgedehnt hat. Von der Comitiva (*Co-*

mitis dignitas, Comitiva sacri palatii) gab es nach *Constantin's* Anordnung drei Klassen, die das nähere oder entferntere Verhältnifs zum Kaiser bezeichneten. Den Titel *Comes* erhielten viele höhere ganz verschiedenartige Hof- und Staatsbeamte, und er wurde durch Beisetzung des Amtes näher bestimmt, so gab es z. B. *Comites sacri patrimonii, sacrae vestis, sacrarum largitionum, rationum, provinciarum* u. s. w. Aufserdem brachte eine lange Dienstzeit in gewissen Aemtern gesetzmäfsige Ansprüche darauf; nicht selten wurde auch die Comitiva für Geld oder berühmten Gelehrten und Künstlern zur Auszeichnung verliehen. Von den Hofarchiatern bekamen wahrscheinlich nur wirkliche Leibärzte die Comitiva der ersten Klasse, es gebührte ihnen dann schriftlich und mündlich die Anrede *Vir spectabilis*, und sie standen in gleichem Range mit den kaiserlichen Vicarien und Duces. Die Vorzüge und Befreiungen der Comites der ersten Klasse waren sehr erheblich, minder bedeutend die der zweiten und dritten Klasse, wie dies in den darüber lautenden Verordnungen auf das Bestimmteste festgesetzt war. Die Leibärzte mit der Comitiva der ersten Klasse hiefsen *Comites et Archiatri sacri palatii*, oder *Comites Archiatrorum*. Es existirt noch eine pomphafte Einsetzungsformel zu dieser Würde aus der späteren Zeit, welche die damit begünstigten Aerzte zu den ersten ihres Standes macht und ihnen ausdrücklich den Beruf giebt, wissenschaftliche Streitigkeiten ihrer Kunstgenossen zu schlichten. (*Cassiodor.* Variar. L. VI. Ep. 19. — *Magn. Aurel. Cassiodori,* V. C. Formula Comitis archiatrorum. Commentario illustrata a *Jo. Henr. Meibomio.* Helmstad. 1665. 4.) Dies scheint jedoch nur eine leere Formel gewesen zu seyn, denn aufserdem giebt es durchaus keinen Beweis, dafs die Hofarchiater irgend einer Verrichtung als Staatsärzte vorgestanden hätten. Trat endlich ein städtischer oder ein Hofarchiater aus seinen Dienstverhältnissen, so erhielt er den Titel *ex Archiatris* mit Beibehaltung aller seiner sonstigen Würden und Gerechtsame. H—r.

ARCHIGENES von Apamea, ein berühmter Arzt der pneumatischen Schule, lebte zu Anfang des zweiten Jahrhunderts in Rom, unter *Trajan's* Regierung. Waren die

Verdienste der Pneumatiker um die Heilkunde glänzend und folgenreich, so ist das Andenken dieses Arztes, der der Gelehrteste und Geistreichste seiner Schule war, für die Nachwelt besonders ehrwürdig. Die Naturphilosophie der Stoiker, nach der die Welt von einem feurigen Luftgeiste durchdrungen, und dieser auch in allen lebenden Geschöpfen wiedergefunden wird, eine Vorstellung, an die *Zeno* und *Chrysipp* die Idee des Lebens überhaupt anknüpften, liegt dem System der Pneumatiker zunächst zum Grunde. Sie vereinigten damit sehr glücklich die alte hippokratisch-dogmatische Humoralpathologie, und gelangten auf diesem Wege der Forschung zu dynamischen Begriffen, die für die Theorie der Heilkunde noch bei weitem mehr genützt haben, als die Aristotelischen, wenn sie freilich auch nie dahin gelangten, sich die Kräfte als völlig körperlos zu denken, sondern ihnen immer ein feines luftgeistiges Substrat gaben. Die Idee, dafs die eingeathmete Luft mit den Verrichtungen des Körpers, ja mit der Seele selbst in einen innigen Lebensnexus trete, findet sich schon in der vorwissenschaftlichen Heilkunde und in den ersten Anfängen der Naturphilosophie, ja selbst in den Sprachen der meisten Völker sind überzeugende Beweise dafür enthalten. *Hippocrates* legte einen hohen Werth auf die Lehre vom Luftgeist, sein Enormon, dessen Erwähnung sich jedoch nirgends in seinen ächten Schriften findet, ist nichts weiter, als ein den Körper durchdringender und belebender Luftgeist. *Praxagoras* glaubte in den von ihm für blutleer gehaltenen Arterien den Luftgeist gefunden zu haben, und *Erasistratus* gründete auf diese falsche Beobachtung ein physiologisch-pathologisches Lehrgebäude, in dem schon die Namen Lebensgeist (*πνεῦμα ζωτικὸν, Spiritus vitalis*) und Seelen- oder Nervengeist (*πνεῦμα ψύχικον, Spiritus animalis*) zur Bezeichnung der feinen Materie vorkommen, die als belebendes Prinzip den Vital- und Nervenfunktionen zum Grunde liegt. Im ersten Jahrhundert nach Chr. Geb., als *Athenäus* von Attalia die pneumatische Schule stiftete, war hierzu noch der natürliche Luftgeist (*πνεῦμα φυσικὸν, Spiritus naturalis*) gekommen, und man stellte hiernach die drei Cardinalfunktionen des

Organismus, die in der neueren Sprache Sensibilität, Irritabilität und Reproduction genannt werden, auf eine äufserst beifallswürdige, und in Rücksicht auf die vorhandenen Thatsachen sehr befriedigende Weise dar. Bei der Gründlichkeit der pneumatischen Schule und der Schärfe des Nachdenkens, die ihren Anhängern zur Bedingung gemacht wurde, konnte es nicht fehlen, dafs vorzüglich von ihr die allgemeinen Begriffe gesichtet wurden, und so haben ihr denn die allgemeine Pathologie, die Zeichenlehre, die allgemeine Physiologie, und selbst die Therapie, viel, sehr viel zu danken.

Dies zur Beurtheilung des Standpunktes, den *Archigenes* einnahm. Die Bemühungen dieses grofsen Arztes erstreckten sich fast über die gesammte Heilkunde, seine vielen und gediegenen Schriften (die Titel derselben, die sich bei *Galen* und den späteren Sammlern auffinden lassen, sind folgende: De locis affectis — de morborum temporibus — de pulsibus — de signis febrium — de usu castorei — epistola ad Marsum de atra bile — de balneis naturalibus — de spongiae usu — de dropace, picatione ac sinapismo — de vertiginosis, insania, resolutione, tetano, convulsione, cephalaea et hemicrania — de pectore suppuratis — de volvulo, coeliaca affectione, dysenteria — de hepatis abscessu — de mictu cruento — de calculosis renibus — diaeta in ulceribus vesicae — de vesicae fluxione et his quae capillorum forma exeunt cum urina — ischiadis exacerbatae cura — de elephantiasi — de esu viperarum — de lepra — de cancris mammarum, fluxu muliebri, uteri abscessu, exulceratione et cancris, etc.) wurden noch im sechsten Jahrhundert benutzt, leider ist aber keine einzige von ihnen auf die Nachwelt gekommen, und nur aus den Bruchstücken, die von den späteren Sammlern aufbewahrt worden sind, wird es ersichtlich, warum ihn ein nicht minder grosser Arzt, *Alexander von Tralles*, einen gottähnlichen Mann (ϑειοτάτος) nennen konnte. Die Eintheilung der Schmerzen nach den dabei wahrzunehmenden Empfindungen, wie sie noch gegenwärtig in der Semiotik besteht, und die Art und Weise, aus diesen Empfindungen auf die Natur des Leidens zu schliefsen, das sie verursacht, rührt von *Archigenes* her (*Galen.* de Loc. affect. L. II. c. 2. p. 402. (Chart.)

c. 6. p. 407., c. 9. p. 415.). Die Pulslehre wurde von diesem Arzte vielfältig bearbeitet, er benannte zuerst den doppelschlägigen Puls (Pulsus dicrotus) und bestimmte seine Bedeutung, auch ist es wahrscheinlich, dafs mehr Brauchbares in seiner Pulslehre enthalten gewesen ist, als die in den weitschichtigen Büchern *Galen's* aufbehaltenen, gewifs oft entstellten Bruchstücke vermuthen lassen (*Galen.* de Libr. propr. c. 5. p. 43. T. L. und an mehreren anderen Stellen, welche in des Verf. Geschichte der Heilk., Bd. 1. S. 455, nachzusehen sind). Ein dunkler dialektischer Vortrag, ein Erbstück der stoischen Naturphilosophie, wird dem *Archigenes* allerdings zum Vorwurfe gemacht, auch ist es glaublich, dafs er eben dadurch seinen geistigen Einflufs auf Zeitgenossen und Nachkommen beschränkt hat, doch verband sich diese Dunkelheit im Schreiben mit einer seltenen Klarheit in der Naturbeobachtung, er erkannte zuerst den wahren, aus einem dreitägigen Wechselfieber und einem täglichen nachlassenden zusammengesetzten Hemitritäus, der mit Unrecht nach *Galen* benannt wird (*Galen.* de different. febr. L. II. c. 8.), andere symptomatische Unterschiede von Fiebern nicht zu erwähnen. Mit vielem Scharfsinne benutzte er die Lehre von der Mitleidenschaft zur Erklärung krankhafter Vorgänge, und ihm verdankt die allgemeine Pathologie den fester bestimmten Unterschied zwischen protopathischen und deuteropathischen Leiden. Sympathische Krankheiten hielt er nicht für vollkommen ausgebildet in dem leidenden Theile, sondern nur für den Wiederschein oder den Schatten des primären Hauptübels, so dafs eben so wenig eine wirkliche krankhafte Veränderung zu Stande gekommen sey, als etwa eine Verbrennung, wenn man die Hand an das Feuer hielte, und nur Hitze empfände, oder völliges Erfrieren, wenn man sich der Kälte aussetze, die man nur abzuhalten brauche, um alle unangenehmen Empfindungen sogleich wieder zu entfernen (*Galen.* de Loc. affect. L. III. c. 1.). In Rücksicht auf die frühere mangelhafte Bearbeitung von dergleichen allgemein-pathologischen Begriffen, war diese Ansicht gewifs ausgezeichnet, und sie brachte auch insofern reichliche Früchte, als *Archigenes* dadurch genöthigt war, mehr als seine Vorfahren und Zeitgenossen, auf die Beseitigung der entfernten Ursachen zu dringen. Bei denkenden Aerzten wurde dadurch gewiſs das bloſs symptomatische Verfahren sehr beschränkt, ein Verfahren, das in den meisten Schulen des Alterthums vorwaltete, wie sich schon aus der unabsehbaren Anzahl stehender Arzneiformen gegen einzelne Zufälle leicht schlieſsen läſst. Schon *Athenäus* hatte sich um die allgemeine Aetiologie wesentlich verdient gemacht, er war es, der zuerst den Begriff der vorbereitenden (προηγουμένη) und der Gelegenheitsursache (προκαταρκτική) wissenschaftlich begründete, einen Begriff, der so ganz in der Natur liegt, daſs es den Pathologen der neueren Zeit noch nicht hat gelingen können, einen besseren an seine Stelle zu setzen (*Galen.* de definit. medic. 155.). Eine eben so wichtige Bereicherung für die Aetiologie war es aber, wenn *Archigenes* auch solche Gelegenheitsursachen anerkannte, die einen Theil gleichsam durchströmen (αἴτιον διοδεῦον), ohne etwas anderes, als den vorübergehenden Schatten einer Krankheit zu erregen (*Galen.* de Loc. affect. L. I. c. 2.). Es darf hier nicht übergangen werden, daſs *Archigenes* die Säfteverderbnisse in Krankheiten mehr als seine Vorgänger auf Fäulniſs (σῆψις) zurückführte, so daſs hierin von seiner Zeit an eine groſse Verwirrung entstand, so daſs man es z. B. auch für Fäulniſs des Blutes hielt, wenn sich in entzündlichen Krankheiten eine Entzündungshaut auf dem Blute zeigte. Mannigfache, und zum Theil sehr interessante Streitigkeiten entstanden späterhin über die Fäulniſs, von denen die Schriften *Galen's* voll sind, und die wir nach einigen wesentlichen Rücksichten bei *Alexander von Tralles* (Bd. 2. S. 28) angedeutet haben. Die Heilmittellehre blieb unter *Archigenes* Händen unverändert, man kann selbst annehmen, daſs die humoraltherapeutischen Ansichten durch seinen Einfluſs noch mehr Ansehn gewannen. Nach der Weise der Methodiker lieſs er im Seitenstich auf der entgegengesetzten Seite zur Ader, doch lieſs er es nicht bis zur Ohnmacht kommen, was bei der Hämatomanie seines Zeitalters häufig genug geschehen seyn mag (*Aët.* Tetrabl. II. Serm. 4. c. 68.). Die meisten seiner einzelnen Beobachtungen zeichnen sich vor denen seiner Zeitgenossen, durch Ausdruck und Schärfe der Grundzüge vortheilhaft aus, so dafs sich auch hier die geistige Kraft dieses grofsen Arztes überall offenbart. Er bezeichnete zuerst mit dem Namen Blasenkrätze (ψωρίασις, scabies vesicae), der von den späteren allgemein beibehalten worden ist, einen unheilbaren Schleimflufs der Blase, der in Verschwärung überzugehen pflegte, und mit häutigem, kleienartigem Abgange, so wie mit lästigem Jucken in der Schamgegend verbunden war (*Aët.* Tetrabl. III. Serm. III. c. 22.). Seine Beschreibung der Ruhr ist eine der besten, die von dieser Krankheit im Alterthume gegeben wurde (Ebend. Serm. I. c. 43.), und wenn er dabei immer noch an Verschwärung der Därme dachte, so ist wohl zu erwägen, dafs dieses Wort bei den Alten einen weiteren Sinn als in der neuen Heilkunde hatte, wie *Ackermann* überzeugend bewiesen hat (De Dysenteriae Antiquitatibus. Lips. et Schleiz. 1777. 8.). Mit dem Namen Cachexie bezeichnete *Archigenes* ausschliefslich den leucophlegmatischen Zustand, und machte einer Begriffverwirrung ein Ende, die nicht gröfser seyn konnte, als in der neueren Zeit. *Aët.* tetrabl. III. Serm. c. 19.

Doch genug von diesen Einzelnheiten, die aus den Schriften der späteren Sammler noch leicht vervielfältigt werden könnten. Einen glänzenden Beweis seiner Vielseitigkeit gab *Archigenes* durch seine glückliche Bearbeitung der Chirurgie. Wir besitzen von ihm ein werthvolles Bruchstück über die Behandlung vergifteter Wunden, das manche gute Beschreibung der Folgen von Schlangenbissen, und manche zweckmäfsige, aber auch manche weitläuftige und nutzlose Verfahrungsweise enthält, und wie es scheint, das Gesammtwissen der griechischen Aerzte umfafst, in diesem für die Bewohner des Südens sehr wichtigen Gegenstande (*Aët.* Tetrabl. IV. Serm. I. c. 10.). Es bestand die allgemeine Vorschrift, jeden giftigen Bifs so schnell als möglich mit Essig und Wasser auszuwaschen, dann mit dem Munde auszusaugen, und, nachdem man Asche mit Essig aufgelegt, langsam verheilen zu lassen. Es war jedoch bekannt, dafs das Aussaugen für die Hülfeleistenden nicht so ganz unschädlich sey, als ein in alter und neuer Zeit gewöhnliches Vorurtheil glauben machte, deshalb sicherte man sich durch Oel in den Mund genommen und entledigte sich nachher sorgfältig des Ausgesogenen. In diesem einfachen Verfahren sind die beiden wirksamsten Mittel vereinigt, die es überhaupt giebt, und es ist zu vermuthen, daſs unzählige Verunglückte dadurch gerettet worden sind, bei denen man nicht die Mittel des Aberglaubens und der ärztlichen Theoricen vorzog. Auch das blutige Schröpfen vergifteter Biſswunden, das schon im zweiten Jahrhundert v. Chr. von *Nicander* von Kolophon gepriesen, und noch gegenwärtig im ganzen Morgenlande für das sicherste Mittel gehalten wird, war noch überall, vorzüglich gegen den Vipernbiſs, üblich.

Wir schlieſsen diese Darstellung mit der Verfahrungsweise des *Archigenes* bei der Ablösung gröſserer Gliedmaaſsen (*Cocchi*, Graecorum chirurgici Libri. p. 155. In dieser Sammlung sind auſserdem noch mehrere treffliche Bruchstücke des *Archigenes* über Kopfverletzungen enthalten.). Er beschreibt diese Operation meisterhaft, wenn man dabei berücksichtigt, daſs sie eine der unvollkommensten war, und deshalb von den Chirurgen sehr gefürchtet wurde. Seine Anzeigen dazu sind Brand des unteren Theiles, faule, fressende oder krebshafte Verschwärung, die dem Leben Gefahr drohet, und starke Verwundungen und Zerschmetterungen, welche Nahrungslosigkeit des abgerissenen Theiles, und die sonstigen üblen Folgen befürchten lassen: dann wird es als der wichtigste Grundsatz aufgestellt, die Kräfte der Leidenden zu beachten, niemals also die Operation vorzunehmen, wenn der Zustand derselben den Erfolg zweifelhaft mache. Bei der eigentlichen Operation schnürte er zuerst, um der Blutung vorzubeugen, den obern Theil des Gliedes zusammen, wahrscheinlich mit einer einfachen schmalen Binde, denn aus der hierüber lautenden dunklen Stelle ist nicht zu erkennen, ob er sich auch einer Pelotte bedient habe. Darauf wurde die Haut in die Höhe gezogen, und an der abzulösenden Stelle, um sie zu befestigen, ein schmales Band fest umgelegt, zugleich um den Zug des Messers zu bezeichnen. Waren dann die weichen Theile, wahrscheinlich mit einem Kreisschnitt, getrennt, so schabte er die Knochenhaut ab, weil man schon damals von ihrer Verletzung Nervenzufälle befürchtete, sägte den Knochen durch, unterband die grofsen Gefäfse ohne sehnige Theile mitzufassen, und stillte die Blutung aus den kleinen mit zusammenziehenden Mitteln und dem glühenden Eisen. Endlich ward der Verband alle drei Tage erneuert. Diese Operationsweise vertauschte man späterhin mit roheren und unzweckmäfsigeren, doch bewirkte der Geist seiner Leistungen in den übrigen Theilen der Chirurgie wesentliche Verbesserungen, und in der gesammten Heilkunde blieb das Andenken an *Archigenes* heilig, so lange noch die griechischen Aerzte fähig waren, den Werth ihres grofsen Vorfahren zu erkennen. H — r.

ARCHITIS. Afterentzündung.

ARCHOCELE. Mastdarmbruch.

ARCHOPTOMA. *Archoptosis.* S. Aftervorfall.

ARCHORRHAGIA. Afterblutflufs.

ARCHORROEA. Afterflufs.

ARCTIUM. Eine Pflanzengattung, welche zur *Syngenesia Polygamia aequalis* und zur natürlichen Ordnung *Compositae,* Familie *Cinarocephalae* oder *Acarnaceae* gehört. Der Hauptkelch (welcher einen Blütenkopf einschliefst) ist kugelförmig, die Blättchen über einander liegend, hakig. Auf dem Blütenboden kurze pfannenförmige Spreublättchen. Die Samenkrone haarförmig, kurz, ungestielt.

1) *A. Lappa. Linn.* spec. 2. p. 1143. Klette. Eine sehr gemeine Pflanze, welche auf Schutt, an Zäunen und Wegen wild wächst. Sie wird 2 bis 4 Fufs hoch, zuweilen noch höher, hat gestielte, herzförmige, stumpfe am Rande oft etwas gezähnte, oben rauhe, unten filzige Blätter. Die Blüten stehen am Ende des Stammes und der Aeste in einer Art von Rispe. Man hat diese Linneische Art in mehrere andere geschieden, welche die frühern Botaniker für Abarten ansahen. Die erste ist A. Lappa *Willd.* spec. pl. 3. p. 1631. *Hayne* Arzneigew. II. t. 235., hat glatte Kelchblättchen, hellere Blumen, gröfsere und fast in Rispen stehende Blütenköpfe. Die zweite, A. Bardana *Willd.* l. c. p. 1632. *Hayne* Arzneigew. II. t. 36. hat mit Haaren umsponnene Kelchblättchen, dunkele rothe Blumen und in Dolden stehende Blütenköpfe. Die dritte, A. minus *Schkuhr*

Handb. 3. p. 49. t. 227. ist kleiner als die vorigen, hat glatte Kelche und fast in Trauben sitzende Blütenköpfe. Sie scheinen aber nur Abänderungen zu seyn. Von den ersten beiden nimmt man die Wurzel Radix Bardanae officinar. Sie ist grofs, steigt grade nieder, theilt sich in einige wenige grofse Aeste, hat wenig Fasern, ist äufserlich dunkelbraun, fast schwärzlich, innerlich weifs und ziemlich schwammig. Der Geruch ist gering, der Geschmack ist schwach, süfslich, wenig scharf. Da die Pflanze zweijährig ist, so mufs man sie im zweiten Jahre vor der Blüte sammeln. Eine chemische Untersuchung fehlt. Das Decoct wird gebraucht; eine bis zwei Unzen mit einem Pfunde Wasser bis zur Colatur von 8 Unzen eingekocht. L — k.

Innerlich gebraucht wirkt sie reizend auf alle se- und excernirenden Organe, vorzüglich diaphoretisch, diuretisch, auflösend, expecktorirend.

Man empfiehlt sie täglich zu einer halben bis ganzen Unze in der Abkochung:

1) bei chronischen Krankheiten der Haut, hartnäckigen Hautausschlägen, Flechten, Kopfgrind, Milchschorf, bösartigen, fressenden, selbst brandigen Geschwüren, zur Beschleunigung der Heilung von Wunden; ferner bei syphilitischen Beschwerden, als Surrogat der Sarsaparille, entweder gleichzeitig mit dem Gebrauch von Quecksilbermitteln, oder nach demselben, besonders wenn die syphilitischen Beschwerden die Form von Rheumatismus oder Gicht angenommen haben.

2) Bei Gicht und hartnäckigen rheumatischen Leiden, bei Gichtknoten auch äufserlich.

3) Bei Griefs und Nierensteinen, zur Ausleerung derselben und zur Verbesserung der Urinabsonderung.

4) Bei chronischen Leiden der Brust, vorzüglich rheumatischer Art, namentlich bei hartnäckigen Brustkatarrhen, — vortrefflich in Verbindung mit Stip. Dulcamarae und Herba Cardui benedicti.

Aeufserlich hat man die Abkochung, oder den frisch ausgeprefsten Saft mit Schweinefett in Form einer Salbe bei Geschwüren, oder auch zur Beförderung des Wachsthums der Haare. O — n.

ARCUS AORTAE. S. Aorta.

ARCUS OSSIUM PUBIS. (Geburtshülflich.) S. Becken.

ARCUS OSSIUM PUBIS. Der Schambogen, gebildet unter der Schambeinfuge durch das Auseinanderweichen der Schambeinäste; er ist gröfser bei Weibern, als bei Männern, bei diesen einem Winkel ähnlich, und gehört daher zu den Kennzeichen des Geschlechts am Skelett. S — m.

ARCUS SENILIS. S. Hornhaut, Verdunkelungen und Flecken derselben.

ARCUS ZYGOMATICUS. Jochbogen. Er wird gebildet durch die Vereinigung des Wangenfortsatzes vom Schläfenbeine mit dem Schläfenfortsatze vom Jochbeine, deckt brückenartig von aufsen die Schläfengrube und den untern Theil des Schläfenmuskels; sein oberer Rand dient zur Anlage der Schläfenaponeurose, sein unterer zum Ursprunge des äufsern Kaumuskels (*M. masseter*). S — m.

ARDENS FEBRIS. Das Brennfieber, der *καυσος* der Alten, welches man von *καιειν*, brennen, ableitet. Schon *Hippocrates* erwähnt desselben an mehreren Stellen (am ausführlichsten in der Schrift de morbis cap. 27.). Nach seiner Beschreibung befällt dasselbe besonders gern gallige aber auch schleimige Constitutionen, soll aber in allen Fällen dadurch entstehen, dafs gallige Stoffe dem Blute zugemischt seyen. Am häufigsten werden Leute von diesem Fieber befallen, welche im Sommer weite, anstrengende Fufsreisen unternehmen, auf denen sie vom Durst gepeinigt werden. Die Zunge wird rauh, trocken und ganz schwarz, die Oberbauchgegend wird schmerzhaft, die Stuhlausleerungen sind flüssig und wenig gefärbt, der Kranke wird von unlöschbarem Durste gequält, schläft wenig oder gar nicht und delirirt. Dabei ist seine Gesichtsfarbe gelb, gleichsam wie durch Galle tingirt. Die Sputa nehmen dieselbe Färbung an. In den meisten Fällen empfindet der Kranke während der glühenden Hitze in den inneren, Kälte in den äufseren Theilen. Bisweilen bildet sich eine Lungenentzündung aus. — Eine fast gleiche Beschreibung giebt *Galenus* von diesem Fieber. — *Aretaeus* giebt an, dafs besonders dann ein übler Ausgang zu befürchten sey, wenn der Puls klein, häufig und zitternd zu werden anfängt. (De Curat. acutor. L. II. cap. 3.) — Die Therapie des Brennfiebers handelt *Celsus* sehr vollständig ab (L. III. cap. 7.). — *Alexander* von Tralles unterscheidet den Causus verus von dem falsus, indem der letztere, welcher gelinder sey, mehr pituitöser, der erstere dagegen galliger Natur seyn soll. (De art. med. L. XII. cap. 3.) — Aus allen Beschreibungen geht hervor, daſs man unter dem Causus ein gastrisches Gefäſsfieber zu verstehen habe, welches auch in unsern Zeiten noch häufig beobachtet werden kann. Es herrscht gewöhnlich im Sommer, so wie in heiſsen Gegenden, und befällt besonders Erwachsene, welche durch starke Constitution und durch eine straffe Faser sich auszeichnen. Leicht entsteht dasselbe nach anstrengenden Arbeiten in der brennenden Sonnenhitze oder am lichten Feuer, daher bei den Arbeiten in Glashütten, Schmelzwerken, Ziegelbrennereien u. s. w. Es zeichnet sich durch folgende Symptome aus: der Puls ist voll, stark und häufig, die Röthe des turgescirenden Angesichts und der Augen beträchtlich. Der Kopfschmerz ist sehr heftig und wird von Schwindel begleitet. Schlaflosigkeit, Irrereden, Trockenheit der Nasen- und Mundhöhle, so wie der ganzen Haut, sind weit bedeutender als im einfachen gastrischen Fieber. Die Zunge ist trocken und gelblich gefärbt, der Durst unersättlich, der Athem heiſs, der Kranke hat Ekel, Abneigung gegen alle Nahrungsmittel, würgt, bricht wohl auch Galle und Schleim aus; er leidet dabei an Verstopfung, und der roth tingirte Harn wird nur in geringer Menge und unter Brennen ausgeleert. Groſse Angst, Unruhe und das Gefühl von Zerschlagenheit aller Glieder pflegen ebenfalls beobachtet zu werden. Gegen Abend tritt deutliche Exacerbation des Fiebers ein, welche nach *Borsieri* am heftigsten an den ungleichen Tagen erfolgen soll. Bei groſser Heftigkeit kann dieses Fieber schon am dritten oder am fünften Tage tödtlich werden; in den meisten Fällen findet aber am siebenten Tage günstige Entscheidung statt. Man beobachtet dann reichliche Harnausleerungen, bräunliche, föculente Darmausleerungen und säuerlich riechende Schweiſse. Bisweilen sah man auf dem Urin eine geschmolzene Fett ähnliche Flüssigkeit aufschwimmen. Treten schon am vierten Tage flüssige, gallige, schaumige, höchst übelriechende Stuhlgänge

in

in gröfser Menge ein, so gewähren diese nur selten einige Linderung; vielmehr findet sich dann gern ein allgemeiner, colliquativer Zustand ein, und das Fieber nimmt einen putriden Charakter an. — Ueberhaupt wird die Prognose ungünstig, wenn vom sechsten Tage an die Exacerbationen an gleichen Tagen erfolgen, wenn das Schlingen und Athmen erschwert ist, die Gliedmafsen immer kälter werden, während das rothe, turgescirende Gesicht mit Schweifs bedeckt erscheint. Die Anschwellung der Parotiden pflegt in diesem Fieber selten etwas Gutes zu versprechen. Für tödtliche Zeichen hält man den Abgang eines sparsamen, dünnen und schwarzen Urins, starke, erschöpfende Durchfälle und Blutflüsse aus der Nase und aus den Harnwegen. Dagegen ist es gut, wenn Zunge und Rachenhöhle feucht werden, wenn der Urin heller zu werden anfängt, wenn der Bauch freier wird, Schweifs eintritt, der sich, ohne erschöpfend zu werden, gleichförmig über den ganzen Körper verbreitet. — Bei jungen, kräftigen, oder sehr vollblütigen Menschen, bei der Neigung zu habituellen Blutflüssen, überhaupt bei sehr geröthetem Gesicht, Delirien, grosser Angst und erschwerter Respiration eröffnet man die Kur sehr zweckmäfsig durch ein Aderlafs, durch welches man um so sicherer eine grofse Quantität von Blut ausleeren kann, je mehr während des Ausflusses desselben der Puls sich hebt; wird der Puls dagegen klein, zitternd und aussetzend, so mufs die Vene sogleich geschlossen werden. In der Regel bringt die Blutentziehung grofse Erleichterung; nur selten dürfte eine Wiederholung derselben anzurathen seyn. Bei grofser Neigung zu Hämorrhoidalblutungen läfst man zweckmäfsig, statt des Aderlasses, 8 bis 12 Blutegel am After ansaugen, durch deren Anwendung das Aderlafs in solchen Fällen häufig erspart werden kann, welches gleichwohl, wenn nicht bald grofse Linderung eintreten sollte, nicht unterlassen bleiben darf. Bleibt das Gesicht sehr roth, die Hals- und Stirngefäfse sehr ausgedehnt, und ist dabei der Kopfschmerz aufserordentlich heftig, so kann man nach dem Aderlafs mehrere Blutegel an die Schläfe und hinter die Ohren ansetzen. Das Fieber verliert nach diesem Verfahren meistens bald seinen entzündlichen Charakter, und wird dann wie ein einfaches gastrisches Fieber behandelt; nur dürfen bei der steten Wiederkehr des Kopfschmerzes und der Delirien Senfteige um die Waden nicht vergessen werden. Auch mufs der Kranke in einem kühlen, mit reiner Luft versehenem Zimmer sich aufhalten, Federbetten von seinem Lager möglichst entfernen, kalte Getränke geniefsen, dagegen feste Nahrungsmittel und erhitzende Getränke lange Zeit vermeiden. N — n.

ARDOR VENTRICULI, Sodbrennen. S. Soda.

AREA. S. Kahlkopf.

AREA MAMMAE. S. Mamma.

AREA MARTEGIANI. *Franc. Martegiani* (Novae observationes de oculo humano. Neap. 1814. 8. p. 19.) nimmt einen eigenen leeren Raum (*defectum corporis vitrei*) zwischen dem Glaskörper und der Netzhaut an, dessen Mittelpunct die Centralarterie einnimmt, und den er seinem Vater zu Ehren mit jenem Namen belegt. Mir scheint dort aber nirgends ein leerer Raum zu seyn, und die Netzhaut den Glaskörper dicht zu umgeben. R — i.

AREA VASCULOSA, *umbilicalis* der früheren Schriftsteller; *Area pellucida Wolff*, Fruchthof bei *Pander*, Ausdrücke, worüber der Artikel Ey zu vergleichen ist. R — i.

ARECA. Eine Palmengattung zur *Monoecia Hexandria* gehörig. Der Kelch ist dreitheilig, die Blume dreiblättrig. Die Steinfrucht hat eine trockene äufsere Schale und ist einsamig, ohne Löcher.

1) *A. Catechu Linn.* spec. ed. *Willd.* 4. p. 594. Diese Palme wächst in den wärmeren Theilen von Ostindien wild, besonders auf den Inseln. Sie wird 20 bis 30 Fufs hoch, hat gefiederte Blätter; die Blättchen sind an der Spitze wie abgebissen, besonders die äufsersten. Die Frucht hat die Gröfse eines Hühnereies, etwa einen halben Zoll dicke Schale und in dieser eine kugelförmige Nufs. Diese Nüsse welche die Malayen Pinang, die Araber Faufel nennen, werden in Ostindien mit den Blättern von Piper Betel gekäuet, und diese Gewohnheit ist so häufig, als bei uns das Tabakrauchen. Man glaubt dafs sie den Magen stärken, überhaupt erquicken, und dem Athem einen angenehmen Geruch geben. Diese Nüsse enthalten Gerbestoff. *Morin* fand darin

sehr viel Gerbestoff, Gallussäure, Legumin, eine in Alkohol gröfstentheils, in Wasser und Aether nicht auflöfsliche Materie (Extractabsatz), ein flüssiges und ein talgartiges fettes Oel, ätherisches Oel, Gummi, essigsaures Ammonium, sauerkleesauren Kalk und Holzfaser. S. Journ. d. Pharmac. Oct. 1822. *Buchner's* Repert. der Pharmac. Bd. 15. S. 243. L — k.

ARENULAE, Gries, so werden gewöhnlich die sehr kleinen Steine genannt, welche in den Harnwegen gebildet und mit dem Harn ausgeleert werden; man belegt aber auch die aus Harnsäure bestehenden rothen kleinen Krystalle, welche sich erst aus dem gestandenen Harn absetzen und gewöhnlich fest an das Nachtgeschirr ansetzen, mit eben dem Namen. Ueber alle Arten verweise ich auf *Joseph. Wenc. Tichy* (Diss. de arenulis in lotio apparentibus, in *Klinkosch* Diss. Pragens. Vol. 1. n. 18. p. 289 — 312. mit Abbild.). Das Nähere im Artikel Harnstein.

Arenulae werden auch die kleinen aus phosphorsaurem Kalk bestehenden Concremente genannt, welche man in der Zirbeldrüse und um dieselbe findet. Vergl. den Artikel Acervulus. R — i.

AREOLA, der Hof oder Ring um die Brustwarze, *papilla*, vergl. den Artikel Mamma. R — i.

ARETAEUS von Cappadocien, ein griechischer Arzt der zweiten Hälfte des ersten Jahrhunderts n. Chr., wahrscheinlich in Rom. Ueber sein Leben ist wenig oder nichts bekannt, und man kann nur aus seiner Anführung einiger Arzneimittel des *Andromachus* mit Bestimmtheit schliefsen, dafs er nach *Nero's* Regierung seine noch vorhandenen Werke geschrieben haben müsse. Da nun aufserdem die Euporista des *Dioskorides*, ein Werk, das aller Wahrscheinlichkeit nach doch dem Verfasser der grofsen Heilmittellehre angehört, und spätestens unter der Regierung des Kaisers *Vespasian* geschrieben worden ist, seinen Namen enthalten, so würde die Zeit seiner Blüthe ungefähr in den Zeitraum von 60 bis 80 n. Chr. fallen, und er etwa um 20 oder 30 Jahre für älter anzunehmen seyn, als *Archigenes*. Dafs er sich in Rom, wo ausgezeichnete griechische Aerzte sehr geehrt wurden, aufgehalten habe, ist nur aus seiner Erwähnung italienischer Weine zu vermuthen (Cur.

acut. L. II. c. 3.). *Aretaeus* wird gewöhnlich zur pneumatischen Schule gerechnet (Ueber die Grundsätze dieser Schule s. den obigen Artikel *Archigenes.*), und diese Annahme wird allerdings dadurch glaublich, dafs diese Schule die gelehrtesten und trefflichsten griechischen Aerzte der damaligen Zeit zu ihren Anhängern zählte, in deren Reihe er eine der würdigsten Stellen behauptet. Ueberdies kommen bei ihm mehr Berücksichtigungen des Luftgeistes vor, und er schlägt die Elementarqualitäten durchgängig so hoch an, wie dies auch die übrigen Pneumatiker zu thun pflegten. Doch war er offenbar mehr Eklektiker im höheren Sinne des Wortes, ein Arzt, der über den Theoremen aller Schulen stand, grofs im Auffassen der Natur, einfach im Handeln, und der pneumatischen Schule vielleicht blofs deshalb zugethan, weil sie die beste und gründlichste war. Sein Muster, dem er in jeder Rücksicht und mit unverkennbarer Geistesverwandtschaft nachstrebte, war *Hippokrates*. Seine Krankheitsbilder sind, als Kunstwerke betrachtet, vielleicht die besten, die wir in der gesammten pathologischen Litteratur besitzen, reine und vollendete Darstellungen der Natur. Ganz besonders sprechen seine Beschreibungen der Fallsucht, des Starrkrampfes, des Kopfschmerzes, des Bluthustens und des Brennfiebers als unübertreffliche Meisterwerke an, und es wäre angelegentlich zu wünschen, dafs die Aerzte der gegenwärtigen Zeit in der Beschreibung krankhafter Vorgänge sich ihn zum Vorbilde wählten. Gewifs würde dann bei denen, die Sinn für klassische Schreibart mit scharfem Beobachtungsgeiste vereinigen, der Hang zur Weitschweifigkeit und Breite verschwinden, und eine bezeichnende inhaltschwere Kürze an die Stelle eines wogenden Vortrages treten, durch den sich eine grofse Menge sonst brauchbarer practischer Werke nicht zum Vortheile derer auszeichnen, die aus ihnen Belehrung schöpfen sollen.

Die Kenntnisse des *Aretäus* vom Bau des Körpers, verrathen deutlich eigene Untersuchung, und überall giebt sich bei ihm der Geist der pneumatischen Physiologie zu erkennen. Er giebt die Vertheilung der Pfortader sehr richtig an, und lehrte er dabei, die untere Hohlvene sey ein Zweig derselben, so war dies nur eine Folge der hergebrachten und auch von ihm angenommenen Ansicht, die Leber für den Ursprung der Blutadern zu halten. Findet man auch bei ihm den Glauben an die krankhafte Ortsveränderung der Gebärmutter, so ist dies ein Irrthum, der nicht ihm, sondern der Zeit angerechnet werden mufs. Die Harnruhr beschreibt *Aretäus* vortrefflich, und gesteht seine Unkenntnifs ihrer Ursache dadurch, dafs er sie ein Wunder (θαῦμα) nennt. Mit dem Erasistratäer *Apollonius* von Memphis, ihrem ersten Beschreiber, hielt er sie für eine Art von Wassersucht. Die ansteckenden Krankheiten [die Kenntnifs derselben bei den Alten ist, wie *Marx* (Origines Contagii. Caroliruh. et Bad. 1824. 8.) gezeigt hat, keinesweges so unbeträchtlich, als man bisher anzunehmen pflegte] verglich er sehr scharfsinnig mit Vergiftungen, und bewirkte durch seine Annahme einer Nervenkreuzung im Gehirn, die er im Rückenmark leugnete, und woraus er halbseitige Lähmungen auf der entgegengesetzten Seite des Hirnleidens erklärte, einen Fortschritt der Pathologie, der durch die neueren Untersuchungen des Nervensystems nicht besser gesichert werden konnte, als den, die krankhaften Erscheinungen am lebenden Körper deutenden Scharfsinn eines grofsen Naturbeobachters. Die Therapie des *Aretäus* ist durchaus hippokratisch, mit der sorgfältigsten Beachtung bestimmter Anzeigen. Mit der gröfsten Genauigkeit bestimmt *Aretäus* das diätetische Verhalten in wichtigen Krankheiten, ohne Ueberladung mit kleinlichen Regeln, sondern überall mit dem reinsten Sinne für Einfachheit. Seine Grundsätze über das Aderlafs sind durchweg beifallswürdig; eifrig erklärte er sich gegen die Methodiker, die den günstigen Zeitpunkt zu Blutentziehungen oft vorübergehen liefsen. Gleich zu Anfang bekämpfte er den Seitenstich und Lungenentzündungen mit dem Aderlafs, und zwar auf der schmerzenden Seite, liefs in den Entzündungen niemals das Blut bis zur Ohnmacht fliefsen, und wiederholte das Aderlafs, bis, wie er sich ausdrückte, es ihm gelungen war, der Entzündung ihre Nahrung zu entziehen. Von den Methodikern nahm er den Gebrauch der Blutegel an, und ihm zuerst verdankt die Heilkunde die Anwendung der Canthariden zum Blasenziehen. Wir besitzen von *Aretäus* vier Bücher von den Ursachen und Zeichen der hitzigen und langwierigen Krankheiten, (*περὶ αἰτιῶν καὶ σημείων ὀξέων καὶ χρονίων παθῶν*, de causis et signis acutorum et diuturnorum morborum.), und eben so viele Bücher von der Heilung hitziger und langwieriger Krankheiten (*περὶ θεραπείας ὀξέων καὶ χρονίων παθῶν*, de curatione acutorum et diuturnorum morborum.), beide Werke in der Jonischen Mundart geschrieben, und leider mit vielen Lücken. Die beste Ausgabe derselben ist die sehr seltene, nur in 300 Exemplaren abgezogene von *Wiggan*, Oxoniae 1723. fol., eine sehr geschätzte die von *H. Boerhaave*, Lugdun. Batav. 1731. fol. Die kürzlich erschienene, zur groſsen Sammlung der griechischen Aerzte gehörige von *Kühn*, Lipsiae 1828. 8. enthält *Wiggan's* Text und Uebersetzung, *Boerhaave's* und *Wiggan's* Vorreden und des letzten sehr schätzbare Dissertatio de *Aretaei* aetate, secta, in rebus anatomicis scientia et curandi ratione. Die übrigen Ausgaben und Uebersetzungen sind in *Choulant's* Handbuch d. Bücherkunde für die ältere Medicin, Leipz. 1828. 8., vollständig aufgeführt. H — r.

ARGAS PERSICUS FISCHERI, bei den Persern *Malèh de Mianèh*, von den Reisebeschreibern die Wanze oder die Motte von Miana genannt, welche den Biſs des Thiers als tödtlich angaben, doch nur für die Fremden, nicht für die Eingebornen, wie selbst die Neueren, als *Kotzebue* und *Porter* in ihren Reisebeschreibungen über Persien sich einander nacherzählen. *Oken* (Isis 1818. p. 1567 — 1570.) hatte Gelegenheit, ein Paar von *Loder* nach Jena gesandte Thiere dieser Art zu untersuchen, und erkannte gleich, daſs es nichts weniger als Wanzen, sondern milbenartige Geschöpfe wären, die zu *Hermann's* Rhynchoprion oder zu Argas gehörten, beschrieb und bildete sie ab. Nachher hat *Fischer* in Moskau sie zu untersuchen Gelegenheit gehabt, und als Argas persicus beschrieben, womit auch *Latreille* einverstanden ist (Annal. des sciences naturell. T. 2. 1824. p. 77 — 79.), der eine ähnliche Art aus Neapel erhalten hatte. *Froriep*, der früher *Porter's* Nachrichten gab (Notizen N. 12. p. 181.), hat kürzlich (Notizen. N. 478. S. 247.) aus dem Journal de St. Petersbourg den von dem Pharmaceuten *Szovits* darüber abgestatteten Bericht mitgetheilt, woraus das Fabelhafte jener Nachrichten hervorgeht, wie es *Oken* auch schon gemuthmafst hatte. R — i.

ARGEMON. S. Hornhautgeschwür.

ARGEMONE. Diese Pflanzengattung gehört zur natürlichen Ordnung *Papaveraceae*, und zur *Linné*'schen Klasse *Polyandria Monogynia*. Die Kennzeichen sind: Zwei schnell abfallende Kelchblätter. Vier bis sechs Blumenblätter. Die Narbe strahlig ausgebreitet steht fast ohne Griffel auf der Kapsel. Diese ist einfächerig, springt an der Spitze mit Klappen auf; die Samenträger sind linienförmig und sitzen an den Wänden.

1) *A. mexicana Linn.* spec. ed. *Willd.* 2. p .1148. Eine kleine, etwa einen Fufs hohe, jährige Pflanze, welche nicht allein auf den Westindischen Inseln, in Mexico, Luisiana und Brasilien wild wächst, sondern auch auf der Insel St. Helena, am Kap, in Java und anderwärts in Ostindien wild gefunden wird. Schon seit langer Zeit ist sie in den Gärten bekannt. Stamm und Zweige sind mit Stacheln besetzt. Die Blätter sind ungestielt, ziemlich grofs, buchtig gezähnt, die Zähne an der Spitze stachlicht, und auf der Oberfläche weifs gefleckt. Das schöne Ansehen der Blätter hat die Pflanze in die Gärten eingeführt. Die Blumen sehen wie kleine Mohnblumen aus und haben eine gelbe Farbe. Aus dem schwarzen Samen schlägt man in Mexico ein Oel, welches zum Firnifs gebraucht wird. Die ganze Pflanze hat einen gelben Saft, wie das Schöllkraut, welcher an der Luft zu einem Gummiharz erhärtet. Dieser Saft purgirt, und man hat ihn in der Wassersucht in Westindien gebraucht. Die Samen sollen narkotisch seyn. L — k.

ARGENTINA. S. Potentilla Anserina.

ARGENTUM. S. Silber.

ARGILLA. S. Thon.

ARIDURA BULBI. S. Augenschwinden.

ARISARUM. S. Arum.

ARISTOLOCHIA, Osterluzei. Eine Pflanzengattung, welche das Muster einer kleinen natürlichen Ordnung, *Aristolochinae* oder *Aristolochieae*, ausmacht. Diese Ordnung gehört zu den Dikotyledonen. Das Perigonium (Mittelgestalt zwischen Kelch und Blume) steht auf dem

Fruchtknoten und ist röhrenförmig, mit einem unregelmässigen Saume, gewöhnlich an einer Seite in eine Lippe verlängert. Sechs Staubfäden sind in der Mitte der Blüte mit Griffel und Narbe verwachsen. Nur eine Gattung, *Aristolochia*, ist bekannt, welche sich durch eine sechsfächerige vielsamige Kapsel auszeichnet.

1) *A. Serpentaria Linn.* spec. ed. *Willd.* 4. p. 159. Düsseldorf. Arzneigew. H. 18. Die Pflanze wächst in Nord-Amerika in Wäldern, von Neu-England bis Carolina. Der Stamm ist aufsteigend, nicht windend, nur 8 bis 10 Zoll hoch. Die Blätter sind gestielt, herzförmig, zugespitzt, ganzrandig und etwas behaart. Die kleinen Blüten kommen aus dem untern Theile des Stammes, gleichsam aus der Wurzel hervor, haben ein glockenförmiges, etwas verlängertes Perigonium von röthlich brauner Farbe. Der Fruchtknoten ist wollig; die Kapsel fast kugelrund. Die Wurzel dieser Pflanze ist unter dem Namen Rad. Serpentariae virginianae, virginische Schlangenwurzel sehr bekannt. Sie besteht aus einem kleinen rundlichen Rhizom und vielen dichtstehenden, sehr dünnen, zerbrechlichen, meistens in einander geflochtenen Wurzelfasern. Die Farbe ist äufserlich schwärzlich grau, ein wenig in's Grünliche fallend, innerlich gelblich weifs, mit einem rostfarbenen Holzbündel in der Mitte. Der Geruch ist sehr durchdringend, gewürzhaft und kampferartig, der Geschmack ebenfalls gewürzhaft und bitterlich. *Bucholz* fand in der Wurzel etwas flüchtiges Oel, ein grüngelbes, weiches Harz, Extractivstoff, gummiartigen Extractivstoff (Schleim), Holzfaser und Wasser (Berliner Jahrb. f. Pharmacie 1807. S. 129.). Nach diesen Versuchen besteht das Wirksame in dem Oele und weichem Harze. Aber nach *Chevallier's* Versuchen scheint das Wirksame wenigstens zum Theil ein Extractivstoff mit den Eigenschaften einer Base zu seyn. Er fand in der Wurzel flüchtiges Oel, hartes Harz, Extractivstoff, Gummi, Stärke, Pflanzeneiweifs, Aepfelsäure und Phosphorsäure, zum Theil mit Kali und Kalk gesättigt und Holzfaser. Er fällte, um den Extractivstoff zu erhalten, das Decoct der Wurzel mit neutralem essigsauren Blei, kochte den ausgewaschenen Niederschlag mit Alkohol, schlug das Harz mit Wasser nieder, filtrirte

und dampfte die Flüssigkeit ab. Die zurückbleibende Materie löfst sich in Wasser und Weingeist auf, färbt beide Auflösungsmittel goldgelb, macht sie sehr bitter, und kratzend im Schlunde. Die Alkalien färben sie braun; schwefelsaures Eisen wird dadurch nicht gefällt, auch nicht Bleizucker, wohl aber basisches essigsaures Blei nach und nach. (Journ. d. Pharmac. T. 6. p. 565. *Trommsdorff*, N. Journ. f. Pharmac. Th. 8. St. 2. S. 78.) Dieser Stoff gehört also, diesen Eigenschaften zufolge, zur grofsen Abtheilung der Extractivstoffe. Auch Herr *Peschier* in Genf hat eine chemische Untersuchung dieser Wurzel geliefert (Taschenb. f. Scheidekünstler. 1823. S. 130.), die aber etwas oberflächlich ist. Man braucht die Schlangenwurzel in Pulver oder im Aufgusse; 2 bis 4 Drachmen mit heifsem Wasser infundirt zur Colatur von 6 Unzen. Es ist nicht nöthig, dafs man den Aufgufs durch kaltes Wasser und Reiben bereite, denn so leicht entfernt sich das ätherische Oel, dessen Verflüchtigung man befürchtet, nicht aus den Pflanzentheilen, wie die weichen Harze beweisen, welche nur durch das hartnäckig zurückgehaltene ätherische Oel weich sind. Auch kann man eine Tinctur anwenden, aus 3 Unzen gepulverter Wurzel und 2 Pfund Spiritus vini rectificatissimus, in gelinder Wärme bereitet. *Nees v. Esenb.* giebt eine Abbildung und Beschreibung (Düsseldorf. Arzneigew. H. 18.) von A. officinalis mit länglichen Blättern, welche man sonst für eine Abänderung von A. Serp. hielt. Er fand diese Blätter zwischen den officinellen Wurzeln und glaubt daher, diese würden auch von der A. officinalis genommen. L—k.

Wirkung. Vermöge ihrer flüchtigen, campherähnlichen Bestandtheile gehört die Rad. Serpentariae zu den kräftigsten excitirenden Mitteln; sie wirkt zunächst belebend, reizend auf das Nervensystem, zugleich sehr antiseptisch und diaphoretisch. Sie steht in ihrer Wirkung zwischen Valeriana und Campher in der Mitte, und wirkt weniger krampfstillend, aber flüchtiger als die erste, weniger flüchtig, aber durchdringender und anhaltender als der letzte.

Gabe. Am häufigsten bedient man sich des Infusum Rad. Serpentariae, und läfst in dieser Form täglich 1 bis 3 Drachmen nehmen; in der weniger gebräuchlichen Pulverform giebt man 10 bis 20 Gran täglich zwei- bis viermal. Noch weniger im Gebrauch ist die Form der Tinctur.

Anwendung In Nord-Amerika lange bekannt als Mittel zur Verhütung der nachtheiligen Folgen des Bisses gewisser Schlangen, wird ihrer zuerst von *Thomas Johnson* und *Jac. Cornutus* 1633 erwähnt. *Wedel* gebrauchte sie mit grofsem Erfolge, *Pringle* rühmte ihre antiseptische Wirkung, *Hillary*, *Tissot* ihren Nutzen in Faul- und Nervenfiebern.

Man hat sie in allen den Fällen innerlich empfohlen, wenn die sehr gesunkenen Kräfte schnell belebt, die Energie vermehrt, die Thätigkeit des Hautsystems befördert, gegen bestimmte Contagien gewirkt, oder faulige Dyscrasien entfernt werden sollen.

Man benutzt sie zu diesem Zweck vorzugsweise in folgenden Krankheiten:

1) Bei nervösen Fiebern. Sie gehört hier zu den wichtigsten und kräftigsten Mitteln, die wir besitzen, in Verbindung mit Aether, Valeriana, Campher, Moschus.

2) Bei fauligen Fiebern, — in Verbindung mit China und Mineralsäuren.

3) Bei nervösen Wechselfiebern, — in Pulverform, verbunden mit China.

4) Bei Friesel, fauligen akuten Hautausschlägen, Blattern, Masern.

5) Bei nervösen brandigen Entzündungen, namentlich brandiger Bräune. O — n.

2) *A rotunda Linn.* sp. ed. *Willd.* 4. p. 164. Düsseldorf. Arzneigew. H. 18. Wächst besonders im südlichen Frankreich und in Italien wild, in Weinbergen, Gebüschen u. s. w., und perennirt. Der Stamm ist ungefähr einen Fufs hoch, fast einfach, nicht windend, sondern ziemlich aufrecht; die Blätter haben sehr kurze Stiele, so dafs sie noch den Stamm umfassen, sind herzförmig, stumpf und ganzrandig. Die Blüten stehen in den Blattwinkeln der obern Blätter auf kurzen Stielen. Das Perigonium ist unten kugelförmig, dann verengt es sich und der Saum läuft in eine zungenförmige Platte aus; die Farbe ist dunkelbraun. Die Knollen, welche unter dem Namen Rad. Aristolochiae rotundae

noch jetzt auf den Apotheken vorkommen, sind fast kugelförmig, aber rund umher mit dicken Buckeln besetzt, von der Gröfse einer Wallnufs bis zur Gröfse einer Faust, äusserlich gelblich grau, innerlich gelblich, dicht und schwer, von einem bitterlich scharfen Geschmack, und wenn sie frisch sind, von starkem Geruch. Oft hat man auf den Apotheken die viel kleineren ausgehöhlten Knollen der Corydalis bulbosa (cava) statt der Knollen der Aristolochia rotunda. Diese letztern wurden vormals als ein Mittel gebraucht, die Menstruation und den Flufs der Lochien zu befördern, und der Name Aristolochia soll daher kommen, wie *Eutecnius* in seiner Paraphrase von *Nicander's* Theriaca v. 510 folg. sagt. Dagegen leitet der Scholiast zu dieser Stelle den Namen von der Erfinderin her und *Cicero* (de Divinat. L. 1. c. 10.) von dem Erfinder. Der Hauptgebrauch war aber zum Pulvis antiarthriticus Ducis Portlandi, s. diesen Artikel.

3) *A. longa Linn.* sp. ed. *Willd.* 4. p. 159. Düsseldorf. Arzneigew. H. 18. Wächst im südlichen Europa wild, im südlichen Frankreich und Nord-Italien bis nach Krain, und perennirt. Die spanische und portugiesische scheint eine verschiedene Art. Der Stamm liegt nieder und die Blattstiele winden sich etwas um andere Pflanzen. Die Blätter sind ziemlich lang gestielt, sonst den Blättern der vorigen gleich; die Blüten sind ebenfalls lang gestielt, haben die Gestalt der Blüten der vorigen Art, aber eine schmutzig gelbe, nur wenig in's Purpur fallende Farbe. Das Rhizom steigt lang in die Erde und ist einen halben bis ganzen Zoll dick; die Farbe äusserlich gelblichgrau, inwendig gelb. Das Rhizom wurde unter dem Namen Rad. Aristolochiae longae wie die vorige gebraucht; die Alten nannten diese das Männchen, jene das Weibchen (*Nicand.* Theriac. v. 514. 515.).

4) *A. Clematitis Linn.* spec. ed. *Willd.* 2. p. 163. Ein perennirendes Gewächs, wie die vorigen, welches im mittlern Europa, auch in Deutschland an Zäunen, Hecken und im Gebüsch nicht selten wächst. Der Stamm ist aufrecht; die Blätter sind gestielt, herzförmig, stumpf, ganzrandig. Die Blüten sitzen in den Blattwinkeln in Menge zusammen, wodurch sie sich von der vorigen besonders unter-

scheidet, auf einblütigen Blütenstielen. Die Gestalt ist wie bei den vorigen, die Farbe gelb. Das Rhizom (Rad. Aristolochiae vulgaris s. tenuis) ist lang, aber kaum einen Finger dick, sonst wie bei der vorigen. Die ganze Pflanze hat einen weit stärkern Geruch und Geschmack, als die beiden vorigen, und ist gewifs kräftiger; man braucht sie aber schon lange nicht mehr. Man empfahl sie als ein Mittel gegen das Podagra, wie Rad. Aristol. rotundae. Als Rofsarznei wandte man sie bei unreinen Geschwüren, und zur Zertheilung der Geschwülste an. *Orfila* tödtete mit der Wurzel dieser Pflanze Hunde, aber zu 5 Drachmen auf einmal gegeben, und nachher band er ihnen den Schlund zu. Auf gleiche Weise tödtete ein Decoct von 7 Unzen der zerschnittenen Wurzel mit 10 Unzen Wasser auf 7 Unzen eingekocht und auf einmal gegeben. Diese gewaltsamen Versuche beweisen nicht viel.

5) *A. surinamensis Willd.* spec. 4. p. 151. Es ist eigentlich diese Art, welche unter dem Namen A. trilobata als Heilmittel von *Bergius* (Mater. med. p. 362. 363.) und andern empfohlen wurde. Sie wächst in Surinam, hat einen windenden Stamm, der bis auf 30 Fufs in die Höhe steigt. Die Blätter sind tief in drei stumpfe Lappen getheilt und auf der untern Fläche haarig. Die Blüten sitzen wie gewöhnlich in den Blattwinkeln, sind gestielt, sehr grofs, braunroth, gekrümmt, mit einer herzförmigen Lippe, aber ohne den langen Anhang, welcher die A. trilobata auszeichnet. Die trocknen Stämme werden gebraucht, ohne Blätter; sie sind wie ein Strohhalm dick, olivenfarben, etwas bräunlich, eckig, gestreift und zerbrechlich; innerlich weifslich und von Holzbündeln sternförmig gezeichnet. *Bergius* sagt davon (a. a. O.): „Dieses vortreffliche Heilmittel ist bei uns nicht aufgenommen. Die Stipites, welche ich vor 5 Jahren aus Surinam erhielt, haben in dieser Zeit nichts an Geruch und Geschmack verloren. Wenn man ein schweifstreibendes und erregendes Mittel in Fiebern nöthig hat, so kann man vielleicht kein besseres finden. Einen Knaben, der von einer Viper gebissen war, habe ich damit geheilt. Den Aufgufs ändert schwefelsaures Eisen nicht." In den Schwedisch. Abhandl. Bd. 25. S. 245. erzählt *Bergius*

den Fall mit dem Knaben umständlich. Seitdem sind keine Versuche, so viel mir bekannt ist, damit angestellt worden.

6) *A. Anguicida Linn.* sp. ed. *Willd.* 4. p. 156. Jacq. amer. 232. t. 144. Wächst bei Carthagena wild. Der Stamm ist oben windend, etwa 10 Fufs hoch. Die Blätter sind gestielt, herzförmig, lang gespitzt; neben dem Blatte steht ein grofser herzförmiger, den Stamm umfassender Blattansatz (*stipula*). Die Blüten kommen einzeln aus den Winkeln der Blätter, sind grünlich gelb mit purpurfarbnen Streifen und haben eine lange zugespitzte Lippe. Die Wurzeln sind rund und ästig, haben ein weifses Mark und einen pomeranzenfarbnen bittern Saft. *Jacquin* (a. a. O.) erzählt davon Folgendes: Wenn man die Wurzel käut und einen oder zwei Tropfen von dem Speichel einer mittelmäfsigen Schlange in das Maul bringt, so wird das Thier so betäubt, dafs man es ohne Schaden angreifen und in den Händen halten kann. Bringt man mehr Tropfen in das Maul, so stirbt sie sogleich nach einem convulsivischen Zittern. Die Marktschreier in Amerika bedienen sich dieses Mittels häufig. Auch soll die Wurzel äufserlich und innerlich angewendet, Schlangenbisse heilen. L — k.

ARISTOTELES wurde im Jahr 384 zu Stagira, einer Stadt an der thracisch-macedonischen Gränze, geboren. Sein Vater *Nikomachus*, ein Asklepiade, der seine Herkunft von *Machaon* ableitete, und am Hofe *Amyntas* des zweiten von Macedonien (383 — 370) die Heilkunst ausübte, soll ihn schon früh zum Arzt erzogen haben, und man erklärt hieraus seine entschiedene und folgenreiche Vorliebe für die Naturwissenschaften. Nachdem er schon früh seine Aeltern verloren, wurde *Proxenes* von Atarnis der Pfleger seiner Jugend; aber schon im siebzehnten Jahre führte ihn sein Wissensdrang nach Athen, wo er alsbald *Plato's* Schüler wurde. Eine Reihe von Jahren gehörte nun *Aristoteles* der Akademie an, und *Plato* zählte ihn zu seinen geistreichsten Schülern; sein Ruf verbreitete sich, als er zum Manne herangereift war, durch ganz Griechenland. Ein Jahr nach dem Tode seines Lehrers, als *Speusippus* die Akademie übernommen hatte (347), entfernte er sich von Athen, und lebte nun seinen Studien in Atarnis, einer kleinen Stadt in Mysien am Hellespont, bei seinem Freunde und ehemaligen Mitschüler *Hermias*, dessen Schwester *Pythias* er später heirathete, dann auch in Mitylene. Im Jahre 345 wurde er vom König *Philippus* zum Unterricht des funfzehnjährigen *Alexander* berufen, kehrte ein Jahr nach der Thronbesteigung desselben nach Athen zurück (335), stiftete hier die peripatetische Schule, lehrte dreizehn Jahre im Lyceum, mufste dann wegen einer Anklage eines Priesters die Stadt verlassen, und starb dreiundsechzig Jahre alt (322) zu Chalcis, nach der wahrscheinlichsten Angabe an einer Krankheit. (*Diogen. Laërt.* L. V. S. 9. pag. 273. seq.)

Die Verdienste dieses philosophischen Giganten, dieses gröfsten Gelehrten aller Zeiten, genügend zu würdigen, ist eine Aufgabe, deren Lösung ohne die Nachsicht der Leser vorauszusetzen, nicht füglich übernommen werden kann. Es sind wenige Wissenschaften, die *Aristoteles* nicht bearbeitete, den meisten gab er eine neue Gestalt und die Gesetze für ihre künftige Bearbeitung. Die Naturwissenschaften rief er nach früheren geringfügigen Versuchen zuerst ins Leben, die gesammte Philosophie gestaltete er nach neuen Principien, die fast zweitausend Jahre lang anerkannt wurden und die herrschenden geblieben sind; kein Philosoph konnte sich jemals einer so umfassenden Kenntnifs der Natur rühmen, und nie war ein Naturforscher ein so grofser Philosoph wie *Aristoteles.* Seine Liebe zu den Naturwissenschaften konnte wahrscheinlich nicht früher hervortreten, als während seines Aufenthaltes in Macedonien. *Philippus* schenkte ihm ein Landgut, Nymphaeum bei Mieza, wo er entfernt vom Hofe sich mit der Erziehung des Prinzen allein beschäftigte, und diesem eine Vorliebe für die Heilkunst mittheilte, die er als König oftmals bethätigt hat. Sehr wahrscheinlich hat *Alexander* an den Arbeiten für Naturgeschichte Theil genommen, und seinen Lehrer durch Freigebigkeit in den Stand gesetzt, umfassendere Forschungen zu unternehmen, wenn man es auch für eine Uebertreibung des leichtgläubigen Alterthums halten mufs, dafs er ihm achthundert Talente zur Bearbeitung seiner naturhistorischen Werke gegeben. Erwägt man die Schwierigkeit einer ganz neuen Begründung der Naturgeschichte, und die tausendfältigen Hindernisse der Naturforschung im Alterthume überhaupt, und vergleicht man damit die erstaunenswerthe Menge von Thatsachen, die *Aristoteles* in seinen Schriften niedergelegt hat, so ist die Annahme ganz natürlich, dafs eine grofse Anzahl Menschen in Griechenland und Asien beschäftigt gewesen ist, für ihn Naturgegenstände herbeizuschaffen. Nur mufs dies noch unter *Philipp's* Regierung gewesen seyn, denn gleich nach *Alexander's* Thronbesteigung schied *Aristoteles* aus seinen Verhältnissen in Macedonien, und gewifs liefsen ihm seine Beschäftigungen in Athen nicht die erforderliche Mufse zur Vollendung seiner Thiergeschichte. Auch fiel er bald in Ungnade, wurde von *Alexander* gleichgültig behandelt, und selbst durch die Auszeichnung seines Feindes *Xenokrates* tief gekränkt, so dafs ihm wohl schwerlich von Asien aus Gegenstände der Naturforschung zugeführt worden sind.

Die Thiergeschichte des *Aristoteles* hat *Buffon* sehr richtig gewürdigt, und unsere neuesten Zoologen erkennen sie als ein bewundernswerthes Meisterwerk. *Aristoteles* fand in den Schriften seiner Vorfahren fast nichts, was er benutzen konnte; er selbst nennt hier und da den *Alkmaeon* von Kroton, den *Diogenes* von Apollonia, *Herodorus* von Heraklea, *Ktesias* von Knidus, den Geschichtschreiber *Herodot*, *Syennesis* von Cypern, *Polybus*, *Demokrit*, *Anaxagoras* und *Empedokles* als Schriftsteller, die er hier und da benutzt habe; nach unserer Kenntnifs von den Leistungen dieser Männer, konnte jedoch nur Einzelnes von ihnen beschrieben seyn, und wir wissen, dafs selbst dies noch häufig in ein fabelhaftes Gewand gehüllt war.

Auch über die Pflanzenkunde fand *Aristoteles* nichts weiter vor, als die unwissenschaftlichen Kenntnisse der Rhizotomen und Aerzte, und sah sich daher genöthigt, diesen Theil der Naturwissenschaften ganz neu zu begründen. Leider ist sein botanisches Werk, das in zwei Bücher getheilt war, verloren gegangen, und in der Sammlung seiner Schriften besitzen wir nur ein offenbar untergeschobenes über diesen Gegenstand. Doch können wir mit einiger Sicherheit auf den Umfang seiner Leistungen in der Botanik aus dem Werke seines grofsen Schülers *Theophrast* von Eresus schliefsen, der wie der unglückliche *Kallisthenes* dieses Fach mit ausgezeichnetem Eifer bearbeitete, jedoch die allgemeinen empirischen Kenntnisse des Volkes so zuversichtlich voraussetzte, dafs die alterthumskundigen Botaniker, bei dem gänzlichen Mangel einer Terminologie, nur den geringsten Theil seiner Beschreibungen zu enträthseln vermögen.

Wir kommen jetzt auf die Naturphilosophie des *Aristoteles*, die unstreitig den mächtigsten Einflufs auf die Bearbeitung der Wissenschaften in den späteren Jahrhunderten ausgeübt hat. *Aristoteles* benutzte die vorhandenen zahlreichen und gediegenen Arbeiten der Philosophen seit *Thales* mit grofser Umsicht und strenger Kritik, und fügte ihnen viele neue Lehrsätze hinzu, deren Benutzung später sehr erspriefslich gewesen ist. Fest überzeugt, dafs nur die Erfahrung Sicherheit der Erkenntnifs geben könne (Metaphysic. L. I. c. 1. p. 839. A.), erhob er sich über die meisten seiner Vorgänger, die mit Anmafsung allein dem analytischen Wege gefolgt waren, glaubte, dafs es dem Menschen niemals gelingen werde, die nächsten Ursachen der Dinge ganz zu ergründen (Ebend. c. 2. p. 840.), hielt die mathematische Sicherheit in materiellen Gegenständen für unmöglich (Ebend. L. II. c. 3. p. 858.), und die Kunst zu zweifeln, und das Unbekannte von dem Bekannten richtig zu scheiden, für das sicherste Mittel, die Wahrheit zu ergründen (Ebend. L. III. c. 1. p. 858.) *Plato's* Ansicht über die Unsicherheit der sinnlichen Erkenntnifs erkannte er als die seinige, liefs diese Unsicherheit aber weniger von dem objectiven Wechsel der Dinge, als von der Unvollkommenheit unserer eigenen Wahrnehmung abhängen. (Ebend. L. IV. c. 5. p. 877.) Leider befolgte er nur diese herrlichen Grundsätze nicht überall, und liefs sich am wenigsten durch sie abhalten, der trockenen Schuldialektik seines Zeitalters zu folgen, ja er adelte diese so sehr durch sein erhabenes Beispiel, dafs sie seinen späteren Nachfolgern wesentlich erschien, und bereitete dadurch einen höchst nachtheiligen Einflufs der peripatetischen Philosophie auf die Wissenschaften vor, so dafs diese, man kann es dreist behaupten,

haupten, der Entwickelung klarer Erkenntnifs in abstracten Gegenständen mächtig entgegengetreten ist, und den menschlichen Verstand in Fesseln geschlagen hat, die es ihm erst in neuerer Zeit gelungen ist zu zerbrechen. Doch mag hierauf kein Vorwurf für *Aristoteles* selbst begründet werden, der hierin die Fehler seiner Zeit annahm, und es nicht verschuldete, dafs seine zahllosen späteren Nachahmer nur für die Form seiner Lehren, nicht aber für deren Geist empfänglich waren.

Grofs und unsterblich war das Verdienst des *Aristoteles*, dafs er die Idee der körperlosen Kräfte zuerst mit Sicherheit und folgerecht durchführte (Ebend. L. I. c. 7. p. 849.). Alle Versuche der früheren Zeit, die Naturerscheinungen leitenden Principien unterzuordnen, hatten sich von materialistischen Annahmen nicht losmachen können, man hatte nur die Begriffe von den Elementen verfeinert, dafs aber ein Gegensatz zwischen Kraft und Materie Statt fände, hatte bis dahin noch kein Naturphilosoph ausgesprochen. *Aristoteles* that den Riesenschritt, das Daseyn der Kraft zu behaupten, selbst wenn sie auch nicht in Thätigkeit übergegangen sey (Ebend. L. IX. c. 3. p. 934.), aber er eilte mit dieser Idee seinem Zeitalter fast zu weit vor, denn es zeigte sich bald, dafs man ihn nicht verstanden hatte. Man hielt sich in der Naturlehre wie in der Physiologie des lebenden Körpers lieber an das Hergebrachte unter verschiedenen Formen, und der Begriff von rein dynamischen Principien wurde so verkleinert und verstümmelt, dafs die Naturwissenschaften vor der Hand nicht den entferntesten Vortheil daraus zogen. Der erste, der sich von dem Daseyn einer allgemeinen Lebenskraft des Organismus überzeugte, war erst neun Jahrhunderte später *Alexander* von Tralles. In Betreff der Materie behielt *Aristoteles* die Empedokleische Lehre von den Elementen bei, und setzte den vier bekannten Elementen, wenn auch nicht durchgängig, das fünfte Platonische, den Aether hinzu.

Die Lehre von den Elementarqualitäten bearbeitete er mit einer besonderen Vorliebe und Umsicht. Er lehrte von den Eigenschaften der Körper, die aus dem Vorwalten der Elementarqualitäten hervorgehen sollten, im

Ganzen dasselbe wie seine Vorgänger, nur trennte er davon, wie es scheint, das rein Dynamische, was man bisher hineingelegt hatte, und stellte dafür den Begriff der absoluten Kraft auf. Es ist ihm eigenthümlich, und eine sehr folgenreiche Idee, dafs er in jedem einzelnen Elemente mehr als eine Qualität annahm (De Generation. et Corruption. L. II. c. 3. p. 516.), z. B. im Feuer Wärme und Trockenheit, in der Luft Kälte und Feuchtigkeit, im Wasser Feuchtigkeit und Kälte, und in der Erde Kälte und Trockenheit. Er nannte danach die Eigenschaft eines jeden Elementes die Verbindung desselben (συζεύξις). Wenn man sich hierbei der äufserst künstlichen, und in die ganze Heilkunde verflochtenen Lehre von den Elementarqualitäten bei *Galen* erinnert, der durchgängig eine grofse Vorliebe für die peripatetische Naturphilosophie zeigt, so wird es sehr wahrscheinlich, dafs dieser die ursprüngliche Idee des *Aristoteles* zum Grunde liegt. Und welchen Einflufs haben nicht diese Galenischen Theoreme auf die Heilkunde ausgeübt! Aus dem Gegensatz der Elementarqualitäten wurde nun auch die Veränderung der Elemente und ihr Uebergang aus dem einen in das andere erklärt. Bei dem Zusammentreffen von Feuer und Luft wird das erste vernichtet, und es entsteht Luft, wenn die Feuchtigkeit derselben die Oberhand über die Trockenheit des Feuers behält, indem die Wärme, die beiden gemeinschaftlich ist, sich nur zu vereinigen braucht; und so bei den übrigen (Ebend. c. 4. p. 517.). Es leuchtet ein, dafs hier der Begriff der chemischen Affinitäten im wesentlichen angedeutet ist. Die Annahme, dafs sämmtlichen Elementen noch eine weit feinere Materie zum Grunde liege, als sie selbst sind, war schon in den älteren Naturphilosophieen begründet. Materie ist überhaupt das Leidende, enthält nur die Möglichkeit der Existenz und wird erst durch die Form, die Kraft, zu Dingen der Wirklichkeit erhoben (Metaphysic. L. VIII. c. 1. p. 926.). Einen ähnlichen Lehrsatz, der sich dynamischen Begriffen sehr nähert, stellte der gleichzeitige *Diokles* von Karystus in seiner Elementarpathologie auf, indem er die Elementarqualitäten in dem gemeinschaftlichen Namen des Erhaltenden (τὸ φέρον) zusammenfafste, und den thierischen Stoff das Erhaltene nannte (τὸ φερόμενον). (*Galen.* Comment. II. in *Hippocrat.* Prognostic. Text. 6. p. 623. Tom. 8. ed. *Chart.*) Jede Veränderung eines Dinges setzt die Materie (ὕλη) als Substrat, und die Form (εἶδος) voraus, die nun entweder etwas Bestimmtes, oder die Negation desselben ist (ςέρησις). Die Natur, der Inbegriff aller Dinge der Wirklichkeit und des inneren Princips der Veränderungen derselben, durch welches die Naturwesen sich von den bloſsen Kunstprodukten unterscheiden, thut nichts ohne Zweck, und dieser Zweck ist die Form. Veränderung (κίνησις, μεταβολὴ) ist die Wirklichkeit des Möglichen, in so fern es ist (ἡ του δυνάμει ὄντος ἐντελέχεια ᾗ τοιοῦτον). (Natur. auscult. L. II. c. 8. p. 324. c. 9. p. 325. L. III. c. 1. L. V. c. 1. p. 339. 373. — Metaphysic. L. III. c. 2. 4. L. V. c. 5.) Die Bewegung ist etwas Unendliches, und das erste Bewegende, das nicht wieder bewegt wird, dessen Leben in ewiger reiner Thätigkeit besteht, ist Gott. Alles Uebrige erhält seine Bewegung von anderen Kräften (Natur. auscult. L. VIII. c. 4. 5. p. 413. 415. — Metaphysic. L. XIV. c. 6.). Da *Aristoteles* sich bestrebte, in seiner Naturphilosophie von dem Besonderen zu dem Allgemeinen überzugehen, so konnte ihm *Plato's* Lehre von den Ideen nicht eben zusagen. Er hielt sie für unzulässig in seiner Verstandesphilosophie, die in das Gebiet des Idealen nicht hinüberschweifen wollte. Seiner Ueberzeugung nach konnte die Idee zur Hervorbringung eines Körpers aus seinem Inneren nichts beitragen, weil sie immer auſser ihm sey, wie die Idee zu einem Kunstwerke im Geiste des Künstlers, und nicht im Kunstwerk. (Metaphysic. L. VII. c. 8. p. 914.) In Betreff der übrigen Systeme seiner Vorgänger zeigte er durchgängig, daſs sie auf die immateriellen Kräfte nicht Rücksicht genommen hätten, suchte überall einseitige Principien zu bekämpfen, und verwarf namentlich auch die Pythagorische Theorie von den Zahlen.

In der Aetiologie hielt *Aristoteles* den Begriff von Materie und Form fest. Die Materie wird durch ihr bloſses Daseyn die Ursache der Entstehung eines Dinges, wie z. B. der Marmor den Grund enthält, warum eine Statue aus Marmor gemacht werden kann, und wie die Elemente den Grund der Körperwelt enthalten. Dies ist die materielle

Ursache (*Causa materialis*), die von den früheren Naturphilosophen zu einseitig berücksichtigt worden war. Aus der blofsen Materie kann aber nichts werden, ohne die Form (εἶδος καὶ παράδειγμα, eine Annäherung zu Platonischen Principien), und dies ist die formelle Ursache (*Causa formalis*). So wird der Künstler die Ursache seines Kunstwerks, und der Arzt die Ursache der Wiederherstellung; überhaupt alles, was eine Thätigkeit äufsert, kann als formelle Ursache wirken. Eine dritte ist die sogenannte wirkende Ursache (*Causa efficiens*), welcher Begriff späterhin mit dem der Gelegenheitsursache fast zusammenfiel. Die vierte Ursache endlich bezieht sich auf den Zweck. Bei jeder Wirkung und Veränderung ist ein Grund vorhanden, warum sie erfolgt, überhaupt ist alles, weshalb etwas geschieht, der Grund dessen, was geschieht. Dies ist die Endursache (*Causa finalis*). (Metaphysic. L. I. c. 3. p. 842. Natur. auscult. L. II. c. 3. p. 330.) Diese Aetiologie ist von den späteren Peripatetikern eifrig festgehalten worden, und hat auch hier und da Eingang in die theoretischen Naturwissenschaften gefunden, ohne diesen jedoch einen erheblichen Nutzen zu bringen.

Die Seelenlehre machte durch *Aristoteles* einige wesentliche Fortschritte. Er lehrte ausdrücklich die Einheit der Seele, nachdem *Pythagoras* und *Plato* dieselbe in drei Theile getrennt hatten; er behauptete, dafs die Denkkraft eine durchaus immaterielle und von aufsen in den Menschen gekommene Kraft sey, dem Elemente der Sterne ähnlich, denn er dachte sich wie *Plato* die Himmelskörper als beseelt und göttlich. (De Anima L. I. c. 1 — 4. p. 616. — De Generat. animal. L. II. c. 3. p. 1076. — *Cic.* Acad. Quaest. L. I. c. 7.) Ungeachtet der grofsen Verschiedenheit der Seele vom Körper ist sie doch als Form (ἐντελέχεια) von diesem unzertrennlich. Dies war der Lehrsatz, der ihn zu einer Verwechselung der Seele mit dem Princip des körperlichen Lebens verleitete, wobei er jedoch niemals auf den materialistischen Irrthum verfiel, die Seelenthätigkeit für die Blüthe des körperlichen Lebens zu halten. Die Lehre vom Bewufstseyn ist von ihm deutlich angegeben, und er stellt einzelne Geistesverrichtungen mit vieler Klarheit dar. Das Anschauen ist ihm ein Aufnehmen der Form der Objekte, das Denken ein Aufnehmen der Formen von den Formen, welches Empfindung und Einbildung voraussetzt. (De Anima L. I. c. 1—6. p. 616. seq.) Wir wollen hier beiläufig bemerken, dafs das von den Stoikern befolgte pneumatische Princip die Seelenlehre in der Folge viel weiter gefördert, und zu einem hohen Grade von Vollendung erhoben hat. Wir haben darüber im ersten Bande dieses Werkes, S. 516. einige Andeutungen gegeben.

Die Anatomie des *Aristoteles* beruht allein auf Thierzergliederungen. Niemals war es ihm vergönnt, menschliche Leichen mit dem anatomischen Messer zu untersuchen, was schon aus seiner eigenen Aeufserung hervorgeht, dafs die inneren Theile des Menschen noch sehr unbekannt wären, und man mit der Zergliederung von Thieren auskommen müsse. Noch mehr wird dies aber aus der grofsen Unsicherheit ersichtlich, die ganz unverkennbar ist, sobald nur irgend Theile des menschlichen Körpers erwähnt werden. So setzt es in Verwunderung, dafs er von einem Unterschiede der Kopfnäthe im männlichen und weiblichen Körper spricht, ja dafs er selbst glaubt, die Männer hätten mehr Zähne als die Weiber. (Histor. animal. L. I. c. 7. p. 768. — L. II. c. 3. p. 782. — L. III. c. 7. p. 802. D.) Sonstige Unrichtigkeiten, die einen Mangel an anatomischer Kunstfertigkeit voraussetzen lassen, finden sich in ziemlicher Anzahl, und überhaupt mufs man von dem alles umfassenden und vielbeschäftigten *Aristoteles* durchaus nicht die Genauigkeit der neueren Anatomen erwarten. Er war es aber, der zuerst den Unterschied der gleichartigen (ὁμοιομερῆ) und der ungleichartigen Theile (ἀνομοιομερῆ) im thierischen Körper festsetzte, einen Unterschied, den *Galen* selbst in der Pathologie festzuhalten suchte, und der erst in der neuesten Zeit der allgemeinen Anatomie zum Grunde gelegt worden ist. (Hist. animal. L. I. c. 1. p. 761. — De Part. animal. L. II. c. 2. p. 978.) Um die Gefäfslehre hat sich *Aristoteles* durch die gründliche Widerlegung der fabelhaften und aus der Luft gegriffenen Angaben von *Polybus*, *Diogenes* und *Syennesis* grofse Verdienste erworben. Um die Adern ohne Einspritzung, die im Alterthum unbekannt war, genauer zu untersuchen, liefs er Thiere aushungern und nachher erwürgen (Hist. animal. L. III. c. 3. p. 798. B.). Nun erkannte er wohl das Herz als die Quelle des Blutes und den Ursprung aller Gefäfse, aber beschrieb es doch noch sehr mangelhaft. Denn er nahm nur drei Höhlen an, von denen zwei offenbar die Kammern sind, und die dritte allenfalls für die Valsalvische Erweiterung gehalten werden kann, indem er die Aorta daraus herleitet. (De Somn. et vigil. c. 3. p. 690. E. — De part. an. L. II. c. 9. L. III. c. 4. — Hist. anim. L. I. c. 17. p. 775.) Auffallend bleibt es hierbei auf jeden Fall, dafs er die Vorkammern übersehen konnte. Auf den Unterschied der Schlagadern von den Blutadern kam *Aristoteles* von selbst, ohne Kenntnifs von den Arbeiten des *Praxagoras* zu haben, den er nirgends erwähnt. Er hielt die Schlagadern, die er nicht Arterien nannte, für nervös oder sehnig, und kam hierdurch auf den sonderbaren Irrthum, den Ursprung aller Sehnen und Bänder im Herzen zu suchen. In Verfolg dieser Behauptung lehrte er selbst, die Enden der Schlagadern wären nicht mehr hohl, gingen in die Sehnen über, und verbänden sich mit den Knochen. (Hist. an. L. I. c. 17. p. 775. D. — L. III. c. 5. p. 801. l.) Diesen Annahmen liegen gewisse, nicht auf Thatsachen gegründete Theoreme des Zeitalters zum Grunde, namentlich das Platonische, das Herz sey der Sitz der Empfindung, dem dann auch bald ein anderes folgte, wodurch das Herz zum Centralorgane der Bewegung gemacht wurde. Im übrigen war seine Ansicht von der Verrichtung der Gefäfse schon in so weit naturgemäfs, dafs er ihnen die Ernährung aller Theile vermittelst des Blutes zuschrieb. Das Einzelne seiner Gefäfslehre (er kannte auch die Pfortader) ist als erster Anfang einer wissenschaftlichen Bearbeitung dieses Theiles der Anatomie sehr interessant, könnte jedoch hier, der Beschränktheit des Raumes wegen, nicht vollständig gewürdigt werden. Unbegreiflich bleibt es aber bei so wesentlichen Verbesserungen, dafs er die Vorurtheile seines Zeitalters noch so begünstigen konnte, an eine Leber- und Milzader zu glauben, und danach die übliche falsche Theorie des Aderlasses zu unterschreiben, die sich in der medicinischen Praxis, ungeachtet der vollendeten Bearbeitung der Anatomie, wunderbar genug, bis in die neuere Zeit erhalten hat. (Hist. an. L. III. c. 4. p. 800. B. C.)

Die Aristotelische Hirn- und Nervenlehre kann noch durchaus nicht mit der des *Herophilus* und *Erasistratus* verglichen werden. Dafs *Aristoteles* wirklich Nerven gesehen hat, leidet keinen Zweifel, aber er hatte noch durchaus keine Ahnung von ihren Verrichtungen. Es ist sehr auffallend, dafs er den Sitz der vernünftigen Seele im Kopfe annahm, und dennoch das Gehirn keiner genaueren Untersuchung würdigte. Die Hirnhäute beschrieb er ganz richtig, mit Ausnahme der Spinnewebenhaut, die er nicht kannte, von den Hirnhöhlen wufste er aber nur so viel, dafs eine einzige von geringem Umfange im Innern der Masse vorhanden sei. Die falsche Annahme, dafs das Gehirn blutlos sey, ist aus der Thieranatomie erklärlich, denn bei den Thieren werden die gröfseren Aderstämme im Rete mirabile gebrochen, und die feineren Gefäfse des Gehirns konnten seiner Aufmerksamkeit leicht entgehen. Eben diese Beobachtung wurde für *Aristoteles* ein Hindernifs, in die Funktionen des Gehirns tiefer einzudringen, denn er verband sogleich damit die theoretische Annahme, dafs dasselbe seiner Natur nach kalt, und zur Mäfsigung der Wärme des Herzens bestimmt sey. Er entnahm selbst hieraus eine theoretische Bestätigung der Lehre von den Flüssen oder katarrhoischen Krankheiten, einem Erbstück der ältesten vorwissenschaftlichen Humoralpathologie. Diese Krankheiten sollen nach ihm dann entstehen, wenn das Gehirn noch kälter ist, als die Beschaffenheit des übrigen Körpers es verträgt. (De partib. anim. L. II. c. 7. p. 986.) Das Rückenmark erklärte er für warm und fettig, und es finden sich mehre Andeutungen, dafs er hier und da, so wie *Plato*, das Knochenmark mit dem Gehirnmark verwechselte. Betrachtet man diese Verkettung von Irrthümern, die leicht noch anschaulicher dargestellt werden könnte, so wird es augenscheinlich, dafs die etwa dreifsig oder vierzig Jahre später erfolgte Bearbeitung der Hirn- und Nervenlehre durch *Herophilus*, *Erasistratus* und *Eudemus* einer der gröfsten Fortschritte war, die jemals in der Physiologie gemacht worden sind. Die Aristotelische Beschreibung des Auges ist, in Vergleich mit der trefflichen Herophileischen, kaum als eine solche anzuerkennen. Die Lehre von den Eingeweiden trug *Aristoteles* sehr vollständig und richtig vor, selbst mit Beschreibung des Pankreas, das in dieser Zeit allgemein bekannt war, es ist jedoch durchgängig zu berücksichtigen, dafs er nur Thiere untersucht hat. Die Hervorhebung der anatomischen Unterschiede in der Beschreibung der letzten, bleibt für alle Zeiten denkwürdig, wenn auch diese grofsartige Auffassung des Thierreiches, dessen allgemeinen Charakter *Aristoteles* im Speisekanal suchte, für das Alterthum ohne Folgen blieb.

Die Physiologie des *Aristoteles* war die erste, die auf vergleichende Anatomie begründet wurde, und sich somit eine ganz neue ergiebige Quelle der Forschung eröffnete. Empfindung ist eine Bewegung der Seele, die durch Dazwischenkunft des Körpers vermittelt wird. Der Mittelpunkt derselben ist das Herz, in dem sich alle Kanäle (*πόροι*, so nannte *A.* die Nerven) vereinigen. Vom Herzen entsteht alle Bewegung, und von hier aus wird auch der Luftgeist in alle Theile des Körpers verbreitet, und die thierische Wärme abgekühlt. (De Somn. et vigil. C. 2. p. 687.) Denkwürdig und folgenreich war die Vermischung des Begriffes von Kräften, die in der Kategorie der Lebenskraft stehen, mit dem Begriff der Seele, worüber *Aristoteles* ganz ähnliche Lehrsätze aufgestellt hat, wie *Stahl.* Er theilte die Seele in die ernährende (*μέρος θρεπτικὸν*), die empfindende (*αἰσθητικὸν*), die begehrende (*ὀρεκτικὸν*), die bewegende (*κινητικὸν*), und die vernünftige (*διανοητικὸν*), unter welchen Theilen man mehr die Seelenkräfte (*δυνάμεις*) zu verstehen hat. (De Anima. L. II. c. 3. p. 633. C.) Diese ganze Eintheilung war offenbar von den Endursachen hergenommen, und die Behauptung des *Aristoteles*, dafs die Seele, die denkende ausgenommen, in dem mittlern Theil des Körpers ihren Sitz habe, erklärt sich aus den allgemein verbreiteten Platonischen Begriffen über die Wichtigkeit des Herzens in dieser Beziehung. Den Pflanzen schrieb *Aristoteles* von jenen Kräften allein die ernährende zu, und begründete auch hierauf einen wesentlichen Unterschied von den Thieren, deren Begehrungsvermögen er unmittelbar von der Empfindung herleitete. Die Elemente dienten ihm weiterhin zur Erklärung der Sinnesthätigkeit. Luft ist das Element des Gehörs, Wasser das Element des Gesichtes; der Geschmack ist eine Art Tasten, und wird durch die Feuchtigkeit vermittelt, so wie der Geruch durch die Trockenheit. Das treffliche Werk *Theophrast's* über die Gerüche giebt eine Ahnung davon, was *Aristoteles* selbst für diesen Gegenstand geleistet haben möge. Hunger ist eine Begierde nach dem Warmen und Trockenen, Durst nach dem Kalten und Feuchten, und so wurden auch andere Empfindungen durch die Elementarqualitäten erklärt. Die Verdauung geschieht durch die Ernährungskraft der Seele, in Verbindung mit der thierischen Wärme; sie ist dem Kochen zu vergleichen, weil sie wie dies nur durch Wärme und Feuchtigkeit zu Stande kommt. Die Speisen im Magen verdunsten vermittelst der thierischen Wärme, gehen in die Adern über, und werden hier in Blut verwandelt. (*Γίγνεται ἀναθυμίασις εἰς τὰς φλέβας* etc. De Somn. et vigil. l. 3. p. 488.) Diese Annahme wurde von *Aristoteles* auch in Bezug auf schadhafte Stoffe, die von dem Magen zu den oberen Theilen emporsteigen, ausgebildet. Er nannte diesen Vorgang Anathymiasis, ein glücklich gewählter Ausdruck, der späterhin in der Pathologie oftmals benutzt worden ist, und einen natürlichen Vorgang treffend bezeichnet.

In der Theorie des Schlafes ging *Aristoteles* auf eine bisher noch unversuchte Weise, von der Annahme einer durch die Verdunstung der Speise in die Adern, entstandenen Unthätigkeit der Sinne aus. Durch jene entsteht eine wallende Bewegung der Feuchtigkeit nach oben und wieder zurück, die den Kopf beschwert, und seine Verrichtungen aufhebt. (Ebend. p. 689. A. seq.) Daher die Schläfrigkeit nach dem Genufs von Speise, und nach körperlicher Anstrengung, die nur dadurch wirkt, dafs sie die Säfte auflöst, und jene Verdunstung nach oben befördert; diese Verdunstung wird in der Schlafsucht und im Fieber durch eine warme und feuchte Schärfe erregt. Kinder schlafen deshalb mehr, weil die Nahrung in ihnen lebhafter verdunstet, was offenbar durch die unverhältnifsmäfsige Gröfse des Kopfes bewiesen wird. Aus dieser Ursache schläft das Kind im Mutterleibe, und das jugendliche Alter ist der Fallsucht mehr ausgesetzt, die ganz auf ähnliche Weise entsteht, und eben deshalb so häufig zum Schlafe hinzukommt.

Das Athmen brachte *Aristoteles* mit der Ernährungskraft der Seele in Verbindung, und erklärte es für eine Abkühlung der thierischen Wärme, und zwar zunächst des Herzens, eine Annahme, die im ganzen Alterthum stehend geblieben ist. (De Respirat. an mehr. Stellen.) Die Bewegung des Herzens und der Lungen schien ihm hierbei der Wirkung eines Blasebalgs vergleichbar. Der Herzschlag entsteht durch das fortwährende Einströmen des Blutes, und theilt sich den Gefäfsen von ihrem Ursprunge aus gleichzeitig mit. Wegen der rascheren Anathymiasis ist in der Jugend das Pulsiren viel schneller und lebhafter. Nirgends finden sich Spuren, dafs *Aristoteles* die von *Praxagoras* geglaubte Blutleerheit der Arterien, die von ihm nicht mit diesem Praxagorischen Namen bezeichnet wurden, angenommen hätte.

Ueber die Erzeugung hatten die naturphilosophischen Vorgänger des *Aristoteles* gewetteifert, Hypothesen aufzustellen. Erst *Polybus* hatte bebrütete Hühnereier untersucht, und ein menschliches, durch Fehlgeburt abgegangenes Ei beschrieben. *Aristoteles* verfolgte diesen Weg der Erforschung von Thatsachen weiter. Seine Untersuchungen bebrüteter Hühnereier sind wahrscheinlich von allen im Alterthum angestellten die besten. Er beobachtete das Punctum saliens am dritten Tage, sah die beiden Gefäfsstämme, die von ihm ausgehen, beobachtete, wie danach der Kopf mit den grofsen Augen sich zuerst bildete, dafs am zehnten Tage die Bildung sämmtlicher Theile angedeutet sey, und zog hieraus den wichtigen Schlufs: dafs von allen Theilen das Herz zuerst gebildet werde. Nach dem Herzen entstehen vermittelst der Vertheilung des Stoffes durch die Gefäfse die gleichartigen Theile, jeder für sich und keiner durch den andern, und zwar zuerst so, dafs fast nur die Umrisse angedeutet werden, wie wenn der Maler zuerst die Hauptzüge angiebt, und erst später die Farben aufträgt. (Histor. animal. L. VI. c. 3. p. 861. — De Partib. animal. L. III. c. 4. p. 1004.) Weiterhin wurden hier nur einige theoretische Ansichten mit eingemischt, die hier füglich unberührt bleiben können. Eine vielfältige Zusammenstellung von Thatsachen über die weiblichen Geschlechtsfunktionen ist durchweg sehr interessant. *Aristoteles* glaubte an die Möglichkeit einer Superfötation, und führte Beispiele an, um sie zu beweisen; die Anatomie der weiblichen Geschlechtstheile aber, gelang es ihm aus den angeführten Gründen nicht weiter zu bringen, als seine Vorgänger. Hierüber sollten erst die späteren Jahrhunderte Licht verbreiten.

Krankheiten der Menschen hat *Aristoteles* nur im Vorübergehen angedeutet, nirgends aber ausführlich beschrieben; von den Krankheiten der Thiere aber hat er mehre treffend und richtig angegeben. Seine falsche Behauptung, dafs der Mensch nach dem Bifs eines tollen Hundes nicht in Wasserscheu verfalle (Histor. animal. L. VIII. c. 22. p. 916.), ist mit Recht vielen auffallend gewesen, und hat bei seinem grofsen Ansehn manche nutzlose Streitigkeit veranlafst. Man thut indefs wohl, sie ganz auf sich beruhen zu lassen, da in der Folge viele interessante Beobachtungen hierüber vorkommen, besonders bei den Methodikern des ersten und zweiten Jahrhunderts, und die Kenntnifs der Wuthkrankheit der Thiere bei den Alten so äusserst mangelhaft war, dafs sie sich kaum über die gewöhnlichsten Vorurtheile erhob.

Die Schriften des *Aristoteles* sind in mehren Gesammtausgaben vorhanden, von denen wir bei der Bearbeitung dieses Artikels die Pariser von *Du Val* benutzt haben (1639. fol.). Wir nennen von ihnen mit Uebergehung aller übrigen nur die naturhistorischen und physiologischen:

Περὶ ζώων ἱςορίας, de historia animalium, zehn Bücher. In der trefflichen Ausgabe von *Schneider*, Lips. 1811. IV. Voll. 8.

Περὶ ζώων μορίων, de partibus animalium, vier Bücher. Prag, 1819. Ed. *Niclas Titze*.

Περὶ ζώων πορείας, de animalium incessu.

Περὶ ζώων γενέσεως, de generatione animalium, fünf Bücher. Venet. 1526. fol.

Περὶ γενέσεως καὶ φθορᾶς, de generatione et corruptione, zwei Bücher.

Περὶ τῆς κοινῆς τῶν ζώων κινήσεως, de communi animalium motione.
Περὶ πνεύματος, de spiritu.
Περὶ ψυχῆς, de anima, drei Bücher. Griech. lat. Francof. 1596. 8. Mit Comment. des *Jul. Pacius*.
Περὶ μνήμης καὶ ἀναμνήσεως, de memoria et reminiscentia.
Περὶ αἰσθήσεως καὶ αἰσθητῶν, de sensu et sensili.
Περὶ χρωμάτων, de coloribus. Florent. 1548. 4. Griech. lat. von *Simon Portius*.
Περὶ ἀκουστῶν, de auditu.
Περὶ ὕπνου καὶ ἐγρηγόρσεως, de somno et vigilia.
Περὶ ἐνυπνίων, de insomniis.
Περὶ καθ' ὕπνον μαντικῆς, de divinatione per somnum.
Diese drei Schriften hat *G. A. Becker* (Lips. 1823. 8.) griechisch-lateinisch, mit kritischer Bearbeitung herausgegeben.
Περὶ νεότητος καὶ γήρως, καὶ περὶ ζωῆς καὶ θανάτου, καὶ περὶ ἀναπνοῆς, de juventute et senectute, de vita et morte, de respiratione.
Περὶ μακροβιότητος καὶ βραχυβιότητος, de longitudine et brevitate vitae.
Προβλήματα, quaestiones physicae. Lugdun. 1632. fol. Griech. lat.
Φυσιογνωμονικά, physiognomonica. Scriptores physiognomoniae veteres. Ed. *Franz*. Altenburg. 1780. 8.
Περὶ τῶν φυτῶν, de plantis. (Untergeschoben.)
Περὶ θαυμασίων ἀκουσμάτων, de mirabilibus auditis. Gotting. 1786. ed. *Beckmann*.

H — r.

ARITHMETIK des menschlichen Lebens. Nichts ist Zufall! Die Zeugung eines Menschen unter den verschiedensten Umständen, sein Tod durch Krankheit, Selbstmord, durch die zufälligst scheinenden Unglücksfälle, die Verschiedenheit im Geschlechte bei den Gebornen, ihr Verhältnifs zu dem Abgange in der Population u. s. w., Alles folgt festen, unwandelbaren Naturgesetzen, die man durch unbestreitbare Thatsachen in civilisirten Ländern nachgewiesen hat, und die ohne Zweifel schon in der Vorzeit gewaltet haben, ehe man sie ahnete, wie sie heute im Oriente und in andern nicht europäischen Ländern eben so gewifs existiren, aus denen uns die sie erhärtenden Thatsachen noch mangeln. Die Lehre von diesen Gesetzen hat man die Arithmetik des menschlichen Lebens genannt, und man könnte sie — da es, wenn uns auch die Data darüber noch so gut als ganz abgehen, wohl gewifs ist, dafs auch bei Thieren und Pflanzen ganz ähnliche Naturgesetze wirken, — vielleicht noch schicklicher und allgemeiner: Bioarithmetik nennen. Diese Wissenschaft ist ein Erzeugnifs der letzten Jahrhunderte, und England gebührt die Ehre, sie zuerst construirt und weiter bearbeitet zu haben. *Graunt* bemerkte (im 17ten Jahrhundert) in den Resultaten der Londner Sterbelisten eine Regelmäfsigkeit, die ihn auf die Annahme einer Stetigkeit in den Zahlenverhältnissen des menschlichen Lebens führte, und in einem Volke, das mit eigenthümlichem Talente den practischen Nutzen aus Allem herauszufinden versteht, fand er bald Nacheiferer in seinen Landsleuten *Petty, King, Shorts* u. A., da man einsah, wie wichtig die Ermittelung jener Gesetze für manche Einrichtungen des gesellschaftlichen Zusammenlebens, wie z. B. der Sterbekassen, Versorgungs- und Wittwenanstalten werden mufste. Bei den Nachbarvölkern verdankt die Kultur dieser Wissenschaft Vieles den Bemühungen *Kerseboom's* und *Struyck's* in Holland, *Wargentin's* in Schweden und *Déparcieux's* und *Duvillard's* in Frankreich. In Deutschland bedurfte es eines noch andern Motivs, um die weniger für die practischen Tendenzen gestimmten vaterländischen Gelehrten für den Anbau dieser Lehre zu gewinnen, des gemüthlichen Motivs. Dies war gegeben, als man, in den Zeiten der Physico-Theologie, alle Erscheinungen in der Natur mit frommen, aber oft nicht unbefangenem, Sinn, auf die Absichten der Allweisheit Gottes bei der Schöpfung zurückzuführen versuchte, und nun sah man auch in den bioarithmetischen Gesetzen hauptsächlich die lenkende Hand Gottes, einen neuen, bis dahin noch nicht als solchen erkannten, Beweis seiner Herrlichkeit. So entstand das vielgenannte Werk des fleifsigen *Süfsmilch*: „Die göttliche Ordnung in den Veränderungen des menschlichen Geschlechts, aus der Geburt, dem Tode und der Fortpflanzung desselben erwiesen," in der letzten Hälfte des vorigen Jahrhunderts (Berlin, 1761), verbessert und vermehrt von seinem Collegen *Baumann* (4te Aufl. Berl. 1775.). Mit einzelnen Beiträgen zu dieser Lehre traten ungefähr um dieselbe Zeit bei uns hervor *Schlötzer, v. Justi, Biester* und einige Andere, doch blieb *Süfsmilch's* treffliches, wenn auch heute in vielen Stücken, wie in Anordnung und Form veraltetes Werk das einzige, einigermaafsen vollständige Lehrbuch einer Bioarithmetik, wie sich dessen keine andere Literatur rühmen kann. In neuerer und neuester Zeit haben schätzbare Beiträge zu dieser Disciplin geliefert: *Odier* in Genf, *Finlaison* in England, *Chateauneuf, Friedländer* und *Villermé* in Frankreich. Die Versuche des Unterzeichneten darf derselbe historisch wohl anführen. (Vergl. Longevität; medicinische Statistik.) C — r.

ARM, *brachium*. Eigentlich der Theil der obern Extremität vom Schultergelenk bis zum Vorderarm, oft wird auch der letztere mit darunter verstanden, und selbst die ganze obere Extremität so genannt. Auf jeden Fall sollte man die Benennung nur bei dem Menschen anwenden, wo die obere Extremität und namentlich das Schultergelenk, oder die Verbindung des Armbeins mit der Gelenkpfanne des Schulterblatts, so ausgezeichnet sind. Wenn bei Thieren (von Thierärzten oder Jägern) der Ausdruck gebraucht wird, so bezeichnet er gewöhnlich den Theil ihrer vordern Extremität, welcher unserm Vorderarm entspricht. R — i.

ARM, künstlicher. Der Wiederersatz des Verlustes des ganzen Armes durch einen Mechanismus, der in die Stelle des fraglichen Gliedes tritt, und für den Kranken von Nutzen seyn könnte, ist eine so schwierige Aufgabe, dafs wir bis jetzt nur sehr unvollkommene Angaben zur Anfertigung eines künstlichen Armes besitzen, zumal in den Fällen, wo kein Stumpf übrig geblieben ist. Die Schwierigkeit liegt darin, dem künstlichen Arm einen Mechanismus zu geben, wodurch die benöthigte und brauchbare Beweglichkeit dieses künstlichen Gliedes hervorgebracht würde.

In den Fällen, wo ein Stumpf übrig geblieben ist, schlägt *C. v. Gräfe* (S. dessen Normen für Gliederablösungen p. 164.) folgenden Mechanismus, woran er die *Baillif*'sche künstliche Hand (s. diesen Artikel) anbringt, vor. „Es müfste nämlich, sagt er, eine Scheibe den Oberarm umgeben, von ihr gingen Spiralfedern, wie bei den Fingergelenken der (*Baillif*'schen) Hand, nur viel stärker, zu dem Unterarm, die die Flexion des Ulnargelenks hervorbrächten. Darmsaiten an der entgegengesetzten Seite befestigt, liefen vom obern und hintern Rande des Unterarms nach vorn und oben zum Achselstücke des Brustriemens (der *Baillif*'schen Hand). Würde der Unterarm durch Beugung des

Stumpfes nach der Brust hin, vermöge der Spiralfedern flectirt, so blieben es auch die Finger; würde der Stumpf von der Brust entfernt, so geschähe vermöge der Anspannung der Saiten, Extension im Ulnargelenk, und durch diese auf bekannte Art (s. künstliche Hand) Ausstreckung der Finger."

E. Gr — e.

ARMARTERIE. S. Armschlagader.

ARMBEINBRUCH. Der Arm wird bekanntlich in den Ober- und Vorderarm eingetheilt, wovon der erstere aus einem, der letztere aus zwei Knochen, der Ulna und dem Radius besteht, und woran folgende Fracturen vorkommen können.

1) Brüche am Oberarm.

Diese können am obern, mittlern oder untern Theil des Knochens Statt finden.

Ein Bruch am obern Theil, oder am Halse des Oberarms kommt selten vor, und ist schwierig zu erkennen, weil der Deltoideus das Durchfühlen des Knochens erschwert. Die Zeichen des Bruches sind folgende: der Patient kann den Arm nicht bewegen, welches aber von Seiten des Wundarztes mit Leichtigkeit geschieht. Fixirt man mit der einen Hand den Kopf des Knochens, und rotirt mit der andern das untere Ende, so fühlt man, dafs der Kopf an der Bewegung nicht Theil nimmt.

Von der Luxation des Oberarms unterscheidet sich dieser Bruch, dafs die Schulter ihre normale Form behält. Die Prognose ist ungünstig, es bleibt sehr leicht Anchylose zurück.

Die Einrichtung der Bruchenden geschieht nach *Dessault* auf folgende Weise. Man läfst den Verletzten sich auf einen Stuhl setzen; ein Gehülfe macht die Contraextension an dem Arm der gesunden Seite, indem er ihn in einen rechten Winkel mit dem Körper bringt, und ihn in dieser Richtung nach sich zieht; ein zweiter Gehülfe macht die Extension an dem halbgebogenen Vorderarm, dessen er sich wie eines Hebels bedient; er umfafst nämlich mit der einen Hand die Handwurzel, und drückt mit der andern auf den vordern und mittlern Theil desselben von oben nach unten. Ist die Einrichtung erfolgt, so umgeht der Wundarzt mit aufsteigenden Touren einer einköpfigen Binde von dem mittlern Theil des Vorderarms bis zur Schulter, macht auch einige Touren um die gesunde Achsel, und legt dann drei Schienen an, die eine an die vordere, die zweite an die hintere und eine dritte an die äufsere Fläche. Zwischen der innern Schiene und dem Körper bringt er ein keilförmiges Kissen an, welches an der Basis zwei bis drei Zoll dick, sechs Zoll breit und mit dem Arm gleich lang ist, und zwar so, dafs bei einer Dislocation des untern Bruchstücks nach innen die Basis nach oben, und bei einer Verrückung des Bruchstücks nach aufsen, die Spitze des Kissens nach oben zu liegen kommt. Der Oberarm wird durch eine Binde an den Körper befestigt, und der Vorderarm in eine Mitelle gelegt.

Brünninghausen wendet statt des Kissens eine mit Rofshaaren ausgepolsterte Compresse an, die nach oben spitz zuläuft, und vier Zoll lang ist. Ueber ihrer Mitte befinden sich zwei Bänder, an jeder Seite eins und am untern Ende ebenfalls zwei; erstere werden um die gesunde Achsel, und letztere um den kranken Arm befestigt. Den untern Theil des Oberarms drückt man an die Brust, und legt eine ausgehöhlte Schiene über den Oberarm, die durch vier Riemen auf die Schulter und um die Brust der gesunden Seite befestigt wird.

J. Amesbury empfiehlt fünf Schienen von Büchenholz; eine von diesen besteht aus zwei Stücken, die in einem rechten Winkel mit einander verbunden sind. Sie ist ungefähr zwei Zoll breit, einen viertel Zoll tief ausgehöhlt, und reicht vom Kopf des Humerus bis zum Handgelenk. Sie wird an der vordern Fläche des Arms durch drei Riemen befestigt, und erhält die ganze Extremität in einem rechten Winkel gebogen. Drei von diesen Schienen, die nur bis an das Ellenbogengelenk reichen, kommen an die hintere, innere und äufsere Fläche des Oberarms, und eine fünfte Schiene auf die hintere Fläche des Vorderarms zu liegen. Sämmtliche Schienen werden mit Compressen ausgepolstert. Auf die Bruchstelle legt *Amesbury* ein Seifenpflaster, darüber eine Cirbelbinde und dann die Schienen.

Richerand verwirft alle Schienen; er bringt den Ellenbogen nach vorn und innen an den Körper, und die Hand an an die Schulter der gesunden Seite, und befestigt sie in dieser Lage durch eine Cirkelbinde.

Der Bruch am mittlern Theil, oder am Körper des Oberarms kommt häufig vor, ist leicht zu erkennen, weil man den Knochen überall durch die weichen Theile durchfühlen kann. Die Ausdehnung wird wie beim Bruch des Halses vollzogen, und die Contraextension geschieht am Oberarm über der Bruchstelle. Nach geschehener Reposition umgeht der Wundarzt die Fractur mit einigen Cirkeltouren, steigt mit Hebeltouren bis zur Achselhöhle, dann wieder herab bis zum Ellenbogengelenk, und macht hier einige Aftertouren. Ueber die Binde legt man an die innere Fläche eine, nach oben mit einem gröfsern, nach unten mit einem kleinern Ausschnitt versehene, Schiene. An die äufsere Fläche bringt man ebenfalls eine Schiene, und befestigt sie durch Bänder. Den Vorderarm legt man in eine Armschlinge, die man aber nicht stark anzieht, und wobei man den Ellenbogen frei lassen mufs.

Der Bruch am untern Theil des Oberarms ereignet sich selten, und ist schwierig zu erkennen. Die Zeichen desselben sind: dafs die Ausstreckung und Biegung des Armes fast gar nicht ausführbar sind. Die Prognose ist bei diesem Bruche wegen der Nähe des Gelenks ungünstig zu stellen.

Die Ausdehnung macht man am Vorderarm, den man zugleich in einen rechten Winkel biegt; die Gegenausdehnung am Oberarm. Ueber die Bruchstelle legt man eine gespaltene Compresse, und befestigt sie durch Aftertouren. Dann applicirt man vier Schienen, zwei grade an die vordere und hintere Seite, und zwei in einen rechten Winkel gebogene, an die innere und äufsere Seite.

v. Gräfe bedient sich zweier aus Messing bereiteter und ausgepolsterter Halbkanäle, die durch Charniere und Seitenbögen nach Erfordernifs in verschiedene Winkel zu einander gestellt werden können. *S. Richter* Handbuch d. Lehre von den Brüchen etc. p. 247. Taf. IX. Fig. 9.

A. Cooper gebraucht zwei Schienen, von denen die eine auf die vordere Fläche zu liegen kommt, und nur bis an den Vorderarm reicht; die andere hingegen besteht aus zwei Stücken, die vermittelst eines Charniers mit einander verbunden sind, und in einen beliebigen Winkel gestellt werden können. Diese, welche den Ober- und Vorderarm aufnimmt, legt er an die hintere Fläche derselben.

Zu den Brüchen, die am untern Theile des Oberarms vorkommen, gehört auch der Bruch der Condylen.

Es bricht entweder nur ein Condylus in schiefer Richtung, oder beide werden neben jenem Bruch noch durch einen perpendiculären von einander getrennt. Ist das letztere der Fall, so ist die Biegung und Ausstreckung des Vorderarms und der Finger, so wie die Pro- und Supination gänzlich aufgehoben. Ist blofs der innere Condylus gebrochen, so sind die Pronation und die Flexion nicht ausführbar. Beim Bruch des äufsern Höckers hingegen sind die Supination und Extension unmöglich, wenn der Vorderarm in entgegengesetzter Richtung sich befindet.

Eine Extension und Contraextension sind bei diesem Bruche nicht erforderlich, da keine Muskelkraft zu überwinden ist, und keine Verschiebung nach der Länge Statt findet. Ist aber das Olecranum zwischen beide Fortsätze getreten, so mufs bei der Einrichtung ein Gehülfe den Oberarm fixiren, ein zweiter biegt den Vorderarm und übt auf der vordern Fläche der Ulna nach abwärts einen Druck aus, worauf der Wundarzt die beiden Condylen zusammenzubringen bestrebt seyn mufs. Der Verband geschieht ganz wie im vorhergehenden Fall.

A. Cooper bedient sich bei Erwachsenen der bereits erwähnten in einen Winkel gebogenen Schienen; bei Kindern aber, wo dieser Bruch am häufigsten vorkommt, macht er diese Schiene von Pappe, welche er vor dem Gebrauche in heifses Wasser taucht, damit sie sich nach der Gestalt des Ellenbogens biegt.

2) Brüche am Vorderarm.

Es brechen entweder beide Knochen, die Ulna und der Radius zugleich, oder nur einer von beiden. Diese Brüche können am obern, mittlern und untern Theil des Vorderarms Statt finden.

Beim Bruch am obern Ende beider Knochen, der nur höchst selten vorkommt, ist der Arm etwas gebogen, und die vollkommene Biegung und Ausstreckung, so wie die Pro- und Supination können vom Patienten selbst nicht vollzogen werden.

Dieselben Zeichen finden sich auch beim Bruch am Körper des Vorderarms; zugleich bemerkt man an der Bruchstelle einen Eindruck und eine Dislocation der Bruchenden zur Seite. Befindet sich die Fractur an der untern Extremität des Vorderarms, so ist die Pro- und Supination so wie die Adduction und Abduction der Hand schmerzhaft, und letztere kann nicht in grader Richtung gehalten werden, sondern neigt sich abwärts, hingegen kann der Vorderarm vom Verletzten extendirt und flectirt werden.

Ist der Radius allein gebrochen, welches gewöhnlich in der Mitte oder am untern Ende desselben geschieht, so fällt die Hand einwärts, und die Pro- und Supination ist unausführbar, wohl aber die Extension und Flexion. Die Hand hat besonders beim Bruch des untern Endes eine Neigung nach dem Radialrande.

Bricht die Ulna allein, was selten geschieht, und meist nur an ihrem untern Ende, so hat die Hand eine Richtung nach dem Ulnarrande; die Pro- und Supination, so wie die Extension und Flexion sind möglich.

Bei der Einrichtung läfst man den Patienten sich auf einen Stuhl setzen, bringt seinen Vorderarm in einen rechten Winkel, und die Hand zwischen der Pro- und Supination. Ein Gehülfe umfafst mit seiner linken Hand die vier Finger, und mit seiner rechten den Corpus des verletzten Arms; ein zweiter macht die Gegenausdehnung am untern Ende des Oberarms. Der Wundarzt bringt seine beiden Daumen an die hintere, und seine andern Finger an die vordere Fläche zwischen beide Knochen, und sucht sie von einander zu entfernen.

Ist dies geschehen, so legt man zwischen beide Knochen an die hintere und vordere Fläche Longuetten, auf die Bruchstelle eine gespaltene Compresse, und befestigt sie durch eine acht Ellen lange und anderthalb Zoll breite Cirkelbinde, mit der man einige Touren um die Bruchstelle macht, dann mit derselben bis über das Ellenbogengelenk steigt, und wieder herab bis zum Handgelenk geht. Ueber die Binde legt man zwei Schienen, eine kürzere an die vordere und eine längere an die hintere Fläche des Vorderarms, und legt dann letztere in der Richtung zwischen der Pro- und Supination in eine Mitelle, oder in *Bell's* Kapsel.

Richter empfiehlt statt der Longuetten vier Rollen von Leinwand, die einen Zoll dick und anderthalb Zoll lang sind, von denen er zwischen beide Knochen zwei auf die vordere und zwei auf die hintere Fläche des Vorderarms oberhalb und unterhalb des Bruches, einen Zoll entfernt von diesem legt, und zwei Schienen, die breiter als der Vorderarm sind.

Desault nimmt graduirte Compressen statt der Longuetten und vier Schienen von dünnem Holze.

Brünninghausen gebraucht Schienen von lackirtem Leder oder Blech, an deren innern, ausgepolsterten Fläche der Mitte entlang, eine schmale Compresse befestigt ist, die zwischen beide Knochen zu liegen kommt.

Dupuytren wendet, wenn nur einer der beiden Knochen des Vorderarms gebrochen ist, eine einen Zoll breite, eiserne, unbiegsame Schiene von der Länge des Vorderarms an. Das untere Ende der Schiene ist in den vierten Theil eines Kreises gebogen, und an der concaven Seite mit mehreren Knöpfchen besetzt, woran Schlingen befestigt werden. Zwischen die Schiene und den Rand des verletzten Gliedes schiebt man ein kleines Kissen, und zwar um so höher, je gröfser man den Abstand beider bewirken will. Der Zweck dieser Schiene ist, die Abwärtsbiegung der Hand beim Bruch des Radius, so wie die Aufwärtsbiegung derselben beim Bruch der Ulna zu unterhalten. Nach Anlegung des gewöhnlichen Verbandes wird diese Schiene beim Bruch des Radius an den Ulnarrand, und beim Bruch der Ulna an den Radialrand so angepafst, dafs die Krümmung dem Handgelenk entspricht, worauf man das kleine Kissen einschiebt. Befestigt wird diese Schiene durch zwei Schlingen, wovon die eine sich am obern Theil derselben, die andere am untern Theil befindet; diese wird zwischen dem Daumen und Zeigefinger über den Rücken und die Fläche der Hand nach der Concavität der Schiene geführt, und an das daselbst befindliche Knöpfchen befestigt.

Bruch des Olecranum.

Dieser kann schief oder transversell seyn. Die Zeichen desselben sind: der Vorderarm ist halb gebogen, und der Patient kann ihn nicht ausstrecken; das abgebrochene Stück des Gelenkhöckers steht höher als die Condylen des Oberarms, zwischen der Ulna und dem Olecranum bemerkt man einen leeren Zwischenraum, der um so gröfser wird, je mehr man den Arm biegt.

Die Reposition geschieht, indem man das abgebrochene und nach oben gezogene Stück des Olecranum mit den Fingern fafst, es herunterzieht, mit der Ulna genau vereinigt, und dann dem Arme eine ausgestreckte Richtung giebt. Um nun das Olecranum in dieser Lage zu erhalten, legt man oberhalb desselben eine einen Zoll lange, einen halben Zoll dicke und eben so breite Compresse, und befestigt sie durch mehrere Touren mittelst einer zwei Finger breiten Cirkelbinde. Auf die vordere Fläche des Armes legt man eine grade, ungefähr drei und einen halben Finger breite, ausgepolsterte und gewölbte Schiene von Eisenblech, die von der Insertion des Deltamuskels bis zur Handwurzel reicht, und die man durch mehrere Bänder befestigt. Der Arm wird auf ein Kissen gelegt.

Wardenburg legt nach der Reposition der Bruchenden bei ausgestreckter Richtung des Arms an jeder Seite des Ellenbogenhöckers ein langes, zwei Finger breites Band, das von der Schulter bis zu den Fingerspitzen reicht. Oberhalb des Olecranum macht er einige sich deckende Cirkeltouren, führt die beiden oberen Enden der Bänder herab, und legt sie auf die untern, mit welchen sie gleichförmig stark angezogen werden, um die Cirkeltouren und mit ihnen das abgebrochene Stück des Olecranum herabzuziehen, und es in dieser Lage zu erhalten. Dann wickelt er mit einer einköpfigen Binde den Vorderarm ein, und befestigt dadurch die vier Enden jener Bänder.

Böttcher legt nach der Einrichtung des Bruches an die innere und zum Theil an die vordere Fläche des Arms eine ausgepolsterte, unbiegsame Schiene, die von der Mitte des Oberarms bis an die Hand reicht, um den Arm ausgestreckt zu erhalten. Oberhalb des Olecranum schnallt er mit einem einen Zoll breiten Riemen eine einen Zoll lange, eben so breite und einen halben Zoll dicke Compresse fest. An die untere Seite des Riemens zu beiden Seiten des Olecranums befinden sich zwei andere Riemen, ein kürzerer mit einer Schnalle versehen, welcher bis zur Mitte des Oberarms reicht, und ein längerer, der zwischen Daumen und Zeigefinger durchgeführt und dann in der Schnalle des erstern befestigt wird.

Feiler bedient sich zum Verbande einer Hülse von Sohlenleder und eines Handschuhes von Sämischleder. An dem untern Rande der Hülse befindet sich ein Ausschnitt nach der Form des Olecranum, welcher dieses umfafst. An der hintern Fläche des Handschuhes und über dem kleinen Finger, ist ein nach unten drei Zoll breiter, nach oben schmal zulaufender Riemen angenäht, der an der Schnalle befestigt wird, welche sich an der Hülse befindet.

Bei der Einrichtung läfst *Feiler* den Arm des Kranken frei am Körper herunterhängen, und ein Gehülfe hält ihn in dieser Richtung fest. Der Wundarzt streicht wiederholentlich die hintere Fläche des Oberarms, um den Triceps zu verlängern, umfafst dann mit den Fingern das abgebrochene Knochenstück, führt es herab und vereinigt es mit der Ulna. Jetzt flectirt und extendirt der Gehülfe abwechselnd einigemal den verletzten Arm, um die Bruchenden in genauer Berührung zu bringen. Ein zweiter Gehülfe legt eine zwei Finger breite, und zehn bis zwölf Zoll lange Longuette mit ihrer Mitte und ihrem untern Rande genau auf das Olecranum, kreuzt die beiden Enden nach vorn, und befestigt sie durch achterförmige Touren um das Gelenk. Um der Anschwellung des Armes vorzubeugen, wird er nach der *Theden*'schen Methode von den Fingerspitzen bis zum Schultergelenk eingewickelt. Nach deren Beendigung legt man auf das Ellenbogengelenk und über dasselbe eine vierfache Compresse, die fünf Zoll hoch und sechs bis sieben Zoll breit ist, auf welcher die Hülse befestigt wird, die das abgebrochene Stück fixirt. Nun zieht der Patient den Handschuh an, dessen Riemen in der Schnalle der Hülse so stark angezogen wird, dafs der verletzte Arm in der oben angegebenen Richtung mäfsig gebogen erhalten wird.

Langenbeck wickelt den Vorder- und Oberarm mit besonderen Binden in entgegengesetzter Richtung ein, zieht die Binde dicht über das Olecranum, das frei bleibt, fest an, und erhält die Extension des Armes durch eine Schiene, die *Brünninghausen* bei der Zerreifsung der Achillessehne anwendet.

A. Cooper bedient sich eines ähnlichen Verbandes, wie *Wardenburg*, nur nimmt er statt der Bänder Leinwandstreifen, und um den Arm ausgestreckt zu erhalten, legt er eine Schiene an.

Earle fixirt die Bruchenden durch eine Compresse und Heftpflasterstreifen, bringt den Vorderarm in einen Winkel von hundert und sechszig Grad, und erhält ihn in dieser Lage durch zwei Schienen, von denen die eine an die vordere, und die andere an die hintere Fläche zu liegen kommt.

J. Amesbury bedient sich zur Retention der Bruchenden nach der Einwickelung des Arms zweier ausgepolsterter, lederner Gurte, die um den Arm geschnallt werden. Der Theil des Polsters, welcher gegen das Olecranum zu liegen kommt, mufs sehr stark seyn, damit der Riemen nicht über den Ellenbogenhöcker gleitet. Um den Arm extendirt zu erhalten, legt er auf die vordere Fläche des Arms eine lange Schiene von Tannenholz.

Bruch des Processus coronoideus ulnae.

Dieser Bruch, der erst in der neuern Zeit beobachtet worden ist, hat folgende Zeichen: Der Patient kann weder den Arm biegen noch ausstrecken, und der Wundarzt fühlt die Beweglichkeit des genannten Fortsatzes. Die Reposition der Bruchenden geschieht bei gebogenem Arm, welche Richtung während der Kur beibehalten werden mufs. Ueber die Bruchstelle legt man eine Compresse und befestigt sie mit einigen Achtertouren.

Ich habe der Zeichen, welche allen Knochenbrüchen überhaupt angehören, als Schmerz, Geschwulst, Crepitation an der Bruchstelle, so wie die Complicationen, welche an Armbeinbrüchen vorkommen, nicht Erwähnung gethan, weil sie in dem Artikel Beinbruch, wohin sie gehören, abgehandelt werden, worauf ich in Bezug dessen verweise.

L i t t e r a t u r.

Bernstein, *J. G.*, über Verrenkungen und Beinbrüche. Zweite Ausgabe. Jena und Leipzig, 1819.

Richter, *A. L.*, Handbuch der Lehre von den Brüchen und Verrenkungen der Knochen. Berlin, 1828.

Feiler, über den Bruch des Olecranums, nebst einer neuen Methode denselben zu heilen. Sulzbach, 1811.

Langenbeck, chirurgische Bibliothek. Bd. 4. S. 432. Göttingen, 1811. Chirurgische Handbibliothek. 6r Bd. Weimar, 1823.

v. Graefe und *v. Walther*, Journal für Chirurgie und Augenheilkunde. Berlin. Bd. IV. S. 197. Bd. V. S. 730. Bd. VI. S. 374 und 376. Bd. VIII. S. 157. M — lis.

ARMBEINE (*Ossa brachii*) werden die Röhrenknochen des Ober- und Unterarms genannt. S. Humeri os, Radius und Ulna. S — m.

ARMBEINZERSCHMETTERUNG. S. Armbeinbruch und Beinbruch.

ARMBINDE. S. Armschlinge.

ARMBLUTADER (*Vena brachialis*) entsteht im Ellenbogengelenk aus den tiefen Unterarmblutadern, begleitet die Armschlagader und ergiefst sich in die Achselblutader. Sie ist gewöhnlich doppelt vorhanden. S — m.

ARMBRUCH. S. Armbeinbruch.

ARMEEARZT. S. Militairarzt.

ARMENIACA. S. Prunus.

ARMGEBURT, Armlagen, nennen wir diejenigen normwidrigen Geburten, bei welchen sich die oberen Extremitäten zuerst zur Geburt stellen, und daher vorliegende Theile sind. Wir nennen es eine vollkommene Armgeburt, wenn beide Arme vorgefallen sind, dagegen nur eine unvollkommene, wenn ein einziger Arm eingetreten ist. Wir haben es in der Regel mit Schultergeburten zu thun, wenn diese Abnormität vorkömmt, welche sich in vielen Fällen erst im Verlaufe der Geburt selbst bildet; es fällt nämlich bei heftigen Wehen, bei grofser Anstrengung während derselben leicht ein Arm mit vor (vergl. oben Art. Achselgeburt), was auch oft dann der Fall ist, wenn eine solche Gebärende bei schon in der Nähe des Muttermundes liegendem Arme während der Geburtszeit eine ungeschickte Lage annimmt, etwa gar ihre Wehen bei schon geöffnetem Muttermunde im Stehen verarbeitet, im Zimmer herumgeht; oft fällt dann mit den plötzlich abfliefsenden Geburtswässern der Arm mit vor, und bietet hernach für die Entbindung ein sehr unangenehmes Hindernifs dar. Auf gleiche Weise kann aber auch von unwissenden Hebammen oder ungeschickten Geburtshelfern eine Armlage da gemacht werden, wo sie ursprünglich nicht war, wenn nämlich bei zu unternehmenden Wendungen statt des Fufses ein oder beide Arme hineingezogen werden; später wird freilich dieser Irrthum entdeckt, wenn es nun nicht weiter vorwärts gehen will, oder das Auge mit zu Hülfe genommen wird, allein es ist dann zu spät, und das sind in der Regel die Fälle, wo der nun zur neuen Hülfe herbeigerufene Geburtshelfer den hineingezogenen Arm sehr angeschwollen und von bläulichem Aussehen findet, die Hebamme aber behauptet, es sey dies eine ursprüngliche Lage gewesen. Jedoch kommen diese Anschwellungen auch bei Einkeilungen der Schultern vor, wobei Vorfall des Armes mit verbunden ist, eine Lage, die nach Uebereinstimmung fast aller Geburtshelfer so häufig auf dem Lande beobachtet wird, wo oft gar keine Hülfe, oder diese nur erst sehr spät in Anspruch genommen werden kann. — Es können aber auch eine oder beide obere Extremitäten neben dem Kopfe oder Steifse eingetreten seyn, und so eine Ursache des Hindernisses der Geburt abgeben. Es kömmt ein solches Vorfallen des Armes besonders bei Schieflagen des Kopfes vor, wobei in der einen Beckenseite sehr viel Raum ist; doch kann auch ein weites Becken, Verarbeiten der Geburtswehen im Stehen, ehe noch der Kopf sich vollkommen im Eingange des Beckens fixirt hat u. s. w., diese Abnormität veranlassen. Oft entdeckt man dieselbe nicht eher, als bis der Kopf des Kindes geboren wird, wobei dann auch die an demselben liegende Hand mit dem Arme zugleich sich entwickelt, und nun Aufklärung über das langsame Fortrücken desselben in solchem Falle giebt.

Die Diagnose des vorliegenden Arms ist bei aufmerksamer Untersuchung nicht sehr schwierig. Der Ellenbogen, der allenfalls mit dem Knie verwechselt werden könnte, ist bei weitem nicht so breit, er ist spitziger anzufühlen, und man vermifst an demselben den beweglichen Knochentheil (die Patella). Der Vorderarm fühlt sich, besonders nach der Hand zu, viereckiger an, und man unterscheidet beide Vorderarmknochen deutlich, vermifst dagegen die Knöchel und die Wadengegend. Eben so geht die Hand vom Vorderarm in keinem solchen Winkel ab, wie der Fufs; die Finger sind an der Hand länger, wie die Zehen des Fufses, an welchem uns auch noch die deutlich zu fühlende Ferse nach der entgegengesetzten Richtung der Zehen Aufschlufs giebt. Ob der rechte oder linke Arm vorliege, erkennt man an der Richtung der Handfläche und des Daumens nebst dem Ellenbogengelenke. (*v. Froriep* giebt den Rath, man soll, um die vorliegende Hand sogleich als rechte oder linke zu erkennen, nur versuchen, ob sie sich auf gewöhnliche Weise mit der rechten oder linken Hand des Geburtshelfers fassen liefse.)

Das Verfahren von Seiten der Kunst bei dem vorgefallenen Arme betreffend, kömmt es darauf an, ob der Arm bei einer Querlage des Kindes vorgefallen ist, also bei Nacken-, Schulter- und Brustlagen, oder ob derselbe neben dem Kopfe mit eingetreten ist, wobei wieder zwei Fälle möglich sind, nämlich 1) der Kopf steht noch hoch im Eingange, und ist noch beweglich, oder 2) er ist bereits in's Becken hinabgetreten und steht daselbst fest. Im ersten Falle, wenn der Kopf noch hoch steht und kräftige Wehen vorhanden sind, rückt oft der Kopf vorwärts, und der vorliegende Arm zieht sich von selbst zurück. Wenn das nicht geschieht, so ist immer vom Geburtshelfer die Reposition des Armes zu versuchen, ehe zu einer andern Hülfe geschritten wird. Dann aber, wenn der Arm nicht zurückbleibt, der Kopf immer noch hoch und beweglich steht, ist jedesmal die Wendung auf die Füfse (s. dies. Artikel) zu unternehmen. — Steht der Kopf mit dem vorgefallenen Arme bereits tiefer, so ist auch hier die Reposition zu versuchen, die hier leichter gelingt, wenn der Kopf noch nicht fest eingekeilt ist, da das ganze kleine Becken durch denselben ausgefüllt wird, mithin der einmal zurückgebrachte Arm verhindert wird, von neuem vorzufallen, besonders wenn es nicht an Wehen fehlt, welche nun den Kopf vortreiben. Gelingt die Reposition nicht, so wird die Geburt nicht immer gehindert, wenn das Becken weit genug, und der Kopf nicht zu grofs ist, der Arm nicht zu weit hereingetreten oder gar hervorgezogen worden ist. Sollte aber Einkeilung des Kopfs Statt finden, so mufs die Zange angelegt werden. Zu dem Ende schiebe man den vorgefallenen Arm gegen die Kreuz- und Hüftbeinverbindung zurück, um so Raum für das Einbringen der Zange zu erlangen.

Ist der Arm vorgefallen bei einer der genannten Querlagen, so ist wohl zu unterscheiden, ob Einkeilung der Schulter damit verbunden ist. Findet diese nicht Statt, so legt man den vorliegenden Arm an eine Schlinge, und macht hernach die Wendung auf die Füfse, welche auch wenig Schwierigkeiten darbietet. — Wenn dagegen die Schulter schon tief im Becken steht, eingekeilt ist, und der Arm aus den Genitalien heraushängt, so bietet ein solcher Fall schon mehr Hindernisse dar. Die alte Geburtshülfe lehrt, ohne weiteres den Arm des Kindes aus der Schulter zu schneiden oder abzudrehen, und sodann die Wendung zu unternehmen, vergl. die unten angegebene Schrift von *Mittelhäuser.* Eben so ward empfohlen, den nicht vorgefallenen Arm gleichfalls hereinzuziehen, um auf diese Weise die Lage des Kindes zu verändern, und leichter zu den Füfsen zu gelangen, was fast in allen Fällen nicht gelingen wird. Es ist auch in solchen Fällen der Arm anzuschlingen, um mit der entsprechenden Hand einzugehen, und die Wendung zu versuchen. Gelingt es, die Füfse hereinzuleiten, und den Fall in eine Fufsgeburt zu verwandeln, so macht hernach der an die Schlinge gelegte Arm weiter keine Schwierigkeit, er braucht nicht künstlich gelöfst zu werden, sondern folgt einem leichten Zuge mittelst der Schlinge, oder kömmt auch von selbst hervor. — Wenn aber die Wendung nicht gelingt bei sehr starker Einkeilung der Schulter, bei fest um den angeschwollenen Oberarm zusammengezogenem Muttermunde, bei sehr spät eintretender Hülfe u. s. w., dann mufs vor allem der Zustand der Gebärenden und des Uterus überhaupt berücksichtigt werden, mit einem Worte, es mufs zuerst medicinische Hülfe angewendet werden. Bei den Zeichen einer Entzündung, oder Congestion nach der Gebärmutter, bei rothem Gesichte, glänzenden Augen, vermehrtem Durste, brennender Hitze, hartem, vollen oder auch unterdrücktem Puls ist oft ein Aderlaſs das beste Mittel, und erschlafft die Gebärmutter. Man lasse ferner Injectionen machen von Specieb. emollientibus, von Herba hyosc. und cicutae, auch Oel in die Scheide gespritzt wirkt wohlthätig, so wie auch äuſserlich Fomentationen über den ganzen Unterleib angezeigt sind. Innerlich reiche man eine Emulsion von Glaubersalz, Nitrum, lasse überhaupt viel kühlendes Getränk brauchen. Liegt das Hinderniſs mehr in einem krampfhaften Zustande, dann passen innerlich Hyoscyamus, Castoreum und besonders Opium, was auch äuſserlich als Opiatsalbe in den Muttermund eingerieben werden kann. Fomentationen von Chamillen, Hyoscyamus, Belladonna sind gleichfalls hier an ihrem Orte, und Wunder thut oft dann, wenn uns alle diese Mittel verlassen, ein warmes Bad. Sind diese Vorkehrungen getroffen, so versuche der Geburtshelfer sein Heil von neuem, und es muſs ihm endlich bei Beharrlichkeit und Ausdauer die Wendung doch noch gelingen. Freilich ist die Anstrengung für ihn dann so bedeutend, daſs es ihm nicht verargt werden kann, wenn er manchmal die eine Hand durch die andere ablösen läſst, und zur eigenen Stärkung der Muskeln, wie *El. v. Siebold* am angef. O. empfiehlt, den Rükken der Hand, des Armes und besonders der Gelenke mit Branntwein, Eau de Cologne, altem Weine u. s. w. wäscht. — Nur dann, wenn es auf alle mögliche Weise nicht gelingt, den gewünschten Zweck zu erreichen, möchte es nöthig werden, die Zerstückelung zu unternehmen: doch höre man, ehe man zu dieser schrecklichen Operation schreitet, ja wo möglich den Rath eines zweiten Geburtshelfers, der oft die unübersteiglichen Hindernisse, welche sich dem ersten Geburtshelfer, der durch die langen Wendungsversuche ganz abgemattet und ermüdet ist, entgegenstellen, zu überwinden im Stande ist, da er neue Kräfte mitbringt.

In einzelnen Fällen, und besonders da, wo noch sehr starke andauernde Wehen vorhanden waren, und die nöthige Hülfe fehlte, ist wohl beobachtet worden, daſs eine solche fehlerhafte Lage durch eine Selbstwendung sich in eine Steifsgeburt verwandelte, wie man diese Art von Wendung auch bei andern Lagen beobachtet hat.

Literatur.

Aufser den Lehrbüchern der Geburtshülfe von *Carus*, *v. Froriep*, *Osiander*, *El. v. Siebold*, *Stein* u. s. w. sind noch folgende Schriften zu vergleichen:

Huber, diss. de partu difficili ex brachii prolapsu. Gott. 1740.

Pegelow, diss. de foetus brachio in utero prodeunte. Argent. 1772.

Mittelhäusser, practische Abhandlung vom Accouchieren. Leipz. 1754. besond. hierin Cas. 27, 31, 44, 51 und 60.

Detharding, eine Armgeburt in *Stark's* Archiv. III. Bd. 4. St. p. 620.

Bernstein, ein besonderer Fall von einer widernatürlichen, durch alleinige Kräfte der Natur, nämlich durch Selbstwendung bewirkten Geburt in *Stark's* Archiv. IV. Bd. 1. St. p. 69.

El. v. Siebold, Journal für Geburtshülfe, Frauenzimmer- und Kinderkrankheiten. IV. Bd. 2. St. p. 286 u. 333.

Ed. v. Siebold, Anleitung zum geburtshülfl. techn. Verfahren am Phantome. Berlin, 1828. §. 92.

J. Douglas, an explanation of the procefs of the spontaneous evolution of the foetus with some remarks, intended to induce an inquiry whether the usual mode of delivery by the most eligible, in arm presentations. Dubl. 1811. 8. S. 8 — 11. 2. edit. 1819.

Ueber die häufigste Veranlassung der Armlage vergl. *J. Friedr. Osiander*, Anzeigen zur Hülfe bei unregelmäfsigen und schweren Geburten. Tüb. 1825. 8. pag. 287. Ed. v. S — d.

ARMGELENK. S. Gelenke, Krankheiten an denselben.

ARMGELENK. (anatom. patholog.) S. Schultergelenk und Ellenbogengelenk.

ARMGESCHWULST. S. Geschwulst.

ARMLADE. Die zweckmäfsigste besitzen wir in der Kapsel-Tragebinde von *Bell*; sie besteht aus einer mit Flanell und Watte gefütterten Kapsel von starker Pappe, starkem Sohl- oder gebranntem Leder, oder Blech, die von dem Ellenbogen bis über die Fingerspitzen hinausreicht. Blech eignet sich für solche Krankheitsfälle am besten, die stark eitern oder mit nassen Umschlägen behandelt werden müssen, weil jenes Material der Zerstörung weniger unterliegt. Sie bildet einen halben Cylinder, welcher hinten durch eine Wand, der steten, sichern Lage des Ellenbogens halber, verschlossen ist. An den Seitenwänden befinden sich auf der einen Seite zwei kurze Riemen und auf der andern zwei Schnallen, mittelst welcher die Kapsel um den Arm festgeschnallt wird. Ein dritter langer Riemen ist an das vordere Ende der Kapsel festgenähet, und wird auf der entgegengesetzten Seite eingeschnallt. An diesem Riemen wird der Arm in die Höhe gehoben und vermittelst eines daran befindlichen Ringes, durch welchen der gesunde Arm gesteckt wird, und welcher alsdann auf die Schulter zuliegen kommt, in horizontaler Lage erhalten. Dieser Ring besteht aus weichem, wohlausgepolstertem Leder, und hängt nicht unmittelbar, sondern vermöge eines kleinen eisernen Ringes mit dem Riemen zusammen. Den Arm auch hinten am Ellenbogen gehörig zu unterstüzen, befindet sich am hintern Rande der Kapsel noch ein vierter langer Riemen, welcher vom Ellenbogen an der vordern Seite des Oberarms in die Höhe, über die Schulter der kranken Seite auf den Rücken geführt, und durch eine an dem ledernen Achselringe befindliche Schnalle befestigt wird. Bei einem Schlüsselbeinbruche wird dieser Riemen an der hintern Seite des Oberarms nach dem Rücken hinaufgeführt.

Man kann sich der Armlade bei den mehrsten Krankheiten des Oberarms, Schulterblatts und Schlüsselbeins, besonders bei Brüchen und Verrenkungen dieser Theile in der Absicht bedienen, die Bewegungen des Vorderarms und deren nachtheilige Einwirkung auf die Verletzungen zu verhüten; da dieser Zweck jedoch durch die bloſsen Tragebinden (s. d. A. *Mitella quadrangularis*, *triangularis* und *parva*) schon erreicht werden kann; so findet sie ihre rechte Anwendung hauptsächlich bei allen Krankheiten des Vorderarms und der Hand, indem sie diesen Theilen eine gleichmäſsige, ruhige, bequeme und sichere Lage gewährt.

Litteratur.

Bell's Lehrbegriff der Wundarzeneikunst. Th. 4. p. 461. Tab. IV. Fig. 6.

Henkel's Anweisung zum chirurg. Verbande. S. 327. Tab. 18. Fig. 173.

Hofer's Lehrsätze des chirurgischen Verbandes. Th. 3. p. 10. Tab. 2. Fig. 15 und 16.

Böttcher's Auswahl des chir. Verband. pag. 177. Tab. 11. Fig. 11.

Bernstein's Systemat. Darstellung des chirurgisch. Verbandes. S. 398. Tab. XXXIII. Fig. 9. und Tab. XXXIV. Fig. 10. K—e.

ARMMUSKELN (*Musculi brachiales*) nennt man besonders einige Muskeln am Oberarme, als: den kleinen und groſsen runden Armmuskel (*M. teres major et minor*), den

Armheber oder Deltamuskel (*M. attollens humeri s. deltoideus*), den Hakenarmmuskel (*M. coracobrachialis*), den dreiköpfigen Armmuskel (*M. triceps brachii*), den zweiköpfigen Armmuskel (*M. biceps brachii*) und den innern Armmuskel (*M. brachialis internus*). S — m.

ARMNERVEN. S. Plexus brachialis.

ARMORACIA. S. Cochlearia.

ARMPULSADER (*Arteria brachialis*) entsteht als Fortsetzung der Achselpulsader neben der Anheftung der Sehne des breiten Rückenmuskels am Oberarmbeine. Von der Haut und der Armaponeurose bedeckt, geht sie an der innern Seite des Oberarms, sich allmählich nach vorn lenkend, bis zur Beugeseite des Ellenbogengelenks hinab, liegt oben hinter dem Hakenarmmuskel am Oberarmbeine, unten vor dem innern Armmuskel am innern Rande des zweiköpfigen Armmuskels, und wird von den Armblutadern und dem Mittelarmnerven begleitet. — Sie giebt den benachbarten Theilen, als dem Hakenarmmuskel, dem zweiköpfigen und dem innern Armmuskel, der Haut u. s. w. Zweige; ausserdem aber entspringen aus ihr folgende Hauptäste:

1) Die tiefe Armpulsader (*Art. brachialis profunda*) nahe unter der Achselhöhle. Sie tritt schief absteigend und vom Speichennerven begleitet, zwischen der hintern Seite des Oberarmbeins und dem langen und äufsern Kopfe des dreiköpfigen Armmuskels zur äufsern Seite des Arms, giebt dem dreiköpfigen Armmuskel Zweige, und theilt sich, indem sie gegen das Ellenbogengelenk hinabsteigt, in die beiden Seitenspeichenpulsadern (*Art. collateralis radialis prima et secunda*), welche mit den rücklaufenden Pulsadern der Arteria radialis und interossea anastomosiren.

2) Die obere Ellenbogenseitenpulsader (*Art. collateralis ulnaris prima*). Sie entspringt mit der vorigen gemeinschaftlich, oder nahe unter derselben, geht am innern Zwischenmuskelbande hinab, giebt dem innern Kopfe des dreiköpfigen Armmuskels Zweige, und verbindet sich mit der folgenden.

3) Die untere Ellenbogenseitenpulsader (*Art. collateralis ulnaris secunda*). Sie entspringt am untern Theile des Oberarms aus der Armpulsader, giebt dem innern Armmuskel Zweige, verbindet sich mit der vorigen, und beide ste-

hen wiederum am Ellenbogengelenk in Verbindung mit der rücklaufenden Ellenbogenpulsader.

4) Die Ernährungspulsader des Oberarmbeins (*Art. nutritia ossis humeri*). Sie entspringt zwischen den beiden vorigen aus der Armpulsader, giebt dem innern Armmuskel Zweige, und tritt durch eine Oeffnung an der innern Seite des Oberarmbeins in die Markhöhle desselben.

Die Armpulsader theilt sich hierauf gewöhnlich etwas unter dem Ellenbogengelenk, doch nicht selten höher, zuweilen schon bei ihrem Austritt aus der Achselhöhle in die Speichen- und Ellenbogenpulsader (*Arteria radialis* und *ulnaris*). S — m.

ARMSCHIENEN. Mehr oder weniger lange und kurze, schmale und breite, an den Enden abgerundete und ausgeschnittene Blech-, Holz-, Fischbein-, Leder-, oder am besten Pappendeckelstücke, — ausgefüttert mit Leinwandcompressen — welche dazu dienen, den kranken, besonders gebrochenen Ober- und Vorderarm, das gebrochene Olecranon, den verrenkten Ellenbogen und das verrenkte Handgelenk, nach geschehener Reposition, in einer unverrückten Lage zu erhalten, d. h. nicht weniger als die erste Bedingung der Heilung zu vermitteln.

Ihre Gestalt und Länge richtet sich genau nach der Form und Länge des Ober- und Vorderams, immer aber seyen diejenigen, welche an die innere Seiten dieser Gliedmafsen gelegt werden, etwas kürzer als die äufsern Schienen, und an ihren Enden, die den Gelenken nahe liegen, ausgeschnitten, da die äufsern blofs abgerundet seyn dürfen.

Die Zahl hängt von ihrer Breite und von dem Umfange des Arms ab; für den Vorderarm sind zwei hinreichend, der Oberarm bedarf nach Lage des Bruchs zuweilen vier. Sie müssen sich dem Arme genau anschliefsen und denselben ganz umgeben.

Befestigt werden die Schienen des Arms gewöhnlich und auch am zweckmäfsigsten, mittelst der zu dem Verbande nothwendigen Rollbinde, auch kann man sich dazu eigener Riemen und schmaler Bänder bedienen. S. d. A. Schienen.

Litteratur.

Henkel a. a. O. S. 63., S. 343—349. und S. 360—369. Tab. 19. Fig. 183.

Bern-

Bernstein, Verbandlehre S. 90. S. 412—416. und S. 430.
Derselbe, über Verrenkungen und Beinbrüche. S. 497—501. und S. 510—512. und S. 516 u. s. w.
Boyer a. a. O. Bd. 3. S. 169—209.
S. Cooper a. a. O. Bd. 3. S. 110—111. und Bd. 2. S. 117—131.

K — e.

ARMSCHLAGADER (chirurg.). Aufser den Krankheiten, die diese Arterie mit andern theilt, ist sie häufig dem Aneurysma ausgesetzt, die hier meistens eine falsche oder varicöse ist. Die durch Verwundungen entstandenen Aneurysmen sind fast immer, weil sie sich unter der sehnigen Scheide des Arms befinden, sehr gespannt und gehen in die Tiefe. Oefters kann man hier die Compression mit Nutzen anwenden.

Was *Hunter* durch entfernte Ligatur bei dem Kniekehl-Aneurysma leistete, that *Anel* in Bezug auf die Armpulsadergeschwulst. Die Ausführung der Operation ist nach der *Anel*'schen Methode leicht, weit schwieriger aber, wenn man die Arterie unter den Sehnen, Nerven und dem Coagulum in der Armbuge nachsuchen mufs.

Man incidirt am mittlern Drittheil des Oberarms durch einen zweizölligen längs des Ulnarrandes des Biceps verlaufenden Schnitt, trennt die sehnige Armbinde und findet die Arteria brachialis genau am innern Rande des Biceps, neben ihr die beiden Venen, nach innen den Nervus medianus und Cutan. intern. major. Die Gefahr, die Nerven mit zu unterbinden, vermeidet man dadurch, dafs man die Nadel an der innern Seite des Gefäfses einführt.

Bei ausgebreiteten Aneurysmen empfiehlt *Scarpa* die Unterbindung von oben und unten, und Entfernung des Coaguli.

Bei sehr hohen Aneurysmen schlägt *Lisfranc* vor, die Achselarterie zu unterbinden, die man aufsucht, indem man die Achselhöhle in drei Theile theilt, und da, wo das obere Drittheil mit dem mittlern zusammenfällt, einen dreizölligen langen Einschnitt macht, der die hinter dem Plexus axillaris liegende Arterie entblöfst.

Lambert versuchte bei Verletzungen der Armarterie die Wunde zu entblöfsen und die Lefzen mittelst der umschlungenen Nath, wie bei der Hasenscharte, zu vereinigen.

Einige Fälle der Art sind gelungen; es ist jedoch nicht zu bezweifeln, dafs dies schwierige und unsichere Verfahren nicht durch Heilung der Artérienwunde, sondern durch Obliteration des Canals, den günstigen Ausgang erzielte. Auch hat *Lambert's* Methode keine Nachahmer gefunden. S — r.

ARMSCHLINGE, ist ein für den Vorderarm und die Hand nöthiges Unterstützungsmittel bei allen Verletzungen des Oberarms, der Schulter und des Schlüsselbeins, so wie auch bei Krankheiten des Vorderarms und der Hand selbst. Man hat deren folgende Arten:

1) Die viereckige Armschlinge oder Tragebinde, *Suspensorium brachii quadrangulare, Mitella s. habena quadrangularis, Echarpe avec la serviette, Echarpe en quarrée ou grande.* Man nimmt dazu eine grofse, aber ungleich breite und lange Serviette, oder ein Stück Leinwand von der Gröfse einer Serviette. Diese ergreift man an zwei Enden, bringt sie unter den kranken Arm, so dafs die Mitte an die Achselhöhle zu liegen kommt, von den beiden Enden oder Zipfeln aber führt man einen vorn über die Brust und den andern über die kranke Schulter nach der gesunden Achsel hin, wo man sie beide mit einander befestiget. Nun nimmt man die andern zwei vorn über einander liegenden und herunterhängenden Zipfel und geht damit über den gebogenen Vorderarm in die Höhe, um sie ebenfalls auf der gesunden Schulter mit einander zu befestigen. Die äufseren am Ellenbogen befindlichen beiden Ränder der Serviette, schlägt man längs dem Arme nach vorn um und befestiget sie daselbst.

2) Die dreieckige Armschlinge oder Tragebinde, *Mitella triangularis, Echarpe en triangle ou avec le mouchoir ou moyenne.* Man nimmt eine Serviette, ein Tuch oder ein Stück Leinwand, das höchstens anderthalb Ellen lang und breit ist, und legt es dreieckig zusammen. Den doppelten Rand bringt man mit seiner Mitte an die Hand, die Zipfel aber an den Ellenbogen. Nun geht man mit dem einen Ende über den Rücken nach der gesunden Schulter, und mit dem andern über die Brust eben dahin, und befestiget sie daselbst. Um den Ellenbogen zu unterstützen, werden die Zipfel der Serviette an demselben nach

vorn umgeschlagen, etwas in die Höhe gezogen und mit Stecknadeln befestiget.

Da der Vorderarm bei Verletzungen desselben und der Hand sowohl in dieser dreieckigen Armschlinge, als auch in der viereckigen nicht bequem und sicher genug liegt, so ist es gerathener, an den Vorderarm zuvor eine sowohl vorn als hinten hinausragende Schiene zu legen.

3) Die kleine Armschlinge oder Offizierschärpe, *Mitella parva, la Bavette, Echarpe petite ou d'officiers.* Man nimmt ein gleichmäfsiges, viereckiges Stück Taffet oder Leinwand, legt es viermal zusammen und beide Enden in Falten. An diese zusammengelegten Enden befestiget man ein Band, legt alsdann den Arm an der Handwurzel in die Armschlinge, und befestiget sie mittelst des Bandes in dem obersten Knopfloche am Kleide durch eine Schleife, die man noch mit einer Stecknadel feststeckt. — Diese kleine Armschlinge kann man jedoch nur bei geringen Verletzungen oder im Zustande der Besserung, wenn der Kranke bereits wieder ausgehen kann, gebrauchen.

4) Die Kapseltragebinde von *B. Bell* (dess. Lehrbegriff der Wundarzneikunst. A. d. Engl. 3te Ausg. Thl. 4. pag. 331. Tab. IV. Fig. 6. u. 7.), Armtrage, *Suspensorium capsulare Bellii.* Sie besteht aus einer mit Flanell und Wolle gefütterten Kapsel von starkem Leder, die gerade so lang ist, dafs sie von dem Ellenbogen an bis über die Fingerspitzen hinausreicht. Die ganze Kapsel bildet einen halben Cylinder, welcher hinten durch eine Wand von Leder, der festen Lage des Ellenbogens halber, verschlossen ist. An den Seitenwänden sind auf der einen Seite zwei kurze Riemen, und auf der andern zwei Schnallen, womit die Kapsel um den Vorderarm festgeschnallt wird. Ein dritter langer Riemen ist an das vordere Ende der Kapsel festgenäht, und wird in eine Schnalle an der entgegengesetzten Seite eingeschnallt. An diesem Riemen wird der Arm in die Höhe gehoben und vermittelst eines daran befindlichen Ringes, durch welchen der gesunde Arm gesteckt wird, und welcher alsdann auf der gesunden Schulter zu liegen kommt, in horizontaler Richtung erhalten. Dieser Ring ist von weichem Leder, wohl ausgepolstert und hängt

mit dem dritten Riemen nicht unmittelbar, sondern vermittelst eines Ringes von Messing, welcher um den ledernen Ring läuft, zusammen. Um den Arm auch hinten am Ellenbogen gehörig zu unterstützen, ist am hintern Rande der Kapsel noch ein vierter Riemen befestiget, welcher vom Ellenbogen an der vordern Seite des Oberarms in die Höhe steigt, über die Schulter der kranken Seite hinwegläuft, und auf dem Rücken mit seinem Ende durch eine an dem ledernen Achselringe befestigte und mit einem kleinen Polster versehene Schnalle befestiget wird. Dieser letzte Ring ist getheilt, um den Ellenbogen höher oder niedriger halten zu können. Wenn das Schlüsselbein gebrochen ist, darf dieser letztere Riemen nicht über die Schulter, sondern mufs hinter derselben über den Rücken gehen.

Syn. Armtragebinde, Schärpe, Trageband, Armtrage. Lat. *Mitella, habena, suspensorium brachii.* Franz. *Echarpe avec la serviette.* Holl. *Arm-band, Arm-zwa, Dwaal, daar men den zeeren Arm indraagt.*

W — er.

ARMTRAGE. S. Armschlinge.

ARMTRAGEBINDE. S. Armschlinge.

ARNICA. Eine Pflanzengattung aus der *Syngenesia Polygamia superflua*, zur natürlichen Ordnung *Compositae* oder *Synanthereae* gehörig, und zwar zur Unterordnung *Asteroideae.* Der Hauptkelch besteht aus Blättchen von ziemlich gleicher Länge, fast in einer Reihe; der Blütenboden ist flach und nackt; die Strahlenblümchen am Rande sind weiblich, haben aber fünf Staubfäden ohne Anthere; die Federkrone ist ungestielt, haarig.

1) *A. montana Linn.* sp. ed. *Wild.* 3. p. 2106. *Hayne* Arzneigewächse 6. t. 47. Wohlverlei. Fallkraut. Eine perennirende Pflanze, im nördlichen Europa, auch im nördlichen Deutschland auf Ebenen, im südlichen Deutschland und südlichen Europa überhaupt auf Gebürgen, immer an sumpfigen Stellen wild. Der Stamm ist einfach, etwa einen Fufs hoch, trägt ein oder zwei Paare kleinere, gegenüberstehende, ungestielte Blätter und gewöhnlich einen, zuweilen auch zwei, drei, selten vier Blütenköpfe. Die Wurzelblätter sind viel gröfser, liegen in einem Kreise umher, sind länglich, vorn breiter, laufen in einen sehr kleinen Blattstiel aus und haben am Rande keine Zähne. Die ganze Pflanze ist auf hohen Bergen

mehr haarig, ja fast klebrig, auf niedrigen Bergen und Ebenen mehr glatt. Der Blütenkopf ist grofs; die Blümchen am Rande sitzen nicht dicht zusammen, sind anderthalb Zoll lang und zwei bis drei Linien breit, vorn gezähnelt; alle Blümchen haben eine gelbe Farbe. Die Federkrone besteht aus steifen Haaren, die unter der Lupe kleine Seitenspitzen zeigen (*pappus scaber*), aber keinesweges federig sind, wie *Ach. Richard* (*A. Richard's* Medizinische Botanik mit Anm. v. *Kunze*. Berl. Th. 2. 624.) sagt. Man gebraucht zuerst die Blumen (*Flores Arnicae*), die man zuweilen mit, zuweilen ohne Kelchblätter sammelt; das letztere ist unstreitig vorzuziehen. Sie haben einen starken Geruch, besonders trocken und erregen Niesen. Man soll sie mit den Blumen der Inula britannica und dysenterica verwechseln, welches aber von den Droguisten oder Apothekern selbst nur geschehen könnte, denn beide Pflanzen wachsen an ganz verschiedenen Stellen. Erkennen lassen sich die Blumen der Arnica leicht durch die breiteren Strahlenblumen, die von Inula britannica ungefähr eine Linie breit, und von In. dysenterica kürzer und noch schmaler sind. Auch soll man die Blume von Hypochoeris maculata dafür nehmen, und dieses ist wohl möglich, da diese Pflanze oft in der Nähe von Arnica wächst, und damit eine oberflächliche Aehnlichkeit hat. Man erkennt die Verfälschung leicht an den zungenförmigen Zwitterblumen der Hypochoeris, welche an Arnica röhrenförmig und fünftheilig sind. Die Puppen, Eier und Larven einer Fliegenart (*Atherix maculatus, Latreille, Rhagio Ibis Fabr.*) sollen mit den Blumen vermengt Brennen im Schlunde, Drücken im Magen und Erbrechen nach einer Bemerkung von *L. Mercier* verursachen (*Trommsdorff's* Journ. XXII. 1. 22. S. 91.), aber *Lassaigne* und *Feneulle* fanden in Arnicablumen, welche Brechen erregt hatten, keine Spuren von jenem Insekt, und die Brechen erregende Wirkung scheint mehr subjectiv zu seyn. Nach der Untersuchung von *Weber* (*Trommsdorff's* Journ. XVIII. 2. S. 155.) enthalten die Blumen eine Spur von ätherischem Oel, scharfes Harz, scharfen Seifenstoff (Extractivstoff) mit essigsauren Salzen, schleimigen Extractivstoff (Schleim) und Faser. *Lassaigne's* und *Feneulle's*

Versuche mit den Brechen erregenden Blumen gaben ein gelbliches in Aether auflösliches Harz, welches auf Kohlen einen aromatischen Geruch verbreitete, einen gelbbraunen Extractivstoff, von einem bittern, ekelhaften Geschmack, welcher sich in Wasser und Weingeist auflöste, aber nicht im Aether, unter den Metallsalzen allein vom basischen essigsauren Blei gefällt wurde, so auch von Galläpfelaufguss. Der Verf. vergleicht diesen Extractivstoff mit dem von Cytisus Laburnum, welcher ebenfalls Brechen erregt. Er scheint immer in der Arnica vorhanden zu seyn, das Wirksame der Blumen auszumachen und nur zufällig Brechen zu erregen. Ferner fanden sie einen färbenden Extractivstoff, welcher neutrales essigsaures Blei niederschlägt, Spuren von Gallussäure, Gummi, Pflanzeneiweiss, salzsaures und phosphorsaures Kali, kohlensauren Kalk, etwas unzersetztes essigsaures Salz, Spuren von schwefelsauren Salzen und Kieselerde. Die Blumen können in Pulver gebraucht werden, doch ist die Form unbequem, wenn man sie nicht in einem Electuarium giebt, da sie sich allein schwer pulvern lassen und mit der Federkrone gemengt sind. Die bequemste Form ist der Aufguss, da, wie es scheint, die Hauptwirksamkeit im Extractivstoff besteht, und das flüchtige Oel so leicht nicht entweicht. *Collin* nahm eine halbe bis ganze Unze Blumen auf zwei Pfunde siedendheisses Wasser, und liess die Mischung eine halbe Stunde stehen. Auch haben wir die Tinctura Arnicae aus anderthalb Unzen der Blumen mit einem Pfunde Spiritus Vini rectificatus bereitet. Es ist hierbei auf das ätherische Oel gerechnet, aber der Weingeist zieht auch Extractivstoff aus. Man hat sie auch zu Umschlägen angewendet.

Die Blätter (*Herba Arnicae*) nehmen beim Trocknen eine sehr blasse Farbe an. Sie werden jetzt wenig gebraucht, nur in Umschlägen, auch setzt man sie den Niesspulvern zu.

Die Wurzel (*Radix Arnicae*) ist ein Rhizom, ziemlich lang, von der Dicke eines Federkiels, schwarzbraun, innerlich weiss, rundlich und meistens nur auf einer Seite mit vielen langen und starken Fasern besetzt, weil sie auf der Oberfläche des sumpfigen Bodens meistens hinkriecht, von einem bitterlich scharfen Geschmack und einem eigenthümlichen, nicht zu beschreibenden Geruch. Der Staub erregt starkes Niesen. Sie soll zuweilen mit der Wurzel von Betonica officinalis (oder vielmehr B. stricta) verwechselt worden seyn, aber diese ist vierkantig, und hat längere und dickere Fasern. Eben so mit den Wurzeln von Inula dysenterica, aber diese hat rundum Fasern. Man kann die echte Wurzel dadurch erkennen, dafs man zu dem gesättigten Aufgufs Ammonium setzt, welcher die Farbe sogleich dunkel und grünlich, und nach 24 Stunden gesättigt grün macht. Dieses deutet auf die Gegenwart von Gallussäure. *Pfaff* hat die Arnicawurzel zerlegt (System d. Mater. med. III. S. 210.), und darin gefunden: ätherisches Oel in Hundert 1,5. ein grünlich braunes Harz von ranzigem, scharfen und bittern Geschmack, einen Extractivstoff, welcher in aller Rücksicht mit dem eisengrünenden Gerbstoff übereinkommt, vermuthlich noch mit Gallussäure gemischt und Schleim. Man braucht die Wurzel in Pulver, ferner im Aufgufs, 2 Drachmen bis eine halbe Unze mit 12 Unzen siedend heifsem Wasser übergossen, wodurch der Extractivstoff aufgelöfst, das Harz zugleich mit aufgenommen und das Oel noch nicht verflüchtigt wird. Das Extract wird, wie Extr. Angelicae, mit Wasser und Weingeist bereitet; *Pfaff* hält Weingeist für überflüssig, da von dem ranzigen Harze keine Wirkung zu erwarten sey. Aber dieses ist sehr zweifelhaft. L — k.

Wirkung. Hinsichtlich ihrer Wirkung findet die Arnica ihre Stelle in der Mitte zwischen den ätherisch-öligen (*aetherea nervina*) und den scharfen Arzneimitteln. Innerlich gegeben wirkt sie zunächst reitzend, belebend auf das Nerven-, Gefäfs- und Capillarsystem, ihre Thätigkeit und Energie erhöhend, und ist daher vorzugsweise in allen den Fällen indicirt, wo Unthätigkeit, Schwäche torpider Art in den genannten Systemen vorherrscht, Sensibilität geweckt und zugleich eine kräftige Reaktion hervorgerufen werden soll. So hülfreich sie sich daher bei Atonie, tief gesunkener Erregung des Nerven- und Gefäfssytems beweiset, so bedingt ist sie anzuwenden, wenn besonders das letztere noch aufgeregt und zu starken, vielleicht aktiv entzündlichen Wallungen geneigt ist. Dem Gebrauch der Arnica müssen in diesem Falle allgemeine oder örtliche Blutentziehungen vorhergehen, oder ihre reizende Wirkung durch corrigirende Zusätze modificirt werden. — Nach Verschiedenheit der einzelnen Organe, wirkt die Arnica innerlich in mäfsigen Gaben gereicht:

1) schon beim Schlucken etwas Kratzen, Brennen, ja oft Röthe im Schlunde erregend;

2) reizend belebend auf die Thätigkeit des Nervensystems;

3) reizend erhitzend auf das Gefäfssystem, den Pulsschlag vermehrend, den Andrang des Blutes nach den Gefäfsendigungen vermehrend, stärkere Reizung der Brust und des Kopfes bewirkend, — nach *Crichton* besonders in den mechanisch verletzten Organen;

4) belebend stärkend auf das Muskelsystem, vorzüglich antiseptisch nach *Collin*;

5) die Thätigkeit aller Se- und Excretionen, vorzüglich die der Schleimhäute und des Uterinsystems vermehrend, und zugleich die Resorbtion der Venen und Lymphgefäfse in allen Organen steigernd. — Die Dauer der Wirkung wird von *Jörg* auf 24 bis 36 Stunden bestimmt.

In grofsen Gaben innerlich gegeben bewirkt die Arnica Würgen, Erbrechen, Durchfall mit heftigen Colikbeschwerden, öfters auch Stuhlzwang, Blässe und Kälte der Haut, ein Gefühl von grofser Mattigkeit, Zerschlagenheit des Körpers, Eingenommenheit des Kopfes, Flimmern vor den Augen, Brausen vor den Ohren, Kleinmuth, Beängstigung, heftigen Blutandrang nach Kopf, Brust und Unterleib, mit stärkerer Wärmeentwickelung in denselben. — Als Gegenmittel empfiehlt man insbesondere den Gebrauch von Essig.

Zwischen der Wirkung der Flores und Radix Arnicae findet folgender Unterschied Statt:

1) Die Flores Arnicae wirken reizender, flüchtiger, nehmen vorzugsweise das Nervensystem und die Schleimhäute in Anspruch; sie wirken daher vorzugsweise expektorirend, vorhandene Stockungen in den Lungen beseitigend, aber zugleich auch sehr leicht Uebelkeit, selbst Erbrechen erregend.

2) Die Radix Arnicae wirkt dagegen ungleich fixer, an-

tiseptischer, und besonders anhaltend, stopfend auf die Darmausleerungen.

Form und Gabe. 1) Flores Arnicae. Man giebt sie am besten im Infuso, zwei bis vier Drachmen auf sechs bis acht Unzen Colatur gerechnet, alle zwei Stunden zu einem bis zwei Efslöffel; — in Pulverform pro dosi zu fünf bis zehn Gran täglich drei- bis viermal, erregt in dieser Form aber leichter Erbrechen, als im Infuso.

2) Radix Arnicae. Man giebt sie ähnlich der Flor. Arnic. in Form eines Infus. oder einer leichten Abkochung, zwei bis vier Drachmen Wurzel auf sechs bis acht Unzen Colatur gerechnet. In Pulverform wird sie leichter, als die Blüten vertragen, und kann daher in gröfseren Gaben gegeben werden. Man fängt mit fünf Gran pro dosi an, und steigt bis funfzehn.

3) Extract. Arnicae. Man giebt es zu vier bis acht Gran täglich zwei- bis dreimal in flüchtiger Form, oder in Pillen.

Anwendung. Die Krankheiten, in welchen die Arnica sich besonders hülfreich erwiesen hat, sind folgende:

1) Quetschungen, Erschütterungen und dadurch bewirkte Extravasate und Sugillationen, um durch sie die Resorbtion zu beleben und zu befördern; — als Specificum in solchen Fällen gepriesen, und wahrscheinlich in dieser Beziehung karakteristisch durch den teutschen Volksnamen Fallkraut bezeichnet. — Mit gleich gutem Erfolge wird sie bei ähnlichen serösen Stockungen zur Zertheilung derselben benutzt.

2) Nervöse Fieber, mit dem Charakter einer atonischen Schwäche des Gefäfs- und Muskelsystems, — namentlich bei nervös-faulichten, nervös-gastrischen Fiebern und nervösen akuten Exanthemen, in Verbindung mit Rad. Valerianae, Serpentariae, Angelicae, Naphtha, Wein.

3) Lähmungen der Extremitäten, wie innerer Organe, als Folge von Apoplexien oder von Metastasen, — namentlich bei Schwindel, Amblyobie und beginnender Amaurose, — in Verbindung mit Campher, Pulsatilla, Calomel und Rhus Toxicodendron.

4) Passive Entzündungen mit der Besorgnifs von Brand oder Lähmung, — Meningitis, Peritonitis, Pneumonie. Sehr zu empfehlen ist hier das Infusum flor. Arnicae nach Um-

ständen mit Moschus, oder in dem letzteren Falle mit einem Decoct. rad. Senegae.

5) Suppressionen gewohnter Blutflüsse, — der Menstruation, des Hämorrhoidal- oder Lochienflusses.

6) Hartnäckige Wechselfieber, mit schon beginnenden Fieberkuchen.

7) Hartnäckige Schleimflüsse, besonders des Darmkanals, auf Atonie gegründet, — das Decoct. rad. Arnicae mit Cort. Cascarillae.

8) Chronische Rheumatismen und atonische Gicht.

9) Kalte Geschwülste, in welchen kräftige Reaktion mangelt, und Brand. — Gegen letztern empfahl vorzugsweise *Collin* die Flor. Arnic. in grofsen Gaben.

Aeufserlich hat man die Arnica empfohlen:

1) bei Quetschungen, das Infus. vinosum flor. Arnicae zu warmen Umschlägen;

2) beim Brand, als Pulver auf die brandige Stelle gestreut, mit China, Myrrhe und Campher;

3) bei bösartigen Halsentzündungen, Lähmungen der Zunge, das Infus. flor. als Gurgelwasser;

4) bei Suppression der Lochien oder Menstruation, das Infusum der Flor. Arnic., oder eine Lösung des Extraktes in Wasser als reizende Einspritzung;

5) bei Krätze empfahl *Kerkhoff* einen starken Aufgufs mit Kochsalz. O — n.

ARNOTTO. S. Bixa.

AROM. *Aroma.* Das Wort Aroma bedeutet eigentlich Gewürz, wurde aber von den neueren französischen Chemisten dem alchemistisch klingenden Ausdrucke Spiritus Rector substituirt, und bedeutet den Riechstoff der organischen Körper. *Fourcroy* behauptete (Annal. d. Chem. T. 26. p. 232.), dafs jedes Pflanzenprincip, welches in Wasser oder Alkohol auflösslich sey, ihm einen Geruch mittheilen könne, ja dafs auch jede in Pulver verwandelte Substanz, wenn sie in der Luft geschüttelt, in sie gebracht oder aufgelöfst worden, einen Geruch annehme. Die Riechbarkeit setzt er hinzu, welche dem Körper so wesentlich als die Schwere ist, richtet sich indessen nach der Flüchtigkeit; die flüchtigsten Körper riechen daher am stärksten. *Robiquet* hat gegen *Fourcroy's* Meinung einige Erinnerungen gemacht, z. B. dafs manche Körper, wie Moschus, nicht merklich flüchtig sind, und doch einen sehr starken Geruch verbreiten, und dafs manches ätherische Oel einen ganz andern Geruch habe, als das aus den Pflanzen, welche das Oel lieferten, destillirte Wasser. Er glaubt, dafs der Riechstoff der Pflanzen nicht einer Verflüchtigung des riechenden Körpers zugeschrieben werden müsse, sondern einem Gas oder Dampf, das aus seiner Verbindung mit einem schicklichen expansibelen Vehikel entstehe (Ann. d. Chim. et de Phys. T. 15. p. 21.). Die Erinnerungen sind jedoch sehr unerheblich. Die Ausflüsse von Moschus können sehr flüchtig, nur äufserst leicht seyn, und es mufs offenbar einen grofsen Unterschied machen, ob ein Stoff für sich, oder sehr mit Wasser verdünnt, zu den Geruchswerkzeugen gelange. In der Hauptsache hat *Fourcroy* gewifs Recht, nämlich, dafs es keinen besonderen Stoff gebe, welcher die Riechbarkeit der organischen Körper verursache, sondern dafs diese riechenden Stoffe von sehr verschiedener Art sind. Es ist auch wohl möglich, dafs in vielen Fällen Ammonium, wie *Robiquet* will, oder vielmehr ein ammoniumartiger Stoff den Geruch hervorbringe; aber nach *Fourcroy's* Darstellung scheint alle specifische Verschiedenheit der Gerüche wegzufallen, welche sich nicht läugnen läfst, und er vermuthlich selbst nicht läugnen wollte. Der Name Arom kann also ganz verworfen werden, denn es heifst nichts gesagt, wenn man die Wirksamkeit eines Arzneimittels von einem Arom ableitet. L — k.

ARONSWURZEL. S. Arum.

AROPH. Ist eine Abkürzung des Wortes *Aroma Philosophorum*, und wurde ursprünglich für den wirksamen Stoff im Safran gebraucht (*Boerhaave* Element. Chimiae, T. 2. p. 244.). Aroph *Paracelsi* nannte man aber, was der Weingeist aus dem Rückstande bei der Bereitung der Flores salis ammoniaci martiales auszieht, oder die Tinctura Martis aurea, unstreitig wegen ihrer Safranfarbe. L — k.

ARQUEBUSADE nannten vormals die Wundärzte eine

über viele aromatische Kräuter abgezogene geistige Flüssigkeit. So giebt die Würtemberger Pharmacopöe vom Jahre 1771 folgende Vorschrift zur Bereitung dieses Wundwassers. *Rec.* Hb. rec. Agrimoniae, Alchemillae āā manipulos duos, Aristolochiae, Artemisiae āā manipulos quatuor, Bellidis majoris, minoris, Betonicae, Buglossi āā manipulos duos. Consolidae Saracenicae manipulos quatuor, Foeniculi, Hyperici, Plantaginis utriusque, Saniculae āā manipulos duos, Salviae hortensis manipulos quatuor, Scrophulariae, Verbenae āā manipulos duos; incis. affundantur vini spirituosi librae quadraginta et post digestionem aliquot dierum donec fermentare paululum incipiant, destillentur lento igno ex vesica ad dimidia, aqua spirituosa servetur. Die alte Pariser Pharmakopöe hat folgende Vorschrift. *Rec.* Rad. rec. symphyti majoris, Foliorum ejusdem, Bellidis majoris et minoris, Bugulae, Saniculae, Betonicae, Scrophulariae, Plantaginis, Agrimoniae, Hyperici cum Summitatibus, Vincae per Vincae, Hederae terrestris, Artemisiae, Veronicae, Verbenae, Teleplici majoris, Millefolii āā Uncias quatuor. Salviae, Angelicae, Tanaceti, Absinthii, Chelidonii majoris, Foeniculi, Aristolochiae, Clematidis, Menthae, Hyossopi, Nicotianae āā Uncias octo, Rutae, Chamomillae, Scordii, Majoranae, Rosmarini āā uncias quatuor, Summitatum et Florum Lavendulae, Origani, Calaminthae āā uncias sex. Macerentur per quatridium in vini generosi libris quinquaginta ponderis civilis, postea destillentur ad dimidias.

In der neuern Chirurgie versteht man unter der Benennung Arquebusade eine eigenthümliche, vom Generalchirurgus *Theden* zuerst angegebene Zusammensetzung, die aus folgenden einzelnen Ingredienzien besteht. *Rec.* Aceti vini, Spirit. vini rectificati āā libras tres, Sachari alb. libram, Spiriti Vitrioli uncias decem. — Nach der neusten preufsischen Pharmacopöe ist die Vorschrift der Arquebusade wie folgt: *Rec.* Aceti libras tres, Spiriti vini rectificati libram unam cum dimidia, Acidi sulphurici diluti uncias sex, Mellis despumati libram unam. Mixta filtra et bene serva.

Dieses Schufswasser wird äufserlich bei Geschwülsten, Quetschungen, Verrenkungen, zur Stillung der Schmerzen bei Knochenbrüchen, bei einfachen Fleisch- und Gelenkwunden, bei Verbrennungen, bei Frostbeulen und als blutstillendes Mittel empfohlen. *Plenk* und *Fielitz* rühmen es vorzüglich bei Wunden, Geschwüren und Geschwülsten der Lymphgefäfse, und gegen das Aufliegen der Kranken.

Mursinna bediente sich einer Arquebusade aus zwei Theilen Brunnenwasser, einem Theil Weinessig und eben so viel Camphergeist. — *Vogler* giebt folgende drei Vorschriften zu einem Wundwasser an:

A. *Rec.* Aquae fontanae purae uncias viginti, Salis ammoniaci, Aluminis crudi pulverisati $\overline{aa}$ drachmas duas. Spiriti vini communis uncias duas. Misce fiat solutio.

B. *Rec.* Aquae fontanae purae uncias viginti, Aluminis crudi pulv. drachmas duas. Nitri crudi drachmas tres, Spiriti vini comm. uncias duas. Misce fiat solutio.

C. *Rec.* Aquae fontanae purae uncias viginti, Aluminis crudi pulv. drachmas duas, Salis communis drachmas tres, Spiriti vini comm. uncias duas. Misce fiat Solutio.

Zur Verbesserung des Geruchs kann man auch ein Loth Lavendel- oder Kampfergeist zusetzen.

Feiler fand folgende Mischung als Schufswasser sehr wirksam: *Rec.* Aceti vini uncias decem, Spiriti Lavendulae uncias quatuor, Salis ammoniaci unciam, Spiriti vitrioli drachmas duas. Misce. — Nach den Umständen wird diese Mischung mit sechs, acht oder zehn Unzen reinem Brunnenwasser verdünnt. In den Fällen aber, wo die Quetschung und Blutunterlaufung bedeutend sind, soll man diese Mischung ganz rein, ohne allen Zusatz anwenden.

Das *Theden*'sche Schufswasser kann man nach den Umständen kalt oder warm umschlagen, und zwar mit Compressen, die man aber immer feucht erhalten mufs, denn trocken erregen sie ein heftiges Brennen. Bei Beinbrüchen und Verrenkungen befeuchtet man den ganzen Verband damit; nur mufs man Sorge tragen, dafs von dieser Arquebusade nichts auf die Wäsche und Kleidungsstücke des Patienten kommt, weil diese von der in ihr enthaltenen Schwefelsäure zerfressen werden.

Synon. Lat. *Aqua sclopetaria*, *Aqua vulneraria*, *Aqua traumatica*, *Aqua discussoria*, *Liquor vulnerarius*, *Mixtura vulneraria acida.* Franz. *Eau d'arquebusade.* Schufswasser, Wundwasser.

Litteratur.

J. Ch. A. Theden's neue Bemerkungen und Erfahrungen. Neue Auflage. Berlin, 1795. 1r Theil S. 28. 2r Theil Vorrede S. V.

A. G. Richter's Chirurgische Bibliothek. Bd. VIII. St. 1. S. 113.

J. Feiler über den Bruch des Olecranums. Sulzb. 1811. S. 78.

Pharmacopoea Virtembergica 1771.

J. J. Plenk's chirurgische Pharmacologie. 2te Aufl. Wien 1787. S. 219.

J. Ph. Vogler's Pharmaca selecta. Marburg. 1803. S. 9. M—lis.

ARRACK. S. Weingeist.

ARROWROOT. S. Marantha arundinacea.

ARSENIAS. S. Arsenicum.

ARSENIK, *Arsenicum.* Das Wort Arsenik bedeutete bei den Alten Operment, wie die Beschreibung von *Dioscorides* (L. 5. c. 121.) zeigt, wo es von glänzender Goldfarbe geschildert wird. Weifsen Arsenik oder arsenichte Säure lernten erst die Araber kennen, weil vor ihnen die Destillation und Sublimation nicht angewandt wurde. Arsenik ist weifs, oder gelb, oder roth, sagt *Ibn Sina* (Avicenn. Oper. L. 2. Tract. 2. c. 49.), und setzt am Ende hinzu: *Quod ex eo sublimatum est, interficit et album ex eo interficit.* (Ich merke an, dafs *ex eo*, welches in den Uebersetzungen der Araber häufig vorkommt, ein Arabismus ist; es heifst nur: der sublimirte, der weifse Arsenik ist tödtlich.) Der Name weifser Arsenik ist bis auf die neuesten Zeiten für die Arsenichte Säure beibehalten worden, und da für den gelben und rothen Arsenik die Worte Operment und Sandarach gewöhnlicher wurden, so hiefs Arsenik ohne Zusatz Arsenichte Säure. Das daraus bereitete Metall, dessen *Theophrastus Paracelsus* zuerst erwähnt (Manuale), hiefs Arsenikkönig oder Arsenikmetall. In der neuen französischen Nomenclatur wurde der Ausdruck Arsenik allein auf das Metall eingeschränkt, ein Sprachgebrauch, der bald allgemein wurde, und da wir im Deutschen fast alle Metalle zum sächlichen Geschlecht bringen, so können wir auch d a s Arsenik sagen, um anzuzeigen, dafs wir das Metall, nicht, wie vormals, die Arsenichte Säure meinen.

Das Arsenik kommt theils gediegen vor, theils mit Schwefel und andern Metallen verbunden, theils wird es durch die Kunst bereitet. Das gediegene Arsenik hat auf dem frischen Bruche eine Mittelfarbe zwischen zinnweifs und bleigrau, läuft aber an der Luft nach und nach sehr stark, und zwar erstlich gelblich, dann bläulich und endlich schwarz, an. Man findet es derb, seltener angesprengt, oft nierenförmig, traubig, mit Eindrücken, in krummen und durchlöcherten Platten, ungestaltet, zerfressen, zuweilen gestrickt, sehr oft in schaligen abgesonderten Stücken; der Bruch ist gewöhnlich uneben von feinem und kleinem Korne, und auf dem frischen Bruche, wo es noch nicht angelaufen ist, hat es einen ziemlich starken metallischen Glanz. Es läfst sich mit dem Messer schaben, leicht zersprengen oder zerschlagen und ist in grofsen und dünnen Stücken klingend. In schaligen abgesonderten Stücken nennt man es Scherbenkobolt oder Schirlkobolt, zerfressen Fliegenstein oder Fliegengift. Man hat nämlich die Gewohnheit, diesen Fliegenstein zerstofsen mit etwas Wasser zu übergiefsen und an die Luft zu setzen, um die Fliegen zu tödten. Das Arsenik wird hierdurch oxydirt, und es entsteht Arsenichte Säure, welche als ein weifser körniger Beschlag den Fliegenstein überzieht, und die Fliegen tödtet. Aber es können auch Menschen dadurch getödtet werden, und man hat mehrere Beispiele davon, daher wird auch der Fliegenstein in dem Giftedict, welches der K. Preufsischen revidirten Apothekerordnung beigefügt ist, zu den directen Giften gezählt, welche nicht ohne Giftschein dürfen verkauft werden. Das künstlich bereitete Arsenik weicht von dem natürlichen dadurch ab, dafs es krystallinisch und oft krystallisirt erscheint. Das Arsenik überhaupt hat ein spec. Gew. = 5,73, verflüchtigt sich bei 180° C. oder 144° R., ohne zu schmelzen, mit einem Knoblauch ähnlichem Geruche, welcher eines der besten Kennzeichen von der Gegenwart des Arseniks ist. In metallischem Zustande scheint es nicht giftig zu seyn; *Bayen* gab es, jedoch mit Zinn verbunden, Hunden ohne Schaden, und *Renaut*, mit Eisen verbunden als Mifspickel ebenfalls Thieren ohne Schaden (s. *Orfila's* Toxikologie 1. S. 114. und *Hermbstaedt's* Anmerk. das.). Reines Arsenikmetall einem Hunde gegeben, schadete nicht, (*Monro* N. Samml. auserles. Abh. f. prakt. Aerzte 1. Bd. 2. St.). Dieses war auch der Fall in den Versuchen, welche Dr. *Otto* hier in Berlin an Hunden angestellt hat. (Diss.

inaug. de Arsenico. Berol. 1821.) Es ist dieses auch der Analogie mit anderen Metallen, nämlich Spiefsglanz und Quecksilber, gemäfs. Da sich aber das Arsenik sehr leicht oxydirt, so kann eine solche Oxydation im Magen geschehen und das Arsenik dadurch schädlich werden. Will man Arsenik künstlich bereiten, so bringt man einen Theil Arsenichte Säure mit drei Theilen schwarzem Flufs in einen Tiegel, stürzt einen andern umgekehrt darüber, giebt dem untern Tiegel Feuer, und schützt den obern vor demselben, so sublimirt sich das Arsenik und setzt sich in dem obern an.

Das Suboxyd, die erste Oxydationsstufe, entsteht aus dem Arsenik an der Luft. Das Metall wird zuerst mit einer schwarzen Kruste überzogen, und zerfällt endlich ganz in ein schwarzes Pulver. In der Hitze wird es zersetzt; zuerst sublimirt sich Arsenichte Säure, dann Arsenikmetall. Eben so wird es auch von Säuren zersetzt; sie lösen Arsenichte Säure auf und lassen das Metall unaufgelöfst zurück. Wir haben über die Schädlichkeit des Suboxyds von Dr. *Otto* (s. o. a. a. O.) Versuche, welche zeigen, dafs es zuweilen unschädlich, zuweilen tödtlich war, aber wenn es auch für sich nicht schädlich seyn sollte, so läfst sich doch aus dem Angeführten wohl erwarten, dafs eine Säure im Magen es sogleich schädlich machen könnte.

Arsenichte Säure, weifser Arsenik, *Acidum arsenicosum, Arsenicum album*, ist die in einem hohen Grade giftige Form des Arseniks. Sie besteht in Hundert aus 24,18 Sauerstoff und 75,82 Arsenikmetall. Ihre Sättigungscapacität ist $\frac{1}{3}$ des Sauerstoffsgehalts, das heifst, in den neutralen Salzen hält die Säure dreimal mehr Sauerstoff, als die Base. Lakmuspapier röthet sie nicht. Sie findet sich selten in der Natur und nur als ein weifser, zerreiblicher Beschlag auf Arsenikerzen. Man bereitet sie durch die Sublimation aus Arsenikerzen, indem man sie in grofsen Behältern (Giftfängen) auffängt, und durch eine zweite Sublimation reinigt. Sie kommt in ziemlich grofsen, undurchsichtigen, glänzenden Stücken von weifser Farbe und muschlichtem Bruch in den Handel. In verschlossenen Gefäfsen erhitzt, schmilzt sie zu einer durchsichtigen Masse, die

die an feuchter Luft nach und nach wieder undurchsichtig wird. Das spec. Gew. jener durchsichtigen, geschmolzenen Säure ist beinahe = 3,7. Bei stärkerer Hitze sublimirt sie sich, und geschieht die Sublimation in geräumigen Gefäfsen langsam, so krystallisirt sie in regelmäfsigen Oktaëdern. Sie hat beim Aufsteigen in Dämpfen gar keinen Geruch, und wenn man sie durch Knoblauchgeruch erkennen will, so mufs man sie auf glühende Kohlen streuen, wodurch sie erst in Metall verwandelt und dann mit jenem Geruch sublimirt wird. Sie hat in Wasser aufgelöfst keinen Geschmack, wie ich selbst erfahren habe; der Geschmack, der ihr in manchen Büchern beigelegt wird, scheint eingebildet zu seyn. Die Auflösbarkeit der Arsenichten Säure in Wasser hat viele Sonderbarkeiten. *Klaproth* bemerkte, dafs kaltes Wasser bei weitem nicht so viel Arsenichte Säure auflöfst, als heifses Wasser aufgelöfst zurückhält, nachdem es wiederum kalt geworden ist, welches bei andern Salzauflösungen in Wasser nicht Statt findet. 1000 Theile kaltes Wasser (bei 12° R.) löfsten nur 2,5 Theile Arsenichte Säure auf, dagegen löfsten 1000 Theile siedendes Wasser 77,7 derselben Säure auf, und behielten nach dem völligen Erkalten 30 Theile der Säure vollkommen und bleibend aufgelöfst (*Schweigger's* Journ. f. Chem. u. Phys. Bd. 6. S. 231.). Fast zu gleicher Zeit machte *Fischer* zu Breslau Versuche über die Auflöfslichkeit der Arsenichten Säure, und fand, dafs sie, von verschiedenen Apotheken genommen, in verschiedener Menge aufgelöfst wurde (das. S. 236.). *Bucholz* fand ebenfalls eine grofse Verschiedenheit in der Auflöfslichkeit der Arsenichten Säure, und schreibt sie der Cohäsion der Theile unter sich zu, welche durch die Wärme und auch durch die Menge der Berührungspunkte der Säure mit dem Wasser (das. Bd. 7. S. 388.) aufgehoben werde. *Fischer* glaubt in einer zweiten Abhandlung (das. Bd. 12. S. 15.), das weifse Arsenikoxyd sey als solches in Wasser unauflöfslich, und die Auflösung erfolge nur, wenn der Sauerstoff durch Einwirkung des Wassers aus einer Menge getrieben auf die andere falle, und dadurch Arsenichte Säure erzeuge, welche sich nun auflöse. Dieses beweise die Veränderung der weifsen Farbe in eine schmutzig gelbe, auch sey die gänzliche Auflösung irgend einer Quantität des Oxyds ganz unmöglich. Wenn auch *Fischer* hierin Unrecht haben sollte, und das weiſse Arsenik sich wirklich ganz in Wasser, wenigstens zuweilen auflöſst, wie *Pfaff* (Handbuch der analyt. Chemie Bd. 2. S. 387.) behauptet, so ist es doch merkwürdig, daſs die Farbe des weiſsen Arseniks, wie es im Handel vorkommt, verschieden, bald mehr, bald weniger gelblich ist, und die verschiedene Auflöſslichkeit im Wasser mag daher rühren. Man bemerkte bei den Versuchen über das *Hellmund*'sche Mittel gegen den Gesichtskrebs in der Charité zu Berlin, daſs das weiſse Arsenik aus einigen Apotheken mehr wirkte, als aus anderen, und bei der Vergleichung fand sich kein anderer Unterschied, als daſs das unwirksamere eine schmutzig gelbliche Farbe hatte, da das andere ganz weiſs war. In einer spätern Abhandlung sagt *Fischer* (*Kastner's* Archiv f. Naturlehre Bd. 11. S. 224.), daſs bei der Auflösung in 100,000 Theilen Wasser noch ein Rückstand geblieben sey, auch hält er die oben angeführte Hypothese selbst für gezwungen. Bei dem Verhältnisse der Säure zum Wasser von 1 : 5 bis 1 : 40 findet Auflösung von $\frac{1}{50}$ Statt; bei steigenden Verhältnissen des Wassers nimmt die Auflöſslichkeit ab, bei zunehmender Wärme nimmt sie zu. Beim Erkalten einer in höherer Temperatur bewirkten Auflösung schlägt sich nichts nieder, wenn die Menge der Arsenichten Säure in der Auflösung nicht bedeutend die bei gewöhnlicher Temperatur übertrifft, und umgekehrt schlägt sich in dem Falle Alles nieder, wenn bei erhöhter Temperatur viel weniger aufgelöſst worden ist, als bei gewöhnlicher Wärme aufgelöſst werden kann. Aus dem Angeführten folgt zuerst, daſs nie eine bloſse Auflösung in Wasser zum Arzneigebrauch innerlich oder äuſserlich anzuwenden sey. Zu solchen Formeln gehören die *Lefebur*ische Auflösung von 4 Gr. Arsenichter Säure in 32 Unzen destillirtem Wasser (Samml. auserles. Abhandl. f. prakt. Aerzte, Th. 2. S. 179.), welche auch *Hecker* (Kunst die Krankheit. zu heilen, Bd. 1. S. 297.) mit der kleinen Abänderung anzuwenden vorschlägt, daſs er die Arsenichte Säure in Aqua Cort. Aurant. auflösen und Syrup. Cort. Aurant. zusetzen läſst. Es ist ferner darauf zu sehen, dafs bei der Anwendung des Cosmischen Mittels, wovon noch unten bei Arseniksaurem Kali die Rede seyn wird, eine rein weifse Arsenichte Säure angewendet werde.

Die Arsenichte Säure löfst sich auch etwas in Weingeist auf. *Wenzel* (über Verwandtschaft d. Körp. S. 438.) sah in 240 Granen siedendem Weingeiste 3 Gran sich auflösen, also 1 Theil in 80 Theilen. *Fischer* (a. a. O.) fand dieselbe Anomalie als beim Wasser. In der mittlern Temperatur und bei Verhältnissen von 1 : 10 bis 1 : 40 löfste sich 1 Theil in 60 Theilen Weingeist auf. Fette und ätherische Oele nehmen sie ebenfalls im Sieden auf, und verbreiten dabei einen widerwärtigen Geruch von Arsenikwasserstoffgas. Ueberhaupt entwickelt sich mit der Zeit Arsenikwasserstoffgas, wenn Arsenichte Säure mit organischen Stoffen zusammengebracht wird. Daher ist der Gebrauch der Salben von Arsenichter Säure und Fett unsicher. Dahin gehört die von *Harles* vorgeschlagene, aus 4 Gr. Arsenichter Säure, 6 Drachmen ungesalzner Butter und 2 Dr. Wachs, und das Cerat. Arsen. Pharm. Amer. aus einer Unze Cerat. simpl. und 1 Scrupel Arsenichter Säure (*Niemann* Pharm. bat. 1. 28.).

Welche chemische Veränderungen die Arsenichte Säure mit organischen Stoffen erleide, oder in ihnen hervorbringe, ist überhaupt noch nicht genau untersucht worden. Die Verbindungen der Arsenichten Säure mit Extr. Conii zu Pillen, wie sie *Davidson* vorschlug, oder mit Opium, wie sie *Smith Barton* anwandte (*Niemann* a. a. O.), bleiben noch chemisch und medizinisch unsicher. Versuche an Thieren mit einem Gemische von Opium und Arsenichter Säure sind zu wünschen.

Concentrirte Säuren lösen die Arsenichte Säure wenig auf, mehr die verdünnten. Beim Sieden löfst sich ein Theil in 50 Theilen gewöhnlichem Scheidewasser, in 20 — 24 Theilen Salzsäure und in 70 — 75 Theilen destillirtem Essig auf. In den meisten Fällen scheint die Arsenichte Säure unverändert daraus sich abzuscheiden. Die Verbindung mit Weinsteinsäure, welche *Vogel* in *Horn's* N. Archiv 4. Bd. 2. H. angiebt, verdient noch eine chemische Untersuchung.

Arsenichtsaures Kali, *Arsenias kalicus, Kali arsenicosum.* Dieses ist die gewöhnliche Form, in welcher das weifse Arsenik oder die arsenichte Säure innerlich angewendet worden ist. Es löfst sich sehr leicht in Wasser auf, kann daher nicht angeschossen erhalten werden, sondern bildet nur eine Salzmasse. Kali befördert also die Auflösung der Arsenichten Säure gar sehr. Die Solutio arsenicalis oder nach *Fowler* sogenannte *Fowler*'sche Arseniktinctur besteht aus: Weifsem Arsenik oder Arsenichter Säure, Kali carbonicum e Tartaro, von jedem 64 Gran, und destillirtem Wasser 8 Unzen. Man kocht die Mischung in einem gläsernen Gefäfse, bis die Arsenichte Säure ganz aufgelöfst ist. Zur erkalteten und, wenn Unreinigkeiten darin schweben sollten, filtrirten Auflösung, setzt man Spiritus Angelicae compositus eine halbe Unze und so viel destillirtes Wasser, dafs die ganze Flüssigkeit 12 Unzen wiegt. Die Arsenichte Säure ist in dieser Auflösung nicht nur neutralisirt, sondern es ist ein grofser Ueberschufs von Kali vorhanden, denn 68 Theile arsenichte Säure fordern 32 Theile reines Kali zur Neutralisirung, und 32 Theile reines Kali geben ungefähr 48 Theile kohlensaures Kali, und hier werden zu 100 Theilen Arsenichter Säure 100 Theile kohlensaures Kali gesetzt. Es mufs bei der Beurtheilung der Wirkungen dieser Auflösung auf diesen Umstand wohl Rücksicht genommen werden.

Die Vorschrift von *Heim* (S. *Horn's* Archiv für Med. Erf. 1800. 3. S. 202) kommt mit der *Fowler*'schen ganz überein, nur schreibt er eine Drachme statt 64 Gran vor, welches unserer Eintheilung der Gewichte gemäfs ist, und eine Unze Spiritus Angel. compos., welcher aber in dem Verhältnisse der Arsenichten Säure nichts ändert. *Brera* nimmt statt des Spiritus Angel. compos., die angenehmere Aquae Cinnamom. vinosa. Noch mehr Kali enthält die Solutio arsenical. Jacobi. Hier kommen zu einem Theile Arsenichter Säure 12 Theile Kali carb. und 168 Theile Wasser (*Niemann* Pharm. bat. 1. pag. 24). Die *Bernard*'sche Auflösung aus 1 Gr. Arsenichter Säure, 5 Gr. Pottasche, 8 Unzen Aquae Menth. piper. und einer halben Unze Tinct. aromat. (Russische Samml. 1. S. 135), enthält ebenfalls einen

Ueberschufs von Kali. Da man Kali sogar als ein Gegengift gegen Arsenik vorgeschlagen und mit Fett wirksam gefunden, z. B. in der Seife, so scheinen mir die Gegner des Medizinischen Gebrauchs des Arseniks hierauf nicht genug geachtet zu haben. Zum innerlichen Gebrauche ist das Arsenichtsaure Kali oder Natrum allein anzuwenden.

In dem Mittel des *Frère Cosme* aber, aus 2 Drachmen Zinnober, 8 Gran Asche von alten verbrannten Schuhsohlen, 12 Gran Drachenblut und 40 Gran Arsenichter Säure mit Wasser zu einem Teige gemacht, ist der Kaligehalt in der Asche ganz unbedeutend und die Arsenichte Säure ganz frei, denn Drachenblut und Zinnober haben keine chemische Wirkung darauf. Aber eben dieser Eigenschaft wegen dienen sie sehr gut, um die Arsenichte Säure gleichsam zu verdünnen, und *Niemann's* Vorschlag, dieses Mittel nur aus Arsenichter Säure und Zinnober zu bereiten (Pharm. bat. 1. p. 27), ist zweckmäfsig. Dafs die Mischung nur mit Wasser zu einem Teige gebildet wird, erhält sie wirksamer als die Versetzung mit Fett oder dergleichen, welche sie zu sehr umhüllt; auch könnte wohl bei längerer Aufbewahrung eine Reduction der Säure zum unwirksamen Metall oder wenigstens zum Suboxyd geschehen, wovon schon oben geredet wurde.

Mit dem Natrum giebt die Arsenichte Säure nach dem Abdampfen eine zähe Masse, und aus der bis zur Syrupsdicke abgedampften und erkalteten Flüssigkeit, schiefst das Salz in kleinen körnigen Krystallen an (*Berzelius*). Man hat diese Verbindung zum Arzneigebrauch vorgeschlagen. *Harles* (de usu arsenici p. 206.) läfst eine halbe Drachme Arsenichte Säure in 6 Unzen destill. Wasser durch Digestion auflösen, dann setzt er eine halbe Drachme Natrum carbon. zu, in 2 Unzen Aqua Cinnam. gelöfst.

Ammonium löfst Arsenichte Säure auf, aber beim Abdampfen verfliegt das Ammonium.

Arsenichtsaure Kalkerde ist unauflöfslich im Wasser. Daher ist Kalkwasser ein Reagens auf die Arsenichte Säure. Eine Auflösung von 1 Th. Arsenichter Säure in 3000 Th. Wasser wird nach *Fischer* (de modis arsenici detegendi, Vratisl. 1813. p. 16.) nicht mehr getrübt, wohl aber eine

Auflösung in 2000 Theilen Wasser; eine Auflösung in 1000 Theilen giebt einen deutlichen Niederschlag. Die gefällte Verbindung wird leicht in Säuren aufgelöfst. Auch macht sie mit den meisten Ammoniumsalzen auflöfsliche Verbindungen, nur von kohlensaurem und phosphorsaurem Ammonium wird sie zersetzt, ohne aufgelöfst zu werden (*Berzelius*). Auf diese Umstände mufs man Rücksicht nehmen, wenn man das Kalkwasser zur Prüfung auf Arsenik anwenden will, wie auch darauf, dafs Kalkerde aus Kalkwasser durch Kohlensäure, und einige vegetabilische Säuren gefällt wird.

Arsenichtsaures Eisenoxydul. Das schwefelsaure Eisenoxydul wird von arsenichtsaurem Kali strohgelb niedergeschlagen. Durch einige Tropfen kaustisches Ammonium wird die überschüssige Säure rascher neutralisirt (S. *Monheim* Unters. einer an drei Personen verübten Arsenikvergiftung, Cöln 1826. S. 35.). Die Empfindlichkeit als Reagens untersucht *Brandes* (Archiv des Apothekervereins, Bd. 25. S. 281.). Essigsäure löfst den Niederschlag nicht auf. Das schwefelsaure Eisenoxyd wird, nach vorher geschehener Sättigung mit ein Paar Tropfen kaustischem Ammonium dunkel orangefarben niedergeschlagen; der Niederschlag löfst sich in Essigsäure nicht auf (*Monheim* a. a. O.). Die Empfindlichkeit hat ebenfalls *Brandes* (a. a. O.) untersucht. Da die Eisenoxydsalze von gar vielen vegetabilischen Stoffen sehr verändert werden, auch die Eisenoxydulsalze, wenn man sie zugleich der Luft aussetzt, so scheinen sie als Reagentien weniger brauchbar, als andere. *Witting* (Uebersicht der wichtigsten Erfahrungen im Felde der Toxikologie, Hannov. 1827.) hat Untersuchungen über die Niederschläge angewendet (S. 143.), welche geniefsbare vegetabilische Substanzen mit schwefelsaurem Eisenoxyd und Eisenoxydul machen.

Arsenichtsaures Nickeloxyd. Das arsenichtsaure Kali giebt mit essigsaurem Nickel einen grünlich weifsen Niederschlag. Das arsenichtsaure Nickeloxyd wird im Feuer schwarz; es entwickelt sich Arsenichte Säure, und es bleibt basisches arseniksaures Nickeloxyd mit hellgrüner Farbe zurück. *Monheim* hat (a. a. O. 42.) die essigsaure Auflösung als Reagens vorgeschlagen; und *Brandes* hat (a. a. O. S. 282.) die Empfindlichkeit desselben geprüft, aber nicht sehr grofs befunden.

Arsenichtsaures Kobaltoxyd. Das arsenichtsaure Kali schlägt essigsaures Kobaltoxyd violett nieder. *Monheim* (a. a. O.) schlägt das letztere als Reagens vor.

Arsenichtsaures Zinkoxyd. Das arsenichtsaure Kali giebt mit essigsaurem und schwefelsaurem Zink eine weifse Trübung. Die erste Zinkauflösung hat *Monheim* als Reagens vorgeschlagen, die Empfindlichkeit der letztern *Brandes* (a. a. O. S. 277.) geprüft. Sie ist gröfser als die Empfindlichkeit des arsenichtsauren Nickeloxydes.

Arsenichtsaures Bleioxyd. Man hat eine neutrale und eine basische Verbindung; beide sind weifs und pulverig; die erstere erhält man, wenn man arsenichtsaures Ammonium zu neutralem essigsaurem Bleioxyd setzt, die zweite aus basischem essigsaurem Bleioxyd auf dieselbe Weise. *Althof's* Salbe aus 3 Gran weifsem Arsenik in 3 Drachmen Wasser aufgelöfst mit basischem, essigsaurem Bleioxyd, extr. Con. und Chin. jedes zu einer halben Unze ist eine hieher gehörige Verbindung. Doch müfste durchaus statt Arsenichter Säure arsenichtsaures Kali genommen werden. Als Reagens hat das essigsaure Bleioxyd *Monheim* (a. a. O.) vorgeschlagen und die Empfindlichkeit *Brandes* (a. a. O. 280.) untersucht.

Arsenichtsaures Uranoxyd. Arsenichtsaures Kali schlägt schwefelsaures Uranoxyd gelblich-weifs nieder. S. *Monheim* und *Brandes* a. a. O.

Ich mufs hierbei die Bemerkung aus Erfahrung machen, dafs einige, von allen Seiten geprüfte Reagentien weit zweckmäfsiger in der Anwendung sind, als eine Menge oft nicht so genau geprüfter Reagentien. Man verwendet von dem zur Frage stehenden Gegenstande so viel zu unnützen Versuchen, dafs die wichtigeren Versuche keinen deutlichen Ausschlag geben können.

Arsenichtsaures Kupferoxyd. Wenn man kohlensaures Kupferoxyd mit einer Auflösung von Arsenichter Säure digerirt, so entsteht beim Abdampfen ein gelbgrünes Salz, worin ohne Zweifel die Säure vorwaltet. Wenn man zu einer Auflösung von schwefelsaurem Kupfer eine Auflösung von Arsenichter Säure setzt, so entsteht kein Niederschlag, oder doch sehr spät; wohl aber erscheint sogleich ein gelblich grüner Niederschlag, wenn Kali zugesetzt wird, wie er unter dem Namen des *Scheel*'schen Grüns bekannt ist. Ein gleich gefärbter Niederschlag wird gebildet, wenn man eine Auflösung von Kupferammonium, oder von schwefelsaurem Ammonium Kupferoxyd zu einer Auflösung von Arsenichter Säure setzt. *Hahnemann* (Ueber Arsenikvergiftung, ihre Heilung und gerichtliche Ausmittelung, Leipzig 1786. S. 13.) hat das Kupferammonium zuerst zur Prüfung auf Arsenik empfohlen; man hat sehr bald das schwefelsaure Ammonium-Kupferoxyd an dessen Stelle gesetzt, und wegen der grofsen Empfindlichkeit gar oft angewendet, so wie auch die gelblich grüne Farbe sehr ausgezeichnet ist. Nach *Jäger's* (Diss. inaug. de effectibus organismi in varios organismos pr. *Kielmeyer*, Tubing. 1808. c. 2.) und *Fischer's* (De modis a. d. p. 16.) Versuchen wird die Arsenichte Säure noch angezeigt, wenn sie ein Hunderttausendtheil der gesammten Masse ausmacht. Bei den Versuchen von *Brandes* (a. a. O. S. 273.) fällt es auf, dafs er von bläulich grüner Farbe redet. Aber es sind auch manche Rücksichten zu nehmen, denn es giebt verschiedene, sogar häufig vorkommende Stoffe, welche den Niederschlag verhindern, wenn sie beigemengt sind, dadurch, dafs sie ihn auflösen, z. B. Gallerte, Fleischbrühe, Theeaufgufs. *Val. Rose* bemerkte, dafs Gerbestoff und Gallussäure, und so auch Theeaufgufs und kalt bereitetes Chinaextract den Niederschlag aus schwefelsaurem Ammonium-Kupferoxyd mit rother Farbe auflösen. (*Gehler's* Journ. f. Chem. u. Phys. Bd. 2. S. 671.). Die Auflöslichkeit in Gallerte zeigten *Rolof* und *Bucholz* (*Gehler's* Journ. Bd. 7. S. 414. Taschenb. f. Scheidekünstler, 1814. S. 60.). Alle Ammoniumsalze lösen ebenfalls den Niederschlag auf, indem sie mit dem Kupferoxyd dreifache Salze bilden, wie *Gärtner* gelehrt hat (*Schweigger's* Journ. f. Chem. Bd. 7. S. 426.). Phosphorsäure und phosphorichte Säure schlagen das schwefelsaure Ammonium-Kupferoxyd wie die arsenichte Säure mit gelblich grüner Farbe nieder, ferner

Zwiebelabsud, welches *Monheim* der darin enthaltenen Phosphorsäure zuschreibt (a. a. O. S. 71.); auch giebt der Aufgufs von ungebranntem Kaffe mit Kali und einem Kupfersalze einen solchen Niederschlag (das. S. 66.). Es erfordert also die Anwendung dieses Reagens sehr grofse Vorsicht.

Arsenichtsaures Quecksilberoxyd giebt einen weifsen unauflösslichen Niederschlag, der sich in Arsenichtsaurem Kali mit brauner Farbe auflöst. Arsenichtsaures Quecksilberoxydul giebt ein unauflösliches Pulver, welches Salzsäure auflöst (*Berzelius*). Das salzsaure Quecksilberoxyd (Quecksilberchlorid) ist von *Vest* (*Buchner's* Repertor. f. Pharm. 6. S. 107.) und *Dulk* (Berliner Jahrb. f. Pharm. J. 23. S. 216.) als Reagens auf Arsenik vorgeschlagen und die Empfindlichkeit von *Brandes* (a. a. O. S. 278.) untersucht worden. Da viele andere Stoffe solche Niederschläge hervorbringen, und von dem Niederschlage die Arsenichte Säure nicht leicht zu scheiden ist, so scheint ein solches Reagens überflüssig. Eben dieses gilt auch von dem salpetersauren Quecksilberoxydul, obgleich es sehr empfindlich ist (*Zier* de investigando Deutoxydo Arsenici. Diss. inaug. Heidelb. 1819.).

Arsenichtsaures Silberoxyd wird als ein gelbes Pulver, welches allmählig eine dunkelgraue Farbe annimmt, von arsenichtsauren Salzen aus Silberauflösungen niedergeschlagen (*Berzelius*). Zuerst empfahl *Hume* (Philosoph. Magaz. 1809. Bd. 23. S. 401.) das salpetersaure Silberoxyd mit Ammonium als Reagens auf Arsenichte Säure, und *Marret* (Med. chirurgic. Transact. Bd. 3. und 6. daraus in *Hufeland's* Journ. f. prakt. Medizin, 1814. Bd. 1. *Schweigger's* Journ. Bd. 12. S. 99.) rühmte es besonders wegen seiner grofsen Empfindlichkeit. *Brandes* (a. a. O.) giebt an, dafs ein Zweitausendtheil eines Grans von freier Arsenichter Säure in 200,000 Theilen Wasser gelöst von salpetersaurem Silberoxyd sehr schnell weifslich getrübt wurde. Nach 12 Stunden hatte der Niederschlag eine schwach bräunlichgelbe und nach 24 Stunden eine violette Färbung angenommen. Ein Viertausendtheil eines Grans von arsenichtsaurem Ammonium in 500,000 Theilen Wasser gelöst, gab mit salpetersaurem Silberoxyd nach einigen Tagen noch einen gelblichen Bodensatz. Es ist also ohne Zweifel ein äufserst empfindliches, vielleicht das empfindlichste Reagens. Aber Schwefelsäure, Salzsäure und Phosphorsäure, auch die schwefelsauren, phosphorsauren und salzsauren Salze geben, letzter auch in sehr geringen Mengen einen Niederschlag, welcher am Lichte violett und endlich schwarz wird. *Monheim* (a. a. O. S. 34. 35.) hat gefunden, dafs sich arsenichtsaures Silberoxyd in Essigsäure leicht auflöfst, hingegen schwefelsaures, phosphorsaures und salzsaures Silberoxyd nicht. Es gehört also das salpetersaure Silberoxyd zu den besten Reagentien auf Arsenichte Säure, zu welchem Zwecke man in reines Wasser einige Tropfen ätzendes Ammonium bringt, dann die salpetersaure Silberauflösung, und nun die verdächtige Flüssigkeit. *Dulk* (Berlin. Jahrb. der Pharmac. Bd. 23. S. 213.) zieht vor, in reines Wasser einige Tropfen Salpetersäure und salpetersaure Silberauflösung zu bringen, und dann die verdächtige Flüssigkeit zuzusetzen. Ein Stückchen hineingelegte Kreide wird braunroth belegt, wenn Arsenichte Säure in der Flüssigkeit war. Hierbei wird aber ein Theil desselben in Arseniksäure verwandelt, welches die Resultate stören könnte.

Chromsaures Kali wurde von *Cooper* in Amerika als ein Reagens auf Arsenichte Säure empfohlen (*Silliman's* Americ. Journ. T. 3. und daraus in *Brandes* Archiv, Bd. 5. S. 83.). Die Chromsäure giebt der Arsenichten Säure Sauerstoff und wird dadurch grün gefärbt. *Brandes* (a. a. O.) hat auch die Empfindlichkeit dieses Reagens untersucht, welche nicht grofs scheint.

Mangansaures Kali, *Chamaeleon mineralis,* wurde von *Fischer* (De nod. ars. deteg. p. 17.) als ein Reagens empfohlen. Die rothe Auflösung dieses Salzes wird durch Arsenichte Säure sogleich gelb gefärbt. *Rolof* bemerkte, dafs Salpetersäure und auch Gallerte oder thierischer Leim eine ähnliche Veränderung bewirken, welches die Anwendung dieses Prüfungsmittels sehr unsicher macht. (*Schweigger's* Journ. Bd. 7. S. 423.). *Fischer* verbessert seine Methode später (Ueber die chemisch. Reagentien, Bresl. 1816. S. 106.) dahin, dafs er vorschreibt, das Chamäleon unaufgelöfst als Pulver in die Auflösung von Arsenichter Säure zu bringen, wo es mit bräunlich gelber Farbe aufgelöfst wird. Wenn nur ein Zehntausendtheil dieser Säure in der Flüssigkeit enthalten ist, so fällt es grün zu Boden, wird aber bald gelb. In Auflösungen thierischer Substanzen fällt Chamäleon grün zu Boden, erhebt sich von da zu grünen Wölkchen, welche während der Auflösung die Flüssigkeit gelb, nicht braungelb färben. Da *Fischer* selbst gesteht, dafs dieses Reagens andern an Empfindlichkeit nachstehe, der Ausschlag der Farbe nicht gar grofs sey, so scheint die Anwendung desselben bedenklich.

Mit Jod blau gefärbte Stärke wird von *Brugnatelli* (Giorn. di fisica T. 9. p. 465. *Schweigg.* Journ. Bd. 20. S. 56.) als ein Reagens auf Arsenik empfohlen. Die blaue Flüssigkeit wird nämlich durch einige Tropfen von einer wässerigen Auflösung der Arsenichten Säure sogleich röthlich gefärbt, und bald darauf verschwindet alle Farbe gänzlich. Aber die Jodstärke wird auch entfärbt von schwefliger Säure, Chlor, Schwefelwasserstoffgas nach und nach, selbst von kaltem Wasser, Kali und Natron, von Terpentinöl sogleich, Weingeist nach und nach und vom Zwiebelabsud. Man sieht hieraus, dafs die Jodstärke sich nicht zu einem Erkennungsmittel der Arsenichten Säure schickt.

Vor allen andern Reagentien verdient das Schwefelwasserstoffgas den Vorzug. *Hahnemann* hat es zuerst vorgeschlagen, wie Kalk und Kupferammonium, wollte aber seine Weinprobe dazu anwenden, die dazu sehr untauglich ist. *Jäger* (in der oben angeführten Dissertation) gab dem reinen wässerigen Schwefelwasserstoff den Vorzug. *Dulk* (Berl. Jahrb. f. Pharmac. Bd. 23. S. 200.) und *G. Bischof* (*Brandes* Archiv. Bd. 17. S. 239.) empfehlen aber den Schwefelwasserstoff als Gas anzuwenden. Es ist dieses unstreitig die beste Methode, weil man dann die Flüssigkeit nicht noch mehr verdünnt und dadurch die Empfindlichkeit des Reagens vermindert. Ist umgekehrt zu wenig von der zu prüfenden Flüssigkeit vorhanden, um das entwickelte Gas anzuwenden, so kann man die Flüssigkeit verdünnen. Ueber die Empfindlichkeit des letztern hat *Brandes* (a. a. O.) Versuche angestellt. Acht Hunderttheile eines Grans Arsenichter Säure werden in einer Unze Wasser, also

1 Th. in 6000 Theilen, nach *Children* (Ann. of Philos. N. Ser. 1. p. 143.) durch das Gas noch angezeigt. Die Farbe des Niederschlags ist rein gelb, geht durchaus nicht in's Röthliche, sondern wenn die Auflösung gesättigt war, etwas in's Bräunliche, und ist leicht von den Niederschlägen anderer Metalle, Cadmium und Spiefsglanz zu unterscheiden. Am nächsten kommt die Farbe von Cadmium, und sollte man zweifelhaft seyn, so darf man nur nach *G. Bischof* (*Brandes* Archiv, Bd. 17. S. 241.) Schwefelwasserstoff-Ammonium zusetzen, so wird der Niederschlag, wenn er von Cadmium herrührt, grün gefärbt, wenn von Arsenichter Säure, bleibt er unverändert. Nach *Monheim* (a. a. O. S. 34.) wird der Niederschlag vom Cadmium, nicht von ätzendem Ammonium aufgelöfst, welcher den Niederschlag von Arsenichter Säure oder das geschwefelte Arsenik leicht auflöfst. Nur ein Umstand verdient Rücksichten, dafs nämlich Schwefelwasserstoff die Arsenichte Säure nicht niederschlägt, wenn die Flüssigkeit aufserdem noch Kali, Natrum oder Ammonium enthält, weil diese das geschwefelte Arsenik auflösen. Aber der Zusatz einer Säure, etwa Essigsäure, hebt sogleich die störende Wirkung der Alkalien.

Die Unsicherheit aller Reagentien brachte *Val. Rose* zuerst dahin, bei einem Vergiftungsfalle, wo der Tod erfolgte, den Inhalt des Magens und den Magen selbst zu analysiren. Dieses ist unstreitig das beste Mittel. Auch bei zubereiteten Speisen ist es zu empfehlen, das Ganze zu analysiren. Ich rathe sogar, Reagentien gar nicht anzuwenden, wenn man bei der Analyse Schwefelwasserstoff gebraucht, denn man vermindert dadurch die Menge des Giftes, wenn es vorhanden seyn sollte, und erschwert die Erkennung. Ja sogar das Aussuchen von Arsenikkörnchen, wie man sie zuweilen im Magen gefunden hat, möchte ich aus eben der Ursache widerrathen. Dafs man sich hierin sehr irren kann, ist bei dem Procefs der Wittwe *Laurent* zu Montmorency zur Sprache gekommen (Journ. d. Chim. méd. T. 1. p. 198.). *Berzelius* hat eine Methode angegeben, wie man solche Körner in einer Glasröhre mit Kohlen reducirt, und dieses ist unerläfslich, wenn man die Körner aussuchen will. *Rose* hat seine Methode zuerst in *Gehler's*

Journ. f. Chem. u. Phys. Bd. 2. S. 665. bekannt gemacht. Sie besteht im Ganzen darin, dafs man den Magen in kleine Stücke zerschneidet und ihn mit Allem, was darin enthalten ist, in Wasser auskocht, welchem man 2 bis 4 Drachmen kaustisches Kali zugesetzt hat. Man filtrirt und kocht das Zurückgebliebene noch einmal aus. Dann erhitzt man die Flüssigkeit und setzt so lange Salpetersäure zu, bis sie nur noch hellgelb und alles Fett geschieden ist. Dann filtrirt man, sättigt die Flüssigkeit mit kohlensaurem Kali beinahe, und kocht, um die Kohlensäure zu vertreiben. Zu der klaren Flüssigkeit setzt man Kalkwasser kochend, den Niederschlag mengt man mit ein Viertel Kohlenstaub, oder der Hälfte Kohle und Boraxsäure zu gleichen Theilen und sublimirt das Arsenikmetall. Verbesserungen dieser Methode sind von *Jäger*, *Rolof*, *Christison* und *Philips* angegeben, besonders durch Anwendung des Schwefelwasserstoffgases. Das Verfahren von *Berzelius* (Lehrb. der Chem. 2. Bd. 2. Abth. S. 51.) ist unstreitig das Zweckmäfsigste. Man kocht, wie vorher angegeben, mit kaustischem Kali aus, damit die Arsenichte Säure gewifs aufgelöfst werde. Man sättigt mit Salzsäure, um das vom Kali aufgelöfste Fett u. dgl. zu scheiden, nicht mit Salpetersäure, weil man Schwefelwasserstoff anwendet, welcher von Salpetersäure zersetzt wird, und leitet einen Strom von Schwefelwasserstoffgas durch die Flüssigkeit. Enthält sie Arsenik, so wird sie nach einer Weile gelb, worauf sich Schwefelarsenik als ein gelbes Pulver niederschlägt. Ist der Arsenikgehalt sehr geringe, so wird die Flüssigkeit gelb, ohne gefällt zu werden, wird sie dann aber abgedampft, so scheidet sich Schwefelarsenik in dem Grade aus, als sich die Säure während des Verdampfens concentrirt. Ein Gelbwerden, ohne Scheidung von Schwefelarsenik, ist kein genügendes Kennzeichen auf Arsenichte Säure. Die Flüssigkeit wird durch ein kleines Filtrum filtrirt und das Schwefelarsenik ausgewaschen. Ist seine Menge so gering, dafs es nicht vom Filtrum abgenommen werden kann, so wird kaustisches Ammonium darauf gegossen, um es aufzulösen, und das Ammonium von demselben in einem Uhrglase abgedampft. Das Schwefelarsenik wird hierauf dadurch in Arseniksäure verwandelt, dafs man dasselbe nach und nach in kleinen Portionen auf Salpeter wirft, welcher in einer an einen Ende zugeblasenen Glasröhre in geschmolzenen Zustand gebracht wird. Das Schwefelarsenik oxydirt sich mit geringem Aufbrausen und ohne Feuererscheinung, worauf das übrig bleibende Salz in einigen Tropfen, oder in so wenig Wasser als nöthig ist, aufgelöfst, die Auflösung mit Kalkwasser in Ueberschufs versetzt und zum Kochen erhitzt wird, wodurch sich der arsenichtsaure Kalk besser sammelt. Er wird gelinde geglüht, hierauf mit frisch geglühten Kohlen vermischt und in eine an einem Ende zugeschmolzenen Glasröhre gebracht. Diese Röhre wird an dem Ende, wo man sie zuschmelzen will, in eine dünnere Röhre ausgezogen und zuletzt eine kugelförmige oder längliche Erweiterung angeschmolzen. In die kugelförmige oder längliche Erweiterung bringt man die Mischung. Die Röhre wird zuerst gelinde zur Verjagung aller der Feuchtigkeit erhitzt, welche das Gemenge eingesogen haben könnte, und hierauf wird der Boden der Kugel in der Löthrohrflamme bis zum anfangenden Schmelzen des Glases geglüht. Das Arsenik wird dann reducirt und sammelt sich in der Verengerung der Röhre von der Kugel an, wo es über eine geringe Fläche so vertheilt ist, dafs die geringsten Mengen erkannt werden können. Schwefelarsenik, welches nicht mehr als $\frac{1}{10}$ Gran wiegt, ist hinreichend, um eine entscheidende Reactionsprobe zu geben. Man schneidet die Röhre vor der Stelle, wo das Metall sitzt, ab, und erhitzt sie dann, während man in einigem Abstande die Nase darüber hält, wobei sich der Arsenikgeruch deutlich zu erkennen giebt. Auf diese Weise ist die Erkennung des Giftes so genau geworden, dafs, wenn es nicht durch Erbrechen gröfstentheils ausgeleert oder durch unnütze Prüfungen mit Reagentien verwandt wird, das Arsenik nach jedem dadurch bewirkten Todesfalle zu erkennen seyn mufs. *Zier's* Vorschlag, die verdächtigen Theile nicht mit kaustischem Kali, sondern mit essigsaurem Kali zu behandeln, scheint nicht vortheilhaft. Seine Beobachtungen zeigen indessen die Leichtauflöfslichkeit der Arsenichten Säure in diesem Mittelsalze. (Diss. de invest. Deutoxyd. Arsenici. §. 56.)

Fischer schlug in der oben erwähnten Abhandlung die

einfache galvanische Kette zur Reduction der Arsenichten Säure vor. Aber es entwickelt sich zugleich Arsenikwasserstoffgas, welches die Menge des Arseniks nicht allein vermindern, sondern, wenn es nur in geringer Menge vorhanden ist, ganz mit sich fortführen kann, wie *Buchner* erinnert hat.

Die chemischen Wirkungen der Arsenichten Säure auf organische Stoffe sind, wie schon oben erwähnt worden, noch wenig untersucht. Fleisch in eine gesättigte Auflösung von Arsenichter Säure gelegt, faulte erst nach einem halben Jahre und doch nur wenig, indem Fleisch in reines Wasser gelegt lange gefault war, wie mich eigene Versuche gelehrt haben. Es nahm aber in jener Auflösung eine bleiche Farbe an. Man hat Leichen von Personen, welche höchst wahrscheinlich mit Arsenik vergiftet waren, nach langer Zeit aufgegraben und sie ganz oder doch beinahe unversehrt gefunden. (S. *Welper* in *Hufelands* Journ. der prakt. Arzn. 16. St. 1., *Kelch* das. Bd. 19. St. 4., Bd. 22. St. 1. *Kastner* in *Piepenbrings* Arch. für Pharm. Bd. 3. St. 2. S. 202. *Remer* Lehrb. der polizeilich gerichtl. Chem. S. 615.) Die Versuche, welche hier zu Berlin von Dr. *Otto* (S. a. a. O.) angestellt wurden, stimmen damit nicht überein. Durch Arsenichte Säure getödtete Hunde und Katzen, geradezu oder in einem Kasten verscharrt, faulten sehr bald. Es scheinen also noch andere Bedingungen erforderlich zu seyn, um jene Wirkungen hervor zu bringen.

Die Arsenichte Säure dringt bei Vergiftungen in alle Theile des organischen Körpers. Dr. *Beissenhirz* (De Arsenici efficacia periculis illustrata Diss. inaug. Berol. 1823.) gab einem Pferde am ersten Tage eine Drachme Arsenichte Säure, am zweiten Tage vier Drachmen, am vierten Tage drei Drachmen, am fünften zwei Drachmen, alles ohne Schaden. Endlich gab er am siebenten Tage eine ganze Unze, worauf es acht Tage nachher starb. Nach der *Rose*schen Methode erhielt er aus einzelnen Stücken vom Magen eine Drachme und 8 Gran, vom Blinddarm 5 Gran, von den Lungen 7 Gr., von der Leber 6 Gr., vom Herzen 8 Gr., vom Gehirn 11 Gran. Aus dem Uebriggebliebenen entwickelte sich noch Jahre lang ein starker Arsenikgeruch von Arsenikwasserstoffgas.

Arseniksäure. Die Arseniksäure enthält mehr Sauerstoff, als die Arsenichte Säure und zwar in dem Verhältnifs wie 5 : 3. Hundert Theile Arseniksäure halten 34,7 Sauerstoff und 65,3 Arsenik. Sie ist flüssig, läfst sich aber zu einer Salzmasse abdampfen, welche an der Luft Feuchtigkeit anzieht. Ein Theil der trocknen Säure löst sich schnell in Wasser, ein Theil langsam bei längerer Einwirkung des Wassers auf. Man erhält diese Säure, welche *Scheele* entdeckte, wenn man 8 Theile Arsenichte Säure mit zwei Theilen starker Salzsäure, deren spec. Gew. = 1,2, kocht und nach und nach 24 Theile Salpetersäure von sp. Gew. = 1,25 zusetzt. Die zur Syrupsdicke abgedampfte Säure erhitzt man in einem Platintiegel beinahe bis zum Glühen. *Jäger* fand durch Versuche an Thieren (Diss. inaug. S. o.), dafs die Arseniksäure eben so heftig, ja noch heftiger wirke, als die Arsenichte Säure. Dr. *Otto's* Versuch an seiner Katze bestätigt es (a. a. O.). Eine Vergiftung dadurch möchte wohl nur zufällig geschehen können. Man mufs bemerken, dafs sie sowohl für sich als in Verbindung mit Alkalien vom Schwefelwasserstoffgas nicht niedergeschlagen wird, wenn die Auflösung nicht sehr concentrirt ist. Am bequemsten zur Erkennung dieser Säure ist salpetersaures Silberoxyd, welches von Arseniksäure und arseniksauren Salzen roth, nicht wie von Arsenichter Säure und Arsenichtsauren Salzen gelb niedergeschlagen wird.

Arseniksaures Kali. Zwiefach arseniksaures Kali erhält man, wenn man gleiche Theile Salpeter und Arsenichter Säure bis nahe zum Glühen erhitzt. Das Salz schiefst in grofsen schönen Krystallen an, wurde von *Macquer* schon 1745 entdeckt und hiefs das arsenikalische Mittelsalz. Es wird vom Wasser viel leichter aufgelöfst, als die Arsenichte Säure. *Pearson* hat dieses Salz zum Arzneigebrauch angewendet (Samml. auserles. Abhdl. f. prakt. Aerzte. Bd. 13. St. 4.). Der Liquor arsenici fixi, Oleum arsenici fixi, entsteht, wenn man aus Salpeter die Säure durch Arsenichte Säure treibt. Es ist arseniksaures Kali mit einem Ueberschusse von Kali, daher zerfliefst der Rückstand an der

Luft. Dieser Ueberschufs entsteht, weil man die Mischung zum Glühen erhitzt, wobei Arsenichte Säure verflüchtigt wird. Man brauchte diesen Liquor äufserlich gegen Krebs (*Crell.* Appar. medic. p. 268). Es ist, wie das Obige zeigt, ein unsicheres Präparat.

Arsenikwasserstoffgas. Ist ein Gas, welches sich mit Sauerstoffgas in Berührung entzünden läfst, und in Hundert aus 89,75 Theilen Arsenikmetall und 10,24 Theilen Wasserstoff dem Gewicht nach besteht. Es hat einen unangenehmen Geruch, welcher noch stärker ist, als der von Arsenik allein. Mit Wasser verbindet es sich nicht. In einer Kälte von — 40° C. wird es zu einer klaren ätherartigen Flüssigkeit verdichtet. Man erhält diese Gasart, wenn man Zinn oder Zink mit feingepulvertem Arsenikmetall vermischt und in concentriter Salzsäure auflöfst. Nach *Serullas* erhält man dieses Gas am leichtesten, wenn man 2 Theile Schwefelantimon mit 1 Theil gereinigtem Weinstein und 1 Theil Arsenichter Säure gemengt, in einem bedeckten Tiegel 2 Stunden durchglühen läfst. Das entstandene Metallgemenge hat die Eigenschaft, mit Wasser übergossen Arsenikwasserstoffgas zu entwickeln. *Serullas* bedient sich dieses Mittels, des Glühens mit gereinigtem Weinstein nämlich, um die Spiefsglanzpräparate auf Arsenik zu prüfen, weil man sie mit Spiefsglanz versetzen müfste, welches selten rein von Arsenik ist. Das Arsenikwasserstoffgas tödtet Thiere, auch wenn es weniger als $\frac{1}{12}$ der eingeathmeten Luft ausmacht. Der berühmte Chemiker *Gehlen* starb an den Folgen von dem Einathmen dieses Gases. Da *Buchner* über das Ende dieses Mannes am besten Nachricht geben kann, so will ich folgende Stelle aus seiner Toxikologie in Nürnb. 1827. S. 476 hieher setzen: „Als *Gehlen* das Arsenikwasserstoffgas nach einer neuen Methode (mit Kalilauge) zu bereiten versuchte, erhielt er gleich Anfangs ein Gas, welches ihm nicht den Geruch des Arsenikwasserstoffgases zu besitzen schien; er fing daher von dem zuerst übergehenden Gase ein Paar kleine Proben auf und roch daran. Plötzlich fühlte er sich vergiftet; eine unbeschreibliche Schwäche und Uebelkeit bemächtigte sich seiner, er war kaum im Stande, sein vom Laboratorium nur wenige

Schritte entferntes Zimmer zu erreichen und seinen Bedienten eiligst nach Milch zu senden. Es erfolgte ein unaufhörliches Würgen und Erbrechen, welches 9 Tage lang anhielt. Alle Hülfe und Sorgfalt der geschicktesten Aerzte Münchens und der theuersten Freunde des Unglücklichen war vergebens; künstliche Schwefelbäder, ölig schleimige Mittel mit Schwefelseife innerlich u. s. w. leisteten nicht die geringste Hülfe; der Unglückliche konnte keine Arznei, keine Tasse voll Suppe, keinen Trunk Wasser zu sich nehmen, ohne dafs sogleich wieder das schmerzhafte Würgen und Brechen zurückkehrte, ja sogar der Gedanke an Wasser reitzte ihn zum Brechen, und so endete der Unglückliche am neunten Tage seine unaussprechlichen Leiden."

Schwefelarsenik. Es giebt fünf bestimmte Schwefelungsstufen des Arseniks. 1) Schwarzes Schwefelarsenik. Es entsteht, wenn man das rothe Arsenik mit kaustischer Kalilauge digerirt. Die Farbe ist schwarz ins Bräunliche ziehend. Durch Sublimation wird es zersetzt. 2) Rothes Schwefelarsenik. Rothes Arsenik, Sandarach, Realgar, Risigallum (eine Verstümmelung von Rauschgelb), Zarlitz. Es findet sich in der Natur von hoch rother Farbe und oft krystallisirt. Man erhält es künstlich, wenn man Arsenikmetall oder Arsenichte Säure im Ueberschusse mit Schwefel zusammenschmilzt. Die geschmolzene Masse, welche nach dem Erkalten durchsichtig und rubinroth ist (Arsenikrubin), läfst sich unverändert sublimiren. In Hundert enthält das rothe Arsenik 42,85 Schwefel und 57,15 Arsenikmetall. Es wird in den Künsten zum Malen und jetzt mit Salpeter und Schwefel zum sogenannten indischen Feuer angewandt. Im Wasser wird es, wie alle Verbindungen des Schwefels mit Arsenik, nicht gelöst. 3) Gelbes Schwefelarsenik. Auripigmentum, Operment, Rauschgelb. Es kommt in der Natur krystallisch vor, von rein gelber Farbe, blättrig im Bruch und glänzend, wird aber auch aus Arsenikerzen und Kies durch die Sublimation künstlich bereitet. Der Niederschlag, welchen die Arsenichte Säure mit Schwefelwasserstoff giebt, ist ebenfalls dieses gelbe Arsenik. In Hundert hält es 39,8 Schwefel und 60,2 Arsenik. Im offenen Feuer brennt es mit einer blauen Flamme, in verschlossenen Gefäfsen sublimirt es sich unverändert; nur wenn Sauerstoffgas der Atmosphäre hinzukommt, steigt Arsenichte Säure mit auf. In den Künsten wird es häufig zur Malerei gebraucht. 4) Gelbrothes Schwefelarsenik. Es entsteht, wenn Arseniksäure oder Arseniksaures Kali in concentrirter Auflösung durch Schwefelwasserstoffgas niedergeschlagen wird. Es hat eine hellere gelbe Farbe, als das vorige, und sublimirt sich zu einer nicht im geringsten krystallisirten rothbraunen Masse, welche erkaltet durchsichtig und schwachgelbroth ist. In der zweiten, dritten und dieser Schwefelungsstufe verhalten sich die Mengen des Schwefels wie 2 : 3 : 5, die andern Stufen stehen nicht in solchen einfachen Verhältnissen. 5) Schuppiges Schwefelarsenik. Man erhält es, wenn man eine neutrale Auflösung von arsenikgeschwefeltem Schwefelkalium mit Alkohol übergiefst und die Auflösung bis zur Hälfte des Alkohols abdestillirt, wo sich beim Erkalten gelbe, glänzende, krystallische Schuppen absetzen.

Operment wurde von den Alten schon häufig in der Medizin unter dem Namen Arsenicum gebraucht, wie man aus *Dioscorid.* Mater. med. L. 5. C. 121. sehen kann. Sandarach kam erst zur Zeit der Araber in den Arzneigebrauch. Bei den orientalischen Völkern hat sich dieser Gebrauch bis auf die neuesten Zeiten erhalten. Tinnsoui der Chinesen heifsen dunkel orangenrothe, glänzende Stäbchen von der Dicke eines kleinen Fingers, aus rothem Schwefelarsenik, deren sie sich in vielen Krankheiten äufserlich und innerlich bedienen (*Klaproth* in *Hecker's* Annal. der ges. Medizin. Bd. 1. H. 2. S. 154). Auch hat sich der Gebrauch über China hinaus nach Sibirien verbreitet. Die rothen Tassen, deren sich die Einwohner von Siam gegen alle Arten von Krankheiten bedienen, indem sie solche mit säuerlichen Flüssigkeiten füllen und diese nach einiger Zeit austrinken, bestehen nach *Klaproth* ebenfalls aus rothem Schwefelarsenik. Eine Salbe aus Operment, gebranntem Kalk und Pottasche ist schon lange bei den Türken als ein Mittel bekannt, die Haare wegzubeitzen. Es ist die Frage gewesen, ob das gelbe und rothe Schwefelarsenik giftig wirke oder nicht. *Friedr. Hoffmann* (Oper. Genev. 1761. T. 1. P. 2. c. 2. de venen. p. 197) zeigte durch Versuche an Thieren die Unschädlichkeit des gelben und rothen Schwefelarseniks, und man nahm es ihm sehr übel, dafs er Vertrauen dazu erwecken wollte. *Renault* fand, dafs natürliches Schwefelarsenik unschädlich, künstliches aber sehr schädlich sey. *Orfila*, der dieses anführt, hat selbst keine Versuche darüber angestellt (Toxikol. Th. 1. S. 247). Es ist wohl kein Zweifel, dafs *Renault* unreines künstliches Schwefelarsenik anwendete, da, wie oben erwähnt wurde, bei der Sublimation gar leicht ein Theil des Schwefelarseniks in Arsenichte Säure verwandelt wird, und dafs reines rothes oder gelbes Schwefelarsenik unschädlich ist. Auch hat man Schwefelmittel mit Nutzen gegen die Arsenikvergiftung angewendet. Das blofse Mengen der Arsenichten Säure mit Schwefel, wie es in dem *Plunket'*schen Mittel gegen den Krebs, dem Mittel des Grafen *von Arundel* (*Bell's* Lehrbegr. der Wundarzneikunst. Bd. 7. S. 687), dem *Plenciz'*schen und *Bernhard'*schen Pulver angewendet wird (*Niemann* Pharm. bat. 1. 27.), läfst keine Milderung der Arsenichten Säure erwarten.

Chlorarsenik. Arsenikchlorid, Arsenikbutter, Butyrum Arsenici, Arseniköl, Oleum Arsenici. Ist eine dicke, rauchende, farblose Flüssigkeit, welche entsteht, wenn man 1 Theil Arsenik mit 5 Theilen Quecksilbersublimat sublimirt. Wasser zersetzt es in Arsenichte Säure und Salzsäure. Die Auflösung der Arsenichten Säure in concentrirter Salzsäure giebt ein ähnliches Produkt, welches man vormals äufserlich gebrauchte (*Gmelin* Appar. med. 1. p. 268). Das *Kortholt'*sche Arcanum gegen den Krebs, welches einst berühmt war, wurde aus einem Theile Operment und zwei Theilen Quecksilbersublimat durch die Destillation bereitet (*Gmelin* l. c. 272) und scheint, wenigstens zum Theil, aus Chlorarsenik zusammengesetzt zu seyn. L — k.

Wirkungen. Der Arsenik gehört zu den heftigsten und fürchterlichsten Giften, welche wir besitzen, — da er unter allen am ätzendsten und zerstörendsten auf alles Lebende wirkt, und auch bei kleinen Gaben seine nachtheiligen Nachwirkungen sich nicht immer voraussehen, noch weniger mit Sicherheit berechnen lassen. Selbst der metallische Arsenik kann, da er so leicht oxydirt wird, gefährliche Zufälle erregen. Vom schwarzen Arsenik reicht ein Gran hin, um einen Hund zu tödten. Am heftigsten und zerstörendsten wirkt indefs der weifse Arsenik, — die mit ihm verbundenen, chemisch ihn neutralisirenden Alkalien, mindern seine giftige Wirkung nur wenig. Am meisten wird das Wesen und die Wirkung des Arseniks durch Schwefel neutralisirt. Sechs Gran davon, welche *Monro* einem Hunde gab, blieben ohne alle Wirkung, nach achtzehn Gran erfolgten anhaltendes Erbrechen, vermehrte gallige Darmausleerungen, starker Harnabgang, und den Tag darauf fand sich der Hund wieder wohl.

Die Hauptwirkung des Arseniks ist auf das Nervensystem und die Organe der Reproduktion gerichtet. Nach Verschiedenheit der Gabe und Form des Präparats sind drei Grade der Wirkung zu unterscheiden:

1) In ganz kleinen Gaben und mit Vorsicht, scheint er nach *Jäger* und *Vogt* reizend und belebend auf das Nervensystem zu wirken, anscheinend den Appetit zu verbessern, ein Gefühl von Wohlbehagen zu erregen, Stuhlgang- und Urinausleerung zu vermehren. *Vogt* zählt den Arsenik den flüchtig tonischen Mitteln [Tonica balsamica], (*Ph. Fr. W. Vogt*, Lehrbuch der Pharmakodynamik. Bd. 1. S. 540), bei, mufs aber dennoch die nachtheiligen Folgen der chronischen und akuten Arsenikvergiftung zugestehen.

2) Wird dagegen der menschliche Organismus der Wirkung stärkerer Gaben oder einer anhaltenden Einwirkung von Arsenik ausgesetzt, so erfolgt eine chronische Arsenikvergiftung, welche sich in einem Allgemeinleiden der ganzen Reproduktion ausspricht. Ein trauriges Bild hiervon liefern vorzugsweise die auf Hütten mit dem Schmelzen von arsenikhaltigen Erzen beschäftigten Personen. Zuerst erfolgt Mangel an Appetit, Uebelkeit, Kolikbeschwerden, Durchfall, abwechselnd mit Verstopfung und Stuhlzwang, Speichelflufs, später aufserordentliche Abmagerung, mühevolles Athmen, Husten, Brustschmerzen, Beängstigungen, Zittern der Glieder, Lähmungen, hectisches Fieber, reifsende Schmerzen der Glieder, Taubheit der Fingerspitzen mit einer

eigenthümlich kribbelnden Empfindung begleitet, Unempfindlichkeit, Stumpfheit des Geistes, Ausfallen der Haare, rosenartige Entzündungen der Haut, Abschilfern der Epidermis, bösartige Geschwüre. Der Tod erfolgt nachdem das allgemeine Leiden die Form von Wasser- oder Lungensucht angenommen hat.

Bei denen, welche an chronischen Arsenikvergiftungen starben, will man häufig bedeutende Verhärtungen der weichen Theile angetroffen haben.

3) Eine akute Arsenikvergiftung erfolgt endlich, wenn noch stärkere Gaben Arsenik innerlich gegeben werden. Arsenik wirkt in diesem Falle gleich einem scharfen ätzendem Gifte, bewirkt schnell tödtliche brandige Entzündungen und tödtet unter folgenden Symptomen: Es entstehen im Magen heftige, brennende und schnell zunehmende Schmerzen, welche sich von da theils den Schlund hinaufziehen, theils von dem Magen aus in den Unterleib verbreiten, begleitet von einem immerwährenden Würgen und Erbrechen, Krämpfe des Unterleibes und Schlundes, unauslöschlicher Durst, grofse Trockenheit der Zunge, Wasserscheu, Vermehrung der Absonderung des Speichels und Schleims im Munde und Schlunde, — sehr schmerzhafte blutige Diarrhoen, wobei die Excreta einen ashaften Geruch besitzen. Die Unglücklichen werden von einer unbeschreiblichen Angst, brennendem Durste, grofser Brustbeklemmung, gewissermafsen von einem nagenden, alles verzehrenden innerm Feuer ergriffen, verbunden mit abwechselndem Schaudern, Kälte der Extremitäten, Zittern der Glieder, Unregelmäfsigkeit des Pulses und Athems, dem Gefühl der höchsten Erschöpfung, Kleinmuth, peinlicher Unruhe, Verzweiflung, Krämpfen, welche aber immer von dem Unterleibe ausgehen. Das sehr schnell und fürchterlich entstellte Gesicht gewährt einen treuen Ausdruck der Qualen, — an die Stelle der Convulsionen tritt Lähmung, Harn- und Darmausleerungen erfolgen bewufstlos, Herz- und Pulsschläge werden schwächer, langsamer, Sinne und Bewufstseyn verwirrt, und endlich erscheint der bei diesen Qualen ersehnte Tod.

Die heftigen Nervenzufälle, welche vom Anfang an eine akute Arsenikvergiftung begleiten, machen es sehr wahrscheinlich, dafs der Arsenik hier nicht blofs als scharfes corrodirendes Mittel örtlich zerstörend auf den Darmkanal wirke, sondern dafs er auch noch spezifik dynamisch auf das Nervensystem zurückwirke.

Bei den an akuter Arsenikvergiftung Gestorbenen ergiebt sich folgendes Resultat: Die Leichen werden sehr schnell steif, die Muskelfasern verlieren ungemein schnell die ihnen eigenthümliche Reizbarkeit. Das in den Venen angehäufte Blut ist sehr dünn und schwarz, die Häute des Magens und Darmkanals, vorzüglich die erstern, mit blauen Flecken bedeckt, häufig brandartig, durchfressen. Aehnliche blaue Flecke finden sich äufserlich auf der Haut, von Suggillationen des Blutes entstanden. In den Gedärmen ist an dergleichen Stellen die Schleim- und Muskelhaut mürbe, die Haut des Peritonäum dagegen frei. Gehirn und Gangliensystem bieten keine wesentliche Veränderungen dar. — Sehr beachtenswerth und sehr wichtig in forensischer Rücksicht ist der Umstand, dafs an Arsenikvergiftung gestorbene Personen sehr lange der Fäulnifs widerstehen.

Aeufserlich angewendet wirkt der Arsenik in seiner reizendesten Form, in der des weifsen Arseniks als zerstörendes Actzmittel, er verursacht eine brandige Entzündung, einen starken Brandschorf. Bei sehr reizbaren Personen kann eine unvorsichtige äufsere Anwendung, wodurch Aufnahme des Arseniks in die Blutmasse bewirkt wird, alle Folgen des innern Gebrauchs, selbst den Tod nach sich ziehen. In frische Wunden, oder nur in Wunden sehr gefäfsreicher Organe gebracht, wirkt der Arsenik auch in kleinen Gaben noch schneller und heftiger auf den ganzen Organismus, als vom Magen aus. Nach *Jaeger's* Erfahrung soll weifser Arsenik in Pulverform auf die äufsere Haut gestreut, wirkungslos gewesen seyn, nach Andern erfolgte nach Einreibungen von Arsenik gegen Ungeziefer in die äufsere Haut eine allgemeine Arsenikvergiftung.

Anwendung. Wer die fürchterlichen Wirkungen dieses Mittels erwägt, wird sich nicht wundern, dafs die Ansichten über die Anwendung dieses Mittels bei der Mehrzahl der Aerzte sehr getheilt sind. Für den innern Gebrauch dieses Giftes sprechen sich *Heim*, *Remer*, *Harles*, *Schnaubert*, *Marcus*, *Brera*, *Jacobi*, *Fowler*, *Vogt* u. a. aus, —

dagegen die Mehrzahl der älteren Aerzte, unter den neueren *Hufeland*, *Evers* u. a.

Nur in den verzweifeltesten Krankheiten sollte der Arzt zu einem so fürchterlichen Mittel seine Zuflucht nehmen, und hierbei nicht vergessen, dafs bei diesem Mittel die Folgen und Nachwirkungen desselben sich schwer berechnen lassen, dafs das Mittel nicht gefährlicher als die Krankheit seyn darf, dafs in vielen Fällen durch dasselbe wohl eine Suppression der Erscheinungen, aber keineswegs wahre Heilung der Krankheit bewirkt wird, und dafs nicht selten auch die gehoffte augenblickliche Erleichterung oder Besserung unterbleibt. Entschliefst man sich dennoch zur innern Anwendung desselben, so sind hierbei folgende Punkte wohl zu beachten:

a) Nur in flüssiger, sehr verdünnter Form, kann er innerlich gegeben werden und mit schleimigen Getränken.

b) Der Kranke führe dabei die strengste Diät, er meide nicht blofs schwere, saure und scharfe Speisen, erhitzende, säuerliche und gegohrne Getränke, sondern auch sorgfältig alles, was psychisch sein Nervensystem aufregen könnte.

c) Ganz zu widerrathen ist der innere Gebrauch bei zu Hektik, Bluthusten und Wassersuchten geneigten Personen, grofser Schwäche und erhöhter Reizbarkeit des Magens und Darmkanals, organischen Fehlern wichtiger innerer Organe, und endlich bei sehr zarten Constitutionen, namentlich beim kindlichen Alter, bei Frauen während der Schwangerschaft und während dem Säugen von Kindern.

Gabe. Von der Solutio arsenicalis Fowleri hat man pro dosi 4 — 8 gtt.; von der Solutio arsenicalis Al. Brerae 6 — 12 gtt., — von dem Schwefelarsenik gr. $\frac{1}{4}$ — gr. $\frac{1}{2}$ gegeben.

Anwendung. Die Krankheiten, in welchen man innerlich Arsenik angewendet hat, sind folgende:

1) Wechselfieber. So sehr er gegen diese Krankheit von Vielen empfohlen worden, so entsprach er doch gerade in vielen Fällen nicht den gehegten Erwartungen (*Evers* in *Hufeland's* Journ. d. prakt. Med. Bd. XXXVII. St. 3. u. 4.). *Hahnemann* will nach dem innern Gebrauch von Arsenik alle Zeichen eines Wechselfiebers haben entstehen sehen; es erschien Frost, welchem Hitze und Schweifs folgte, und

dieser Anfall wiederholte sich, auch ohne dafs eine neue Gabe Arsenik genommen wurde.

2) Chronische Nervenkrankheiten, vorzüglich periodischer Art, — Epilepsie, Veitstanz, — Stickhusten nach *Ferriar*, — Angina pectoris nach *Alexander*, — Herzklopfen krampfhafter Art nach *Hill*, — von einigen gegen Gemüthskrankheiten empfohlen, wird derselbe von *Cox* mit Recht zu den sehr zweideutigen Mitteln gezählt.

3) Bifs von tollen Hunden, von *Hunter* als Präservativ gegen den Ausbruch der Wuth empfohlen, — *Zinke* will beobachtet haben, dafs der Speichel wüthender Thiere durch Arsenik seine Ansteckungsfähigkeit verlor, und empfahl ihn daher äufserlich in Salbenform auf die Bifswunde anzuwenden.

4) Bösartige Geschwüre, Krebs, — innerlich und äusserlich, schon von *Lefebure* als Radikalmittel gegen diese Krankheit betrachtet. Man empfiehlt ihn besonders, wenn die Lage und Wichtigkeit der einzelnen Gebilde, wie z. B. im Gesichte, keine Operation zuläfst, oder wenn bei dem Uebel mehr das allgemeine, als das blofs örtliche Leiden berücksichtigt werden mufs.

5) Bifswunden giftiger Schlangen, — gegen den Bifs von Coluber carinatus nach *Freland*.

6) Hartnäckige chronische Hautausschläge, auf Dyskrasie der Säfte gegründet, — Aussatz, Phthiriasis.

7) Sehr eingewurzelte venerische Krankheiten.

8) Inveterirte Gichtbeschwerden, nach *Kellie*.

9) Noch hat man auch innerlich den Schwefelarsenik bei chronischer Heiserkeit und Halsschwindsucht angewendet.

O — n.

ARSENIK, chirurgischer Gebrauch desselben. Die Anwendung des Arseniks als ein chirurgisches Mittel ist sehr alt, schon von *Dioscorides* in Gebrauch gezogen und von den Wundärzten des Mittelalters örtlich, vorzüglich gegen den Brand und bei bösartigen Geschwüren empfohlen worden. Ein sehr häufiger Hauptbestandtheil ist das Arsenik so mancher Geheimmittel gegen den Krebs. In der neuern Zeit hat vorzüglich *Le Febure* den innern und äufsern Gebrauch des Arseniks in einer Solution beim Cancer occultus und apertus empfohlen und in Aufnahme gebracht. Da aber die örtliche Application des reinen Arseniks leicht nachtheilig auf die thierische Oeconomie einwirkt, so hat man ihn, um diesen üblen Folgen vorzubeugen, mit mancherlei Mitteln verbunden. — Die berühmtesten Compositionen dieser Art sind das *Cosmi*'sche und das *Plunket*'sche Mittel. Aufser diesen giebt es aber noch eine Menge Zusammensetzungen von Arsenik gegen den Krebs von *Justamon*, *Rousselot*, *Plenk* u. a. m. (Vergl. d. Art. Anticancrosa). Im Jahre 1814 empfahl der Dr. *Baumann* in Leipzig als Specificum gegen den Gesichts- und Lippenkrebs folgende Mischung:

Rec. Arsenic. alb., Nitr. dep., Sal. tartar., Rad. Ari maculat. āā ℥j, fuligin. splendent. qualem ligna resinosa praebent, tantum q. s. ut f. pulv. subtiliss. ex intima miscela horum ingredientium productus, colorem habeat obscure griseum. Serv. vitro bene clauso.

Beim Gebrauch nimmt man eine gehörige Quantität dieses Pulvers, das um so wirksamer ist, je länger es vor seiner Anwendung bereitet war, schüttet es in eine Tasse, befeuchtet ein Plumaceau aus Baumwolle mit Speichel, wälzt es in diesem Pulver, und legt es auf das Geschwür, nachdem solches vorher von allen Schorfen befreit worden ist. Nach mehreren Stunden entsteht eine heftige Entzündung, die der Arzt nur dann durch einen Breiumschlag mäfsigen darf, wenn die Schmerzen unerträglich geworden sind. Gewöhnlich löfst sich am dritten Tage der Schorf am Rande des Geschwürs; in diesen Rand legt man einige Fäden Charpie, die mit einem Liniment bestrichen werden, welches aus anderthalb Unzen Terpentin in Eidotter aufgelöfst besteht. Ganz neuerlich hat der Professor *Vogel* in Kasan folgende Arseniksolution mit Erfolg beim Wasserkrebs angewendet.

Rec. Arsenic. alb. ʒij, Aloes, Myrrh. āā ʒj, solv. in vini alb. libr. j. S. Mit Charpie täglich einmal zu appliciren, bis der carcinomatöse Charakter verschwunden ist.

Auch in Salbenform hat man das Arsenik gegen den Krebs angewendet. Die älteste Salbe dieser Art ist die, welche *Justamon* nach einer Vorschrift des Grafen *Arundel*, die sich auf dem Britischen Museum befindet, angegeben hat. Sie besteht aus:

No. 1. *Rec.* Arsenic. flav. ℥j, Bol. Armen. ℥ß. M. f. pulv. subtiliss. S. Aetzpulver.

No. 2. *Rec.* Axung. porc. libr. jß, Terebinthin. venet. ℥iij, Colophon. libr. jß, Aerugin. ℥ß. Letztere beide Substanzen stofse man zu Pulver, schütte alles zusammen in eine steinerne Büchse, koche es dann unter stetem Umrühren so lange, bis es eine Salbenform annimmt, und zeichne: grüne Salbe.

Beim Gebrauch mische man etwas von dem Aetzpulver, mit der grünen Salbe, bestreiche damit ein Stückchen Leinwand nach der Gröfse des Geschwürs und lege es auf dasselbe.

Am achten oder zehnten Tage fällt gewöhnlich die Leinwand ab, dann verbindet man von neuem das Geschwür mit der gemischten Salbe, und wiederholt diefs so oft, bis das Geschwür ein reines Ansehn bekommt.

Noch andere Salbenformen des Arseniks sind nachstehende.

Die *Hagen*'sche Salbe: *Rec.* Arsenic. alb. gr. jv, Butyr. insals. ʒvj, Cerae alb. ʒjj. M.

Die *Arnemann*'sche und *Birch*'sche: *Rec.* Arsenic. alb. Fl. Sulphur. āā ʒj, Acet. vini ℥ß, Ungt. Alb. ℥j. M.

Die *Harlefs*'sche Salbe: *Rec.* Arsenic. alb. gr. vj — x, Opii gr. xjj — xx, Fl. Zinc. gr. xxx, Butyr. rec. insals. ℥j, Cerae alb. ʒjß. M.

Vor einigen Jahren kaufte die Preufsische Regierung von dem ehemaligen Lazareth-Chirurgus, jetzigem Zollrendanten *Helmund* in Westphalen eine Salbe gegen den Krebs, und machte sie bekannt. (S. den Art. Anticancrosa.)

Auch gegen mehrere andere äufsere Uebel ist das Arsenik empfohlen worden.

So bediente sich der Englische Militairarzt *Swallow* des Liquor. Arsenic. Phar. Lond. mit gleichen Theilen Wasser verdünnt beim Carbunkel und beim Hospitalbrand, und zwar auf folgende Weise. Er macht einen hinlänglich tiefen und langen Kreutzschnitt in den Carbunkel und in die vom Brand ergriffenen Theile, legt einen Streifen Leinwand mit obiger Arseniksolution angefeuchtet in die frische Wunden, und erneuert diefs stündlich, sechs und dreifsig Stunden hinter einander. Es bildet sich dadurch eine starke Eschera, und zu gleicher Zeit verschwindet die Entzündung und die Geschwulst des afficirten Theils. Nach einigen Tagen stöfst die Natur den Brandschorf lofs, und das nun entstandene reine Geschwür vernarbt schnell.

Als eins der kräftigsten, schnellsten und sichersten Mittel das Wuthgift zu zerstören und der Wasserscheu vorzubeugen, empfiehlt Dr. *Löffler* in Rufsland nachstehende Mischung:

Rec. Arsenic. alb. subtiliss. trit., Kali carbonic. pur. aa ʒß, Aq. destill. Libr. jj, solve digerendo in phiola vitrea, Solutioni refrigeratae adde Aq. destillat. ut totius liquoris pondus sit libr. quatuor.

Mit dieser Arsenikauflösung werden die gebissenen Stellen alle zwei bis drei Stunden gewaschen, und in der Zwischenzeit wird eine mehrfach zusammengelegte, und in die Solution getränkte Compresse über die Wunde gelegt. Je schneller man nach dem Bisse zu diesem Abwaschen schreitet, und je gröfsere Sorgfalt man darauf verwendet, desto sicherer ist die Hülfe dieses Mittels.

Diese Behandlungsweise der vergifteten Wunde setzt *Löffler* entweder bis zur Heilung derselben, oder blofs bis zur entstehenden Entzündung fort.

Ferner empfiehlt *Plenck* eine Digestivsalbe mit Operment vermischt, gegen den Grind an den Nägeln und bei den Hautschrunden (Rhagades) an Händen und Füfsen.

Nicht minder wird das Arsenik angewendet, um Haare von der gesunden Haut wegzubeizen, und ich kann zu diesem Zwecke aus Erfahrung folgende Mischung empfehlen, welche auf die Haut durchaus nicht zerstörend einwirkt.

Man nimmt einen Theil rothen Arsenik und sieben Theile gebrannten Kalk, giefst nun so viel Wasser hinzu, dafs ein dicklicher Brei gebildet wird, und trägt diesen einen Messerrücken stark auf die Hautstelle, welche man von den Haaren befreien will. Ist diese Mischung hier trocken geworden, so reibt man sie ab, und wäscht den Fleck mit Wasser nach.

Das arseniksaure Eisen ist in der neuesten Zeit von *Carmichael* zu Dublin äufserlich gegen den Krebs angewendet worden. Es wirkt kräftiger zerstörend auf das

Leben der krebsigen Masse ein, als jedes andere Mittel, und der abgestorbene Schorf, den es erzeugt, ist viel tiefer, als der, welchen die *Plunket*'sche Arsenikverbindung hervorbringt. Späterhin hat *Carmichael* das arseniksaure Eisen mit phosphorsaurem Eisen verbunden, und zwar eine halbe Drachme des erstern mit zwei Drachmen des letztern. Diese Mischung wird mit einem Haarpinsel äufserst dünn aufgetragen, doch nicht auf die ganze Oberfläche des Geschwürs, wenn sie sehr grofs ist.

Das arseniksaure Eisen kann auch in Salbenform äusserlich angewendet werden, nämlich:

Rec. Ferri arsenic. ʒß, ferri phosphoric. ʒjj, Ungt. Cetacei ʒvj. M. exactissime.

Die äufsere Anwendung des Arseniks erfordert die allergröfste Vorsicht, da auch sie schon häufig eine allgemeine Vergiftung und den Tod erzeugt hat.

So erzählt *Degener*, dafs einige Soldaten, die sich mit einer Arseniksolution gewaschen hatten, um sich von der Krätze zu befreien, vom Fieber, Schlaflosigkeit und Brand an den Geschlechtstheilen befallen wurden.

Fernelius berichtet, dafs eine Frau, die in ein Krebsgeschwür ihrer Brust Arsenik eingestreut hatte, daran auf eine schmerzvolle Art gestorben sey.

Fordyce bemerkt, dafs wenn man das *Plunket*'sche Mittel auf eine gröfsere Oberfläche bringt, als die einer Daumenlänge, es die gefährlichsten Folgen einer Vergiftung erzeugt.

Auch *Roux* und *Crofs* sahen auf die örtliche Application des Arseniks den Tod erfolgen.

Das Arsenik sollte daher auch äufserlich nur in seltenen Fällen angewendet werden, besonders da der Sublimat in der Form, wie ihn *v. Graefe* gebraucht, fast ganz dasselbe, und zwar auf eine minder gefahrvolle und weniger schmerzhafte Weise leistet. (Vergl. d. A. Ungt. corrosivum.)

Litteratur.

G. R. Le Febure, Remède eprouvé pour guérir radicalement le cancer occulte et manifeste. Paris 1775. Uebersetzt in der Sammlung auserlesener Abhandlung. 11. Bd. 4. St. S. 170.

Bernard, von dem Nutzen des äufsern Gebrauchs des Arseniks, oder eines Mittels gegen den Krebs im Journal de Médecine 1782. Uebersetzt in der Sammlung auserles. Abhandlungen. Bd. 7. St. 3. S. 512.

J. O. Justamon, Surgical tracts. London 1789. Uebersetzt von *Michaelis*. Leipzig 1791.

E. F. A. Baumann, Dissert. de cancro subjuncta remedii hactenus arcani contra cancrum labiorum et faciei declaratione. Lips. 1814.

v. Graefe und *v. Walther's* Journal für Chirurgie und Augenheilkunde. Bd. 4. Heft 4. S. 739. und Bd. 12. Heft 4. S. 574.

Rust's Magazin für die gesammte Heilkunde. Bd. 19. Heft 1. S. 55.

M — lis.

ART, *species*. Man übersetzt auch wohl diefs Wort durch Gattung, doch ist es besser, diesen Ausdruck für das Wort *genus* zu gebrauchen, denn die Gattung umfafst die Arten, und die Art geht in Abarten über. Wenn dagegen die Art höher stehen soll, so folgte auf diese die Gattung, und dann wieder die Abart, welches offenbar unpassend ist. Uebrigens ist für unsern Zweck das Nöthige über den Begriff Art in den Artikeln Abart und Anthropologie enthalten.

R — i.

ARTEMISIA. Eine Pflanzengattung aus der natürlichen Ordnung *Compositae* oder *Synanthereae* und der Unterabtheilung *Corymbiferae* oder *Elichryseae* und *Syngenesia Polygamia superflua Discoideae* nach *Linné*. Der Hauptkelch ist dachziegelartig; der Blüthenboden nackt oder haarig, die Blümchen am Rande röhrenförmig, nicht ausgebildet, weiblich; keine Federkrone.

1) *A. chinensis Linn.* spec. ed. *Willd.* 3. p. 1848. Der Stamm ist strauchartig; die Blätter sind besonders unterhalb mit einem weifsen Filze überzogen, die untern keilförmig, an der Spitze dreilappig, die obern lanzettförmig; die Blütenköpfe sind kurz gestielt und kugelförmig, und bilden fast eine Aehre. *Gmelin* fand diese Pflanze in Sibirien, und giebt von ihr in der Flor. sib. 2. p. 127. t. 61. f. 1. 2. eine Beschreibung und Abbildung. *Linné* sagt, *Lagerström* habe sie aus China mitgebracht, und reihet ein Synonym aus *Plukenet* an; *Burmann* setzt hinzu, die chinesische Moxa werde daraus bereitet.

2) *A. coerulescens Linn.* spec. ed. *Willd.* 3. p. 1847. Der Stamm ist strauchartig; die untern Blätter sind vielfach getheilt, die obern nicht eingeschnitten, linienförmig, etwa anderthalb Zoll lang, eine Linie breit und spitz; wie der Stamm und der Hauptkelch mit einem dünnen grauen Filz

überzogen. Die Blütenköpfe sitzen in kurzen Trauben, welche aus den Winkeln der obern Blätter kommen, haben kurze Stiele, eine längliche (oblonga) Gestalt, und sind zuletzt heruntergebogen. Die Schuppen des Hauptkelches sind länglich, gekielt und besonders an den Seiten dicht filzig, Geruch und Geschmack sind sehr stark. Die Pflanze wächst im südlich östlichen Europa wild. Man gebraucht in Istrien das Kraut in einer Abkochung oder auch als Pulver gegen das Wechselfieber und gegen Würmer. Graf *Fabio Asquino* von Udine und *Salvator Mandruzzato*, Badearzt von Abano, haben sie zum Arzneigebrauch empfohlen. S. des letztern Schrift: Della facoltà febbrifuga et delle altre virtù medicinali del Santonico, Udine 1805. 8. *Marten's* Reise nach Venedig 1. p. 290. u. 11. p. 614. *Batka* (*Brandes* Arch. d. A. Bd. 19. S. 65.) glaubt, Semen Cinae levantic. habe die meiste Aehnlichkeit mit dem Blütenkopfe dieser Pflanze. Aber die officinelle hat viel weniger filzige und viel stärker gekielte Schuppen (Blättchen des Hauptkelches).

3) *A. Dracunculus Linn.* spec. ed. *Willd.* 3. p. 1848. Dragon, französ. Estragon, span. Tarragon. Wächst im südlichen Europa, besonders im östlichen wild, und wird häufig in den Gärten gezogen. Sie perennirt und wird 2 bis 3 Fufs hoch. Der Stamm ist sehr ästig; die Blätter sind schmal lanzettförmig, die untern bis 2 Zoll lang, 2 Linien breit, die obern viel kleiner, alle ungestielt, ganzrandig, glatt. Die Blütenköpfe sitzen in kleinen Trauben in den Winkeln der obern Blätter, sind klein, fast kugelförmig, oft niedergebogen, nicht immer aufrecht, wie *Willdenow* sagt. Der Blütenboden ist nackt, nicht haarig, wie *Richard* sagt (Medizinische Botanik von *Kunze*. 2. p. 611.); die Blume gelblich. Die Pflanze hat einen durchdringenden heifsen Geschmack und beim Zerreiben einen aromatischen Geruch. Zur Arzenei gebraucht man sie jetzt gar nicht; man ifst die Blätter als Gewürz an Suppen und Fleisch, auch zum Kräutersalat. Der sehr beliebte Estragonessig wird daraus bereitet, doch erhält er seine Schärfe gewöhnlich mit Rad. Pyrethri.

4) *A. glacialis Linn.* spec. ed. *Willd.* 3. p. 1821. *Allion.*

pedemont. t. 8. f. 3. Wächst auf den höchsten Alpen in der Schweitz und den anliegenden Ländern, und perennirt. Die ganze Pflanze ist nur eine Spanne lang und überall mit einem weifsen, seidenartigen Filz überzogen. Die Wurzel ist sehr holzig, der Stamm einfach; die Blätter sind handförmig gespalten. Die Blütenköpfe bilden am Ende des Stammes einen rundlichen Kopf, jeder einzelne ist ebenfalls kugelförmig und ziemlich grofs. Blümchen gelblich.

5) *A. Mutellina Willd.* spec. 3. p. 1821. *Villars* delphin. 3. p. 244. A. rupestris *Allion.* t. 9. f. 1. Wächst in denselben Gegenden, als die vorige, und an ähnlichen Stellen. Sie hat auch viel Aehnlichkeit mit der vorigen, nur sitzen die Blütenköpfe in einer Traube mit kurzen Stielchen.

6) *A. spicata Jacq.* austr. append. t. 34. *Willd.* spec. 3. p. 1824. A. Bocconi *Allion.* pedemont. t. 8. f. 1. Wächst wie die beiden vorigen, denen sie auch im Ganzen sehr ähnlich ist. Aber die Stammblätter sind fast gefiedert, die obern sind ungetheilt und schmal. Die Blütenköpfe sitzen fest in Aehren.

Alle diese drei Arten heifsen Genipi auf den italienischen Alpen, und werden auch so von den alten Botanikern genannt. Man braucht den Aufgufs davon häufig als Heilmittel, um die Transpiration zu befördern, in sehr vielen Krankheiten, besonders in katarrhalischen und in Wechselfiebern, die von unterdrückter Ausdünstung herrühren. *Allioni,* zu seiner Zeit ein viel beschäftigter Arzt in Turin, rühmt sie, und bestimmt die Fälle, wo der Gebrauch nützlich werden kann.

7) *A. lanata Willd.* spec. 3. p. 1823. A. pedemontana *Balb.* Kommt der A. Mutellina sehr nahe, ist aber kleiner und die Blütenköpfe sind kürzer gestielt; die meisten ungestielt. Nach *Richard* (a. a. O.) soll man davon Moxa machen, wovon aber auf den norditalienischen Alpen, wo sie wild wächst, nichts bekannt ist.

8) *A. judaica Linn.* spec. ed. *Willd.* 3. p. 1816. Wächst in Aegypten und Palästina. Ein kleiner Strauch mit vielen Aesten, wovon die Blüten fast in Trauben sitzen. Die Blätter am Stamme sind klein, ungestielt, fiederförmig, mit sieben kurzen, vorn abgerundeten Lappen, die obern haben

nur

nur 5 Lappen und der mittlere ist viel breiter, unter den Blütenköpfen sind sie ungelappt. Die ganze Pflanze ist mit einem ziemlich dichten, grauen Filz überzogen. Die Blütenköpfe sind kugelförmig, seitwärts geneigt, kurz gestielt; die Hauptblättchen des Kelches sind fast rund, am Rande häutig, etwas filzig. Diese kurze Beschreibung ist nach der Pflanze von *Sieber* in dessen Aegyptischem Herbarium, welche mit der *Linné*'schen Beschreibung sehr wohl übereinstimmt. *Linné* (Mat. med. ed. 2. p. 183.) glaubte, Semen Cinae komme von dieser Pflanze, doch zweifelt er Mont. 1. p. 111., auch ist die Aehnlichkeit mit dem jetzt im Handel vorkommenden sehr gering und der Geruch verschieden. Der Geruch der A. judaica ist sehr stark, etwas terpentinartig, und die Pflanze ohne Zweifel sehr kräftig.

9) *A. contra Linn.* spec. ed. *Willd.* 3. p. 1817. *Linné* erhielt die Pflanze von *Leche*, der nach dem nördlichen Persien, jetzt russischen Provinzen, reisete, und beschreibt sie als einen rispenförmigen, weifs filzigen Strauch mit handförmig zertheilten, linienförmigen, oft dichtstehenden, sehr kleinen (minutissima) filzigen Blättern. Die Rispe besteht aus oft einfachen Aesten, worauf sich eiförmig, wechselnd zerstreute, sehr kleine, weniger filzige Blütenköpfe befinden, in denen noch kleinere Blumen liegen. Diese Pflanze kennen wir nicht genau. *Marschall v. Biberstein* meint, sie möge die kleine Abänderung von A. nutans seyn (Flor. taurico-caucas. 3. p. 564.), welche in den Salzgegenden der südlichen Russischen Provinzen am häufigsten wild wächst. A. *Contra* (Herb. *Willd.* A. Pallasii *Spreng.*) von Sarepta, hat vielfach zertheilte haarige Blätter mit sehr schmalen, fast haarförmigen, etwas stachelspitzigen Lappen; die Blätter unter den Blüten sind auch zertheilt. Die Blütenköpfe sitzen in kleinen Haufen, oder wechselsweise, ohne Stiele, sind eiförmig; die Blättchen des Hauptkelchs länglich, etwas filzig. Ganz verschieden ist hiervon die Beschreibung und Abbildung, welche *Nees v. Esenbeck* in den Düsseldorf. Arzneigew. H. 15. nach einem Exemplare aus dem *Vahl*schen Herbarium liefert, und für die Mutterpflanze von semen Cinae levantic. s. aleppicum hält. Aber *Batka* (a. a. O. p. 64.) hat dagegen schon erinnert, dafs die Blütenköpfe

mehr oval als länglich sind, dafs sie durchaus keine Stiele haben, wie die officinellen, und dafs sich nie ein zertheiltes Blatt unter den officinellen findet, sondern, kann man hinzusetzen, linienförmige, unten zweigefurchte Blätter, wie sie A. Contra *Nees* nicht hat. Da die *Nees*'sche Pflanze mit der *Linné*'schen ziemlich übereinstimmt und diese unbekannt ist, so mag man ihr den Namen A. Contra lassen. Die Russische Pharmakopöe schrieb zuerst dem Wurmsamen A. Contra zu.

10) *A. glomerata Sieb. Sprengel* syst. veg. 3. p. 489. Der Stamm ist sehr astig, unten mit einem zarten Filz bekleidet, oben fast glatt; die Blätter sind fiederförmig, klein, mit kurzen stumpfen Lappen, auf beiden Seiten, besonders der untern mit einem zarten Filz bekleidet, fallen leicht ab; die oberen, unter den Blütenköpfen einfach oder bis an die Basis dreigetheilt, schmal, unten zweigefurcht, stumpf und kurz. Die Blütenköpfe sitzen in der Jugend ohne Stiel, oft dicht zusammen, sonst wechselnd an den Aesten, sind oval, fast rund, werden aber endlich lang und gestielt, die Blättchen des Hauptkelches sind eiförmig nnd ziemlich filzig. Diese Beschreibung, nach einem ziemlich guten Exemplar von *Sieber* in Palästina gesammelt, weicht von *Sprengels* Diagnose und *Wackenroders* Beschreibung (nach einem etwas schadhaften Exemplar in *Trommsdorffs* N. Journ. d. Pharm. Bd. 14. St. 2. S. 13.) ab. *Treviranus* hält die Pflanze für diejenige, wovon Semen Cinae komme (*Brandes* Arch. Bd. 12. S. 180.) und nicht allein *Wackenroder* (a. a. O. S. 13.) stimmt für semen Cinae ostindic. s. indicum damit überein, sondern auch *Batka* (*Brandes* Arch. Bd. 19. S. 56.) für sem. Cin. barbar. Aber ich finde Blütenköpfe und besonders Stiele an der officinellen viel mehr wollig, filzig, auch giebt es unter diesen längere, schmale, zweigefurchte Blätter, und die Stielchen sind dicker und eckiger.

11) *A. inculta Delile* Descript. de l'Egypte, Hist. nat. T. 2. p. 264. t. 43. f. 2. Wächst in Aegypten wild. Ein niedriger und ästiger Strauch mit weifsfilzigen Aesten. Die Blätter sind aschgrau, doppelt gefiedert, klein, mit linienförmigen sehr schmalen Lappen, die Blütenköpfe sind ungestielt, länglich und in einer kurzen Rispe zusammengestellt,

die Blättchen des Hauptkelches liegen etwa zu zwölf dachziegelartig über einander; die äufsern sind sehr kurz abgerundet und filzig, die innern linienförmig, braun, häutig und glänzend. Nach *Wackenroder* (a. a. O. S. 15.) kommt davon semen Cinae barbaricum. Aber die Blütenköpfe in dem letztern sind nicht länglich, die innern Blättchen nicht häutig und glänzend.

12) *A. Santonicum Linn.* spec. ed. 3. p. 1826. *Linné* nannte diese Art, welche er aus *Gmelin* Fl. sib. aufnahm, Artemisia Santonicum, weil er das Synonym Semen sanctum *Lobel.* hinzubrachte. Die Abbildung bei *Lobel.* Icon. ist aus *Matthioli* Comment. in *Dioscorid.* genommen und sehr roh. *Linné* hat auch nirgends behauptet, dafs Semen Cinae von Art. sant. genommen werde. *Marschall v. B.* sagt (Fl. taur. cauc. 3. p. 565.) A. santonica von *Pallas* und andern Reisenden im Russischen Reiche sey A. monogyna, und A. santonica nach *Linné* entweder diese oder A. nutans. *Treviranus* (a. a. O.) hält sie für A. nutans nach einem Exemplar im *Banks*'schen Herbarium, welches mit dem *Linné*schen verglichen und übereinstimmend gefunden war, weil es umgebogene Spitzen der Zweige hatte. Aber *Gmelin* sagt, die Pflanze werfe im Alter die Wolle ab und werde aufrecht. Die Blütenköpfe der A. monogyna sind übrigens dem officinellen Semen Cinae levantic., welchen *Wackenroder* von Abänderungen dieser Artemisia herleitet, nicht unähnlich, doch unterscheiden sich die Blättchen des Hauptkelches dadurch, dafs sie nicht so scharf gekielt, nicht so glänzend und zusammenschliefsend sind, als an semen Cynae levantic.

13) *A. Chiaieana. Kunze* zu *Richards* Mediz. Botan. S. 612. sagt: „Vor Kurzem hat Professor *delle Chiaie* die Zittwersamen der Levante untersucht, deren er zwei Arten auffand und beschrieb. Die am häufigsten darunter befindlichen Samen sollen einer neuen Beifufsart angehören, welche, da sie der Verf. nur definirt, nicht genannt hat, wir hier unter der Benennung A. Chiaieana aufnehmen. Sie ist strauchartig; die ruthenförmigen, häufigen, aufrechten, gestreiften, schwachfilzigen Aeste tragen abwechselnde, aufsitzende, linien-lanzettförmige Blätter, die Blütenköpfe sind

aufrecht, sitzend; die Kelche eiförmig, die Schuppen oval, filzig. Diese Levantische Pflanze ist wohlriechend; besonders aber besitzen die Blüten völlig den Geruch und Geschmack des Zittwersamens (Salzb. med. chir. Zeit. 1824. p. 333.)." Die Beschreibung reicht nicht hin, um über die Uebereinstimmung mit dem officinellen sem. Cin. levant. zu urtheilen. Die Blütenköpfe des letztern kann man nicht filzig nennen.

14) *A. odoratissima. Desfont.* Flor. atlant. 2. p. 263. *Willd.* spec. 3. p. 1819. Wächst im nördlichen Afrika wild. Der Stamm ist strauchartig und niederliegend. Die Blätter sind klein, zweifach gefiedert, mit kleinen Haaren besetzt, fast glatt; die Federstücke haarförmig. Die Blütenköpfe sind klein, walzenförmig, stehen auf traubigen Rispen ohne Stiele; die Blättchen des Hauptkelches liegen dachziegelartig, sind klein, stumpf, elliptisch, inwendig hohl, die innern am Rande häutig. *Desfontaines* zieht hieher Absinthium santonicum judaicum von *Shaw*, welcher diese Wörter ohne Zusatz anführt. Aber semen Cin. barbaric. kommt nicht davon, denn dieser ist viel zu wollig, filzig, und doch sollte man nach dem Standorte dieses eher glauben, als sem. Cin. levant.

Die Arten Nr. 8 bis 13 und überdiefs Nr. 2 sind für die Mutterpflanzen von Semen Cinae gehalten, dessen Ursprung, aller Vermuthungen und Untersuchungen ungeachtet, noch ungewifs bleibt.

Der Wurmsame, Semen Cinae, Zinae, Sinae, Chinae, Zedoariae, contra vermes, lumbricorum, sanctum, santonicum, Santonici, Sementina ist ein sehr altes Arzneimittel. *Dioscorides* hat ein Absinthium Seriphium (L. 3. c. 27.) vom Berge Taurus in Kleinasien und aus Aegypten, ein Mittel gegen Spulwürmer. Auch hat er ein Absinthium Santonium aus Gallien, Saintonge (c. 28.), an Wirkung dem vorigen ähnlich. Dafs man den Namen Santonicum statt Seriphium für das orientalische angenommen, ist vermuthlich wegen der Aehnlichkeit mit semen sanctum geschehen, und Semen sanctum hiefs der Same, weil er aus Palästina kam. Aus Sementina, kleiner Same, wurde Semen Cinae u. s. w. Der Name Sem. Zedoariae ist vermuthlich von der Aehnlichkeit des Geruchs genommen. Wir haben drei Arten und zwar zuerst Semen Cinae levanticum. Er besteht gröfstentheils aus Blütenköpfen, die länglich, eine Linie lang, bald gestielt, bald ohne Stiele sind, und 4 bis 5 Blümchen enthalten; die Blättchen des Hauptkelches liegen dachziegelartig; die untern sind stumpf, klein, dick, die obern breit, lanzettförmig, stark gekielt, am Rande wenig häutig, glänzend, fast glatt. Die Farbe ist grünlich gelb, zuweilen braun. Dazwischen finden sich dickere und dünnere, längere und kürzere Stiele, ferner sehr schmale, linienförmige auf der untern Seite zweigefurchte Blätter. Als Unreinigkeit sollen darin ein aschgrauer Staub, Quarzkörner und Samen von Panicum miliaceum oder ähnliche vorkommen. Die zweite Art Semen Cinae barbaricum, wie ihn die Materialisten in Berlin nennen (ostindicum oder auch indicum nach *Wackenroder*), besteht aus sehr vielen kleinen, leicht gebogenen, ziemlich dicken, kantigen, wollig filzigen Stielchen, worauf sich unentwickelte, sehr kleine, von kleinen Bracteen unterstützte, gegen die Spitze der Aeste hin zu zwei und drei zusammengestellte, fast kugelförmige Blütenköpfe befinden. Die Blättchen des Hauptkelches sind sehr klein, nachenförmig, stumpf und filzig, liegen dachziegelartig über einander und schliefsen unentwikkelte Blümchen ein. Die Farbe ist graugrün. Aufser den kleinen Stielchen finden sich auch noch gröfsere darunter, und kleine 1 bis 3 Linien lange, ungestielte, linienförmige, hin und wieder zwei bis dreitheilige, stumpfe, unterhalb doppelt gefurchte, etwas filzige Blätter. Als Unreinigkeit sollen darin kleine Muscheln und ein rother Sand vorkommen; ich fand oft Blüten und Grannen von Stipa paleacea *Vahl.* Die dritte Art Semen Cinae barbaricum, auch wohl barbadense nach *Wackenroder*, hat längliche Blütenköpfe, eine Linie lang, vier Blümchen einschliefsend und von brauner Farbe. Die Blättchen des Hauptkelches liegen dachziegelförmig über einander; die untern sind klein und eiförmig, die obern länglich eiförmig und häutig. Diese dritte mir unbekannte und bei den hiesigen Droguisten nicht zu findende Art ist nach *Batka* (*Trommsd.* N. Journ. Bd. 15. St. 2. S. 102.) nur ein anderer Zustand von Semen Cinae indicum, und es giebt nur zwei Arten von Wurmsamen, nämlich semen Cinae levanticum und barbaricum. Man soll diese zusammen mengen, um den officinellen herauszubringen, aber auf den Apotheken finde ich fast überall semen Cinae levanticum mit wenig fremden Körpern vermengt. Da semen Cinae barbaric. einen viel schwächern Geruch und Geschmack als semen Cinae levanticum hat, so sollte man den erstern ganz aus dem Arzneivorrath ausschliefsen. Jetzt sind gar keine Samen darunter zu finden, aber früher kamen allerdings Samen darunter vor, und zwar von der Länge einer halben Linie, sehr dünn, glatt, ohne Rand, von grünlich gelber Farbe. Wir haben eine chemische Untersuchung des Wurmsamens von *Trommsdorff* (N. Journ. d. Pharm. Bd. 3. St. 1. S. 309.). Er fand ein ätherisches Oel darin, und zwar $\frac{1}{125}$, weit mehr als *Wackenroder* und *Bouillon la Grange*, welche nur $\frac{1}{256}$ und $\frac{1}{250}$ angeben. Dieses Oel hat den Geschmack und Geruch des Wurmsamens, und scheint das Wirksamste darin zu seyn. Ferner ein Harz von dunkelgrüner Farbe, etwas scharfem, dem Wurmsamen ähnlichem Geschmack, welches sich in Aether, Weingeist, Alkalien, Rosmarinöl, aber nicht in Terpentinöl, rectificirtem Steinöl und Olivenöl auflöfst; einen bittern und kratzenden Extractivstoff, welcher sich im absoluten Alkohol auflöfst, das essigsaure Blei weifsgelb und das schwefelsaure Eisenoxydul schmutzig lauchgrün niederschlägt; einen gummichten Extractivstoff oder vielmehr eine braune schleimichte Substanz, so wie einen nur in Alkalien auflöfslichen Stoff, beide vermuthlich unwirksam; endlich äpfelsauren Kalk u. s. w. *Wackenroder* (a. a. O.) hat nur die kurzen Resultate einer vergleichenden Untersuchung von semen Cinae levantic. und indic. gegeben, welche wenig entscheiden. Die gewöhnliche Form, den Wurmsamen zu geben, ist in Substanz und gewifs auch die beste, obgleich ein Aufgufs auch nicht unwirksam seyn wird. Man überzieht ihn auch mit Zucker, um ihn Kindern angenehm zu machen. L—k.

Vermöge der, dem Wurmsamen eigenthümlichen ätherischen Bestandtheile, wirkt derselbe flüchtig reizend, gelind stärkend, und dabei specifik gegen Würmer, namentlich gegen Spuhlwürmer und Askariden; auch von Kindern wird derselbe leicht und gut vertragen, und verursacht auch in reichlichen Gaben selten nachtheilige Nebenwirkungen.

Benutzt, wird er als eines der kräftigsten Specifica gegen Würmer.

Beim Bandwurm ist weniger von dem Semen Cinae als von andern Wurmmitteln zu erwarten; gleichwohl giebt es Beispiele, dafs derselbe demungeachtet mit gutem Erfolg angewendet wurde. So bewirkte er bei einem halbjährigen Kinde, ohne viel Beschwerde, den Abgang eines Bandwurms.

Am häufigsten benutzt man das Semen Cinae gegen Spuhlwürmer und Askariden bei Kindern. Man läfst dann denselben einige Tage lang allein, oder mit ähnlichen Wurmmitteln nehmen, und giebt dann eine Laxans von Mercur oder Ol. Ricini.

Unter allen Formen ist die wirksamste die des Pulvers oder der Lattwerge. Kindern giebt man zu zehn bis zwanzig Gran, Erwachsenen zu einer halben bis ganzen Drachme täglich einige Mal. *Selle* rühmt ihn mit Vitriol. Martis, *Vogler* mit Rad. Jalappae, Mercurius dulcis, *Störk* und *Hufeland* mit Rad. Jalappae, Valerianae, Sal polychrestum und Oxymel squillitium als Lattwerge, letztere unter dem Namen Electuarium anthelminticum (*C. W. Hufeland's* Armenpharmakopöe. 4. Aufl. S. 36.).

Weniger wirksam ist das Sem. Cin. in Form des Infusum; man läfst täglich 2 bis 4 Drachmen im Infuso nehmen.

Kindern, welche ungern den Wurmsamen nehmen, ist der überzuckerte (Confectio Seminis Cinae) zu empfehlen, täglich zu einem oder mehreren Theelöffeln.

Auch äufserlich hat man das Infusum Sem. Cin., verstärkt durch Knoblauch und Honig, als Klystier bei Askariden mit Nutzen angewendet. O — n.

15) *A. vulgaris. Linn.* spec. ed. *Willd.* 3. pag. 1845. *Hayne* Arzneigew. 2. t. 12. Beifufs, gemeiner Beifufs. Eine im gröfsten Theile von Europa an den Wegen häufige, im August blühende Pflanze. Sie wird 4 — 5 Fufs hoch, perennirt; die Stammblätter sind fingerförmig, fast bis auf den Mittelnerven gespalten; die Lappen sind lanzettförmig, vorn breiter, haben einzelne Zähne, welche oft fast gesondert sind und Lappen darstellen. Oben sind die Blätter glatt, unten weifs filzig. Die Blätter unter den Blüten sind nur wenig getheilt; die obersten einfach, linienförmig. Der

Blütenstand ist eine Rispe mit kurzen, fast ährenartigen Zweigen, die Blütenköpfe sind länglich; die Blättchen des Hauptkelches länglich, vorn sehr stumpf, flach, etwas filzig. Die Zwitterblümchen in der Mitte sind kurz, gelblichroth; die weiblichen am Rande länger und mehr roth. Das Kraut hat einen bittern und aromatischen Geruch und Geschmack, doch in einem weit geringerm Grade als der Wermuth. Es wird zuweilen als Gewürz in der Küche gebraucht, von den Aerzten aber gar nicht mehr. In neueren Zeiten ist die Wurzel wieder officinell geworden. Sie ist grofs, an der Basis einen Mittelfinger dick, sehr ästig; die Aeste zertheilen sich wieder in lange dünn zulaufende Aeste; die äussere Oberfläche ist etwas runzlich, schwärzlich grau, das Innere sehr holzig, gelblich weifs, Geruch und Geschmack sind unbedeutend. Man gebraucht nur die dünnen Aeste. Die Wurzel wird im Herbst gesammelt, von ihren Unreinigkeiten gesäubert, aber nicht gewaschen. L — k.

Schon in älteren Zeiten wurden die Fibrillae radicis Artemisiae vulgaris gegen Epilepsie empfohlen, namentlich von *Schroeder*, *Dekkers*, *Th. Zwinger* u. a. — *Burdach* hat indefs das Verdienst neuerdings dieses Mittel der Vergessenheit entrissen, und zuerst die wesentlich nothwendigen, wohl zu beachtenden Vorschriften zum Einsammeln, so wie zur zweckmäfsigen Anwendung dieser Wurzel ertheilt zu haben. (*Hufeland* und *Osann* Journ. d. pr. Heilk. Bd. LVIII. St. 4. S. 78 u. folg. St. 5. S. 115.; Bd. LIX. St. 6. S. 20; Bd. LXI. St. 4. S. 97. St. 5. S. 64. St. 6. S. 107. Supplem. S. 125. Bd. LXII. St. 1. S. 61 — 82. St. 3. S. 54. Bd. LXIV. St. 2. S. 82. Bd. LXV. St. 3. S. 63 — 115.)

Als Specificum empfiehlt *Burdach* das genannte Mittel in der Epilepsie, und zwar nicht blofs a causa rheumatica, sondern auch bei nicht rheumatischen, sehr veralteten. Am passendesten scheint dasselbe in den Fällen von Epilepsie, welche zunächst auf Schwäche und einer sehr erhöhten krankhaften Reizbarkeit des Nervensystems beruhen. Gegen die in der Entwickelungsperiode nicht selten in Folge eines zu starken körperlichen Wachsthums vorkommende Epilepsie, beim männlichen Geschlecht angewendet, bemerkte *Burdach* nicht nur keine Heilung, sondern sogar

Verschlimmerung. Beim weiblichen Geschlechte dagegen beobachtete derselbe in Fällen von Epilepsie, welche augenscheinlich durch die allgemeine körperliche, oder durch die Geschlechtsentwickelung veranlafst wurden, von der Anwendung der Rad. Artem. vulgaris keinen widrigen Erfolg. Ueberhaupt verhielt sich nach *B.* die Zahl der Individuen des weiblichen Geschlechts, welche durch diese Wurzel geheilt wurden, zu der des männlichen wie 3 : 2. Bei Vollblütigkeit und Neigung zu aktiven Congestionen, dürfte dieses Mittel weniger zu empfehlen seyn, — da dasselbe nach der Analyse von *Hergt*, *Hummel* und *Jänike* ausser Spuren von ätherischem Oel, balsamisches Harz enthält.

B. rathet, wenn sich Vorläufer eines Anfalles von Epilepsie finden, kurz vor demselben, sonst kurz nachher, einem Erwachsenen von dem feinen Pulver der Wurzel 30 — 60 Gr. (einen gehäuften Kaffeelöffel voll) mit erwärmtem, einfachem, schwachem Bier zu reichen, später dann etwas erwärmtes Bier nachzutrinken, sich in's Bett zu legen, sehr warm zu halten, und den ausbrechenden Schweifs sehr sorgsam abzuwarten. Nur nach dem freiwilligen Aufhören des letztern darf das Bett verlassen und die Wäsche gewechselt werden; der Kranke mufs sich ferner vor Erhitzung, Erkältung, ganz besonders vor Genufs von Branntwein und Gemüthsbewegungen hüten. Nach *B.* soll das Mittel so oft wiederholt werden, als es nöthig ist; er rathet indefs, es nur einen um den andern Tag, und nur in ausserordentlichen Fällen täglich nehmen zu lassen. Erfolgt auf die dritte verstärkte Gabe (vielleicht anderthalb Drachmen) kein kritischer Schweifs, so bediente sich *B.* mit Erfolg des Liquor Cornu Cervi succinatus in einem warmen Thee von Flor. Arnicae, Rad. Serpentàriae et Valerianae. Wenn das Mittel von günstigem Erfolg ist, so zeigt sich dieser in der Regel schon nach den ersten Gaben.

Nach den von *Tosetti* (*P. J. Tosetti* Diss. inaug. de radice Artemisiae vulgaris remedio antiepileptico. Berolini 1827.) mitgetheilten Fällen, zeigt sich dieses Mittel besonders hülfreich bei Epilepsia uterinalis, hysterica und metastatica. Die Zahl der durch sie geheilten kranken Kinder und Frauen, verhält sich zu der der geheilten Männer wie 8 : 6; die Zahl der durch sie Geheilten von einem Alter von sechs Monat bis 22 Jahr zu der von 22 bis 45 Jahr wie 7 : 5; — ferner die Zahl der von Epilepsia typica Geheilten zu der von E. atypica Geheilten wie 7 : 3.

Auch bei Chorea St. Viti ist dieses Mittel mit günstigem Erfolg angewendet worden. Ein Mädchen von 15 Jahren, welches plötzlich nach dem Verschwinden einer Halsbräune in Chorea St. V. verfiel, wurde davon durch sechzehn Gaben (jede Gabe zu 1 Drachme der Rad. Artem. vulg.) und ein in den Nacken gelegtes und einige Tage in Eiterung gehaltenes spanisches Fliegenpflaster durch *Bonorden* geheilt (*Hufeland* und *Osann* Journ. d. pr. Heilk. Bd. LX. St. 1. S. 141). — Eine ähnliche glückliche Heilung von Chorea St. V., an welcher ein junger Mensch von 17 Jahren litt, wurde in Nordamerika beobachtet; der Patient nahm anfänglich einen um den andern Tag, später täglich zwei bis dreimal einen halben bis ganzen Skrupel pro Dosi (Medical Recorder of original Papers and Intelligence in Medecine and Surgery. Conduct. by Colhoun. 1826. No. 34. p. 417, 418). O — n.

16) *A. indica. Willd.* spec. 3. pag. 1846. Kommt der vorigen Art äufserst nahe, und wird von vielen für eine Abart gehalten. Die Pflanze ist gröfser, die Lappen der Blätter sind breiter, die Blütenköpfe etwas kleiner und glatter. Von dieser Art wird die Moxa nach *Kämpfer* im ganzen Orient bereitet (Amoenitat. exot. p. 598) und von der Bereitung bei den Japanern giebt er als Augenzeuge eine Beschreibung. Man trocknet die Blätter mit vielem Aberglauben langsam, stöfst sie in einem Mörser und reibt sie mit den Händen, um das zerbrechliche Zellgewebe und die zerreiblichen Holzfasern von dem Filze zu trennen.

17) *A. Absinthium. Linn.* spec. ed. *Willd.* 3. p. 1844. *Hayne* Arzneipfl. 2. t. 11. Düsseldorf. Arzneigew. St. 10. Wermuth. Eine fast durch ganz Europa häufig wildwachsende Pflanze, auf Schutt, an Mauern, steinigen, unbebauten Orten u. s. w., welche im Julius und August blüht. Sie perennirt. Der Stamm ist 4 bis 5 Fufs hoch, ästig und mit einem weifsen Filze bedeckt. Die Blätter sind ebenfalls auf beiden Seiten mit einem weifsen Filz bedeckt,

die untern fast dreitheilig, die Lappen wiederum eingeschnitten und die letzten Lappen oder Zähne lanzettförmig. Nach oben werden die Blätter immer einfacher; die Blütenköpfe stehen in einer Rispe mit kurzen zusammengezogenen Seitenzweigen, sind kurz gestielt, niedergebogen, halbkugelförmig; die Blättchen des Hauptkelches länglich, filzig, die innern mit einer häutigen Einfassung der Blümchen. Der Blütenboden ist gewölbt, mit Haaren besetzt. Wegen dieses Umstandes und der Gestalt des Blütenkopfes, haben einige Botaniker nach *Hallers* Vorgange, aus dieser und andern Arten der Gattung Artemisia eine besondere Gattung Absinthium gemacht. Der Wermuth hat in allen Theilen einen durchdringenden Geruch, und sehr bittern und gewürzhaften Geschmack. Man braucht die Blätter und Spitze des Stammes und der Zweige, wenn sie anfangen zu blühen, herba et summitates Absinthii s. Absinthii majoris. Der Wermuth enthält ein ätherisches Oel von bald gelber, bald grüner Farbe, unter noch nicht ausgemittelten Umständen, welches an der Luft braun und zähe wird, und den Geruch des Wermuths in hohem Grade hat. Die Menge wird verschieden angegeben; *Dörffurt* erhielt aus 45 Pfd. frischen und 10 Pfd. trocknen Krauts sechs Drachmen bis eine Unze. Aufserdem erhielt *Kunsemüller* (*Pfaff* System d. Mat. med. 4. p. 336) daraus grünes Harz (Chlorophyll), gummigen Extraktivstoff, bittern Ertraktivstoff, freie Essigsäure, essigsaures und schwefelsaures Kali und schwefelsauren Kalk. *Braconnot*, in einer ebenfalls schon alten Analyse des wässrigen Extrakts (Journ. d. Phys. T. 84. p. 341), erhielt ein bitteres Harz, einen bittern Extraktivstoff, Kleber, eigenthümliches Satzmehl, absinthsaures Kali, Salpeter, salzsaures und schwefelsaures Kali. Neulich hat *Leonardi* zu Roveredo gelehrt, den bittern Extraktivstoff daraus zu sondern (Osservazioni ed esperienze dell Dott. Lupis sopra la virtù antifebrile dell' estratto amarissimo d' assenzio del Sign. *Demetrio Leonardi*. Milano 1828. Medicinisch Chirurg. Zeit., 1828. Bd. 3. S. 49.). Er nimmt das gemeine Wermuthextrakt, zieht es durch Alkohol von 36° *Baumé* aus, dampft die erhaltenen Tincturen bis zur Syrupsdicke ab, fällt durch warmes Wasser, filtrirt und wäscht den Niederschlag aus, so lange das Wasser bitter schmeckt. Zu der wässrigen Auflösung setzt er Alaunauflösung so lange, bis der entstehende Niederschlag anfängt gelb zu werden, filtrirt, dampft die Flüssigkeit ab und scheidet aus dem Extract den eigenthümlichen bittern Extractivstoff von dem gemeinen Pflanzenextractivstoff durch Alkohol. Warum setzt Herr *Leonardi* Alaunauflösung zu? Etwa um Kali und Kalisalze zu scheiden? Warum scheidet er zuletzt die beiden Extractivstoffe durch Alkohol, warum nicht sogleich im Anfange? Mit Recht wünscht der Rec. in der oben erwähnten Med. Chir. Zeitung, dafs Herr *Leonardi* die Gründe der Scheidung genauer angeben möge. Achtzehn Unzen des gewonnenen Wermuthextracts lieferten unter dieser Behandlung 14½ Unze geschmacklose gummige Substanz, 7 Drachmen harzige Substanz und 2½ Unze eines in Wasser und Alkohol auflöslichen, an der Luft zerfliefsenden höchst bittern Extracts. Das Kraut enthält sehr viel kohlensaures Kali, welches sonst unter dem Namen Sal Absinthii officinell war, und neuerlich hat man wiederum den Anbau des Wermuthes zur Gewinnung der Pottasche empfohlen. Man gebraucht den Wermuth in Pulver, doch seltener, im Aufgusse mit warmen Wasser (es ist nicht nöthig, kaltes Wasser zu nehmen) und mit Weingeist, durch Digestion in verschlossenen Gefäfsen. Das Extract wird auf folgende Weise bereitet. Man übergiefst die Spitzen fein zerschnitten mit zehn Theilen heifsem Wasser in einem schicklichen Gefäfse, stellt sie sechs Stunden hin, schüttelt oft um, und sondert die Flüssigkeit durch Auspressen ab. Den Rückstand übergiefst man ebenso mit 5 Theilen Wasser und verfährt wie vorher. Die ausgeprefsten Flüssigkeiten stellt man an die Seite, läfst die Unreinigkeiten sich sezzen, giefst ab und colirt, dampft sie dann bei gelindem Feuer bis ein Drittel, endlich im Dampfbade bis zur Extractdicke ab, so nämlich, dafs es sich nicht ausgiefsen, aber mit dem Spatel noch in Fäden ziehen läfst. Auf dieselbe Weise werden viele andere Extracte bereitet. Ein gut bereitetes Extract mufs noch den Geruch von Wermuth haben, und hält auch noch ätherisches Oel. Ferner ist officinell eine Tinctur aus 6 Unzen Wermuthspitzen mit 3 Pfd.

rectificirtem Weingeist durch Digestion bereitet, auch kommt Wermuth nach einigen Pharmakopöen zur Tinctura oder Essentia amara. Das destillirte Oel ist ebenfalls officinell. Man setzt gar oft Wermuth den Bieren und den Liqueuren zu. L — k.

Wirkung. Der Wermuth gehört zu den kräftigsten amaro-aethereis, welche wir besitzen. Innerlich gebraucht, wirkt derselbe stärkend, reizend, durchdringend, specifik gegen Würmer, namentlich den Bandwurm. Vorzugsweise stärkend wirkt derselbe auf Magen und Darmkanal. So durchdringend ist die Wirkung der in dem Wermuth enthaltenen bittern Theile, dafs das Fleisch und die Milch der damit gefütterten Thiere einen bittern Geschmack durch ihn erhalten. Die in dem Wermuth enthaltenen ätherischen Theile sind die Ursache, dafs er im Vergleich mit andern rein bittern Mitteln ungleich reizender auf das Nerven- und Muskel-, und erhitzender auf das Gefäfssystem wirkt, als jene.

Idiosynkrasieen gegen Wermuth findet man nicht selten, wahrscheinlich vermöge seines etwas widerlichen Geruches. Manchen Personen verursacht sein innerer Gebrauch Kopfschmerz, Schwindel, Betäubung, nicht durch einen narkotischen Stoff veranlafst, wie einige glauben, sondern durch seine reizend-erhitzende Wirkung bedingt. Aus demselben Grunde wird auch Wermuth bei einem sehr aufgeregten Zustande des Magens oder Darmkanals, Plethora, Neigung zu Congestionen, innerlich nicht gut vertragen und besser von rein bittern, oder schleimig bittern Mitteln ersetzt.

Aeufserlich angewendet, wirkt derselbe ebenfalls reizend, stärkend, — die Resorbtion befördernd, und auch in dieser Form specifik gegen Würmer.

Gabe. Nach Verschiedenheit der Form unterscheidet man folgende Dosen:

1) Am seltensten giebt man die Herba et Summitates Absinthii in Pulverform, — wenn es geschieht, zu funfzehn bis dreifsig Gran täglich einigemal.

2) Am häufigsten benutzt man das Extractum Absinthii täglich zu einer bis anderthalb Drachmen, in Wasser gelöfst, oder in Pillenform.

3) Von der Tinktur läfst man 15 bis 30, und 40 Tropfen täglich zwei- bis dreimal nehmen.

4) In der Form des Infusum läfst man täglich drei bis vier Drachmen der Hb. et summitat. Absinthii verbrauchen.

5) Eine sehr wirksame Form, die des frisch ausgeprefsten Saftes, wird seltener verordnet, desto häufiger aber als Volksmittel namentlich gegen kalte Fieber gebraucht.

Anwendung. Innerlich hat man den Wermuth mit ausgezeichnetem Erfolg angewendet:

1) Bei Schwäche des Magens und Darmkanals, namentlich wenn gleichzeitig grofse Neigung zur Säure und Verschleimung vorhanden; — sehr zu empfehlen bei vorwaltender Erschlaffung, weniger bei Plethora abdominalis und einem leicht erregbaren Gefäfssystem. Am häufigsten giebt man den Wermuth als Magenmittel in der Form von Magentropfen, Tinctura Absinthii allein, oder in Verbindung mit Tinct. Chinae composit. und Tinct. Cort. Aurant.; — oder eine Auflösung des Extract. Absinthii in Aq. Menthae crisp., oder andern aromatischen Wassern.

2) Bei hartnäckigen Wechselfiebern, schon als Haus- und Volksmittel fast allgemein bekannt, — besonders passend bei schwacher Verdauung, Atonie der Organe des Unterleibes und Neigung zu wassersüchtigen Beschwerden.

3) Bei Wurmbeschwerden, als specifisches Mittel gegen vorhandene Würmer, und als Radicalmittel, um durch Stärkung des Darmkanals die Wiedererzeugung von Würmern zu verhüten. So hat man bei vorhandenen Würmern das Extr. Absinthii mit einem Infus. Valerianae oder Seminum Cinae empfohlen, — als Radicalmittel das Extr. Absinthii mit Limatura Martis in Pillenform.

Bei krampfhaften, durch einen Bandwurm consensuell erregten Beschwerden, empfehlen mehrere vorzugsweise die Tinctura Absinthii. —

Aeufserlich hat man die Herb. et summitat. Absinthii empfohlen:

1) Bei Wurmbeschwerden, namentlich gegen Spuhlwürmer, — in der Form des Infus. Hb. Absinth. mit Milch als Klystier, oder des Olei Absinthii infusi als Einreibung in den Unterleib, oder endlich in Form von Umschlägen.

2) Bei ödematösen Geschwülsten, Extravasaten, zur Zertheilung derselben, in Form trockner Umschläge allein, oder in Verbindung mit andern aromatischen Kräutern, namentlich mit Hopfen (Strobulis Humuli Lupuli).

3) Bei bösartigen Geschwüren, zur Reinigung derselben in Form des Infusum. O — n.

18) *A. campestris. Linn.* spec. ed. *Willd.* 3. p. 1827. *Hayne* Arzneigew. 2. t. 9. Wächst in Europa häufig an den Wegen wild und perennirt. Der Stamm wird ein bis zwei Fufs hoch; die Blätter sind gefiedert, die Lappen sehr schmal, fast borstenförmig, an den untern Blättern dreitheilig. Die untern Blätter haben federartige Haare, die obern sind glatt. Die Blütenköpfe sind gestielt und eiförmig; die Blümchen klein und röthlich. Die Pflanze ist gewürzhaft, und ist statt Abrotanum zum Gebrauch vorgeschlagen worden.

19) *A. camphorata. Villars* delph. 3. p. 242. *Willd.* sp. pl. 3. p. 1809. A. humilis *Wulfen.* A. rupestris *Soop.* Ist ein kleiner Strauch, welcher in Krain, dem südlichen Tyrol, Nord-Italien und Süd-Frankreich am Abhange der Berge häufig wild wächst. Er ist zwei Fufs hoch, oben mit einem weifslichen Filz überzogen; die Blätter sind vielfach getheilt, die oberen weniger als die unteren, die obersten einfach; die Lappen schmal, fast borstenförmig, stumpf, hier und da mit kleinen Haarspitzen besetzt. Die Blütenköpfe sind gestielt, kugelförmig, etwas niedergebogen; die Blättchen des Hauptkelches eiförmig, mit einem weifsen Filze überzogen. Die Pflanze hat einen stärkern Geruch, als A. Abrotanum, und ist statt dieser gebraucht worden.

20) *A. maritima. Linn.* spec. ed. *Willd.* 3. pag. 1833. Wächst in England, Frankreich auch Nord-Deutschland am Seestrande wild, ist perennirend und wird 2 — 3 Fufs hoch. Der Stamm sowohl als die Blätter und die Hauptkelche, sind mit einem ziemlich dichten, weifsen Filz überzogen. Die Blätter sind vielfach getheilt; die obern weniger als die untern, die Lappen sehr schmal, stumpf. Die Blütenköpfe sind kurz, oder ungestielt und länglich. Diese Pflanze fand sich in der ältern Londoner Pharmakopöe unter dem Namen Absinthium maritimum. A. maritima, salina und gallica sind nur Abänderungen derselben Art.

21) *A. palmata. Lamark* Encycl. 1. pag. 266. *Willd.* sp. 3. p. 1835. Ein kleiner Strauch, etwa einen Fufs hoch, in Spanien und Portugall einheimisch und kenntlich an dem dichten Ueberzuge der Blätter, der wie eine weifse Haut erscheint. Die untern Blätter sind gefiedert, die Lappen kurz und breiter als an den vorigen. Die Blütenköpfe aufrecht, länglich. Die Pflanze hat einen starken Geruch wie Semen Cinae, und soll wie dasselbe wirken.

22) *A. austriaca. Jacquin* austr. 1. t. 100. *Willd.* sp. 3. p. 1836. Eine perennirende den vorigen ähnliche Pflanze, welche an steinigen Bergen in Oesterreich und weiter im östlichen Europa wild wächst. Sie ist wie die vorige mit einem weifsen doch weniger dichten Filz überzogen, die Lappen der Blätter sind eben so schmal, doch viel kürzer; die Blütenköpfe sind kleiner, nicht länglich, sondern eiförmig. *Dodonäus* hielt sie für das Wurmmittel der Alten und nannte sie Absinthium seriphium. *Ainslie* (Materia indica, Lond. 1826. T. 1. p. 400.) sagt, die Pflanze werde von den Einwohnern auf der Küste von Coromandel sehr geschätzt. Da er keine Beschreibung giebt, so weifs man nicht, ob er die Pflanze richtig bestimmt hat.

23) *A. vallesiaca. Allion.* ped. n. 614. *Willd.* spec. 3. p. 1837. Eine perennirende Pflanze, welche in den warmen Thälern der Schweitz und in N. Italien wild wächst. Sie hat Aehnlichkeit mit der vorigen, aber die Blütenköpfe sind ungestielt und immer aufrecht. Sie hat einen starken durchdringenden Geruch. *Virey* sagt, man nenne diese und A. spicata Genipi nigrum, Genipi album dagegen A. Mutellina und glacialis. Aber *Allioni* sagt nichts davon.

24) *A. rupestris. Linn.* spec. ed. *Willd.* 3. p. 1838. Ist ein kleiner Strauch mit viel zertheilten, fast glatten Blättern, schmalen und kurzen aber nicht borstenförmigen Lappen, grofsen, kugelförmigen, niedergebogenen Blütenköpfen. *Linné* fand die Pflanze auf der Insel Oeland, auch wächst sie in Thüringen. Unter diesem Namen war das Genipi (s. oben A. glacialis, Mutellina, spicata) in der Pharmacop. Wirtemberg. und in *Murray's* Appar. med. aufgeführt. Aber dieses ist eine Verwechselung der Arten; A. rupestris wächst nicht auf den Alpen.

25) *A.*

25) *A. Abrotanum. Linn.* spec. ed. *Willd.* 3. p. 1818. Naterwurz, Eberraute. Auronne franz. Southernwood engl. Ein Strauch, der im südlichen Europa hier und da wild wächst, und eine Höhe von 1 bis 6 Fufs erreicht. Der Stamm ist aufrecht, eckig, oben mit einem zarten Filz überzogen. Die Blätter sind vielfach getheilt, in sehr langen, sehr schmalen fast borstenförmigen, stumpfen, sehr wenig filzigen Lappen. Die Blütenköpfe sitzen fest in Trauben, die an der Spitze etwas niedergebogen sind, mit Blättern gemengt, von eiförmiger Gestalt, und an den Blättchen etwas filzig. Die ganze Pflanze hat, besonders wenn sie zerrieben wird, einen sehr angenehmen, durchdringenden Geruch, und ist als Herba et Summitates Abrotani maris officinell, wird aber fast gar nicht mehr gebraucht. Sie kommt noch zum Acetum aromaticum, auch nach der Preufsischen Pharmakopöe. *A. procera. Willd.* spec. 3. p. 1818 eine ebenfalls im südlichen Europa wild wachsende Pflanze, gleicht A. Abrotanum sehr, hat auch einen ähnlichen Geruch, aber die obern Blätter sind doppelt, nicht einfach gefiedert, und die Lappen kürzer.

26) *A. pontica. Linn.* sp. ed. *Willd.* 3. p. 1841. *Hayne* Arzneigew. 2. t. 10. Römischer Wermuth. Ist perennirend, wächst im südlichen Deutschland, der Schweitz und Nord-Italien wild, und wird 1 bis 2 Fufs hoch. Die Blätter sind vielfach getheilt, besonders unten weifsfilzig, die Lappen kurz und schmal, doch breiter als an dem vorigen. An dem Hauptnerven befindet sich eine Einfassung mit einzelnen Zähnen. Die Blütenköpfe sind rund, gestielt und niedergebogen. Die Pflanze war sonst officinell, und zwar das Kraut als Herba Absinthii pontici, oder romani, nobilis, tenuifolii, incani, hortensis. Es hat einen mehr aromatischen, angenehmern Geruch, als der gemeine Wermuth, aber die Bitterkeit ist nicht so grofs. L — k.

ARTERIA, Arterie, Pulsader, Schlagader (v. ἀηρ, Luft, und τηρεω, ich bewahre auf). Von den ältern griechischen Schriftstellern ist das Wort Arteria nur für die Luftröhre gebraucht, von *Erasistratus* wurde es zuerst auf die pulsirenden Adern, einer physiologischen Hypothese wegen, angewendet, indem er glaubte, dafs sie Luft aus den Lungen dem Herzen, und von diesem aus dem Körper zuführten. Späterhin dachte man bei der Benennung nicht mehr an die in den Arterien angenommene Luft, oder den darin nach andern vorhandenen Spiritus, sondern man nannte die Pulsadern so im bestimmten Gegensatze zu den Blutadern (Venae). Wird das Wort Arteria noch zur Bezeichnung der Luftröhre gebraucht, so bekommt es den Beisatz *aspera.*

Die Pulsadern stehen durch zwei grofse Stämme, die Aorta und die Lungenpulsader, mit den Herzkammern in Verbindung, nehmen aus diesen, bei deren Zusammenziehung, das Blut auf und führen es, indem sie sich mittelst Spaltung in immer kleiner werdende Aeste und Zweige durch den ganzen Körper verbreiten, allen Theilen zu, während die Blutadern (Venae) es dem Herzen wieder zurückbringen.

Durch die Blutwellen, welche bei jeder Zusammenziehung der Herzkammern mit Kraft in die Pulsadern getrieben werden, erleiden die gröfsern Stämme und Aeste eine vibrirende oder wellenförmige Ortsveränderung, die, nach Beschaffenheit der Nachbartheile, nach innen, nach aufsen oder seitlich seyn kann, und bei den oberflächlich gelegenen, dem Gesicht oder dem aufgelegten Finger bemerkbar wird. Man nennt diese Bewegungen den Pulsschlag, und die Adern deshalb Puls- oder Schlagadern. (S. den Art. Puls.)

Structur der Pulsadern. Sie bestehen, mit Ausnahme der Stellen, wo sie von andern häutigen Theilen noch einen accessorischen Ueberzug erhalten, wie z. B. der vom Herzbeutel, vom Bauchfelle etc., aus drei übereinanderliegenden Membranen: der innern Haut, der Faserhaut und der Zellhaut.

1) Die innere Haut (Tunica interna); sie ist den serösen Häuten sehr ähnlich, findet sich im ganzen Blutgefäfssystem als eine dünne, weifsliche Membran ohne Fasern, Blutgefäfse und Nerven. Ihre innere Fläche ist geebnet, glatt und schlüpfrig; ihre äufsere mit der sie bedeckenden Faserhaut durch Zellstoff locker verbunden. Eigenthümlichkeiten derselben in den Pulsadern sind, dafs sie dicker,

brüchiger, weniger dehnbar und mehr undurchsichtig ist; ferner bildet sie nur am Ursprunge der beiden grofsen Pulsaderstämme nach innen freie, faltenförmige Verdoppelungen, halbmondförmige Klappen (Valvulae semilunares), während sich diese in den beiden andern Haupttheilen des Gefäfssystems mit wenigen Ausnahmen überall finden.

2) Die Faser- oder mittlere Haut (T. fibrosa s. media), sonst Fleisch- oder Muskelhaut (T. carnea s. muscularis) genannt. Sie ist unter den Pulsaderhäuten die dickste, wenig dehnbar, sehr elastisch, bedingt hierdurch das Offenstehen einer blutleeren Pulsader und das Zurückziehen derselben, wenn sie durchschnitten wird. Ihre absolute Dicke vermindert sich mit dem Kleinerwerden der Pulsadern, auch ist sie relativ da schwächer, wo die Pulsadern vom Parenchym eines Eingeweides bedeckt sind, am dünnsten aber ist sie in den Hirnpulsadern, weshalb diese entleert zusammenfallen und öfter als andere bei Congestionen im Leben zerreifsen.

Ihr Gewebe, leicht in mehrere Schichten trennbar, besteht aus gelbröthlichen, elastischen, platten, ziemlich harten, brüchigen, queeren, oder etwas schiefen Fasern, ohne Zwischenlagen von Zellstoff, wodurch es von dem Muskelfasergewebe schon sehr verschieden ist; aufserdem aber zeigt auch die Gefäfsfaser im Leben keine Oscillation, und enthält nach *Berzelius* gar keinen Faserstoff (Svenska Läkare Salskapets Handlingar. Stockh. 1813. Bd. 1. H. 3. S. 90—96). — Die Vasa vasorum und die Gefäfsnerven gehen in diese Haut.

3) Die äufsere oder Zellhaut (T. externa s. cellulosa) ist in den Pulsadern bedeutend dicker, als in den Blutadern, und besteht aus einer dichten, fettlosen, filzähnlichen Schicht von Zellstoffe, hängt auf ihrer äufsern Seite mit dem die Pulsadern zunächst umgebenden Zellstoffe zusammen, kann indefs von diesem sowohl, als von der Faserhaut leicht getrennt und als eine den Pulsadern eigene Membran dargestellt werden. Wird sie von der unterliegenden Faserhaut abpräparirt, so verschwinden gröfstentheils die Krümmungen der Pulsadern. Da diese Zellhaut auch bei starker Ausdehnung schwer zerreifst, so bildet sie allein

bei Pulsadergeschwülsten den Sack, wenn die innere und die Faserhaut zerstört sind.

Von den einzelnen Arterien wird das Nöthige bei den Theilen gesagt, wozu sie gehören, von den Kranzpulsadern des Herzens bei diesem, von den Lungenpulsadern bei den Lungen u. s. f.

Litteratur.

Harvey, exercitatio de motu cordis et sanguinis in animalibus. Francof. 1628. 4.

Albinus, de arteriae membranis et vasis. Annotat. acad. Lib. IV. c. VIII.

Sömmerring, Gefäfslehre. 1801. S. 66.

Bichat, Anatomie générale. Vol. 1. pag. 277.

Meckel, Anatomie. Bd. 1. S. 175.

Rudolphi, Physiologie. Bd. 1. S. 88. Bd. 2. Th. 2. S. 294.

Tiedemann, Tabulae arteriarum corporis humani. fol. max. Explicatio tabularum 4to. Caroliruh. 1822. S — m.

ARTERIAE [Arterien] (anat. pathol.). Die Pulsadern sind wegen ihres eigenthümlichen Baues, und zwar wohl besonders wegen ihrer Starrheit und geringeren Nachgiebigkeit, mehrfachen Uebeln ausgesetzt, so dafs sie wohl selten oder nie in den Leichen älterer Leute ohne Verknöcherungen, Verhärtungen u. s. w. gefunden werden. *W. Stevens*, Wundarzt in Santa Cruz (Med. Chir. Transactions. T V p. 433. u. f.) übertreibt die Sache jedoch offenbar, wenn er die Verknöcherungen der Arterien vom 30sten Jahre an in Europa als allgemein annimmt; denn erstlich sind es doch in der Regel nur gewisse Arterien, die man hier oder dort verknöchert antrifft, und zweitens kommen sie zu diesem Uebel viel später, und wenn ihm die Injectionen von Subjecten jenes Alters misrathen sind, so waren wohl andere Ursachen und vielleicht seine Injectionsmethode Schuld daran. Eben so wenig möchte ich mich darauf verlassen, dafs die Verknöcherungen der Arterien in Westindien nicht vorkämen, und daher auch die Aneurysmen so selten wären, dafs er nur einmal dort bei einer Negerin ein Aneurysma der Art. glutaea beobachtete. Er sagt gradezu, dafs selbst die Europäer in Westindien davon frei blieben.

Es ist gewifs, dafs im Allgemeinen eine gröfsere Erschlaffung in Indien herrscht, und das mag wohl etwas zur Verhinderung des Aneurysma u. s. w. beitragen; wie aber die Verknöcherungen der Arterien dadurch verhindert werden sollen, ist nicht wohl einzusehen. Im Allgemeinen kann man nämlich sagen, dafs die gestörte Ernährung eines Theils sehr leicht Knochenablagerungen darin veranlafst; so bei der Gicht; bei gestörter Bewegung eines Theils; in dem zusammengefallenen Auge, worin sich häufig ein Knochenconcrement bildet; so bei alten Leuten, wo die Ernährung so sehr leidet, daher bei ihnen nicht blofs Verknöcherungen der Arterien, sondern auch anderer Theile. Die Gebrechen des Alters werden doch in Westindien nicht fehlen sollen, und man kann auf *Stevens* Behauptung, so sicher er sie aufstellt, unmöglich viel geben, wenn man die Schädel altgewordener Amerikaner eben so verdünnt und verkümmert findet, als die altgewordener Europäer, denn hier läfst sich gewifs von einem Theil auf alle schliefsen. Wie wenige Sectionen sind wohl in Westindien mit der Genauigkeit gemacht worden, die nöthig wäre, um darauf allgemeine Sätze zu gründen. Es ist auch gewifs falsch, dafs Aneurysmen hauptsächlich von Verknöcherungen der Arterien ausgehen; denn man findet jene schon bei jungen Subjecten, wo an diese nicht zu denken ist; bei den Pferden, wo die Aneurysmen der Coeliaca und Mesenterica anterior so häufig sind, habe ich nur einmal eine Verknöcherung im Aneurysma gefunden, und dagegen öfters die Aorta verknöchert gesehen, ohne alles Aneurysma.

Betrachtet man die Arterien, welche vorzüglich verknöchern, so sieht man zwar, dafs alles, was der Aorta angehört, dazu kommen kann, denn von der Lungenarterie spreche ich nicht, da ich nie eine Verknöcherung darin sah, und dieselbe unendlich selten seyn mufs, grade wie eine wahre Verknöcherung der Venen, wovon ich nur einmal ein (noch dazu sehr geringes) Beispiel an der Vena cruralis einer sehr alten Frau gesehen habe. Die Aorta selbst und die Schenkelarterie verknöchern wohl am häufigsten; oft ist fast die ganze cruralis in dem Zustande; dann die innere Carotis in ihrem Kanal und in ihrer Ausbreitung durch das Gehirn; seltener die Armarterie, seltener die Herzarterien, die Milzarterie u. s. w.

Die Schriftsteller sprechen gewöhnlich von einer Verknöcherung der innersten Arterienhaut, das ist aber zu verwerfen. Allemal entsteht die Verknöcherung zwischen jener und der Faserhaut, und wenn man eine verknöcherte Arterie aufschneidet, so sieht man stets die innerste Haut vor der Verknöcherung liegen. Bei kleinen Arterien kann das Rohr derselben fast ganz geschlossen werden; bei den gröſseren sieht man häufig dasselbe erweitert, so daſs vielleicht durch die Erweiterung selbst die Ernährung litt, doch konnte auch die Verknöcherung zugleich mit jener eintreten.

In groſsen Arterien sieht man oft zwischen den schon fortgeschrittenen Verknöcherungen, andere Stellen, die nur eine Verdickung, zuweilen fast nur eine Knorpelablagerung zeigen, wie man ja auch an der Leber, an der Milz u. s. w. einzelne Theile knöchern, andere knorpelig antrifft.

Von dem Aneurysma der Arterien ist schon unter diesem Artikel gesprochen, und wie ich daselbst mit andern neueren Schriftstellern die Erweiterungen ganzer Arterien vom Aneurysma getrennt habe, so will ich hier nur auf den interessanten Fall aufmerksam machen, den *Albert Meckel* in seines Bruders Archiv (1827. S. 345.) mitgetheilt hat, wo die Aorta, an der Stelle wo sich der Ductus arteriosus einsenkte, geschlossen war, und dafür die Mammariae, die Intercostales u. s. w. auſserordentlich erweitert waren; so wie ich kürzlich über einen ganz ähnlichen Fall, den ein Arzt in Manchester beobachtet hat und bekannt machen wird, sehr schöne Abbildungen gesehen habe. Auch hier war die Verschlieſsung bei dem Ductus Botalli vielleicht dadurch entstanden, daſs die Veränderung, der dieser allein ausgesetzt seyn sollte, sich auch auf die Aorta erstreckte. Im Grunde gehören auch alle die Erweiterungen hieher, die *Parry* und Andere in Seitenzweigen nach unterbundenen gröſseren Arterien beobachteten, wovon mehr unter dem Abschnitt: Wiedererzeugung.

Ueber die Entzündung der Arterien und deren Folgen s. Arteritis.

Litt. *Joseph Hodgson* Treatise on the diseases of Arteries and Veins. London, 1815. 8. Uebers. *J. H.* von den Krankheiten der Arterien und Venen. Hannover, 1817. 8. R — i.

ARTERIAE VENOSAE, ältere Benennung der Lungenvenen, wie man dagegen die Lungenpulsader mit dem Namen der Vena arteriosa belegte. Man mufs des Verständnisses der älteren Schriftsteller willen, z. B. in Sectionsberichten, diese Namen kennen, die sonst mit Recht verworfen sind, da sie zu falschen Begriffen führen; hätte man dagegen die Lungenpulsader mit dem Namen arteria venosa, und die Lungenblutadern mit dem der venae arteriosae belegt, so wäre diefs allerdings characteristischer gewesen, unsere jetzt gebräuchlichen Namen wären aber dennoch vorzuziehen. R — i.

ARTERIECTASIE. S. Aneurysma.

ARTERIELLETAET, ein Terminus technicus einer neuen Schule, von Arterie, als Repräsentant der Gefäfsirritabilität abgeleitet, bezeichnet nichts anderes, als erhöhte Gefäfs- und Irritabilitätsthätigkeit, Entzündlichkeit, und ist daher überflüssig, ja selbst unrichtig und zu einseitigen Begriffen führend. H — d.

ARTERIENDRÜCKER. S. Compressorium.

ARTERIENENTZÜNDUNG. S. Aderentzündung.

ARTERIENHAKEN.
ARTERIENHALTER.
ARTERIENNADEL.
ARTERIENPINCETTE. } S. Arterienunterbindung.

ARTERIENPRESSER. S. Compressorium.

ARTERIEN-UNTERBINDUNG. Die allgemeine Ausübung dieses Kunstactes macht in der Chirurgie, namentlich in der operativen, Epoche. Der Name *Ambrosius Paré* wird gewöhnlich als der des Erfinders genannt, wiewohl *Hippocrates*, *Celsus*, *Galen*, *Antyllus*, *Philagrius*, *Aëtius*, *Paul von Aegina* sich derselben schon bedient, und *Archigenes* sie sogar schon bei Amputationen in Anwendung gezogen haben soll. *Paré's* Verdienst, der der Unterbindung allgemeinern Eingang verschaffte, ist deshalb nicht geringer, so wie auch unter den Aelteren *Dionis* und *Fabricius Hildanus*, *Solingen*, *Heister*, unter den Neueren aber besonders die englischen Chirurgen *Jones* und *Hodgson*, die sich um die genauere Erkenntnifs der Wirkung der Ligatur verdient gemacht haben, rühmlich zu nennen sind.

A. Die Ligatur der Arterien findet Anwendung:

1) bei Verletzungen der Arterien und daraus erfolgenden Blutungen, die durch Kälte so wenig, als durch mäfsige, längere Zeit ohne Schaden fortzusetzende Compression, noch durch Styptica gestillt werden können. Nach *v. Graefe* ist eine jede spritzende Arterie eine solche, welche die Unterbindung erheischt.

2) Zur Vorbauung von Blutungen bei wichtigen Operationen, wobei starke Blutung stören und der Blutverlust gefährlich werden könnte. So unterband *Le Dran* vor der Exarticulatio humeri die A. axillaris, *Hohler* die A. cruralis vor der Exarticulatio femoris. Bei der Exstirpation des Unterkiefers, Ausschälung bedeutender Geschwülste am Halse, z. B. der vergröfserten Parotis, unterbindet man zuvor die Carotis.

3) Bei Aneurysmen, die einem milderen Kurverfahren nicht weichen.

4) Um Afterorganisationen und Degenerationen die Zufuhr des Nahrungsstoffes, des Blutes, abzuschneiden, z. B. beim Kropf (*v. Walther*), bei der Sarcocele (*Maunoir*), bei grofsen Balggeschwülsten (*Arendt*), bei Blutschwamm (*Travers, Dalrymple, Wardrop, Dupuytren*).

B. Der Apparat zur Unterbindung aller verschiedenen Arterien des Körpers ist sehr reich.

1) Die Unterbindungsfäden oder Arterienschlingen sind dem Materiale nach entweder von festem Garn oder Seide, oder es sind Darmsaiten oder lederne Bändchen. *Cooper* bedient sich des Catguts, *Lawrence* der in England sogenannten Dentist silk, die sich ohne die nöthige Festigkeit zu verlieren, so fein ziehen läfst, dafs das Gewicht eines zu einer Ligatur erforderlichen Stückes nur $\frac{1}{50}$ — $\frac{1}{60}$ Gran betragen soll. — Seide schneidet sehr leicht ein, und daher sind Garnfäden das gewöhnlichste und in der That auch das beste Material. Lederstreifchen haben nicht die Festigkeit der Garnfäden, und die Darmsaiten, deren *A. Cooper* und *Dupuytren* sich bedienten, entsprechen keineswegs der von ihnen gehegten Erwartung, da sie als animalische Substanz nicht nur einen sehr geringen oder gar keinen Reiz verursachen, sondern auch, ohne nöthig zu haben, nach

aufsen abgestofsen zu werden, durch die Thätigkeit der resorbirenden Gefäfse aufgesogen werden, und somit kein Hindernifs der Heilung von Wunden per primam intentionem abgeben würden. *S. Cooper* und *Guthrie* sahen sie häufig Eiterung und *v. Graefe* Abscedirungen veranlassen. — Der Form nach hat man runde Unterbindungsfäden oder breite, sogenannte Fadenbändchen. Erstere sind den letzteren deshalb vorzuziehen, weil sie bei der Zusammenschnürung die innern Häute der Arterien durchschneiden, und den nothwendigen Entzündungszustand an der Unterbindungsstelle sicherer herbeiführen. Auch läfst sich der Knoten mit einem runden Faden besser und enger schürzen, und dadurch auch der Blutlauf durch die Arterie schneller und sicherer hemmen. Der runde Faden ist entweder einfach, oder aus mehreren, zwei bis sechs, feineren Fäden zusammengedreht. Je feiner der Unterbindungsfaden, desto eher durchschneidet er die innern Arterienhäute; aber man besorgt, dafs er wegen seiner geringen Masse einen zu geringen Reiz setze, und somit auch die Entzündung und Eiterung der umschlungenen äufsern Arterienhaut, die zur Ausstofsung der Ligatur erforderlich ist, erst spät veranlasse. Deshalb bedient man sich, wenigstens in Deutschland, meistentheils eines etwas stärkern, etwa aus drei einfachen Seidenfäden zusammengedrehten runden Fadens. Der Fadenbändchen bedienen sich *Scarpa* und *Crampton*, welche die Durchschneidung der innern Arterienhäute, als zu Nachblutungen leicht Veranlassung gebend, fürchten, und nur eine Annäherung der Arterienwandungen, die allerdings zum Procefs der Verwachsung zureicht, bewirken wollen. Sie bestehen aus zwei bis sechs neben einander gelegten, gewächsten Fäden. — Um eine innigere Berührung der innern Arterienwandungen zu bewirken (*applatissement des artères*), bedienen sich Einige 2) kleiner Cylinderchen, die längs der Arterie gelegt, mit in die Ligatur gefafst werden. *Paré*, *Heister*, *Plattner* und *Désault* (hölzerne), wandten sie schon an; neuerdings brauchten dergleichen *Scarpa*, *Crampton*, *Vacca Berlinghieri* von Leinwand, *Forster* von Kork, *Deschamps* von Eichenschwamm. — Zur Umführung des Fadens um die Arterie sind nach Verschiedenheit der Umstände folgende Instrumente erforderlich: 3) ein bauchiges und gradschneidiges Scalpell, deren hölzerne oder knöcherne Griffe am Ende zugeschärft sind. — 4) Eine oder mehrere Arterienpincetten zum Hervorziehen durchschnittener Gefäfse. Die ersten Instrumente der Art waren wahre Zangen, wie z. B. *Paré's*, *Scultet's* und *Heister's* Zangen. Später bediente man sich der anatomischen Pincette, an der man Schlingenhalter, Schliefsvorrichtungen u. s. w. anbrachte. *Schmukker's* Arterienpincette mit einem, beide Zangenblätter nähernden Schieber, wurde von *Bell* noch mit einem Haken zur Haltung des Schiebers versehen. *v. Graefe* vervollkommnete sie durch Hinzufügung eines Schlingenhalters, in Form einer kleinen Feder auf dem obern Blatte, der Spitze nahe. *Rust's* Pincette hat als Schlingenhalter nahe an der Spitze ein (zu) stark gekrümmtes Häkchen. Die Schliessung der Blätter wird durch das Einschieben eines am obern Blatte befindlichen beweglichen Blättchens, in die Einschnitte eines kleinen Stahlbalkens bewirkt, der auf dem untern Blatte senkrecht stehend, durch eine Oeffnung des obern Blattes geht. Die *Blömer*'sche Pincette hat gabelförmig gespaltene, messingene Schlingenträger, die mit der Pincette beweglich verbunden sind. Damit sie sicher fasse, greift die hakenförmige Spitze eines Schenkels in die Spalte der zwei hakenförmigen Spitzen des andern Schenkels ein. Die neuere *v. Graefe*'sche Pincette unterscheidet sich von der früheren dadurch, dafs das Schliefsen derselben durch einen kurzen, starken, mit einem Widerhalt versehenen Balken bewirkt wird, der auf dem untern Blatte stehend, bei der Annäherung der Zangenblätter durch eine Oeffnung des obern Blattes tritt, und über den Rand der Oeffnung vorspringt. *Brünninghausen* hat eine Pincette mit doppeltem Schnabel, — einem breitern und stärkern, und einem spizzen, — jenen für gröfsere, diesen für kleinere Arterien, und ein gabelförmiges Instrument, mittelst dessen er die Schlinge hoch auf das gefafste Gefäfs schiebt. *Assalini's* im Charnier vereinigten zwei Tenacula stellen eine Pincette vor, die geschlossen vorn abgerundet erscheint, zum Hervorziehen tief liegender Arterien aber ganz unbrauchbar ist, weil der Schnabel zu stark abgerundet, d. h. zu breit ist. *Weier's* Zangentenakel ist eine spitz auslaufende, am Ende nach dem Rande bogenförmig gekrümmte Pincette mit einem Schieber. — Zur Unterbindung kleinerer Gefäfse in Wunden sind 5) die Arterienhaken im Allgemeinen vorzuzuziehen. *Bromfield's* Haken, Sförmig gekrümmt, ist der älteste, *C. Bell* veränderte die Krümmung etwas, und brachte als Schlingenhalter eine Feder daran an. *v. Graefe* gab dem *Bell*'schen Haken eine kürzere Beugung, und um die leicht abbrechende Spitze zu schonen, und zugleich ihn im Bindezeug führbar zu machen, liefs er ihn wie ein Taschenmesser zum Einlegen verfertigen. *v. Bogoslowskoy* (*v. Graefe's* Schüler) brachte einen schiebbaren Spitzendecker an, um Verwundungen der den Knoten schürzenden Hand zu vermeiden. *v. Graefe* verbesserte wieder den graden Spitzendecker *v. Bogoslowskoy's*, indem er ihm eine Wölbung gab, auf welcher die die Schlinge haltende Feder befindlich, und welche bei der Constriction der Schlinge das Aufstreifen derselben auf die Arterie sehr erleichtert. Der Instrumentenmacher *Paland* in Berlin, hat auf eine sehr zweckmässige Weise diese Pincette modificirt. *Wolstein's* Schlagaderhaken ist ursprünglich für Thierärzte angegeben. Zum Herausheben der zurückgezogenen Arterien hat *Brünninghausen* noch ein eignes Tenakel. — Zur Unterbindung im Verlaufe von Arterien an einer nicht verwundeten Stelle braucht man 6) Umführungs- oder sogenannte Aneurysma-Nadeln. Bei oberflächlich gelegenen Arterienstämmen reicht eine umgekehrte, mäfsig gebogene Umstechungsnadel, oder eine geöhrte silberne Sonde zu. Bei den tiefern Arterien bedarf man eigner Nadeln. Ehemals wandte man dergleichen scharfe an (*Louis, Petit*), jetzt nur stumpfe, als die von *Deschamps*, deren seitliche Abbeugung *v. Graefe* an seinen Nadeln weniger bedeutend machte; ferner die Nadeln von *A. Cooper*, *Liston*, *Home*, *Scarpa*, *Larray*, *Zang*, *Rust*. Bei sehr tief liegenden Gefäfsen sind die stark gekrümmten die besten, weil man bei der Senkung des Griffes die Spitze derselben leichter unter der Arterie weg zu führen im Stande ist. Zuweilen, und namentlich da, wo die Unterbindung einer in einer Höhle des Stammes liegenden Arterie nothwendig ist, reicht man auch mit ihnen nicht aus, und *Keate* schlägt deshalb vor, die Nadel von einem biegsamen Metall, etwa von Silber, machen zu lassen, damit ihr jede nur irgend erforderliche Beugung gegeben werden könne. *Desault* bediente sich in solchen Fällen seiner Aiguille à ressort. *Watt* und *Earl* brachten einige Veränderungen daran an; *Arendt* und *Langenbeck's* Instrumente sind ihr ähnlich. Eigne, sehr complicirte Apparate, der eine von *Parish*, *Hartshorne* und *Hewson* in Philadelphia, der andere von *Weifs* in London, beschreibt *Langenbeck*. Zur Umführung der Ligatur um die A. intercostalis gaben *Gérard* und *Goulard* besondere Nadeln an. — Vergl. übrigens „Aneurysma" — Zur Unterbindung der Arterien mit Substanz dienen 7) die gewöhnlichen, im Halbkreise gekrümmten, spitzen, zweischneidigen Heft- oder Umstechungs-Nadeln von verschiedener Gröfse. — Um bei tiefliegenden Arterien die Ligatur fest zuzuziehen, und den Knoten zu schürzen, sind 8) eigne Fingerhüte und Knotenschliefser angegeben worden; so der Knotenzieher von *Desault*, der offne Fingerhut von Silberdraht mit kurzem Stiel und zwei Bügeln an diesem von *Jacobson*; die zum Ringe gearbeitete Silberplatte von *Prevost*, der Serre-artère von *Deschamps*, das Instrument von *Scarpa*, eine am Ende gespaltene Hohlsonde, an einem Rande mit 2 Oehren versehen, *Langenbeck's* gabelförmiges Instrument und *v. Graefe's* sogenannte Ligaturstäbchen, ein Schraubapparat, der nach Belieben gelüftet und leicht ausgezogen werden kann, dabei sehr leicht ist, an jeder Stelle des Körpers Anwendung finden, und niemals in der Wunde einwachsen kann. Vergl. Ligaturstäbchen.

Aufserdem braucht man Scheeren, Waschschwamm, kaltes und warmes Wasser, und nach Verschiedenheit des Körpertheils verschiedene Verbände.

C. Das Verfahren bei der Unterbindung ist verschieden, je nachdem Arterien an Stellen unterbunden werden sollen, wo ihre Continuität aufgehoben ist, und wo sie offene Mündungen darbieten, d. h. wo sie durchschnitten sind, oder ob die zu unterbindenden Arterien ungetrennt verlaufen.

I. Unterbindung in der Continuität einer Arterie.

Sie findet Anwendung: 1) bei Aneurysmen; 2) bei Degenerationen und Afterorganisationen, um sie durch gehinderten Zuflufs ihres Bildungsmaterials, des Blutes, zum Stillstand oder zum Rückschritt zu bringen, z. B. beim Kropf, die Unterbindung der A. thyreoidea superior (*v. Walther*); bei der Sarcocele, die Unterbindung der A. spermatica (*Maunoir*); bei Sackgeschwülsten, deren Exstirpation unthunlich ist (*Arendt* in Petersburg unterband mit Erfolg in einem solchen Falle die Carotis dextra); beim Fungus medullaris und haematodes; 3) zur Vorbauung gegen gefährliche Blutungen bei wichtigen Operationen, z. B. Unterbindung der Carotis bei Exstirpation der Parotis, bei Resection des Unterkiefers, Unterbindung der A. cruralis vor der Exarticulatio femoris, Umstechung der A. axillaris vor der Exarticulatio humeri (*le Dran* sen.); 4) Bei Blutungen; *a*) wenn eine Arterie so versteckt liegt, dafs man sie von der Wunde aus nicht unterbinden kann. *Textor* unterband die Carotis communis wegen einer heftigen Blutung bei einem Selbstmörder; *b*) wenn mehrere Gefäfse zerrissen sind, bei Schufswunden, Zerschmetterungen; *c*) bei Blutungen aus Knochenarterien, die durch Kälte, Tamponade u. s. w. nicht gestillt werden können; *d*) bei Blutungen aus erweiterten Gefäfsstämmen wuchernder Gebilde; *e*) bei Nachblutungen, die nach Unterbindungen wegen mangelnder adhäsiver Entzündung, wegen eingetretener Verjauchung oder wegen krankhafter Beschaffenheit der Arterienwandungen eintreten (nach Amputationen); *f*) bei bedeutenden Blutungen aus brandigen Theilen (sehr selten). —

In allen diesen Fällen wird heutigen Tags nur die isolirte Arterie unterbunden, da *le Dran's* Umstechung der A. axillaris keine Nachahmung gefunden hat. Das Verfahren ist folgendes: Man macht nach dem Verlaufe des zu unterbindenden Gefäfses einen Hautschnitt von 2 bis 4 Zoll, länger bei tief- und kürzer bei flach-liegenden Arterien, bahnt sich anfangs durch vorsichtige Schnitte mit dem Messer, später dem Scalpellstiel, den Weg bis zum Gefäfsstamm, trennt diesen $\frac{1}{4}$ Zoll lang vorn und seitlich, und so viel es angeht auch hinten, sondert ihn von dem naheliegenden Nerven und der Vene ab, und umgeht nun mit der Nadel die Arterie, indem man mit der Spitze der letztern, hinter und unter der Arterie, gegen den von der entgegengesetzten Seite ihr entgegengesetzten Nagel des Zeigefingers drängt, und sie durchführt. Man zieht sodann ein Ende des Fadens mittelst einer Pincette, eines Hakens, aus dem Oehr, bewegt die Nadel mit dem andern Ende des Fadens zurück, und streift sie von diesem ab; die so gefangene Arterie unterbindet man nun, indem man einen chirurgischen und darüber einen oder zwei einfache Knoten schlingt. Bei sehr tief liegenden Arterien zieht man die Schlinge mit einem Knotenschliefser fest um dieselbe zusammen, bis die Blutung, bei Aneurysmen die Pulsation, aufhört. Diese Zusammenschnürung soll bei der, wegen Aneurysmen unternommenen Unterbindung nach einigen allmählig, gradweise geschehen, damit, während die Collateralgefäfse noch nicht erweitert sind, durch den Hauptstamm noch einiges Blut zu den tiefer gelegenen Theilen gelangen könne; ein Verfahren, das nach dem Urtheile fast Aller keine Nachahmung verdient. — Das festere Zusammenschnüren bewirkt einmal die zur Verwachsung erforderliche vollständige Zerschneidung der innern Häute, und hindert zugleich das Losgehen der Ligatur. Das vollkommene Durchschneiden einer gesunden Arterie, und nur eine solche darf unterbunden werden, ist selbst mit den dünnsten Ligaturen nicht zu besorgen. — Das Verfahren von *Scarpa*, *Crampton*, *Vacca Berlinghieri* etc., das Applatissement der Arterien mittelst des kleinen Cylinderchens, der mit in die Ligatur gefafst wird, unterscheidet sich von dem angegebenen in sofern, als eine der Länge des Cylinders entsprechende, diese um etwas übertreffende Strecke der Arterie blos gelegt und der Ligaturfaden, sey er breit oder rund, nur leicht um die Arterie und den Cylinder geknüpft werde, damit die innern Häute der ersteren sich nur berühren, nicht aber durchschnitten werden.

II. Unterbindung offener Arterien-Mündungen.

Sie findet hauptsächlich bei Blutungen nach zufälligen Verwundungen oder während gröfserer chirurgischer Operationen Anwendung. Das Gefäfs wird entweder isolirt oder mit Substanz unterbunden. Erstere Methode verdient allenthalben, wo sie ausführbar ist, den Vorzug.

1) Unterbindung der isolirten Arterie. Man setzt einen Schenkel der Unterbindungs-Pincette, über welche eine Schlinge gelegt worden, in die Mündung der Arterie, oder man faſst beide gegenüberstehende Wände derselben, drückt die Pincette zusammen, zieht das Gefäſs vor, läſst durch einen Gehülfen die Schlinge über dasselbe herabziehen (nöthigenfalls unterstützt man dies durch einen Schlingenführer — *Brünninghausen*), und in einen Knoten schürzen. Ist man ohne Gehülfen, so schlieſst man die Pincette, nachdem sie die Arterie gefaſst hat, mit dem Schieber, oder mittelst anderer daran befindlicher Mechanismen, nimmt das Ende derselben in den Mund oder läſst sie ganz frei herunterhängen, streift die Schleife auf die Arterie und zieht sie zusammen. Das Verfahren mit dem Arterien-Haken ist wesentlich dasselbe. Man durchsticht nämlich eine oder beide Wandungen der Arterie, zieht diese hervor, und verfährt mit dem in den Schlingenträger des Hakens gelegten Unterbindungsfaden eben so, wie bei der Unterbindung mit der Pincette.

2) Unterbindung mit Substanz. *Pouteau* wandte sie, die Unterbindung der isolirten Arterie ganz verwerfend, immer, *Mursinna* gewöhnlich an. Gefäſse, die tief liegen und nicht ganz hervorgezogen werden können, ferner kleine spritzende Arterien, deren Mündungen man mit dem Arterien-Haken hervorhebt, werden häufig mit einiger Substanz unterbunden. Freilich verursacht die Zusammenziehung, wenn der Nerve mitgefaſst ist, bedeutenden Schmerz; auch ist diese Unterbindungsweise jedesmal ein Hinderniſs für die schnelle Vereinigung; es entstehen aber aus dieser, durch die Umstände zuweilen gebotenen Methode in Bezug auf Blutstillung keine Nachtheile. — Die Unterbindung mit vieler Substanz, mit Muskeln, Nerven etc., nennt man Umstechung. Sie wird da nöthig, wo das Hervorziehen des blutenden Gefäſses und die isolirte Unterbindung unmöglich ist. Sie steht dieser übrigens durchaus nach, weil nach einiger Zeit, vielleicht früher als die Natur ihre Operationen zur festen Verschlieſsung des

Arterienendes vollendet hat, die Ligatur durch Druck oder Eiterung oder Verschwärung die zusammengeschnürten Theile gleichsam verzehrt, und aufhört, auf die Arterie constringirend zu wirken. Bei stark blutenden Gefäfsen, die der Oberfläche nahe liegen, wie es z. B. bei Blutungen aus den Kopfbedeckungen der Fall ist, verfährt man auf zwiefache Art: entweder streift man auf jedes Ende des Unterbindungsfadens eine Umstechungsnadel, und stöfst die eine in der Wunde zwischen Haut und Cranium an der einen, die andere eben so an der andern Seite des Gefäfses durch; oder man streift nur Eine Nadel auf den Faden, und sticht dieselbe aufsen auf der Haut an einer Seite des blutenden Gefäfses ein, führt sie um dieses herum, und sticht auf der andern Seite wieder aus. Bei blutenden Gefäfsen, deren Mündungen sich in gröfseren Wundflächen öffnen, wie namentlich bei Amputationswunden der Fall ist, verfährt man so: man streift auf jedes Ende des Fadens eine Umstechungsnadel, stöfst die eine gerade unter der blutenden Stelle rechtwinklich $\frac{1}{4}$ Zoll tief in die Masse ein, verläfst dann diese Richtung, indem man mit der Spitze der Nadel an einer Seite der Arterie, um diese herum einen Halbkreis beschreibt, und sie grade über der blutenden Stelle wieder aussticht. Die zweite Nadel stöfst man genau an derselben Stelle ein, wie die erste, führt sie eben so an der andern Seite des Gefäfses durch die Substanz, und sticht sie gleichfalls oben aus. Nöthigenfalls läfst sich auch diese Umstechung mit Einer Nadel ausführen. Die Modificationen, die alsdann dabei Statt finden müssen, ergeben sich von selbst. — Nach diesem Acte schnürt man die Schlinge so stark zusammen, bis die Blutung aufhört, und macht einen einfachen Knoten, über welchen man noch einen zweiten zusammenzieht. Der chirurgische Knoten läfst sich nicht ohne Mühe schliefsen, und nähert die Wände der Arterie nicht so genau, wie der einfache.

Bemerkungen. Viele Chirurgen halten Eine Ligatur zur Verschliefsung gröfserer Arterien für unzureichend. Sie fürchten, der Stofs des Blutes werde die Ligatur abstreifen, eine Besorgnifs, die *Solingen, Dionis, Richter, Cline* früher

früher schon bestimmte, blutende Gefäfse zu durchstechen, und den Faden oben und unten zusammen zu binden. Bei Aneurysmen etc., glaubte man durch zwei angelegte Ligaturen der Gefahr zu entgehen, welche das Lockerwerden der Ligatur mit sich führen konnte, oder man legte sogenannte Nothschlingen, ligatures d'attente (*Boyer, Roux, Birch*) an. Dadurch aber wird die Arterie zu weit von ihren Umgebungen getrennt, die Vasa vasorum zum Theil zerstört, Mortification Statt der erwarteten adhäsiven Entzündung hervorgebracht, und somit der Zweck der Unwegsammachung der Arterie verfehlt (*Dupuytren, Richerand, S. Cooper*). Man hat deshalb dieses von *Hunter* ausgegangene Verfahren, dem besonders *Deschamps* anhängt, wieder verlassen, und ist fast allgemein zu der einfachen Ligatur zurückgekehrt. — Die Spannung, welche nach Unterbindung von Arterienstämmen bei der Operation der Aneurysmen häufig, bei Unterbindung in Amputationswunden aber niemals zurückbleibt, bestimmte einige Chirurgen, z. B. *Celsus, Tenon, Abernethy, Jones, Maunoir*, bei der ersteren Operation 2 Ligaturen anzulegen, und die Arterie zwischen beiden zu durchschneiden. *Richter, Heister* und *Callisen* erklärten sich dagegen, und in Deutschland fand diese Methode wenig Anhänger. Darüber aber herrscht nur eine Stimme, dafs bei Durchschneidungen gröfserer Arterien beide Enden derselben unterbunden werden müssen, weil auch aus dem untern, mit Collateralästen in Verbindung stehenden Ende Blutungen entstehen können.

D. Behandlung der Ligaturfäden. Man führt dieselben auf dem nächsten Wege nach aufsen, und befestigt sie mit Heftpflasterstreifen auf der Haut, damit sie beim Verbande nicht gezerrt werden. Sind mehrere Ligaturen angelegt, so sollen da, wo man schnelle Vereinigung der Wunde beabsichtigt, die Enden zusammengefafst, in den untersten Theil (Winkel) der Wunde gelagert werden, damit die Veranlassung zur Eiterung möglichst gering sey. In derselben Absicht räth *James, Veitsch, Guthrie*, ein Ende der Ligatur am Knoten abzuschneiden. *Wilson, Lawrence, Hodgson, Hennen, Delpech* und mit ihnen mehrere andere englische und französische Chirurgen gingen noch weiter, indem sie beide Enden der aus Thierstoffen, Seide oder Darmsaiten, bestehenden Ligatur dicht am Knoten abschnitten. *Grofs, S. Cooper* und *Guthrie* erklären sich der später nicht selten danach folgenden Abscesse wegen, dagegen, und diese ungünstigen Erfahrungen sind die Ursache gewesen, dafs diese Methode in Deutschland niemals Eingang gefunden hat.

Höchst wichtig ist die Entscheidung der Frage, ob man die Ligatur bald nach der Unterbindung ohne Gefahr wieder entfernen dürfe, oder, wie man sich ausdrückt, ob die temporaire Anwendung der Ligatur statthaft sey, oder ob man deren Lösung der Natur überlassen müsse? Nur eine deutliche Einsicht in die Processe, welche die Natur an der Stelle der Unterbindung einleitet, kann den Fingerzeig zur Beantwortung geben. *Desault* machte zuerst die von *Thomson, Jones* und allen spätern Beobachtern bestätigte Entdeckung, dafs nach Constriction der Arterien mit rundem Faden, nach *Pécot* auch nach stärkerer Constriction mit dem Fadenbändchen, die Tunica intima und muscularis berste, während die Zellhaut nur constringirt werde. *Jones* fand ferner bei seinen fortgesetzten Untersuchungen, dafs die Arterienwandungen eine Strecke weit sich entzünden, dafs aus den Rändern der geborstenen Häute plastische Lymphe exsudire, sich zu einem festen Lymphknopfe condensire, und dafs dieser sich mit dem Blutcoagulum verbinde, welches sich zwischen der Unterbindungsstelle und dem nächsten Collateralaste bildet. Es entstehe auf diese Weise im Arterienkanal ein kegelförmiger Pfropf, dessen Basis an der Unterbindungsstelle liege und aus Lymphe bestehe, dessen Spitze dagegen der Mündung des nächsten Collateralgefäfses gegenüber liege. Dieser Pfropf vereinige sich mit den entzündeten Arterienwandungen und bewirke eine Verwachsung, die dem Blutstrom sich entgegen stelle. Sowohl ober- als auch unterhalb der Ligatur habe dieser Procefs innerhalb der Arterien Statt. Gleichzeitig erfolgt in den umliegenden Theilen von dem Reiz des Fadens exsudative Entzündung. Plastische Lymphe ergiefst sich rings um die Unterbindungsstelle, umgiebt die Arterie wie ein Ring (*Pécot, Seiler*), oder vielmehr als eine eiförmige Geschwulst, in welcher nur für die Ligaturfäden eine Oeffnung oder ein Kanal bleibt. Während dieser Vorgänge ensteht an der Stelle der Zellhaut der Arterie, die von der Ligatur eng umschlossen ist, von dem heftigen und continuirlich wirkenden Reiz Eiterung, welche früher oder später die umschlungenen Theile verzehrt, und die Lösung der Ligaturschlinge bewirkt. — Wählte man zur Unterbindung Fadenbändchen und einen Zwischenkörper, z. B. ein Leinwand-Cylinderchen, so erfolgt keine Durchschneidung der innern Arterienhäute, sondern eine schwächere Entzündung, die jedoch ebenfalls Verwachsung der genäherten Wandungen bewirkt. Im Umfange der Unterbindungsstelle erfolgt derselbe Procefs wie bei der Ligatur mit rundem Faden, nur mit dem Unterschiede, dafs in dem Lymphringe, an der Stelle wo der Leinwand-Cylinder liegt, eine bei weitem gröfsere Oeffnung bleibt, da nur die Enden desselben mit der ausgeschwitzten Lymphe übergossen werden, und dafs der Theil der Arterie, dem der Cylinder anliegt, von der Bedeckung des plastischen Stoffes frei bleibt. Bei der Herausnahme der zum Theil umhüllten Cylinderchen mufs nothwendig eine theilweise Trennung der Lymphscheide bewirkt werden; auch erfolgt häufig eine Mortification des Theils der Arterie, welchem der Cylinder angelegen hat. — Hat man das Ligaturstäbchen (*v. Graefe*) angewandt, so wird dessen in der Tiefe befindliches Ende zwar ringsum mit Lymphe umgeben werden; es wird aber leicht und ohne die begonnenen Bildungen wieder zu zerstören, entfernt werden können. — In allen Fällen verwandelt sich die Arterie von der Unterbindungsstelle an, bis zu den nächsten Collateralästen auf- und abwärts, im späteren Verlaufe eben so in einen ligamentösen Strang, wie z. B. die Arter. umbilicales, wenn sie kein Blut mehr führen. Zur Restitution des durch die Unterbindung unterbrochenen Blutlaufs, bedient sich die Natur der Erweiterung der Collateraläste. Im Anfange werden sie sämmtlich ziemlich gleichmäfsig ausgedehnt, später kehren die meisten wieder zu ihrem früheren Durchmesser zurück, und nur einige bleiben erweitert zurück. Mit Ausnahme von *Tresling* und *v. Walther* haben die meisten Chirurgen diesen Vorgang beobachtet. Ob sich im Menschen auch neue Gefäfse bilden, wie es bei Thieren ganz unzweideutig der Fall ist, bleibt noch fernere Aufgabe der Beobachtung.

Der innere Lymph- und Blutpfropf, der mit den Arterienwandungen verwächst, oder die blofse Verwachsung der Arterienwandungen, unterstützt durch den äufsern Lymphring, sind die dem andrängenden Blute widerstehenden Bollwerke. Ehe sich diese gebildet haben, ist es lediglich die mechanisch hemmende Ligatur, die den Durchgang des Blutes hindert, und vor ihrer Bildung ist deshalb die Ligatur nicht ohne Gefahr zu entfernen. Gewöhnlich ist erst nach Verlauf von 3 bis 4 Tagen die gehörige Festigkeit eingetreten, und dann dürfte die Ligatur überflüssig seyn. Versuche an Thieren zeigen zwar (*Travers*, *Jones*), dafs derselbe Procefs sich zuweilen entwickele, wenn nach wenigen Stunden oder noch früher nach der Unterbindung die Ligatur wieder entfernt wird; aber dies geschieht so wenig bei Thieren wie bei Menschen immer (*Jones*, *Hutchinson*, *S. Cooper*, *Vacca Berlinghieri*), und deshalb bleibt die Lösung der Ligatur nach 24 oder 27 Stunden, und selbst noch am dritten Tage, ein sehr gewagtes Unternehmen. Man vergesse nie, dafs sehr viel von der Constitution des Kranken und von der Plasticität seiner Bildungsstoffe abhängt, dafs selbst zufällige Umstände, z. B. heftige Bewegungen, die lockeren Adhäsionen wieder trennen können. Am zweckmäfsigsten überläfst man die Lösung der Fäden der Natur, die sie bei kleineren Arterien zwischen dem 4ten und 7ten, bei gröfseren zwischen dem 10ten und 12ten Tage zu bewirken pflegt, wiewohl ausnahmsweise wohl 30 Tage dazu erforderlich seyn können. — Die Lösung der Ligatur durch die Natur geschieht entweder durch Eiterung oder durch allmähliges Schwinden, wie es bei Constriction organischer Theile häufig der Fall ist. Die von *Scarpa* so sehr gefürchtete Ulceration von liegenbleibenden Ligaturfäden, die zu Nachblutungen Anlafs geben soll, erfolgt bei gesunden Arterien entweder gar nicht, oder wenn sie entsteht, so darf sie doch keine Besorgnifs einflöfsen, da alsdann die

Adhäsion schon ganz fest ist. Leises Anziehen, täglich beim Verbande wiederholt, oder das Zusammendrehen beider Enden einer Ligatur, befördert durch den dadurch bewirkten Reiz die Eiterung und somit auch die Lösung der Ligatur. Durch einen sehr dünnen Faden gewinnt man nichts, weil an ein Schneiden desselben höchstens im Anfange zu denken ist, und er später eben seiner Feinheit wegen einen geringeren Reiz verursacht, als ein stärkerer (*Pécot*). — Heilt die Wunde vor Lösung der Schlinge zu, so führt man neben dieser ein kleines Bourdonnet ein, und erhält mittelst desselben eine kleine Fistel, die nach dem Abfall der Ligatur schnell von selbst heilt.

Aus Obigem erhellt, die verschiedenen Unterbindungsarten betreffend, was überhaupt von *Scarpa's* Methode, dem Applatissement der Arterien zu halten sey. Sie ist zu verwerfen, weil bei der blofsen Compression der Arterienwandungen gegen einen nachgiebigen Leinwandcylinder ein zu geringer Entzündungsreiz in den innern Arterienhäuten gesetzt wird, weil ferner der Cylinder in der Wunde einen unnöthigen Reiz verursacht, und später Mortification oder Exulceration des Stückes der Arterie, dem er angelegen hat, und Lösung des im Arterienkanal gebildeten Coaguli bewirken kann (*Pécot*), und weil somit noch späte Nachblutungen eintreten können, auch wenn die zeitige Lösung der Ligatur (am dritten Tage) ohne Gefahr vorüber ging.

E. Ueble Ereignisse. 1) Während der Operation können höchstens Schwierigkeiten im Unterbindungsgeschäfte selbst, und Zerreifsen des Fadens bei der Zusammenschnürung eintreten. Letzterem komme man durch Prüfung des Materials vor der Operation zuvor; erstere haben bei durchschnittenen Arterien ihren Grund in bedeutender Zurückziehung der Arterien in ihre Scheiden. Kann man sie auch mit Hülfe eines Tenakels (*Brünninghausen*) nicht hervorheben, so mufs man mit dem Bistouri einschneiden, bis man zu ihnen gelangt. Wenn das Blut aus der Wundfläche wie aus einem Schwamme hervorquillt, schreite man alsbald zur Unterbindung des Arterienstammes, wo möglich aber jedesmal unterhalb des Ursprunges gröfserer Seitenäste. — 2) Nach der Operation. Sehr heftige Schmerzen, die sich selbst bis zu Convulsionen steigern können, treten am häufigsten nach der Unterbindung mit einiger Substanz ein. Zu ihrer Beseitigung mufs man entweder die Ligatur lösen, und die isolirte Arterie zu unterbinden suchen, oder die Ligatur so fest zuziehen, bis Empfindungslosigkeit eintritt; oder wenn man sich vor Blutungen schon zureichend gesichert glaubt, die Ligatur ganz entfernen. — Der bei weitem traurigste Zufall nach Unterbindungen ist der zuweilen nachfolgende Trismus und Tetanus, von dem es indessen unentschieden ist, ob er in den Fällen, wo man ihn beobachtet hat, blofs post oder auch propter ligaturam entstanden sey. — Zu heftige Entzündung tritt so leicht nicht ein, wohl aber Eiterung in Folge des stets fortwirkenden Fadenreizes. Wenn sie beträchtlich ist, so ist sie besonders dann unangenehm, wenn die Localität Eiterversenkungen gestattet, wie z. B. nach Unterbindung der Carotis. Eine geeignete Lage, ein zweckmäfsiger, die Versenkung des Secernirten beabsichtigender Verband, die Einführung eines kleinen Bourdonnets längs der Unterbindungsfäden, erforderlichen Falles die die Secretion beschränkenden Einspritzungen von Kalkwasser, Chinadecoct u. s. w. dürften wohl meistentheils dabei zureichend seyn. Uebler aber ist es, wenn Exulceration eintritt, was bei mangelnder Kraft und Plasticität, bei einem cachectischen und dyscrasischen Zustande wohl geschehen kann. Ganze Amputationswunden werden zuweilen davon ergriffen; die Ligaturen fallen ab, ohne dafs in den unterbundenen Gefäfsen Adhäsion entstanden wäre, und es erfolgen nach dem 10ten Tage Nachblutungen, bei denen eine nochmalige Unterbindung gar nichts hilft, und die, wenn der Vegetationsprocefs nicht schnell günstig umgestimmt werden kann, die Unterbindung des Arterienstammes höher oben, oder eine nochmalige Amputation erheischt. Die bei dieser Neigung zur Exulceration anzuwendenden Mittel sind übrigens nach dem Stande der Erregbarkeit aus der Klasse der reizend stärkenden und nährenden, und bei vorhandenen Dyscrasieen aus der Klasse der specifisch dagegen wirkenden zu wählen. — Nachblutungen haben ihren Grund einmal in der eben erwähnten Exulceration, dann aber auch in einer krankhaften Beschaffenheit der Arterien selbst an der Unterbindungsstelle, wovon man sich leider meistentheils erst ex post überzeugt. Auch hier bleibt kein Mittel übrig, als den Stamm höher hinauf zu unterbinden. Sollte eine unzweckmäfsige Unterbindungsweise, z. B. zu schwache Zusammenschnürung der Arterien, Abstreifen der Ligatur u. dgl. an der Nachblutung Schuld seyn, so hat der Operateur seinen Fehler zu verbessern. Die eine Arterie schräg umschlingenden Ligaturen sind zu vermeiden. — Das späte Abfallen der Ligatur ist besonders bei beabsichtigter schneller Vereinigung von Wunden unangenehm. Durch heftiges Zerren zerstört man die neu gebildeten Adhäsionen wieder, und giebt zu erneuerten Blutungen Anlafs. Ein täglich fortgesetztes Zusammendrehen der Enden der Ligatur, wodurch die Arterienschlinge immer mehr verengert wird, oder ein leises, täglich wiederholtes Anziehen der Fäden und Befestigung derselben in dieser Anspannung, sind die einzigen zu gestattenden Hülfen.

Wie man bei der Aufsuchung der einzelnen gröfseren Arterienstämme zu verfahren habe, ist unter „Aneurysma" angegeben.

Synon. Arterien-Unterbindung. Lat. *ligatura arteriarum.* Franz. *ligature des artères.* Engl. *ligature of arteries.*

Litteratur.

A. Scarpa, über die Pulsadergeschwülste. A. d. Ital. übers. mit Anm. u. Zus. v. *Harles.* Zürich 1808. 4.

J. F. D. Jones, Abh. über d. Procefs, den die Natur einschlägt, Blutungen u. s. w. zu stillen. A. d. Engl. u. mit Anm. v. *G. Spangenberg.* Hannover 1813.

J. Hodgson, v. d. Krankh. d. Art. u. Venen. A. d. Engl. v. *F. A. Koberwein.* Hannover 1817.

B. W. Seiler, Samml. einiger Abh. v. *Scarpa*, *Vacca Berlinghieri* und *Uccelli* über die Pulsadergeschwülste. Zürich. 1822 4.

v. Graefe's und *v. Walther's* Journ. d. Chir. u. Augenheilk. Bd. II. p. 661. Bd. IV. p. 70. 454. 461. Bd. VI. p. 475. Bd. XI. p. 345. Bd. XII. p. 650.

Die Handb. der Chirurgie v. *S. Cooper* und *Langenbeck.* G — m.

ARTERIENUNTERBINDUNGS-INSTRUMENTE. S. Arterienunterbindung.

ARTERIENUNTERBINDUNGS-WERKZEUGE. S. Arterienunterbindung.

ARTERIENZANGE. S. Arterienunterbindung.

ARTERIOCHALASIS.
ARTERIODYALYSIS. } S. Aneurysma.
ARTERIORHEXIE.

ARTERIOLAE LYMPHATICAE. Die Schriftsteller haben die Endigungen der Arterien als sehr verschieden betrachtet, obgleich darüber nie etwas nachgewiesen werden konnte. Was wir mit Sicherheit kennen, ist ganz allein die Endigung der Arterien in Venen, denn, worüber ich mich auf meine Physiologie beziehe, nirgends sieht man sogenannte Mittelgefäfse, die man auch als ein eigenes System von Haargefäfsen, vasa capillaria, betrachtete. Eben so wenig sieht man farbenlose Lymphe führende Gefäfse (arteriolae lymphaticae) aus den Arterien entstehen, die man auch fast überall, und namentlich als aushauchende Gefäfse, vasa exhalantia, betrachtete. Eigentlich kommen diese Ideen aus der ehemaligen Annahme, dafs die rothen Blutkügelchen in gelbe, diese in weifse zerfielen, und dafs für alle drei Arten eigene Arterien wären, falls nicht, durch einen Error loci, die gröfseren Kügelchen in kleine eindrängen und so eine Entzündung bewirkten.

Ganz vorzüglich kämpft für die Existenz dieser farbelosen Arterien: *Jani Bleuland*, Experimentum anatomicum, quo arteriarum lymphaticarum existentia probabiliter adstruitur. L. B. 1784. 4. tab. R — i.

ARTERIOSUS DUCTUS. S. Ductus arteriosus *Botalli*.

ARTERIOTOMIE. Hierunter versteht man diejenige chirurgische Operation, bei welcher eine Schlagader an einer bestimmten Stelle geöffnet und eine Masse Blut entleert wird. Die Eröffnung einer Schlagader ist eine in unsern Tagen selten verrichtete Operation. Wahrscheinlicherweise wurde sie zuerst von *Aretaeus* (De curat. morb. diut. L. B. 1735. lib. I. c. 4.) unternommen. Der Endzweck der Schlagadereröffnung ist, eine grofse Quantität von arteriellem Blute auf einmal zu entleeren, und man hat sie daher besonders in folgenden Krankheitsformen vorgeschlagen: bei Entzündungen des Gehirns und seiner Umgebungen, bei heftigen Kopfschmerzen, bei soporösen Zufällen, in der Manie, bei heftigen Augenentzündungen, bei dem schwarzen Staar.

Diese Operation darf nur an denjenigen Schlagadern gemacht werden, welche an einem Knochen liegen, damit man einer gefährlichen Blutung und der Entstehung eines Aneurysma durch Compression leicht begegnen kann. Gewöhnlich wählt man einen Ast der Schlafpulsader (*arteria temporalis*), oder die hintere Ohrpulsader (*arteria auricularis posterior*). *Martin* (Traité de la phlébotomie et de l'artériotomie. Paris 1741. 12.) empfahl zwar in gefährlichen Krankheiten der Brust auch die Eröffnung der Speichenpulsader (*arteria radialis*); sein Vorschlag ist jedoch ohne Nachahmung geblieben.

Die Operation wird auf folgende Weise verrichtet: Man setze den Kranken gegen das Licht, und lasse den Kopf desselben von einem Gehülfen festhalten. Der Operateur stelle sich so, dafs er die Seite, an welcher operirt werden soll, vor sich hat. Die Gegend des Schlafes mufs in einem bestimmten Umfange an der Eröffnungsstelle von den Haaren befreiet und gereiniget seyn. Nun untersuche der Operateur die Schlagaderäste, und wähle einen in der Entfernung von wenigstens 15 Linien von der Wurzel des Jochbeinfortsatzes nach oben aus. Den gewählten Ast drücke er oberhalb der Eröffnungsstelle, welche er sich mit dem Nagel bezeichnet hat, mit dem linken Zeigefinger zusammen, fixire ihn unterhalb der bezeichneten Stelle mit dem linken Daumen nicht zu stark, und spanne auf diese Weise zugleich die Haut etwas an. Hierauf steche man die Spitze einer Lanzette, oder besser eines Bistouris, an der bezeichneten Stelle an der einen Seite der Schlagader ein, und schneide in einem Zuge die allgemeinen Bedeckungen und den Schlagaderast in schräger Richtung ein. Ist der Schlagaderast tief gelegen, so kann man vorher einen trockenen Schröpfkopf aufsetzen, um ihn hervorzuheben. Wenn man die Schlagader unterbinden will, so ist es zweckmäfsiger eine Hautfalte quer über dem zu eröffnenden Aste zu bilden, diese der Länge nach einzuschneiden und die Wundränder von einander zu bringen, so dafs das Gefäfs sichtbar wird, welches man nun schräg öffnet. — Ist die gehörige Menge Blut abgeflossen, so reinige man die Stelle, indem man die Schlagader unterhalb ihrer Oeffnung comprimirt. Um die Blutung zu stillen, giebt es drei Methoden:

1) Man schneide den Schlagaderast an der gemachten Oeffnung vollends quer durch. Die beiden Enden der Schlagader ziehen sich in die sie umgebenden weichen Theile zurück, und der fernere Ausfluſs des Blutes wird dadurch, wenn es kein groſser Ast war, gehemmt (Edinb. Med. and Surgic. Journal Nr. LV.). Neuere englische Wundärzte schneiden bei der Operation an der Schlafpulsader ein ganzes Stück aus dem Gefäſse mit der Scheere aus, damit sich die Enden zurückziehen und keine starke Compression nöthig wird (*Himly*, Bibl. f. Ophth. I. pag. 47.).

2) Man unterbinde das geöffnete Gefäſs oberhalb und unterhalb der gemachten Oeffnung.

3) Man vereinige die Wundränder genau, lege eine graduirte Compresse darauf, und befestige diese durch den Knopfverband (*fascia nodosa*). Da jedoch dieser Verband bei Kopfkrankheiten, Augenentzündungen u. s. w. sehr nachtheilig seyn kann, wie er schmerzhaft ist, so kann man statt dessen eine einfache Compresse mit einer bloſsen Binde anwenden, wenn der Kranke ruhig ist und unter ärztlicher Aufsicht steht. Der Verband darf ohne Noth nicht vor dem zwölften Tage abgenommen werden. Noch hat man zur Compression der Schlafpulsader verschiedene Bandagen empfohlen, z. B. *Butter's* Compressorium, *Bell's* Riemen, die aber für den Patienten unbequem, oft nachtheilig und auch unsicher sind. Siehe unter: Knopfverband.

Synon. Schlagaderöffnung. Lat. *Arteriotomia* (von *ἀρτηρία*, *arteria*, und *τέμνω*, *seco*). Franz. *Artériotomie*. Engl. *Arteriotomy*. Holl. *Een Slag-aders snyding, of opening*.

Litt. *W. Butter*, de arteriotomia. Edinburgh. 1761.

Ebenders. an improved method of opening the temporal artery. London 1783. 8.

J. O. Justamond's chirurg. Werke. Leipzig 1791. 8. pag. 120.

W — er.

ARTERITIS, richtiger ARTERIITIS, Schlagaderentzündung. Diese Entzündung kommt am häufigsten in der innern serösen Membran der Arterien vor, wenigstens wird dieselbe gewifs in den meisten Fällen zuerst afficirt. Als Spuren der Entzündung der innern Schlagaderhaut findet man oftmals ein aufserordentlich feines Gefäfsnetz auf derselben, in anderen Fällen eine mehr gleichmäfsig rothe Färbung mit Auflockerung des Gewebes. Damit verbindet sich das Vorkommen von polypösen Concrementen plastischer Lymphe an den gerötheten Stellen. Nach höheren Graden der Entzündung zeigen sich aufserdem Spuren von beginnender Verschwärung, Fleischwärzchen von rosenrother Färbung, endlich Verkleinerung des Lumen der Arterie mit Verdickung ihrer Häute, bisweilen aber auch, besonders nach sehr chronisch verlaufender Entzündung, Erschlaffung und Ausdehnung derselben. Auch hat man Arterien in weiten Strecken gänzlich oblitterirt, verschlossen und unzugänglich gefunden.

Die wichtigsten ursachlichen Momente der Arterienentzündung lassen sich auf folgende zurückführen: 1) Jede übermäfsig und länger dauernde Beschleunigung der Circulation durch heftiges, stürmisches Gefäfsfieber, durch exorbitante Bewegung, durch den Genufs von spirituösen Getränken im Uebermafs u. s. w. 2) Plötzliche Unterdrükkung der erhöhten Hautthätigkeit, daher auch das plötzliche Verschwinden von Exanthemen von der Haut. 3) Arthritische Dyskrasie, wenn in Folge der durch die Gicht bedingten fehlerhaften Blutmischung statt des fibrösen Apparats der Gelenke, die seröse oder die fibröse Haut der Arterien zum Heerde der Krankheit wird. 4) Syphilitische Affectionen, wenn sie sehr veraltet sind, so wie die Mercurialcachexie. Beide Krankheitsverhältnisse bedingen nach *Hodgson* besonders chronische Entzündung der inneren Schlagaderhaut. 5) Oertliche Verletzungen einzelner Schlagadern durch Contusion, Zerreifsung u. s. w. Hierher gehört selbst in sehr vulnerabeln Subjecten, die Unterbindung verwundeter Schlagadern. *Langenbeck* beobachtete nach der Amputation des Unterschenkels eine Entzündung in allen Gefäfsen der Extremität bis ans Ligamentum Pouparti; in allen diesen Arterien fand sich eine eiterartige Materie an den Wänden derselben vor.

Bei der Entzündung jedes Organs nehmen sowohl Arterien als Venen, besonders aber das zwischenliegende Capillargefäſsnetz, an der Entzündung Antheil. Daher findet man häufig nach sehr heftigen Lungenentzündungen die innern Gefäſshäute geröthet und mehr oder weniger aufgelockert, so wie einzelne Stellen in ihren Wandungen ulcerirt. Ueberhaupt kann nicht geläugnet werden, daſs in jedem heftigen entzündlichen Fieber die innern Gefäſse, besonders die innern Arterienhäute, in einem gereizten Zustande sich befinden müssen. Die allgemeine Arterienentzündung hat bekanntlich *P. Frank* zuerst aus der Erfahrung nachzuweisen versucht (De curand. hom. morb. L. 1. §. 118.), indem er in 19 Fällen diese Krankheit beobachtet zu haben versichert. Ihm folgte *Spangenberg*, welcher gleichfalls die allgemeine Schlagaderentzündung mehrere Mal beobachtet haben will (Ueber die Entzündung der Arterien. *Horn's* Archiv. Bd. V. Heft 2. S. 269). *Reil* äuſsert sogar die Meinung, daſs das einfach scheinende Gefäſsfieber wohl häufig mit einem entzündlichen Zustand der Gefäſshäute verbunden seyn möchte (Ueber die Erkenntniſs und Kur der Fieber. Bd. II. S. 5). In der That scheinen die im höchsten Grade solcher Fieber ungemein heftig und stark werdenden Pulsationen, welche gewöhnlich mit auſserordentlicher Turgescenz der Capillargefäſse, daher mit einer üppig gerötheten, gleichsam schwellenden Haut verbunden, beobachtet werden, auf einen gereizten Zustand dieser Häute hinzudeuten. Eine ganz besondere Anlage zu solchen Zuständen vermuthet *Reil* in Subjecten, welche durch verhältniſsmäſsig sehr kleine, enge und reizbare Arterien sich auszeichnen. Nicht zu erweisen ist jedoch die auch von diesem Schriftsteller hingeworfene Vermuthung (ebend. S. 305), daſs einer topischen Entzündung eine örtliche, dem Gefäſsfieber dagegen allgemeine Entzündung der innern Gefäſshäute zum Grunde liegen dürfte.

Unmöglich könnte das an sich so seltene reine Gefäſsfieber als eine so höchst gutartige Krankheit betrachtet werden, wenn eine so allgemein verbreitete Entzündung ihm zum Grunde läge; auch widerspricht die Annahme einer gleichzeitig fast in jedem Raumpunkte des Körpers stattfindenden Entzündung — und eine solche wäre doch die allgemeine Arterienentzündung — allen Untersuchungen über den wesentlichen Grund der Entzündung überhaupt. Die genauesten Beobachtungen von *Thomson, Hasting's* u. a. haben auf das Bestimmteste gezeigt, daſs die Blutbewegung so lange beschleunigt wird, bis der inflammatorische Zustand sich auszubilden beginnt. Sobald dieser eintritt, erfolgt Verminderung, Hemmung, endlich Stockung der Circulation. Es bedarf wohl keines Beweises, daſs allgemeine Stockung des Blutes im ganzen Arteriensystem, selbst wenn die Blutbewegung in den gröſsten Schlagaderstämmen sich noch erhalten sollte, Vernichtung des Lebens unmittelbar zur Folge haben müſste, daſs daher eine durch das ganze Arteriensystem verbreitete Entzündung mit dem Daseyn organischer Wesen unverträglich ist. — Eine durch den ganzen Körper gleichförmig erfolgende Beschleunigung der Circulation, würde sogar jedes Emporkeimen örtlicher Entzündung an einer besondern Stelle in hohem Grade erschweren; diese setzt nämlich Congestion nach bestimmter Richtung, d. h. vermehrtes und dadurch beschleunigtes Andrängen des Blutes nach einem Organe vor allen übrigen voraus, indem die sorgfältigsten Erfahrungen gelehrt haben, daſs nur die dadurch entstandene Disharmonie in der Thätigkeit des Arteriensystems Entzündung begründen kann. Unmöglich läſst sich daher die Annahme rechtfertigen, daſs gleichzeitig sämmtliche Vasa vasorum der Schlagadern von der Entzündung ergriffen seyn könnten. Beim Uebergang der Congestion in Entzündung findet immer eine verhältniſsmäſsige Concentrirung statt, indem sich ein auf bestimmte Gränzen beschränkter Focus bildet. Diese Concentrirung ist daher ebenfalls ein Gegenbeweis gegen die Annahme eines g l e i c h z e i t i g über den ganzen Tractus des Arteriensystems verbreiteten inflammatorischen Prozesses. Was die Spuren von Verschwärung der Gefäſswände, so wie die in dem Blute enthaltenen lymphatischen Flocken betrifft, die man nach unglücklichem Ausgange des einfachen Gefäſsfiebers beobachtet haben will, so beweisen diese Umstände nur, daſs sich in einzelnen Gegenden des Schlagadersystems topische Entzündungsheerde wirklich gebildet hatten, daſs diese wohl selbst räumlich sich sehr weit ausgedehnt haben konnten, dafs aber theils durch diesen mächtigen Eingriff in's Leben, theils durch die Eiterbildung innerhalb der Gefäfse und der dadurch entstandenen allgemeinen Dyscrasia purulenta, das Ende des Lebens unwiderruflich bestimmt werden mufste. Noch niemals hat man das Arteriensystem in seiner ganzen Ausdehnung wahrhaft entzündet gesehen, und so wie jedes einzelne Organ bei totaler Entzündung aller seiner Gewebe nothwendig aufhören mufs zu fungiren, so müfste auch bei allgemeiner entzündlicher Stockung im gesammten System der Vasa vasorum der Arterien (und dadurch im ganzen Capillargefäfssystem) nothwendig gänzlicher Stillstand des Herz- und Pulsschlages eintreten.

Die Behauptung von *Treviranus* (Biologie, Bd. V. S. 414.), beim Ausgang des Fiebers bilde sich vielleicht in der ganzen Blutmasse Eiter, der aber in den Excretionsorganen abgesetzt, und hier so verändert werde, dafs er nicht mehr als solcher deutlich zu erkennen sey, läfst sich nach dem Gesagten dahin beschränken, dafs die bei höheren Graden von Gefäfsreizung an einzelnen Stellen ausgeschwitzte puriforme Materie, nach Wiederherstellung des Normalverhältnisses ihrer plastischen Eigenschaften gröfstentheils beraubt, und dann als unbelebbares Residuum den Ausscheidungsorganen zugeführt werden mag.

Unbegreiflich ist es, wie *Langenbeck* (Nos. u. Therapie der chir. Krankh. Bd. I. S. 589.) aus dem Verknöcherungsprocefs, der das ganze Arteriensystem betrifft, auf gleichzeitige Entzündung der ganzen Gefäfshaut schliefsen kann. Alle Erscheinungen, besonders aber die verschiedenen Abstufungen der Ossification, die man in den verschiedenen Provinzen des Schlagadersystems vorfindet, deuten auf das Bestimmteste darauf hin, dafs der diese Verknöcherungen bedingende chronische Entzündungsprocefs nur sehr allmählig, und von einer Stelle zur andern fortkriechend sich ausbilden konnte, so dafs derselbe an der einen Stelle bereits aufgehört haben mufste, wenn er an einer benachbarten aufzulodern begann. Uebrigens ist es noch keinesweges entschieden, ob nicht diesem, so wie vielen ähnlichen Bildungsfehlern ganz andere Ursachen zum Grunde liegen mögen. — Im härtesten Knochen lassen Capillargefäfse sich nachweisen, die Knochenmasse selbst ist nichts als ein Secretionsproduct. Ist daher nicht höchst wahrscheinlich, dafs auch die Knochenblättchen und Lamellen unter der innern Arterienhaut, ohne vorgängige Entzündung, in Folge von Secretion entstehen, indem die mit erdigen Bestandtheilen überladenen Vasa vasorum den Knochenstoff an den Gefäfswandungen absetzen? Diese Ansicht wird durch das Vorkommen jener Verknöcherungen, entweder im höhern Alter, oder in Verbindung mit arthritischen Zuständen nicht wenig unterstützt, und gewinnt an Wahrscheinlichkeit, wenn man bedenkt, wie selten wahre Verknöcherungen in der parenchymatösen Bildungsmasse, die man gröfstentheils als eine Verschlingung von Capillargefäfsnetzen betrachten mufs, vorgefunden werden. In dem Blute, dem allgemeinen Menstruum der Ernährung, mufs jeder Ueberschufs an erdigen Theilen im Körper sich bald offenbaren; daher werden auch die Capillargefäfse alle Residuen von erdigen Stoffen, die sie aus den Organen aufnehmen, dem circulirenden Fluidum mittheilen, damit dieses auf den natürlichsten Wegen dieselben als fremdartige Elemente aus dem Körper eliminiren könne. Ist aber, wie z. B. im hohen Alter, das Blut mit erdigen Bestandtheilen gleichsam übersättigt, ist daher die Capacität desselben eine höchst geringe geworden, so schlägt sich der Knochenstoff unmittelbar auf die innere Gefäfswand selbst, zwischen ihr und der fibrösen Haut nieder, indem derselbe gerade in den weitesten und gröfsten Gefäfsstämmen, vermöge seiner relativen Menge, bei weitem mehr dazu geschickt seyn mufs, als in den engeren Gefäfsen. Daraus erklärt sich die so selten vorkommende Verknöcherung im Bereiche der Capillargefäfse selbst, so wie wegen der zwischen liegenden Colatorien, das verhältnifsmäfsig seltenere Vorkommen von Ossificationspunkten in den Venen als in den Arterien. Man möchte daher auch glauben, dafs die Veränderungen, welche das Blut bei seinem Durchgang durch die Lungen durch den Respirationsprocefs erfährt, vorzugsweise den genannten Abscheidungsprocefs im Blute selbst begünstigen. — Dafs übrigens dieser Knochenbildung die Ergiefsung einer flüssigen Substanz vorangeht, hat *Meckel* bewiesen (Handb. der patholog. Anatomie. Leipz. 1818. Bd. II. Abth. 2. S. 186.).

Sowohl die von *Spangenberg*, als die früher von *P. Frank* gegebenen diagnostischen Kennzeichen der allgemeinen Arterienentzündung, stimmen so wenig mit denen der örtlichen Schlagaderentzündung überein, weisen dagegen so genau auf ein blos auf die Aorta und auf die gröfseren Gefäfsstämme sich beziehendes subinflammatorisches, nur die innere seröse Membran betreffendes Leiden hin, dafs daran nicht gezweifelt werden kann. *Spangenberg* giebt folgende Symptome als charakteristische Zeichen der allgemeinen Arterienentzündung an: 1) Heftiges, aber regelmäfsiges Klopfen aller Arterien, welches zuweilen selbst dem Auge wahrnehmbar ist. 2) Ungemein harter und voller, aber gleichförmiger und nur mäfsig geschwinder Puls. 3) Starke, aber regelmäfsige Bewegung des Herzens selbst. 4) Dazu wird aufserdem noch das Gefühl gerechnet, als stecke in der Aorta ein glühendes Eisen, ein Symptom, welches bei wirklicher und unzweifelhafter Entzündung der Aorta bis zu den Schenkelarterien sich fortpflanzte. Es drängt sich hier sogleich die Frage auf, warum dieses oder ein ähnliches schmerzhaftes Gefühl, welches in keiner örtlichen Arterienentzündung vermifst wird, bei allgemeiner Entzündung der Schlagader nicht gleichzeitig im ganzen Körper beobachtet worden ist? Ich selbst habe Fieberkranke beobachtet, die durch einen aufserordentlich harten, vollen, dabei völlig regelmäfsigen Puls, überhaupt durch alle so eben angeführte Merkmale sich auszeichneten, ohne dafs auch nur eine Spur von schmerzhaften Gefühlen gegenwärtig gewesen wäre. Bedenken wir ferner, dafs *Spangenberg* den Unterschied zwischen der Herz- und der allgemeinen Arterienentzündung dadurch bestimmen will, dafs in der ersten der Puls zwar hart, aber klein, ungleich und zuweilen aussetzend, dafs sehr ängstliches Athmen mit derselben verbunden sey, und dafs das Herz palpitire, so scheint es mehr als gewifs zu seyn, dafs der von ihm beschriebene Zustand keine allgemeine Arterienentzündung, sondern ein besonders starkes Gefäfsfieber gewesen ist, welches nur in einigen überaus heftigen Fällen bis zum entzündlichen Leiden der gröfseren

Arte-

Arterienstämme gesteigert wurde. Daher die unerträgliche Angst im letzten Zeitraume der Krankheit, und die oft weitverbreiteten Spuren von Entzündung der grofsen Schlagaderstämme, die man in den Leichen vorfand. Jede Schlagaderentzündung mufs aber, bevor sie sich dem ganzen Systeme mittheilt, dem Leben ein Ziel setzen. Selbst in der merkwürdigen, über einen grofsen Theil des Arteriensystems verbreiteten Entzündung, welche *Thomson* beobachtete und seinem Freunde *Hodgson* zur Bekanntmachung mittheilte, war die Aorta mit ihren Hauptverzweigungen von der Krankheit frei geblieben. Eben so lehren Beobachtungen von *Schmucker*, *Hodgson* und *Kreysig* (die Krkh. des Herzens. Th. III. S. 271), dafs besonders nach Amputationen von Gliedmafsen, und nach der Unterbindung grofser Gefäfse bei der Operation des Aneurysma, die Entzündung der Blutgefäfse von einer Stelle aus, durch den ganzen Verlauf derselben bis zum Herzen sich fortsetzen kann, aber, wir wiederholen es, von einer vollständigen Entzündung des ganzen Systems ist nirgends die Rede. — Was die von *P. Frank*, von *Corvisart*, *Hodgson* u. a. bemerkte tiefe Röthe oder Scharlachfarbe betrifft, die in einigen Fällen mehr der Kupfer- oder Fleischfarbe sich annäherte, und über die ganze innere Membran des arteriellen Systems sich ausbreitete, so erinnert *Kreysig* in einer Anmerkung zu *Hodgson's* Werke (Uebers. S. 10), dafs man dieselbe, wo sie ganz allein vorkommt, durchaus nicht als Zeichen von Entzündung ansehen könne, sondern dafs sie sich höchst wahrscheinlich als Folge von Hemmung und selbst von Ausschwitzung durch die Wände der Gefäfse, erst im Tode gebildet haben müsse. Auflockerung der inneren Membran, Verdickung und Oblitteration fanden sich immer nur in einzelnen Theilen vor.

Spangenberg behauptet zwar, dafs fieberhafte Bewegungen bei dem von ihm als allgemeine Arterienentzündung beschriebenen Zustand fehlen sollen; aber er widerspricht sich hier offenbar selbst, denn gewifs wird kein Arzt Anstand nehmen, eine Affection, welche einen harten, vollen, etwas beschleunigten Puls, vermehrte Temperatur und innere Rastlosigkeit als constante Symptome wahrnehmen läſst, und durch häufigen weiſsen Bodensatz im Urin, sich entscheidet, als ein fieberhaftes Leiden zu betrachten. — Man vergleiche aber nur diese Beschreibung mit der genauen Schilderung von der acuten Entzündung der Aorta, wie sie sich z. B. bei *Kreysig* und bei *J. Frank* vorfindet, oder mit acuten Entzündungszuständen, denen andere wichtige Arterienstämme unterworfen sind, und man wird sich bald überzeugen, wie weit die sogenannte allgemeine Arterienentzündung, welche an furchtbaren Zufällen jene Zustände bei weitem überbieten müſste, hinter dieselben zurückbleibt. *Kreysig* nimmt selbst bei sehr heftigem und starkem Pulsiren des ganzen Arteriensystems, nie einen Zustand der Arterien an, der sich der Entzündung annähert (Handb. der prakt. Krankheitslehre II. Thl. S. 148). Wie höchst unsicher, schwankend und widersprechend die Angaben über die allgemeine Arterienentzündung sind, beweiset das Beispiel des sonst so genauen *Schmalz*. Dieser behauptet nämlich ebenfalls, daſs die Arteritis universalis ein fieberloser Zustand sey, führt aber gleichwohl an, daſs man dieselbe fast nur in der Pneumonie oder im Typhus wahrnehme (Diagnostik. 1816. Nr. 1637).

Man darf nicht vergessen, daſs das System der Schlagadern seiner ganzen Einrichtung nach, weit seltener an Ueberladung leiden kann, als das Nervensystem; daher ist auch dieser Zustand, wo er in der That vorkommt, selten von langer Dauer. Die sogenannte allgemeine Arterienentzündung scheint auf einer ähnlichen, aber weit seltener vorkommenden Ueberfüllung des linken Herzens und der groſsen Schlagaderstämme mit Blut, zu beruhen, wie dieſelbe in derjenigen Krankheit, welche *Armstrong* unter der Benennung des congestiven Typhus beschrieben hat, in einer Anhäufung des Blutes um die rechte Herzhälfte, in den groſsen Venenstämmen des Gehirns, in der Leber und Milz ihren Grund hat. Die Erscheinungen des congestiven Typhus haben insgeſammt den Charakter der Unterdrückung der Functionen der wichtigsten Organe und des arteriellen Systems an sich. Eben so scheint die sogenannte Arteritis universalis auf Ueberfüllung des linken Herzens und des Schlagadersystems, mit verhältniſsmäſsiger Entleerung des

Venensystems zu beruhen. Bis jetzt hat man ächte acute Entzündungszustände in der Aorta und in den gröſsern, nach innen gelegenen Schlagaderſtämmen überhaupt, fast nur secundär im Gefolge phlegmonöser Lungenentzündungen, so wie bei Entzündungen des Herzens und der Luftröhre sich ausbilden sehen.

Daſs endlich sogar krampfhafte Affectionen, die oft so täuschend ein Gefäſsfieber simuliren, zur Annahme allgemeiner Arterienentzündungen Veranlassung gegeben haben mögen, beweist ein sonst unerklärbares Phänomen, welches *Spangenberg* anführt: Wenn man sich nämlich von der Härte und Fülle des Pulses zum Aderlaſs verleiten lieſs, so waren beide Eigenschaften sogleich im Zunehmen begriffen; bei wiederholten Aderlässen sanken die Kräfte sehr schnell, das Herzklopfen wurde stürmischer, der Puls härter, kleiner, zusammengezogener, bis der Kranke unter der heftigsten Angst seinen Geist aufgab. Es sind Fälle beobachtet worden, wo unter unzweifelhaften Zeichen von krampfhaftem Leiden das ganze arterielle System anhaltend und überall in dem heftigsten Klopfen begriffen war. *Morgagni* (Epistol. anatom. XXVI. §. 36.) hat zwei solche Fälle aufgezeichnet, von denen der eine durch Aderlässe geheilt wurde, der andere tödtlich ablief, ohne daſs man eine Spur von Entzündung in den Schlagadern entdecken konnte.

Die partielle Arterienentzündung zeichnet sich durch folgende Erscheinungen aus: 1) An der Stelle wo die entzündete Arterie liegt, findet eine sehr erhöhte Temperatur statt. 2) Ebendaselbst empfindet der Kranke einen brennenden, reiſsenden, nach dem Verlaufe der Schlagader weiterschieſsenden Schmerz. 3) Mit demselben verbindet sich ein sehr starkes Klopfen, welches von dem gewöhnlichen Pulsiren durch seine ungemeine Heftigkeit, so wie durch ein schwer zu beschreibendes, schwirrendes Gefühl verschieden ist. Bisweilen ist dasselbe so bedeutend, daſs man die einzelnen Oscillationen der Schlagader deutlich sehen kann. Dies eigenthümliche Klopfen dauert, so lange das synochöse Stadium der Entzündung anhält, fort, sobald aber Secretion und Ausschwitzung plastischer Lymphe stattfindet, verliert sich dasselbe mehr und mehr. Es kann sich selbst, wie Beobachtungen von *Lancisi* und *Burns* zu beweisen scheinen, auf der Acme der Entzündung eine Geschwulst erheben, welche genau der pulsirenden Stelle entspricht, so dafs ein Aneurysma vorhanden zu seyn scheint, welches indessen mit dem Sinken der phlogistischen Thätigkeit wieder gänzlich verschwindet. 4) In Folge der Theilnahme des ganzen Systems wird der Puls überhaupt voll, hart und etwas beschleunigt; diese Beschaffenheit des Pulses wird durch Bewegung, so wie durch reizende Arzneien und Getränke um vieles gesteigert. 5) Sobald die Oblitteration des erkrankten Gefäfses beginnt, vermindert sich die thierische Wärme in den entsprechenden Gegenden, auch treten wohl von Zeit zu Zeit Frostanfälle ein. 6) Nach der Bildung der Oblitteration verliert sich der Puls unterhalb der entzündeten Stelle, dauert dagegen oberhalb derselben fort. 7) Dagegen wird das Pulsiren des übrigen Schlagadersystems und des Herzens selbst um so stärker, je bedeutender das örtliche Hindernifs in der erkrankten Arterie zu werden beginnt. 8) Bisweilen wird die Schlagader in dem zweiten Zeitraume der Entzündung, in Folge der sich anhäufenden coagulirten Lymphe fühlbar hart. 9) Die kalt und gleichsam taub gewordenen Theile erregen, wenn sie bewegt werden, das Gefühl, als ob sie ausgerenkt wären.

Es kann nicht geläugnet werden, dafs der Entzündungsprozefs in den Arterien, oft sehr chronischer Natur ist, und sich lange Zeit hindurch nur durch sehr gelinde Symptome verräth, dann aber besonders zu aneurysmatischen Ausdehnungen den Grund legt, oder krankhaftes Mürbewerden der Gefäfswände bedingt. Nach *Corvisart* (Maladies du coeur. p. 251) ist Erschlaffung, und in deren Folge Weichheit und Mürbe des Herzens ebenfalls die häufige Folge chronischer Herzentzündung. Das Herz ist dann von blasser, gelblicher Farbe, von einer lymphatischen oder purulenten Flüssigkeit durchdrungen, stellenweise zerstört und bisweilen mehr von der Consistenz eines Breies, daher ohne die geringste Anstrengung zerreifsbar.

Die Entzündung wichtiger Schlagadern bedingt an sich

immer einen gefährlichen Zustand, der wegen der Leichtigkeit mit welcher die Irritation sich weiter verbreitet, leicht dem Leben selbst Gefahr droht. Nur wenn die Entzündung zur rechten Zeit, bevor das Secretionsstadium eintritt, wirksam angegriffen wird, ist vollkommene Zertheilung zu hoffen. Die Gefahr der Krankheit wächst übrigens um so mehr an, je näher der Heerd derselben dem Herzen gelegen ist. Die partielle Schlagaderentzündung kann verschiedene Ausgänge nehmen, welche, da sie gröfstentheils selbstständige Krankheitsformen bilden, in besonderen Artikeln abgehandelt werden. — Zu diesen Ausgängen gehören: Verdickung der Wände, knorpel- und speckartige Verbildung, Verwachsung, Verschwärung in deren Folge gefährliche Blutungen entstehen, auch Aneurysmata mixta sich ausbilden können, Verknöcherung, endlich auch der höchste Grad von Verdünnung der Wandungen, aneurysmatische Ausdehnungen mit beginnender Atrophie. Nur über Verschwärung und Brand der Arterien, mögen hier einige Bemerkungen eine Stelle finden. *Hodgson* bemerkt, dafs selten Verschwärung in einer Schlagader stattfinde, deren Membrane nicht schon vorher eine krankhafte Umwandlung erlitten hatten. Man findet dieselbe häufig im Umfange kalkerdiger Ablagerungen, so wie im Mittelpunkt von krankhaften Geschwülsten der Häute. Bisweilen wird der Eiter nach innen gedrängt, was man jedoch selten wahrnimmt, weil der Eiter, kaum abgesondert, vom Blutstrom wieder weggespült wird. Manche passive Blutflüsse, Blutergiefsungen im Gehirn, Blutbrechen und Blutspeien entspringen von einem solchen Zustande der Arterien. Sehr häufig gehen indessen Verschwärungen dieser Art von Eiterungsprozessen in den umgebenden Theilen aus; etwas ähnliches findet oft in phagädänischen und krebsartigen Geschwüren statt. — Am seltensten endiget sich die Entzündung der inneren Arterienhaut in Brand. *Hodgson* sah ihn niemals auf diese Weise entstehen. Doch werden, wie oben derselbe erinnert, die Arterien häufig in brandartige Verderbnifs der umgebenden Theile verwickelt, und in diesen Fällen gerinnt gewöhnlich das Blut in den Gefäfsen auf eine beträchtliche Strecke von den Grenzen des Brandes.

Es ergiebt sich aus dem Vorgetragenen, dafs Blutentziehungen nur im Anfange der Krankheit von Nutzen seyn können. Hier scheinen sie aber in der That unerläfslich zu seyn, und alle Anzeigen fordern hier ergiebige und reichliche Blutentziehungen. Nach denselben reiche man starke Auflösungen von Kali nitricum, in Verbindung mit Kali tartaricum. In den meisten Fällen wird man, wenn auch nicht gleich vom Anfange an, solchen Auflösungen mit grofsem Vortheil etwas Tart. stibiat. hinzufügen lassen, um das Secretionsgeschäft in den Drüsen und Schleimhäuten mehr hervorzurufen. Später hat man den innerlichen Gebrauch der Mineralsäuren empfohlen; auch hat die Digitalis purpurea in den späteren Stadien viele Lobredner gefunden. Nach der Blutentziehung dürften laue Bäder, oder bei partieller Arterienentzündung, topische schwache Laugenbäder nützlich seyn.

Aufser den bereits genannten Schriften führen wir noch die folgenden als die wichtigeren an:

Litteratur.

Langsvert, Theoria medica de arter. et venar. in corp. human. adfectibus. Prag. 1764. 4.

Portal, Cours d'anat. médicale. T. III. p. 127.

Sasse, Diss. de vasor. sanguiferor. inflammat. Hal. 1797.

Schmuck, Diss. de vasor. sanguiferor. inflammat. Heidelb. 1793.

Remer, Diss. inaugural. de plethora sanguin. Helmst. 1797.

Kreysig, Herzkrankheiten. 3. Theil. Berlin. 1817. S. 269.

J. Hodgson, Von den Krankheiten der Arterien und Venen; übersetzt von *Koberwein*. Hannover. 1817. S. 1—34.

Langenbeck, Nosol. und Therapie d. chirurg. Krankh. Bd. I. Göttingen. 1822. S. 569—600.

Na—ann.

ARTHANITA. S. Cyclamen.

ARTHRALGIE. S. Arthritis.

ARTHREMBOLUS. S. Reductor.

ARTHRITIS. Schon 1270 hat sich ein gewisser *Radulf* des Namens Gutte bedient, weil man glaubte, dafs eine scharfe (catarrhal) Materie, sich Tropfen auf Tropfen zum kranken Gliede begebe.

Gicht ist eine, meistens in den Gelenken, oder in anderen sehnigten Theilen entstandene widernatürliche Absonderung von scharfen Säften, welche im Körper zurückgehalten wurden, und in den, an ihren Reitz nicht gewohnten Ablagerungsorten, mehr oder weniger heftige Schmerzen und andere entzündungsähnliche Zufälle bewirken, bis kritische Ausleerungen die Gelenke etc. von diesen reitzenden Stoffen, (Gicht-Materie genannt) befreien.

Dieser Definition gemäfs, könnte man die Gicht (wie *P. Frank*), in die Classe der Retentionen setzen, aber diese Verhaltungen der zum Auswurf bestimmten Säfte, sind uns oft kaum merklich, deswegen setzten sie Andere in die Classe der schmerzhaften oder Nervenkrankheiten (*Boerhaave, Barry, Willis* etc.); aber es giebt Arten der Gicht, (jener allgemeinen Definition unbeschadet) welche ohne Schmerzen sind; deswegen setzten sie wieder Andere in die Classe der Cachexien (*Hufeland im conspectus morborum*), und wohl mit um so gröfserem Rechte, da selbst beim ersten Eintritt, bei der scheinbarsten Gesundheit, der meisten Befallenen, Zeichen bemerkt werden, welche auf bedeutende Verdauungsfehler hindeuten, und sich im späteren Verlauf gewöhnlich ein cachectischer Zustand entwickelt. — Neuerlich setzte man sie wieder, wie *Ludolf* schon 1752, in die Classe der Entzündungen. Z. B. *Alart*, *Sömmerring*, *Ficinus*, *Pinel und Guilbert.* Aber *Grant* hat schon das Irrige, durch die verschiedenartigen Ausgänge etc. P. 24. 33. erwiesen.

Man theilt die Gicht vielfach ein: 1) In Rücksicht ihres Verlaufs; in acuta und chronica. 2) In Rücksicht des verbundenen Fiebers; in Art. Inflammatoria, biliosa, ataxica. 3) In Rücksicht der Ursachen: Gicht von reiner Galle, von atra bilis, von Schleim, vom Blute, von Lymphe, von Luft, von Saamen, oder aus allen diesen Säften gemischt. Wie ängstlich sich die Alten bemühten, diese Gicht-Arten zu unterscheiden, und aus Zeichen, die Erkennung dieser Ursachen, zu lehren, erhellet aus *Aemil. Campalongi* tract. de Arthritide 1592. p. 42 — 45. 4) In Rücksicht der Verbindungen. Sie ist einfach, oder complicirt mit Rheumatismus, Scorbut, Venerien, Ausschlägen. 5) In Rücksicht des befallenen Gelenks: *a*) In den Fufsgelenken, Podagra. — *b*) In den

Knien, Gonogra. — *c*) In den Händen, Chiragra. — *d*) In den Schultern, Omagra. — *e*) In den Ellenbogen-Gelenken, Pechyagra. — *f*) In den Hüften, Coxagra, Ischias arthritica, Malum Ischiadicum, Dolor coxendicis, Lumbago. — *g*) Im Kopfe, Cephalagra. — *h*) In den Zahnhöhlen, Dentagra. — *i*) In den Kinnbacken, Siagonagra. — *k*) In den Halswirbelgelenken, Trochelagra, Trochleagra, Sianagra. — *l*) In den Luftröhrenknorpeln, Tracheagra. — *m*) In den Rückwirbeln, Rhachiragra. — 6) Eintheilung in Rücksicht der Form: *a*) Die regelmäfsige Gicht. Die, welche die Gelenke befällt und in diesen den gehörigen Verlauf macht. — *b*) Die unordentliche. Wenn die Gicht andere Theile als die Gelenke befällt. — *c*) Die offenbare Gicht, wenn sie die Gelenke befällt, oder aus den Gelenken verschwindet und sich auf andere Theile wirft. — *d*) Die verlarvte Gicht. Wenn sie ihre Wirkungen in innern Theilen und andern Organen früher, als in den Gelenken äufsert und ohne Schmerz auftritt. Z. B. in den Lungen als Asthma, im Auge als Staar etc. — *e*) Die fixe, — *f*) die wandernde Gicht. — *g*) Die zurückgehaltene, (gleich mit *d*). — *h*) Die zurückgetretene.

Obgleich ich es selbst noch bei einem 73 jährigen, sehr corpulenten Mann beobachtete, dafs die Gicht in Form des Podagras ganz plötzlich hereinbrach, so ist es doch ausgemacht, dafs in den meisten Fällen mehr oder weniger von folgenden Vorboten dem Anfalle voraufgehen. Die meisten beziehen sich auf mangelhafte Functionen im Leber- und Verdauungssystem. Z. B., schleimichte, weifse Zunge, fader Geschmack, öfteres Sodbrennen, Gefühl von Kälte im Magen; ungewöhnlich grofser oder kein Appetit, schlechte Verdauung, Erzeugung vieler Winde, besonders nach blähenden und sauren Speisen; auch wohl mitunter Schleim-Brechen. Besserung dieser Beschwerden, wenn des Morgens Wein oder sonst etwas Belebendes genossen wird. Trotz dieser Erscheinungen nehmen Bauch und Gesicht zu, letzteres hat aber gewöhnlich ein gedunsenes Ansehn, wird gelber, so auch das Weisse der Augen. Die Extremitäten werden magerer.

Je stärker und länger diese Beschwerden dauern, je

mehr zeigt sich auch die Einwirkung des Gichtstoffs auf die Extremitäten, meistens aber nur in flüchtigen Stichen in den Gelenken, besonders im ersten Gliede der Finger und Zehen, welche nach und nach ein wenig anschwellen, oder es zeigt sich in jenen auch eine unangenehme Schwere beym Gehen, ein Torpor, das Bedürfnifs die Glieder zu recken. *Barthez* beobachtete (von der Gicht 1. Bd. p. 4) einen heftigen Schmerz in den Muskeln und gleichzeitiges Blutunterlaufen in der Haut über denselben. Damit stimmt meine Beobachtung überein, nach welcher ein so heftiger Stich in der Flechse des Mittelfingers über den metacarpus entstand, dafs ich von einer Wespe gestochen zu seyn glaubte; als ich den Handschuh auszog, war in Zolllänge ein blauer, sehr schmerzender Streifen vorhanden, welcher mich glauben machte, dafs eine Ader zerrissen seyn könne. Da aber nicht die kleinste Gewalt vorauf gegangen war, da das empfindliche Brennen nach einer halben Stunde und die Geschwulst nach einigen Stunden ganz verschwunden war, und da diese Erscheinung öfter mit flüchtigen Stichen in den Fingergelenken zurükkehrte, doch mit geringeren Schmerzen, so glaube ich dies Vorzeichen der Gicht hier mit anführen zu müssen. Der erste Schmerz war so heftig, dafs der Finger krampfhaft zitterte. Nachdem habe ich diese Schmerzen, bei andern Kranken, auf den Flechsen öfter beobachtet. Die Handflächen werden zuweilen rissig, ja sie sondern, wie ich es beobachtet habe, wenn man sie zusammenreibt, kalkartigen Schilfer ab. Auch in andern Theilen werden kalkartige Stoffe secernirt. — Aus jedem Urin scheidet sich, beim längeren Stehen, etwas erdichtes ab, aber bei Gichtischen ungleich mehr; immer bleibt er trübe, und scheidet einen mehr rothen Sand ab, wenn auch alle übrigen Vorboten sich zuweilen in Gesundheitsgefühl verlieren. — Immer wird er dicker und in geringerer Menge gelassen, immer bekömmt er einen saureren Geruch, je näher der Paroxismus. Noch mehr verkündigen seine Nähe, träger Leib, trockne Haut, kurze Zurückhaltungen, und öftere Strangurien von schleimichten Fäden, die sich im Urin finden. Diese Strangurien haben das Eigenthümliche, dafs man sie durch Blasenpflaster bald heben kann, da doch diese anderweitig so leicht Strangurien hervorbringen. — Jene kalkartigen Absonderungen beobachtete *Fischer* in Dresden, sogar bei jungen Mädchen mit erblicher Gichtanlage, in der Nase; sie schnoben, wenn die serves mucoese Secretion lange aufgehört hatte, mit Gewalt kalkartige Brocken hervor, ganz dem Kalk Phosphat aus Gichtknoten ähnlich. Das später ausbrechende Gliederreifsen machte eine günstige Ableitung. (*Rust* Magaz. 15. Bd. p. 519.)

Aus den Vorboten soll man sogar, nach *Guilbert*, die künftige Form der Gicht vorher sagen können (Dict. des Sc. Méd. Vol. XIX. p. 148). War z. B. in der Jugend heftige Migraine da, oder starke Haemorrhoidalknoten, oder starke übelriechende Fufsschweifse, so soll das Podagra ausbrechen. — War mehr Neigung zu rheumatischen Schmerzen da, die asthenisch primitive Gicht. — War mehr Neigung zur Hypochondrie, zu Nasenbluten da, oder zur Rose, zu Flechten, zu Verschleimungen, — die Vage Gicht.

Diese Vorboten gehen oft Jahre lang vorher, ehe die Gicht ausbricht, und werden oft von Arzt und Kranken gar nicht, oder doch nicht als anfangende Gicht beachtet, bis die Gicht zuweilen plötzlich ausbricht. So bekam sie *v. Swietens* Kranker beim Aussteigen aus dem Wagen, und glaubte blos sich verrenkt zu haben; so *Gilberts* Officier auf der Flucht so plötzlich, dafs er, um ihn zu retten, auf den Schultern weggetragen werden mufste; so mein Kranker, als er in ein Wasser gefallen war.

Wo die Gicht bei Disponirten, nicht durch äufsere Veranlassungen, so plötzlich ausbricht, pflegen die Vorboten derselben mehr oder weniger zu verschwinden, und kurz vor dem Ausbruch ein reges Gefühl von Gesundheit vorher zu gehen. Ein ungewöhnlich grofser Appetit, ungewöhnliche Lust zur Thätigkeit, zum Beischlaf, weit bessere nächtliche Ruhe, die früher durch Hitze, oft trocknen Mund und Aengstlichkeiten gestört wurde, höchstens mit schweren Träumen unterbrochen, und ein besseres äufseres Ansehn. Aber darauf folgt dann plötzlich Trägheit, der Athem wird übel riechend, der Geschmack tintenartig oder kupfrich, Lüsternheit zum Essen und doch kein Appetit bis zur Sättigung; Winde, und die wenigen Excremente werden sehr faul riechend, die Ausdünstung urinös. Dann kommt der Gichtanfall (Arthritis acuta). Das Gichtfieber. Die früher oft schon unregelmäfsigen Pulse, das Herzklopfen schneller, jene werden gerade nicht voll, aber doch hart. Das Gesicht, die Extremitäten brennen, der wenige Urin wird blutroth, die Augen glänzen. Es tritt grofse Unruhe und ungewöhnliche Empfindlichkeit gegen das Licht, Geräusch, Kälte und Wärme. Kleiner Frost und Schauder unterbrechen nur momentan die dauernde Hitze. Das Aufstehen macht schwindlich, es tritt Brechreitz, wirkliches Erbrechen ein, obgleich während der Dauer des Anfalls die übrigen Magenbeschwerden aufzuhören pflegen. Dies Fieber dauert dann gewöhnlich mehr remittirend 3 Tage fort.

Bezeichneten vorher schon eine Steifigkeit und Strammen bei Bewegungen, und ein vorzügliches Auftreiben der Venen (*Bagliv*), als wäre das Glied zusammengeschnürt, oder selbst Blutunterlaufung (*Barthez*), den Theil, worin die Gicht ihre Rolle spielt, so thut es jetzt bestimmt der plötzlich mit dem Fieber eintretende Schmerz, der bald brennend, bald stechend, bald kältend, bald pressend, bald klopfend, bald anhaltend, bald aussetzend ist. Zuweilen ist er so heftig (in den jüngern Jahren und ersten Anfällen), dafs die Kranken kaum das Aufliegen der Bettlaken ertragen können, dafs das Glied gleichsam den Resonanzboden für jeden starken Tritt im Zimmer macht, dafs die kleinste Bewegung unerträglich wird, und um so peinigender, da der Kranke gerade in der Bewegung Erleichterung sucht. Der römische Senator *Cassiodor* nannte ihn den lebendigen Tod; *Martial, Carnifex* und *Campolongi* l. c. p. 6, sah ihn bis zur Ohnmacht steigen. Das auch *G. Ch. Masius*, besonders wenn Verstopfungen eintraten. — Zuweilen ist er, wie ich das oft bei Bejahrten beobachtet habe, so gelinde, dafs sie dabei umhergehen können. — Je heftiger die Schmerzen sind, um desto stärker pflegt auch das Fieber zu seyn. — Der erste Schmerz kömmt in der Regel des Nachts, und raubt auch in den folgenden Nächten allen Schlaf, und wenn er erfolgt, so pflegt oft ein heftiges Durchzucken durch das Glied (*Cael. Aurelian.*) wieder zu wecken.

Das schmerzende Gelenk wird dann innerhalb 12 bis 24 Stunden wie geschminkt roth, die Röthe ist nicht begrenzt, geht allmählich in's Gesunde über und gleicht fast ganz der Rose. Der Theil wird heifs und geschwollen, die Pulse schlagen stärker darin. Mit der Entstehung der Geschwulst vermindern sich die Schmerzen gewöhnlich; — die Muskeln des leidenden Theils ziehen sich oft gleich im Anfange, gewöhnlicher aber während des Verlaufs zusammen, so dafs das Glied steif wird, und weder Verkürzung noch Ausdehnung ohne Schmerzen zuläfst. Nach *Barthez* soll diese Verkürzung das Knarren in den Gelenken verursachen, welches *Cael. Aurelianus* sogar im Schlafe und *Musgrave* oft beobachtet haben will. Mir ist es nie in der acuten, öfters aber in der chronischen Gicht vorgekommen, bei einer Kranken so in allen Gelenken, dafs sie des steten Geknackes wegen sich und anderen zur Last wurde.

Die Dauer dieser Anfälle ist verschieden. Der erste ist zuweilen schon in 24 bis 36 Stunden beendigt. Die späteren dauern in der Regel 7 bis 14 Tage, wo dann jeden Tag ein neues Fieber mit Erneuerung der Schmerzen erscheint.

Der Schmerz beschränkt sich meistens auf die Gelenkbänder und Suturen; aber schon *Campolongi* zeigte p. 7., dafs auch die benachbarten Theile consensuell ergriffen würden. Zuweilen geht er mit allen andern Gichtzufällen nach der entgegengesetzten Seite des Körpers über, verdient aber doch nicht den Namen Art. vaga, weil hier im neu befallenen Gliede der Anfall austobt, in der vagen Gicht aber von Ort zu Ort wandert.

Das Gichtfieber, auch wohl Reinigungsfieber genannt, ist in den ersten Tagen am heftigsten, und läfst beim jedesmaligen Abzuge ein Gefühl von Zerschlagenheit, besonders in den Gelenkbändern zurück, macht gewöhnlich 7 Anfälle, die zur tertiana, oder zur tertiana duplicata sich neigen. Es nimmt leicht den herrschenden Charakter an, geht vom Reitzfieber zum entzündlichen über, wenn im kräftigen Körper eine starke Reitzung Statt fand, wobei dann das Sensorium so ergriffen wird, dafs es kaum den Gichtschmerz empfindet, die rosenartige Geschwulst ist heftig, drohet in Eiterung oder in Brand überzugehen, und man sah sie wirklich darin übergehen. Nimmt das Fieber den typhösen Charakter an, dann ist der Puls weich, klein, sehr schnell, die Schmerzen sind heftig, die Geschwulst ist ohne Spannung, hat wenig Röthe. — Dieser Gichtart ist auch die sogenannte kalte Gicht zuzuzählen, die *Coel. Aurelianus* schon kannte (Morb. Chron. Lib. V. C. II.), wobei die Gichtgeschwulst als Oedem erscheint (Arthrit. oedematosa), die Farbe bleich ist, statt der Hitze nur Frost im gichtischen Theil bemerkt wird. — Diese Art befällt am meisten die Knie, Schultern, Brustbein, Kopf; deswegen trifft man es oft, dafs gichtische Frauen nie ihren Kopf genug bedecken können, wenn sie von dieser Eiskälte einige Linderung der Schmerzen haben wollen. Diese kalte Gicht kann den acuten Charakter haben, mehr hat sie aber doch den chronischen. *Hallé* und *Nysten* beobachteten in einer Gichtischen den einen Fufs kalt, den andern heifs. — Einmal habe ich bei dieser kalten Kopfgicht statt der Ablagerung kalkartiger Massen, eine Aufsaugung der Knochensubstanz an beiden Seiten der Kopfnath beobachtet.

Die Gichtfieber hat man auch Reinigungsfieber genannt, weil sie gewöhnlich mit erleichternden Ausleerungen die Gicht enden. In den ersten Tagen zwar nicht so merklich, hier bildet sich erst die erleichternde Geschwulst, es pflegt noch kein Schweifs, oder nur ein Angstschweifs zu erfolgen, und wenn auch wirklich der ganze Körper dunstet, so pflegt doch der schmerzende Ort trocken zu seyn. — So behält auch der Urin in der ersten Zeit sein hochrothes inflammatorisches Ansehn und sedimentirt nicht gleich. In den folgenden Tagen enden die Fieber mit Crisen. Während derselben wird der Puls weicher, regelmäfsiger, und mit den kritischen Ausleerungen werden die Gichtzufälle täglich geringer.

Die Schweifse, womit jeder Fieberanfall endet, brechen allgemein, vorzüglich aber am leidenden Theil aus, riechen sauer, enthalten, wie der Urin, so viel phosphorsauren Kalk, dafs dieser zuweilen in eine feste Masse übergeht. *Westendorf* beobachtete: dafs der über den ganzen Körper häufig ausgebrochene klebrige Schweifs, eine kalkichte Rinde bildete, wovon man zuweilen Hände voll im Bette fand (*Gesner* Entdeck. I. 1. p. 303.). Das Silber läuft nach *Coste* schwarz davon an. — Zuletzt folgt eine Abschilferung der Haut, wie nach der Rose.

Der Urin bekömmt einen weifsen oder rothen Bodensatz, jener ist schleimicht (*Bang* Diar. Nvbr. 1785. Nr. 3.) enthält viel phosphorsauren Kalk, wird zuweilen von selbst blau, und setzt öfters an den Seiten des Glases ganz feine glänzende Crystalle an (*Eller*). Geböte es nicht die vorgeschriebene Ersparung des Raumes, so könnte ich hier viel Interessantes aus *Morgagni's*, *Adami's*, *Winter's* und unsers (Rostocker) *Detharding's* Beobachtungen anführen; so mufs ich mich aber auf das beschränken, was ich selbst beobachtet habe, in so fern es mit den Beobachtungen des letzteren genau übereinstimmt. — Häufig sah ich den Urin der Gichtischen so scharf, dafs er den gläsernen Nachttopf anfrafs. Das bläulicht getrübte Glas hatte dann einen Ansatz, der wie Crystall aussah, aber doch nicht salinisch war, sondern aus Schleimfasern bestand, die einen Bogen, wie die Retina bildeten. Dabei hatte denn der früher oft lehmartige, jetzt mehr dunkle, ja schwarzbraune Urin, einen unerträglichen alcalischen Geruch. — Eine gleichfalls öfter beobachtete Eigenschaft des gichtischen Urins war der Schaum auf seiner Oberfläche, den ich oft noch nach mehreren Stunden sah. — Endlich die so schleimige Beschaffenheit, dafs Wasser allein nicht zum Reinigen der Gefäfse hinreichte.

Kritische Diarrhöe beobachtete *Stoll* am Ende jeder Fieberexacerbation, überhaupt Congestionen zum Magen und Darmkanal, bittern Geschmack und Schleimanhäufung im Munde.

Kritische Ausschläge. *Grant* sah am leidenden Theil Friesel, welcher eine Menge flüchtiger, salziger, scharfer Theile ausschied (p. 23.). *Adami* grofsen Blasenfriesel am Rücken, *Lanz* an den Rippen, *Bang* Schwämmchen im Munde (Diar. 1785. Nov. N. 3.). Hiervon ist denn auch wohl die angenommene kritische Salivation abzuleiten.

Kritischen Abflufs aus der Nase. Dreimonatliches Podagra verschwand, als ein dreiwöchentlicher, starker, seröser Abflufs aus der Nase erfolgte. — Auch ich habe bei einer alten Dame mit grofser Gichtanlage diesen lymphatischen Ausflufs ohne Schnupfen öfter im Jahre so beobachtet, dafs die Lymphe nicht etwa auströpfelte, sondern wie beim starken Nasenbluten ausflofs. — Bei ihrem Bruder flofs sie oft, eben so copiös, aus einem Fufsgeschwüre. Eine Schwester, ohne diese Ausleerung, litt sehr an der Gicht. — Ein Sohn konnte nicht heirathen, weil sein Scrotum stets näfste, der zweite hatte die Gicht.

Kritische Sputa. Beim gichtischen, das Podagra ersetzenden Asthma. Hier habe ich oft mit sofortiger Besserung so übel riechende Sputa beobachtet, dafs man schnell die Nase zurückziehen mufste. Sie waren dann meistens aschgrau oder perlfarben, immer aber so zähe, dafs sie wie Vogelleim anklebten, und man den Speitopf ganz umdrehen konnte, ohne dafs sich die den Austern gleichenden Stücke bewegten. Je gröfser sie waren, je rascher verschwand das Asthma. — Unser ehrwürdige *Vogel*, der nie dergleichen beobachtet hatte, erschrack über das Durchdringende des Geruchs.

Unter diesen kritischen Erscheinungen verschwindet nun die Gicht, bis auf Schwäche oder ödematöse Geschwulst, welche bei den kleinsten Erkältungen wieder schmerzhaft wird. — Ist der Paroxysmus geendet, so fühlen die Kranken ein unerträgliches Jucken, besonders zwischen den Zehen, und die Haut hebt sich und schilfert kleienartig, oder wie ich öfter gesehen habe, in grofsen Blasen ab. Oder die Crise ist unvollkommen, und da erfolgt nun 1) eine Ablagerung nach andern Gelenken, welches sich zuerst durch krampfhafte Bewegungen, Steifigkeiten, Jucken, Pressungen, Hitze und Kälte offenbart, womit sich der Gichtschmerz alsbald verbindet.

Oder es folgt 2) eine Eiterung, nicht sowohl in den Gelenken, denn entzündete Membranen eitern nicht leicht, als vielmehr in der Nähe desselben in Blasenform von der Heftigkeit der Entzündung bewirkt, wo sich dann, wie ich es gesehen habe, die Oberhaut trennt, und ein oberflächliches Geschwür bei fortdauernder dunkler Röthe erscheint. *Guilbert* leitet diese Reitzung von innen nach aufsen vom Tophus ab. Aber ich habe sie schon bei einem ganz frischen Podagra beobachtet, wo vom ungewöhnlich starken Speisengenufs die Säfte so scharf waren, dafs sich gleichzeitig auch an den Fingern eiternde Blasen bildeten. *Guilbert* hat in dem Eiter solcher Geschwüre kleine Körnchen beobachtet. — Diese sah ich zwar nicht, aber doch auch aschgraue käseartige Pünktchen wie Nadelknöpfe grofs.

Oder es erfolgt 3) Steifigkeit und Verhärtung in den leidenden Gelenken. Dies nun freilich nicht gleich anfangs, aber doch bei öfteren Rückfällen. So sah *Bang* nach jedem Anfall ein Fingergelenk steif werden, so dafs er schon 6 Finger steif fand. (Diar. 1784. Jul. Nr. 4.)

4) Erfolgt Caries der Knochenenden, oder Aufsaugung. So trifft man zuweilen, ohne weitere Zerstörungen, die Knorpel zum Theil oder ganz aufgerieben, oder die Knochen bis zur Oeffnung ihrer Markzellen aufgesogen, und diese Enden wie polirt, zuweilen glatt, zuweilen höckerig, woraus das Geknarre von einigen abgeleitet wird.

5) Erfolgt der Ausgang in Gichtknoten, die sich oft schon früher ausbilden, ehe die Gicht sich offenbart, nach den Anfällen aber oft kein Glied unverschont lassen, und diese, zuweilen in der Gröfse von Hühnereiern (*Darwin*), sehr entstellen.

6) Erfolgen Erweichungen und so gänzliche Verdrehungen der Knochenenden.

Endlich 7) Knochenauswüchse. *Hempel* sah sie z. B. im Becken so, dafs die Entbindung nicht ohne Kaiserschnitt beschafft werden konnte (*Rust* Magaz. 15. 124.). Jedoch die meisten dieser bösen Ausgänge erfolgen nur, wenn die Gicht schon mehrere und viele Rückfälle gemacht hat. Diese Rückfälle erfolgen gewöhnlich jährlich ein oder zwei Mal, meistens im Frühling und Herbst. Wenn aber der letzte Anfall recht heftig war, pflegten sie später zu kommen, ein ganzes Jahr, ja länger auszubleiben. *Bang* hat ein Beispiel, wo sie nur alle 4 Jahre zurückkehrten. — Je älter die Krankheit, je öfter und minder heftiger pflegt sie zurückzukehren, aber dann immer auch länger zu dauern,

so

so dafs die Kranken oft nur einige Monate oder Wochen im Jahre frei sind (Habituelle Gicht). — Zuweilen wird die Rückkehr beschleunigt, durch Tanzen (*Adami*), durch heftige Leidenschaften, durch hitzende Getränke, durch Fieberbewegungen, Erkältungen. — *Grant's* Behauptung: dafs die Gichtischen in den Hundstagen frei wären (p. 36.), wird durch *Hundertmark's* Schullehrer widersprochen, der sich über die Gicht betrübte, aber doch freuete, dafs sie immer nur in den Hundstagen käme (p. 13.). — Bei der längeren Dauer der späteren Anfälle, kehrt der Schmerz doch jeden Abend mit Fieberbewegungen zurück, die dann bis gegen Morgen dauern. — Je öftere Rückkehr, desto mehr Verbreitung auf mehrere Gelenke. Mit jeder Verbreitung ist dann neues Fieber verbunden, die erste Stelle wird dann um so eher von jedem Krankheitsgefühl befreit. — Zuweilen werden mehrere Theile zugleich, mit gleicher Heftigkeit ergriffen; zuweilen erfolgt auch wohl noch eine Rückkehr zum zuerst ergriffenen Theil. — Beim ersten Erscheinen pflegt die Gicht die vom Herzen entfernteren Theile, die Zehen u. s. w. zu befallen, später, oder bei gröfserer Schwäche, im Alter, immer dem Herzen sich nähernd, Hüfte, Hände, Ellenbogen, zuletzt kömmt sie gar nicht mehr nach aufsen, macht in inneren Theilen kaum als Gicht anerkannte Erscheinungen, *arthritis atonica.* — Bei Schwachen fängt sie gleich näher dem Lebensheerde an, ist mehr mit Nervenzufällen verbunden, kommt auch in der Sommerhitze. In der Regel leidet die linke Seite häufiger und stärker; bei Männern gewöhnlich zuerst die Füfse, bei Frauen zuerst der Kopf und mehr die oberen Extremitäten, in den Rückfällen alles allgemeiner.

Die Gicht geht zuweilen in andere Krankheiten über, z. B. Hämorrhoiden, Steine, langwierige Ausschläge, Geschwüre, Schleimflüsse u. s. w.

Wenn sie tödtet, so geschieht dies durch Auszehrung oder durch Nerven- und Hirnleiden, wovon ich ein sehr trauriges Beispiel gesehen habe. Ein Sinn verschwand nach dem andern, auf furchtbare Exaltationen, Verse machen u. s. w. folgte Wahnsinn und der Tod, alles mit so allmähligen Uebergängen, dafs an eigentlichen Zurücktritt gar nicht zu denken war.

Chronische Gicht. Sie ist entweder Folge, oder vielmehr Fortsetzung der hitzigen Gicht, oder sie tritt gleich als langwierige auf, ohne dafs regelmäfsige Anfälle voraufgehen (Art. imperfecta). — Oft gehen Krämpfe dem flüchtigen Reifsen vorauf. Es zeigen sich nur Remissionen, höchstens in den Sommermonaten, Intermissionen. Alle Beschwerden sind Vage, dann gute, dann schlimme Tage, ohne Regel, keine bestimmte Stadien und Crisen, keine Uebereinstimmung zwischen dem Verlauf des einen und des andern Gelenks; leichtes Ueberschreiten über die Grenzen des Gelenks; leichteres Zurücktreten.

Es haben sich oft schon Knoten in den Gelenken ausgebildet, ehe anhaltender Schmerz entsteht; dieser besteht oft nur in tauben Gefühlen, blofs bei Biegungen des Gelenks. Röthe zeigt sich kaum, die Farbe der Geschwulst ist gelb, sie ist weich, ohne Elasticität. (Art. chlorotica des *Sauvage*, Art. indolens, Art. alba, Art. frigida). Von den Reitzungen der in den Gelenken langsam gebildeten Knoten, werden oft bedeutendere Anfälle der Gicht erzeugt mit Purpurröthe und heftigen Schmerzen, bis zum Aufbruch der Geschwulst. Ist dieser erfolgt, so fliefst zwar viel Materie aus, aber nicht so leicht die tophöse Masse, welche nur schwer aus den Zellen, worin sie eingeschlossen ist, herauf kommen kann. Deswegen heilen diese Geschwüre so langsam, oder brechen leicht wieder auf. Sehr leicht erfolgen bei dieser Gicht atrabilarische oder scorbutische Entartungen.

Ist diese Gicht angeerbt, so tritt sie oft gleich als desorganisirend auf (*Hippocrates, Galen, Salius Diversus, Musgrave, Scheu* p. 130.), und so kann man nach *Cael. Aurelianus* schon Knarren in den Gelenken beobachten, ohne dafs regelmäfsige Gicht voraufgegangen. Man kömmt hier in Verlegenheit das für Vorboten der Gicht zu halten, was schon wirklich ausgebildete war.

Zuweilen bilden sich unter diesen, Monate dauernden Gichtbeschwerden verstärktere Anfälle aus, so dafs man den grofsen Paroxymus als aus kleineren zusammengesetzt betrachten kann. Hier werden dann die mindestens 14 Tage dauernden Schmerzen heftiger, und wenn auch die Kranken während jener kleineren Leiden gern afsen, so mangelt jetzt der Appetit. In diesen einlaufenden kleineren Paroxysmen zeigt sich dann zuerst noch wohl etwas regelmäfsiges, auch wohl noch kritische Ausleerungen. Die langen Gichtanfälle führen dann immer mehr Entstellungen der Glieder herbei. Die Verdauung bleibt schlecht, ein faules Aufstofsen folgt dem andern. Der nie wie in der regulären akuten Gicht roth gefärbte Urin wird diabetisch. Die Ausdünstungsmaterie wird immer schärfer, so dafs man des Morgens gewöhnlich durchkratzte Stellen am Körper antrifft, besonders im Umfange der Fontanellen. Der Schlaf erquickt so wenig, dafs auch die Kranken des Morgens gähnen, und oft so stark, dafs sie das Gefühl haben, als sollten die Kinnbacken auseinander gerissen werden. — Bald haben sie das Gefühl im Schlaf, als ob ihnen die Knochen zerschlagen würden, bald ergreift das heftigste Rütteln ihre Gliedmafsen. — Die Entstellungen gehen dann so weit, dafs die Kranken mit *Sydenham* sagen können: *Cibus capiendus est, manus non habeo, incedendum est, desunt mihi pedes.*

Dieser Gicht gehen oft Erscheinungen und Krankheiten vorauf, die schwer für gichtisch zu halten sind, und deswegen auch die Namen: Arthritis incongrua, larvata, anomala verdienen. Sie erscheint, bevor sich die ausgebildete Gelenkgicht zeigte, als Magenkrampf, Colik, Ischuri, Strangurie, Asthma, Herzklopfen u. s. w.

Um diese Krankheiten als gichtische zu erkennen, mufs man auf folgende Umstände achten: 1) ob schädliche äussere Einflüsse vorhanden waren, welche Gichtanlage bilden konnten. S. Gelegenheitsursachen. 2) Ob die Zufälle im Sommer verschwinden, im Frühling und Herbst und bei feuchter Witterung zurückkehren. 3) Ob sie etwas periodisches haben. 4) Ob etwas wanderndes. 5) Ob sie mit Gliederschmerzen wechseln, oder noch damit verbunden sind, oder ob jene, wenn auch in weiter Ferne voraufgingen. 6) Ob Besserung nach Schweifs, Urin, wie er bei Gichtischen vorkommt, oder nach Vesicatorien und andern gichtwidrigen Mitteln erfolgt. — Findet man, mitunter auch in andern Krankheiten, dafs der Urin mit Blutlauge einen blauen Niederschlag macht, so thut er es doch hier um so gewisser, und hebt die übrigen Zeichen. 7) Die Excremente sind gewöhnlich hart und trocken. 8) Mehr oder weniger von den obigen Vorboten sind vorhanden, ferner öftere Taubheiten in einzelnen Stellen der Haut, Ameisenkriechen in der Stirn, Hämorrhoiden, Beschwerden von Gries und Steinen in den Nieren. 9) Mittel gegen die Uebel, welche wir nach den vorhandenen Zeichen behandeln, ohne an versteckte Gicht zu denken, fruchten nichts; z. B. Brechmittel gegen gastrische Symptome leeren nichts schädliches aus. Beim *Whyte* (Nervenkht. S. 120.) findet man mehrere ähnliche Beispiele. 10) Die meisten Anfälle solcher verlarvten Krankheiten, zeigen sich im fibrösen System der Verdauungswerkzeuge oder im uropoetischen System.

Von dieser versteckten Gicht mufs man wohl die Zurückgehaltene und die Zurückgetretene unterscheiden, beide sind leicht zu erkennen.

Die Zurückgehaltene (*Arthritis atonica*) erkennt man daran: 1) die Gicht war schon da, alle Erscheinungen liefsen sie wieder erwarten, nun zeigt sich aber ein starker innerer Reiz, der sie zurückhält. Oder 2) man sieht die Gicht immer schwächer werden, von den Zehen nach den Knien, von diesen zu den Armen und Hüften gehen, weil der Körper immer mehr die Kraft verlor, sie vom Centralpunkt abzuleiten; man merkt es, wie nach und nach bei jeder Rückkehr die gichtische Röthe und Geschwulst matter, die Schmerzen gelinder, die Nachgeschwulst dauernder werden; und so treten statt der äufsern Gicht die inneren Erscheinungen: Magenkrämpfe, Asthma u. s. w. ein. Wenn diese Krankheiten zu der Zeit entstehen, wo man die Gicht früher eintreten sah, und diese wegbleibt, dann kann man immer auf Art. atonica rechnen, oder wenn beim Gebrauch stärkender Mittel dennoch zuweilen ein schwacher Gichtanfall eintritt.

Bei der zurückgetretenen, gleichviel ob nach der fixen oder vagen Gicht sieht man sie äufserlich verschwinden, und dafür die demnächst näher anzugebenden inneren Erscheinungen entstehen.

Ursachen. Trotz des täglichen und Jahrhunderte langen Vorkommens der Gicht, herrscht über die nächste doch noch grofses Dunkel. Die prädisponirenden sind:

1) Erblichkeit. So allgemein ist sie anerkannt, dafs es kaum noch specieller Zeugnisse bedürfte. Nur einige Beobachter will ich nennen, die recht auffallende Beispiele sahen. *Blackmore* (p. 74.), *Farenholz, Grant* (p. 24.), *Guilbert* (p. 151.), *Heinsius* (p. 22.), *Loubet* (p. 32.), *Morgagni* (Ep. 57.), *Rowley* (p. 6.), *Rave* (p. 21.). — Wer noch viele Beobachter aufgezeichnet finden will, den verweise ich auf *Simon Schulzen's* Observationen, auf Misc. N. Cur. 1677. p. 21. und auf *Zwinger's* Compendium p. 478. — Hat man nun auch selbst in vielen Familien die Krankheit von Glied zu Glied sich forterben sehen, so wundert man sich nicht, wenn der so hoch erfahrne *Friedrich Hoffmann* sie für eine der erblichsten hält. — Wie bei andern erblichen Krankheiten gewöhnlich Schwäche der später leidenden Theile, den Grund der Anlage enthält, so auch hier. — Aber deswegen darf der Sohn des arthritischen Vaters die Gicht nicht immer bekommen! *Loubet* (p. 32.) kannte sich sehr ähnliche Zwillinge eines gichtischen Vaters, von diesen bekam aber nur der die Gicht, welcher wie der Vater schwelgerisch lebte, nicht der mäfsige und arbeitsame.

So wie wir einen Habitus phthisicus apoplecticus haben, so wird auch ein Habitus arthriticus angenommen. Der Körper ist voll und stark, der Kopf ist grofs, die Knochenenden sind dick, die Haut ist grob, das Fleisch ist schwammicht, gedunsen, gelblich. Das Temperament atrabilarisch. — *Barthez* will sogar eine eigene gichtische Physiognomie beobachtet haben, beschreibt sie aber nicht.

2) Grofse Vollsaftigkeit. 3) Männliches Alter und Geschlecht. Bei Frauen wird die Vollsaftigkeit sehr durch Menstruation, Wochenbette, Selbststillen gemindert, daher leiden diese seltner an der Gicht. *Mulier*, sagt schon *Hippocrates*, *podagra non laborat, nisi ipsam menstrua defecerint* (Aph. 28 — 30. L. VI.). Luxuriös Lebende machen Ausnahmen. *Sneeberg* (Med. Euporiston Fft. 1579.) sagt schon, in der Vorrede: *Galenus et Seneca suo tempore plurimas foeminas podagricas fuisse testantur, non mutata foeminarum natura sed vita.* Das hat sich mir bei den

Künstlerinnen, die oft Veranlassung hatten viele Spirituosa zu trinken, völlig bestätigt. — *Stock* de podagra mulierum 1753. Früher setzte man das 50ste Jahr, als die Anfangsperiode der Gicht; *Sydenham* setzte das 30ste; *Guilbert* das 25ste Jahr und meint: dafs sie früher nicht, mit allen ihren Characteren, erscheine. Aber N. *Heinsius* sah ein 7jähriges Fräulein so leiden, dafs sie Tag und Nacht über heftige Schmerzen in den geschwollnen Zehen und Ballen schrie, und diese Gicht kehrte drei Mal des Jahres regelmäfsig zurück. Ein 12jähriger Junker litt in der Hand und in den Fufsknöcheln eben so heftige Schmerzen, als sein Vater. — *Rowley* beobachtete die vollkommenste Gicht bei einem 5jährigen, *Grant* bei einem 7jährigen Knaben, mit regelmäfsigen Anfällen; bei Allen war sie angeerbt. — *Paschalis* sah sie bei 7- und 8jährigen Knaben im Frühling und Herbst, ohne Anerbung; *Rave* schon im 6ten; *Farenholz* bei vielen 6- bis 8jährigen; *G. Ch. Masius* bei einem 11jährigen; dergleichen Beispiele könnte ich noch viele häufen — und es ist kaum zu begreifen, warum die erfahrnen Männer *Sydenham*, *Heberden*, *Scudamore*, sie nie vor den Jahren der Mannbarkeit beobachteten! Ich selbst sah sie durch Anerbung von der Mutter, bei der einfachsten Lebensart, schon im 20sten Jahre entstehen. Nachdem Hämorrhoiden, rother Urin, welcher stark sedimentirte, voran gegangen; sie entstand zugleich in den Knien, Hüft-, Hand-, Schulter- und Fingergelenken, und bildete an letzteren sogar schon Knoten.

Gelegenheitsursachen. — 1) Schwelgerisches Leben. Zu vieles Essen, besonders des Fleisches von gemästeten Thieren, des scharfen und gesalzenen, des Käses. Mehr schadet noch das zu viele Essen, als das zu viele Trinken; ganz vorzüglich nachtheilig ist es, wenn beides zusammen kömmt. Je mehr in Rom das sybaritische Leben überhand nahm, je gröfser wurde auch die Zahl der Gichtkranken; selbst bei den Weibern, ob varii generis debacchationes (*Seneca* Ep. 95); beim *Sveton* (in gestis Rom. Lib. II.) finden wir eine Beschreibung, wie jämmerlich die Kaiser, *Galba* und *August*, gelitten! und auch jetzt dürfen wir nicht weit suchen, wenn wir finden wollen, wie sehr sich die Gicht bei den Höfen und Grofsen eingenistet habe. — In der That, der Vergleich mit einem Calcuten ist hier sehr bündig und beweisend! wird er nicht genudelt, so hat er starke Eingeweide, runde, harte Muskeln, und seine Leber wiegt 6 Loth; wird er dagegen gemästet, so wird sein Fleisch weich, weifs, zart, die Gelenke werden grofs, die Knochenbänder werden dick, fleischig, die Knochen schwellen an, bekommen Knoten, das Thier bekommt endlich so das Podagra, dafs es nicht mehr gehen kann, und die Leber wiegt 18 bis 32 Loth. — Wer hiezu ein Gegenstück von Menschen, denen der Bauch ihr Gott war, lesen, und mit Sectionen bewiesen, lesen will, den verweise ich auf *Grant*. — Was beim genudelten Calcuten schnell geschah, geschieht beim Menschen nur langsamer und gefährlicher; jener bekömmt doch nur einfache und dieselbe Kost, der Mensch dagegen, fette, sehr gemischte,. schwer verdauliche, Blut und Lymphe verderbende Nahrung. Dazu kommt; 2) der Genufs vielen Weines, besonders des jungen. *Sydenham* kannte *Lucian's* Tragopodagra, hatte aber doch selbst nicht Enthaltsamkeit genug, und wurde ein trauriges Opfer der Gicht. *Makbride* versichert, und *Darwin* bestätigt aus seiner 50jährigen Praxis, so wie auch *Grant*, dafs fast alle Podagristen in England Weintrinker wären, und *Bang* beobachtete in Dänemark dasselbe. — *Rowley* sagt, p. 24.: Bachus ist Vater, Venus die Mutter, und Zorn die Hebamme der Gicht. — Unbegreiflich ist es daher, wie in Schottland die Gicht so wenig bekannt seyn kann, dafs man nicht einmal einen Namen dafür hat, da doch so Viele im Genufs von spirituösen Getränken ausschweifen, und dafs sie im südlichen Frankreich, Spanien und Portugal, auch bei reichlichem Weingenufs, nur selten ist. Auch *Farenholz* sagt: *Vinum raro in nostratibus symbolum suum adfert, dum arthriticos novi, vel raro, vel nunquam vinum gustarunt.* (*Cur morbi arthritici Goslariae incolis sint tam familiares*). — Man vergesse nicht, dafs in Frankreich der Wein verdünnt getrunken wird, dafs er in wärmeren Climaten, wo die Transpiration stärker ist, wo süfse Früchte mehr eröffnen, weniger schadet, und da mehr, wo schon durch Anerbung Disposition zur Gicht vorhanden ist.

3) Uebermäfsiger Genufs des Essigs (*Gaubius*), der Vitriolsäure (*v. Swieten* T. IV. p. 297).

4) Auch der übermäfsige Genufs des Biers trägt zur Ausbildung der Gicht bei, insofern es die Vollsaftigkeit vermehrt, doch weniger als Wein, und verdient wohl nicht so sehr angefeindet zu werden, als *Darwin* es thut. *v. Swieten* rechtfertigt es wenigstens dadurch, wenn er behauptet: dafs die Holländer nicht eher vom Podagra heimgesucht wären, als bis sie das Bier mit Wein vertauscht hätten. —

5) Sitzendes Leben. In so fern als dadurch die Verdauung geschwächt wird (Thätigkeit macht selbst schlechte Diät unschädlich), und Stockungen begünstigt.

6) Ausschweifungen in der Liebe. Wenn des *Hippocrates: Puer podagra non laborat ante veneris usum,* auch Unrecht ist, so hat doch *Horaz* recht, wenn er vom übermäfsigen Genufs der Liebe sagt: *reddit amor maciem, longa internodia crurum.*

7) **Unterdrückung von Ausleerungen.** *a*) **Des Schweifses, durch versäumte Reinigung der Haut.** — Unterdrückte Fufsschweifse. — Häufige Beschäftigung im Nassen, besonders bei kalter Witterung. Keine Classe von Frauenzimmern habe ich daher so häufig von der Gicht befallen gesehen, als Wäscherinnen. — Erkältungen, besonders im Schlafe — in Bädern; — ein Mann bekam die Gicht, als er einige Stunden auf einem marmornen Tisch schrieb (*Borrichius*). — Im Schwarzwalde ist die Gicht so häufig, weil die Einwohner immer in heifsen Stuben leben, zu Stunden weit entfernten Kirchen gehen, den langen Gottesdienst hindurch frieren und dann zu ihren Gluthöfen zurückkehren (*J. Rehmann*). In England und Teutschland leiden die an den Nordküsten Wohnenden, am meisten an Gicht. *Desault* sur la goutte, hält die träge Ausdünstung für die vorzüglichste Ursache. — *b*) Gehemmter oder träger Stuhlgang. — Dieser ist ein so bestimmter Vorangänger der Gicht, dafs *Ideler* in der Trägheit der Functionen, tief im Unterleibe, das Wesen derselben

suchte. — c) Unterdrückung des gewohnten kalkartigen Sediments im Urin. *Hundertmark* (de urina cretacea) und *Vieusseux* haben darüber Beobachtungen. —

8) Hemmung von Flüssen. Aberti de Haemorrhoid. consensu cum Calculo et Podagra. 1722. *Nunn* de affectib. rheumatico arthriticis ex emansione Mensium, Erfordiae 1761.

9) Uebermäfsige, besonders ungewohnte Bewegungen. Anhaltendes Reiten mit herabhängenden Füfsen. Da dies die *Scythen* anhaltend thun, so ist das Podagra bei ihnen wie epidemisch. *Nicephorus* Hist. graec. C. 14. *Campalongus* p. 37.

10) Alles was den natürlichen Ton der Gelenke schwächt, Contusionen, Luxationen, Fracturen, langes Halten derselben in einer und derselben Lage.

11) Heftige Gemüthsbewegungen. *Stahl* sah vom Zorn einen so heftigen Paroxismus entstehen, dafs der Kranke gleich zu Bett getragen werden mufste. — *Ideler* vom Schreck (p. 83). — *Grant* von fehlgeschlagener Hoffnung beim Spiel. — *Bang* zweimal, urplötzlich, nach heftigen Gemüthsbewegungen.

12) Uebermäfsige Geistesanstrengungen. *v. Swieten,* Lucubrationen. *Sauvage.*

13) Andere Krankheiten. Diese können bei gichtischer Anlage entweder die Gicht blos befördern, oder auch ohne jene, der Gicht ähnliche Schmerzen sympathisch oder metastatisch hervorbringen. Arthritis symptomatica, spuria. — So entstand sie nach Ausschlags- und Gallenfiebern (*Stoll*); nach Wechselfiebern und Ruhren (*Bang*); nach Rheumatismen — nach verschwundener Milch (*Barthez*); — Wassersucht (*Musgrave*); — zugeheilten Geschwüren (*Ders.*); nach Mercur (*C. E. Lot*); venerischen Krankheiten (*Barthez* p. 220); Scorbut (*Ders.* 218); Flechten (*Bang*) etc.; unterdrückten gewohnten Blutflüssen (*Alberti*); — kurz nach Uebeln, deren gichtischen Character man in diesem zweiten aufsuchen und erkennen wird.

14) Ansteckung. *Helmont, Pietsch, Riedlien, Barthez* und viele Andere, glauben sie, ja selbst Uebertragung auf Thiere, beobachtet zu haben. — Mein Glaube

ist wankend geworden, weil gleiche Lebensart schon lange auch im vermeintlich angesteckten Subject, zur Gicht disponirte, und weil ich zu viele Gichtische im engsten Umgang leben sah, ohne dafs eine Mittheilung Statt fand.

Nächste Ursach. Dafs der Unterleib die erste Quelle der Gicht sey, und dafs sich hier eine eigenthümliche Beschaffenheit der Säfte ausbilde, die man Gichtmaterie nannte, darüber war man lange einverstanden; nur Wenige läugneten sie ganz ab, namentlich *Cullen*, der dafür eine höchst gezwungene Nerventheorie aufstellte, den aber *Tode* und *Luther* sattsam widerlegten. — Eben so leicht würde *Darwin* zu widerlegen seyn, der das Wesen der Gicht in einen Torpor der Leber setzt, und in Entzündung ihrer Häute, die sich dann auf die vicariirenden Gelenkhäute würfe. — Nicht weniger *Scheu*, der vollends eine Ausschlagskrankheit daraus machen wollte.

Höchst wahrscheinlich wird die Gichtmaterie in den Verdauungswegen entwickelt, und als Schärfe, der Lymphe beigemischt, den Gelenken zugeführt. *Alruz* (de arthrit. 1702) sagte schon p. 7. *Causa proxima humor serosus est, sua vel quantitate vel qualitate periostia distendens.* Aehnliche Ideen hatten *Fr. Hoffmann*, *Eller*, *Lentin*, *Bang*, *Bischoff.*

Scharf ist sie, das zeigt: 1. die Entstehung im Frühling und Herbst, wo die Krankheiten, welche von scharfer, unreiner Lymphe herrühren, am häufigsten vorkommen; das zeigt: 2. das bessere Befinden der Gichtischen, wenn sich Ausschläge am Körper zeigen, wie ich das alljährig beim Gichtfriesel, an den Hand- und Fufsgelenken beobachtet habe. — 3. Die Zerfressungen in den Gelenken bei veralteter Gicht. 4. Der Schmerz, die Reitzung der Gelenksnerven, wodurch ein Fieber erregt wird, und 5. die Synovia, welche in Gesunden subtil, flüssig, süfslich, in Gichtischen scharf, sauer, dick angetroffen wird (*Hundertmark* p. 7., *Portal*). Die voraufgehenden dyspeptischen Erscheinungen und Gelegenheitsursachen, die ausgeleerten Säfte der Gichtischen und die chemischen Untersuchungen sprechen dafür, dafs diefe Schärfe, wohl in den meisten Fällen, saurer Natur sey, (*Helmont*, *Trampel*, *Fourcroy*, *Hufeland*, *Ideler*, *v. Swieten*), aber auch zuweilen alcalisch, wie *Borrich*, *Colbatsch*, *Pinelli* und *Henning* beobachteten. — *C. L. Hoffmann*, *Geoffroy*, *Molitor*, *Sagar*, *Rave etc.*, liefsen sie als eine faulichte Schärfe in den Gelenken, *Grant* als atrabilarische im Unterleibe entstehen. *Pitzsch* sogar aus verdorbenem Samen. — Dafs eine eigene chemische Entmischung im Körper vorgehe, das wissen wir, aber nicht welcher Natur sie sey. Dafs diese Gichtschärfe leicht erdichte Zersetzungen bewirke, ist 1. nicht blos dadurch bewiesen, dafs die regere Thätigkeit in den Gelenken einen Absatz wahrer Kalkerde, in Form der Gichtknoten, in den Gelenkkapseln und in ihren Umgebungen verursacht, sondern auch 2. durch die Abgänge dieser kalkartigen Massen durch den Urin, (*Galen*, *Clark*, *Adami*, *Hundertmark*, *Vieusseux*, mehr als 60 Pfd. in 9 Monaten. Hist. de l'Ac. des Sc. 1747 Obs. 3); Schweifs (*Pechlin*, *Kerkring*, *Casaubon*, *Bartholin*, *Horst*, *Viridet*, *Plater*, *Joh. Storch*); Speichel (*Pechlin*); Stuhlgang (*Albertini*, *Morgagni*, *Leroi*), Speichel und Geschwüreiter (*Barthez*, *Plater*). — 3. Durch Wechsel der Gicht mit Schmerzen von Nieren- und Blasensteinen (*Adami*), und endlich 4. durch Leichenbefunde, welche nicht blos viele Kalkerde, ja Steinmassen von Hühnereigröfse (*Loubet*), in und um den Gelenken (*Morgagni*), sondern auch in andern Theilen, selbst in den Lungen (*Gaubius*, *Reimar*, *Lieutaud*), und im Gehirn (*Lieutaud*, *Portal*), im Polorus (*Lieutaud*) bewiesen. — Dieser Ueberflufs an erdigen Stoffen, ist besonders bei der angeerbten Gicht grofs; hier habe ich schon alle Fingergelenke mit Knoten besetzt gefunden, wo noch nie ein regelmäfsiger Gichtanfall, sondern nur flüchtiges Stechen in den Gelenken vorangegangen war. Der Ursprung der Gichtknoten ist also mehr in der allgemeinen Cachexie, als in einer örtlichen Entzündung zu suchen. — Mangel an Ausführung dieser kalkartigen Materie, trägt viel zur Gicht bei. Die Gichtanfälle wurden immer heftiger, wenn der Urin einige Zeit vorher keinen Bodensatz hatte. V. V. Man sehe: *Kreysig* (Krankheiten des Herzens. 1r Bd. S. 155), vorzüglich aber *Fourcroy*, in den Samml. auserl. Abhandl. f. p. A. Bd. 18. S. 7 und *Ideler* bei *Hufeland*. — Man hat diese gypsartige Materie bei Gichtischen, sogar im Blute schwimmend gefunden (Com. Lit. Nov. 1733 heb. 21). *Zacutus* (Prax. admirab. l. 3. Obs. 54), *Bichat*, *Pency*, *Scherb*, *Assalini* und *Mascagni*, fanden die beträchlichsten Stämme der lymphatischen Gefäfse oft damit angefüllt (*Sömmering* de morb. vas. absorb. §. 23).

Warum nun die Ablagerung, von Zeit zu Zeit, bei Gichtischen vorzüglich nach den Gelenken erfolgt, besonders wenn allgemeinere Vollsaftigkeit vorhanden ist, erhellet zum Theil aus der Verwandschaft jener Erdtheile mit den Knochen, aus Begünstigung der Stockung, durch Entfernung der Gefäfse vom Herzen, durch Engheit der Gefäfse, durch härteren Bau der Umgebungen, durch öfteren Druck, stärkeren Einflufs des Temperaturwechsels auf die Extremitäten und ihre Gelenke; besonders aber aus der Schwäche, welche in den späteren Jahren in denselben einzutreten pflegt (*Galen*, *Avicenna*), sie können dem Andrange nicht widerstehen, und so bilden Schärfe und Ueberfüllung die Congestionszufälle, die fieberhafte Reaction und die Ausstofsung des Erdstoffs, durch alle Excretionswege, und selbst auf ungewöhnlichen Wegen durch Aufbruch der Knoten etc.

Diese Gichtknoten enthalten gewöhnlich weiche und zerbrechliche Massen. *Riverius* fand sie aber doch auch so hart, dafs sie dem Hammer widerstanden. Zuweilen sind sie wie Krebssteine (*Sydenham*), zuweilen wie schwarzgraue Steinchen und gröfser als Pfefferkörner (*Schenk*), oder wie wahre Steine (*Schneider* de catarrh. p. 600). Zuweilen sind die Contenta der Knoten noch flüssig, gerinnen aber gleich zur Kalkmasse, wenn sie an die Luft kommen (*Pechlin*). Zuweilen sind die Concremente so zahlreich, dafs *Benninger* (Obs. med. Cent. 1. p. 33) über 2000 zählte. Die Zahl der Verhärtungen, welche *Peirec* an seinen Füfsen trug, war so grofs, dafs ihr Gewicht das der Füfse selbst überstieg.

In Rücksicht der chemischen Bestandtheile dieser Concretionen, mufs ich auf *Tennants* (Journ. de Physique XIV. p. 399), *Wollaston's* (*Scherer* Allgem. Journ. der Chemie. 4r Bd. S. 371) und *Fourcroy* (des concret. arthritiques in Syst. des connois. chimiques T. X. p. 265) verweisen, so auch in Rücksicht der chemischen Beschaffenheit des Urins, Schweifses etc. der Gichtischen, die mit hoher Wahrscheinlichkeit die saure Natur der Gichtschärfe sowohl, als die Ueberladung des Körpers mit Kalkphosphat beweisen.

Unterscheidungen der Gicht. — Unterscheidung vom Rheumatismus. Mehrere Aerzte (*Selle*, *Cullen*, *Keck*, *Murray*) glauben: dafs beiden Krankheiten ein und derselbe Stoff zum Grunde liege und dafs er beim Rheumatismus nur anders modificirt sey. Aber *Lister* (Exercit. medicinales p. 181.) gab schon 1690 den Unterschied an, dem unser *Lentin* zuerst 1779 in seinen Memorabilien p. 122 und später noch genauer entwickelte, so dafs noch neulich *Fischer* in Leipzig mit Recht behauptete: dafs seine Unterscheidung unumstöfslich fest stehe. Hier ist sie, mit neueren Erfahrungen bestätigt und vermehrt; 1) Bei der acuten G. (Gicht) geht immer das Fieber dem Schmerz vorauf. Beim Rh. (Rheumatismus) ist der Schmerz, meistens am erkälteten Theil, die erste Erscheinung, und ihm gesellt sich erst das Fieber nach einiger Dauer hinzu. — 2) Die G. lagert sich in den Gelenken, Rh. in den Muskeln ab. Bei der G. leidet das ganze Gelenk, beim Rh. nur einzelne Sehnen oder Membranen (*Scheu*, *Baillou*). — 3) Bei der G. ist voraufgehende schlechte Verdauung Haupterscheinung, beim Rh. gar nicht. — 4) Bei der G. ist Anerbung, beim Rh. nicht. — 5) Bei der G. ist der Magen die ursprüngliche Quelle der Krankheit, beim Rh. die Haut; alles was den Magen schwächt, giebt Disposition zur G.; alles was die Haut reizbarer macht, zum Rh. Es giebt nur Wenige, die keine Erkältung beim Rh. nachzuweisen wüfsten. — 6) Bei der G. erfolgt die Crise auf mehrfache Weise, beim Rh. nur durch die Transpiration; er kann wohl durch andere Ausleerungen gemildert, aber durch Hautcrise nur völlig geheilt werden. — 7) G. ist anstekkend, Rh. nie. — 8) Bei der G. hat der Urin einen widrig strengen Geruch, beim Rh. nicht; bei der G. schwimmen Fasern darin, welche getrocknet einen weifsen Kalk bilden, beim Rh. macht er einen röthlichen Bodensatz. —

9) Die oben beschriebenen Vorboten der G. mangeln beim Rh. — 10) Das Gichtfieber tritt gewöhnlich einige Stunden nach Mitternacht ein, das rheumatische schon am Abend. — 11) So wie die Geschwulst bei der G. entsteht, vermindert sich der Schmerz, beim R. nicht. — Sie nimmt bei der G. das leidende Gelenk ein, beim R. sitzt sie mehr fern, z. B. beim R. in der Schulter schwellen die Hände, beim Hüftweh die Füfse. — 12) Beim R. steht die Geschwulst zum Schmerz in keinem Verhältnifs, zuweilen ist sie sehr grofs bei geringen Schmerzen, und dann wieder kaum merklich bei sehr heftigen. — 13) Bei der G. kommt erst der Schmerz und dann die Geschwulst, beim R. kommen beide zugleich. — 14) Der Gichtschmerz umfafst nur einen kleinen Punkt, dringt tiefer ein, beim R. ist er ausgebreitet, den ganzen Theil einnehmend. — 15) Die Geschwulst bei der G. ist weit röther, wie die Rose, der Rh. hat oft gar keine Röthe. — 16) Die Gicht wandert von einer Stelle zur andern, und ein neuer Frost kündigt die Wanderung an, der R. wandert selten, und wenn es erfolgt, so geschieht es nach der Richtung der zwischen jenen Gelenken gelegenen Muskeln. — 17) Bei der G. ist das von den im Anfalle gereitzten Häuten ausgeschwitzte, in kalkartige steinigte Massen umgewandelt. Die im R. abgeschiedene coagulable Lymphe wird entweder eingesogen, oder bleibt auf der Membran liegen und macht noch lange nachher Schmerzen; man nennt das chronischen R. — 18) G. wird durch Wärme vermindert, R. besonders durch die Bettwärme vermehrt. — 19) R. befällt die dicht unter der Haut befindlichen tendinösen Expansionen oder die Aponeurosen, welche die Muskeln bedecken, auf welche die Kälte am leichtesten einwirken kann. G. die Tiefe des Gelenks. Erschiene der R. auch einmal im Gelenke, so ist doch das nur in den grofsen der Fall, die G. liebt mehr die kleinen, den Ballen, die Zehen, die Finger, worin sie doch in der Regel ihre ersten Anfälle macht. — 20) R. befällt jedes Alter, mehr junge, vollblütige, starkfasrige, die G. in dem Alter, wo die Excretionen nicht mehr rasch vor sich gehen, schwache, entnervte, gedunsene Menschen. — 21) G. befällt oft und regelmäfsig, R. vielleicht nur ein oder einige Mal im Leben, wird nie habituell,

wie die G. — 22) Im R. ist gleich ein gröſserer Theil der Nerven mit leidend, daher gleich ein weit heftigerer Schmerz, und als Folge so leicht Lähmung. — 23) R. herrscht epidemisch, G. nie; denn das was *Lange* als epidemische Gicht 1695 in Sachsen, *Zulati* 1725 in Cephalonien, *Mertens* 1782 in Wien, *Chamsery* 1792 in den französischen Feldspitälern als Gicht beobachtet haben wollen, war nur Rheumatismus.

Complication der Gicht und des Rheumatismus wird man um so weniger abläugnen wollen, da sich zur Gicht Disponirte eben so leicht den Einflüssen aussetzen, welche Rheumatismus herbeiführen, und da andere dem Körper angebrachte groſse Reizungen so leicht den Gichtausbruch befördern. Diese vermischte Dyscrasie greift leicht die Nervenscheiden selbst an, und bildet so die hartnäckigsten Formen des Nervenleidens, worin z. B. der Gesichtsschmerz so oft unserer Kunst spottet. (S. *Fischer* in *Rust's* Mag. Bd. 15. p. 521.)

Es giebt Gelenkschmerzen und Geschwülste, die doch wohl nur der ganz Unkundige mit der Gicht verwechseln könnte. Z. B. der Schmerz, welcher auf einige Tage entsteht, wenn ein Glied lange in einer gezwungenen oder gespannten Stellung bleiben muſste. 2) Der, welcher von ungewohnter Arbeit entsteht. — 3) Der, welchen das Wachsthum hervorbringt. Dieser hat seinen Sitz vom 9ten bis 13ten Jahre in den cylindrischen Knochen (*Ludwig* Advers. II.), vom 13ten bis 20sten in den Enden derselben, und zuweilen auch wohl mit Verdauungsbeschwerden verbunden, wenn der Geschlechtstrieb seine Tiranneien übt. — 4) Die Geschwulst, welche Folge der Anschwellung der Knochenenden, Knorpel, Bänder, Synovialhäute ist, in Folge entzündlicher Reitzung und Ausschwitzung. Allein diese Arthrocele befällt ohne voraufgehende Gelegenheitsursachen zur Gicht, sie kömmt nicht mit Fieber, hört nicht periodisch auf, bleibt anhaltend, der Schmerz vermehrt sich, wenn die Gefäſse mehr ausgedehnt werden. — Hierher gehört auch die sogenannte Arthritis scrophulosa, venerea, rhachitica, lactea, Bahamensis Sauvagii.

Prognosis. Ehedem gratulirte man dem zuerst mit der Gicht Befallenen, weil man dabei alt, und vor andern

Krankheiten geschützt würde. — Ob dem so sey, möge folgende Beobachtung zeigen. Eine junge, sehr schöne, gut lebende Frau, bekam heftige Schmerzen im Unterleibe. Der Arzt erkannte die Art. incongrua nicht, liefs kräftig purgiren und freute sich, als nach krampfstillenden Mitteln der Schmerz aufhörte, aber es geschah nur, um der allgemeinen Gicht Platz zu machen, die so furchtbar war, dafs die Kranke nur mit Betttüchern bewegt werden konnte, und die unmittelbare Folge war, dafs die Gelenke knotig wurden, dafs Finger und Zehen sich krümmten, und nach und nach die schönen Hände in ganz unförmliche Massen verwandelt wurden. Als man mich nach zwei Jahren zuzog, konnte sie nicht mehr gehen, und die eingeballten Finger nicht mehr strecken. — Keins der kräftigsten Mittel, der herrlichsten Bäder half. — Da kam denn ein junger Arzt und pries seinen unglückseligen Magnetismus an. Die Kranke glaubte auch nach vielem Plätschern im magnetisirten Wasser sich besser bewegen zu können. Aber das Magnetisiren exaltirte sie, nach einiger Zeit fing das Gehirn an zu leiden, sie redete immer in Versen, ein Sinn verschwand nach dem andern, und Jahre lang wünschte die Familie Erlösung von diesen Leiden, welche endlich der Brand herbeiführte. — Nicht weniger häufig sah ich Wassersuchten, Blasen- und Lungenleiden, Lähmungen u. s. w. aus der Gicht entstehen. — Wir wollen also nicht gratuliren!

Die Gicht ist so schwer zu heben, weil sie Krankheit der ganzen Constitution ist, die langsam durch die entfernten Ursachen umgewandelt wurde. — Die erbliche G. ist unheilbar, aber eine gute Lebensart kann die Gicht auch bei der stärksten Anlage verhüten.

Dafs sie überhaupt unheilbar sey, wie *Rowley* p. 11. behauptet, haben schon *Hippocrates* und *Schneeberger* widerlegt und *Heucher* hat eine eigene Dissertation geschrieben: de arthritide aegrotantium culpa insanabili.

Die acute G. ohne Rücktritt ist weniger gefährlich als die chronische — die innere unerkannte, oder nach innen versetzte ist die gefährlichste — die periodische ist schwerer als die zu unbestimmten Zeiten kommende zu heilen. — Je kürzer der Anfall, je schnellere Rückkehr. — Je längere

Zeit

Zeit vor dem Ausbruch der Urin klar war, je heftiger wird der Anfall. — Je heftiger der Eintritt, desto kürzer die Dauer. — Die Zertheilung der Gichtgeschwülste und Concretionen wird selten bewirkt. — Selten läfst sich wohl die G. ohne Gefahr schnell heben, indessen finden wir doch, dafs Herr *Dan. Fischer* die alljährig kommende G. durch kräftige Mittel in 4 Tagen hob, so dafs der Kranke den 6ten Tag schon wieder ausgehen konnte (l. c. 1727. p. 224.).

Vorbeugung. Je weniger der Arzt gefragt wird, wie man leben soll, und je weniger seine Stimme gilt, wenn es auf Beschränkung der Völlerei ankommt, je überflüssiger könnte dies Capitel scheinen. Aber bei Dispositionen durch Anerbung u. s. w. mufs er doch seine Stimme warnend erheben, und da wird er auch besseres Gehör finden, wo es Vorbeugung späterer Anfälle gilt, wenn schon einer seine Plage fühlen liefs.

Zu strenge diese oder jene Classe von Nahrungsmitteln ausschliefsen wollen, erlauben oft die Lebensverhältnisse gar nicht, und je mehr man verlangt, je weniger wird gehalten. Man widerrathe zu fette Kost, rohe Mehlspeisen, faulendes Fleisch, Käse, empfehle mehr Gemüse und Milchkost, ohne diese zur alleinigen Nahrung machen zu wollen. (S. *Sachs von Löwenheim* in Eph. Nat. Cur. Dec. I. T. I. Obs. 191.) — Bei *Crato a Craftheim* (Consid. et Ep. Med. Fft. 1591.) findet man p. 100 u. s. w. vortreffliche Regeln, besonders eifert er gegen vielfaches Gemisch von Speisen! und seine Vorschrift (p. 101.) werde zur ersten Regel gemacht: *Quantitas sit ea, ut de mensa surgens, plura semper appetat* — der, dessen Geist nach der Mahlzeit nicht träge ist, dessen Körper kein Mifsbehagen empfindet, hat das rechte Maafs getroffen.

Wer Gichtanlage hat, mufs Wein, selbst Bier meiden. — Ein Gichtischer bekam in 15 Jahren die G. nicht, so lange er sich beider enthielt, kaum fing er wieder damit an, so war auch nach einigen Monaten das Podagra wieder da. So wie er zum Wasser zurückkehrte, blieb er 20 Jahre völlig frei. *Darwin* (Zoonomie II. 2. p. 67. u. s. w.); hier findet man noch mehrere eben so beweisende Beispiele, so auch bei *Grant* p. 87. Beispiele von gänzlicher Befreiung von Gicht, nach Aussetzung des Weins, finden wir beim *Trincavella* (Cur. hom. aff. L. XII. C. XI.), *Celsus* (Cap. 24. L. IV.), *Solenander* (S. V. Cons. 1.), *Bruyer* (Recibar Lib. 16. C. 13.), *Schenk, v. Heyden, Pechlin.* So erklären sich auch gegen denselben *Al. Trallian, Schrader, Coste* u. s. w.

Das Wasser ist dagegen ein vortreffliches Verhütungs- ja ein berühmtes Heilmittel. *Eos qui inter milia podagrae vini potum subtrahunt et ad aquam confugiunt, magnificum sentire praesidum, ac pene divinum, fereque compertum est potores aquae raro aut nunquam podagricos effici. Bruyer* l. c. In dies Lob stimmen *van der Heyde, Vogel, Grant, Barthez* mit ein. Wenn *Bischoff* (bei *Barthez* I. p. 231.) sagt: Es sey ohne Widerrede das schlechteste Getränk, weil es den zu stärkenden Magen schwäche, und dagegen Bitterbier empfiehlt, so mufs derselbe wohl nie erfahren haben, wie es alle die rühmen, welche den Magen überfüllt haben. Hundertfältig habe ich Indigestionen, Pulsationen im Unterleibe damit gehoben u. s. w. — Kurz es ist ein wahrer Lebensbalsam! Die Unbequemlichkeiten, welche es den daran nicht Gewöhnten zu Anfange macht, verschwindet bald, wenn man nur von ganz kleinen Portionen zu den grösseren übergeht.

Viele Menfchen, namentlich die Bauern, geniefsen die schwerste Kost, Mehl, Speck, grobes Brod machen fast ihre ganze Kost, aber sie werden nicht durch Gaumenkitzel zum Uebermafs gereitzt und wenden das grofse Praeservativ: Bewegung im Freien, an. Wer sich diese durchaus nicht machen kann, reibe wenigstens den Körper und durchknete gleichsam den Unterleib alle zwei Stunden. Nur das Striegeln kann die Pferde beim Mangel an Bewegung gesund erhalten. — Vornehme können sich immer nach *Codagan* mit aromatischen Handschuhen reiben. — Gehen, Arbeiten in freier Luft und Reiten sind dem Fahren sehr vorzuziehen.

Abhärtung und Reinigung der Haut durch frühe Gewöhnung der Kinder an Luft und kalte Wasserbäder. Wenn das grobe Hemde des Bauern auch noch so alt wird, so bleibt es doch noch ein hartes Reizmittel für die Haut. Er zeigt uns überall, wie wohlthätig Abhärtungen aller Art von Jugend auf sind. — Man bade von der ersten Kindheit an wöchentlich zweimal, und fürchte nicht mit Herrn *Scheu* (p. 143.), dafs die Haut nur noch weicher und empfindlicher danach werde. *Grant* hält das öftere Waten im Wasser für das einzige specifische Mittel gegen die Gicht (p. 109.). Wer das nicht kann, der bade, und ganz vorzüglich im Meere. Schon *Strabo* und *Plinius* waren ihre grofsen Lobredner.

Die Kleidung sey nicht zu warm, die Bedeckung des Nachts nicht zu kühl. Zum gesunden Leben gehört eine freie Ausdünstung und ein sanfter Morgenschweifs. Im Schlaf erkältet sich der Mensch am leichtesten.

Man sorge für freie Eröffnung durch fleifsiges Trinken von kaltem Wasser, durch Genufs von Früchten (*Schenk* Obs. T. II. L. V. Obs. 117. p. 347.), und befördere sie, um Rückfälle zu verhüten, so dafs täglich 2 Sedes erfolgen durch Electuarium lenitivum oder durch Rhabarber, jeden Abend einen Bolus zu 5 Gran (*Grant*), zwischendurch, besonders bei Schlemmern, auch wohl einmal im Monat durch eine förmliche Abführung.

Heilung. Man hat hier 4 Anzeigen: 1) Man sorge, dafs die Natur nicht in ihren heilsamen Bestrebungen gestört werde, durch Ruhe, Enthaltsamkeit, Geduld (*Werlhof*) und Entfernung der accidentellen Reitze, welche die Krankheit stürmischer machen. 2) Man fördere die Crise, wodurch die Natur das Schadhafte ausleeren will. — 3) Man hebe die Folgen und 4) suche man, wenn es irgend möglich ist, die Krankheit ganz auszurotten, oder die öftere Rückkehr der Anfälle zu verhüten.

Bei der acuten Gicht hat der Arzt 1) das Fieber zu berücksichtigen:

a) Mufs er es, wenn es nicht sehr heftig ist, ungestört seine Crise beschaffen lassen. Blofs Ruhe und kühlende Diät.

b) Ist es heftig, so sehe man auf den Charakter. Dieser kann durch Jugend, durch das ungewohnte der Krankheit, durch erhitzende Nahrung bei straffer Faser, durch epidemische Einflüsse mehr oder weniger inflammatorisch anhaltend werden, und zuweilen zum Aderlafs zwingen, besonders wenn gleichzeitig starke Congestionen zum Kopf, zur Brust (*Mead*) vorhanden seyn sollten, wenn der ergriffene Theil wichtig ist, wenn Menstruation, Hämorrhoiden stockten, oder die Kranken an Aderlässe gewohnt waren; hier müssen dann die Gröfse der Hitze, die Härte des Pulses, die Stärke, die Jugend des Kranken entscheiden. Man betrachte nur die Aderlässe nicht, wie *Galen, Celsus, Aëtius, Aeginetta, Trallian, Philargus, Forest, Sauvage, Gibert, van der Heyde, Scudamore* u. s. w. als Abkürzungsmittel der Gicht, oder als allgemeiner anzuwendendes; eben so wenig scheue man sie ganz, wie *Stoll,* der nicht Hitze noch Härte des Pulses achtete, sondern meistens nur den gastrischen Charakter sah. — Können wir nun aber auch nicht läugnen, dafs dieser Charakter der vorherrschende in der Gicht, dafs das örtliche Leiden mehr rosenartig sey, dafs sie mehr das höhere als das jugendliche Alter befalle, mehr Enervirte; dafs Aderlässe leicht Rücktritte verursachen, wie *Dominicus Sala, Paulmier* und Andere beobachteten, und dafs man durch zu rasche Blutausleerungen die sonst achttägige Krankheit in eine achtwöchentliche verwandeln könne, indem man hier die zu den kritischen Ausscheidungen erforderlichen Kräfte raubt, so wird man mit Aderlässen eben so wenig eilen, als mit Blutegeln oder andern örtlichen Blutausleerungen. Wenn auch *Lazerme* versichert: gleich damit geheilt zu haben, wenn *Cael. Aurelianus* Schröpfköpfe und Scarificationen unbedingt anpreiset, *Lister* sie in allen acuten Zufällen anwenden, wenn *Sachs von Loewenheim* das gichtische Blut, selbst unter den Nägeln der Zehen, ja *Parkinson* sogar noch aus den Gichtknoten hervorziehen wollen, so sah doch auch *Forest* eine Art von Lähmung in der Hand nach blutigen Schröpfköpfen zurückbleiben! und es ist gewifs übertrieben, wenn *Paulmier* gleich beim Erscheinen der Röthe 20 bis 30 anzusetzen, und diese Blutausleerung in geringerem Grade zu wiederholen räth. Er sah selbst bleibende Schwäche, die ihn veranlafste, die Nachblutung nicht zu befördern und gleich tonische Embrocationen anzuwenden. — Versichert auch *Johnson* (von der Gicht 1820) dieser Methode mit Glück gefolgt zu seyn, und ist auch *Steffens* ihr Anpreiser, so legt man durch das viele Blutentziehen gewifs oft den Grund zur chronischen Gicht und zu Gelenkgeschwülsten. — *Scudamore* (§. 35.) sah den Schmerz stärker danach werden, die Gicht wandern und Oedem zurückbleiben; *Grant* sah einen Kranken apoplectisch sterben, den man im Gichtanfall zweimal zur Ader liefs, so glücklich man auch die Schmerzen dadurch gehoben hatte (S. 137.). In Zeiten, wie in den unsrigen, wo man überall Entzündungen wittert, kann man nicht genug sagen: dafs *Sydenham* aus 36jähriger Erfahrung gegen das Blutvergiefsen warnt, dafs *Hundertmark* (p. 75.) und *Willis* es eben so kraftlos als schädlich nennen, und ich mufs gleichfalls nach 37jähriger Praxis hinzufügen, dafs mir noch kein Fall von Gicht vorgekommen ist, worin ich Blut zu lassen nöthig gehabt hätte. — Ist das Localleiden unerträglich, so sind schon einige Blutegel zur Linderung hinreichend. — Das Schröpfen ist den Meisten zu empfindlich. *Thilenius* sah Ohnmachten und Convulsionen davon entstehen. Ich schliefse mit *Blackmoore's* Rath (p. 81.), es nur da in moderater Quantität zu thun, wo das Fieber mit Heftigkeit ausbricht, in dieser anhält, und diesem eine heftige Entzündungsgeschwulst und Schmerzen entsprechen.

In den leichteren Fällen wird man mit Spiritus Mindereri, in den schwereren mit Salmiak, Salpeter und kühlenden Tränken ausreichen. Mit diesen Mitteln mufs man so lange fortfahren, als der Puls voll, hart, gespannt bleibt, der Durst, Schmerz, Unruhe sehr grofs sind. Wird der Puls weicher, dann setze man Spiritus Mindereri oder Tart. emet. in kleinen Dosen zu. Zeigt der Puls nichts entzündliches mehr, duftet die Haut, dann läfst man jene schwächenden Salze ganz weg, und beschränkt sich auf Spiritus Mindereri.

c) Ist das Fieber gastrisch: dann findet auch die diesem Fieber anpassende Behandlung Statt, jedoch nicht mit zu heftigen Ausleerungsmitteln. — Meinte auch unser grofser Lehrer *G. A. Richter*: dafs bei 99 unter 100 Gichtkranken eine gastrische Complication vorhanden sey, und verlangt er auch deswegen schon zur Zeit der Vorboten, oder im Anfange der Gicht selbst die Gabe eines Brechmittels, und hat er hierin auch schon den *Donatus ab*

Altomare (Lib. III. Cap. 11.), *Paraeus* (Op. Chir. Lib. 17. C. 20.), *Sennert* (de arth. C. 6. u. 7.), *Capivaccius* (Consil. 232.), *Crato* (Consil. 105.), *Rondelet* (Lib. 3. C. 4.), *William* (bei *Gesner* p. 263.), *Fr. Hoffmann* und *Grant* zu Vorgängern, so lasse man sich doch hier nicht blos von der beinahe immer weifsen Zunge leiten, sondern gebe sie nur dann, wenn der Kranke nach gutem Appetit mit vollem Magen befallen wurde, wenn Beklemmungen in den Präcordien, bitterer Geschmack, Uebelkeiten, ja wirkliches Erbrechen schon schadhafter Materien vorhanden sind; läfst man unter solchen Umständen nicht brechen, so fliehet, ohne dafs die Schmerzen ihn hindern, bald der Schlaf, Aengstlichkeiten bis zum Schwitzen stören den Kranken. Nur das Brechmittel hebt seine Schwäche wieder.

Oder weifs man, dafs der Kranke ein Vielesser war, zeigen sich Aufgetriebenheiten des Unterleibes, haben die häufigeren Blähungen einen besonders üblen Geruch, so leere man dreist, schon nach *Hippocrates*, *Wedel*, *Forest* und nach des alten *Magenbuchs* (bei *Gaebelkhover* p. 382.), *Lister's*, *Cheynes* (Treatise p. 22.), *Mead's*, *Grant's*, *Kämpf's*, *Lentin's* und *Thilenius* Rath — den Unterleib aus; *Fr. Hoffmann* versichert, dafs man dadurch den ganzen folgenden Paroxysmus mindere. *Nullo modo hic vi agendum sed paulatim et successive* (T. IV. P. II. p. 442.). Bei Schwachen nur mit Lavements, welchen man Wiener Trank, oder einige Efslöffel voll Essig zugesetzt; bei Stärkeren mit Infusum sennae, mit Cremor tartari und Lac sulphuris mit Ol. menthae versetzt, oder mit Crem. tart. und Guajacum. Eine Quente von jenem und ʒß von diesem mit einem oder einigen Tropfen Ol. ligni sassafras, ein bis drei Mal des Tages gegeben, hat sich mir immer ungemein wohlthätig gezeigt. — Bei der noch unausgebildeten Gicht, die sich blofs durch flüchtige Gelenkschmerzen und kleine Anschwellungen offenbart, ohne Gichtfieber, sind Purgiermittel immer sehr heilsam. — Ist das Fieber, der Körper, stark, so kann man sich des Bitterwassers jeden Morgen, oder der Cremor tartari Molken bedienen, anfangs, und so lange wirklich schadhafte Stoffe abgehen (*Lentin*), in wirklich abführender Dose, später nur, um reichliche Oeffnung zu schaffen, und zwar so lange als die gichtische Entzündung fortdauert, und der Morgenurin roth sedimentirt. *Sydenham* ist zu ängstlich mit den ausleerenden Mitteln! wenn man nur keine Kraft und Saft raubende wählt, mindern sie Fieber und Schmerzen sehr, ohne Rücktritt zu verursachen. Ueberladung von Säften ist beinahe immer in der Gicht, und was diese mindert, thut in der Regel wohl.

d) Ist das Fieber faulicht oder nervös, was doch selten der Fall ist, wollen die Gelenke nicht anschwellen, oder sinkt die Geschwulst wieder, herrscht anderweitig der Typhus, ist der Urin bleich, der Puls klein u. s. w., dann mufs man Schwächungsmittel meiden, höchstens nur durch Lavements, Tamarinden oder Weinmolken Oeffnung schaffen, und durch Belebung und Stärkung des Körpers die Crisen fördern. Hier sind der Wein, Liquor C. C. succinatus, die Tinctura Guajaci, Valerianae, Goldschwefel, Angelica, Senfpflaster an ihren Platz.

Hat der Arzt auf obige Weise das Fieber behandelt, dann mufs er

2) Die Crisen erleichtern, befördern. Dafs sie erfolgen, zeigt der Typus des Fiebers, welcher vom remittirenden zum intermittirenden übergeht, so dafs jeder Anfall, deren 7 bis 14 folgen, immer kürzer, gelinder und von erleichternden Ausleerungen begleitet wird, auf welche das Augenmerk besonders gerichtet seyn mufs. Gewöhnlich endet der Anfall, wie der vorhergehende, durch dieselbe Crise. Weifs und bemerkt man, dafs dies durch Schweifs geschah, so gebe man, sobald Blähungen und Excremente den höchst widrigen Geruch verlieren, des Abends ein *Dover*sches Pulver mit Fliederthee, oder am Tage kleine Dosen von Antimonialmitteln, einige Tropfen Vinum antimoniatum $\frac{1}{8}$ oder $\frac{1}{4}$ gr. Tart. emeticus, doch auch nicht in der Dose, dafs der Schweifs gar zu sehr befördert werde. Im Gegentheil, wenn man bemerkt, dafs die Natur sich überarbeitet, die Schweifse erschöpfend werden, mufs man sie durch milde Säuren, durch Elixir acidum *Halleri* mäfsigen. Heilsam ist immer vieles Getränk, nach *Fr. Hoffmann* aus Chinawurzel, Sassafras, Sarsaparille u. s. w. Erhitzende Diaphoretica sind immer zu meiden. — Zeigten sich früher,

oder auch jetzt, am Ende der Fieber dicke Bodensätze im Urin, dann lasse man fleifsig Queckendecocte, oder Selterwasser, oder Petersilienabkochung trinken (nach *Galen* schon mit Wein), oder nach *Ponsart* und *Barthez* Decocte von der Pareira brava, von Fichtensprossen, oder Bardana in Bier gekocht, welche *Forest* vorzüglich heilsam fand, oder man lasse, wenn die Geschwulst schon gesunken ist, Morgens und Abends von den Edinburgschen Squillapillen und des Tages *Haller's* Sauer nehmen (*Lentin*), oder Morgens und Abends am Ende der Krankheit zwei Theelöffel voll von einer Mischung aus ʒij Ol. Terebint. und ℥j Honig (*Rave*). Oder man gebe ein Fieberkleedecoct mit Spiritus *Mindereri* oder Spiritus salis dulcis, oder mit Acetum colchici. Zeigte sich kritische Diarrhoe, oder endigte sich jede Fieberexacerbation, wie es *Stoll* beobachtete, mit bitterm Geschmack und Schleimanhäufung im Munde, dann gebe man jeden Tag so viel Tamarinden oder Cremor tartari, dafs in 24 Stunden 2 bis 3 Sedes erfolgen. Hier passen auch Cremor tartari Molken, nach Verhältnifs der Kräfte, mit oder ohne Wein und Rhabarbarina. Zeigten sich früher Crisen durch Ausschwitzungen am gichtischen Theil selbst, dann sind laue Fufsbäder mit Senf, Asche sehr heilsam, oder Qualmbäder und erweichende Breie, die dann nicht selten einen örtlichen kritischen Friesel herbei führen. — Zeigte sich bei den kritischen Erscheinungen Schwäche, dann ist China, besonders beim ganz intermittirenden Fiebercharakter, als Zusatz zu obigen Mitteln, wenn der Körper zuvor gereinigt ist, zu empfehlen.

3) Am Ende der Krankheit mufs man stärken. Hier verdient nun die China ein besonderes Lob! Man giebt sie selbst schon bei früherer Schwäche nach oder mit ausleerenden Mitteln, mit Tartarus vitriolatus, mit Rhabarber, nach *Thilenius* besonders die Tr. R. *Whythii* (3 Theile) mit Tr. Rhei dulcis (1 Theil), später mit Eisen (*Johnson*). Als Anpreiser derselben nenne ich noch *Sydenham*, *Chalmers*. (Nach gehörigen Ausleerungen täglich ein Decoct von einer Unze mit ʒii — ʒiv Ingver.) *Held* (Eph. N. Cur. 1714. Obs. 170. p. 373.) lobt sie als Specificum. *Alex. Small* (alle 2 Stunden 2 Quentchen, Med. Obs. and Inq.

Vol. VI.), *Giannini, Lemnos, Leroi, Tavares* (Obs. sur l'usage salutaire du Quinquina dans la Goutte. Lisbon. 1802.) — Man gebe sie nur nicht wie *Bayne* gleich beim Eintritt in so grofsem Bolus, als der Magen nur ertragen konnte, und gleich mit Opium, damit sie die klügere Natur ja nicht wieder wegpurgiren könne.

Zu den stärkenden Mitteln empfehlen wir besonders das Trifolium mit Vitriolsäure (*Fabricius* in Copenhagen und *Lentin*), die Quassia, Calamus aromaticus, Gentiana, und, wo es das Vermögen erlaubt, mit Bädern von Serpillum, Origanum, Calamus, so dafs der Kranke im Bade seine Gelenke mit den Kräutersäckchen reibt.

Die Diät mufs dem Fieber angemessen, kühlend, später auf die Crisen einwirkend, am Ende stärkend seyn.

Von den äusseren Mitteln habe ich bisher noch nicht geredet, weil ich die meisten in der acuten Gicht für gefährlich halte! — Man wandte sie zu verschiedenen Zwekken an: 1) Um den Gichtstoff im Gelenk fest zu halten und Kälte abzuwehren, und dazu haben sich Einhüllungen in Wolle, Watten, Flanell, Hanf als sehr heilsam bewährt. — 2) Um den Gichtstoff zu zertheilen, indem man früh örtlichen Schweifs durch Wachstaffent bewirkte, oder wohl gar warmen Essig u. s. w. anwandte. 3) Ihm durch Erweichung einen Ausweg nach aufsen zu bahnen. 4) Schmerzen zu lindern.

Wufsten wir nun, wie schlecht andere Mittel, als die welche man zur Erhaltung gleichmäfsiger Wärme auflegt, in der Rose bekommen, so konnten wir auch schon a priori auf ihren Nachtheil in der Gicht schliefsen, welchen denn auch die Erfahrung sattsam bestätigte. So sah *Daniel Fischer* (l. c. p. 1036.) durch blofse Einreibung von Honig den Halbschlag und Tod erfolgen; von Opium, Manie und Convulsionen. — In den *Büchner*'schen Miscell. 1728. p. 1426—28. finden wir, dafs vom blofsen Auflegen des Emplastri defensivi ein Leiden der Sinne und tödtliche Hemiplegie erfolgte; zweimal Epilepsie, wovon die letzte tödtlich wurde. Auch *Sachs von Löwenheim* zeigt aus Erfahrungen die Nachtheile der Pflaster, *Fr. Hoffmann* sah davon tödtliche Entzündung des Magens entstehen, und *Hun-*

dertmark (l. c. p. 12.) auch so heftige Colik, dafs die Gicht nur mit Mühe wieder nach aufsen gebracht werden konnte. *Hufeland* (Journ. 1823. August.) theilt die Geschichte eines Gichtischen mit, welcher vom Anziehen eines Hemdes, welches in einen Ameisenhaufen gelegt worden, in Rasereien verfiel, welche kaum erst nach 8 Tagen gehoben werden konnten. — *Barthez* Freund legte sich Theriac auf, stillte auch sogleich die Schmerzen damit, aber 2 Stunden nachher traten Suffocation und Bewufstlosigkeit ein, die nur durch Zurückziehung der Gicht gehoben werden konnten (l. c. p. 83.). Es thut Noth, solche Beispiele, die man sehr vielfach vermehren könnte, anzuführen,' da ein neuerer Schriftsteller (*Scheu* über chronische Krankheiten 1826. p. 154.) unbedingt Kräutersäckchen mit Camphor empfiehlt, auch zu Einreibungen von Naphtha mit Camphor, Steinöl und dergleichen reitzenden Mitteln räth, und ausdrücklich hinzufügt: dafs auch das *Pradier*'sche Mittel in die Reihe dieser äufserlichen unschuldigen Mittel gehöre! Wahrscheinlich hat er *Fr. Hoffmann's* Abhandlung: de Camphoratis in podagra noxiis (Consult. Nr. 169.) nicht gelesen, und eben so wenig *Thoner's*, *Riedlin's*, *Heucher's*, *Sydenham's*, *Eller's*, *Duretus*, *Stoll's* u. s. w. Warnungen. Am schädlichsten sind Adstringentia, Opiata, Oleosa, unschädlicher sind die, welche blofs die Vermehrung der örtlichen Ausscheidungen bezwecken. Wenn nun auch wirklich einige Kranke, besonders in der acuten, nicht flüchtigen Gicht, die äufseren Mittel ohne Nachtheil vertragen, so toedten sie doch andere, oder bringen mehr Kalkknoten und Contracturen hervor! weil wir nun diese Erfolge nicht mit Gewifsheit vorhersagen, nie im Anfange bestimmen können, ob die Gicht flüchtig oder fix seyn werde, so ist es besser, sich allein auf erwärmende Einhüllungen zu beschränken. — Wer ein ganzes Register der Mittel lesen will, deren man sich im 15ten Jahrh. bediente, findet sie beim *Gäbelkhofer* (p. 283 — 94.) und bei *B. Ewald* (de Podagra §. XI p. 30.), welcher alle die Mittel genannt, welche als Poren verstopfend schädlich wirken.

Da nun mehrere äufsere Mittel in der chronischen Gicht, oder zur Zertheilung der Gichtknoten, auch wohl zur Linderung nützlich seyn können, so darf ich die wichtigern hier nicht ungenannt lassen.

1) Aetherische flüchtig reizende Mittel. — *a*) Tinctura antimonii acris sabinata (℥ij. H. Sab. dig. mit ℥vj. Tn. Ms. acr.) *C. L. Hoffmann.* — *b*) Aether. Oel der Sabina (ʒij. mit ℥j. Ol. Sabin. coct. und ℥ij. Mandelöl), schaffen baldigen Aufbruch und Ausleerung von vielem Kalk. *Henning* in *Horn's* Arch. 1824. 2. B. p. 13. — *c*) Ol. terebinthinae. *Nyburg* in *Hufeland's* Bibl. 55. B. p. 61. Auch mit Ol. culilabani und Sal. comm. Tart. gemischt. *Fuun* in den Harlemmer Abhandl. — *d*) Linimentum Volatile (*Jahn, Thilenius*). — *e*) Der Peru Balsam (℥ij.) in Alcohol vini (℥vj.) aufgelöset, oft des Tags in den Gelenken eingerieben, wird von *C. L. Hoffmann* als vortreffliches Schmerzstillendes-Zertheilungsmittel gerühmt; und ich selbst habe diese Mischung, doch nur in der chronischen Gicht, sehr wohlthätig gefunden. Bei Armen wählt er Copaiva-Balsam. — *f*) Tinctura sulphuris volatilis. Aus ungelöschtem Kalk, Salmiak und Schwefel, *Fr. Hoffmann.* Am Ende der Krankheit um Knoten zu verhüten (l. c. T. IV. P. II. p. 531.) Diesem ist beinahe gleich der *g*) Balsamus antarthriticus Fischeri. — *h*) Räucherungen mit flüchtigen Salzen. Von *Bang* gegen zurückbleibende Steifigkeit in den Gelenken empfohlen. Aber doch auch Beispiele von Gefahr, Magenkrampf, Erbrechen, Schlagflufs. Thaten dies die einfachen Bernsteinräucherungen, so wird man um so weniger den Balsamum sulphuris succinatum mit Delaboe Sylvius zur Stillung der Schmerzen empfehlen können.

2) Cauteria. — *a*) Vesicatoria. Nur bei der kalten Gicht; — da, wo die leidenden Theile geschwollen, schmerzhaft, roth sind, hat die Natur schon gethan, was man durch Vesicatoria und Nacheiterung bezweckt (*Bang, William*). — Nach *Thilenius* nutzen sie selten. — *b*) Moxa. Auch sie ist nur ein Mittel für die nicht mehr acute oder für die kalte Gicht. Schon *Hippocrates* liefs rohen Flachs auf der leidenden Stelle abbrennen. Wenn man des *Arminii Sylvauls* Tractat über das Podagra, Breslau 1714, lieset, so mufs man, in der langwierigen Gicht, sehr für dies Mittel

eingenommen werden. 6 Wochen hatte er in unbeschreiblicher Pein, ganz abgezehrt, ohne alle Ruhe, daran gelegen, als ihn eine Indianerinn, von den Füfsen bis an die Knie, innerhalb einer halben Stunde, und unter sehr geringen Schmerzen, brannte. Nun schlief er 24 Stunden in eins fort, und konnte nach einigen Tagen schon wieder seine Geschäfte verrichten. Als nach 4 Jahren das Uebel wieder kam, half das Mittel aufs neue. (S. 1—5.). Er führt (S. 24.) Zeugen an, dafs die Moxa selbst bei harten Gichtbeulen prompt geholfen. Man nimmt kleine Kegelchen (von Baumwolle, aus präparirtem Beifufs, oder Birkenschwamm), von Hanf, der wie Watte weich gemacht ist, von der Lana auralis (Mettchensommer), von der Gröfse einer Erbse dazu, wenn man 50 gezählt hat, ist das Brennen vorbei; man wiederhole es 3—50 Mal, bis der Schmerz vorüber ist. Die Haare müssen vorher abgeschoren, und die Krusten mit gestofsnem Knoblauch und einem Knoblauchhäutchen bedeckt werden. Nach 24 Stunden öffnet man das im Umfange befindliche Bläschen und nimmt die Kruste ab; ist sie noch nicht los, so bedeckt man sie mit einem Kohlblatte. Vergleicht man das mit den auf eigene Beobachtungen gestützten Anpreisungen des *Rhases*, *Guaineri*, *Faventinus*, *Scultetus* und der Versicherung des *Thilenius*, dafs er mehrmals Wunder damit gethan habe, so kann man es nur der Furcht vor dem Feuer zuschreiben, wenn man dies Mittel nicht häufiger anwenden sieht.

3) Brei vom frischen Kraut des Ranunculus zieht, auf den leidenden Theil gelegt, unter heftigen Schmerzen, Blasen. *Du Hamel* lobt, *Störk* hob dadurch die eingewurzelte, und *Chesneau* eine 3 Jahr an das Bett fesselnde Gicht. — Die Stellen heilen schwerer, als die von Vesicatorien.

4) Butyr. antimonii (ʒj.) mit Spiritus vini rectificatissimus (℥j.) gemischt. Wird in einer verglaseten Schale warm gemacht, dann ein Läppchen eingetaucht, ausgedrückt, auf den leidenden Theil gelegt und nach Erfordern erneut. *Etner* (Anm. zu *Sylvaul* p. 127. 28.) hat es bei Vielen probat gefunden.

5) Fontanelle. *Bang* sah grofsen Nutzen.

6) Acupunctur. *Churchil* will die Gicht in 3 Fällen gründlich dadurch gehoben haben. Er liefs die Zolllangen Nadeln jedesmal 5 Minuten stecken. (Lond. Med. Repos. Vol. XIX. May.) S. diesen Artikel im ersten Bande dieser Encyclopädie.

7) Breie von erweichenden Mitteln, mit stärkenden und reitzenden gemischt, wandte man schon zu *Celsus* Zeiten an, um die örtliche Crise zu befördern, und diese Mittel fanden um so mehr Beifall, als man nach Abnahme des Cataplasmas, auf der zusammengeschrumpften Haut, ein weifsliches Exsudat, ähnlich dem geschmolzenen Talge fand, welches einen sehr üblen, verunreinigten Kinderbetten ähnlichen, Geruch hatte, weit heftiger als bei der Anwendung auf nicht gichtische Theile.

Celsus bediente sich, (NB. wenn der Schmerz ohne Geschwulst war) des Nachts der Breie, welche aus Radix hebisci, mit Wein gekocht, bereitet waren (De medicina p. 238.). — *Riverius* aus Bohnenmehl mit Wein und Aqua vitae (p. 415.). — *Adrian Spiegel* aus Wein und Brodkrumen (p. 86.) — *Musgrave* (De artr. sympt. p. 41.) liefs ungelöschten Kalk kochen, abdampfen, Sassaparille, Sassafras, China und Tinctur cort. aur. zumischen. Ein ganz ähnliches Gemisch aus Meccabalsam, China, Safran, Salbei, Sassaparille, rectificirtem Weingeist und Kalkwasser, mit Leinsamen zum Brey gemacht, gab Hr. *Pradier* als Geheimmittel aus, und liefs sich die Flasche mit einer Guinee bezahlen, bis es ihm die Franz. Regierung für 24,000 Franken abkaufte. Da *Pradier* das ganze Glied mit diesem heifsen Brei einwickeln läfst, so macht es oft gröfsere Schmerzen, als die Gicht selbst, und da es so lange angewandt werden soll, hinterläfst es grofse Schwäche. *Halle* hat sogar eine allgemeine Schwäche und grofse Neigung zu Recidiven, danach beobachtet. *Guilbert* hat diesem Mittel 9 Seiten eingeräumt, und in *Horn's* Archiv. 1813. p. 514. findet der Anwendungslustige eine genaue Beschreibung.

Johnson versichert ganz dieselben Wirkungen, angenehme Ruhe in der gröfsten Höhe des Anfalls, hervorgebracht zu haben, wenn er den Leinsamenbrei, Messerrückendick auf eine Serviette ausgebreitet, ℥ij. von der Tinctura gentianae composita, zumischte und den Fuſs bis zum Kniegelenk ganz damit einwickelte. Täglich soll man es erneuen, und je öfter man den Brei abnehme, je profuser, wäſsriger, stinkender werde dann das Exsudat. Die Besserung erfolgte nach *Pradiers* Mittel oft erst nach der 8ten Anwendung, ja noch später. — Auch *Guilbert* bediente sich blos der Tinctura gentianae und des Crocus als Zusatzmittel zum Brei, ja auch blos des einfachen Alcohols, und zertheilte Knoten und Contracturen ganz damit. Zur Kur dieser, und nicht zur Kur der eigentlichen Gicht selbst, mögen diese Mittel hier ihren Platz behalten. — *Scudamore* mischte den aufgeweichten und wieder ausgepreſsten Brodkrumen ⅓ Weingeist und ⅔ Camphormixtur zu. Die Commission zur Prüfung des *Pradier*'schen Mittels, *Halle, Nisten* und *Chaussier*, urtheilten: daſs es von ungewissem Erfolg sey.

4) Mittel zur Linderung der Schmerzen. *Gaebelkhover* (Arzneibuch 1596. p. 382.) empfahl ein, eben in Lauge ausgekochtes, Stück hanfenes Garn. — *Blackmore* Weiſsbrod mit Milch und Safran p. 83. — *Fr. Hoffmann* gleichfalls, oder auch Stückchen vom frisch geschlachteten Fleisch (l. c. p. 531.) — Andere empfehlen Hs. hyosciami, cicutae, mit Milch zum Brei gekocht, oder Pflaster, oder Oele von diesen Mitteln, oder Cajaputöl, welches besonders *Thunberg* und *Rave* empfehlen. — Warme ungekochte Milch, rathen *Amatus, Lusitan, Rondelet*, in halb gefüllten Blasen mit Opium aufzulegen. Weit wirksamer können die erwärmten Getreidehaufen seyn, die *Plinius* wirksam sah. — Von Chamillen-Dampfbädern sah unser *S. G. Vogel* augenblicklichen Nutzen, sobald sie Schweiſs hervorbrachten. *Ponsart, Sparmann, Barry, Percy, Desault, Lobb, Bang* rühmen sie sehr; letzterer nimmt Hb. absynt. melilot. serpill. Fl. arnicae sambuci dazu. Am unschädlichsten sind sie gewiſs! man muſs sie nur nicht zu oft anwenden. *Bagliv* beobachtete, daſs sie leicht Knoten, Schwäche, widernatürliche Empfindlichkeit bewirkten.

Kaltes Wasser gebrauchte schon *Hippocrates* um Geschwulst und Schmerz zu mindern; er begoſs die Gelenke oft damit. — *Galen* bestätigte diese heilsamen Wirkungen. — *Sanctorius* versicherte: es lindre den Schmerz so, dafs der Kranke schlafen könne, und im Schlaf erfolge nun Kochung und Crise. — *Gäbelkhofer* lobt, aber nur für junge Leute. *Aetius*, *Martian*, *Loubet*, *Pechlin*, *Hahn* (von der Kr. und Wkg. des kalten Wassers), preisen es sehr. Letzterer zeigt durch Krankheitsgeschichten, dafs es vorgebeugt und in acuten und chronischen Fällen geholfen habe. S. p. 175, 76, 79, 241, 42. Er liefs entweder die leidenden Theile waschen, den ganzen Körper überschütten, oder in kalte nasse Tücher einwickeln und darin, als nie nachzuahmen! lange verweilen, mit Schnee reiben, eiternde Gichtfüfse, täglich einige Stunden in Wasser setzen, und Genesungen erfolgten gewöhnlich unter wohlthätigen Sweifsen. *Floyer* Psychrologie p. 121. 261. 318. hat noch glänzendere Beobachtungen von Kuren der hartnäckigsten Gicht durch Waschungen, besonders aber durch kalte Bäder. — *Willi* liefs nur ½ Minute eintauchen, bei zunehmenden Kräften 2—3 Mal des Tags, und heilte. — *Gremmler* hat 2 Beobachtungen von Schneebedeckungen, bis nach 6 Minuten Hitze im Arm verspürt wurde. Der lange entbehrte Schlaf und Schweifs und Genesung kehrten zurück (*Rust* Magaz. 14. B. p. 98).

Nun aber auch die Schattenseite: *Parry* beobachtete vom Eintauchen der Füfse schnelle Linderung, nach wenigen Stunden aber halbseitige Lähmung. Der. Dr. *Schellhorn* wurde 2 Tage, nachdem er Schnee auf seinen gichtischen Fufs gelegt hatte, wahnsinnig und starb (*Rust* Magaz. 17. B. p. 187). *Then Rhynes* Kranker verfiel hinterher in ein Fieber, und starb (p. 65.); deswegen warnten *De Gorter*, *Scheu*, *Scudamore* und Andere dagegen, und warlich ein so rigoröses Mittel blos anwenden wollen, um den Schmerz zu mindern, dessen baldiges Ende man in der acuten Gicht, man doch so bald und gewifs erwarten kann, hiefse sehr gefährliche Experimente machen. Man vergesse nie *Hippocrates* weisen Ausspruch: *Dolor in hoc morbo est amarissimum naturae Pharmacum: qui quo vehementior est, eo citius praeterlabitur paroxismus.* *Guilbert* sagt: dafs anfangende frische Gicht, bei Jungen und Kraftvollen, zwar dadurch zertheilt worden sey, aber er wisse noch, dafs die spätere Anwendung, die Gicht so langwierig gemacht habe, dafs sie dann schwer zu heben gewesen, und dafs traurige Folgen zurückgeblieben! dennoch läfst er, wie *Scudamore*, die kalte Douche zu, um Schmerz, Hitze und den Anfall abzukürzen. Man nutze die kalten Waschungen nur, um die Gelenke nach ganz vollendeter Gicht zu stärken, oder in desperaten Fällen, oder in den Zwischenzeiten, um die Haut und den Körper zu stärken. Will man Schmerzen lindern, so giebt uns ja das Opium als *Dover's* Pulver, oder mit Vinum antim. ein so herrliches Hypnoticum! aber nur, wie *Blackmore* p. 84. sagt: *When the pains are very acute and almost greater than what human patience can bear*, oder wenn die Schlaflosigkeit alle Lebenskräfte raubt.

5) Verhütung der Rückfälle. Beruhet auf Vermeidung der Gelegenheitsursachen, besonders auf Mäfsigkeit, auf Stärkung der Verdauungswerkzeuge, der Gelenke und der Haut, und auf von Zeit zu Zeit zu beschaffende Verminderung der Vollsaftigkeit. — Die Stärkung geschehe durch die oben schon angegebenen Mittel, und durch die, welche unten noch vorkommen werden. S. Absinthium, Calamus, China, Quassia, Eisenwasser u. s. w. — Hat der Kranke Vermögen dazu, so mache er Badereisen, nach Wisbaden, Carlsbad, Nenndorf, Achen, Eilze, Kissingen, Meyenburg, Rehburg, und bade hinterher im Meere. Kann er nicht reisen, so trinke er im Frühling Molken mit Zimmt, im Sommer Fachinger, Eger, Pyrmonter; nehme im Winter wenigstens alle Wochen ein laues Bad und bade im Sommer täglich kalt. (*Nutze* bei *Darwin* II. 2. p. 71.) — Man härte den Körper, selbst den Gichttheil, mehr ab, als dafs man ihn durch übermäfsige Einhüllungen verweichliche. Die Wohnung sey so viel wie möglich trocken, im obern Stock; (*Darwin* II. 2. p. 70.) — der Reiche mache Reisen nach den südlichen Gebirgen. (*v. Swieten*, *Grant* p. 104.) Jeden Tag sorge der Kranke durch Diät, durch Erdbeeren, Kirschkuren, Maulbeeren (*Schenk* T. II. Obs. 117. p. 347.) und andere kleine Hülfsmittel, für 2 Stuhlgänge, und nehme alle 4 Wochen ein- oder zweimal, je nachdem sein Leben mehr oder weniger

strenge

strenge Diät zuläfst, eine gelinde Abführung. *Crato v. Kraftheim* hielt dies schon 1591 für sehr nothwendig, und wählte dazu ein dem Wiener Trank ganz gleiches Mittel. — Einen Monat vor der Zeit, wo der Anfall zu kommen pflegt, gebe man wöchentlich eine starke Abführung (*Musgrave*, *Eller*); z. B. die Pilulae purgantes Ph. Hanover., oder die Pil. aperient Stahlii in gröfseren Dosen. — Die Zunahme des Gewichts vor dem Ausbruch (*Parry*) der Heifshunger laden schon dazu ein. *Sydenham*, *Rowley* (p. 58.) sind zwar gegen die Abführungen, aber ich kann aus vielfacher Erfahrung ganz in das Lob mit einstimmen, was *Wedel* (Pr. Sect. 6.) *Fr. Hoffmann* (T. IV. P. II. p. 442.) *Cheine* der Rhabarber, *Leroy* (Senna Decoct mit Sal Glauberi in Bouillon) und *Grant* p. 35. dem öftern Abführen beilegen. *Forest* nahm selbst, so bald er Zeichen von Anfüllung merkte, eine Abführung, und die Schmerzen blieben aus, und versichert dasselbe nachher bei Unzähligen beobachtet zu haben. Etwanige folgende Schwäche, heben dann Amara leicht, die vor der Reinigung des Körpers nie gut bekommen.

Bewegungen. *Salmuth* hielt durch vieles Gehen, nicht nur von sich selbst, sondern auch von andern die Gicht ab, selbst wenn schon der Stock zur Stütze gebraucht werden mufste. — Analog wirken öftere Reibungen. *Codagan* preiset sie, *Desault's* Greis von 100 Jahren schützte sich 30 Jahre ganz dadurch. *Scudamore* liefs die Glieder mit Salzwasser reiben.

Die physische Liebe wollen *Lignac* und *Pietsch* öfter befriedigt wissen. *Sydenham* meint, das Alter befreie von den Kämpfen mit diesem wilden Thiere! Aber leider ist das sehr oft nicht der Fall! und da ihr öfterer Genufs bedeutendere Schwäche zurückläfst, so mufs man dagegen warnen.

In Verhütung der Rückfälle liegt schon ein Theil der Behandlung der chronischen Gicht. Hier kennt man schon den heranrückenden Feind, aus der Zeit worin der neue Anfall wieder zu kommen pflegt, und aus den gewöhnlich voraufgehenden gastrischen Zeichen, die man dreister benutzen kann, um durch den Antigastricismus den neuen Anfall abzukürzen. — Möchte ich auch nicht wie *Cardanus*, öfter zur Ader lassen, um das schadhafte, zur Hälfte schleimichte Blut wegzulassen, so sind doch im Magen gewöhnlich saure, schleimichte Unreinigkeiten vorhanden, so leidet doch gewöhnlich das Leber- und Pfortadersystem mit. Zeigen sich da verdriefsliche Laune, Mangel an Appetit, Aufblähungen, saurer, bitterer Geschmack, mehr als gewöhnliche Neigung zu Verstopfungen, sehr widrige Flatus, dann thun oft Brechmittel, selbst wiederholte, und kräftige Abführungen ungemein wohl, ja ich habe öfter den ganzen Anfall dadurch verhütet. — Hörte der bei Gichtischen immer wohlthätig sedimentirende Urin auf, seinen röthlichen griesartigen Bodensatz zu machen, und trat dafür flüchtiges Stechen in den Gliedern ein, dann mufs man den Anfall durch Wiederherstellung jener Ausleerung zu verhüten suchen, und dazu dient denn noch zuweilen die Tinctura fuliginis, täglich 3 bis 4 Mal zu ½ Efslöffel voll; oder *Rec.* Ol. terebint. ʒij., Mellis limpidi ℥ß MS. Morgens und Abends einen Theelöffel voll, und *Lentin's* diuretisches Liniment, in die Nierengegend. —

Weil die Fieber hier oft nur gering sind, kann man gleich zu den erwärmenderen Mitteln schreiten, besonders Antimonialia täglich gebrauchen, um alle Ausleerungswege offen zu erhalten. — Immer müssen die Kranken beim Gebrauch anderer Gichtmittel viel trinken, sind sie scharf, Graupenseim; sind Schärfen gleichzeitig vorhanden, z. B. Flechten, dann Decocte von der Dulcamara, vom Sassafras; sind die Säfte scorbutisch, dann Decocte von Fichtensprossen, von Wachholderwurzel; immer aber werden Decocte von der Arenaria, Bardana, Saponaria u. s. w. wohlthätig seyn. — Immer mufs man gestörte Lebensthätigkeit, immer mehr Verderbnifs der Säfte, immer weniger Energie bei Beschaffenheit der Crisen annehmen und danach modificirt, alle die Indicationen erfüllen, die bei der acuten Gicht angegeben sind.

Ist die Gicht fest und alt, so werden öfter wiederholte Abführungen aus Rhabarber, Aloe mit Guajac, Infusum Sennae mit aromatischen Zusätzen heilsam seyn. — Immer mufs man annehmen, dafs langer Schmerz grofse Empfindlichkeit der Nerven, leichtere Abspannung, herbei führe und deswegen auch bald Roborantia, Nervina, den übrigen Mitteln zusetzen. — Je öfter die Haut abscheiden mufste, je mehr kalkartige Materie der humor excrementitius enthielt, je mehr mufs sie durch Bäder und Antispasmodica geöffnet werden. — Je mehr endlich die Gelenke selbst atonisch werden, je mehr passen hier auch äufsere belebende Mittel. — Nach diesen Grundsätzen mufs man nun die aus folgendem Verzeichnifs von Mitteln, welche gegen die Gicht gepriesen worden, auswählen, welche für den chronischen Zustand doch mit Energie erfolgt, für die kalte, für die fixe oder vage Gicht anpassend sind. — Ich könnte hier aus *Schneebergers* Catal. medicamentor. advers. dolores articulorum, Ffti 1581, welchen ich besitze, eine sehr grofse Menge anführen, aber das würde nur Raumverschwendung seyn. — Hier daher nur die wichtigeren.

1) Antimonialia. Sie passen in jeder Form der Gicht und sind auch im allgemeinsten Gebrauch. *a*) Antimonium crudum wird von *Quarin*, *Klein* und *Thilenius* allen übrigen Antim. vorgezogen. — Man giebt ihn zu ℈j.—ʒß. p. Dos. oder in *Kunkels* (sehr widrigen) Morsellen 10 gr. pr. Dos. Pafst vorzüglich bei träger, kalter Haut, bei vielen wäfsrigen Säften, vielem Schleim. *b*) Sapo antimonialis. Vorzüglich in der Artr. incongrua heilsam. Hier würde Ant. crud. zu sehr reizen. Die Säure und Schärfe noch im Magen concentrirt, wird hier durch den Seifenzusatz abgestumpft, besänftigt und dadurch werden die Nervenzufälle beseitigt. *c*) Sulphur auratum, Kermes. Wenn man bei schon gemindertem Fieber, bei Phlegmatischen die Haut-Function beleben, Crisen durch Schweifs fördern will, vorzüglich aber und mehr als andere Mittel, zu empfehlen, wo man bei Ablagerungen nach der Brust, Crisen durch Expectoration erwartet. Alle 2 — 4 Stunden 1 bis 4 Gran. *d*) Calx antimonii sulphurata. Greift den Magen zu sehr an, daher nicht lange, nicht bei Anlage zu Blutungen, und in Verbindung mit Calmus, Perubalsam u. s. w. *Ideler* (*Hufeland's* Journ. 13. B. 4. St. p. 88.) Nützlich wo zugleich Flechtenschärfe

vorhanden. *e*) Pulvis alterans Plummeri. Vortrefflich eingreifend, wo zugleich Drüsenstockungen vorhanden sind. (Aus ā Sulph. aur. und Merc. dulc.) *f*) Pilulae alterantes Plumeri. Auch jene Composition, nur mit Guajac gemischt. Immer ist Achtsamkeit auf den Mund erforderlich, beide Mittel wirken oft schneller dahin als man glaubt.

2) Aquae Minerales. Die Muriatischen, bei Schlaffen, bei Verstopfungen in den Eingeweiden. — Die Kalischen, bei grofser Säurebereitung im Magen. — Die Schwefelhaltigen, bei trockner, straffer Faser, Flechtenschärfen. — Die Eisenhaltigen, wo zu stärken ist. — Die Salinischen müssen voraufgehen, ehe man die letztern gebraucht.

3) Aconitum. S. unser Encycl. Wörterb. 1r Bd. S. 292—99. Man hielt es für ein Specificum gegen die Gicht; neuerlich nennt es *Barthez* noch so, (I. p. 32 u. 117.) weil er es, (wie früher schon *v. Swieten*) auch ohne Ausleerungen, in sehr kleinen Dosen! helfen sah. — Man mufs wirklich mit *Neuburg* (in seinen klinischen Bemerk. 1814) die Genesungen andern Umständen zuschreiben, wenn sie *Böhmer* (Diss. Hal. 1768) schon von $\frac{1}{8}$ einigemal des Tags, in der eingewurzelten Gicht, *Störk* von $\frac{1}{2}$—1 Gran rühmen! *Quarin* stieg von $\frac{1}{2}$—4 Gran; *Clossius* von 4—8 Gran; *Thilenius* von 4—10 Gran; *Richter* bis 15. — *Schenkbucher*, (so nennt *Barthez* wohl den *Schenk* bei *Büchner!*) bis 23 Gran; *Michaelis* zu 24 Gran; *Herz* bis zu 30 Gran. (Br. an A. II. 148.)

Man fange mit 1 Gran vom Extract an, und steige bis es Unruhe und Schweifs erregt. Wo 4 Gran noch nichts wirksames zeigen, da ist das Extr. schlecht bereitet, oder zu alt; die obigen Beobachter sind mit der Wirkung sehr zufrieden. Andere Anpreiser geben es gern mit Antimonialmitteln, z. B. *Richter*, *Fritze* u. s. w. und da bleibt es zweifelhaft, welches von beiden das hülfreichste war. — *Ackermann* (Therap. gen. T. II.) rühmt, dafs es das Gefühl gegen den Schmerz abstumpfe, (doch wohl nur, indem es, wie er sah, stark auf den Schweifs und Urin wirkte). Man lasse Tränke von Dulcamara, Saponaria, Sassaparilla und den Turionibus pini nachtrinken.

4) Alcalien. S. die Artikel Alcalien und Ammonia in 2n Bde. dieser Encyclopaedie, woraus ihr grofser Nuzzen in unserer Krankheit hervorgeht, aber auch, dafs man die ersteren besonders, namentlich das Sal tartari, welches *Mascagni* täglich zu ʒj. in 2 Pfund Wasser aufgelöset empfiehlt, und *Barthez* gegen das Ischias in ölichter Mixtur (p. 176.) — nicht zu lange fortsetze. Die *Eller*'schen Tropfen aus ā Liq. Corn. Cervi succinatus sind ein sehr berühmtes Mittel gegen die Gicht.

Ettner versichert, dafs er das flüchtige Weinsteinsalz Morgens und Abends zu 5—20 Tropfen in Wein oder Suppe, allen Arzneien gegen Gichtschmerzen weit vorziehe. (p. 130.)

5) Bardana. *Forest* sah bei Gichtischen den Urin so dick wie Milch danach abgehen. Es ist ein vortreffliches Hülfsmittel, in Decocten um Harn und Schweifs zu fördern, neben andern Mitteln. Aehnlich wirkend sind die Radices graminis, Caricis arenariae.

Man kann auch die frischen Blätter auflegen, wenn man bei der chronischen Gicht einen örtlichen Ausschlag bewirken will. *Ettmüller* läfst die gequetschten Blätter mit Milch zum Brei kochen, und alle 6 Stunden, gegen Schmerzen, frisch auflegen.

6) Belladonna. Vorzüglich beim gichtischen Staar empfohlen. — Eine Gichtische, die 5 Jahr das Haus, 7 Monat das Bett nicht verlassen, nahm einen Tag um den andern zuerst 3, dann 4 Gran, und nach 3 Wochen konnte sie schon wieder ausgehen. (Arzneikündige Beob. eines Amsterdam. Arztes. S. 46.)

7) Colchicum autumnale. — Die fast specifische Wirkung des Vinum colchici gegen Gicht, beruhet darauf: dafs er die Absonderung der Harnsäure auffallend vermehrt, in 12 Tagen um das doppelte. *Chelius* (Heidelb. klin. Annal. II. 3. 1827). Man gebe 20—30 Tropfen in $\frac{1}{2}$ Glas Wasser und steige bis Ekel, Brechreiz, Durchfall entstehen. *Krichow* rühmt das Vinum colchici e semenibus (℥j. Vin. Malacens. ℥viij. dig. p. dies. VIII.) vorzugsweise (von $\frac{1}{2}$—$1\frac{1}{2}$ Theel. voll). *Rust's* Magaz. 19r Bd. S. 293. Dr. *Deetz* sah von der Tinktur aus frischen Wurzeln (℥iv.) und

rectific. Weingeist (℥vj.), zu ʒij. des Tags, wesentlichen Nutzen. Die Tinctura vinosa schmeckte widerlich und machte Congestionen zum Kopfe. *Rust's* Magaz. 22r Bd. S. 345. Die mitgetheilten Beobachtungen sind sehr wichtig und zur Nachahmung ermunternd, um so mehr, da der Verf. auch nicht verhehlt, dafs in einigen Fällen, eine dreiste und 6wöchentliche Behandlung, auch nichts geholfen habe. — *Consbruch* (Arzneimittellehre 3te Aufl. S. 206.) versichert, dafs es ihm die schnellste und sicherste Hülfe geleistet habe. Er giebt beim Schlafengehn 60—70 Tropfen, und in der Folge öfter des Tags. Gewöhnlich folgt reichlicher Schweifs und Nachlafs der Schmerzen.

8) Dulcamara. Soll stinkenden Schweifs und Urin fördern. Pafst nur in frischen Fällen. *Ackermann* da vorzüglich, wo zu empfindliche Fieber wären. *Pressavin* lobt sie vorzüglich bei schmerzhaften Contracturen. Nicht bei überfüllten Gefäfsen, nicht bei Unreinigkeiten. Man giebt ein Decoct von ʒij. auf 1 Pf. Wasser bis zur Hälfte eingekocht. Vom Extr. 4 Gran p. Dos.

9) Enula. So wie der Bauer sie, in Bier gekocht, empfiehlt, so der Grofskanzler *v. Carmer* aus eigener Erfahrung. Das alte: *Enula campana reddit praecordia sana*, und die Empfehlung *Platers*, sie statt des Ingvers anzuwenden, können ihr den rechten Platz anweisen. In Substanz zu ℈j.—℈ij. p. Dosi das Extr. zu ʒß—ʒj. Mit Senega und Kermes verbunden, ist sie mir immer ein köstliches Mittel zur Förderung der Expectoration beim gichtischen Asthma gewesen.

10) Emetica. Nicht nur im Anfange der Krankheit sind sie, wie oben gezeigt, sehr nützlich, sondern auch um die gute Zwischenzeit zu verlängern. In diese Erfahrung des *De la Boe, Sylvius* (de arthr. §. 155.), stimmen ein: *Riverius* (alle Monat); *Willis* (nicht nur im Frühling und Herbst vor der Ausbruchszeit, sondern auch zuweilen noch in den Zwischenzeiten); *Mayerne* (de arthride, jährlich dreimal); *Lister* (alle Monat im Verlauf einer chronischen Gicht); *Donatus ab Altomare* (Lib. III. Cap. 11.); *Rondelet* (Lib. 3. Cap. 4.); *Paraeus* (Op. chir. L. 17. Cap. 20.), *Sennert* (Cp. 6 u. 7.); *Capivaccius* (Consil. 252.); *Crato*

(Cons. 105.); *Aeginetta* (L. 7. Cp. 13.); *Hildan* (Ep. 35. Cent. 6. Obs. 34.); *Mercatus* (de M. int. L. 4. Cp. 18., alle Monat); *Heinsius* (wenn der Paroxismus halbjährig ausbricht, in der Zwischenzeit 3 Mal p. 135.) Ein Seefahrer hatte jährlich 3 Anfälle; eine 5wöchentliche Seekrankheit machte, dafs das Podagra 3 Jahr ausblieb. Nun mufste er 2—3 Mal im Jahre ein Brechmittel nehmen, und der Anfall blieb so 6 Jahr aus. Dasselbe beobachtete er auch bei einem Engländer (p. 136 u. 37).

11) Guajacum. Eins der gröfsten Mittel in der chronischen Gicht, besonders bei Bleichen, Phlegmatischen. Unter den Lobrednern nenne ich nur *Thilenius*, *Quarin*, *Bang*, (Diar. Juni 1782 Nr. 2. März 83. Nr. 5. Septbr. 84. Nr. 13.), dort Vermehrung des Urins, hier des Stuhls und Crise durch einen lymphatischen Abflufs aus der Nase. April 84. Nr. 3. — Er liefs alle 3 Stunden einen Efslöffel voll von seiner Solutio aquosa Gum. Guaja. (ʒiij. Gum. arab. ʒj. aqua ment. p. ℥vj.) nehmen. In einigen Fällen half sie nicht, da am besten, wo schwelgerisches Leben Ursache war. — *Dawson* (die Kranken spürten gleich eine angenehme Wärme im Magen und im ganzen Körper, und bald erfolgten kritische Ausleerungen, durch Urin, Schweifs und Stuhl. p. 595.) *Keck* (beobachtete als kritische Ausleerung, auch Speichelflufs, den auch *Talhot*, s. *Gesner's* Entdeckungen 4r Bd. 1. S. 305. beobachtete). *v. Berger* (wäfsrige Solution); *Pringle* (ʒß mit Eigelb, ℥ij. Wasser ʒij. Syrup beim Schlafengehn). *Kämpf* und *Weikard* (mit Cremortartari), welches auch mein Lieblingsmittel war. Die Resina Guajaci war schon 1752 in England allgemein im Gebrauch. Man lösete ℥ß. in ein Nöfsel Rum oder Zuckerbrandwein auf, schüttete $\frac{1}{4}$ davon zu $\frac{1}{2}$ Nöfsel Ale und liefs dies 2 Abende hintereinander trinken. *Ellis* sah danach in einer Nacht, die schmerzhafteste Fufsgicht verschwinden.

1776 machte *Emerigon* das amerikanische Specificum gegen die Gicht bekannt, welches auch nichts anders war, als Res. Guaj. ℥ij. 6—8 Tage lang in ℥. 48 Taffia (Zuckerbrandwein) digerirt. Von dem filtrirten Liquor gab man Morgens und Abends einen Efslöffel voll, und verrichtete damit die gröfsten Kuren. Ganz ähnlich und des Ammoniums wegen noch kräftiger, war: die Tinctura Guajaci volatilis, eine Auflösung im weinigten Salmiakspiritus. Milder mufste man für Viele diese Mischung durch Gummi arabicum und Wasser machen. *Thom. Dawson* überwand die hartnäckigste Gicht in wenig Tagen mit: *Rec.* Tinct. Guaj. volat. ℥ß. aq. hordei ℥iij. M. f. c. Vitell. Ovi. Haustus adde. Syr. Sacchari ℥ß. S. Morgens und Abends eine solche Portion zu nehmen. — *Bang* sah heftiges Purgiren danach, also gebe man es mit Vorsicht.

12) Mercurius. Der Sublimat wurde ganz besonders von *Lentin* im Ischias empfohlen (Memorabil. p. 124.), so auch von *Vogel* und *Schönheider*. Ferner empfahlen den Mercur: *Pittcarne, Cheyne, Brookes, James* und *Bang* (Mercur. dulcis) Diarium, 1783. Dec. 6. 1785. Aug. 3. Im Jan. 182. Nr. 2. ist ein Fall, wo Mercur nichts half, dagegen Guajac. — Man mufs dem Mercur eine auf die Haut gehende Wirkung geben, die er nicht hat, durch Antimonium, Campher, Guajac, um so mehr, da die Salivation wohl zu erschöpfend wirken dürfte.

13) Olea. — Das *Dippel*'sche, Ol. Menthae, Valerianae, Juniperi, als belebende Zusätze zur Förderung der Hautcrise am Ende des Anfalls zu 5 bis 10 und mehr Tropfen.

14) Oleum olivarum. *Marino* (über die Wirkung desselben in der laufenden Gicht. Ital. Med. Bibl. etc. Weigel. 1. B. 1. St.) fand, dafs sie in Piemont durch einen gallichten Colikdurchfall geheilt wurde, diesen suchte er durch ℔ jj in 2 bis 3 Tagen Tassenweise genommen, auch hervorzubringen, und sah in vielen Fällen Hülfe, nur nicht in der eingewurzelten Gicht. Besser nach *Malacarne* bei der herumziehenden.

15) Oleum jecoris asellii. Die herrlichsten empfehlendsten Beobachtungen von *Consbruch* (Ephemeriden 1793.), *Spiritus, Mönnig* (*Rust's* Magaz. S. 566.), *Beckhaus* (ib. 20. Bd. S. 189.), *Osberghaus* (ib. S. 562.), *Günther* (Salzb. Ztg. 1827. 1. Bd. S. 301.) und endlich von *Rust* selbst (20. Bd. S. 563.). — Das Mittel vermehrt Schweifs, Urin und Stuhl, und scheint in grofsen Dosen besser zu wirken. Als Hausmittel gebrauchte man es im Münsterschen zu 1

bis 2 ℥ 3 bis 4 Mal des Tages, und *Rust* liefs eine Kaffetasse voll jeden Morgen nehmen.

16) *Portland's* Pulver. (Pulv. antarth. Ducis Portlandiae) besteht aus ā Rad. aristolochiae, gentianae, summitat. chamaedrios, chamepytios und Centaureum minus. Hiervon soll 3 Monate lang Morgens nüchtern eine Quente genommen zur Radicalkur hinreichen. *Cullen's* Beschuldigung: dafs von 100, die es gebrauchten, 99 an der Apoplexie starben, kann wohl nur Fabel seyn.

17) Rhododendrum Chrysantum (Schneerose). *Kölpin* und *Metternich* haben nach langem Gebrauch Nuzzen gesehen, da es durch Ekel, Brechen, Durchfall wirkt, wird man die Kranken nicht so lange damit plagen wollen.

18) Sulphur. Seit *Dioscorides* schon als eins der geschätztesten Mittel überall empfohlen. Von *Quarin* mit Guajac und Antimonium, von *Parry* und *Cheyne* als Praeservativ, von *Vogler* mit Milchzucker und Aconit, von *Richter* mit Antimonium, von *Blackmore* (p. 86.) 25 — 30 Gr. mit Eselinnenmilch. *Grant* Abends zu ʒj bis 2 Quentchen mit Milch. Nicht viele Arznei ist seine Regel, aber immer gehörige Eröffnung, und da ist nichts so vortheilhaft, als Lac sulphuris. Die Verbindungen mit Kalien, als Hepar sulphuris kalinum, oder der Spiritus *Beguini* sind noch durchdringender. *Hufeland* wandte diesen geschwefelten Salmiakspiritus mit gutem Erfolg gegen die chronische atonische Gicht an. Anfangs täglich nur zu 2 bis 4 Tropfen, dann in Melissenwasser. Er wirkte bis 10 Tropfen kritisch durch Nachtschweifse und laxen Leib. Mit Visceraltropfen. (Journ. 38. Bd. 2. St. S. 32.). Die schweflichten Mineralwässer.

19) Sabina. — *Rave* hielt die Gicht für faulen Gelenksaft, die Sabina für antiseptisch, und so mufste sie helfen, wie es 10 Beobachtungen zeigen sollen, wovon aber höchstens die zweite (Beob. und Schlüsse 1. Bd. S. 55.) von einer guten Einwirkung zeigt. Bei allen übrigen Kranken wurde so vielerlei angewandt, dafs man nicht weifs, welchem der Mittel man die Besserung zuschreiben soll. — Die Beobachtung, die Dr. *Bayler* an sich selbst machte (2. Bd. S. 12.) zeigt, dafs sie in der scorbutischen Gicht

Nutzen schaffen könne. Er nahm 40 Unzen nach und nach ohne Nachtheil.

20) Vitrioli Acidum. *Lentin* pries sie wohl zu allgemein, wenn er sie verum arthridis domitorem nennt, besonders das *Haller*'sche Sauer 3 bis 4 Mal des Tages zu 5 Tropfen in ℥iij Wasser (Memorabilien p. 126.); theils zur Dämpfung der Fieberhitze, und wenn sich immer, trotz der voraufgehenden Ausleerungen, neue faulichte Entwickelungen im Unterleibe zeigen, oder wenn die Schweifse zu übermäfsig werden; endlich wenn die Gicht durch lange Dauer scorbutische Dyscrasie herbeigeführt hat. — Dr. *Bayler* gebrauchte das Elixir ein halbes Jahr lang mehr als 40 Unzen ohne Erfolg, auch *Rave'n* sind mehrere Fälle bekannt, wo es keinen Nutzen stiftete (2. Bd. S. 22.). *Thilenius* (Bemerkung. 1. Theil p. 141.) „Einige Mal schützte das Elixir sehr lange vor der Rückkehr, andere Versuche mifslangen."

21) Wasser. *a)* der häufige Genufs des kalten. *Cardanus* (Lib. de Aqua) sagte schon: „*Potus Aquae ante cibum praeservat a podagra, imo jam factum curat.*" *Theden* versichert, durch Jahre langes fortgesetztes Trinken zu 3 bis 7 Quart des Tages seine Gichtmaterie so vertrieben zu haben, dafs er im 81sten Jahre munterer als im 50sten sey. (Erfahrungen 3. Bd. S. 74.). *Chirac* rieth es gegen ein Podagra, welches keinem Mittel weichen wollte, und als der Kranke 22 Tage nichts als kaltes Wasser getrunken hatte, wurde er völlig gesund (Leipziger Zeitung 1740.). *Rahn*, Vater und Sohn, *Bondelet*, *v. d. Heyde* und *Grant* (p. 161.) empfehlen es sehr, und gewifs nicht ohne Grund, was auch *Sydenham* dagegen einwendet.

b) Der häufige Genufs des heifsen Wassers wurde von *Cadet de Vaux* (Neue Heilmethode der Gicht, a. d. Fr. v. *Köchy*. Ilmenau 1825.) so empfohlen: dafs von $\frac{1}{4}$ zu $\frac{1}{4}$ Stunde 6 bis 8 Unzen 48 Mal hinter einander so heifs als möglich, circa 40 bis 48° R. getrunken werden sollten. Dies als wohlfeiles Mittel wurde bald in vielen Zeitungen gerühmt. Zu den 27 Krankheitsgeschichten vom Erfinder, die eine radikale Heilung beweisen sollten, fügte der Rheinisch Westphälische Anzeiger, November 1826, bald mehrere hinzu, und nur Bekanntmachen von Todesfällen, die bei der Kur erfolgt wären, wozu ich selbst einen Beitrag geben konnte, weil ein freilich sehr schwaches Mädchen, welches die Kur ohne Wissen ihres Arztes, meines Freundes, unternommen hatte, während derselben ihren Geist aufgab. — Der Anpreiser war durch die glücklichen Kuren in Plombiere, wo das Wasser nur durch seine 45 bis 60° Wärme heilen konnte, auf diese Curmethode geleitet, und erliefs den Schwachen auch ⅓ oder ½ der Kur, wenn sie dieselbe nur länger fortsetzten oder wiederholten. — Die mitgetheilten Kuren könnten höchstens nur beweisen, dafs das Mittel fähig sey, durch enorme Schweifse, Urinabgang und Erbrechen den Anfall zu heben. Aber selbst starke Leute klagten, dafs ihnen bei den letzten Bechern entweder die Sinne geschwunden, oder ein der Hirnentzündung sehr naher Zustand herbeigeführt worden. Andere waren nicht vermögend, die vorgeschriebene Masse hinunter zu bringen (*Günther* Salzb. Ztg. 1827. 1. 302.). Unter zwei von *Gremter* hergestellten Kranken hatte der Urin ein Sediment wie geriebener Zucker von dunkelgelber Farbe. Bei sechs andern Kranken, obgleich bei einem zweimal gebraucht, half das Mittel gar nichts, bei allen im Urin kein Sediment (*Rust's* Magaz. 23. Bd. S. 327.). — *Reichenau* (ib. p. 328.) sah gleichfalls keine Hülfe, obgleich die Kur wiederholt wurde, und mehr als ein Quart Urin über das Trinkmafs wegschaffte. — *Goudinet* (Ann. de la Soc. de Montp. T. VII. Janv. 1806.) zeigt, dafs die Anfälle gemindert, keineswegs aber gehoben wurden.

Behandlung der Rückbleibsel. 1) Bleiben noch Reste von nicht ausgeführter Gichtmaterie zurück, so schwellen und schmerzen die Gelenke ohne andere Veranlassung von Zeit zu Zeit wieder. Man mufs sie dann mit Spiritus serpilli und eben so viel Phosphorsäure waschen, diese und *Haller's* Sauer auch innerlich geben.

2) Schmerzlose Gelenkgeschwülste zeigen zuweilen Fluctuation, und dann steche man nach *Musgraves*, *Johnstons*, *Thilenius* Rath flach ein, um die zum Theil schon kalkartig geronnene Lymphe auszulassen, verbinde mit Tinc-

tura Balsami peruviani, und die kleinen Wunden sind in wenigen Tagen geschlossen.

Sind die Geschwülste noch elastisch, dann reibe man sie mit Terpenthin-, Stein-, oder Dippels Oel, welchen man Camphor, Acidum phosphoricum oder ⅓ Lixirium causticum zugesetzt hat. Man lasse Douchen, trocken schröpfen und wo viel Säfteandrang ist, und viel Vigor, auch wohl blutig, wo mehr Erschlaffung ist, Vesicatoria, Moxa, wenn Spiritus serpilli, formicarum und ähnliche Mittel nicht helfen wollen. *Quarin* wählte Umschläge von Seife und Camphor. *Emerigon* liefs sie geschmolzen auflegen und Tag und Nacht unter Handschuhen und Socken tragen; allein der Gebrauch der Seife ohne innerlichen Guajac in Taffia half nichts. — Man wende Sal tartari an. In folgender Mischung sehr berühmt: *Rec.* Salis tart. ʒvj, Aq. ment. piper. ℥vjjj, Olei terebint. ℥jß, Sapon. veneti Spiritus matricalis ā ℥j. — Einer Unze von diesem Balsam mische man 40 Tropfen Ol. Cajaputi oder Culilabani zu, und lasse drei Mal des Tages stark damit reiben. — Hier kann man auch das *Pradier*'sche und ähnliche Mittel anwenden. — Fufsbäder von Schwefelleber.

Sind die Knoten wirklich schon mit verhärteten Concrementen gefüllt, so mufs man doch wenigstens Versuche mit obigen Mitteln machen, und wo man sie in krümlichten Massen auszuleeren hoffen darf, nach *Sanctorius* (Comment. in Avicennam), *Moore*, *Guilbert*. *Heraeus* erzählt, dafs ein Chirurg einen Gichtknoten weggeschnitten habe, und danach der Kranke den ganz steifen Fufs wieder frei habe (ohne Krücke) gebrauchen können. (*Reisel.* Eph. N. Cur. Dec. 1. An. 2. Obs. 215.)

3) Einfache Schwäche der leidend gewesenen Theile. — Stahlbäder, *Lentin's* Granulirbäder; Frictionen mit durchräuchertem Flanell, zuletzt kaltes Waschen.

4) Contracturen der Gelenke. Sind sie mit grofsen Schmerzen verbunden: Emollientia, Cicuta, Belladonna. Decocte von Rad. Chinae, Sarsaparillae, Dulcamare in Milch. — Sind sie nur mit dumpfen Gefühlen und grofser Schwäche verbunden, Decoctum lignorum mit Ol. succini, warme Bäder und Douchen. Electricität mit Ausziehung von Funken

aus den verkürzten Muskeln, während in den Antagonisten der Ton durch Wasserdämpfe u. s. w. gemindert wird. *Consbruch* (Ephemeriden p. 160.) und *Fritze* sahen einigemal gute Dienste von einem starken Thee aus der Stechpalme (*Ilex aquifolium*), Morgens und Abends getrunken. — Um diesen Contracturen zuvorzukommen, ist es gut, wenn man die Glieder recht früh bewegen läfst, selbst wenn es mit einigen Schmerzen verbunden ist.

Behandlung der irregulären Gicht. Wenn sie noch nie in den Gelenken erschien (*A. incongrua*), oder von den Gelenken verschwand und an ungewohnten Theilen auftritt (*A. retrograda*), oder wenn sie da, wo man sie erwartete, in andern Theilen zurückgehalten wird (*A. larvata*); Zustände, die man füglich unter den gemeinschaftlichen Namen A. abarticularis begreifen kann, und wenn man diese verschiedenen Zustände nach den oben gegebenen Zeichen erkannt hat. Dann tritt die in allen Fällen gültige Regel ein: den edleren Theil bald möglichst zu befreien und den Gichtstoff nach den Gelenken zu leiten, oder ihn baldigst wegzuschaffen und ihn für den ergriffenen Theil unschädlich zu machen.

Gleichviel, welcher innere Theil von Hause aus, oder von zurückgetretner oder von vager Gicht leidet, die erste Forschung mufs darin bestehen, ob das Leiden entzündlicher Natur sey, welches gemeiniglich der Fall ist, wenn es aus der acuten Gicht hervorging, oder ob mehr krampfigt, welches meistens nach der asthenischen Gicht der Fall ist, und danach mufs man dann gleich zur Ader lassen, welches in der Regel vortheilhaft ist, weil man augenblickliche Gefahr abwendet, oder sich doch mehr Freiheit verschafft, mit kräftigen Mitteln den Gichtstoff vom leidenden Theil zu entfernen. Nicht selten erfolgt es, dafs gleich nach dem Aderlafs am Fufs der Gichtschmerz hier wieder erscheint. Oder im zweiten Falle kann man gleich mit warmen Halsbädern und andern diaphoretisch krampfstillenden Mitteln den Anfang machen. — Bei Unterleibsleiden, oder wo Congestionen zu Kopf schädlich sind, mufs man mit den Brechmitteln vorsichtig seyn, sie nicht eher geben, als bis sie durch bestimmte gastrische Zeichen gefordert werden; dann aber sind sie um so erforderlicher, wenn man überzeugt ist, dafs die Sordes als Reizmittel den Gichtstoff im Innern festhalten. Dann giebt man nach Verhältnifs des Körperzustandes bald kühlende, bald erwärmende Diaphoretica. Dort Spiritus Mindereri und Antimonialia. Hier Camphor, der sich vorzüglich empfohlen hat, flüchtige Laugensalze, Moschus. *Bang* fand ganz vorzüglich wohlthätig: *Rec.* Liq. anod. m. H. ℥ß, Camphorae ℈ij. M. S. Alle 2 Stunden, in dringenden Fällen alle Stunden 20 Tropfen. *Rosenstein* empfiehlt Sal cornu cervi zu 15 Gran mit Wein, *Sydenham* canarischen Wein, *Whytt* Spiritus salis ammoniaci 20 Tropfen mit Camphor. — Dann sucht man die Gicht dahin zu ziehen, wo sie vorher war, oder wo sie bei der A. incongrua auch nur hier und da flüchtige Schmerzen machte, und zwar durch schnell roth machende Mittel, die man noch mit warmen Cataplasmen bedeckt, welche reitzende Mittel enthalten, so dafs man wo möglich eine Eiterung hervorbringt, deren Unterhaltung oft allein schon die Gicht hebt, ohne dafs der Gelenkschmerz wiederkommt. — Wo man bei geringerer Aufsicht Erkältung von den Cataplasmen fürchtet, kann man die Theile statt derselben Finger dick mit Hanf umwickeln, wovon ich nach *Bang's* Empfehlung sehr gute Wirkungen, namentlich Erhebungen der Haut, mit Blasen, worin sich weifsgraue, kalkartige Massen befanden, gesehen habe; während man auf den jetzt ergriffenen Theil ein Vesicatorium legt, oder kalte Umschläge macht.

Esperon will, dafs man die Gicht nicht gleich nach den Füfsen, sondern nach den Gelenken locken soll, welche dem leidenden Ort zunächst liegen, und dann erst von Glied zu Glied nach den Füfsen herab. (Rapport à la Soc. philantrop.) Dazu scheint mir aber gar kein Grund vorhanden, weil bei der vagen Gicht nie diese Sprünge nur von Glied zu Glied Statt haben, und weil ich, wenn der frühere Aufenthalt mich nicht leitet, den Theil doch am liebsten wählen möchte, wohin die Gicht am häufigsten geht, und wo ich auch von der derivirenden Methode ausserdem noch Nutzen erwarten kann. — Bei der vagen Gicht fehlt uns der Leiter, auch wird es nicht oft gelingen, sie nach den Gelenken zu bringen. Deswegen setze man Blutegel in die Nähe des leidenden Theils, oder schröpfe, scarificire und bedecke ihn dann mit Senfpflastern, wodurch man häufig eine Rose hervorbringt.

Verbietet auch der eng gesteckte Raum, ausführlich über die einzelnen Theile zu reden, welche von der irregulären Gicht befallen werden, so dürfen doch einige Bemerkungen nicht fehlen.

Die abarticuläre Gicht liebt die Theile am meisten, welche am meisten angestrengt wurden. — Das Verdauungssystem bei Vielessern, das Nervensystem bei Venusrittern, das sensorielle System bei Vieldenkern — das Lungensystem bei Sängern, Schiffern. — Das Harnsystem bei Viel- und Stubensitzern.

Die Verdauungswerkzeuge sind der Heerd der Gicht, hier trifft man also:

1) Magengicht *a)* mit entzündlichem Charakter. Hier gelten alle Heil- und Vorsichtsregeln, besonders in Rücksicht der Brechmittel, wie sie im Capitel von der Magenentzündung gegeben werden, und wie überall die allgemeinen, welche oben gegeben worden. Den ganz vorzüglichen Nutzen der warmen Halbbäder und schnell beschaffter und unterhaltener Eiterung im früher leidenden Theil, beweisen *Bang's* Beobachtungen (Diar. Jul. 1784. Nov. und 83. Nr. 4.). — *b)* Magengicht in Form des Magenkrampfs. Die Schmerzen, welche bis zur Ohnmacht steigen können, wobei der Puls klein und unregelmäfsig ist, sind oft aussetzend und von andern Krampfzeichen begleitet, ohne dafs die Funktionen litten. Hier zu den allgemeinen Mitteln, Narcotica, ganz besonders das Magisterium Bismuthi mit Magnesia und Moschus. — *c)* Magengicht aus Schwäche, wobei es alten Gichtbrüchigen an Energie fehlt, den gebildeten Stoff nach den Gelenken hin zu treiben. Hier ist ein Gefühl von Kälte im Magen, als ob Eis darin läge, mit Schmerzen verbunden, der Puls wird schwach, die Extremitäten werden kalt, es ist steter Brechreitz vorhanden, oder in schlimmeren Fällen mit Wochen langem Schleimbrechen. Hier sind Wein, besonders aber

Camphor, oder ätherische Oele von Cajaput, Sassafras, schwarzer Kaffee und andere austreibende Mittel heilsam, woraus man auch schon die nicht entzündliche Natur erkennen kann. So erleichterte sich *Wetzler's* 35jähriger Mann allein mit Wein, als er ohne Veranlassung von den heftigsten Leibschmerzen ergriffen wurde, die 3 Tage anhielten. 2 Maafs mufste er in 3 Stunden trinken, ja später 4—5 Maafs, bis Linderung erfolgte. So ging es 3 Wochen fort, bis plötzlich das nicht geahnete Podagra gleich mit Gichtknoten ausbrach, und der Kranke war genesen. (Beitr. zur Med. 1. B. 2. H. S. 295.) — Hier pafst dann am Ende die Tinctur. Chinae *Whytt*, und sein Ausspruch: *Amara quoque in universum, si podagrica materia ventriculum infestat, utilissima sunt.*

2) Gicht im Darmkanal. Es kömmt nicht selten vor, dafs man gichtische Schmerzen im Unterleibe verkennt, sie von Gallensteinen u. s. w. ableitet, bis uns ihr Verschwinden, wenn die Gicht ausbricht, ihre wahre Natur zeigt. *Grant, Wetzler, Bang* haben viele lehrreiche Beispiele. So lange der Gichtstoff nur in den äufsern Bedeckungen des Magens und Darmkanals bleibt, sind Zufälle und Gefahr nicht so bedeutend, dringt er aber tiefer ein, dann ist der schmerzende Leib stets aufgetrieben, die Extremitäten sind kalt, die Brust ist beklommen u. s. w. — Die antiphlogistische Methode mufs anfangs nie versäumt werden, so bald sich das acute offenbart. *Ponsart* sah hier nach der allgemeinen Aderlafs, Blutegel an dem Mastdarm vorzüglich wohlthätig wirken. — Uebrigens können hier alle Verschiedenheiten, wie beim Magenleiden, eintreten.

Strack de colica pictorum Obs. viij. sah eine gichtische Colik mit Schmerzen, als solle der Leib durchsägt werden, mit Einziehung des Unterleibes, wie bei der Maler-Colik, und mit Verstopfungen bis zum Erbrechen. Kein Mittel half! bis nach 3 Wochen eine Art von Exostose entstand. (Warme Bäder.) — *Klärich* (Obs. med. pr. Göt. 1753.) beobachtete einst einen gichtischen Ileus. — *Musgrave* (de art. anomala Hist. 7.): Wasserspeien saurer Massen, welches aufhörte, so bald Schmer-

Schmerzen im Fufs zurückkehrten. — *Bang* (Diar. 1785. Nvbr. 3.) und *Guilbert* p. 116. gichtisches Schluchsen.

3) Gichtisches Leiden im Kopfe. — *a*) Des Gehirns. *Bang* (Diar. 1786. April 14.) Als Kopfweh und Schwindel verschwanden, traten Schmerzen im Knie und Beine ein; diese wichen, und es folgte Darmentzündung; als diese durch Vesicatoria an den Waden u. s. w. gehoben war, starb der Kranke plötzlich. Im Gehirn viel Lympherguſs und Wasserblasen in beiden Adergeflechten. — *Nasse* fand eine kleine Geschwulst am kleinen Gehirn, als ein gichtischer Kopfschmerz getödtet hatte. — *Latour* Diss. sur les rheum. de la dure mère. Paris 1803. Aeuſserlich keiner, aber im Innern des Kopfes allgemein verbreiteter Schmerz, nur Abends; die Sinneswerkzeuge werden beim Berühren schmerzhaft. Zuweilen innere groſse Hitze, mehr aber stetes Gefühl von Eiskälte, die ich überall bei Kopfgicht der Frauen angetroffen habe, am bestimmtesten aber bei einer Mutter von 12 Kindern, bei welcher der kaum erträgliche Schmerz in der Pfeilnath, mit Gliederreiſsen, Essigbrauerei im Magen und Verstopfungen wechselte, wobei die Aufsaugung der Seitenbeine in der Nähe der Nath, bis zur Gröſse eines Gänseeis, innerhalb 12 Jahren erfolgte. — Man gebe hier ja nicht eher flüchtige, belebende, austreibende Mittel, bevor nicht die Congestionen zu Kopfe gehoben. Keine Brechmittel; dagegen sind lange in Eiterung erhaltene künstliche Geschwüre, in den Nacken gelegt, und Mercurialabführungen sehr heilsam. — *b*) Gichtischer Kopfschmerz liebt, wie schon *Aretaeus* bemerkte, die Gegend der Näthe; die Kranken geben ihren Schmerz so an, als ob die Haut mit Gewalt über die Hirnschale gespannt würde. Berührungen und heiſsgemachte Bedeckungen vergröſsern ihn; ist mit öfterem Niesen, Trokkenheit und Jucken in der Nase verbunden, und gewöhnlich periodisch. — Hiedurch verleitet, gab *Bang* China, aber sogleich wurde der Schmerz anhaltend. 8 Tage eiternde Vesicatoria halfen. — Diese passen für den tiefer sitzenden Schmerz, für den flächern, flüchtigen kaltes Baden des Kopfes. — *c*) Gichtischer Schwindel. *M. Herz* empfahl hier Valeriana, Asa und ähnliche Nervina, um die

widernatürliche Thätigkeit im Gehirn aufzuheben (?) sie passen aber wohl mehr für den nervösen, wenn man hier von künstlichen Geschwüren das Vorzüglichste erwarten kann. *Bang* sah den Schwindel verschwinden, als von selbst crustöse Geschwüre im Nacken entstanden, und zurückkehren, so bald sie antrokneten. Auch von Fontanellen sah er wohlthätige Erfolge. (Diar. 1785. Jul. 6.) — *d*) Gichtische Apoplexie. *Guilbert* beobachtete zweimal, dafs beim Verschwinden, durch Wiederhervorbringung der Gicht, eine gänzliche Bewegungslosigkeit des Arms entstand, aber mit so grofser Empfindlichkeit, dafs die leiseste Berührung Schreien verursachte (Dict. p. 110.). Reizungen der Glieder müssen noch lange nach zurückgekehrter Gicht fortgesetzt werden, wenn kein Rückfall entstehen soll. — Kalte Kopfumschläge, während warme Handbäder genommen werden. — *e*) Gichtische Paralyse. Grofsen Nutzen von warmen Bädern, in Verbindung mit seinem oben angeführten Liquor nervinus, sah *Bang*. (Diar. April 1782. Nr. 5)

4) Gewifs sind viele Nervenleiden gichtischen Ursprungs, da das Neurilem fibröser Natur ist. *Ideler* sah viele Nervenleiden verschwinden, als das Podagra ausbrach. *a*) Gichtische Hypochondrie. *Tode* sah seine Hyp. verschwinden, und unser *Vogel* (Diagn. p. 152.) eine, als das Podagra ausbrach. *Guilbert* beobachtete bei mehreren Hypochondristen eine grofse Empfindlichkeit und Schmerzen in der Arteria coeliaca und in ihrer Umgebung, und ein Steigen dieser Sensibilität, so wie die Hypochondrie stärker wurde, daher glaubt er, dafs die Hypochondrie zuweilen nichts anders sey, als eine Neuralgie des Plexus cardiacus (Dict. p. 112.). Er sah Vesicatoria auf den Magen gelegt, trefflich wirken. — *b*) Gichtischer Gesichtsschmerz. *Chaussier* (Table synoptique de la neuralgie) fand diese am häufigsten bei gichtischer Anlage, auch *Leidenfrost* de la Neuralgie sousorbitaire, und *Guilbert* selbst sah den Gesichtsschmerz, wie das Podagra, aus vielen kleinen Anfällen zusammengesetzt, 6 Wochen dauern, und wie dieses wachsen, sich mindern, aufhören. (Dict. p. 102.) — *c*) Gichtischer Wahnsinn. *Lorry* (de praecipuis mor-

borum mutationibus. Paris 1784.) sah einen 10jährigen verschwinden, als die Gicht ausbrach. *Paulmier* sah sie mit dem Podagra alterniren, und hob sie durch Cauteria an beiden Schenkeln. — *d*) Gichtische Epilepsie. So wie das Podagra ausbrach, verschwand sie, obgleich sie 25 Jahr gedauert hatte (*Lanzoni*).

Alle diese Nerven- und Hirnleiden, erfordern die generelle Behandlung, bei letzteren sind Blutausleerungen am Fufs dringend nothwendig, und die Schröpfköpfe und Exutoria dem leidenden Theile so nahe als möglich. — Nach *Guilbert* sollen sie an den fernen Gelenken unwirksam seyn. (?).

5) Gichtische Hautkrankheiten. *a*) Die Rose geht nicht selten in jüngeren Jahren der Gicht vorauf, gesellt sich häufig zu derselben, im Umfange der Vesicatorien und der Blutegelwunden. *Stoll* sah eine habituelle, hartnäckige, ichoröse Gesichtsrose der Gicht weichen (Rat. med. V. p. 436.). Dasselbe *Musgrave*. — *b*) Friesel. Ich sah einen Kranken, der im Frühjahr und Herbst einen Friesel bekam, welcher beide Arme wie Armbänder umgab und unerhört juckte. Blieb dieser Ausschlag aus, so bekam er das Podagra mit ödematöser Fufsgeschwulst. — Endigung der Gicht in Friesel sah ich sehr oft. — *c*) Pemphigus. Blasen wie eine Bohne grofs, sah ich an den Füfsen bei der Gicht ausbrechen, die Kalkmassen in weicher Form enthielten. Von andern Ausschlägen findet man viele bei *Stoll* angegeben. Wenn *Guilbert* meint, die Neigung Gichtischer zu Furunkeln habe bisher noch Niemand bemerkt, so hätte er sie schon von *Lentin* (Beiträge 1r B. p. 399.) beobachtet finden können. Laugenbäder sind zur Hervorlockung sehr heilsam, so wie Schwefelmittel, in der Zeit, wo sie als Ersatz der Gicht hervorzukommen pflegen.

6) Gichtische Respirationskrankheiten. Gewöhnlich ist bei Disponirten der Catarrh das Anziehungsmittel. Selten kehrt die Gicht von den Lungen nach den Extremitäten zurück, und doch habe ich bei der Art. atonica eines Greises, durch stärkende Mittel sie wieder nach den Knien und Fufszehen gebracht.

Die Pneumonie mufs ganz wie jede andere behandelt werden; bald möglichst Mittel, welche die Expectoration und Hautcrise fördern. Namentlich Antimonialia.

Arthritische Schwindsucht ist selten, weil die Gicht meistens jenseit der Schwindsuchtsjahre entsteht. Doch findet man bei *Stoll*, *Morton*, *Kortum*, *Portal* Beispiele. — Die Behandlung ist den verschiedenen Schwindsuchtsarten angemessen, denen man dann auch die Gichtmittel anpassen mufs. Das ist die schlimmste Art, wo sich in den Lungen kalksteinartige Concremente erzeugen. Ich konnte es öfter vorher sagen, wenn ein solcher Auswurf folgen wollte, der Husten wurde dann fürchterlich krampfig, es wurde helles Blut ausgeworfen, die Kranke klagte über einen schreinenden Schmerz, und dann kamen die Steinchen, wovon sie eine kleine Schachtel voll aufbewahrte. — Bei einer Section, wo die halbe Lunge vereitert war, fand ich viele solcher Steinchen.

Asthma arthriticum. Ist meistens nur die Folge der Arthritis atonica. Catarrhe, Magenverderbnisse sind meistens die Gelegenheitsursachen der Anfälle, und danach mufs man nun erst mit Salmiac, Kermes und Senega, oder mit Brechmitteln die Kur beginnen. Thut man das nicht, so verschlimmern alle Antispasmodica die Krankheit. — Dann sind kräftige Abführungsmittel, besonders die Pilulae aperientes Stahlii und Guajac mit Antimonialmittel die heilsamsten.

Asthma arthritico spasmodicum. In den heftigen, fürchterlichen Anfällen, die dann kommen, wenn die Gicht erscheinen sollte, wo die Brust pfeift, das Zwergfell immer tief sich einzieht, die Kranken nur sitzend mit aufgestemmten Händen athmen können, treiben Moschus, Opium, Castoreum und andere hoch berühmte Antispasmodica, statt zu helfen, oft das Blut in den Anfällen nur noch mehr zu Kopf, beängstigen noch mehr, und kürzen den Krampf wenig ab. Dagegen Brechmittel, wie ich hundertfach erfahren habe, nicht die vollen, sondern die so eingerichteten, dafs sie nur 2 bis 3 Ausleerungen bewirken, helfen auf der Stelle, leeren höchst zähen zusammenhängenden Schleim, oder ungemein sauer riechende Massen aus; und wenn man dann eilt mit den *Stahl*schen Pillen reichliche

Stuhlgänge zu machen, so dafs Brennen im Mastdarm entsteht, (ich habe zuweilen 2—3 Mal des Tags 10—12 Stück, bei daran Gewöhnten geben müssen) so ist man auch der Hülfe gewifs; ohne Expectorantia zu geben bringt jetzt der Husten Schleim auf, kritisch, oft stinkend, wie ich ihn beschrieben habe, und fördert man dann diese Crise durch Kermes, Guajac, Ammoniac-Gummi, wirkt man durch Senega auf den Urin, so nimmt auch dieser die obbeschriebene kritische Beschaffenheit an, und der Anfall ist auf längere Zeit vorüber. Diese Zeit mufs man dann zur ferneren Ausführung des Gichtstoffs und zur Stärkung benutzen. Ihn wieder ganz nach den Gelenken bringen wollen, würde vergebliches Bemühen seyn.

Angina pectoris. Kann man auch nicht annehmen, dafs sie allein aus gichtischer Ursache entstehe, so ist diese doch die häufigste. Guajac, Antimonialseife und Asa foetida so gegeben, dafs sie 2 bis 3 Sedes auf den Tag machen, Waschen der Brust mit eiskaltem Wasser, im Sommer Seebäder und tägliches Fahren, sind immer meine hülfreichsten Mittel gewesen, aber NB. und abermals NB. ein halbes Sattessen und Vermeidung der Wollust sind dabei unerläfsliche Bedingungen. Versteht sich, dafs man hier auch die obigen allgemeinen Heilregeln nicht versäumt.

Gichtischer Stickflufs. Erfordert gleich die kräftigsten Ableitungen, durch Brech- und Purgirmittel, besonders durch Aloe, Scammonium, durch scharfe Vesicatoria in die Herzgrube gelegt, durch Senfteige an den Schenkeln, Wunderhaltung derselben, und ehe jene Abführungen wirken können, durch Essig-Lavements. — Bei dringender Gefahr, und mit Erwägung der übrigen Umstände, auch wohl einen Fufs-Aderlafs; Blutegel. — Halbe Eckelkur durch Tartarus Emeticus, Arnica, Senega, Sqilla. — *Ponsart* wollte die Brechmittel nicht; vom Fuligo mit warmer Milch infundirt sah er Nutzen.

Angina arthritica. S. diese Encyclopädie II. Bd. p. 589. — Grofse Schlingbeschwerden ohne Drüsengeschwülste im Halse, oft brennende und flüchtig stechende Schmerzen, Trockenheit und weifsröthliche Farbe im Halse, Abends Fieber, welches sehr stark werden kann. — Meistens ergreift sie nur die jüngeren Subjecte. Man mufs zur Ader lassen, dann purgiren, doch nicht wie *Musgrave* will, mit drastischen Mitteln, dann ein, den halben Hals bedeckendes Vesicator in den Nacken legen und im Zuge erhalten Dann auch Fufsbäder (*Sauvage*) und Camphor in Naphtha oder Moschus. — Gurgeln mufs man nicht.

6) Gicht in den Urinwerkzeugen. Stein und Gicht sind Schwester und Bruder. In den Nieren kann sich der Stein ausbilden, ohne dafs sich die Gichtmaterie dahin geworfen hätte, selbst wenn sie in den Gelenken fest sitzt. Machte der Stein bei dieser Complication bedeutende Entzündung, so darf uns die Gicht nicht abhalten, die Nephritis calculosa durch Blutausleerungen zu dämpfen. Bei der Art. abarticularis nephritica, mufs man gleichfalls erst das Entzündliche dämpfen, (Blutegel, Salpeter, Camphor), Narcotica in kleinen Dosen geben, weil so leicht Krämpfe und Verhaltungen entstehen; mit öligen Emulsionen eröffnen, und nach aufsen leiten, wie es oben gelehrt worden. Zur Nachkur ist Stärkung der Nieren mit balsamischen Mitteln sehr heilsam.

Gicht in der Blase erfordert dieselbe Behandlung. Der Schmerz erstreckt sich gewöhnlich nach dem benachbarten Mastdarm hinüber, auch wohl nach der Hodenscheide hinab (*P. Frank* Del. Op. med. T. II.), ist mit öfterem Urindrängen und Kitzeln, und schneidender Hitze in der Eichel und Vorhaut verbunden, und der Gichtstoff macht entzündliche Reizung in der Blase, welche eine verkehrte Absonderung eines eiterartigen Schleims hervorbringt, welchen man leicht für wirklichen Eiter halten kann. Gegen diesen Abflufs fand *Lentin* ein Pulver aus Radix ari, pimpinellae und Wermuthsalz nebst Embser Wasser sehr heilsam. Auf die Stelle, wo kurz vorher ein Furunkel gewesen war, der nicht so geeitert hatte, wie die früheren, legte er ein Vesicator. — Ich habe Carlsbad sehr wohlthätig wirken sehen.

Der gichtische Tripper und Fluor albus, ist durch *Murray* (de arthritide ad verenda aberrante) besonders bekannt geworden. *P. Frank* sah ihn sogleich entstehen, als Gliederschmerzen plötzlich verschwanden. Ein andermal Tripper und Leistenbeulen zugleich, ohne allen Verdacht auf Venerien. *J. Storch* sah einen weifsen Flufs der mehrere Jahre mit Gicht abwechselte. Der Abflufs ist hier scharf und brennend, grünlich, gelblich, dicklich, bei Frauen oft mehr wäfsrig und (nach *Stoll*) Abends mit Schmerzen verbunden, die so acut werden können, dafs sie zur Blutausleerung bestimmen. Der Abflufs verwandelt sich beim Trocknen zuweilen in Kalk (*Nauche*). Man mufs die Umgegend mit Canthariden-Tinctur reiben, Attrahentia auf ehemalige Gichttheile anwenden. Viele Demulcentia trinken lassen, mit Schwefel weichen Leib machen. Schwefelbäder anwenden. Quecksilber hilft nicht.

Gicht des Testikels könnte man auch noch aufführen, da *Guilbert* bei einem nie Venerischen, einen sehr lebhaften Schmerz im Testikel, ohne bedeutende Geschwulst und ohne Mitleiden des Samenstranges, verschwinden sah, als Gelenkgicht ausbrach, und noch eine zweite ähnliche Beobachtung machte (Dict. p. 100.). Gehört der *Decker*sche Testis crusta obductus vielleicht auch hieher? (Exerc. pract. C. 7. p. 587.)

8) Gichtische Abflüsse und Geschwüre. *a*) Hämorrhagia Uteri. *Sprengel* konnte nur mit Mitteln etwas dagegen ausrichten, welche zur Ausbildung der Gelenkgicht beitrugen. *b*) Haemarrhoides arthriticae. *Grant* gab die Hämorrhoiden als ein gewisses Zeichen der gichtischen Constitution an, und *Stahl* meinte, man könne die Gicht durch öftere Blutegel an den After kuriren. *Fr. Hoffmann* sah, dafs unterdrückte Hämorrhoiden, durch Gicht unmittelbar ersetzt werden. *Forest* umgekehrt. — *Stoll* und *Musgrave* sahen die nach Gicht ausgebrochenen Hämorrhoiden in Brand übergehen. — Blutegel an den After genügten *Guilbert* allein. Schwefel und Cremortartari sind specifik. — Gelinde Hämorrhoidalflüsse sind wohlthätig; bei grofsen helfen oft künstliche Geschwüre in den Gelenken, *Hallers* Sauer.

Gichtische Ruhr: *Tempel* de arthr. ejusque cum dysenteria connubio. Erf. 1796.

Gichtische Diarrhöen: sind meistens heilsam, entstehen sie aber von gichtischen, chronischen Inflammationen oder

Erosionen des Darmkanals, dann mufs man nach allgemeinen Regeln gegen diese agiren.

Gichtische Augenkrankheiten. — Die Entzündung. S. *Benedict* (in *Horns* Arch. 1811. 2. B. p. 192—215.) Der Schmerz ist hier heftig, wird des Abends gewöhnlich schlimmer, verbreitet sich hier leicht vom Auge über das Gesicht und den Kopf. Zuweilen wird die Röthe doch so stark, dafs selbst die Hornhaut gefärbt wird, zuweilen erhebt sich die Adnata in eine Wasserblase (*Bang*). Ja nicht gleich Diaphoretica, Arnica, Camphor, sie vermehren die Entzündung immer, und machten sogar Recidive, wenn man sie später zu früh anwandte. — Weniger gefährlich sind Spiritus Mindereri und laue Bäder. Schon *Beer* warnte vor Guajac, ehe die Entzündung nicht abgenommen. Diese dämpfe man also zuerst, ehe man gegen das Ursächliche agirt. Nach Heftigkeit mehr oder weniger Blutegel, Auslassung des Wassers, wenn es die Adnata stark gehoben hat. Zwei bis dreimal mufs man des Tags einen Gran Calomel geben, so dafs nur 2 Stuhlgänge folgen. Oder man gebe Salmiac. Auf beide Processus mastoidei lege man gleich ein Vesicator, und halte es eine geraume Zeit offen. Gleich Fufsbäder (*Morgagni*). Hat man in 6—10 Tagen die Entzündung gröfstentheils hiedurch gehoben, dann giebt man leichte Infusa Chenopodii, Valerianae, und läfst einen Tag um den andern lau baden. Zu den ersten 4—5 mische man ℥ß. mineralisches Alcali, zu den spätern 2—2½ Unzen. — Später dann, giebt man erst Schwefelbäder und Antarthritica. Als beide Augen schon zu erblinden droheten, die Cornea schon verdunkelt war, brachten Schwefelbäder Armgicht hervor, und hob das Augenübel. *Vogel* (Diagn. Untersuch. p. 150). Aeufserlich läfst man alle 2 Stunden eine verdünnte Auflösung des Lapis divinus mit vielem Laudanum in die Augen tröpfeln, und einmal einen Tropfen Laudanum allein. Oder Vitriol und Camphorwasser.

Gichtischer Staar. S. Cataracta.

Gichtisches Hüftweh. (Ischias). Auch hier bewährt es sich, dafs die Gicht am liebsten den schwächeren Theil befällt, denn Schuster bekommen sie am häufigsten, weil sie immer auf harten Schemeln ihre Hüfte drücken. Es befällt vorzüglich alte Gichtbrüchige; hat den Sitz vorzüglich im Hüftgelenk, der Schmerz kömmt periodisch heftiger oder gelinder, hört wohl zuweilen eine ganze Zeit auf. Er geht vom Hüftgelenk, nach dem Laufe des Nervus Ischiaticus, bis zum Fufse herab, ist später mit einem Schwinden des ganzen Fufses und mit Abzehrung verbunden. Im Hüftgelenk wird ein Knarren bemerkt. Im Anfange waren oft reichliche Blutausleerungen, durch Egel am After, Qualm- oder Halbbäder, ein Brechmittel und eine gute Abführung zur Hebung hinreichend; letztere, besonders aus Merkur, sind auch später nothwendig. *Guilbert* sah, dafs ein Kranker alle Morgen ℥j. Epsomersalz nahm, dem früher mehrere Monate die besten Mittel vergebens gereicht waren. Er wurde zwar noch schwächer dadurch, aber täglich minderten sich Schmerz und Hinken, und nachdem er einige Pfund genommen, war er ganz geheilt. — *Rhazes* versichert sehr oft gesehen zu haben, dafs der Schmerz nach scharfen Lavements von Colloquinten und Elaterium, bis zum Blutabgange gewichen. — *Cirillo* liefs Mercur in die Fufssohlen einreiben u. s. w. — *Bang* versichert: dafs Dampfbäder in allen Fällen sehr hülfreich gewesen. Die *Cotunni*schen Vesicatoria hat er dagegen oft vergebens angewandt, nur einigemal, wo Ausschläge vorher gegangen, mit Nutzen.

Arthritis vaga. Unterscheidet sich blos durch die schnelle Wanderung des gichtischen Leidens, von einer Stelle zur andern; da wir nun bemerken, dafs die Gicht im Anfange sich oft nur durch flüchtige Stiche offenbart, und später gemeiniglich in die fixe übergeht, so kann man wohl mit Recht annehmen, dafs hier die Functionen, welche den Humor excrementitius ausscheiden sollen, oder die feinen Gefäfse in den Gelenken noch nicht so geschwächt sind, und dafs man durch Förderungen jener noch wirksamer agiren könne. So z. B. befördern wir die Nierenabsonderung durch Fachinger Wasser (*Thilenius*), durch die Tinctura fuliginis, durch Rob. Juniperi, durch Einreibungen des *Lentin*schen Terpentin Liniments mit Naphtha versetzt, durch Bäder und Fontanelle.

Wie herrlich die Fontanelle wirken, davon habe ich

mich oft überzeugt, und man kann, wenn man sie gelegt hat, weit sicherer Mittel zur Radikalkur, z. B. kalte Bäder anwenden, ohne Wanderung der Gicht nach edleren Theilen befürchten zu dürfen. — Eine Dame litt an der Kopfgicht, die aber bald in der Hüfte, bald in der Schulter sich zeigte; ich legte ein Senfpflaster unter den Delta-Muskel, es suppurirte wenigstens 4 Wochen und die Gicht verging. Nach 5 Monaten zeigte sich wieder Reifsen in allen Gliedern, nun fing aber, die vorher ganz natürlich gefärbte Stelle, wo das Senfpflaster früher gelegen, auf einmal an roth zu werden, juckte heftig, und wurde ganz mit Frieselpusteln besetzt, danach verschwand das Reifsen; als die Pusteln am Arm betrocknet waren, kam es wieder. Freihaltung aller Excretionen, besonders der, wozu die Natur hinneigt, ist auch bei dieser Gicht Hauptsache, ferner, Vermeidung äufserer Mittel, aufser einhüllend erwärmender, und Stärkung bei grofser Mässigkeit, sind Hauptmittel.

Arthritis spuria. Jede Art. spuria erscheint, ohne voraufgehende Unterleibsbeschwerden, verläuft ohne Regelmäfsigkeit in den Anfällen, ohne Gelenkgeschwulst, ohne Gichtcrisen, ihr noch so plötzliches Verschwinden bringt keine gefährlichen Zufälle hervor. Die Schmerzen bleiben auch nicht in den Gelenken, sondern breiten sich über ganze Theile aus. Hierher gehören: Arthritis venerea, scorbutica, psorica, biliosa, (wovon Richter in seinen Beiträgen spricht), scabiosa, mercurialis, hydropica u. s. w.

Synon. Gicht, Gliederweh. Latein. *Malum articulare; dolor juncturarum; morbus dominorum; dominus morborum; Arthralgia; morbus tartareus* (weil man die Concremente für die Ursache hielt). Franz. *Goutte.* Ital. *Gotta.* Engl. *The gout; joint evil.* Span. *Gota.* W. S — sc.

ARTHROCACE. S. Winddorn.
ARTHROCELE. S. Gelenkgeschwulst.
ARTHRODIA. S. Articulus.
ARTHRODYNIE. Gliederschmerz.
ARTHRONCUS. S. Gelenkgeschwulst.
ARTHROPHLOGOSIS. S. Gelenkentzündung.
ARTHROPHYMA. S. Gelenkgeschwulst.
ARTHROPYOSIS. S. Gelenkabscefs.

ARTICULARIS MORBUS. S. Arthritis.

ARTICULIRTE TÖNE (*voces articulatae*) sind die unter einander gesetzmäfsig verbundenen, durch die Stimm- und Sprachwerkzeuge eigenthümlich modificirten Töne der menschlichen Rede. Töne ohne solche mannigfaltige Verbindung einfacher Laute und ohne Gliederung nach Gesetzen einer conventionellen Sprache, wie sie in der gesammten organischen und unorganischen Natur vorkommen, als die verschiedenartigen Geräusche, Thierstimmen, die natürlichen Aeufserungen des menschlichen Affects, selbst die nicht gesprochenen musikalischen Töne, werden unter dem Namen der unarticulirten begriffen. Die einfachsten Elemente der articulirten Rede sind die Laute des Alphabets, deren jeder auf eigenthümliche Weise durch die Sprachwerkzeuge hervorgebracht wird; aus diesen setzen sich Sylben, Worte u. s. w. zusammen, bis das ganze System der Sprache entsteht. (S. Sprache.) P — e.

ARTICULUS, *Articulatio, Junctura, Diarthrosis.* Gelenk, bewegliches Gelenk. Jede bewegliche Verbindung zweier Knochen oder Knorpel, deren Verbindungsflächen völlig von einander getrennt, mit einem glatten Knorpelüberzuge bedeckt sind, und nur durch rings um sie liegende Bänder (mit Ausnahme des Hüft- und Kniegelenks, wo noch Aufhängebänder im umgebenden Gelenkbande liegen) zusammengehalten werden. Die Bänder der beweglichen Gelenke bestehen aus einer Synovialhaut und einer Faserhaut. 1) Die Synovialhaut umhüllt als ein geschlossener Sack die Gelenkflächen vollkommen, schlägt sich aufserdem nach innen um, und bekleidet die sich berührenden Knorpelflächen. 2) Die Faserhaut liegt am äufsern Umfange der Synovialkapseln, ist mit ihnen fest verbunden, und geht von der Beinhaut des einen Knochens zu der des andern über. An vielen Gelenken werden die aus der Faserhaut gebildeten Kapseln nach aufsen noch durch strangförmige Faserbündel verstärkt.

Die beweglichen Gelenke theilt man nach ihrer verschiedenartigen, durch die Beschaffenheit der Gelenkenden und Gelenkbänder bedingten Beweglichkeit, in fünf Arten ein. 1) Das freie Gelenk (*Arthrodia*), wo ein grofser kugelförmiger Gelenkkopf des einen Knochens in einer kleinen, flach vertieften Gelenkfläche des andern liegt, z. B. das Gelenk zwischen dem Oberarmbeine und dem Schulterblatte, zwischen den Mittelhandknochen und den ersten Fingergliedern, zwischen dem Unterkiefer und den Schläfenbeinen.

2) Das Nufsgelenk (*Enarthrosis*), wo ein kugelförmiger Gelenkkopf von einer starken Vertiefung aufgenommen wird. Hierzu giebt das Gelenk des Oberschenkels am Becken das einzige Beispiel.

3) Das Gewinde- oder Charniergelenk (*Ginglymus*), eine sehr feste Verbindungsart, wo zwei Gelenkflächen mittelst erhabener Reifen und dazwischen liegenden Vertiefungen in einander greifen, und nur Beugen und Strecken in derselben Richtung gestatten. Beispiele sind das Ellenbogengelenk, das Kniegelenk, das zweite und dritte Gelenk der Finger und Zehen, das Gelenk zwischen dem Kopfe und der Wirbelsäule.

4) Das Drehgelenk (*Rotatio, junctura trochoides*), wenn ein Knochen sich um einen andern oder an einem andern um seine Achse dreht, wie z. B. der erste Halswirbel um den Zahnfortsatz des zweiten, die Bewegung der Speiche an der Ellenbogenröhre. Indessen sind diese Gelenke so eingeschränkt, dafs sie einem Knochen nur eine halbe Bewegung um seine Achse gestatten. Vergl. den Artikel: Amphiarthrosis.

S — m.

ARTOMELE. Ein Umschlag von Brodt und Honig, welcher, wie die Umschläge von Roggenmehl und Honig, bei Blutschwären u. s. w. als ein Eiterung beförderndes Mittel angewendet wird.

Etymolog. Von αρτος, Brodt, und μελι, Honig. An—e. sen.

ARUM. Die Pflanzengattung *Arum* ist das Muster einer natürlichen Ordnung, welche man *Aroideae* nennt. Sie gehört zu den Monokotyledonen; die Blätter sind breit, haben einen Stiel und verästelte Nerven; die Blüten stehen auf einem gemeinschaftlichen Blütenstiel (Kolbe, *spadix*), welcher von einer oder mehreren Scheiden vor der Entwickelung umschlossen ist. So mufs man die Ordnung einschränken, wenn man sie gehörig unterscheiden will.

Die Gattung Arum selbst hat eine einblättrige, tutenförmige Blütenscheide; die Blütenkolbe ist an der Spitze nackt, in der Mitte hat er männliche, unten weibliche Blüten ohne Kelch und Blumen. Fadentragende Warzen (veränderte Fruchtknoten) sitzen entweder zwischen Staubbeuteln und Fruchtknoten oder über den Staubbeuteln. Die Frucht ist eine einsamige Beere.

1) *A. maculatum Linn.* spec. ed. *Willd.* 4. p. 483. Eine perennirende Pflanze, welche im mittlern Europa, auch in Deutschland auf Bergen zwischen Gebüsch wild wächst. Sie ist niedrig, ohne Stamm, aus der Wurzel kommen drei bis vier pfeilförmige Blätter, welche das Mittel zwischen sponton- und pfeilförmig halten; die Lappen an der Basis sind durch eine seichte Bucht von den Hauptlappen gesondert, alle drei stumpf mit einer kleinen Spitze; der Stiel ist 6 bis 8 Zoll lang, das Blatt selbst 3 bis 4 Zoll und 2 bis 3 Zoll breit. Die Kolbenhülle ist ziemlich lang, und blafsgrün, fast weifs, die viel kürzere Kolbe keulenförmig und dunkel purpurfarben. Die officinelle Wurzel, Rad. Ari oder Aronis, Serpentariae minoris, Dracontii minoris, Laphae, Aronswurzel ist eine länglich eirunde Knolle von der Gröfse eines Taubeneies, etwas unten mit Zasern besetzt, von äufserlich gelblich weifser, inwendig weifser Farbe. Auf den Apotheken ist gewöhnlich die äufsere Haut abgezogen, und die Knollen sind dann mehlig weifs, sogar weifs abfärbend. Frisch hat sie einen äufserst scharfen brennenden Geschmack, wie Cayennepfeffer, der sich beim Aufbewahren zwar nicht bald, aber doch zuletzt ganz verliert. Wir haben eine chemische Untersuchung dieser Wurzel von *Bucholz* (Almanach f. Scheidekünstler 1810. S. 122.), welche aber mit trockenen Wurzeln angestellt ist, und daher über den scharfen Stoff keine Auskunft giebt. Er fand darin viel Stärkmehl, einen tragantartigen Stoff, Gummi, süfsen Extractivstoff und etwas fettes Oel. Die Aronswurzeln werden für sich wenig gebraucht; eine alte Zusammensetzung, das Pulvis stomachicus Birkmanni oder Pulv. Ari compos. hat sich lange erhalten. Es bestand (Pharm. Wirt.) aus Rad. Ari. Acori, Pimpin. Ocul. cancr. Cinnam. Sal Absinth. Junip. Sacch. ros. Statt des dreifa-

chen absorb., nämlich Ocul. cancr. Sal Absinth. und Sal Junip. hat man bald andere eingeschoben; das Dispens. lippiac. nimmt natr. carbon., die Pharmac. Paris. kali sulphuric. und ammon. muriat., behält aber ocul. cancr. u. dgl. m. Das Pulvis cachecticus Quercetani (Pharm. Wirt.) ist ein schlechtes Gemenge aus Aronswurzel, Eisenfeile mit Schwefel präparirt, Korallen, Perlen, Hirschhorn, Bernstein, Zimmt und Zucker. Auch kommen die Aronswurzeln zu einem Cosmeticum, einem Waschpulver, dem poudre de cyprés.

L — k.

Wirkung, Gabe und Anwendung. Die frische Wurzel besitzt eine sehr bedeutende Schärfe, nicht blofs einen brennend-scharfen Geschmack, sondern erregt auch auf die Haut gelegt, Röthe und Reizung der Haut. Beim Trocknen der Wurzel geht indefs ein grofser Theil dieser Schärfe verloren.

Die getrocknete Aronswurzel innerlich gegeben, wirkt reizend auf die Schleimmembranen, schleimauflösend die Expektoration befördernd, die Digestion verbessernd, säuretilgend, die Urinabsonderung vermehrend, diuretisch.

Man bediente sich sonst häufig, jetzt seltener des Pulvis radicis Ari, pro dosi zehn bis zwanzig Gran täglich drei bis vier Mal. Die Conserva Ari und die Form des Infusum sind jetzt fast ganz aufser Gebrauch.

Innerlich hat man dieses Mittel bei Blennorrhöen anempfohlen, namentlich veralteten Brustkatarrhen, Verschleimungen der Brust und des Magens, — gegen letztere früher namentlich in der Form des Pulvis Quercetani und Birkmanni.

O — n.

2) *A. triphyllum Linn.* spec. ed. *Willd.* 4. p. 480. Wächst in N. Amerika wild. Die Blätter sind dreifach (fol. ternata); die Kolbenhülle flach, eiförmig und zugespitzt, in einer Abänderung grün, in einer anderen purpurfarben; die Kolbe keulenförmig. Die Wurzeln oder die Knollen sind in N. Amerika officinell und als ein Magenmittel bekannt, überhaupt braucht man sie wie die vorige.

3) *A. Dracunculus. Linn.* spec. ed *Willd.* 4. p. 478. Wächst im südlichen Europa wild und perennirt. Der Stamm ist 3 Fufs und darüber hoch und braungefleckt,

wie eine Schlangenhaut. Die Blattstiele theilen sich oben in 2 Theile, und haben dort etwa 11 lanzettförmige, ganzrandige Blättchen, wovon drei mittlere die gröfsten sind. Die Kolbenhülle ist am Ende flach, eiförmig, glatt; die Kolbe lanzettförmig und kürzer. Die Knollen sind ebenfalls sehr scharf und waren vormals als rad. Dracontii majoris officinell, doch nur in den südeuropäischen Apotheken.

4) *A. Arisarum. Linn.* spec. ed *Willd.* 4. p. 485. Wächst im wärmeren Italien, in Spanien und Portugal wild und perennirt. Die Blätter sind fast wie an A. maculatum, aber die unteren Lappen ganz stumpf. Die Kolbenhülle ist gekrümmt, nicht eingewickelt und braun. Die Kolbe ist oben nackt, an der Basis auf einer Seite mit wenigen Fruchtknoten, auf der anderen mit vielen Staubbeuteln bedeckt, daher hat schon *Tournifort* eine besondere Gattung Arisarum daraus gemacht. Die Knollen sind scharf und werden wie die Knollen von A. maculatum angewandt.

L — k.

ARUNDO. Eine Pflanzengattung zu den Gräsern gehörig, und zur Triandria Digynia. Die Kennzeichen sind nach *Linné*: der Blütenstand ist eine Rispe. Der Kelch zweiklappig; die Blütchen mit Wolle umwickelt. Diese Kennzeichen passen zwar nicht auf alle Arten, und sind nicht bezeichnend genug, weswegen man auch die Gattung in mehrere getrennt hat, aber doch zeichnen sich alle Arten, Bambos ausgenommen, durch das Aeufsere aus, vorzüglich durch die schmalen, nicht ganz geschlossenen Kelch und Blumenklappen.

1) *A. Phragmites. Linn.* spec. ed. *Willd.* 1. p. 454. Schilf, Schilfrohr. Sie bildet eine besondere Gattung oder Untergattung unter dem Namen Phragmites. Ihre Kennzeichen sind: die Aehrchen sind vielblütig; die unterste Blüte ist männlich und nackt, die oberen sind Zwitterblüten mit Haaren umgeben, die aus der Spindel kommen. Das Bälglein (der Kelch) zweiklappig; die äufsern Klappen kleiner, die innern den Blüten fast gleich. Die Spelze (Blume) zweiklappig; die Klappen ungleich. Griffel fast pinselförmig. Das gemeine Schilf (Phr. communis) ist im mittleren und nördlichen Europa sehr häufig an Flüssen, Seen, Teichen,

und erlangt eine Höhe von 10 Fuſs und darüber. Die Grasblätter sind sehr breit; die Rispe ist groſs; hat sehr dicht zusammenliegende Blüten. Die Klappen des Bälgleins sind lanzettförmig, ziemlich spitz und bleiben auf dem trocknen Halm; die äuſsere ist halb so groſs als die innere. Die äuſsere Klappe der Spelze ist sehr lang zugespitzt, die innere halb so lang, abgestumpft. Die Wurzel, oder eigentlich die Ausläufer (stolones), ist gegliedert und ziemlich dick. Sie soll die Kräfte von Triticum repens (*Spielmann* Pharmacop. general. p. 38.) und der Sarsaparille haben. Nach Dictionn. d. scienc. médical. T. 49. art. *Roseau* kommt sie zum Syrop antisyphilitique von *Lafecteur*.

2) *A. Calamagrostis. Linn.* spec. ed. *Willd.* 1. p. 456. Gehört zur Gattung Calamagrostis *Roth*. Die Kennzeichen dieser Gattung sind: das Bälglein (der Kelch) ist zweiklappig; die Klappen sind convex, die äuſsere gröſser; beide gröſser als die Spelze. Die Spelze (Blume) ist zweiklappig, die Klappen sind ungleich, häutig, nervig, an der Basis mit Haaren umgeben. Die Art, wovon hier geredet wird, ist Calamagrostis lanceolata *Roth*, Agrostis lanceolata *Röm.*, *Schult.* Sie wächst in feuchten Wäldern, besonders im nördlichen Europa wild, im mittleren und südlichen erhebt sie sich auf die Alpen. Sie wird 3—4 Fuſs hoch. Die Blätter sind scharf anzufassen. Die Rispe oft ausgebreitet; die Klappen des Bälgleins sind fast gleich, lanzettförmig, zugespitzt, sehr spitzig, um ein Drittel länger als die Spelze. Die äuſsere Klappe der Spelze ist etwas länger als die innere, hat eine sehr kurze, zarte Granne unter und fast auf der Spitze, welche zuweilen fehlt; die Haare sind kürzer als die äuſsere Klappe der Spelze, die meisten aber länger als die innere. Man muſs dieses Gras behutsam von den verwandten Arten unterscheiden. Die Wurzel oder vielmehr die Ausläufer dieser Pflanze, sind nach *Trinius* (s. Medic. chirurg. Zeitung 1818. August. S. 174.) sehr urintreibend, und werden in Ruſsland von dem Volke als ein Heilmittel gegen die Wassersucht angewandt. Man gebraucht davon ein Decoct.

3) *A. Donax. Linn.* spec. ed. *Willd.* 3. p. 454. Spanisches Rohr. Diese Art gehört allein zu der Gattung Arundo, deren

deren Kennzeichen sind: die Rispe ausgebreitet; die Aehrchen vielblütig; das Bälglein zweiklappig, die Klappen ziemlich gleich, fast länger als die Blüten; die Spelze zweiklappig, die äufsere Klappe unter der Spitze gegrannt; die Haare kommen aus der Basis der Spelze und gleichen ihr fast an Länge. Zwei pinselförmige Griffel. Die Rohrart, wovon hier die Rede ist, wird im südlichen Europa überall gebauet, um die dicken und holzartigen Halme zu Weinpfählen, zu Umzäumungen u. dgl. m. anzuwenden. Sie wird 10—12—14 Fufs hoch, und hat sehr breite Blätter und eine grofse Rispe. Die Klappen des Bälgleins sind sehr lang gespitzt. Die äufsere Klappe der Spelze theilt sich in zwei lange Spitzen, und hat unter der Theilung eine kurze Granne, die innere ist halb so lang, abgestumpft und gezähnelt. Die Wurzel, oder vielmehr die Ausläufer, sind etwas süfs, haben die Wirkungen von Triticum repens und wurden vormals, besonders im südlichen Europa, viel gebraucht (*Allion.* flor. pedemont. 2. p. 256.). *Chevallier* erhielt aus der Wurzel ein Harz von Vanillegeruch. (Journ. d. Pharm. 3. p. 244.)

4) *A. Bambos.* S. Bambusa arundinacea. Der Zucker, welcher nach Einigen sich darin finden soll (*Niemann* Pharm. bat. 2. p. 37.), ist der Tebaschir, ein Absatz von Kieselerde, welchen die Alten Saccharum nannten. So ist auch Arundo tabaxifera nichts, als die Bambusa arundinacea. Tebaschir wird auch Tabaxir geschrieben, weil die Portugiesen x wie sch aussprechen. L—k.

ARUNDO, (chirurgisch) Binde oder Schiene. Ueber die Bedeutung dieses Wortes erschien 1749 eine mit vieler Gelehrsamkeit ausgearbeitete Dissertation von *Triller*, (De veterum chirurgorum arundinibus atque habenis ad artus male firmos confirmandos adhibitis. *Daniel Guilielm. Triller.* Vitembergae 1749) worin derselbe aus vielen Stellen griechischer und römischer Schriftsteller zu beweisen sucht, dafs man unter arundines hölzerne Unterstützungsmittel für verrenkte und gelähmte Gliedmaafsen, Schienen, ferules, verstanden habe, *Springsfeld* (*Gottlob Car. Springsfeld* epistola medico-critica ad *Trillerum*, super loco quodam Suetonii ab eo tentato. Weissenfelsae. 1750) dagegen sucht in einem mit gleicher Gelehrsamkeit und Belesenheit geschriebenem Briefe darzuthun, dafs arundines nicht Schienen, sondern Bänder oder Binden, fascias, vincula, bedeute. W — er.

ARYEPIGLOTTICA LIGAMENTA. Zwei absteigende, nach hinten freie Falten der Schleimhaut des Kehlkopfes, zwischen den Seiten des Kehldeckels und den Giefsbeckenknorpeln, in denen jederseits ein Häufchen Schleimdrüsen liegt, worin zuweilen ein kleiner Knorpel, cartilago Wrisbergiana, eingeschlossen ist. S — m.

ARYTAENOIDEAE CARTILAGINES. Giefsbeckenförmige Knorpel (von αρυταινα, Giefsbecken, und ειδος, Gestalt). Zwei Knorpel des Kehlkopfes, von der Gestalt einer dreiseitigen, rückwärts gekrümmten Pyramide. Die Grundfläche eines jeden hat eine ausgehöhlte Gelenkfläche, welche mit der oberen Gelenkfläche des Ringknorpels, mittelst eines weiten Kapselbandes (Ligamentum crico-arytaenoideum) verbunden ist. Die Spitze trägt ein länglich zugespitztes, durch Bandfasern befestigtes Knorpelchen, Corniculum s. capitulum Santorinianum. Die hintere Fläche ist ausgehölt und eben; die vordere, äufsere gewölbt und durch Vorsprünge ungleich; die innere, kleiner als die beiden vorigen, ist eben und gerade, und derselben des andern Knorpels zugewandt. — Die Trennungswinkel der Flächen sind: der hintere äufsere, welcher an der Basis mit einem rundlichen Höcker, für die Befestigung des Musculus crico-orytaenoideus posticus versehen ist; der hintere innere, ebene; und der vordere Winkel, welcher an der Basis des Knorpels in einen langen Fortsatz sich verlängert zum Ansatze des Stimmritzenbandes.

Synon. Schnepfknorpel, dreieckiger-, pyramidenförmiger Knorpel. *Cartilago guttalis, gutturina, triquetra, pyramidalis.* S—m.

ARYTAENOIDEI MUSCULI. Giefsbeckenknorpelmuskel. Es giebt einen unpaaren queren und zwei schiefe Muskeln. *a*) Der Musculus arytaenoideus transversus liegt über dem obern Rande der hintern Wand des Ringknorpels, und bedeckt die hintere Fläche der Giefsbeckenknorpel. Er entspringt von dem äufsern hintern Winkel und der hintern Fläche des einen Giefsbeckenknorpels, und geht zu demselben Winkel und derselben Fläche des andern. — *b*) Die Musculi arytaenoidei obliqui sind ein Paar Muskelbündel, welche sich hinter dem vorigen Muskel kreuzen, von der Basis des einen Giefsbeckenknorpels zur Spitze des andern aufsteigen, und oft sich noch mit schwachen Fasern bis zum Seitenrande des Kehldeckels, als Musculi aryepiglottici fortsetzen. Sie sind in den meisten Fällen mit dem M. arytaenoideus transversus verbunden, weshalb man sie als hintere Bündel desselben ansicht. Die Gesammtwirkung dieser Muskeln ist Annäherung der Giefsbeckenknorpel gegen einander, wodurch die Stimmritze verengert wird. S — m.

ARYTHMUS. Was keinen Rhythmus beobachtet. Wird hauptsächlich vom unregelmäfsigen Puls gebraucht. H—d.

ARZNEIKUNDE. S. Heilkunde.

ARZNEIMITTEL. Ueber Begriff und Eintheilung der Arzneimittel vergl. Arzneimittellehre; — über Form der Arzneimittel: Formulare.

I. Wirkung der Arzneimittel. Die Wirkung eines Arzneimittels beruht auf einen höchst zusammengesetzten Procefs. Der Procefs selbst ist ein chemisch-vitaler, — bedingt durch die Qualität des Arzneimittels und die gleichzeitige Mitwirkung des Organismus.

Mit dem Namen Reiz bezeichnet man jeden Einflufs, welcher in dem Organismus eine wahrnehmbare Veränderung hervorbringt, ihn afficirt, — die hierdurch bewirkte Veränderung Reizung, — und das Verhältnifs, welches auf diese Weise zwischen den Einflüssen der Aussenwelt und dem Organismus begründet wird, Reizverhältnifs.

Bei der Wirkung jedes Arzneimittels sind drei Momente zu unterscheiden: *a*) der Eindruck oder die Aufnahme eines Arzneimittels auf, oder in dem Organismus; *b*) die hierdurch in demselben hervorgerufene, ihnen entsprechende Reaktion und endlich *c*) die, durch beide in dem Organismus bewirkte Veränderung, oder die eigentliche Wirkung eines Arzneimittels.

Die Untersuchung der Wirkung eines Arzneimittels zerfällt daher in drei Theile: 1) Verhalten des Arzneimittels zum Organismus; 2) Verhalten des Organismus zum Arzneimittel und endlich 3) die aus beiden zusammengesetzte eigentliche Wirkung.

1) Von dem Verhalten der Arzneimittel zu dem Organismus. Das thätig Wirksame eines Arzneimittels gründet sich auf den Verein oft sehr mannichfaltiger, zum Theil entgegengesetzter Qualitäten und Kräfte, und ist in jedem Arzneimittel ein eigenthümliches. Nur bei ganz gleichen innern und äufsern Qualitäten, kann auch ein Arzneimittel einem andern ganz gleich geachtet werden. Wenn daher auch in neueren Zeiten die analytische Chemie und die wiederholten Versuche an Thieren und Menschen gezeigt, dafs gewisse Bestandtheile einzelner Mittel, wie z. B. das Chinin, Cinchonin, Morphium, Strychnin u. a., die vorzugsweise wirksamen Theile der Chinarinde, des Opium und der Nux vomica, das Wesentliche der Wirkung dieser genannten Arzneimittel in einer sehr concentrirten Form enthalten, so besitzen dieselben doch immer nur einen Theil der Wirkung der China oder der andern Mittel, aus welchen sie ausgeschieden worden, — und die anderen der Chinarinde oder den andern Mitteln eigenthümlichen, zum Theil freilich untergeordneten Nebenwirkungen müssen dem Chinin oder Cinchonin fehlen, da ihnen die übrigen Bestandtheile der genannten Arzneimittel mangeln.

Hierauf gründet sich auch der Begriff eines Surrogates. Surrogat nennt man das Arzneimittel, welches an chemischen Gehalt und Wirkung einem andern sehr ähnlich, als Ersatz des letzteren benutzt wird. Da es demselben nicht gleich ist, kann es immer auch nur einen unvollkommenen Ersatz gewähren.

Thätig wirksam erweiset sich ein Arzneimittel in einer dreifachen Form, mechanisch, chemisch und dynamisch. —

a) Mechanisch erscheint die Wirkungsart eines Mittels, in so fern sie, vermöge der Schwere oder Gestalt, die Continuität der weichen oder festen Theile des Organismus in Anspruch nimmt, sie durchdringt, aufhebt, oder ihre Form verändert. So wirkt Mercurius vivus, innerlich genommen, vermöge seiner Schwere abführend, — so scheint die gerühmte specifische Heilkraft der Setae Siliquae hirsutae von ihrer mechanischen Wirkung abzuhängen.

b) Chemisch wirkt ein Arzneimittel, in so fern dasselbe vermöge seiner eigenthümlichen Bestandtheile und Zusammensetzung vorzugsweise mit der chemischen Seite des Organismus, der Qualität der festen und flüssigen Theile in Wechselverhältnifs tritt. Hierdurch erklärt sich die Wirksamkeit der Mehrzahl der eigentlichen Arzneimittel, und spricht sich am deutlichsten aus bei den, der anorganischen Natur entlehnten Arzneistoffen, den Säuren, Alkalien, Erden, Metallsalzen.

Bei dieser Wirkungsart wird vorzugsweise das Mischungsverhältnifs der festen und flüssigen Theile in Anspruch genommen.

c) Dynamisch, in so fern endlich die hierbei thätig wirksamen Potenzen nur als Träger gewisser Kräfte zu betrachten, und ihre Wirkung weder von blofs mechanischen, oder blofs chemischen Verhältnissen, sondern von der Qualität dieser Kräfte abhängen. So erklärt sich unter andern die Wirksamkeit der Kälte und Wärme, der Voltaischen Säule oder der Anwendung der Elektricität.

Zunächst wird bei dieser Wirkungsart das Verhältnifs der Sensibilität in Anspruch genommen.

Durch die nothwendige Mitwirkung des Organismus, erhält jede dieser genannten Formen der Wirkungsart eine wesentliche Veränderung, häufig erscheinen auch vermöge der Qualität der einzelnen Mittel, die Wirkung der letztern mehr oder weniger zusammengesetzt, nicht rein mechanisch, chemisch oder dynamisch, sondern chemisch-dynamisch oder mechanisch-dynamisch; — in der Regel ist aber eine der genannten Hauptformen bei der Wirkung die vorwaltende, entweder zunächst gerichtet auf die Sensibilität des Organismus (die dynamische), oder auf die Mischungsverhältnisse desselben (die chemische).

2) Von dem Verhalten des Organismus zu den Arzneimitteln. Thätig wirksam verhält sich der Organismus zu den Arzneimitteln, in so fern derselbe die letzteren aufnimmt, und sich anzueignen sucht. Zur Aufnahme dienen zunächst die äufsere Haut, und die verschiedenen, die inneren Organe umkleidenden Schleimhäute; die Art der Aufnahme entspricht der Wirkungsart der Arzneimittel

und erfolgt auf eine doppelte Weise: durch Eindruck, oder substantiellen Uebergang, — oder in vereinter Form.

a) Aneignung der Arzneimittel durch Eindruck (per impressionem). Sie wird vermittelt durch das Nervensystem und daher bedingt durch die in Krankheiten bald erhöhte, geminderte oder specifisch veränderte Reizbarkeit des Organismus.

Die feinen Nervenverzweigungen, welche mit dem Arzneimittel in Berührung kommen, empfangen einen Eindruck von demselben, theilen ihn den andern Organen und Systemen des Körpers mit und erregen dadurch eine, diesem Eindruck entsprechende Reaktion.

Hierbei sind zweierlei zu unterscheiden: *α*) die hierdurch in dem Nervensystem hervorgerufenen Veränderungen, welche sich vorzugsweise in dem Reizverhältnifs der Sensibilität aussprechen, und *β*) Veränderungen, welche sekundär, als Folgen der ersteren, in andern Organen veranlafst werden, namentlich in denen der Se- und Exkretion, oder in dem Mischungsverhältnifs ihrer festen und flüssigen Theile. — Einen Beweifs für diese Wirkungsart, liefern unter andern viele flüchtige Nervenmittel, welche oft keinesweges blos belebend auf das Nervensystem, sondern zugleich auch diaphoretisch, zuweilen gleichzeitig auch antiseptisch wirken, wie z. B. Rad. Valerianae, Serpentariae u. a.

b) Aneignung der Arzneimittel durch Resorption und Assimilation. Die Aufnahme der Arzneimittel in die Säftemasse, hängt zunächst ab von den lymphatischen Gefäfsen und Venen; ihre Assimilation von der Lebensthätigkeit der verschiedenen Organe, mit welchen sie in Berührung und Wechselwirkung treten.

Es sind hierbei folgende Momente zu unterscheiden:

α) wirkliche Aufnahme von fremdartigen Stoffen in die Säftemasse. Von einer Auflösung von Sublimat in Wasser, in welche eine Stunde lang ein Arm getaucht wurde, fand, nach *Seguin*, eine nicht unbeträchtliche Resorption statt. An einem Thiere, an welchem alle Nervenverbindungen aufgehoben waren, und an welchem nur die

Gefäſse unverletzt geblieben, sah *Brodie* nach der äuſsern Applikation der Woorara, die heftigsten Vergiftungszufälle; — wurden dagegen die Blutgefäſse unterbunden, so blieb die äuſsere Anwendung der Woorara ohne Wirkung. Aehnliche Versuche mit Blausäure lieferten ähnliche Resultate; ähnliche Resultate Versuche mit Färbestoffen, bei welchen sich diese in dem Chylus, so wie in andern flüssigen, wie festen Theilen des Organismus nachweisen lieſsen.

β) Die durch die Reaktion des Organismus bewirkte Umänderung der aufgenommenen Arzneistoffe in demselben. Durch die Einwirkung des Organismus, wird das chemische Verhältniſs ihrer Mischung beschränkt, den Gesetzen des Lebens untergeordnet. Die Veränderungen, welche die Arzneimittel hierbei erfahren, hängen ab von dem Grade der vollkommeneren oder weniger vollkommenen Lebensstufe der Organe, mit welchen sie zunächst in Wechselwirkung treten.

So scheinen in der Mischung des Blutes manche Stoffe ganz zu verschwinden, aber wieder in den se- und excernirenden Flüssigkeiten zum Vorschein zu kommen. Schwefel, welcher innerlich genommen, in dem Blute zu mangeln scheint, ist in der Ausdünstung nicht zu verkennen. Aehnliche Resultate lieferten Versuche mit Quecksilberpräparaten.

Manche Arzneistoffe scheinen, innerlich gebraucht, vorzugsweise in einzelnen Gebilden des Organismus sich vorzufinden. So ertheilt das Kampechenholz, in Abkochung genommen, dem Urin eine dunklere Färbung, nicht aber der Milch; Knoblauch von Hühnern gefressen, vorzugsweise dem Fette der Hühner, weniger ihrem Fleische den eigenthümlichen Knoblauchgeschmack.

3) Von der eigentlichen Wirkung der Arzneimittel. Sie begreift die wesentlichen Veränderungen, welche als Produkt aus der Wechselwirkung eines Arzneimittels mit dem Organismus hervorgehen. Die hierdurch hervorgerufenen Veränderungen sprechen sich aus zunächst in dem Reizverhältniſs der einzelnen Systeme oder Organe, und in denen diesem entsprechenden Mischungsverhältnissen, und

Aussonderungen, und lassen sich auf drei Grundformen der Wirkung zurückführen:

a) erhöhte Lebensthätigkeit;

b) verminderte Lebensthätigkeit;

c) eigenthümlich umgeänderte Lebensthätigkeit.

In so fern der nächste Zweck bei der Anwendung jedes Arzneimittels, Beseitigung des vorhandenen krankhaften Zustandes ist, mufs dasselbe auch dem jedesmaligen, durch die Individualität des Leidenden modificirten krankhaften Processe entsprechend seyn. Schon hieraus ergiebt sich, wie unrichtig die ältere Annahme von Universalmitteln sey.

Nach der Verschiedenheit des krankhaften Zustandes, gründet man das Princip der Anwendung der einzelnen Arzneimittel, entweder auf den Gegensatz, welcher zwischen dem Krankheitszustand und der Art der Wirkung der Mittel statt findet, — oder die Aehnlichkeit, welche zwischen beiden besteht. Demnach zerfällt die Therapie in zwei Hauptmethoden:

a) Contraria contrariis curare, wie z. B. Anwendung von rein schwächenden Mitteln, in Fällen von krankhaft gesteigerter, erhöhter Lebensthätigkeit, (Sthenie, Entzündung), — oder Anwendung von belebend-reizenden, stärkenden Mitteln im entgegengesetzten Falle.

b) Similia similibus curare, — ein Grundsatz, welcher seltener bei der Anwendung von Mitteln in Betracht kommt, und das Fundamentalprincip der Homöopathie ist.

Nach Verschiedenheit der Zeit, der Erscheinungen und der Systeme und Organengruppen des menschlichen Organismus, auf welche Arzneimittel einwirken, unterscheidet man folgende Hauptwirkungen:

a) primäre und sekundäre Wirkungen (effectus primarius et secundarius); die ersten umfassen das unmittelbare Produkt der Wechselwirkung eines Arzneimittels mit dem lebenden Organismus, die zweiten die Rückwirkungen, Reflexe der ersten auf die übrigen Organengruppen;

b) positive und negative Wirkungen, — in sofern bei der Wirkung eines Arzneimittels die Thätigkeit eines Systems des Organismus erhöht und die eines anderen in gleichem Grade vermindert wird;

c) allgemeine und lokale Wirkungen, — in sofern hierbei die Gesammtheit des Organismus, oder einzelner Organengruppen oder Organe vorzugsweise in Anspruch genommen werden. Als besondere Form ist noch die specifische Wirkung zu betrachten, deren Begriff sich theils auf besondere Krankheiten, theils auf besondere Organe gründen kann;

d) nächste und entfernte Wirkungen, — sie sind häufig gleichbedeutend mit primären und sekundären Wirkungen, und unterscheiden sich blofs in ihrer Erscheinung durch die Zeitfolge;

e) consensuelle und antagonistische Wirkungen, — consensuelle, in sofern durch die innige Verbindung die primär erregte Veränderung auch anderen Organen gleichmäfsig mitgetheilt wird, — antagonistische, insofern vermöge der eigenthümlichen primären Affektion eines Organes, und des Wechselverhältnisses anderer Organe zu diesem, ein Gegensatz begründet wird, vermöge welchen in dem einen Organe eine erhöhte und vermehrte, und in andern Organen eine, dieser entsprechende verminderte Lebensthätigkeit hervorgerufen wird.

Nach den besondern Wirkungen, welche die Arzneimittel auf einzelne Systeme und Organe besitzen, zerfallen sie in folgende Klassen:

a) Arzneimittel, welche vorzugsweise auf das Nervensystem wirken. Sie nehmen zunächst die Sensibilität in Anspruch, und nach Verschiedenheit der einzelnen Organe, bald mehr das Cerebralsystem mit den, mit demselben verbundenen Sinnorganen, den Nervus sympathicus magnus, oder das Rückenmark.

Nach der Art ihrer Wirkung zerfallen sie in:

α) Mittel, welche die Thätigkeit des Nervensystems steigern, erhöhen.

Dahin gehören, je nachdem blofs das Nervensystem oder gleichzeitig auch noch das Leben in dem Gefäfs- und Muskelsystem mit gesteigert wird: die belebenden Nervenmittel (*Nervina*), reizend-belebende Mittel (*Excitantia*, *Incitantia*).

β) Arzneimittel, welche auf das Nervensystem schwächend oder specifik umstimmend wirken.

Diese Abtheilung umfafst: die betäubenden Mittel (*Narcotica*, von ναρκη Betäubung); die schmerzstillenden Mittel (*Anodyna*, von ανωδυνης); die krampfstillenden Mittel (*Antispasmodica*); die schlafmachenden Mittel (*Somnifera*, *Hynotica*, von υπνος Schlaf); die beruhigenden Mittel (*Paregorica*, von παρεγορικος beruhigend).

b) Arzneimittel, welche vorzugsweise auf die Organe des reproduktiven Systems wirken. Die Veränderungen welche sie bewirken, entsprechen dem, den Organen dieses Systems eigenthümlichen, chemisch-animaschen Processe, sprechen sich aus in der Form der Se- und Exkretion und den Mischungsverhältnissen der flüssigen und festen Theile, und nehmen bei ihrer Wirkung vorzugsweise in Anspruch: das Drüsen- und Lymphsystem, die parenchymatösen Organe und die verschiedenen Hautgebilde.

Die hieher zu zählenden Arzneimittel zerfallen in zwei Abtheilungen:

a) in solche, welche vorzugsweise gegen fehlerhafte Mischungen, Afterbildungen oder fremdartige, in den genannten Organen enthaltenen Körper oder Stoffe wirken.

Nach Verschiedenheit der Qualität der Mischungsverhältnisse und Körper welche gegen sie wirken, zerfallen sie, in: säuretilgende Mittel (*Absorbentia*), Wurmmittel (*Anthelmintica*), steinauflösende Mittel (*Lithontriptica*), blähungstreibende Mittel (*Carminativa*), Gegengifte (*Antidota*), specifike gegen Gicht (*Anthartritica*), gegen rheumatische Uebel (*Antirheumatica*), gegen Syphilis (*Antisyphilitica*), gegen scorbutische Dyskrasie (*Antiscorbutica*, *Antiseptica*), Aezmittel (*Caustica*), auflösende Mittel (*Resolventia*).

Von ihnen sind zu unterscheiden:

β) die Arzneimittel, welche eine besondere Wirkung auf einzelne Organe des reproduktiven Systems besitzen. Von ihnen werden vorzugsweise in Anspruch genommen:

Die äufsere Haut. Dahin gehören: Arzneimittel,

welche die Ausdünstung gelind befördern (*Diapnoica*), schweifstreibende Mittel (*Diaphoretica*), Arzneimittel, welche örtlich angewendet profusen Schweifs erregen (*Exsudoria*), Mittel, welche einen Gegenreiz bewirken (*Antispastica*), hautröthende Mittel (*Rubefacientia*), blasenziehende (*Vesicantia*), austrocknende Arzneimittel (*Exsiccantia*).

Der Magen und Darmkanal. Dahin sind zu zählen: Ekelerregende Arzneimittel (*Nauseosa*), Brechmittel (*Vomitoria*, *Emetica*), den Magen und die Verdauung stärkende Arzneimittel (*Stomachica*, *Visceralia*), schleimauflösende, gelind die Darmausleerung befördernde Arzneimittel (*Digestiva*), eröffnende, reinigende, abführende Arzneimittel (*Aperitiva*, *Laxantia*, *Purgantia*, *Cathartica*, *Eccoprotica*, *Drastica*).

Die Lungen und Luftwege. Hier sind zu nennen: Brustmittel überhaupt (*Pectoralia*), Arzneimittel, welche den Husten beruhigen (*Becchica*), A., welche den Auswurf befördern (*Expectorantia*).

Die Geschlechtswerkzeuge und Nieren. Hier sind zu unterscheiden: Arzneimittel, welche die Urinabsonderung vermehren (*Diuretica*), A.mittel, welche reizend, erregend auf die Geschlechtstheile wirken (*Aphrodisiaca*), Arzneimittel, welche die Menstruation befördern (*Emmenagoga*, *Pellentia*).

Die Schleimhaut der Nase. Die Arzneimittel, welche auf sie reizend wirken, zerfallen nach Verschiedenheit des Grades ihrer Wirkung, in *Errhina* und *Sternutatoria*, *Ptarmica*.

Die Speicheldrüsen. Dahin gehören die Arzneimittel, welche eine Vermehrung der Speichelabsonderung bewirken (*Sialagoga*, *Masticatoria*).

c) Arzneimittel, welche vorzugsweise auf die Organe des irritabeln Systems wirken, nehmen vorzugsweise in Anspruch; die Muskeln, muskulösen Häute, Sehnen, Knochen, und die Organe der Circulation. Die durch sie in den letztern bewirkten Hauptveränderungen, sprechen sich aus in der Art der Cohäsion der weichen und festen Theile, dem Umtriebe des Blutes und den Mischungsverhältnissen ihrer flüssigen und festen Theile.

Die hierher gehörigen Arzneimittel zerfallen in zwei Abtheilungen.

α) Arzneimittel, welche die Thätigkeit der Organe des irritabeln Systemes erhöhen und verstärken. Hier sind zu unterscheiden: A.mittel, welche die Cohäsion der weichen und festen Theile vermehren (*Adstringentia*, *Compingentia*, *Tonica*); — A.mittel, welche reizend belebend auf das Gefäfssystem wirken, und zugleich die Wärmeentwikkelung vermehren (*Calefacientia*).

β) Arzneimittel, welche schwächend auf die Lebensthätigkeit der Organe des irritabeln Systems wirken. Dahin gehören: Arzneimittel, welche höchst schwächend auf den ganzen Organismus, aber vorzugsweise schwächend auf Muskel- und Gefäfssystem und zugleich die excessive Wärmeentwickelung beschränkend wirken (*Antiphlogistica*), — erschlaffende A.mittel (*Relaxantia*), — kühlende A.mittel (*Refrigerantia*), verdünnende (*Diluentia*), erweichende A.mittel (*Emollientia*), — schlüpfrig machende A.mittel (*Lubricantia*).

G. Erh. Hamberger, de modo agendi medicamentorum in genere. Jenae. 1744. 4.

J. P. Frank, de virtutibus corporum naturalium medicis aequiori modo determinandis — in *P. Frank* Delect. Opusculor. medic. Vol. VII. und VIII. Lipsiae.

Th. Percival, über die Kräfte und Wirkungen der Arzneimittel — in Samml. auserles. Abhandl. für prakt. Aerzte. Bd. XIV. S. 277.

Fr. Kretschmar, Versuch einer theoretisch-praktischen Darstellung der Wirkung der Arzneien. Halle. 1800.

C. Lanza, sull' azione dei rimedj nel corpo umano, ossia Saggio d'un nuovo sistema di Medicina. Mantova. 1804.

L. F. Herrmann, System der practischen Arzneimittellehre. 1 Band. Wien. 1824. S. 135—183.

Ph. Fr. Vogt, Lehrbuch der Pharmakodynamik. Zweite Aufl. Giessen. 1828. 1r Bd. S. 20—160.

II. Von dem Ort der Anwendung der Arzneimittel. Hierbei kommt vor allem in Betracht der gröfsere oder geringere Reichthum der einzelnen Organe an Nerven und resorbirenden Gefäfsen, und die dadurch bedingte gröfsere oder geringere, diesen Organen eigenthümliche, Reizbarkeit und Resorption. Die Reizbarkeit der einzelnen, zur Anwendung und Aufnahme von Arzneien bestimmten Organe, ist nicht nur gradweise, sondern auch specifik verschieden. Die von demselben Arzneimittel in den einzelnen Organen hervorgerufenen Wirkungen, sind daher auch nicht blofs dem Grade nach, sondern auch ihrer specifischen Qualität nach, wesentlich verschieden. Brechweinstein bewirkt, innerlich genommen, Erbrechen; in Salbenform in die äufsere Haut eingerieben, einen eigenthümlichen Pockenausschlag. Viperngift wird vom Magen vertragen, tödtet dagegen auf offene Wunden gebracht. Wie verschiedenartig wirkt Opium, je nachdem man dasselbe unmittelbar mit Nerven, oder mit andern Theilen des Körpers in Berührung bringt.

Je nachdem wir direkt oder indirekt auf einzelne Organe einwirken, — oder je nachdem wir heftigere, weniger heftigere, oder endlich gar, specifike Wirkungen hervorzurufen beabsichtigen, bedienen wir uns zur Aufnahme von Arzneien, der verschiedenen Organe.

Die wichtigsten, welche hierzu benutzt werden, sind folgende:

1) Der Magen, — das Organ, welches hierzu am häufigsten in Anspruch genommen wird. Bei der Anwendung von Arzneien auf denselben, kommen in Betracht: — *a*) seine grofse Reizbarkeit und die wichtige und innige Nervenverbindung, welche derselbe mit andern Organen besitzt. — Daher wirken alle in den Magen gebrachten Arzneimittel so schnell, können aber aus demselben Grunde, wenn sie in grofsen Gaben gereicht werden, oder an sich sehr scharf sind, leicht Uebelkeit, Erbrechen, selbst Entzündungen veranlassen. — *b*) Seine grofse Assimilation und schnelle Resorption. Der Nahrungskanal ist der Centralpunkt der Digestion und Assimilation, alle mit demselben in Berührung und Wechselwirkung gebrachten Substanzen, erleiden hierdurch wesentliche Zersetzungen, und werden eben deshalb in einer mehr veränderten Gestalt von dem Körper aufgenommen, als wenn sie demselben durch die äufsere Haut zugeführt werden. — *c*) Noch zu beachten ist die Wichtigkeit dieses Organs für Verdauung und Assimilation. Man suche ihn daher möglichst zu schonen,

nicht ohne Noth die Verdauung zu stören, und hierdurch nachtheilig auf die Assimilation und Nutrition des Körpers zurückzuwirken, — sehr zu beherzigen bei der oft beliebten häufigen Anwendung von Brechmitteln und scharfen Mitteln, in unpassenden Formen, wie z. B. Sublimat, in Pulverform.

Die vorzüglichsten Formen, in welchen Arzneimittel auf dieses Organ angewendet werden, sind: Pulver, Lattwergen, Pillen, Bissen, Morsellen, Pasten, Solutionen, Aufgüsse, Abkochungen, Emulsionen, Linktus, Julep, Tinkturen.

Benutzt wird der Magen zur Aufnahme von Arzneien, bei allgemeinen, wie örtlichen Krankheiten, selbst bei örtlichen Krankheiten des Magens in sofern, namentlich im letzteren Falle, die Sensibilität des Magens es gestattet.

2) Die äufsere Haut. Bei ihr ist zu beachten: — *a*) ihre Reizbarkeit ist schwächer, der Consensus mit andern Organen geringer, als der des Magens. Die unmittelbare Einwirkung von äufsern mechanifchen reizenden, wie chemisch-scharfen Mitteln, ist daher hier weniger zu fürchten. Sehr in Betracht kommt indefs die manchen Personen eigenthümliche, ungemeine Reizbarkeit und Idiosynkrasie der äufsern Haut, vermöge welcher die unbedeutendsten Reize, wie z. B. Terpenthinpflaster, nicht vertragen werden, oft rosenartige Entzündungen veranlassen. — *b*) Die Resorption der äufsern Haut ist grofs, doch ohne dabei Arzneimittel in dem Grade zu verändern, wie sie in dem Magen verändert werden.

Die Form, in welcher Arzneimittel angewendet werden, sind: trockne und feuchte Umschläge, Einreibungen, Waschungen, örtliche oder ganze Bäder, die Anwendung in Pulver- oder in luftförmiger Gestalt.

Benutzt wird die äufsere Haut zur Aufnahme von Arzneien: *a*) wenn Idiosynkrasieen, örtliche krankhafte Affektionen, oder wirkliche Krankheiten des Magens, die innere Anwendung von Arzneien verbieten, unmöglich machen. Dieser Fall ereignet sich bei heftigen Krämpfen, Entzündung oder Skirrhus des Magens. — *b*) Um in besonderen

Fällen Arzneistoffe möglichst unverändert in die Säftemasse zu bringen, und dadurch ihre intensive Wirksamkeit zu erhöhen, so z. B. Quecksilbermittel in hartnäckigen Arten der Syphilis. — *c*) Wenn der rasche Verlauf, die Heftigkeit und Gefahr der Krankheit, eine sehr schnelle und kräftige Einwirkung dringend gebietet, und deshalb mehrere Organe zur Aufnahme von Arzneien, gleichzeitig in Anspruch genommen werden müssen, wie z. B. bei Angina membranacea, und ähnlichen Krankheiten. — *d*) Wenn Schwäche, oder eine krankhaft erhöhte Sensibilität des Magens, nur die Anwendung von kleinen, nicht genügenden Gaben der Arzneien gestattet, — wie dies namentlich zuweilen bei Kindern der Fall ist. — *e*) Bei krankhaften Affektionen der äufsern Haut selbst, namentlich bei chronischen und akuten Hautausschlägen. — *f*) Um durch örtliche Reizung der Haut, antagonistisch-ableitend auf innere Organe zu wirken, wie z. B. durch Rubefacientia oder Vesicantia. —

Von der Anwendung der Arzneimittel auf die äufsere Haut ist wohl zu unterscheiden, die auf die verletzte, ihrer Oberhaut beraubte, oder desorganisirte Haut. Arzneimittel unmittelbar auf die Lederhaut applicirt, wirken ungleich reizender, können aber nach Verhältnifs und Umständen dadurch gerade um so wirksamer werden. Um Arzneimittel auf diese Weise anzuwenden, hat man neuerdings folgende Methode vorgeschlagen: Nachdem man durch ein Blasenpflaster, heifses Wasser, oder concentrirte Essigsäure die Oberhaut an einer Stelle entfernt hat, wird das anzuwendende Arzneimittel auf die entblöfste Lederhaut unmittelbar applicirt, und zwar mit Gallerte oder einem fettigen Mittel vermischt, wenn Eitererzeugung zu erwarten steht. Die sich bildende feine Membran, wird bei jedem Verbande von neuem weggenommen. Entsteht Hautentzündung, so bemüht man sich, sie durch passende äufsere Mittel zu beseitigen. Arzneimittel in Pulvergestalt werden aufgestreuet, in Extraktform als Salben, tropfbar flüssige mit Charpie als Verband, oder verdünnt als Bähung oder Lokalbad applicirt, — oder in gasförmiger Gestalt angewendet.

3) Der Mastdarm. Bei der Anwendung von Arz-

neimitteln auf demselben ist zu berücksichtigen: *a*) die Reizbarkeit desselben ist gröfser, als die der äufsern Haut, aber geringer, als die des Magens; — sehr reizende, besonders scharfe Arzneimittel, dürfen, wenn sie angewendet werden sollen, nur in sehr verdünnter Form applicirt werden. — *b*) Sehr beachtenswerth ist hier der wichtige Consensus, welcher zwischen dem Mastdarm, der äufseren Haut und dem Kopfe besteht. — Die Reaktion des Mastdarms auf die eingebrachten Arzneimittel ist nicht so grofs, wie die des Magens, beträchtlich aber seine Resorption.

Besonders empfindlich scheint der Mastdarm für die Einwirkung von narkotischen Mitteln zu seyn. Opium verträgt er nur in sehr mäfsigen Gaben; nach Ol. Hyoscyami infus., sah man Delirium entstehen, — Klystire von Taback, gehören zu den stärksten und sichersten Mitteln bei hartnäckigen Stuhlverstopfungen.

Die Formen, in welchen Arzneimittel angewandt werden, sind: Klystire, in flüssiger- oder Rauchgestalt, — und Stuhlzäpfchen (Suppositoria).

Zur Aufnahme von Arzneimitteln wird der Mastdarm vorzugsweise benutzt: *a*) um in gefährlichen Krankheiten, wo schnelle Hülfe erfordert wird, und Magen und äufsere Haut, die nöthige Menge der Arzneien nicht aufzunehmen vermögen, noch Arzneien auf andern Wegen dem Körper zuzuführen. So empfahl man früher, bei bösartigen Wechselfiebern, ausser der China innerlich, noch Klystire von China. — *b*) Zur Aufnahme von nährenden Substanzen, die Form nährender Klystire, bei Mangel an hinlänglicher Ernährung. — *c*) Um durch örtliche Reizung dieses Organs, eine, dieser entsprechende, antagonistische Ableitung von andern, edleren Organen, namentlich vom Kopfe, bei Schlagflüssen oder Gemüthskrankheiten zu bewirken. — *d*) Um die Anhäufung von gastrischen Unreinigkeiten bei vorhandener Trägheit des Darmkanals, durch örtliche Reizung, eine Entleerung der gastrischen Stoffe zu bewirken, — oder bei krankhaft vermehrten Stuhlausleerungen, sie zu mäfsigen, — oder bei krampfhaft erhöhter Sensibilität, oder entzündlichen Affektionen des Darmkanals zu beruhigen. — *e*) Zur Auflösung und Zertheilung von hartnäckigen Stokkungen

kungen und Verschleimungen im Unterleibe. — *f*) Um manche Arzneimittel, welche wegen üblen Geschmack und Geruch, namentlich bei Kindern, nicht gut innerlich gegeben werden können, in einer bequemeren und doch sehr wirksamen Form anzuwenden. Dahin gehören, Klystire von Asa foetida. — *g*) Bei Krankheiten des Uterus und der Harnblase, z. B. bei Steinbeschwerden, Blasenhämorrhoiden. — *h*) Endlich bei Krankheiten des Mastdarmes selbst.

4) Einspritzungen in Venen. Zu unterscheiden ist hier Transfusion (Einspritzung von Blut), und Infusion (Einspritzung von Auflösungen von Arzneimitteln).

Bei der Transfusion ist sehr zu beachten, dafs nicht Luft zugleich mit in die Vene eindringt, dafs das aus der Ader gelassene, einzuspritzende Blut, durch die atmosphärische Luft, so wenig als möglich, verändert, dafs dasselbe in bestimmten Zwischenräumen und in nicht zu grofser Menge auf einmal eingespritzt wird, — und endlich die Qualität des Blutes. Wiederholte, an Thieren unternommene Versuche von Transfusionen, vom Blute verschiedenartiger Thiere, zeigten sehr nachtheilige Wirkungen.

Benutzt hat man diese Methode vorzugsweise als reizend belebendes Mittel, bei Asphyxien, so wie in Krankheiten von grofser Schwäche, namentlich wenn letztere durch beträchtlichen Säfteverlust bedingt wurde.

Scheel, über Transfusion des Blutes und Einspritzungen von Arzneien in Adern. Bd. I. 1802. — Bd. II. 1803.

E. Hufeland, de usu transfusionis sanguinis praecipue in asphyxia. Berolini. 1815.

Höft, de sanguinis transfusione. Berolini. 1819.

Tietzel, de transfusione sanguinis. Berolini. 1824.

Hufeland, Journ. d. pr. Heilk. Bd. LIII. St. 3. S. 123.

Blundel, in Medic. Transact. of London. Vol. X. p. 296.

Waller, in London med. and physic. Journal. Aug. 1826.

J. F. Dieffenbach, die Transfusion des Blutes und die Infusion der Arzneien in die Blutgefäfse. 1r Thl. Berlin. 1828.

Bei der Infusion ist sehr zu berücksichtigen die unmittelbare Vermischung der eingespritzten Arzneimittel mit der Blutmasse, die dieser entsprechende heftige Reaktion, und die dadurch zunächst bedingte schnelle und starke Wirkung auf Gefäfs- und Nervensystem.

Benutzt wird diese Anwendungsart in allen den Fällen, in welchen sehr schnell und kräftig eingewirkt werden soll, namentlich in folgenden: *a*) um schnell und sicher Erbrechen zu erregen, wenn der Weg zu dem Magen verschlossen und eine Ausleerung durch Erbrechen gleichwohl dringend nothwendig ist. Man läfst zu diesem Ende eine Einspritzung einer Auflösung von zwei bis drei Gran Brechweinstein machen. — *b*) In sehr hartnäckigen Fällen von Nervenkrankheiten, Gemüthskrankheiten, um eine recht kräftige Reaktion des kranken Organismus zu erregen.

Schmucker vermischte Schriften. Thl. 1. S. 333.
Hufeland, Journ. d. p. Heilk. Bd. XVI. St. 4. S. 126. Bd. XXII. St. 4. S. 44. Bd. XXIII. St. 1. S. 177. Bd. LI. St. 6. S. 116.
Mursinna, Journ. d. Chirurg. Bd. II. St. 1. S. 64.
v. Gräfe und *v. Walther's* Journ. d. Chirurg. Bd. VII. S. 506.
Horn's Archiv f. medic. Erfahrung. 1810. S. 260.

5) Die Lungen und Luftwege. Bei der Anwendung von Arzneimitteln auf diese, sind wohl zu erwägen: *a*) die grofse Reizbarkeit dieser Organe, und daher Vorsicht in der Wahl und Form der Mittel, welche auf sie unmittelbar angewendet werden sollen. — *b*) Der unmittelbare Uebergang der auf sie einwirkenden Mittel in die Blutmasse.

Angewendet werden die Arzneimittel in luftförmiger Gestalt, entweder in Form besonderer Apparate zu Inhalationen, oder in Form von Gasarten, sauren oder balsamischen, harzigen Dämpfen, mit welchen man die atmosphärische Luft der Krankenzimmer, nach Gefallen schwängert, oder Aether in Dunstgestalt, oder Wasserdunst, welchen man allein oder mit andern Substanzen, nach Umständen einathmen läfst.

Benutzt wird diese Form: *a*) bei akuten oder chronischen Krankheiten der Brust selbst, — Lungensucht, Brustkrämpfen, chronischen Brustentzündungen, hartnäckigen Brustkatarrhen, chronischer Heiserkeit, anfangender Halsschwindsucht u. a. — *b*) Als belebendes Mittel beim Scheintod.

6) Die Mundhöhle. Bei der Anwendung von Arzneimitteln auf dieselbe, kommt in Betracht die schnelle Resorption, der bedeutende Consensus ihrer Nerven mit andern wichtigen Organen, und endlich die leicht zu veranlassende

Salivation. Angewendet werden hier die Arzneimittel in Form von Gurgelwasser, Salben, Zahnpulver, als Kaumittel und Pinselsäftchen, — benutzt vorzugsweise bei lokalen Krankheiten der einzelnen Gebilde der Mundhöhle, (Zähne, Zahnfleisch, Zapfen u. a.), oder auch bei allgemeinen Krankheiten, namentlich bei der Lustseuche.

7) Die Nasenhöhle. Wir benutzen die dieselbe umkleidende Schleimhaut zur Anwendung von Arzneimitteln, theils bei lokalen Krankheiten der einzelnen Gebilde der Nasenhöhle, theils bei Krankheiten der Stirnhöhlen, bei Gemüthskrankheiten, Kopfweh, Schwindel, Schlagflufs, in Form von Schnupfpulver, als Einspritzungen, oder in Form von Dampf- oder Gasgestalt.

8) Der äufsere Gehörgang und die Eustachische Röhre werden nur bei örtlichen Krankheiten der Gehörwerkzeuge in Anspruch genommen.

9) Die Bindehaut des Auges und der Augenlider, werden ebenfalls nur bei Lokalleiden benutzt, und Arzneimittel dann in der Form von Salben, Augenwasser, Pulver, Einspritzungen, oder in Dunst- und Gasgestalt angewendet.

10) Die Harnröhre und Harnblase, — nur bei Lokalleiden derselben in Anspruch genommen; angewendet werden dann Arzneimittel in Form von Einspritzungen oder Bougies.

11) Weibliche Geschlechtstheile. Die Arzneimittel, welche auf sie unmittelbar bei örtlichen Krankheiten dieser Organe applicirt werden, werden angewendet in Form von Einspritzungen, oder Bessarien.

III. Gabe der Arzneimittel. Verschiedene Gaben derselben Mittel, verursachen auch ganz verschiedene Wirkungen, und diese Verschiedenheit gründet sich nicht blofs auf den intensiv stärkeren oder schwächeren Grad derselben Wirkung, sondern ist auch qualitativ verschieden, spricht sich oft in ganz entgegengesetzten Veränderungen aus. Quecksilbermittel in kleinen Gaben, befördern die Resorption, wirken abführend in grofsen, — Rheum stopft in kleinen, purgirt in grofsen Gaben, —

Ipekakuanha ist in kleinen Gaben ein vortreffliches Antispasmodicum, in grofsen ein sicheres Brechmittel.

Da kein Arzneimittel eine absolute Wirkung besitzt, giebt es von keinem eine absolute Dosis. Jede Gabe ist relativ, bedingt durch die Eigenthümlichkeiten des Mittels an sich, der Krankheit und die Individualität des Kranken.

Bei jedem Arzneimittel sind drei verschiedene Gaben zu unterscheiden: 1) die niedrigste, 2) die höchste und 3) die mittlere, welche als Normalgabe des Arzneimittels betrachtet werden kann. Von jedem Arzneimittel ist eine mittlere festzusetzen, mit dieser anzufangen und damit allmählig so lange zu steigen, bis günstige oder nachtheilige Wirkungen wahrgenommen werden. So lange sollte jedes Mittel gebraucht werden. Unterbricht man früher die Anwendung, noch ehe sich Erscheinungen haben wahrnehmen lassen, welche als Folgen seiner Wirkung betrachtet werden konnten, — gleichviel ob günstige oder ungünstige, — so kann man wenigstens über seine Wirksamkeit oder Unwirksamkeit kein Urtheil haben.

Besondere Modificationen und Veränderungen erleiden die Dosen der Arzneimittel durch folgende Umstände:

a) Das Alter. Je jünger das Subjekt, um so gröfser die Reizbarkeit, um so geringer die Dosis. *Hufeland* giebt in dieser Beziehung folgendes Schema: zu Ende des ersten Jahres 1, im fünften Jahre 2, im funfzehnten Jahre 3, im fünfundzwanzigsten 4; — folglich wird bei einem Arzneimittel, dessen volle Dosis bei Erwachsenen 40 Gran ist, im funfzehnten Jahre 30, im fünften 20 Gran, zu Ende des ersten Jahres 10 Gran seyn. Noch specieller ausgedrückt beträgt die Gabe desselben Arzneimittels:

Zwischen	60—50	Jahren	—	— 40	Gran.
»	25—50	»	—	— 40	»
»	20—25	»	—	35—40	»
»	10—20	»	—	25—35	»
»	5—10	»	—	20—25	»
»	4— 5	»	—	18—20	»
»	3— 4	»	—	16—18	»
»	2— 3	»	—	10—16	»
»	1— 2	»	—	10—13	»

Zwischen	11—12	Monaten		9—10	Gran.
»	9—10	»	—	8— 9	»
»	7— 9	»	—	7— 8	»
»	5— 7	»	—	6— 7	»
»	3— 5	»	—	5— 6	»
»	2— 3	»	—	4— 5	»
»	1— 2	»	—	2— 4	»
»	½— 1	»	—	½— 2	»

b) Der Ort der Applikation. Man hat hier folgendes Verhältnifs als allgemeines Schema angenommen: wenn die Gabe eines Arzneimittels innerlich angewendet = 1, so beträgt die Gabe desselben, auf den Mastdarm als Klystir angewendet 5, und auf die äufsere Haut applicirt 15 bis 20.

Diese Bestimmungen erleiden indefs Beschränkungen: *α*) nach der individuellen Reizbarkeit der einzelnen Organe. So macht namentlich bei manchem Subjekte die ungewöhnliche Empfindlichkeit der äufsern Haut, auch für dem Anscheine nach sehr unbedeutende Reize, grofse Vorsicht nöthig. — *β*) Nach der verschiedenen Qualität der Arzneimittel. Arzneien, deren Wirkung eine mehr dynamische ist, wie z. B. Nervina, in Form von Bädern, können oft äufserlich in ziemlich grofser Gabe recht gut vertragen werden; andere dagegen, deren Wirkung sich vorzugsweise auf einen substantiellen Uebergang gründet, wie z. B. Einreibungen von Quecksilbermitteln, in weniger grofsen.

c) Constitution, Temperament und Individualität überhaupt. Aufser den verschiedenen Modificationen der Sensibilität, welche sie durch die mannichfaltige Verbindung der einzelnen Temperamente und Constitutionen erfährt, kommen hier noch besonders als der reinste Ausdruck der eigenthümlichen Individualität, Idiosynkrasieen in Betracht.

d) Gewohnheit und Lebensart, — Gewöhnung an eine sehr grobe Kost, oder an den reichlichen Genufs spirituöser Getränke, — Landleute, Soldaten, Matrosen.

e) Klima und Eigenthümlichkeit der einzelnen Nationen. Hierdurch wird in den zu bestimmenden Gaben, nicht nur eine grofse Verschiedenheit zwischen Europa und den Tropenländern, sondern auch selbst in den einzelnen Ländern unsers Continents bedingt. Andere Gaben bedarf der Engländer, andere der Franzose.

f) Die Krankheit selbst. Hier finden folgende Verschiedenheiten statt: *α*) manche Krankheiten fordern an sich, wegen der verminderten Erregbarkeit des Kranken, verhältnifsmäfsig sehr grofse Gaben, wie z. B. Gemüthskrankheiten, Starrkrampf. — *β*) Andere fordern sehr grofse Gaben wegen ihres sehr schnellen, gefahrbringenden, leicht tödtlichen Verlaufs, wie z. B. bösartige Wechselfieber, Angina membranacea. — *γ*) Noch andere endlich scheinen oft, zur nothwendigen Saturation des Körpers, eine bestimmte Gabe zu erfordern. So bestimmt man beim äufsern Gebrauch von Heilquellen, eine gewisse Zahl von Bädern, bei dem Gebrauch von Quecksilbermitteln, in der Lues venerea, ebenfalls eine bestimmte Menge.

g) Der Zweck des Arztes. Je nachdem z. B. ein Arzneimittel mehr den Darmkanal, oder das Drüsen- und Lymphsystem in Anspruch nehmen soll.

h) Die Güte der Arzneimittel endlich selbst. Ein sehr wichtiger Umstand, welcher bisher zu sehr verschiedenen Ansichten und Behauptungen, über die Wirksamkeit und Gaben einzelner Mittel, Veranlassung gab, — und welcher vor allem bei den narkotischen Mitteln sehr zu beachten ist.

O — n.

ARZNEIMITTEL (chirurgische). Chirurgische Arzneimittel sind alle diejenigen pharmaceutischen Substanzen, die auf die Oberfläche des Körpers, zur Heilung eines Uebels angewendet werden, und die chemisch einwirken. Durch diesen letzten Umstand werden alle jene Mittel ausgeschlossen, die in das Gebiet der Acologie gehören, die zwar auch äufserlich applicirt werden, deren primärer Eindruck auf den Organismus aber ein mechanischer ist.

Bei dieser Abhandlung des Allgemeinen der chirurgischen Arzneimittel, werde ich die Eintheilung zu Grunde legen, die *v. Gräfe* bei seinem Repertorium augenärztlicher Heilformeln angenommen hat, nur werde ich statt zwölf, blofs eilf Classen wählen, da die kieselhaltigen Mittel fast nicht mehr gebräuchlich sind.

1. Die schleimhaltigen Mittel. — 2. Die Fette. — 3. Die

ätherischen Mittel. — 4. Die narkotischen Mittel. — 5. Die scharfen Mittel. — 6. Die bittern und zusammenziehenden Mittel. — 7. Die Schwefelmittel. — 8. Die Kalien. — 9. Die Säuren. — 10. Die Neutralsalze. — 11. Die Metalle.

1) Die schleimhaltigen Mittel. Der Schleim ist ein Bestandtheil mehrerer Pflanzen. Oertlich angewandt, hebt der Schleim die Spannung im Zellgewebe, wirkt besänftigend, erweichend, zertheilend, blutstillend bei Hämorrhagien aus kleinen Gefäfsen und Eiterung befördernd.

Die Mittel dieser Classe werden theils in Substanz als Pulver, eingestreut, theils mit Wasser zu einem Brei gekocht, und als Umschlag, oder Klystir gebraucht.

Zu dieser Classe gehören: Farina tritici, secalis, hordei, fabarum, seminum lini, Radix Altheae, Flores Malvae, Verbasci Semina, Cydoniorum, Psyllii, Mucilago Gummi mimosae.

2) Die Fette. Das Fett kommt in den Thier-, und Pflanzenkörpern vor, es wirkt örtlich angewendet, auf den thierischen Organismus, dem Schleime analog. Es mildert die krampfhafte Zusammenziehung der Muskelfasern, beseitigt die Reizung der Nerven, vermindert die Aufsaugung der Feuchtigkeit aus der Luft, wirkt entzündungswidrig, befördert die Eiterung und dient zur Aufnahme scharfer, oxydirter Stoffe. Diese Wirkung haben die Fette indessen nur so lange, als sie frisch und nicht ranzig sind.

Man gebraucht sie entweder zum Einreiben, oder in Salbenform, zum Verband der Wunden.

Die einzelnen Mittel dieser Classe sind: Oleum olivarum, amygdalarum, liliorum, nucum juglandium, Butyrum Cacao, Butyrum recens insalsum, Sperma Ceti, Axungia porcina, sevum bovinum, vervecinum.

3) Aetherische Mittel. Diese flüchtigen Medicamente erregen äufserlich angewendet, das gelähmte Nervensystem, vermehren die Blutcirculation und die Wärme, befördern die Resorption, zertheilen Geschwülste, verbessern die Eiterung und begünstigen die Heilung asthenischer Geschwüre.

Man gebraucht die Aetherea als Fomente, Waschmittel und als Einreibung.

Die einzelnen Mittel dieser Classe sind: Herba rorismarini, lavendulae, serpylli, menthae piperitae und crispae, Rutae, Radix valerianae, Zingiberis, Zeodariae origani, Flores Chamomillae, Cassiae, Cortex Cinamomi, Caryophylli, Baccae Lauri, Camphora, Nux moschata, Oleum Cajeput, terebinthinae, Gummi Elemi, Myrrhae, Balsamus Peruvianus, Spiritus vini, Vinum, Aether sulphuricus.

4) Scharfe Mittel. Werden die Acria auf die äufsere Haut gebracht, so erregen sie Jucken, Röthe, Schmerz, Entzündung mit Ergiefsung von Serum unter der Oberhaut. Wir brauchen sie daher, theils um bei mäfsiger Anwendung die Vegetationskraft in dem gelähmten Theile zu erhöhen, theils durch Reizung der Haut, antagonistisch die krankhafte Affection von den innern edlen Organen abzuleiten.

Die Form, in der man sie anwendet, ist entweder in Substanz, oder mit Fett als Salbe, mit Essig oder Wasser vermischt, als Waschmittel.

Zu dieser Classe gehören: Cantharides, Cepa, Piper, Succus, Chelidonii recenter expressus, Semen Sinapeos, Flores Arnicae, Folia Ranunculi acris, Herba Sabinae, Radix Hellebori, Scillae, Armoraciae, Bryoniae, Colchici.

5) Narkotische Mittel. Die Narcotica wirken örtlich angewendet, schmerzlindernd, krampfstillend, entzündungswidrig, zertheilend und die Eiterung befördernd.

Sie werden als Foment und Breiumschlag gebraucht.

Die Mittel dieser Classe sind: Opium, Aqua Laurocerasi, Crocus, Herba Cicutae, Hyoscyami, Belladonnae, Digitalis, Folia Nicotianae, Extractum Stramonii.

6) Bittere und zusammenziehende Mittel. Die erstern haben zur Grundlage den Extractifstoff, die letztern den Gerbestoff. Oertlich angewendet heben die amara und adstringentia, durch Stärkung und Reizung der Gefäfsenden die Atonie der Theile, zertheilen wässerige Geschwülste, beseitigen Ausdehnungen und Vorfälle (Prolapsus), die auf Erschlaffung beruhen, verbessern die Eiterungen und beschränken die abnormen Schleim- und Blutflüsse.

Man gebraucht sie in Substanz als Pulver, als Abkochung, oder man löfst das Extract der Pflanzen in Wasser auf, und braucht diese Auflösung als Umschlag oder Waschmittel.

Zu rechnen sind hieher: Herba trifolii fibrini, Card. benedict., absynthii, Gentianae, die verschiedenen Gallenarten, Aloe, flores Rosarum, Cortex Chinae, Salicis, Hippocastani, querci, Radix Tormentillae, Gallae Quercinae, Succus Catechu, Gummi kino, laccae, Sanguis Draconis.

7) Die Schwefelmittel. Diese wirken äufserlich angewendet, erregend und austrocknend, sie nützen daher gegen chronische Ausschläge mancherlei Art. Wir gebrauchen die Schwefelmittel entweder in Pulver, mit Fett zur Salbe gemacht, als Einreibung, oder lösen sie im destillirten Wasser auf, und wenden sie als Waschmittel an, oder setzen sie den Bädern zu.

Die Mittel dieser Classe sind: Sulphur depuratum, Kali sulphuratum und Calcaria sulphurata.

8) Kalien. Die reinen Kalien wirken örtlich caustisch, indem sie dem Theile, auf dem sie applicirt werden, den Sauerstoff entziehen, und ihn in eine schmierige Masse verwandeln. An den Gränzen des zerstörten Theiles, erregen sie eine Entzündung, wodurch der Vegetationsprozefs umgeändert wird. Durch die Sättigung der Kalien mit Kohlensäure, werden sie milder, heben den überwiegenden Sauerstoff in einzelnen Theilen und wirken beruhigend auf die Hautnerven. Sie lösen Concretionen auf, befördern die Resorption, nützen gegen asthenische Entzündungen, und gegen anomale Secretionen aus Atonie, heben Blennorrhöen und chronische Ausschläge, zertheilen Lymphansammlungen und Drüsenanschwellungen. Das flüchtige Kali wirkt eingreifender, als das fixe; wir bedienen uns vorzugsweise desselben bei paralystischen Zuständen und bei Ansammlungen.

Das Ammonium wird mit Oel vermischt und zum Einreiben benutzt, die kohlensauren, fixen Kalien, wenden wir, in destillirtem Wasser aufgelöst, als Waschmittel, Umschlag und Einspritzung an.

Zu dieser Classe gehören: Calx, Kali, Natrum, Ammonium.

9) Die Säuren. Concentrirt wirken die Acida ätzend, verdünnt, äufserlich angewendet, vermehren sie die Reactionen der Wandungen der Arterien, gegen das andrin-

gende Blut, stimmen die erhöhte Reizbarkeit herab und beschränken die phlogistischen Secretionen. Wir benutzen die concentrirten Säuren zum Wegbeitzen degenerirter Theile und Auswüchse, die verdünnten Acida gebrauchen wir gegen Blutungen, Blutunterlaufungen, bei Hautwunden, einfachen Fleischwunden, gegen zu starke und faulige Eiterungen und gegen phagädänische Geschwüre.

Die concentrirten Säuren werden aufgepinselt, die verdünnten hingegen gebraucht man als Waschmittel, als Umschlag und als Einspritzung.

Wir rechnen hieher: Acetum vini, Acidum sulphuricum, Acidum nitricum, Acidum muriaticum.

10) Die Neutralsalze. Die Salia media wirken örtlich erregend und zertheilend, nützen gegen Sugillationen, Contusionen und Wassergeschwülste, gegen torpide und unreine Geschwüre.

Man gebraucht sie, in destillirtem Wasser aufgelöfst, als Umschlag, Waschmittel und Einspritzung.

Die Mittel dieser Classe sind: Ammonium aceticum, Ammonium muriaticum, Borax.

11) Metalle. Die Metalle werden äufserlich nur dann angewandt, wenn sie mehr oder weniger oxydirt sind. Einige Mittel dieser Classe befördern die Resorption, andere wirken zusammenziehend, noch andere entzündungswidrig und zertheilend.

Intensiv gebraucht, wirken einige dieser oxydirten Metalle ätzend auf die thierische Organisation; wir bedienen uns daher derselben zur Zerstörung der Afterorganisationen, und zum Wegbeitzen des sogenannten wilden Fleisches der Wunden und Geschwüre. In destillirtem Wasser aufgelöfst, gebrauchen wir sie als Umschlag, Waschmittel und als Einspritzung, mit Fett oder Harz verbunden, als Salbe oder Pflaster.

Es gehören hieher: Argentum nitricum fusum, Aerugo, Cuprum sulphuricum, Hydrargyrum muriaticum oxydulatum, Hydrargyrum oxydulatum nigrum, Hydrargyrum nitricum oxydatum, Hydrargyrum oxydatum rubrum, Hydrargyrum muriaticum ammoniatum, Hydrargyrum muriaticum corrosivum, Plumbum oxydatum album, Plumbum oxydatum rubrum, Lythargyrum, Plumbum aceticum, Acetum saturninum, Liquor stibii muriatici, Zincum oxydatum album, Zincum sulphuricum. M — lis.

ARZNEIMITTELLEHRE. (*Materia medica, Pharmacologia dynamica, Pharmacodynamik*).

I. Begriff der Arzneimittellehre. Sie gründet sich zunächst auf die Untersuchung der Aussenwelt in ihren allgemeinen und besondern Beziehungen zu dem lebenden Organismus, und bildet in dieser Hinsicht einen Theil von der Lehre der allgemeinen Wechselwirkung, welche zwischen Individuum und Aufsenwelt besteht. Bedingt wird diese Wechselwirkung theils durch das allgemeine geistige Band, welches alle Glieder der Natur zu Einem Ganzen vereinigt, theils durch die verschiedenen Entwickelungsstufen der einzelnen Individuen.

Durch die verschiedenen Stufen des Lebens, und die hierbei entfaltete gröfsere, oder geringere Selbstständigkeit des Individuum, wird ein Gegensatz zu der äufsern Natur begründet, — ein Streit zwischen ihr und der Individualität des Einzelnen, vermöge welcher das Individuum die Einflüsse der Aufsenwelt sich anzueignen strebt, sich aneignet, — oder, wenn seine Kräfte versagen, ihnen unterliegt. Hierdurch erklären sich die mannichfachen Abstufungen und Arten von Wirkungen der einzelnen Einflüsse, — ihre wohlthätigen und nachtheiligen Rückwirkungen.

Der Grad der Einwirkung der äufsern Einflüsse, hängt zunächst ab von ihren Eigenthümlichkeiten, ihrer Form und der Art ihrer Anwendung. Entsprechend der Mannichfaltigkeit, deren die einzelnen Einflüsse fähig sind, ist das Verhältnifs dieser Einflüsse zu dem Individuum, so wie ihre Einwirkung auf das Individuum stets relativ; folglich auch der Begriff von Heilmittel und Gift, ein relativer, und es giebt, streng genommen, kein absolutes Heil- oder Arzneimittel. — Die wesentlichsten und wichtigsten Bedingungen des Lebens, Licht, Wärme, Wasser können verderblich wirken, — Opium, Blausäure und Merkur, tödliche Gifte in der Hand eines Nichtarztes, werden, mit der nöthigen Vorsicht benutzt, die wohlthätigsten Heilmittel.

In jeder Krankheit bewirkt die eigentliche Heilung der

Organismus selbst, die demselben inwohnende Vis medicatrix naturae. Um aber diese zu wecken, zu beleben, oder ihr Gelegenheit zu geben, sich freier entwickeln zu können, bedarf es äufserer Mittel, — Heilmittel, in sofern sie die wahrnehmbaren Ursachen der Krankheit entfernen und den Uebergang zur Gesundheit vermitteln.

Der Begriff eines Heilmittels, in sofern dasselbe Theil und Gegenstand einer bestimmten Disciplin der Heilmittellehre seyn soll, mufs indefs noch näher bestimmt werden. Ein Heil- oder Arzneimittel im engern Sinn des Wortes, mufs ein äufseres, wesentlich von dem kranken Organismus verschiedenes seyn, nach genauer Prüfung seiner Qualität und Wirkung, vorzugsweise dem Zwecke der Heilung entsprechen, und seine Anwendung darf nicht vom Zufalle abhängig, sondern nach Gesetzen und Regeln, welche die Therapie vorschreibt, zu bestimmten Zwekken angeordnet werden.

Die gesammte Heilmittellehre hat man unter dem Namen Jamatologie begriffen. Nach Verschiedenheit der Objecte, welche die Lehre der Heilmittel umfafst, zerfällt dieselbe in folgende besondere Disciplinen:

a) Akologie, die Lehre von den vorzugsweisen mechanischen Heilmitteln, welche zunächst Trennung des organischen Zusammenhanges, oder Beschränkung der abnormen Raumerfüllung des Organismus bezwecken, und daher vorzugsweise den Zusammenhang, die Dichtigkeit oder Form der einzelnen Gebilde in Anspruch nehmen.

b) Psychiatrik, die Lehre von den psychischen Heilmitteln, deren man sich vorzugsweise bei Gemüthskrankheiten bedient.

c) Die Lehre von den diätetischen Heilmitteln.

d) Die Lehre von den cosmischen und tellurischen Einflüssen, welche als Heilmittel benutzt werden.

e) Die Lehre von den Arzneimitteln im engern Sinne des Wortes (***Pharmacologia***).

Nach Verschiedenheit des Gesichtspunktes, von welchem aus sie betrachtet wird, zerfällt sie in: *α*) die Kenntnifs der wesentlichen Eigenthümlichkeit der einzelnen Mittel (*Pharmacognosie*), und umfafst die Pharmacie, die Lehre von der Zusammensetzung und Bereitung der einzelnen Arzneimittel, — Pharmacochemie, Waarenkunde, Physiographie der Arzneimittel, — und β) die Kenntnifs der Wirkungen der Arzneien, und ihrer bestimmten Heilanzeigen entsprechenden Anwendnung. (*Pharmacodynamik, Pharmacologia dynamica*). Sie läfst sich von einem doppelten Gesichtspunkte aus auffassen, physiologisch, in sofern sie sich auf das allgemeine Wechselverhältnifs und die allgemeine Wechselwirkung zwischen der Aufsenwelt und dem lebenden Organismus gründet, — praktisch in Beziehung auf die Indicationen, welche die Therapie vorschreibt, und in Beziehung auf ihre specielle Benutzung in den gegebenen Fällen.

In der Arzneimittellehre mufs sich Kunst und Wissenschaft vereinigen; — auf Empirie gegründet, mufs sie durch eine entsprechende philosophische Bearbeitung geläutert und geordnet werden. Zunächst dem praktischen Theil der speciellen Therapie angehörend, kann und soll sie sich als heilbringende Kunst bewähren, erhält hierdurch ihren Werth, und führt zugleich in dieser Beziehung mit Recht den Beinahmen einer praktischen. Jede blofs speculative, nicht auf Erfahrung, sondern auf einseitige, oder falsche Voraussetzungen gegründete Bearbeitung dieser Lehre, wird um so mehr den Karakter der Einseitigkeit erhalten und mit dem, was die Erfahrung lehrt, im Gegensatz treten, je consequenter sie durchgeführt wird.

II. Quellen der Arzneimittellehre. In so fern das Wesen und der Begriff der Arzneimittellehre durch die Eigenthümlichkeit der Mittel an sich, und ihre Beziehung zu den Lebensäufserungen des Organismus bedingt wird, gründet sich auch die Erforschung der Kräfte der Arzneien, theils auf die Untersuchung ihrer Eigenthümlichkeiten an sich, theils auf die ihrer Beziehungen zu dem lebenden Organismus, oder ihrer Wirkungen.

1) Prüfung der Arzneimittel an sich, nach ihren wesentlichen Eigenthümlichkeiten. Nach der Verschiedenheit, welche die äufsern und innern Eigenthüm-

lichkeiten begründen, zerfällt diese Prüfung in eine physiographisch-naturhistorische und in eine chemische.

a) Die physiographisch-naturhistorische Untersuchung bemüht sich, die äufsern, sinnlichen Merkmale der Mittel aufzufassen und darnach ihren Karakter zu bestimmen.

Wenn ältere Aerzte und Naturforscher, namentlich *Th. Paracelsus*, *Baptista Porta* u. a., die äufsern, in die Sinne fallenden Eigenthümlichkeiten der Arzneien, wie Geruch, Geschmack, Farbe u. d. gl. zu hoch anschlugen, ging man doch neuerdings hierin oft zu weit, sie zu wenig zu beachten.

Die Aehnlichkeit der Formen, welche zwischen manchen Naturkörpern statt finden, entsprechen häufig verwandten Bestandtheilen, und in ihrem Verhalten zu dem lebenden Organismus ähnlichen Wirkungen. Unverkennbar findet eine solche Analogie bei vielen Arzneimitteln des Pflanzenreichs statt; — der Totalhabitus vieler, entspricht einem bestimmten chemischen Mischungsverhältnisse, diesem verwandte ähnliche Heilkräfte, — und so läfst sich allerdings nachweisen, dafs gewissen Pflanzenfamilien, so wie bestimmten Geschlechtern der Pflanzen, auch bestimmte Wirkungen und besondere Heilkräfte eigen sind. — So besitzen viele Solaneae narkotische Kräfte, die Malvaceae viel Schleim, die Verticillatae viel reizendes, ätherisches Oel, die Rubiaceae zusammenziehende Kräfte. Gleichwohl fehlt es auch nicht an grofsen Ausnahmen, und diese Analogie läfst sich keinesweges auf alle Arzneimittel des Pflanzenreichs ausdehnen. Die Umbelliferae umfassen die verschiedenen Arten von Schierling, und die als gesundes Nahrungsmittel bekannte Mohrrübe (Daucus Carota); — ein Geschlecht (Agaricus) umfafst den giftigen Fliegenschwamm, und die als Nahrungsmittel viel benutzten, efsbaren Pilze (Encyclopädisches Wörterb. d. medic. Wissenschaft. 1r Bd. S. 663—69.), — das Geschlecht Cucumis begreift die bittern und scharfen Früchte der Coloquinten (Cucumis Colocynthis), und die wohlschmeckenden der Gurken (Cucumis sativus) und Melonen (C. Melo).

Schon früher beachtete man die Analogie, welche zwischen den Formen, so wie andern äufsern Eigenthümlichkeiten der Pflanzen und ihren Wirkungen besteht, — neuerdings hat man diese Ansicht noch mehr durchzuführen sich bemüht, — dies gilt namentlich früher von *Andr. Caesalpinus*, *Camerarius*, — später von *Linné*, *Murray*, *Jussieu*, — neuerdings von *de Candolle*, *Cassel*, *Richard* u. a.

A. P. de Candolle, Versuch über die Arzneikräfte der Pflanzen, verglichen mit den äufsern Formen und der natürlichen Classeneintheilung derselben; nach d. zweiten franz. Ausg. übers. mit Zusätzen u. Anmerk. von *Perlepp*. Aarau. 1818.

F. G. Cassel, Versuch über die natürl. Familien der Pflanzen, mit Rücksicht auf ihre Heilkraft. Köln. 1810.

A. Richard, medic. Botanik, a. d. Franz., mit Zusätzen und Anmerk. von *Kunze* und *Kummer*. Leipzig. Zwei Thle. 1824. 1825.

b) Die chemische Untersuchung der Arzneimittel. Sie erforscht die Mischungsverhältnisse der Arzneien, versucht sie in ihre Grundstoffe zu zerlegen, das qualitative und quantitative Verhältnifs der letztern zu bestimmen, und die Art ihrer Verbindung in der Arznei zu ermitteln.

Grofs sind die Fortschritte, welche die Chemie überhaupt in den letzten Decennien gethan, grofs ist die Vervollkommnung, welche dadurch auch die chemische Kenntnifs der einzelnen Arzneimittel erfuhr. Besonders glücklich und erfolgreich für die praktische Arzneimittellehre, bewiefs sich neuerdings die analytische Chemie in der Ausmittelung, Darstellung und zweckmäfsigen Verbindung der vorzüglich wirksamen Arzneistoffe der einzelnen Mittel, namentlich in Entdeckung verschiedener Pflanzenalkaloiden und Pflanzensäuren, — nicht zu gedenken vieler glücklichen Verbesserungen in der Art der Zusammensetzung und Bereitung einzelner Präparate.

So viel die Arzneimittellehre der Chemie verdankt, so gebührt der letztern in der Bestimmung des Werthes und der Heilkraft einer Arznei, doch immer nur eine bedingte Stelle, — da doch in manchen Fällen die Wirkung der Mittel keinesweges bestimmten, von der Chemie ermittelten Bestandtheilen, oder eigenthümlichen Mischungsverhältnissen entsprechend ist.

Der Werth der Chemie ist daher nicht zu hoch anzuschlagen. Einmal ist selbst bei dem Resultate der sorgsamsten Analyse, es sehr schwer zu entscheiden, welche der aufgefundenen Stoffe als Edukte, welche als Produkte zu betrachten sind. — Zweitens ist ferner das quantitative Verhältnifs ihrer Bestandtheile, keinesweges immer hinreichend, das qualitative ihrer Mischung zu erklären, und die Art der Verbindung der einzelnen Bestandtheile in einem Arzneimittel, scheint in manchem wichtiger, als die Kenntnifs der Bestandtheile selbst.

Aufser der Untersuchung der Arzneimittel an sich, kommt hier ferner in Betracht:

2) die sorgfältige Prüfung eines Arzneimittels, in Bezug auf sein Verhältnifs zu dem lebenden Organismus, — oder seine Wirkung. — Der sicherste Weg zur Erforschung der eigenthümlichen Heilkraft einer Arznei, ist die oft wiederholte, sorgsame Betrachtung der Veränderung, welche dasselbe allein, in verschiedenen Formen und unter verschiedenen äufsern Verhältnissen angewendet, in dem lebenden Organismus hervorruft. Bei der Beurtheilung der hierbei wahrgenommenen Erscheinungen, sind indefs die wesentlichen von den weniger wesentlichen, die wichtigeren von den weniger wichtigen sehr zu unterscheiden, — und wohl darauf zu achten, dafs die auf diese Beobachtungen gebauten Folgerungen und Schlüsse, stets übereinstimmen.

Die zur Prüfung der Wirkung eines Arzneimittels zu unternehmenden Versuche, sind doppelter Art, in sofern sie an Thieren oder an Menschen angestellt werden.

a) Versuche mit Arzneimitteln an Thieren, und Wirkungen derselben auf den Organismus der Thiere. Hier ist der älteren Versuche von ***Wepfer***, ***Haller*** u. a. zu erwähnen, vor allen aber der neuerdings von französischen, englischen und teutschen Aerzten und Naturforschern angestellten, namentlich der von ***Orfila***, ***Magendie***, ***Nysten***, ***Brodie***, ***Schubart*** u. a.

Alle mit Thieren zu diesem Zwecke unternommenen Experimente, haben nur einen sehr relativen Werth, und man

man würde zu weit gehen, wenn man ihn zu hoch anschlagen wollte, denn:

αα) da die Sensibilität in den mannichfaltigen Thierorganismen, verschiedene Abstufungen durchläuft, und hierdurch auch nothwendig eine wesentliche Verschiedenheit von der des menschlichen Organismus begründet werden mufs, erklärt es sich, warum dieselben Mittel oft auf Menschen und Thiere ganz verschieden wirken. Schweine, welche Bilsenkraut ohne nachtheilige Wirkungen verzehren können, werden von Pfeffer getödtet; — spanische Fliegen, welche so leicht in grofsen Gaben innerlich genommen, in dem menschlichen Organismus die heftigsten Zufälle veranlassen, äufsern diese Wirkungen nicht auf den Igel; — Lolch und Schierling, welche von so narkotischer Wirkung auf den menschlichen Organismus sind, können ohne nachtheilige Rückwirkungen von Schaafen genossen wergen; — Opium, welches schon in mäfsigen Gaben von so starker Wirkung auf den menschlichen Organismus ist, mufs, um narkotische Wirkungen zu veranlassen, Pferden in ungeheuren Dosen gereicht werden.

ββ) Es ist schwer bei Thieren über die Art und den Grad der Wirkung eines Arzneimittels zu urtheilen, da der Ausdruck der verschiedenen, ihnen hierdurch verursachten Gefühle so unbestimmt ist; — Unruhe, krampfhafte Töne des Schmerzes, Aufhören der Empfindung und Bewegung einzelner Glieder, Tod und endlich die nach dem Tode aufgefundenen örtlichen Veränderungen in dem todten Körper, sind meist die hauptsächlichsten, aber zugleich zu allgemeinen Veränderungen, die sich hierbei wahrnehmen lassen.

γγ) Noch kommt bei diesen Versuchen häufig in Betracht, die unvermeidlich hiermit verbundene Thierquälerei, oder Inquisition der Thiere, (*Hufeland und Osann* Journ. d. pr. Heilk. B. XLI. St. 4. S. 131.) wodurch nothwendig alle, nach der Einwirkung von Arzneimitteln wahrgenommenen Veränderungen, noch mehr Unzuverläfsigkeit erhalten müssen.

β) Versuche mit Arzneimitteln an Menschen, und ihre Wirkungen auf den menschlichen Organismus. — Zu unterscheiden sind hier Versuche an Gesunden und an Kranken. Beide liefern oft sehr abweichende Resultate, beide sind nach Verdienst zu würdigen, um dadurch die oft vielseitige Heilkraft eines Arzneimittels zu erforschen, und in vorkommenden Fällen zu benutzen.

αα) Versuche an Gesunden sind sehr wichtig. Man würde indefs zu weit gehen, wenn man ihren Werth zu hoch anschlagen, und die Resultate, welche sie gewähren, als allein entscheidend für die Wirksamkeit und Heilkraft eines Arzneimittels betrachten wollte. An die älteren Experimente, welche ***Mathiolus***, ***Falloppia***, ***Brassavolus***, ***C. Gesner***, ***B. van Helmont***, ***Rob. Boyle***, ***Alexander***, ***Störk*** u. a., theils an anderen, theils an sich anstellten, schliefsen sich die von *Hahnemann* und den Anhängern der homöopathischen Schule unternommenen, so wie die von *Jörg* und dem durch letztern gestifteten Vereine, an Gesunden angestellten Versuche.

So verdienstlich alle diese Versuche sind, so liefern sie doch häufig Resultate, welche mit den faktisch ermittelten Wirkungen auf den kranken Organismus keineswegs immer übereinstimmen. Nach *Jörg's* Mittheilungen, soll zwar Nitrum reizend auf Darmkanal und Nieren, aber nicht antiphlogistisch wirken, Camphor erregend auf die Nieren, und Castoreum, Gesunden gegeben, sich unwirksam bewiesen haben.

S. *Hahnemann*, reine Arzneimittellehre. Th. I—VI.

Materialien zu einer vergleichenden Heilmittellehre, zum Gebrauch für homöopathisch heilende Aerzte. Von Dr. *G. A. B. Schweikert*. Erstes Heft. 1826.

Materialien zu einer künftigen Heilmittellehre durch Versuche der Arzneien an Gesunden, gesammelt von Dr. *J. Ch. G. Jörg*. Erster Band. 1825.

ββ) Bei Versuchen an Kranken ist nicht genug Vorsicht zu empfehlen, um absichtliche oder unabsichtliche Täuschungen von Andern und Selbsttäuschungen zu verhindern.

Um möglichst reine Erfahrungen zu erhalten, gebe man die zu verordnenden Mittel allein und in den einfachsten Formen, lasse eine strenge Diät halten, suche bei dem Kranken alle Vorurtheile für oder gegen das zu nehmende

Mittel zu entfernen, berücksichtige vielleicht vorhandene Idiosynkrasien, und beachte wohl den Zeitraum der Krankheit, damit günstige Veränderungen durch Krisen in akuten Krankheiten, oder naturgemäfse Entwickelungen bei Kindern, welche mit Zahnen umgehen, oder später durch das Alter der Pubertät bedingt werden, nicht irrigerweise auf Rechnung eines vielleicht zufällig gleichzeitig gegebenen Mittels, geschrieben werden.

Ph. F. W. Vogt, Pharmakodynamik. Bd. 1. S. 1—26.

III. Bearbeitungen der Arzneimittellehre. Je nachdem bei der Bearbeitung der Arzneimittellehre mehr die naturhistorische, chemische oder dynamische Seite dieser Lehre berücksichtiget wird, lassen sich die vorzüglicheren Handbücher dieser Lehre folgendermafsen ordnen:

a) Handbücher der Arzneimittellehre, bearbeitet nach den naturhistorischen Systemen:

J. A. Murray, Apparatus medicaminum tam simplicium, quam praeparatorum et compositorum. Vol. V. Gotting. 1776—89. — post mortem auctor. edid. *L. C. Althof.* Vol. VI. Gotting. 1792.

J. F. Gmelin, Apparatus medicaminum tam simpl., quam praeparat. et compositorum. Regnum minerale complectens. Vol. II. Götting. 1795.

b) Handbücher der Arzneimittellehre, geordnet nach den vorwaltenden Bestandtheilen der Arzneimittel:

C. H. Pfaff, System der Materia medica, nach chemischen Principien, mit Rücksicht auf d. sensil. Merkmale und d. Heilverhältnisse der Arzneimittel. Leipzig. 5 Bde. 1808—18. 2 Supplem. Bde. 1821—24.

F. G. Voigtel, vollständ. System der Arzneimittellehre, herausgeg. von *Kühn*. 4 Bde. Leipzig. 1816—17.

C. W. Hufeland, conspectus Materiae medicae. Berolini. 1816.— Ed. 2. 1820.— Ed. 3. 1828.

A. F. Hecker, prakt. Arzneimittellehre, vermehrt und mit den neuesten Entdeckungen bereichert. Herausgeg. von *J. J. Bernhardi.* 2 Bde. Erfurt. 1813. 15. — 2te Aufl. 1819. 20. — 3te Aufl. 1829.

G. W. Schwartze, pharmacologische Tabellen, oder system. Arzneimittellehre in tabell. Form. 2 Bde. Leipz. 1819. 25.

G. A. Richter, ausführliche Arzneimittellehre. Handbuch für prakt. Aerzte. Bd. 1—3. 1826—28.

c) Handbücher der Arzneimittellehre, bearbeitet nach den vorwaltenden Wirkungen der Arzneimittel:

W. Cullen, treatise on mat. med. Edinb. 1789. 2 Vol.; übers. 1790. Leipz.

A. J. Stift, praktische Heilmittellehre. Wien. 1791. 92. 2 Bde.

W. Gesenius, Handbuch der praktischen Heilmittellehre, zum Gebrauch für angehende Aerzte. Zweite Aufl. 1796. Stendal.

C. Mönch, Arzneimittellehre der einfachen und zusammengesetzten gebräuchlichen Mittel. Vierte Aufl. 1800. Marburg.

Ph. C. Hartmann, Pharmacologia dynamica. Vindobon. 1816. 2 Vol.

J. Arnemann, pract. Arzneimittellehre. Sechste Aufl. von *L. A. Kraus*. Göttingen. 1819. — Bearbeitet von *C. J. Mayer*. Wien. 1823—24. 3 Bde.

J. Eberle, treatise of materia medica and therapeutics. Philadelphia. 1822. 2 Vol.

Th. Fr. W. Vogt, Lehrbuch der Pharmacodynamik. 2 Bde. Giefsen. 1821. 23. Zweite Aufl. 1828.

L. F. Herrmann, System der Arzneimittellehre. 2 Bde. Wien. 1824. 26.

C. *Sundelin*, Handbuch der speciellen Heilmittellehre. 2 Bde. Berlin. 1824. — Zweite Aufl. 1827.

J. Hergenröther, Grundrifs der allgemeinen Heilmittellehre oder der Physiologie, in ihrem Einflusse auf die Heilmittellehre. Sulzbach. 1825.

Manuel de Matière médicale ou Description abrégée des Médicamens, avec l'indication des caractères botaniques des plantes médicinales et celle des principales préparations officinales. Par *M. Edwards* et *Vavasseur*. Paris. 1826. — Uebers. Weimar. 1827.

d) Handbücher der Arzneimittellehre, bearbeitet nach den Grundsätzen der Erregungstheorie:

Versuch einer einfachen practischen Arzneimittellehre. Wien. 1797

Pharmacopoea Browniana, oder Handbuch der einfachsten und wirksamsten Heilmittel, mit klinischen Bemerkungen im Geiste der geläuterten neuen Arzneilehre. Stuttgart. 1798.

J. S. Frank, Versuch einer theoretisch-praktischen Arzneimittellehre nach den Principien der Erregungstheorie. Erlangen. 1802.

C. F. Oberreich, Umrifs einer Arzneimittellehre nach den Grundsätzen der Erregungstheorie. Leipzig. 1803.

J. J. Chortet, traité de pharmacologie, basée sur la théorie de *Brown*. Paris. 1806.

F. Wurzer, Grundrifs der Arzneimittellehre. Leipzig. 1808.

J. H. Müller, Handbuch der Lebens- und Arzneimittellehre. Leipzig. 1809.

J. A. Neurohr, Versuch einer einfachen praktischen Arzneimittellehre. Zweite Aufl. Heidelberg. 1811.

K. Schöne, praktische Arzneimittellehre für Aerzte und Wundärzte, nach den Grundsätzen der Erregungstheorie. 2 Bde. Berl. 1815.

e) Handbücher der Arzneimittellehre nach den chemisch-therapeutischen Grundsätzen der Naturphilosophie.

S. Wolf, Handbuch der iatrochemischen Pharmakologie, naturphilosophisch bearb. Mannheim. 1804.

G. A. Bertele, Handbuch der dynamischen Arzneimittellehre. Landshut. 1805.
K. F. Burdach, System der Arzneimittellehre. Erste Aufl. 1807—9.— Zweite Aufl. 4 Bde. 1817—19.
F. A. Rube, System der Pharmakodynamik, als Leitfaden für seine Vorlesungen entworfen. Marburg. 1825.
Ch. H. C. Bischoff, die Lehre von den chemischen Heilmitteln, oder Handbuch der Arzneimittellehre. Bd. 1. 1825. Bd. 2. 1826.

O — n.

ARZT. Das Verhältnifs des Arztes ist aus sehr verschiedenen Gesichtspunkten aufzufassen, denn man kann denselben, in Beziehung auf seine Wissenschaft und auf seine Kunst, so wie in seiner Stellung sowohl den Kranken als seinen Mitärzten gegenüber, endlich als Staatsbürger, der Betrachtung unterwerfen. Um uns hier nicht in weitläuftige Erörterungen zu verlieren, werden wir uns auf kurze Winke beschränken müssen.

Ist von der Gelehrsamkeit des Arztes die Rede, so kann dieser Ausdruck, wie *Percy* erinnert, in einem sehr verschiedenen Sinn gebraucht werden. Will man durch denselben anzeigen, der Arzt sei aufgeklärt, frei von jeder Einseitigkeit und von allem Vorurtheil, so breitet sich sein Ruf schnell aus und er wird von Allen gesucht. Versteht man dagegen unter Gelehrsamkeit weitläuftige Studien, minutiöse Bekanntschaft mit allen Schriften und Systemen, so wird das Vertrauen zu dem Inhaber solcher Kenntnisse, als praktischer Arzt, eben kein sehr allgemeines seyn. Viele Aerzte aus dem grofsen Haufen benutzen sogar dieses Vorurtheil, denn indem dieselben nur ihre Erfahrungen, d. h. die Zahl ihrer Krankenbesuche im Munde führen, bezeichnen sie selbst diejenigen ihrer Collegen mit dem Namen von speculativen, von Stubenärzten, welche mit weiser Sparsamkeit ihre Zeit zwischen Theorie und Praxis zu vertheilen bestrebt sind. Freilich giebt es unter den Aerzten auch einseitige Pedanten, welche mit staubigen Büchersammlungen mehr, als mit der Welt bekannt, viel mehr zusammengelesen haben, als sie zu verarbeiten im Stande sind; die, wo sie handelnd auftreten, durch das Chaos ihrer wüsten Gelehrsamkeit betäubt, aus einer Absurdität in die andere verfallen, und von dem rohen Empiriker mit Leichtigkeit aus dem Sattel gehoben werden. Aengstliche Sylbenstecher und skrupulöse Notizenbewahrer, sind des Namens von gelehrten Aerzten unwürdig. Citationen häufen, selbst dabei mittelmäfsige und sogar die unbekanntesten Schriftsteller nicht verschonen, die unbedeutendsten Stellen als gültige Gewährschaften aufführen, Lappen auf Lappen leimen, um literarische Mosaik daraus zu verfertigen, ist nicht das Geschäft des Gelehrten, sondern des Compilators, der, indem er durch kleinliche Untersuchungen die kolossalen Riesenwerke erhabener Geister unterwühlt, gleich dem Beduinen der Wüste, aus dem Tempelschutt unsterblicher Werke ein dürftiges Obdach sich zusammenflickt. Von solchen gelehrten Notisten gelten *Cicero's* Worte: *Hoc solum desiderant, ut videantur eruditi, non ut sint; et ut cito turgescant titulis quos nunquam meruerunt.* — Selbst gute Aerzte machen wohl solcher Wortkrämereien sich schuldig, und als Muster in dieser Hinsicht macht *Percy* auf die Anthropographie von *Johann Riolan* aufmerksam, die am Ende des 16ten Jahrhunderts erschien. In bunten Reihen finden sich hier, fast auf jeder Seite, die Namen *Plato, Cicero, Vitruv, Ovid, Augustin* u. s. w., Kirchenväter und erotische Dichter, esoterische und exoterische Schriftsteller, welche oftmals allen Verstand aus dem Werke selbst hinausdrängen.

Gewifs sind Bücher dem Arzte unentbehrlich, aber bei ihrer Benutzung gilt vorzugsweise für ihn der Rath von *Montaigne*. Es giebt nämlich Schriften, die man nur einmal zu lesen braucht, andere mufs man dagegen fast auswendig lernen, und daher sollte die Büchersammlung des Arztes, zunächst nur aus der verhältnifsmäfsig geringen Anzahl der letzteren bestehen. Knechtische Ehrfurcht vor den Schriften der Alten, hält den menschlichen Geist in seinem kühnsten Auffluge unnatürlich zurück. Bedenken wir, dafs, dem fortschreitenden Entwickelungsgange der menschlichen Bildung entsprechend, die Alten einer früheren, jugendlicheren Periode angehören, so heifst es ja offenbar, aus dem kräftigen männlichen Alter in Kindheit zurücksinken, wenn man, nur auf die Schriften der Vorzeit vertrauend, der Gegenwart den Rücken zukehrt, und aus jeder, selbst aus den unbedeutendsten Phrasen eines *Hippokrates* oder *Galenus*, irgend einen verborgenen und tiefen Sinn herauszuklauben bemüht ist. Mit vollem Rechte verdienen die ehrwürdigen Alten unsere Hochachtung; aber der Genius der Menschheit schwingt auch uns seine leuchtende Fackel. Wahrheit ist sein Panier, und es wäre bitterer Hohn, behaupten zu wollen, dafs die Gegenstände im glänzenden Tageslichte undeutlicher geworden seien, als zu der Zeit, da noch dämmernde Morgenröthe die menschlichen Erkenntnifskräfte überdeckte. Wer nur in den Schriften von Griechen und Arabisten lebt, kann als tüchtiger Archäolog ausgezeichnet seyn, wird aber so wenig zum Arzte taugen, als der Philolog, der sich mit Untersuchungen über den Staatshaushalt untergegangener Völker beschäftigt, deshalb allein als Staatsmann betrachtet werden kann. Gelehrsamkeit und praktische Erfahrung müssen Hand in Hand gehen, und erstere kann nur als Ergänzung und als Regulativ für die letztere angesehen werden. Daher bemerkt *Owen* so schön und richtig: *Hi mihi doctores semper placuere, docenda qui faciunt, plus quam qui facienda docent.*

Die Gelehrsamkeit des Arztes, wenn sie nicht eine blos historische Erkenntnifs begründen soll, mufs der ärztlichen Kritik den Weg bahnen; nicht jener beschränkten und nach gewöhnlicher Rezensentenmanier einseitigen, sondern der aus der Fülle gewonnener und geistig bearbeiteter Materialien hervorquellenden, — durch welche der Arzt zum wahren Naturforscher sich erhebt, durch welche das Gefühl für das Rechte und Wahre in seiner Kunst und Wissenschaft zur Intelligenz sich steigert, durch welche endlich der instinktmäfsige praktische Takt, — mit welchem alle Routiniers so heillosen Unfug treiben, — erst seine wahre Bedeutung erhält.

Ueber das blinde Tappen und Greifen in der Medicin, welches unter dem Namen der crassen Empirie bekannt ist, verlohnt es sich kaum etwas Besonderes hinzuzufügen. Der Gegenstand ist längst bis auf den Grund erschöpft worden; aber es geht hier, wie in so vielen menschlichen Dingen; die ausgesprochenen Wahrheiten verhallen spurlos im öden Raume, und der Schlendrian treibt jetzt, wie vor Jahrtausenden, sein bequemes Handwerk ruhig fort. Es bedarf wahrhaftig keiner Worte, zu beweisen, was von Menschen zu erwarten ist, die, mit einer Zahl von numerirten Recepten im leeren Schädel, auf gut Glück in das verwickelte Spiel der Lebenskräfte ihre frevelnden Hände mischen. Das klägliche Beginnen solcher Stümper erinnert an den Sumpf, in welchem jede Bewegung stockt, der nichts als Ungeziefer in sich schliefst, und weit und breit die Umgebungen verpestet.

Aus der oben gegebenen Bestimmung der Art und der Schranken der ärztlichen Gelehrsamkeit, ergiebt sich zugleich, in wiefern von einer ärztlichen Theorie die Rede seyn kann. Ein merkwürdiger, unser Zeitalter vortheilhaft auszeichnender, Charakter ist es, dafs man, durch die Erfahrungen verflossener Jahrhunderte belehrt, nur ängstlich und mit einer gewissen Scheu, theoretische Ansichten in Erfahrungswissenschaften geltend zu machen sucht. Dürftiger Einseitigkeit wird dadurch kraftvoll entgegengewirkt, und, indem man von den verschiedensten Gesichtspunkten aus ernster Forschung den Weg bahnt, wird zwar die Gründung von abgeschlossenen Systemen erschwert, aber dafür ist das Gewonnene durch den Stempel der Wahrheit gesichert. Wenn consequent durchgeführte Theorieen, mit dem innersten Wesen des Naturstudiums überhaupt im Widerspruch zu stehen scheinen, so gilt dieses vor allen von der Heilkunde, deren Theorie, um vorgefafste Meinungen fern zu halten, durchaus nur eine approximatorische seyn darf, daher mehr wie jede andere, auf strenge Consequenz verzichten mufs. Der befsre Theil der Aerzte ist über diesen Punkt einverstanden, und die immer inniger werdende Verschmelzung der Solidar- und Humoralpathologie, dürfte als Unterpfand dafür angesehen werden. — Ein geistreicher Arzt, *S. G. Vogel*, bemerkt mit vollem Recht, dafs Empirie und Dogmatismus sich die Hand bieten müssen, wenn beide ihren Zweck erreichen wollen, so weit er erreichbar ist. Kein Krankheitsfall, fährt derselbe weiter fort, gleicht ganz dem andern, so wie keine Physiognomie der andern. Daher der Werth der Beobachtung überhaupt so prekär, so unzuverläfsig, so mifslich, und die Resultate ihrer Anwendung in ähnlichen oder gleichscheinenden Fällen so verschieden sind. Daher selbst die widersprechenden Erfolge des gleichen Verfahrens und der gleichen Arzneimittel. Hier zeigt sich nun der grofse Werth und die Unentbehrlichkeit einer aus dem Leben geschöpften Theorie, welche aus mehreren Erscheinungen und Umständen, das Wesen eines Krankheitszustandes hervorzuheben versucht, alles Trügliche, Zweifelhafte, Mifsdeutige in den Symptomen und Gefühlen untersucht und prüft, das Zufällige von dem Wesentlichen absondert und dann erst die Heilart wählt und bestimmt. — In sofern jede wesentlich verschiedene Krankheit, durch wesentlich verschiedene Symptome sich ankündigt, lernen wir dieselben als eben so viele, durch bestimmte Kennzeichen wesentlich von einander verschiedene Zustände von einander unterscheiden. Jede normal erfolgende Funktion, ist eine innere Veränderung; jede krankhafte Modification derselben, ebenfalls. Indem wir daher alle Merkmale zusammenfassen, durch welche eine besondere Funktion von der Regel abweicht, die gleichzeitigen Aeufserungen anderer Funktionen mit ihr vergleichen, und zugleich die anatomischen Verhältnisse der Theile berücksichtigen, vermögen wir allein die innere krankhafte Veränderung, in sofern dieselbe ein Objekt der wissenschaftlichen Pathologie ist, mithin immer nur durch Annäherung zu erkennen. Daher ist selbst die einfachste Beobachtung im Grunde nur der erste Anfang der Spekulation, und das Aneinanderreihen mehrerer Beobachtungen an einander, kann ohne eine gewisse Theorie gar nicht gedacht werden.

Ganz besonders wichtig ist das Verhältnifs des Arztes zum Kranken, und ich verweise in dieser Beziehung vorzugsweise auf die Darstellung von *Hufeland* (Journ. der prakt. Heilk. Bd. XXIII. St. 3.). „In seinem medizinischen Handeln, heifst es daselbst, wende der Arzt die gröfste Aufmerksamkeit und Gewissenhaftigkeit an. Nichts behandle er oberflächlich, sondern alles gründlich und nach seiner besten Einsicht. Nie betrachte er den Kranken als Mittel, sondern immer als Zweck; nie als blofsen Gegenstand eines Experimentes, sondern als Menschen, als höchsten Zweck der

Natur. Zwar ist es selten möglich, dafs die Fehler des Arztes von einem Tribunal gerichtet oder bestraft werden könnten, da alles auf die genaueste Bestimmung des Falles ankommt, die hinterher fast nie auszumitteln ist. Aber desto sicherer und desto furchtbarer erwartet sein ein inneres Tribunal, das Gewissen." — Dafs übrigens Geschicklichkeit und Kunst nicht allein den glücklichen Arzt vollenden, sondern dafs sein ganzes Benehmen von grofsem Einflufs sei, versteht sich von selbst. Dieses ist so einleuchtend, und die Regeln für dasselbe gehen so unmittelbar aus der gewöhnlichsten Politik, — die aber freilich immer auf tiefes Rechtsgefühl gegründet seyn sollte, — hervor, dafs wir uns bei ihrer Auseinandersetzung nicht länger aufhalten dürfen. Aber das Eine wollen wir erinnern, dafs es unter der Würde des Arztes ist, durch geschwätziges Wesen, durch Neuigkeitskrämerei u. dgl., seinen Kranken sich beliebt machen zu wollen. Er sinkt dann nur zu leicht zum faden und leeren Stutzer, oder zum alten Narren herab, und er mufs in den Augen jedes Besseren verlieren, wenn er, um Interesse zu erregen, *Chronique scandaleuse* geschäftig von Haus zu Haus trägt. Der beste Arzt ist immer derjenige, der zugleich seinem Kranken Freund in der wahren Bedeutung des Wortes ist. Nur dehne derselbe Gefälligkeit und Freundlichkeit nie auf Kosten seiner besseren Ueberzeugung aus. Mit Consequenz und Charakterstärke mufs er sich gegen jeden Eingriff in sein Heiligthum, die Kunst, verwahren, und wahrlich, er hat keine Ahnung von derselben, wenn er vom Eigensinne des Kranken Heilwege sich vorzeichnen läfst, die nur aus seiner Intelligenz ausgehen können.

Das Verhältnifs des Arztes zu seinen Kollegen bedarf im Grunde eben so wenig eines Kommentars, denn es gestaltet sich dasselbe, wo das moralische Gefühl nur nicht ganz untergegangen ist, von selbst auf eine würdige Weise. Wer eine Zeit lang Zeuge von dem meist gehässigen Treiben gewesen ist, mit welchem praktische Aerzte, die an demselben Orte vereinigt leben, sich gegenseitig zu schaden bemüht sind, wird gewifs sein Auge gern von einem Gegenstande ablenken, der nur mit Betrübnifs und mit gerechtem Unwillen erfüllen kann. Noch widriger erscheint dieses Verhältnifs in gröfseren Städten, wo nicht selten eben diejenigen, welche mit der gröfsten Bitterkeit auf einander hernieder zu sehen gewohnt sind, zu Festgelagen sich vereinigen, um hier, durch eine künstlich erregte fröhliche und gemüthliche Stimmung von einer Stunde, den mit dem Leben verwachsenen Groll, auf kurze Zeit einzuschlummern; so dafs es scheint, als sei die sichtbar werdende ephemere Herzlichkeit, einem Rausche zu vergleichen. — Man sucht gewöhnlich den nächsten Grund, der unter Aerzten so häufig stattfindenden Spannung, im Brodneid, und allerdings mag diese Hydra bei Männern, welche nicht vom Staate besoldet, von einzelnen Familien die Mittel zu ihrer Subsistenz zu erwerben angewiesen sind, in besonders hohem Grade wirksam seyn; denn die von Tag zu Tag vortheilhaft steigende Bilanz in den finanziellen Verhältnissen eines gesuchten Arztes, kann der Mifsgunst seiner Kollegen eine ununterbrochene Nahrung gewähren. Ausserdem scheint aber auch noch ein anderer, eben so wichtiger Umstand hier obzuwalten; ich meine die Lieblosigkeit, mit welcher bei weitem die meisten Aerzte, das praktische Handeln ihrer Mitärzte zu beurtheilen pflegen, — die Unduldsamkeit, welche zunächst aus Eigenliebe und aus thöriger Ueberschätzung seiner selbst, hervorgeht, aber auch aus dem Mangel an positiven Bestimmungen erklärt werden mufs, welchen alle Wissenschaften, deren Objekt ein schlechthin äufseres ist, mit einander theilen. Durch sie wird der Grund zu gegenseitiger Erbitterung gelegt, die nothwendig um so höher steigen mufs, je weniger eine entscheidende Widerlegung, durch die bestrittene Thatsache selbst, der Natur der Sache nach, in den meisten Fällen möglich gemacht werden kann. — Auf die gehässigste Weise spricht sich der ärztliche Neid wohl dann aus, wenn er, entferntes Verdienst willig anerkennend, jede Beförderung der Wissenschaft und Kunst durch Kollegen, die ihm nahe stehen, zu verkleinern sucht, oder ihnen wenigstens die Neuheit streitig zu machen sich bemüht. Es erfüllt, wie *Stieglitz* irgendwo bemerkt, mit tiefen Unwillen, wenn man solche Untersuchungen nur verfolgen, und ihnen Gewicht beilegen sieht, um grofsen Verdiensten um die Wissenschaft und die Menschheit die Huldigung zu entziehen, auf welche sie Anspruch machen dürfen. — Wenn wirklicher wissenschaftlicher Eifer und reges Streben für Erkenntnifs die Aerzte beseelte, so würden sie gemeinsam nach Vervollkommnung ihrer noch so schwankenden Kunst ringen, und helfend und rathend würde jeder dem anderen zur Seite stehen. Dazu sind aber leider bei der Menge, welche das Erlernte nur als dienende Magd und als Erwerbsmittel zu betrachten gewohnt ist, keine Aussichten vorhanden. Nur der reine, über den eitlen Schimmer der Gegenwart erhabene Mensch, wird als Arzt seinen Genossen auf der dornenvollen Bahn des ächten Künstlerlebens voranschreiten, wenn er auch nichts als Undank und Lieblosigkeit für sein redliches Bestreben gewinnen sollte.

Was über das Verhältnifs des Arztes zum Staate gesagt werden kann, hat der vortreffliche *Stieglitz* geistvoll entwickelt, weshalb wir nur einige Zusätze uns erlauben. Die Freiheit des Arztes spricht sich in der Unmöglichkeit aus, ihn in eine unmittelbare Abhängigkeit vom Staate zu versetzen. Niemals kann derselbe, als praktischer Arzt, zu einem vom Staate besoldeten Beamten werden, weil dadurch seine Freiheit unbillig beschränkt, sein ganzes Verhältnifs zur Gesellschaft umgestofsen, dagegen Indolenz und Nachläfsigkeit von seiner Seite, auf eine furchtbare Weise befördert werden würde. Daher kann er niemals unmittelbar dem Staate zum Dienste verpflichtet seyn, sondern frei und geachtet steht der Arzt in der Mitte von Individuen, die von ihm Hülfe und Genesung erwarten. Aber allerdings tritt er durch diese Stellung unter die Vormundschaft des Staates, welche, um das Vertrauen der Bürger zum ärztlichen Stand aufrecht zu erhalten, nothwendig und unerläfslich gemacht wird. Dem Staate ist es heilige Pflicht, für das Wohl der Unterthanen Sorge zu tragen; die Politik fordert ihrerseits möglichste Entwickelung und Erhaltung der verschiedenen Kräfte, welche in ihrer Gesammtheit den Staat erst bilden. Es verlangt daher das Interesse des letzteren, die Unterweisung und Erziehung seiner Aerzte selbst zu leiten, über ihre Ausbildung zu wachen, und eher nicht zur Ausübung ihrer Kunst sie gelangen zu lassen, bis sie die vollständigsten und befriedigendsten Beweise von ihren Kenntnissen, ihren Fähigkeiten und ihrer Tüchtigkeit abgelegt haben. Daher können die Staatsprüfungen nicht streng genug eingerichtet werden, und es wäre aus leicht begreiflichen Gründen zu wünschen, dafs die mit dieser wichtigen Funktion beauftragte Kommission, von jeder Verbindung mit den eigentlichen medizinischen Bildungsanstalten, völlig unabhängig seyn möchte. — Dafs Medizinalpersonen, in sofern sie berathende Mitglieder der Landesregierung, und der Administration überhaupt, sind, in dieser Beziehung mit den vom Staate besoldeten Staatsdienern in eine Klasse treten, und die nämlichen Verpflichtungen übernehmen, versteht sich von selbst.

Wir schliefsen diesen Artikel mit einigen, ganz hierher gehörigen Worten unseres grofsen *Schiller*, welche den wahren Standpunkt des Arztes im allgemeinen, am bestimmtesten bezeichnen. »Der wahre Realist unterwirft sich der Natur und ihrer Nothwendigkeit; aber der Natur als einem Ganzen, ihrer ewigen und absoluten Nothwendigkeit, nicht ihren blinden und augenblicklichen Nöthigungen. Mit Freiheit umfafst und befolgt er ihr Gesetz, und immer wird er das Individuelle dem Allgemeinen unterordnen. Der gemeine Empiriker hingegen, unterwirft sich der Natur als einer Macht und mit wahlloser, blinder Ergebung. Auf das Einzelne sind seine Urtheile, seine Bestrebungen, beschränkt; er glaubt und begreift nur, was er betastet; er schätzt nur, was ihn sinnlich verbessert. Er ist daher auch weiter nichts, als was die äufseren Eindrücke zufällig aus ihm machen wollen; seine Selbstheit ist unterdrückt, und als Mensch hat er absolut keinen Werth und keine Würde. Der Phantast endlich verläugnet nicht blos den menschlichen — er verläugnet allen Charakter; er ist völlig ohne Gesetz, er ist also gar nichts und dient auch zu gar nichts.«

Die ersten Keime unseres Wissens verlieren sich in die dunkle Ferne, aus welcher, mit immer bleicher werdenden Strahlen, die Vorwelt zu uns herabreicht. Wir stehen an den Ufern des durch die Erfahrungen von Jahrtausenden zum weiten Strome angewachsenen Quells; um aber ihm selbst uns anzuvertrauen, bedürfen wir eines Compasses, den wir in den Schriften der ächten Meister gegeben finden, welche es verstanden, das von einzelnen Schulen ausgegangene farbige Licht, in den hellleuchtenden Brennpunkt eigener Erfahrungen zu concentriren. Denn, — wir wiederholen es, — Theorie und Praxis bilden nur dann ein lebendiges Ganzes, wenn sie sich gegenseitig belebend durchdringen.

Wir verweisen auf die wichtigeren Schriften über diesen Gegenstand, welchen mit gröfserer Ausführlichkeit abzuhandeln, die uns gesteckten Grenzen verbieten, und bemerken nur, dafs *Hufeland* über die verschiedenen Verhältnisse des Arztes, am vollständigsten sich ausgesprochen hat.

Litteratur.

Jac. Gregory, über die Pflichten u. d. Eigensch. e. Arztes. Aus dem Engl. von *J. Sm. Trg. Gehler*. Leipzig. 1778. 8.

W. G. Plouquet, der Arzt, oder über die Ausbild., d. Stud., Pflichten, Sitten und die Klugheit des Arztes. Tübingen. 1797. 8.

C. W. Hufeland, die Verhältnisse des Arztes. Berlin. 1804. Auch dessen Neue vermischte Schriften. Bd. 1. Berl. 1828.

J. L. König, der Arzt, wie er ist u. wie er seyn sollte. Zürich. 1806. 8.

Ph. Jos. Horsch, über die Bildung des Arztes als Kliniker und als Staatsdiener. Würzburg. 1807. 8.

Leo Lebrecht, der Arzt im Verhältnisse z. Natur, z. Menschh. und z. Kunst. Maynz. 1821. 8.

Percy, über ärztliche Gelehrsamkeit. Aus d. Franz. v. *J. K. Renard*. Pesth. 1820. 8.

Carus, Rede von d. Anforderungen an eine künft. Bearb. d. Naturwissenschaft. Leipzig. 1822. 8.

C. Fr. Hoffmann, de periculoso systemat. theoreticor. in medicina usu. Berolin. 1822. 8.

Camille Turles, de l'esprit de systeme en Médecine. Paris. 1822. 8.

John G. Coffins, discourse on medical education and on the medical profession. Boston. 1822. 8.

M. E. A. Naumann, krit. Untersuch. d. allgem. Polarit. Ges. Leipzig. 1822. 8.

Mohnike, über den Arzt u. seine Kunst. Greifswald. 1823. 8.

M. E. A. Naumann, über die Grenzen zwischen Philosophie und Naturwissensch. Leipzig. 1823. 8.

J. Stieglitz, Bemerk. üb. d. Stellung d. Aerzte zum Staate. (*Hufeland's* Journ. Bd. LX. Heft 1. S. 17.)

A. F. Fischer, die Heilkunde unserer Zeit und deren Bedürfnifs. (Ebend. Hft. 3. S. 37.)

Na — ann.

ASA FOETIDA. S. Ferula Asa foetida.

ASARABACA. S. Asarum.

ASARINA. S. Antirrhinum.

ASARUM. Eine Pflanzengattung gehörig zur *Dodecandria Monogynia* und Muster einer kleinen natürlichen Ordnung, *Asarinae*, deren Kennzeichen sind: Sie sind Dicotyledonen, haben ein Perigonium (Mittelgestalt zwischen Kelch und Blume); das Perigonium ist regelmäfsig, unten mit dem Fruchtknoten verwachsen, und mehrere Staubfäden stehen um den säulenförmigen Griffel. Nur die einzige Gattung *Asarum* ist aus dieser Ordnung bekannt. Das Perigonium ist 3 bis 4theilig; 12 Staubfäden; 1 Staubweg; Kapsel sechsfächerig.

1) *A. europaeum Linn.* spec. ed. *Willd.* 2. p. 838. *Hayne* Arzneigew. 1. t. 44. Haselwurzel. Diese perennirende sonderbare Pflanze wächst im mittlern Europa in schattigen Wäldern, und blüht im April und Mai. Der Wurzelstock kriecht unter der Erde fort, und treibt hier und da zwei Blätter aus der Erde, die lang gestielt, ganz rund, nierenförmig ausgeschnitten und etwas haarig sind. Zwischen diesen kommt aus dem Wurzelstocke eine kürzere gestielte Blüte, mit einem dunkelbraunen, äufserlich rauhen Perigonium. Der Wurzelstock ist unter dem Namen rad. Asari bekannt. Er ist lang, eckig, hin und hergebogen, von den Ueberbleibseln der Triebe warzig, sehr fasrig, äufserlich graubraun, innerlich gelblich weifs, von einem beifsenden, etwas bittern und ekelhaften Geschmack und einem gewürzhaften Geruch. Durch die Destillation mit Wasser erhielt zuerst *Görz* (Schriften der Berliner Ges. naturforsch. Freunde, Th. 5. S. 482.) ein krystallinisches kampherartiges Oel, und später erhielten dasselbe *Lassaigne* und *Feneulle* (Journ. d. Pharmac. T. 6. p. 361. *Trommsd.* N. Journ. f. Pharmac. Th. 5. A. 2. S. 71.). Es krystallisirt in durchsichtigen vierseitigen Tafeln, schmilzt in der Wärme und läfst sich in derselben wie Wachs kneten. In stärkerer Hitze verflüchtigt es sich ohne Rückstand, und die Dämpfe erregen Husten. Im Wasser löfst es sich schwer auf, welches davon einen scharfen unangenehmen Geschmack annimmt. Von Alkohol wird es leicht aufgelöfst und durch Wasser daraus niedergeschlagen. Aufser diesem erhielten sie, nach-

dem sie aus dem Decoct zuerst durch essigsaures Blei die Apfel- und Citronensäure entfernt, die Verunreinigung mit Bleioxyd durch Schwefelwasserstoffgas wieder weggenommen, und durch Alkohol das Gummi niedergeschlagen hatten, einen Extractivstoff von gelbbrauner Farbe, bitterm, ekelhaftem Geschmack und in Wasser und Weingeist leicht löfslich. Er wird nicht durch neutrales, wohl aber durch basisches essigsaures Bleioxyd gefällt, auch durch Galläpfelaufgufs. Er macht Ekel und Neigung zum Erbrechen, und das Wirksame scheint in diesem Extractivstoff vorzüglich zu liegen, doch erregt der flüchtige, kampherartige Bestandtheil ebenfalls Neigung zum Erbrechen. L — k.

Wirkung, Gabe und Anwendung. Die frische Wurzel besitzt eine beträchtliche Schärfe, welche leicht Erbrechen und Purgieren erregt, beim Trocknen verliert sich indefs ein grofser Theil derselben. Die getrocknete wirkt nach Verschiedenheit der Gabe Erbrechen erregend, abführend, diuretisch, krampfstillend.

Als Brechmittel giebt man das Pulver der Wurzel zu zwanzig bis dreifsig Gran, als krampfstillendes und diuretisches Mittel in Pulver zu zwei bis zehn Gran; im wäfsrigen und geistigen Infuso rechnet man auf sechs Unzen Flüssigkeit ein bis zwei Drachmen Wurzel.

Innerlich empfahl man sie:

1. als Brechmittel nach *Linné* und *Cullen* als Surrogat der Ipecacuanha;
2. in der Wassersucht, gerühmt von *Allioni*, am besten in der Form des Infusum;
3. bei krampfhaften Beschwerden, ganz ähnlich der Ipecacuanha in kleinen Gaben.

Aeufserlich hat man das Pulver derselben als Schnupf- und Niesmittel angewendet bei Stockschnupfen, Kopfschmerz und hartnäckigen Augenübeln. O — n.

2) *A. canadense Linn.* spec. ed. *Willd.* l. c. In Nord-Amerika auf felsigen Bergen von Canada bis Carolina. Ist der vorigen aufserordentlich ähnlich, nur haben die Blätter eine kleine Spitze. Der Wurzelstock hat einen sehr gewürzhaften Geruch und Geschmack, daher man ihn wilden Ingwer nennt. Nach *Bigelow* (Amer. med. Botany T. V. 1. P. 2.

P. 2.) ist er in der Wirkung der Serpentaria ähnlich, und *Firth* gab ihn mit Nutzen im Trismus und Tetanus der Kinder. L — k.

ASCARIS (ἀσκαρις σκαρις) bezeichnet ursprünglich den Springwurm oder die Askaride, *Ascaris vermicularis Linn.* So unterscheidet *Aristoteles* (hist. animal. L. V. cap. 19.) ἑλμινθες πλατειαι, Bandwürmer; στρογγυλαι, Spulwürmer; und ἀσκαριδες, und die Aerzte haben dieselbe Eintheilung. Es ist daher fast unbegreiflich, wie *Stephan Coulet* (Tractatus historicus de Ascaridibus et de Lumbrico lato. Lugd. Bat. 1729. 8.) die einzeln abgehenden, reifen Glieder des langgliedrigen Bandwurms (*Taenia solium Linn.*), oder die sogenannten Kürbiswürmer für Ascariden halten konnte; allein man sieht aus seiner Schrift zur Genüge, dafs ihm die eigentlichen Springwürmer nie zu Gesicht gekommen waren, während er jene Glieder gesehen hatte.

Linné wandte das Wort Ascaris generisch an, so dafs der Spulwurm Ascaris lumbricoides, und der Springwurm Ascaris vermicularis genannt ward, so wie man auch späterhin den Haarkopf (Trichocephalus) als Ascaris trichiura fälschlich dahin brachte. Allmählig ist die Anzahl der Arten sehr angewachsen, und ich habe in meiner Synopsis deren schon über hundert und funfzig aufgezählt, von denen jedoch noch viele genauere Untersuchungen bedürfen. Wie es aber eben bei solchen grofsen Gattungen leicht geschieht, so können sich vielleicht Charaktere darbieten, welche eine erwünschte Trennung der zu zahlreichen Arten in mehrere Gattungen nöthig machen, und dabei wird vielleicht gerade die Art, die zuerst den Namen trug, anderswohin überwiesen. So hat man das allergemeinste Heidekraut (*Erica vulgaris*) von der Gattung Erica getrennt, und so hat *Bremser* auch die Ascaride von der Gattung Ascaris trennen wollen.

Der Gattungscharakter des Genus Ascaris ist nämlich: Corpus teres utrinque attenuatum, caput trinode s. trivalve. Dies pafst auf den Spulwurm und eine Menge Arten sehr bestimmt, bei andern aber sind die Knötchen der Mundöffnung nicht immer gleich deutlich; dies ist auch bei Ascaris vermicularis in etwas der Fall, und daher rechnete sie *Bremser* zur Gattung Oxyuris. Mir scheinen jedoch nach aufserordentlich vielen Untersuchungen die Knötchen des Kopfes keineswegs zu fehlen, nur sehr klein zu seyn, und ich habe mich daher nicht entschliefsen können, diese Art von Ascaris zu trennen; die Einrichtung des Darmkanals und der nach vorne deutlich verschmächtigte Körper sprechen auch dagegen. Vergl. Synops. p. 276. n. 31.

Ascaris lumbricoides Linn., der Spulwurm, Rundwurm, engl. *The roundworm*, franz. *Lombric, Strongle. Zeder* nannte ihn *Fusaria lumbricoides. Ascaris corpore utrinque sulcato, cauda obtusiuscula. Bremser* über lebende Würmer im lebenden Menschen. (Wien 1819. 4.) S. 84. Taf. I. Fig. 13—17.

Er bewohnt den dünnen Darm des Menschen, des Rindes, Pferdes und Schweins, und ist bei den Thieren häufig gröfser, besonders bei dem Pferde, als im Menschen, wird sechs bis funfzehn Zoll lang und zwei bis drei Linien dick.

Kinder haben gewöhnlich Spulwürmer, auch wohl Jünglinge; bei dem weiblichen Geschlecht kommt er auch in späterem Alter häufig vor, und giebt nicht selten Anlafs zu Krämpfen, so dafs ich selbst eine Epilepsie davon habe entstehen sehen, die nach ihrer Vertreibung aufhörte. Ich habe einmal die Leiche eines 18 bis 20jährigen Mädchens zergliedert, in welcher der ganze Darm wie mit Spulwürmern vollgestopft war, und sonst nichts enthielt; die Person mufste in einem schauderhaften Zustande gewesen seyn, denn so viele Hunderte so grofser Würmer konnten nur heftig eingewirkt haben; die Leiche glich auch einem Skelett. Durchbohren können sich diese Würmer nicht durch den Darm, wovon bei diesem das Nähere.

In geringer Anzahl erregt dieser Wurm selten Zufälle, falls er nicht anders wohin geräth, als wo die Theile seiner Gegenwart gewohnt sind; im Magen erregt er daher gewöhnlich Erbrechen und wird damit ausgeleert; im Gallengang, im pancreatischen Gang kann er sehr nachtheilig werden, falls man ihn nicht dort als erst nach dem Tode des Kranken hineingekommen ansehen darf. Die grofsen Würmer, welche in den Nieren vorkommen, und zuweilen mit dem Harn ausgeleert sind, gehören nicht hieher, sondern zum Strongylus Gigas, die kleinen hingegen sind eine Spiroptera, welche beide Artikel zu vergleichen sind. *Benj.*

Ed. Neuhof (Diss. morbi arcuati singularis historiam sistens. Lips. 1826. 4.) spricht von zwei in der Gallenblase gefundenen Spulwürmern; waren es vielleicht Strongyli?

Die Aerzte haben sich sehr oft täuschen lassen, und den Wurm als lebendig gebährend angesehen, was es nicht ist. Die runden Würmer platzen leicht in einer andern Temperatur, als deren sie gewohnt sind, oder an der Luft; nun treten der bräunliche Darmkanal und die weifsen, innern Geschlechtstheile hervor. Das Männchen hat nämlich ein sehr fein anfangendes, Samen bereitendes Gefäfs, das sich um den Darm schlägt, statt des Hodens, geht in einen erweiterten Theil über (das Samenbläschen), welches sich in die Ruthe endigt; das Weibchen dagegen hat eine einfache Scheide, einen doppelten Uterus, der sich in lange, immer feiner auslaufende Eyerstöcke endigt. Jene weifsen Theile hat man nun oft für die Jungen gehalten. Eben so liefs sich *Corn. Pereboom* (Descriptio et iconica delineatio novi generis vermium Stomachidae dicti. Amst. 1780. 8. tab.) verführen, einen mifsgebildeten Spulwurm für eine neue Wurmgattung anzusehen.

Ascaris vermicularis Linn, *Oxyuris vermicularis Brems.* die Ascaride, der Springwurm; engl. *bots*, franz. *Ascaride*.

Lebt in den dicken Därmen, vorzüglich in dem Mastdarm des Menschen; besonders häufig ist sie bei kleinen Kindern, doch kommt sie auch, obgleich selten, bei Ewachsenen vor; häufiger im hohen Alter, wo sie auch leicht bei dem weiblichen Geschlecht in die äufsern Geschlechstheile tritt.

Das Weibchen dieses Wurms, welches sich durch den langen spitzen Schwanz auszeichnet (*Bremser* Taf. I. Fig. 8 bis 12.), findet man zu jeder Zeit des Jahres bei den Kindern; das viel kleinere Männchen hingegen (*Bremser* Fig. 6 7.), das sich durch eine sehr kurze Schwanzspitze auf den ersten Blick von dem Männchen unterscheiden läfst, scheint nur eine sehr kurze Zeit vorhanden zu seyn. Ich habe wenigstens ein Paar Monate hindurch nur Weibchen gefunden, und habe meine männlichen Exemplare nur durch *Soemmerring's* Güte erhalten. Es wäre sehr interessant, bestimmt zu wissen, wann das Männchen vorhanden und die Begattungszeit des Wurms wäre, weil man dann wahrscheinlich am leichtesten die Vermehrung desselben verhindern könnte. Den Strongylus armatus des Pferdes findet man freilich zu allen Zeiten des Jahrs, doch in der Begattung nur im Frühling und Anfang des Sommers; aus der Gattung Physaloptera haben wir ebenfalls ein Paar Arten in der Begattung gefunden, allein im Ganzen besitzen wir nur wenige Beobachtungen darüber.

Hier wären sie um so wünschenswerther, als die Ascaride ein sehr lästiges, schmerzhaftes Jucken erregt, bei Kindern zur Onanie führen kann, und bei älteren Personen die gröfsten Unannehmlichkeiten hervorbringt, während wir bei stärkerer Vermehrung derselben gar kein sicheres Mittel dagegen besitzen, worüber ich auf *Bremser's* treffliches Werk verweise, der durch seine grofse Erfahrung sowohl, als durch seine strenge Wahrheitsliebe, das gröfste Zutrauen verdient, und der viel zu früh der Wissenschaft entrissen ist, die ihm so aufserordentlich viel verdankt. R — i.

ASCARIS, (in pathologisch-therapeutischer Beziehung) Askaride, Pfriemenschwanz, Springwurm, Kinderwurm, Madenwurm, Mastdarmwurm, Darmschabe.

Die Askariden sind kleine, etwa zwei bis fünf Linien lange, und eine halbe Linie breite, sehr dünne, weifse Würmer, deren Körper sich durch eine grofse Elasticität und grofse dem Springer gleichende Beweglichkeit auszeichnet, und in ein sehr feines pfriemenförmiges Schwanzende ausläuft, das indessen bei den Männchen stumpf und spiralförmig endet. Sie haben einen stumpfen Kopf und auf beiden Seiten desselben blasenförmige Seitenmembranen, haben ihren Sitz im Dickdarme, vorzüglich aber im Mastdarme, und werden niemals einzeln, sondern immer in gröfserer Menge beisammen gefunden.

Am häufigsten findet man die Askariden bei Kindern; öfter kommen sie jedoch auch bei Erwachsenen vor. Häufig findet man Askariden und Spulwürmer bei einem und demselben Individuo, so wie denn auch ihr Vorhandensein sich an diejenigen Krankheitszustände des Darmkanals kettet, durch welche die Wurmkrankheit überhaupt bedingt wird. Darum begleiten dann auch die allgemeinen Zufälle der Wurmkrankheit die Askariden; aufserdem aber bringen diese zugleich örtliche Krankheitserscheinungen im Mastdarm hervor; ja in einzelnen Fällen fehlen die allgemeinen Zeichen der Wurmkrankheit, und die Zufälle beschränken sich blofs auf eine örtliche Reizung. Diese Reizung dehnt sich auf den Mastdarm und die benachbarten Theile aus, und ist um so stärker, in je gröfserer Menge die Askariden vorhanden sind. Jucken im Mastdarm, öfterer Stuhlzwang, öftere krankhafte Erectionen des männlichen Gliedes, Jucken und Schmerz in der Vagina, wenn sie sich etwa in die weiblichen Geburtstheile verirren, sind Zufälle, welche zwar auch von andern Krankheiten, besonders von Hämorrhoiden, hervorgebracht werden können, die aber vorzüglich von Askariden erregt werden, über deren Vorhandenseyn der wirkliche Abgang von Würmern sichern Aufschlufs giebt. Durch diese örtlichen Reizungen können sich übrigens Hämorrhoiden, Vorfall des Mastdarms, krankhafte Schleimabsonderung, bei Kindern eine zu frühzeitige Geschlechtsentwickelung und Anregung zur Onanie bilden; selbst bedeutende consensuelle Reizungen und Nervenzufälle können entstehen, wenn die Askariden in grofser Menge vorhanden sind.

Bei der Behandlung hat der Arzt es zu thun mit der Milderung der Zufälle, mit der Entfernung der Würmer und mit der Verhütung ihrer Wiedererzeugung.

Die Milderung der örtlichen Reizung wird am besten erzielt durch Klystire von Milch, von Oel oder schleimigen Flüssigkeiten.

Die Entfernung der Würmer wird sowohl durch innere Mittel, als durch örtliche Einwirkungen durch den Mastdarm erzweckt. Die innern Mittel reichen indefs selten für sich aus, denn der tiefe Sitz der Würmer im untern Theile des Darmkanals, schwächt ihre Wirkung sehr bedeutend. Dessenungeachtet ist ihr Gebrauch nicht zu vernachlässigen, wenn es darauf ankömmt, den zähen Wurmschleim aufzulösen und denselben zu entfernen, bei welcher Gelegenheit dann die weiter oben sitzenden Würmer mit ausgeführt werden. Abführungen von versüfstem Quecksilber mit Jalappe und Rhabarber, auch Abführungen durch Schwefel sind zu diesem Behufe am zweckdienlichsten.

Am wirksamsten gegen die Würmer zeigen sich Klystire, die man mehrere Male des Tages anwendet, und denen man Anthelmintica beimischt. Milde wirkend sind Klystire von Oel, Honig und Milch, mit etwas Salz, oder von reinem Salzwasser, und Seifenwasser. Sehr wirksam ist eine Abkochung von Knoblauch, auch Klystire von Asa foetida, Aloe, aus einer Abkochung des lebendigen Quecksilbers, einer schwachen Auflösung des Sublimats. Als ganz besonders wirksam werden Klystire von Kalkwasser, mit einem schleimigen Vehikel empfohlen. Klystire von einer Tabacksabkochung werden ebenfalls empfohlen, erfordern aber wegen ihrer stark reizenden und narkotischen Wirkung bei Kindern Vorsicht. Auch Abkochungen von Sabadillsamen und der Geoffroya surinamensis beweisen sich wirksam. Natürlich müssen diese Klystire immer nur in geringer Quantität beigebracht werden.

Aufserdem nützen Stuhlzäpfchen von Seife, besonders von Speck, in welchen sich die Würmer einfressen, und mit welchem sie dann hervorgezogen werden können. Auch hat man empfohlen, ein Plumaceau mit Quecksilbersalbe bestrichen in den Mastdarm zu bringen. Zur gründlichen Heilung des Uebels ist es nothwendig, dafs die Mittel längere Zeit fortgebraucht werden. Aufserdem mufs aber eine Kur gegen die Wurmkrankheit eingeleitet werden, welche sich vorzugsweise auf die Ausführung des Wurmschleimes und die Stärkung der Verdauungsorgane bezieht.

B — dt.

ASCHE. Wenn man einen Körper aus dem organischen Reiche durch die Hitze in Kohle verwandelt, und diese Kohle nachher an der Luft verbrennt, so bleibt ein pulveriger Rückstand, den man Asche nennt. Besonders geben die vegetabilischen Körper Asche; von den thierischen hingegen, läfst sich die Kohle nicht allein sehr schwer verbrennen, sondern es bleibt auch sehr oft kein pulveriger, sondern ein zusammenhängender Rückstand, der gröfstentheils aus phosphorsaurer Kalkerde besteht. Die Asche der Pflanzen ist erstlich sehr verschieden nach der Art der Pflanzen, dann auch nach dem Alter und nach dem Boden, worauf die Pflanze wuchs. Das letztere, was man vermuthen konnte, hat *Th. de Saussure* durch directe Versuche dargethan. Ob das Klima Einflufs darauf habe, ist zwar nicht durch solche Versuche bewiesen, aber doch sehr wahrscheinlich. Die Stoffe, welche man in der Asche überhaupt gefunden hat, sind kohlensaure Kalkerde und Talkerde (Magnesia), kohlensaures Kali und Natrum, schwefelsaures Kali, Chlornatrium und Chlorkalium (salzsaures Natrum und Kali), phosphorsaure Kalkerde, Kieselerde, Manganoxyd und Eisenoxyd, selten Thonerde und noch seltener Kupferoxyd. Das kohlensaure Kali wird aus mehreren Aschenarten, unter dem Namen Pottasche, fabrikmäfsig gewonnen, eben so auch das kohlensaure Natrum, unter dem Namen Soda. Die Erscheinung des Kupferoxyds in der Asche der Vegetabilien, ist sehr merkwürdig. Es wurde zuerst bei einer Analyse der rad. Zedar. entdeckt, welche *Meifsner*, unter der Aufsicht von *Bucholz* anstellte (Almanach für Scheidekünstler. 1817. S. 1.). Darauf wurde es nachgewiesen in der Vanille, den Paradieskörnern (Grana Paradisi), den kleinen Kardamomen, in rad. Curcum. long., Galang. Calam. Herba Led. palustr. rad. Salep., im schwarzen Pfeffer, nuc. vomic., cort. Cascarill. und Koloquinten (*Meifsner* Schweigg. Journ. f. Chem. Bd. 17. S. 340—430.). Allerdings ist die Menge desselben sehr gering, so dafs die Wirkung auf den Organismus wohl nur unbedeutend seyn kann, aber die Verwandlung eines Körpers in Asche, welche man zuweilen vorgeschlagen, um die Vermengung mit Kupfer zu entdecken, kann dazu nicht dienen, abgesehen von den wissenschaftlich daraus herzuleitenden Folgerungen. In der Kohle sind die oben genannten Substanzen vermuthlich als Metalle, Schwefel und Phosphor, auch als Kohle selbst und Chlor enthalten, ob sie sich aber so ganz oder zum Theil, in dem organischen Körper befanden, ist nicht ausgemacht. L—k.

ASCHENBETT. Unter dieser Benennung verstehen wir die Anwendung der Wärme durch warme, trockene Holzasche, zum Behufe der Wiederbelebung scheintodter, vorzüglich ertrunkener Personen. Es wird nämlich von Kohlen u. dgl. gereinigte (durchgesiebte), warme, doch nicht zu heifse Holzasche, auf ein grofses Tuch, Laken,

2 — 3 Zoll hoch gestreut, auf dasselbe der scheintodte Körper gelegt, und nachdem dieser, mit Ausnahme des Gesichts, über alle Theile, vorzüglich über den Hals, die Brust und den Unterleib mit Asche sorgfältig bestreut worden, in das Laken eingehüllt. Auch kann man dabei noch kleine Säckchen mit warmer Asche gefüllt, um den Hals lose binden und auf den Unterleib legen. Da Holzasche zu diesem Behufe eins der vorzüglichsten Bindungsmittel der Wärme ist, so würde das sogenannte Aschenbett zur Wiederbelebung scheintodter, ertrunkener Personen, als ein sehr zweckmäfsiges Hülfsmittel zu betrachten seyn.

G. Gr — e.

ASCIA bezeichnet 1) so viel, wie Fascia spiralis, Dolabra, Dolaire, Coignée, spiral-, schneckenförmige, Hobelspänbinde, eine einköpfige so angelegte Cirkel-Binde, dafs immer der folgende, auf- oder abwärts steigende Gang, den vorhergehenden zur Hälfte bedeckt; 2) braucht man den Ausdruck Fascia ascialis für eine 18köpfige Binde. So *Scultet.* Spätere machten aus der einfach 18köpfigen, eine 3fach 6köpfige, indem sie drei Stücke Leinwand, $\frac{3}{4}$ Ellen breit und $\frac{1}{2}$ Elle lang, in der Mitte zusammen nähten, und auf jeder Seite 2 Mal einschnitten, so dafs drei Köpfe sich immer deckten, (gewissermafsen 3 aufeinander genähte Cancri Galeni). Diese Art wurde nachmals noch dahin verändert, dafs die Köpfe nicht sich deckend auf einander zu liegen kamen, „sondern dafs der eine auf ein Quer-Fingerbreit vor den andern hervorragte" (*Basse*). Man bediente sich derselben bei complicirten Fracturen der Extremitäten, wie noch jetzt der vielköpfigen Binden. Im Deutschen heifst sie Buchbinde. — Ascia i. q. dolabra, Hobel.

G — m.

ASCIANO. Das Sauerwasser von Asciano (Acqua acidula di Asciano), entspringt eine Meile von Pisa, am Abhange eines Berges. An der Quelle geschöpft, ist es klar, farblos, hat einen nicht unangenehmen säuerlichen, später etwas salzigen Geschmack. Das specifische Gewicht desselben beträgt 1,143 : 1,000. Im Sommer ist die Quelle kalt, im Winter, wo die Quelle bedeckt ist, beträgt ihre Temperatur an der Oberfläche 12° R. und tiefer 14 bis 15° R.

In hundert Pfund Wasser fand *Santi:*

freie Kohlensäure	374	Gran.
schwefelsaur. Natron . . .	312	»
» Kalk . . .	654	»
» Magnesia . .	275	»
salzsaures Natron	338	»
salzsaure Magnesia	177	»
kohlensauren Kalk	294	»
» Magnesia . . .	109	»
Thonerde	38	»
Kieselerde	9	»

Man versendet das Wasser, und empfiehlt es häufig als Nachkur nach dem Gebrauch der Quellen von Pisa und Lucca, namentlich bei Stockungen im Unterleibe, Hypochondrie und Hysterie, Stein und Griefs der Urinwerkzeuge, Hämorrhoidalbeschwerden, rheumatischen und gichtischen Beschwerden.

L i t t e r a t u r.

G. Santi, Analis. chimica delle acque dei bagni Pisani e dell' acqua acidula di Asciano. Pisa. 1789. p. 114.

Schmidt, in den vermischten Abhandlungen aus dem Gebiet der Heilkunde, von einer Gesellschaft praktischer Aerzte zu St. Petersburg. Erste Samml. 1821. S. 157. O — n.

ASCITES (von ἀσκος, der Bauch, Schlauch, also eigentlich jedes Bauchübel), die Bauchwassersucht, hiefs von jeher eine Ansammlung seröser und serös-lymphatischer Stoffe, im Umfange des Unterleibes. Allein bei der grofsen Zahl und Verschiedenheit der Organe, welche der Unterleib mit gemeinschaftlicher Decke umschliefst, welche sämmtlich wassersüchtig anschwellen und die gemeinschaftlichen Bedeckungen auftreiben können, reichen wir mit jener, allgemein gestellten Definition nicht aus. Der Verf. nennt deshalb diejenige wassersüchtige Anschwellung des Unterleibes, vorzugsweise hydrops ascites, wo die ergossene Flüssigkeit frei in dem Sacke des Bauchfells enthalten ist, und die von demselben umschlossenen Eingeweide umspült. Die Schule nennt dies hydrops ascites diffusus und unterscheidet davon mehrere, dem Sitz und der Form nach, verschiedene Arten wäfsriger Ansammlung im Unterleibe.

Zunächst den hydr. abdominis saccutus, cysticus, hydatideus, wo die wäfsrige Flüssigkeit in kleineren oder gröfseren, frei in der Bauchhöhle liegenden, oder im Parenchym gewisser Eingeweide entwickelten, oder an irgend einem Eingeweide, wie an der Leber, Milz, dem Uterus u. s. w., mit breiter und kurzer, oder schmaler und langer Basis, aufsitzenden Säcken oder Bälgen enthalten ist, welche selbst ein Product erhöhter Plastik in diesen ausgezeichnet lymphatischen, mit Blut überfüllten Organen sind. Sehr oft ist die Zahl dieser Säcke aufserordentlich grofs, sie haben eine kugligte Form, sind durchsichtig, weifs, gelblich, einer in dem andern enthalten, und gehören offenbar zu der taenia hydatigena. Anderemale, wiewohl seltener, erscheinen sie aus beiden Platten des Bauchfells gebildet, die aus ihrer normalen Verbindung getrennt, auseinander weichen, um wässrige Stoffe in sich aufzunehmen. Von der Art ist der hydr. abdominis omentalis, mesentericus, intestinalis, so wie der hydrops ovarii. — Hydrops peritonaealis, wo zwischen Peritonäum und Bauchmuskeln, hydr. abd. vaginalis, wo in den Scheiden der Bauchmuskeln, und ascites subcutaneus (eigentlich zur Anasarka gehörig), wo im Zellgewebe der Bauchbedeckungen die wäfsrige Anhäufung stattfindet, sind alles Formen, die in Vergleich mit den übrigen, seltener vorkommen.

Die angesammelte Flüssigkeit ist entweder, jedoch selten, rein seröser, aber bei weitem häufiger lymphatischer Natur, mit vielen Flocken geronnener plastischer Lymphe vermischt, zuweilen seifenartig, selbst gelatinös, oft gelblich gefärbt, wogegen jede Ansammlung wirklich eitriger, blutiger, urinöser Feuchtigkeiten im Unterleibe, nicht mit zum Ascites gerechnet werden darf.

Der Ascites kommt häufig in den Gegenden vor, wo Wechselfieber endemisch sind, erscheint selten oder wohl nie epidemisch, es müfste denn die Grundkrankheit desselben epidemisch vorkommen; gemeiniglich ist seine Entstehungsweise sekundair, symptomatisch; höchst selten eine primaire, idiopathische Erscheinung; in den bei weitem häufigsten Fällen, tritt er als ein ausgezeichnet chronisches Leiden auf, mit vorherrschendem Sinken der Lebenskräfte der Verdauungsorgane verbunden, obgleich die Fälle von akuter Ansammlung des Wassers im Unterleibe nicht selten sind.

Diagnosis. Der Ascites (diffusus) karakterisirt sich durch eine gleichmäfsig ausgedehnte, gespannte oder weiche, elastische, schwere Geschwulst des Unterleibes, welche bei Lagen-Veränderungen des Kranken diesen folgt, sich nach den tiefsten Stellen hinzieht, und hier am stärksten hervortritt.

Bringt man in horizontaler Lage des Kranken, oder noch besser in aufgerichteter Stellung desselben, die eine Hand an die Seite des geschwollenen Unterleibes, und schlägt leise mit den Fingern der andern Hand an die entgegengesetzte Seite, so fühlt man deutlich die wellenförmige Bewegung des angesammelten Wassers. Nur bei anfänglich noch geringer Anhäufung, ist dies Zeichen weniger deutlich. Noch wichtiger aber, da der Ascites fast immer als ein konstitutionelles Reproductions-Uebel auftritt, ist der Habitus des Kranken, der sich in einer eigenthümlich hydropischen Gesichtsfarbe, einem besondern, leidenden Ausdruck der Augen und blassen Lippen ausspricht, und das tiefe Gefühl des langen, wichtigen Leidens karakterisirt.

In demselben Maafse, als das Volumen des Unterleibes zunimmt, tritt die Magerkeit des übrigen Körpers, namentlich der obern Hälfte desselben, der Arme, des Halses, des Gesichts und der Brust, hervor, nur die Füfse sind oft angeschwollen.

Die Haut des Kranken ist gemeiniglich trocken, pergamentartig, kalt; die Zunge trocken, oft indefs auch nicht; Appetit und Verdauung liegen mehr oder weniger darnieder. Der Urin geht sehr sparsam, dick und trübe; ist von sehr strengem, ammoniakalischem Geruche, überzieht sich aber erst im letzten Stadium mit einem schillernden Häutchen. Der Stuhlgang ist ebenfalls meistens sparsam, selten, trocken und fest; oft von heller, bleicher, zuweilen von dunkelgrüner, schwarzgrüner Farbe.

Spricht sich durch diese Störung in den Verrichtungen der absondernden Organe, die Krankheit als vollendet aus, so fehlt das schleichende Fieber niemals, — das öftere Frösteln, die trockne Wärme, der am Abend merklich beschleunigte Puls, das Gefühl der Mattigkeit, die zunehmende Consumption u. s. w. — verrathen sein Dasein, so wenig es der Kranke auch selber eingestehen mag, da er weder vollständige Frostanfälle, noch auch eine hervorstechende Hitze fühlt. —

Findet der Arzt demnach bei einem Kranken den oben beschriebenen habitus hydropicus, die fortschreitende Abmagerung, Hektik, die langwierige Störung der Unterleibsverrichtungen, der Sekretionen u. s. w., so darf wohl kein Zweifel mehr obwalten, dafs er einen Ascites diffusus vor sich hat.

Nur einzelne, mehr unwesentliche Zeichen, finden sich bei einigen andern Krankheitsformen ebenfalls, deren Täuschendes bei genauerer Untersuchung leicht verschwindet.

So hat man einige sehr seltene Fälle aufgezeichnet, wo die wäfsrige Ansammlung im Hydrothorax so bedeutend das Zwergfell in die Höhle des Unterleibes hineindrängte, dafs die Untersuchung desselben Fluktuation bemerken liefs. — Die Fluktuation zeigt sich ebenfalls sehr leicht bei allgemeiner Anasarka, welche auch die Bauchbedeckungen ergreift, und unter denselben, durch Zerreifsen der zelligen Scheidewände, eine gröfsere, mit Wasser angefüllte Höhle bildet. Ist nicht etwa der Ascites mit dieser Art der Anasarka komplicirt, so wird bei ihr zum deutlichen Unterschiede, das oben aufgestellte Bild des Ascites vermifst werden.

Der Tympanites abdominalis ist im Ganzen äufserst selten, und unterscheidet sich, aufser der grofsen Leichtigkeit der Geschwulst, noch besonders durch seine rasche Entwickelung nach und in akuten, besondern Krankheitsformen. Der tymp. intestinalis ist weniger wichtig, auch meistens vorübergehend, kömmt und verschwindet, von mancherlei akuten und chronischen Krankheiten begleitet, und ist nicht selten mit dem Ascit. diff. verbunden. —

Nicht leicht kann der Arzt in Gefahr kommen, einen Ascites diffus. mit der Schwangerschaft zu verwechseln, und umgekehrt.

Die Aussage der fraglichen Kranken, mögen sie nun schon einmal geboren haben oder nicht, ist hier nicht entscheidend, indem erstere sich leicht darin täuschen können, letztere oft den Arzt über die vorhandene Schwangerschaft täuschen mögten.

Allein abgesehen davon, dafs bei der Schwangerschaft die Geschwulst gleich Anfangs fest umgränzt ist, dafs die bekannten karakteristischen Veränderungen an der Scheidenportion u. s. w. vor sich gehen: so ist auch hier wieder das allgemeine Bild des Ascites diffusus zu sehr abweichend von dem Habitus einer Schwangern, als dafs eine Verwechslung leicht möglich seyn sollte, um so weniger, da Verbindung der Schwangerschaft mit dem hydr. ascit. diffus., gewifs äufserst selten vorkömmt.

Die Meinung einiger Schriftsteller, als disponire die Bauchwassersucht zur leichten Konception, wird keinen Glauben finden. Wahrscheinlich beruhen die Thatsachen, welche zu dieser Annahme führten, auf einer Verwechselung des Ascites saccatus mit dem diffusus. —

Der hydrops ascites saccatus, der unter den verschiedenartigsten Formen, in Bezug auf seinen Sitz u. s. w. auftritt, als hydr. saccatus hepatis, lienis, omenti, mensenterii, peritonaealis u. s. w., läfst nicht leicht eine besondere Diagnose für jede einzelne Unterart zu. Es ist hinreichend, die allgemeinen charakteristischen Merkmahle des hydr. abd. saccatus zu kennen, welche namentlich darin bestehen, dafs er sich (sehr langsam gemeiniglich), aus einer begränzten Geschwulst, an irgend einer Stelle des Unterleibes entwickelt, welche dann ohne deutliche Störung der Funktionen desselben, entweder schneller oder langsamer wächst, und oft zu einer ungeheuren Gröfse anschwillt, welche der Ascites diffusus nicht leicht erreicht. — Dabei ist das allgemeine Befinden des Kranken nicht gestört, es fehlt das Fieber, die Kachexie bis zum letzten Stadium, oder bis zum Zerplatzen des Sackes, worauf sich dann eine Art von Ascites diffus. ausbildet.

Ungeachtet der Zuverläfsigkeit in der Gesammtheit der Erscheinungen für die Erkenntnifs des Ascites diffus., darf man doch nicht vergessen, dafs z. B. unter den verminderten Sekretionen der Haut, der Zunge, der Nieren und des Darmkanals keine einzige ist, welche hier nicht auch normal und selbst übermäfsig gesteigert, erscheinen könnte.

Es fehlt uns nicht an Beispielen von reichlicher und selbst wäfsriger Ausleerung durch den Stuhl und durch den Harn, der durchsichtig, blafs und wäfsrig abflofs; nicht an Beispielen, wo die Kranken vom Durste frei, nicht nur aller Getränke sich enthielten, sondern auch die Zunge rein und lange feucht blieb.

Aus Allen diesem geht die ganz besondere und entscheidende Wichtigkeit des Habitus, und des Allgemeinleidens des Kranken für die Diagnose des Ascites diffusus einleuchtend hervor. —

Aetiologie. Obschon uns glaubwürdige Schriftsteller über das Vorkommen epidemischer Wassersuchten, z. B. nach grofsen Wechselfieber-Epidemieen, keinen Zweifel übrig lassen, so sind doch solche Erscheinungen höchst selten. Wenn auch nicht so selten, doch ebenfalls nur in indirekter Beziehung, kommt der Ascites gewissermafsen endemisch vor, indem die, häufig als Grundkrankheit anzuklagenden Wechselfieber, in feuchten, sumpfigen Gegenden, bei entsprechenden Jahreszeiten u. s. w. sich endemisch zeigen. Sonst bietet sich die Bauchwassersucht unter allen Lokalverhältnissen der ärztlichen Beobachtung dar. Selbst die übrigen, gewöhnlich als prädisponirend angeführten Momente: eine schlaffe Constitution, wie sie sich oft beim weiblichen Geschlechte, bei Kindern, und so oft in der Reconvalescenz schwerer Krankheiten findet, ferner alle kachektische Krankheiten, wie Skropheln, grofse Säfteverluste, Diarrhöen u. s. w., schlechte, reizlose Nahrung u. s. w. gehören mehr im Allgemeinen der Wassersucht als solcher, als dem Ascites insbesondere an, welcher namentlich dann weit häufiger heilbar seyn müfste, sobald die letztern Krankheiterzeugenden Momente einen wesentlichen Antheil an seiner Entstehung hätten.

Als gelegentliche Momente machen sich besonders schwere Wechselfieber, Quartanfieber geltend, die zu lange sich selbst überlassen, oder durch zu lange fortgesetzte auflösende und ausleerende Mittel behandelt wurden; seltener ist zu frühzeitige Unterdrückung der Wechselfieber-Anfälle Schuld an der Entstehung des Ascites.

Von nicht minderer Wichtigkeit sind die organischen

Fehler des Verdauungs- und Zeugungssystems, welche man in den meisten Leichen der an der Bauchwassersucht Gestorbenen vorfindet. Häufig zwar verliert sich ihre Entstehungsweise in den Paroxysmen obengenannter Wechselfieber; allein meistens läfst es sich doch nicht bestimmen, ob diese Strukturveränderungen und Formmetamorphosen als Ursach, oder Wirkung, oder Koeffekt einer gemeinschaftlichen Grundkrankheit, in Beziehung zur Bauchwassersucht stehen. Die Erforschung des pathologischen Zusammenhanges beider Krankheitserscheinungen bleibt indefs immer von dem gröfsten Interesse, da nur in höchst seltenen Ausnahmsfällen sich keine deutlichen Spuren organischer Mifsbildungen vorfinden. Dahin gehören nun die Scirrhen, Anschwellungen, Vereiterungen u. s. w. der Leber, der Milz, des Pankreas, der Mesenterialdrüsen, der Ovarien, des Uterus u. s. w., wovon erstere in die normale Verdauung und Chylusbildung ganz besonders störend eingreifen. —

Nicht über jeden Zweifel erhaben ist die Annahme vieler Aerzte, als könne durch unterdrückte, naturgemäfse oder zur Gewohnheit gewordene Blutungen, Lochien; durch Unterbrechungen kritischer Bewegungen und Ausleerungen in fieberhaften Krankheiten, namentlich akuten Exanthemen (die mit kopiöser Absonderung und Entzündung verbunden waren), nach Entzündungen und Ruhren; durch Wochenbettstörungen, Unterdrückung chronischer Exantheme, der Gicht, veralteter Fufsgeschwüre, durch Erkältung überhaupt eine stellvertretende Absonderung auf die seröse Membran des Unterleibes übertragen, und so Veranlassung zur Entstehung des Ascites gegeben werden. — Eher noch können obige Momente in der Reihe der prädisponirenden einen Platz einnehmen.

Die **nächste Ursache** ist beim Ascites so gut, wie bei den übrigen Krankheiten, in tiefes Dunkel gehüllt: und nur die Schule befriedigt sich bei der Ansicht, als läge jene in einer vermehrten serösen und serös-lymphatischen Exsudation des Bauchfells begründet; wobei die verminderte Resorption eine mehr untergeordnete Rolle spiele. Es bleibt dabei aber ganz zweifelhaft, **wie** diese vermehrte Exsudation zu Stande komme.

Verlauf. Dem Ascites, als einem fast beständig secundairen Uebel, welches meistens als eine wahre Tabes abdominalis erscheint, fehlt es dennoch gemeiniglich an solchen karakteristischen Vorboten, welche die Aufmerksamkeit des Arztes mit Bestimmtheit auf seine Entwickelung hinrichteten.

Wenn bei alten Trinkern sich anfangs nur des Abends Geschwulst an den Füfsen zeigt, die späterhin auch des Morgens bleibt, bis über das Knie steigt, sich mit wäfsriger Auftreibung des Gesichts, mit erschöpfenden Durchfällen und endlich mit den deutlichen Zeichen eines vorhandenen Ascites verbindet; wenn bei Leberverstopfungen mit schwerem harten Stuhlgange, Neigung zum Husten erst die Füfse anschwellen, bevor sich Fluktuation im Unterleibe bemerken läfst u. s. w.; so ist es doch eben so wenig etwas seltenes, dafs selbst ein vollkommen ausgebildeter Ascites noch frei von jeder Complication mit Anasarka ist, als wir sogar in Ausnahmefällen, jede auffallende Verminderung der Secretionen, der Zunge, der Nieren und des Darmkanals vermissen. —

Jahre lang gehen nicht selten die Gefühle von Mattigkeit, Trägheit, Appetitlosigkeit, Vollheit im Magen, Druck in der Herzgrube u. s. w., kurz Störungen des Lebens der Digestionsorgane der wassersüchtigen Anschwellung vorauf. Die Verdauung und Assimilation erscheinen zunächst und permanent getrübt; Unordnungen, welche während der consecutiven Entwickelung der Wassersucht fortdauern und selbst noch überhand nehmen. Erst nach und nach entwickelt sich die kranke Gesichtsfarbe, der Abdominalteint der Hydropischen, und die andern oben angedeuteten karakteristischen Kennzeichen, während die nicht bedeutende Wasseransammlung sich selbst jetzt noch eine Zeit lang dem tastenden Finger entzieht.

Der Ascites kann zwar in seltenen Fällen sich auch rasch, in Zeit von 8—14 Tagen mit deutlichen fieberhaften Bewegungen ausbilden; allein in der Regel ist er doch ein ausgezeichnet chronisches Leiden, welches von der Febris lenta halbe und ganze Jahre begleitet wird.

Nimmt nun die Quantität des Wassers im Unterleibe nach

nach und nach zu, so verräth sie sich am ehesten in aufrechter Stellung des Kranken durch Fluktuiren; im Liegen werden die Weichen ungewöhnlich breit, und während man noch unten eine deutlich fluktuirende Geschwulst fühlt, so bemerkt man nach oben oft eine beim Anschlagen tönende Spannung, die in der Ausdehnung des Magens und der Gedärme durch Luft ihren Grund hat. Der lästige Druck in der Magengegend nimmt bei gröfserer Wasseransammlung dergestalt zu, dafs selbst ein mäfsiger Genufs von Speisen und Getränken die lästigsten Beklemmungen macht, die zuweilen und besonders gegen das Ende der Krankkeit, nur durch ein Erbrechen des Genossenen erleichtert werden können.

Der Urin wird quantitativ und qualitativ verändert, sparsam, dunkelroth, braun, selbst schwärzlich, trübe, mit einem starken schleimigen oder kleienartigen Sediment, und überzieht sich zuletzt mit einer Fetthaut. Der Stuhlgang ist zwar nicht beständig, doch vorherrschend zur Verstopfung geneigt, und wechselt nur von Zeit zu Zeit mit nicht erleichternden Diarrhöeen ab. Die Haut wird trocken, rauh, pergamentartig; eben so bei grofsem Durste die Zunge, welche sich, doch erst in den letzten Lebenstagen, mit einem trockenen, braunen Schmutze überzieht.

Waren die unteren Extremitäten sammt dem Skrotum noch nicht geschwollen, so füllt das Wasser die Zellhaut auch dieser Theile dergestalt, das letzteres oft kaum zwischen den ausgespreizten Schenkeln Platz hat, und durch ein Suspensorium unterstützt werden mufs, der Penis aber entweder fast ganz in der Masse desselben verschwindet, oder von blasenartigen Wülsten umgeben, eine ganz verdrehte, unkenntliche Gestalt annimmt.

Es gesellt sich Oedema faciei und des Rückens, der Hände hinzu. —

Ohne dafs sich jetzt schon nothwendig Wasser in der Brust angesammelt haben müfste, wird doch das Zwergfell durch die wäfsrige Ansammlung im Bauche oft dergestalt in die Höhe getrieben, dafs der Athem beklommen und kurz wird.

Der Kranke bringt, vom Gefühle seiner Krankheit und

Kraftlosigkeit genöthigt, den ganzen Tag in einer mehr sitzenden als liegenden Stellung zu; er selbst kennt noch nicht die grofse Gefahr, die ihm drohet, die sogar sehr grofs seyn kann, ohne eine bedeutende Anhäufung im Peritonäo und eine ihr entsprechende Ausdehnung der Bauchdecken; indem der Bauch am gröfsten wird bei dem in der Regel gefahrlosen hydr. ascit. saccatus.

Die äufseren Bedeckungen des Unterleibes werden weiterhin gespannt, glänzend, mit grofsen durchschneidenden Hautvenen durchzogen; der Nabel tritt in Form eines durchsichtigen, weifsen Kegels hervor, der leicht platzen und viel Wasser ergiefsen kann; sehr häufig füllt sich das Zellgewebe der Bauchbedeckungen ebenfalls mit Wasser, und bildet einen oft sehr harten Hydrops subcutaneus.

Dabei schreitet die Abmagerung der noch nicht geschwollenen Theile des Patienten, seine Entkräftung in demselben Maafse fort, als die Geschwulst des Unterleibes zunimmt. Oft nur mit grofser Beschwerde für den zusammengeprefsten Magen, vermag der Kranke seinen heftigen Durst zu stillen.

Der Urin wird immer sparsamer, dunkler, röther, stinkender, und wäfsrige Stuhlausleerungen erschöpfen die schwachen Kräfte des Kranken gänzlich.

Auf dem Rücken der geschwollnen Hände entstehen bläuliche Flecke, ähnliche an den Schenkeln, dem Skrotum, deren oft tödtlichen Weiterverbreitung die Kunst wohl nur höchst selten Grenzen zu setzen vermag.

Oefteres Frösteln befällt den Kranken, fieberhafte Bewegungen des Gefäfssystems, die schon lange vorhanden waren, werden immer auffallender. Die Wasseransammlung theilt sich zuweilen der Pleura mit, und ein trockner Husten, höchstens mit etwas wäfsrigem, schaumigem Auswurf, Unfähigkeit im Liegen zu athmen u. s. w., verrathen deutlich genug die Existenz der gefährlichen Komplikation mit Hydrothorax.

Oft nimmt ganz unerwartet noch in den letzten Wochen des Lebens, die Geschwulst des Leibes und der Beine ohne deutliche Zunahme seröser Absonderungen merklich ab.

In dem gewöhnlichen Verlaufe der Krankheit aber gesellen sich weiterhin nun noch Ohnmachten, Delirien, grofse Angst, brandige Rose der geschwollnen Füfse, brandiges Durchliegen, seltener Blutungen aus der Nase, den Genitalien, und klagt der Kranke über heftige Kolikschmerzen mit kleinem, aussetzendem, unregelmäfsigem Pulse, und endlich, nachdem die Consumption den höchsten Grad erreicht, macht der Tod seinem Leiden ein ersehntes Ende.

Ausgänge. Prognose. Leider hat die Erfahrung gelehrt, dafs der tödliche Ausgang der bei weitem häufigste in der freien Bauchwassersucht ist, und die Kunst sich begnügen mufs, die Leiden des Kranken erleichtert, sein Leben möglichst verlängert zu haben. Dieses gelingt ihr allerdings oft, wo denn der Ascites diff. viele Monate, ja selbst Jahre lang dauert; einen Hydr. asc. saccatus aber kann der Kranke 10 und 20 Jahre mit sich herumtragen, und stirbt er endlich, so war es häufig genug nicht der Hydr. saccatus, der seinem Leben ein Ziel setzte.

Die anfangs täuschende frohe Aussicht auf eine gründliche Besserung, schwindet nur zu oft nach einer um so hartnäckigeren Verschlimmerung dem Kranken und dem Arzte, dem es gemeinlich unmöglich wird, das Grundübel zu heben.

Nicht selten verbindet sich mit dem Ascites allgemeine Hautwassersucht und Hydrothorax, beides Zustände, welche die Gefahr des erstern an und für sich noch mehr steigern.

Die meisten Kranken sterben erschöpft, paralysirt oder schlagflüssig, oder durch äufsere Brandrosen; seltener durch Brand der geschwächten Eingeweide, die man viel häufiger blafs und dünn, wie vom Wasser macerirt, antrifft. —

Findet man die oben erwähnte, eigenthümliche Abdominalfarbe des Gesichts, Magerkeit des Oberkörpers, seit lange schon fehlende Efslust, hektisches Fieber, dicken sparsamen Urin, so ist dies genug, um dem Arzte alle Hoffnung zur Heilung zu rauben. Solche Patienten sterben immer, und wenn alles Uebrige günstig lauten sollte. —

Aehnlich in ihrer Bedeutung, doch nicht so entscheidend sind: ein hohes Alter des Kranken, Hinzutreten von kolliquativen, schmerzhaften, erschöpfenden Darmausleerungen, wobei die Geschwulst des Bauches zunimmt; fühlbare schmerzhafte Anschwellungen in der Leber- und Milzgegend; frühere Existenz alter hartnäckiger Quartanfieber; Erscheinen livider Flecke auf den ebenfalls geschwollenen Extremitäten; Entwickelung eines trockenen Hustens mit Orthopnöe; plötzliches Verschwinden des Ascites durch kopiöse Harn- und Stuhlausleerungen, oder Steigen der Bauchgeschwulst bei normalem Verhalten jener Ausleerungen.

Von böser Vorbedeutung bei der Paracenthesis ist das Ausfliefsen einer blutigen, eiterartigen, jauchigen, urinösen Flüssigkeit; Eintreten von heftigem Würgen und Erbrechen, mit festsitzenden Unterleibsschmerzen nach der Operation, bei nun durch das Gefühl wahrnehmbaren Geschwülsten in den Eingeweiden.

Ist der Ascites der Eigenthümlichkeit seiner Ursachen, der Constitution des Kranken wegen u. s. w. noch heilbar; so bilden die Ausleerungen durch den Stuhl und Urin die vorzüglichsten Krisen, welche auch bei der palliativen Behandlung der Krankheit die wichtigsten sind. Höchst selten gewinnt man hier etwas Wesentliches durch Erbrechen; eben so wenig durch Schweifs, wozu die Kranken überhaupt sehr schwer zu bringen sind.

Zu den pathologischen Seltenheiten gehören ferner Heilungen durch Speichelflufs, durch Aufbrechen des Hodensacks, der aufgetriebenen Labia majora; dagegen fehlt es uns nicht an Beispielen, wo mit sehr heilsamem Erfolge der kegelförmig hervorgetriebene durchsichtige Nabel sich freiwillig geöffnet, und den Leib von Wasser befreiet hat; wo ferner die schon begründeten örtlichen Uebel in den Digestionsorganen, dem Pfortadersystem, den Genitalien und die Anlage dazu sich löfsten, durch Natur oder Kunsthülfe wieder frei wurden, und nun, als äufserlich wahrnehmbare Producte dieser Veränderungen, reichliche Ausleerungen durch Menstruation, Hämorrhoiden, wieder hervortretende arthritische Affectionen, oder andere früher unterdrückt gewesene Hautausschläge erscheinen liefsen.

Therapie. Aus den vorhergehenden Abschnitten ergiebt sich klar genug, wie wenig unsere therapeutischen Hülfsmittel zur Heilung des Ascites ausreichen müssen, wenn auch weniger wegen der geringen Macht der Arzneimittel, als wegen der ungeheuern Gröfse der Krankheit, welche in der Regel jedes Heilmittel ausschliefst.

Am deutlichsten ergiebt sich auch hier die Ohnmacht der ärztlichen Versuche, aus der fast unabsehbaren Reihe von einzelnen Heilmitteln und Kurmethoden, die zur Erreichung des obigen Zweckes anempfohlen werden.

Spezifische Mittel sind aber hier von sehr geringem Nutzen, wo man seinen Heilplan durchaus nicht nach dem blofsen Namen Ascites und dem Hauptsymptome desselben, der Wasseransammlung, sondern nach der rationellen Bestimmung der ursächlichen Verhältnisse, unter denen sie zu Stande gekommen war, einrichten mufs. Dies ist die kausale Heilmethode, welche von der (etwa noch zu versuchenden) radikalen unzertrennlich ist. —

In den bei weitem zahlreicheren Fällen, wo man z. B. der allmähligen dunkelen Entwickelung des Ascites wegen die ursächlichen Momente nicht ermitteln, oder derselben als bedeutender Desorganisationen im Unterleibe, der Hektik u. s. w. nicht Herr werden kann, sieht man sich indefs gezwungen, durch eine lediglich auf Beseitigung der Wasseransammlung gerichtete Behandlungsweise dem Kranken palliative Hülfe zu bringen. Dies ist die symptomatische Behandlung, welche der radikalen so lange nachstehen mufs, als zu deren Ausführung auch nur noch die geringste Aussicht vorhanden ist.

Dürfen wir uns aber wohl einer radikalen Heilmethode rühmen, da die konstitutionelle Bauchwassersucht, die Hektik mit dem Phänomen des Hydr. asc. diff., als eine wahre Colliquation erscheint, d. h. eine Auflösung des Starren, Festen, eine Verwandlung desselben in Flüssigkeit; da die Hektik, die Konsumption, die Quelle des Uebels, die hydropische Form nur die Wirkung derselben seyn mag? — Da, wo dies ätiologische Verhältnifs wirklich Statt findet, ist deshalb Unheilbarkeit begründet, weil wir jene Quelle nicht zu stopfen vermögen. —

Das Richten der Heilmittel gegen den Hydrops, ist in diesen häufigen Fällen nur symptomatisch, palliativ!

Diese symptomatische Behandlung nimmt die verschiedenen einzelnen Exkretionsorgane des Körpers in Anspruch, durch Purgier-, Urintreibende-, Brechen-, Schweifs-, Speichelflufs erregende und auflösende Mittel. —

Wenn der Verf. nun hier an die von vielen Aerzten angenommene Regeln zu einer kausalen und radikalen Heilmethode des schon ausgebildeten Ascites diff. erinnert, so mufs er zum Voraus, und ein- für allemal bemerken, dafs jedes Verfahren in der deutlich entwickelten freien Bauchwassersucht der oben genannten Art, durchaus nutzlos und ohne Erfolg seyn mufs.

Während viele Schriftsteller noch ihr ganzes Vertrauen auf die Erfüllung der kausalen Indikationen setzen, so können wir vielen, hier empfohlenen therapeutischen Hülfsmitteln, im Allgemeinen nur in sofern Werth zugestehen, als sie zum Behuf einer cura prophylactica früh genug in Gebrauch gezogen werden.

Allein wie selten ist die bevorstehende Ausbildung der freien Bauchwassersucht vorherzusehen; wie selten wird der Arzt daher sich bestimmt zu einem prophylaktischen Heilverfahren aufgefordert fühlen! —

Entwickelt sich, was gewifs selten der Fall ist, der Ascites diff. in Folge einer, durch quantitativ und qualitativ nahrungs- und reizlose Diät, bei sehr herabgesetzter Digestions- und Assimilationskraft; so mufs der Kranke mit Vorsicht neben trockner, kräftiger Fleischdiät, gewürzten Speisen, starkem Bitterbier, gutem rothen Wein, noch die aromatisch-bittern Kräuter, wie Trifol. fib., cort. aurant., rad. Calam. aromat., Colombo u. s. w. benutzen, um der geschwächten Faser den verlornen Ton wieder zu geben. —

Häufiger werden starke Wein- und Brandtweintrinker durch eine, an Verwüstung gränzende Ueberreizung der Nervenempfänglichkeit, neben gänzlichem Darniederliegen der Reproduction, bauchwassersüchtig. Mit weniger Hoffnung wird die Kunst die stärkende Methode, mit flüchtigen Reizmitteln verbunden, in Anspruch nehmen; dieser Ascites diffus. widerstrebt nicht selten allen Heilmitteln.

Waren kritische Ausleerungen nicht zu Stande gekommen, woran besonders die excessive Heftigkeit mancher Unterleibsentzündungen z. B. im Wochenbette, ferner eine grofse Ausdehnung und heftige Entwickelung zusammenfliefsender

Pocken, des Scharlachs und der Masern u. s. w., Schuld seyn kann, hatte sich der Kranke einer plötzlichen Erkältung ausgesetzt, waren arthritische Affectionen zurückgetrieben; so müssen wir suchen das Hautorgan in eine vermehrte Excretionsthätigkeit zu versetzen, um dadurch vielleicht eine heilsame Ableitung von der afficirten Bauchhaut zu bewirken.

Ersteres erreichen wir zuweilen noch durch aromatische, kalische Bäder, Dampfbäder, scharfe aromatische Einreibungen; durch rothmachende und blasenziehende Mittel; innerlich durch Merkurial- und Antimonial-Mittel, entweder für sich, oder in Verbindung mit dem Kamphor, Guajakharz, dem Schwefel, oft in bedeutender Dosis gereicht, und von schweifstreibenden Getränken, reichlich unterstützt. Allein der Hauptzweck, Hemmung der krankhaften Sekretion in der Höhle des Bauchfells, wird auf eine, für die Kur erspriefsliche Weise schwerlich dadurch erreicht.

Nach denselben Grundsätzen müssen die Heilversuche bei der Behandlung zurückgetriebener chronischer Hautausschläge, der Flechten u. s. w., unterdrückter Fufsschweifse, freiwillig oder gewaltsam verheilter alter Fufsgeschwüre, geleitet werden. In diesen Fällen müssen auch künstliche Geschwüre versucht werden.

Haben, durch ungünstige Aufsenverhältnisse, oder durch Nachläfsigkeit von Seiten des Arztes, oder des Kranken begünstigt, schwere Wechselfieber, namentlich Quartan-Fieber eine solche Atonie im ganzen Organismus, besonders aber in den Organen des Unterleibes erzeugt, dafs neben Anschwellungen der Leber und Milz, auch Wasser in der Höhle des Bauchfells sich sammelte; so soll man — behaupten Viele — von der China mit Salmiak, den eisenhaltigen Salmiakblumen, und bittern aromatischen Mitteln, noch Rettung erwarten. Vielleicht beseitigt man dadurch die Wechselfieber-Paroxysmen, allein die Physkonie und der Ascites diff. weichen dadurch in der Regel nicht.

Zur Beseitigung der übrigen, mit der Bauchwassersucht gleichzeitig vorkommenden organischen Mifsbildungen im Verdauungs- und Zeugungsapparat, empfiehlt man zwar ebenfalls die auflösende Methode in ihrem ganzen Umfang; allein meistens ohne entscheidenden Erfolg. Der Verf. vermeidet deshalb die ermüdende Aufzählung aller dahin gehörender Mittel. —

Wenn wir also in der Regel nicht auf eine radikale und dauerhafte Beseitigung der freien Bauchwassersucht, d. h. der Hektik und Konsumtion (als deren Wirkung jene nur erscheint), rechnen dürfen, so bleibt uns nichts als die palliative, symptomatische Behandlung der Leiden des Kranken übrig. —

Die erste und wichtigste Berücksichtigung bei allen hier einzuschlagenden Verfahrungsarten, verdient das gesunkene Leben der Digestions-Organe.

Man suche deshalb die Unterleibsorgane durch eine mäfsige, aber kräftige Fleischdiät, mit gutem Wein, durch bittere, aromatische Arzeneien in ihren Funktionen zu unterstützen, um theils die Möglichkeit der Fortdauer des Lebens zu setzen, theils das Eingehen der übrigen Arzneimittel in den Organismus zu befördern.

Bei den grofsen Beschwerden des Kranken, welche das am meisten in die Augen fallende Symptom, die hydropische Anschwellung, allein zu verursachen scheint, ist es auf den ersten Blick höchst einladend, zur Ausleerung der ergossenen Flüssigkeit zu schreiten, zu welchem Zwecke man sich, durch ähnliche Naturprozesse ermuntert, der purgirenden, urintreibenden, Brechen, Schweifs, Speichelflufs erregenden und auflösenden Mitteln, so wie der Paracenthese bedient hat.

Bei der aufserordentlichen Anzahl exhalirender Gefäfse der Gedärme, welche durch Purganzen in Anspruch genommen, antagonistisch auf die Absonderung im Bauchfelle wirken, gewähren diese Mittel oft eine rasche und grofse Erleichterung. Sie ist aber meistens nur sehr palliativ, fehlt oft ganz; oft ist sie nur scheinbar, oft werden die Kranken hinterher kränker, schwächer, fieberhafter, verlieren auch noch den kleinen Rest der schon so sehr geminderten Efslust.

Ganz unpassend ist ein dreister Gebrauch an Purganzen aber, sobald fieberhafte, kolikartige Zufälle sich einstellen, und der Ascites auf langwierige, erschöpfende Ausleerungen, besonders des Darmkanals, gefolgt war.

Wird durch die Gegenwart dieser Umstände der Gebrauch der Purganzen kontraindizirt, so empfiehlt man die diuretischen Mittel. Allein auch diese bleiben gemeinlich ohne helfenden Erfolg. Denn:

a) viele Kranke uriniren nicht mehr, als vor ihrer Anwendung; der Urin ist und bleibt dick und sparsam.

b) Viele bekommen einen starken Reiz und starkes Drängen zum Harnen; aber dabei bleibt es auch, die hydropische Geschwulst behauptet ihre alte Gröfse.

c) Einige uriniren mehr; allein die Kur wird dadurch nicht gefördert. Sie fühlen sich noch unbehaglicher, matter, appetitloser; analeptica, diffusibilia, kohlensaure Wässer mit Wein bekommen ihnen besser.

d) Wenige uriniren stärker und bleibender mit, obwohl nur sehr temporärem, Vortheil. Die Geschwulst wird weicher, freier, die Bauchbedeckungen werden schlaffer, das Athmen leichter. Aber bald hört der Vortheil wieder auf. Die Geschwulst steigt, das Uriniren stockt wieder, und aller fernerer Gebrauch von diureticis bleibt unnütz. —

e) Höchst Wenige werden ganz, oder nur auf Jahre geheilt, und verdanken dies den harntreibenden Mitteln.

Oft hindert die Reizlosigkeit der Eingeweide des Unterleibes, die Aufnahme aller dieser Mittel, oder häufige, schmerzhafte Koliken zwingen zur Unterbrechung der begonnenen Anwendung derselben. Dort räth man die Behandlung mit einem Brechmittel und auflösenden Mitteln zu beginnen, hier sucht man die störenden Zufälle durch Opium, Doversches Pulver u. s. w. zu beseitigen. —

Da man aber gemeiniglich auf keinem dieser Wege das erwünschte Ziel erreichte, so rieth man sogar die verschiedenen ausleerenden Mittel zu kombiniren, weil man nicht wisse, auf welches Ausleerungsorgan die Natur vorzugsweise hinwirken wolle. Allein die Naturkraft kann hier nichts mehr leisten. Ueberall zeigen sich Erscheinungen von Lähmung und Erschöpfung; damit sie aber tödlich werden, bedarf es noch oft einer Reihe von Monaten.

Schlagen nun die oben genannten unterstützenden Maafsregeln fehl; bleiben die Ausleerungen sparsam und unzulänglich; so soll die Panacenthese durch rasche Entleerung, uns vor der neuen Ansammlung des Wassers einen freien Zeitraum verschaffen, in welchem wir denselben zuvorkommen oder sie doch einzuschränken versuchen dürften. —

Zu den übrigen ausleerenden Methoden findet sich kaum je eine Anzeige.

Brechmittel sind unnütz, oder erregen höchstens für eine kurze Frist, durch Erschütterung, eine geringe Erleichterung. Die Wenigsten nehmen sie gern, und Manche brechen schon von selbst häufig und ohne Nutzen.

Diaphoretika zeigen sich fast niemals nützlich, da ihrer Wirkung die Eigenthümlichkeit der Krankheit sehr hinderlich ist.

Noch zweifelhafter würde die Erregung eines Speichelflusses in seinen Folgen und in Bezug auf den Ascites seyn. Der Verfasser berührt deshalb alle diese Methoden weiter nicht, und erwähnt hier nur im Vorbeigehen des *Zittmann*schen Dekokts, dessen Wirkung auf die Haut, einige Aerzte, so wie auch der Verf. im Ascites diff., heilsam gefunden haben; nur mit vorübergehendem Erfolge und kurzer Erleichterung.

Die auflösenden Mittel, rein als solche, würden, wenn es möglich wäre, oft noch am meisten direkt auf die Heilung des Ascites wirken, und gehen deshalb häufig noch versuchsweise den übrigen Mitteln voran.

Gewifs ist es, dafs selbst bei dieser symptomatischen Behandlung, ein gradatives Aufsteigen zu den stärkern und stärksten Mitteln gemeiniglich nicht das leistet, was ein scheinbar schwächeres, aber qualitativ sehr verschiedenes Mittel augenscheinlich rasch zu Wege bringt.

Glaubt der Arzt, in dem gerade vorliegenden speziellen Falle, bei Anwendung darmausleerender Mittel, noch auf einigen Erfolg rechnen zu dürfen, so mufs man in der Regel nur einige Tage Pause zwischen den einzelnen stärkern Abführungen eintreten lassen, weil sich in der Zwischenzeit leicht eben so viel, oder selbst mehr Wasser wieder anhäuft, als eben ausgeleert worden war.

Zu diesem Endzwecke benutzen wir in der grofsen Reihe Laxiren erregender Heilmittel, als mildere den tart. dep. boraxatus, natronatus; als stärkere die folia sennae, extr. rhei comp., calomel, gum. guttae, Koloquinten u. s. w. theils allein, theils in mannigfaltigen Verbindungen untereinander.

Besonders gerühmt hat man als solche zusammengesetzte Arzneikörper die *Janin*schen Pillen, welche viele drastische Mittel enthalten; die *Bacher*schen Pillen aus extr. hellebori et myrrhae $\overline{aa}$, mit einem bittern Extrakte, und die sehr gebräuchliche Pillenmischung aus gleichen Theilen squilla, gum. guttae sulf. aurat. antim, und extr. pimpinell.

Giebt man indefs nach oben angeführten Beweggründen, den diuretischen Mitteln den Vorzug, (mit denen man überhaupt, ihrer weniger schwächenden Wirkung wegen, oft gern den Anfang der Behandlung macht), so bedürfen sie als wesentliche Unterstützung, den reichlichen Genufs wäfsriger, gelinde reizender Getränke, in Form der Theeaufgüsse, wodurch ihre Wirkung ganz besonders auf die Nieren hingerichtet wird. Dahin gehören denn die fol. uvae ursi, hba jaceae, stip. et baccae juniperi, stip. dulcamarae, sem. foeniculi, anisi, carvi; die rad. ononid. spin., Fichtensprossen u. s. w. Ferner natürliche und künstliche kohlensaure Mineralwasser, die man im Zimmer, selbst während der kälteren Jahreszeit benutzen kann, als Emser Kränchen und Kesselbrunnen, Fachinger, Geilnauer, Selterser Wasser.

Besonders geschätzt werden hier: die Squilla, der Juniperus, die Sabina, der Terpenthin, der liq. hydrargyri nitrici, mit sehr vorsichtiger Hand, das Colchicum autumnale, der Humulus lupulus und kleine Gaben der oben genannten Salze.

Selten gebraucht der Verf. die Kanthariden, und mit demselben geringen Vertrauen, die hier in Berlin verkäufliche digitalis purp., die der Verfasser seit vielen Jahren im hydrops ascites, ohne merkliche Einwirkung auf die verminderte Thätigkeit der Harnwerkzeuge, in Pulver,

Tinktur, Aufgufs und Extrakt, in sehr kleinen, etwas gröfsern und in grofsen Gaben, mehrere Wochen nacheinander, innerlich und äufserlich, und fast immer ohne allen Nuzzen angewandt hat.

Diätetisch empfehlen sich der Meerrettig, Petersilie, Spargel, Sellerie, Knoblauch, stark gehopfte Biere u. s. w.

Manche Aerzte haben es zweckmäfsig gefunden, zwischen die diuretischen mitunter abführende Mittel zu schieben.

Um den meistens quälenden Durst zu löschen, mag der Kranke so viel trinken, als er wünscht und verträgt.

Wasser mit Wein, Molken, cremor. tart. mit Wasser abgekocht, Weinsteinmolken, gut ausgegohrnes Weifsbier, ein leichtes Hopfenbier. —

Aeufserliche, die Diuresis befördernde Mittel, die hier mit Recht empfohlen werden, sind Einreibungen von Terpenthinöl, liq. ammon. caust., spir. angelic. comp., mixt. oleoso-balsam., Tra cantharidum, capsici annui, scillae, die man passend mit einander verbindet. Auflegen von Scheiben frischer Meerzwiebeln auf die Nierengegend. (Scharfe Bäder von Senf, Seife, Kalmus und Kali.) —

Um sich bestimmte Rechenschaft von dem Erfolge dieser Mittel zu geben, mifst man, wo möglich, die Quantität des genossenen Getränkes und den abgehenden Urin, wo sich im günstigen Falle für letztern, ein mehr oder weniger bedeutender Ueberschufs ergeben wird.

Die resolvirende Methode schliefst sich genau an beide obengenannte Klassen von Arzneikörpern an, indem alle auflösende Mittel unter den Absonderungsorganen ganz besonders bethätigend auf Nieren und Darmkanal wirken.

Besonders zählt man dahin, in kleinen, gebrochenen Gaben gereicht, Calomel, Mineral-Turpet, sulf. aurat. antim., kermes miner., tart. stib., die Seifen in ihren einfachen und komponirten Formen, als sapo stib., die fixen kohlensauren Alkalien, das kali carbon. mit gum. guttae, mit acetum squill., colchici gesättigt, kleine Gaben von Borax, tart. tartar., natronatus u. s. w.

Zwischendurch oder nach ihrer beendigten Anwendung, zieht man dann, zuweilen mit temporär gutem Erfolge, volle Dosen wirklich ausleerender Mittel in Gebrauch. —

Wohl mag sich aber der Arzt hüten, sich durch die grofse Reihe der hier empfohlnen therapeutischen Hülfsmittel verleiten zu lassen, den Bauchwassersüchtigen mit vielen Arzneien zu bestürmen. Sehr oft sind diese Kranke von der Art, dafs sie, ohne alle differente Arzneien, bei blofser Diät, angemessenem Getränke, und solchen leichten Mitteln, welche die Stuhlverhaltung verhüthen, sich am besten befinden.

Durch viele und stark wirkende Arzeneien, wird der tödtliche Ausgang erst oft beschleunigt. Die Kranken werden immer schwächer, verlieren immer mehr die Efslust, fangen an zu brechen, laxiren, werden schlafloser, geschwollener, fiebern deutlicher, und zwar seit der Zeit, dafs man eingreifendere Arzneien häufig gereicht hatte. —

Theils diese Bedenken, theils andere wichtige Gründe, veranlafsten die Aerzte auf chirurgischem Wege, durch die Paracenthesis, das Ziel zu erstreben, welches sie auf arzneilichem Wege zu erreichen vergebens gehofft hatten.

Die Lobredner dieser Operation führen dafür an, dafs bei der unmittelbaren Wegschaffung des Wassers, nicht blofs eine schnelle, grofse Erleichterung, sondern sogar wesentliche Hülfe erfolgt. Und mit welcher Schonung für die Verdauungsorgane! Ohne den schon geschwächten Kranken mit Arzneien (meist ekelerregenden, abführenden, urintreibenden) zu behelligen, ist man im Stande durch eine bequeme, unmittelbare, ganz gefahrlose Operation die lästigste Seite des Uebels wegzuschaffen.

Noch gröfser wird dieser Werth, da es Beispiele giebt, dafs dadurch die ganze Krankheit geheilt wurde. Das Wasser kehrte nicht wieder! der Wassersüchtige genas. —

Und wenn dies wirklich nicht der Fall wäre, so ist doch die Palliativhülfe, welche die Operation leistet, schon unendlich grofs. Viele fühlen sich gleich wie neu geboren; der Urin geht gemeiniglich besser ab, sie athmen, liegen, schlafen viel besser; ihr Appetit hebt sich wieder, sie bekommen neuen Muth und Lebenshoffnung.

Und zwar dies alles um so eher, je früher die Paracenthese gemacht wird. —

Die Gegner werfen dagegen der Operation vor, dafs

nur die untergeordnete Indikation durch sie befriedigt wird. Es wird dadurch nur ein Theil der Wirkung der Krankheit, nicht ihre Ursache, ihre Quelle beseitigt, die Wasseransammlung nur vermindert, nie aber ganz weggeschafft. Dauernd hilft die Paracenthese auch äufserst selten! Das Wasser kehrt schnell wieder zurück, weil der innere Grund des Uebels durch sie nicht berührt wird.

Die Operation ist nicht ganz ohne Bedenken, die Erkenntnifs nicht immer sicher, die Krankheit in der Regel nicht einfach. Man hat dadurch beschädigt, Eingeweide getroffen, verletzt, und die Kranken schneller, als sie sonst gestorben seyn würden, zum Grabe geführt. Solche Beispiele existiren genug. —

Oft hält die Wirkung der Operation kaum ein Paar Tage vor; oft nur 8, 14, 21, 30 Tage. Je öfter gezapft wurde, desto mehr wird das Bedürfnifs der Operation gesteigert. Und wohin soll dies führen? —

Oft wird der tödliche Ausgang des Ascites dadurch verfrühet; es entsteht eine gröfsere Erschöpfung, Ohnmachten, Beklemmung, und der Kranke, der noch Hoffnung zu einem längeren Leben, obwohl nicht zur Wiederherstellung, gab, stirbt plötzlich. Dies ist zweifelsfrei und gilt für alle Fälle, in welchen bei veralteter Bauchwassersucht, mit dem Karakter der Lähmung erst spät, im Verlaufe einer bedeutenden Hektik und Colliquation, dann viel zu spät, die Paracenthese vorgenommen wurde.

Vergleichen wir nun unpartheiisch die Erfahrungen, welche man in Bezug auf den Werth oder Unwerth der Paracenthese in der Bauchwassersucht gemacht hat, so ergiebt sich endlich, dafs durch diese Operation im Ganzen nicht viel gewonnen wird.

Auch früh unternommen, sobald nämlich die Erkenntnifs fest stehet, hilft sie nur palliativ, obwohl dann für sehr kurze Zeit bedeutend. Der Urin geht besser, der Schlaf wird ruhiger, der Kranke lobt den Erfolg der Opetion. Allein das Wasser kommt ziemlich bald, nach einigen Tagen, Wochen, Monaten wieder. Schnell ist die frühere Höhe des Bauches erreicht, und man zapft wieder ab. Schnell kommt es wieder, und je öfter und je schneller es wiederkehrt, desto schwächer und erschöpfter wird der Kranke werden. Andere empfinden diese ungünstige Wirkung nicht; entweder nicht so bald, oder gar nicht.

Aber heilen kann man keinen Kranken dadurch! Nie hat der Verfasser einen am Ascites diff. Leidenden, dadurch heilen sehen! Es kam das Wasser immer wieder, bald rascher, bald langsamer. Eine ziemliche Menge bleibt auch immer zurück, selbst bei der geschicktesten Ausführung der Operation.

Sie kann endlich allerdings den Tod beschleunigen. Bei schon erschöpften Kräften, durch collapsus vasorum et cordis; bei der, durch die Operation bewirkten plötzlichen Wegnahme einer grofsen Last, und des damit verbundenen Druckes auf die Unterleibsnerven und Gefäfsstämme, verfällt das Gesicht, der Puls sinkt, Ohnmacht, Zunahme der Kälte des ganzen Körpers treten ein, und binnen 6—12—24—72 Stunden erfolgt der Tod, oft sogar unter Umständen, die ein so nahes Ende gar nicht erwarten liefsen.

Aber auch früher gemacht kann sie schaden, durch Zutritt der Luft zu den Eingeweiden der Unterleibshöhle, ununterbrochenen Ausflufs des Wassers und Blutes, welcher sich nicht sistiren läfst; durch die Entwickelung einer Peritonitis mit Ausschwitzung und Brand, durch enteritis, zu deren Bildung es temporäre Anlagen und Stimmungen giebt, die durch Kolikschmerzen, Spannung, lebhafteres Fieber sich äufsern.

Dies verlangt die gröfste Vorsicht bei der Bestimmung des für die Operation günstigen Zeitpunktes. —

Was die Weise der Operation und den Ort, wo sie den Umständen gemäfs am passendsten verrichtet wird, anbetrifft, so verweisen wir, bei diesem der Chirurgie näher angehörendem Gegenstande, auf den besonderen Artikel Paracenthesis. —

Der Hydrops ascites cysticus, saccatus, dessen Diagnose oben schon berührt worden ist, verläuft zwar ohne auffallende Störung des allgemeinen Wohlbefindens; wächst zu einer oft ungeheuren Gröfse, dauert 10, 15—20 Jahre und länger, ohne dem Leben des Kranken Gefahr zu drohen. Allein sehr oft ist es gerade die lästige, mechanische Wirkung, mehr als der dynamische Einflufs der Geschwulst, welche den Kranken ärztliche Hülfe suchen macht.

Höchst selten sind die Beispiele, wo durch innerliche Heilmittel ein Schwinden der Sackwassersucht erfolgt ist, in der Regel ist der Sack und sein Kontentum nur der chirurgischen Heilmethode, und besonders der Paracenthesis zugänglich.

Hieher mögen auch wohl die Fälle gehören, wo der Ascites, nach ein oder mehrmaliger Application des Troikars, nicht wieder sich hervorgebildet hat. Erneuert sich aber die Wasseransammlung nach der Operation, so darf man ohne Gefahr sie wiederholen, wobei man überhaupt nur durch das Festsitzen der partiell entstandenen Geschwulst, sich überzeugt haben mufs, dafs die Wände des Sackes mit dem Bauchfelle verwachsen sind, durch welche Verwachsung der Operateur vor einem tödtlichen Extravasat in die Bauchhöhle sicher gestellt wird.

Als einen auffallenden Beweis für die Ausführbarkeit und Gefahrlosigkeit einer häufigen Wiederholung der Paracenthese beim hydr. abdominis saccatus, kann der Verf. einen von ihm selbst an einer Frau von 43 Jahren, Mutter von 3 früh verstorbenen Kindern, beobachteten Fall einer solchen Bauchwassersucht anführen. Die Kranke ward im Zeitraum von 8 Jahren 299 Mal gezapft, und auf diese Weise wurden aus der immer zurückkehrenden wassersüchtigen Geschwulst, im Ganzen 3289 Berliner Maafs Flüssigkeit ausgeleert. Eine in Brand übergegangene Entzündung des Darmkanals endete ihr Leben. Bei der Sektion fand man die Ovarien steatomatös, mit denen mehrere grofse degenerirte Säcke zufammenhingen.

Litteratur.

Sachtleben, Klinik der Wassersuchten in ihrer ganzen Sippschaft. Danzig. 1795.

Aug. Gottl. Richter, Spezielle Therapie. III. Bd. Berl. 1822. S. 26 etc.

P. Frank, epitome. VI. 1.

Lentin, Beiträge zur ausübenden Arzneiwissenschaft. Leipzig. 1797. I. 28. II. 37.

Thilenius; medizinische und chirurgische Bemerkungen. Frankfurt a. M. 1814. 2r Thl. S. 214. etc.

H — n.

ASCLE-

ASCLEPIAS. Die Asclepiadeae bilden eine besondere natürliche Pflanzenordnung unter den Dikotyledonen mit einblättriger Blume, welche sich durch den sonderbaren Bau der Staubfäden auszeichnet. Sie sind nämlich um die beiden Fruchtknoten in einem fleischigen Körper verwachsen, welcher fünf drüsenartige Körper trägt, aus denen zehn, aus jedem zwei, mit einem gelben Saft gefüllte Beutel kommen. Die Frucht besteht aus zwei einfächerigen Behältern; die Samen stehen an einem fadenförmigen Träger an den Seiten des Behälters. Die Blätter sind meistens entgegengesetzt. Die Gattung Asclepias hat einen tief fünftheiligen Kelch, eine tief fünftheilige Blume, fünf tutenförmige Nebenblumenblätter (*nectaria Linn.*), aus denen ein dünner, walzenförmiger Körper hervortritt; die Beutel der Staubfäden stehen nach unten. Die Samen haben einen Haarschopf. *Linné* rechnet sie zur *Pentandria Digynia*.

1) *A. curassavica Linn.* spec. ed. *Willd.* 1. p. 1266. Ein Strauch, der auf Curassao und andern westindischen Inseln wild wächst, und bei uns in den Gewächshäusern häufig gefunden wird. Er wird 3 bis 4 Fufs hoch, hat einen einfachen Stamm, mit lanzettförmigen, gestielten, glatten, glänzenden Blättern; die Blütendolden stehen an den Seiten des Stammes einzeln und aufrecht. Die Farbe der Blume ist schön hochroth. Man braucht die Wurzel in Westindien statt der Brechwurzel, auch sollen sie zuweilen unter der echten Ipecacuanhawurzel vorkommen, wovon sie sich aber durch den Mangel an wulstigen Erhabenheiten hinlänglich unterscheidet.

2) *A. syriaca Linn.* spec. ed. *Willd.* 1. p. 1265. Ein Staudengewächs, welches in Syrien und Palästina wild wächst, und häufig in unsern Gärten, wo sie im Freien sehr gut aushält und durch ihre Ausläufer sehr wuchert, gezogen wird. Man nennt sie Seidenpflanze, weil man den Haarschopf der Samen ökonomisch angewendet hat. Der Stamm ist sehr einfach und wird bis 8 Fufs hoch; die Blätter sind grofs, eiförmig und unten mit einem dünnen weifsen Filz überzogen. Die Dolden haben niedergebogene Blüten und purpurrothe Blumen. In dem Milchsafte fand *John* Hartharz, Cautschuck, kleberartige Substanz und etwas Extractivstoff.

Kalm sagt in der Reise nach Nord-Amerika, man esse die jungen Schüsse gekocht, und man hat dieses in allen Büchern wiederholt, ungeachtet es *Linné* zur A. exaltata anführt. Nun hat zwar *Willdenow* diese zur A. syriaca gebracht und *Pursch* führt A. syriaca als einheimisch in Nord-Amerika an, aber die Sache hat doch wegen der Identität der Pflanzen Bedenklichkeiten, und die Angabe der Efsbarkeit sollte nicht so leichtsinnig wiederholt werden. Die Wurzel der nordamerikanischen Pflanze wird auch in ihrem Vaterlande im Asthma gebraucht.

3) *A. tuberosa Linn.* spec. ed. *Willd.* 1. p. 1273. Wächst in Nord-Amerika wild. Der Stamm ist etwas rauh, oben ästig; die Blätter stehen wechselnd und sind lanzettförmig. Die Blumen haben eine hochrothe Farbe; die Blüten bilden am Ende des Stammes einzelne Dolden. Die Knollen werden in Nord-Amerika als ein schweifstreibendes, den Auswurf beförderndes Mittel (*expectorans*) in katarrhalischen Krankheiten, Pleuritis, Lungenschwindsuchten angewendet. Man giebt 20 — 30 Gr. in Pulver auf einmal, ein Paarmal des Tages. A. decumbens *Linn.* ist eine Abänderung mit niederliegendem Stamme und schmalern Blättern, mehr im warmen Nord-Amerika zu Hause. Man braucht den Milchsaft in Geschwüren als Aetzmittel.

4) *A. asthmatica Linn.* S. Cynanchrum Ipecacuanha.

5) *A. Vincetoxicum Linn.* S. Cynanchrum.

6) *A. gigantea Linn.* S. Calotropis. L — k.

ASELLUS. S. Gadus.

ASITIA (von α und σιτος, Nahrungsmittel), Abneigung, Ekel gegen Nahrungsmittel. S. Anorexia. H — d.

ASKLEPIADEN, Nachkommen des *Asklepios* (S. den Artikel *Aesculapius*, Bd. I. S. 490.). Die Söhne des *Machaon*, *Sphyrus* und *Alexanor*, waren die ersten, die ihrem vergötterten Stammvater Tempel erbauten, jener in Argos, dieser in Titane. Bald wurden diese Tempel im Peloponnes, und später in ganz Griechenland sehr vervielfältigt, wie dies aus *Pausanias* (L. II. c. 11. seq.) zu ersehen ist. Dem Dienste in ihnen standen die zu einer eigenen Priesterinnung vereinigten Asklepiaden vor, die ihre ererbten medicinischen Kenntnisse vom Vater auf den Sohn forterbten, ohne jemals Fremde deren theilhaftig zu machen, wenigstens bis zur Zeit des *Hippokrates.* Vor dieser Zeit waren die Asklepiaden, herumziehende Chirurgen und Quacksalber ausgenommen, die einzigen Aerzte in Griechenland, und in ihrem Wirkungskreise wahrscheinlich nicht auf die Tempel beschränkt. Die Gesetzgebung *Lykurg's* (886) verordnet, die spartanischen Heere sollten von Aerzten begleitet werden (S. des Verf. Geschichte der Heilk. Bd. II. S. 272.); dies konnten keine anderen seyn, als Asklepiaden, und aufserdem finden sich mehre Beispiele von Beru fungen von Asklepiaden an weit entlegene Orte. Im übrigen ist ihre Geschichte eben so dunkel, wie die von jeder andern, durch ausschliefsenden Kastengeist und Interesse vereinigten Priesterinnung. Von ihrem Tempeldienst wird unter dem Artikel Incubation ausführlich die Rede seyn. Es wird sich dort zeigen, dafs derselbe für die Erfahrungsheilkunde von grofser Wichtigkeit war, und den Sinn für Naturbeobachtung, durch den sich die Griechen von Ursprung an auszeichneten, auf eine eigenthümliche Weise hervortreten liefs. Bedeutungsvolle Krankheitserscheinungen, besonders in Bezug auf Prognose, pflegten die Asklepiaden in Form von Inschriften auf Votivtafeln und an den Wänden der Tempel niederzuschreiben. Hierdurch erhielt die Semiotik den Charakter, den sie im ganzen Alterthume beibehalten hat, sie richtete sich einseitig, aber hierin mit grosser Vollendung, auf Prognostik, und der aphoristische Vortrag, der den unsterblichen Werken des *Hippokrates* einen unnachahmlichen Reiz giebt, wurde für sie schon lange vor diesem Schöpfer der wissenschaftlichen Heilkunde üblich. Die Koischen Vorhersagungen, das älteste semiotische Werk, das von den vorhippokratischen Asklepiaden herrührt, und von *Hippokrates* aus Tempelinschriften gesammelt worden ist, enthält die Beweise davon. Die Asklepiaden des Koischen und des Knidischen Tempels, haben sich in der Naturbeobachtung am meisten hervorgethan. Wir werden ihre Verdienste in den Artikeln Koische und Knidische Schule zu würdigen suchen, von denen der übrigen Tempel giebt die Geschichte entweder gar keine, oder in wissenschaftlicher Hinsicht nur unerhebliche Kunde. Es leuchtet ein, dafs die Asklepiaden Grund hatten, auf ihre Stammregister einen hohen Werth zu legen. Jahrhunderte lang wurden sie regelmäfsig fortgeführt, wie dies aus einem von *Tzetzes* (Histor. VII. Ch. C. LV. p. 945.) erhaltenen Bruchstück derselben hervorgeht. Die Koischen und Knidischen Asklepiaden, die von *Podalirius*, so wie die im Peloponnes von *Machaon* abstammten, leiteten auf mütterlicher Seite ihr Geschlecht von *Herakles* ab. Die Söhne des *Machaon* waren aufser den genannten (*Sphyrus* und *Alexanor*) *Nikomachus*, *Gorgasus* und *Polemokrates*. Von *Hippolochos*, dem Sohne des *Podalirius*, stammte *Hippokrates* ab. Von den Koischen Asklepiaden wird zu *Solon's* Zeit, im sechsten Jahrhundert (580), *Nebrus* genannt, der nach einem Delphischen Orakelspruche während der Belagerung von Kirrha von den Amphiktyonen dorthin berufen wurde, um eine unter den Belagerern ausgebrochene Seuche zu beseitigen, und die Eroberung der Stadt der Sage nach dadurch veranlafst haben soll, dafs er die Quelle, aus der die Belagerten ihr Wasser erhielten, mit Helleborus vergiftete. (*Hippocr.* Epist. p. 938.) Seine Söhne waren *Gnosidikus* und *Chrysos*. Des *Gnosidikus* Sohn war *Hippokrates I.* (500 v. Chr., zur Zeit des *Themistokles* und *Miltiades*), den man für den Verfasser eines Theiles der Koischen Vorhersagungen, so wie der Bücher über die Gelenke und über die Knochenbrüche hält, und dessen Sohn *Heraklides*, der Vater *Hippokrates II.*, des Grofsen (geb. 460, gest. um 370.). Die Söhne des *Hippokrates* waren *Thessalus* und *Drakon*. Jener erzeugte *Hippokrates III.*, dieser *Hippokrates IV.*, beide Schriftsteller, denen einige Werke in der Hippokratischen Sammlung zugeschrieben werden. Zu den späteren gehören *Hippokrates V.* und *VI.*, beide Söhne des *Thymbraeus*, und *Hippokrates VII.*, Sohn des *Praxianax*. *Polybus* war der Eidam *Hippokrates* des Grofsen, und zu den berühmtesten Knidischen Asklepiaden gehören *Euryphon*, ein älterer Zeitgenosse *Hippokrates* des Grofsen, *Ktesias*, als Arzt und persischer Geschichtschreiber gleich ausgezeichnet, und von den Späteren *Chrysippus* von Knidus, ein jüngerer Zeitgenosse *Plato's*. Die Dogmatiker *Dioxippus*, *Philinus*, *Praxagoras*, sämmtlich von Kos, *Diokles* von Karystus, *Philistion* von Lokri, *Plistonikus, Philotimus* und *Eudoxus* von Knidus, *Nikomachus,* Vater des *Aristoteles* und mehre andere werden dann ebenfalls noch zu den Asklepiaden gerechnet. Nach *Hippokrates* dem Grofsen, durch dessen Bemühung die Kenntnisse der Asklepiaden nicht mehr Priestergeheimnifs blieben, wird indessen ihre Genealogie völlig bedeutungslos, auch waren sie schon im vierten Jahrhundert genöthigt, Fremde in ihre Innungen aufzunehmen. Alle Aeskulapspriester hiefsen noch bis in die spätesten Zeiten Asklepiaden, und es ist bekannt, dafs diese, ohne heilwissenschaftliche Kenntnisse zu besitzen, nur bemüht waren, ihren priesterlichen Einflufs auf das Volk mit allen Mitteln, die ihnen der Aberglaube irgend darbot, zu erhalten. Dafs unter ihnen viele Betrüger auftraten, beweist *Lucian* in seinem überaus interessanten Pseudomantis. *Harlefs* hat kürzlich in einer gelehrten Abhandlung dargethan, dafs fremde griechische Aerzte in Rom sich häufig den Namen *Asklepiades* beilegten, um sich dadurch Eingang beim Volke zu verschaffen. (De medicis veteribus, Asclepiades dictis, Prolusio academica. Scripsit Dr. *Christianus Fridericus Harlefs.* Bonnae 1828. 4.) H — r.

ASKLEPIADES von Prusa in Bithynien, ein berühmter Arzt zu Rom, im ersten Jahrhundert vor Chr., und der eigentliche Stifter der methodischen Schule. Seine frühere Geschichte ist unbekannt, man weifs nicht von welchen Lehrern er unterrichtet worden ist, und welchen Gang seine Bildung genommen habe, kann nur aus seinen Leistungen und den Zeugnissen seiner Zeitgenossen vermuthet werden. Der Philosophie und der Rhetorik hatte er sich in seiner Jugend wahrscheinlich mit grofsem Eifer gewidmet, und zwar bevor er seine medicinischen Studien begann, nach deren Vollendung er sich als Arzt an mehren Orten aufhielt, namentlich in Parium, einer Stadt in Mysien, in Athen und im Hellespont. Als er sich in Rom niederliefs, hatten ungeachtet des Widerstrebens von *Cato* und anderen gleichgesinnten Männern, die griechischen Wissenschaften Eingang bei den Vornehmen gefunden, griechische Philosophen und Rhetoren unterrichteten die römische Jugend, und die griechische Sprache wurde bei den Gebildeten mehr und mehr beliebt. Noch war aber nach *Archagathus*, der sich sehr zur Unzeit während des zweiten punischen Krieges in Rom niedergelassen, und die Vorurtheile der Römer gegen die griechische Heilkunst nur noch vermehrt hatte, kein griechischer Arzt von Bildung und Ansehn aufgetreten. Da erschien *Asklepiades*, und erregte sogleich durch männliches Benehmen und hinreifsende kräftige Beredsamkeit („Torrens ac meditata oratio." *Plin.* Hist. nat. L. XXVI. c. 2. p. 391. 32. Ed. Hard.) allgemeine Bewunderung. *Plinius*, der den griechischen Aerzten nicht weniger ungünstig und römischen Vorurtheilen eben so ergeben war, als *Cato*, giebt über sein erstes Auftreten in Rom einige Nachricht. Nicht ohne Bitterkeit erzählt er, die ganze Welt sey ihm zugeströmt, und man habe ihn für einen Gesandten des Himmels gehalten. (Ebend. p. 392. 4.) Er berichtet auch auf seine Art von einigen Wundergeschichten, die sein Ansehn unglaublich vermehrt haben sollen, und stellt nicht in Abrede, dafs er sich niedriger Kunstgriffe bedient habe, um sich das Vertrauen der Römer zu sichern. Alles dies hat Veranlassung gegeben, dafs dieser grofse Arzt, gewifs einer der gröfsten, deren sich das Alterthum zu rühmen hat, oftmals verkannt worden ist, und selbst einige bedeutende Geschichtschreiber, dem Ansehn des *Plinius* blind vertrauend, ihn für einen gewöhnlichen medicinischen Abentheurer gehalten haben. Erwägt man indessen, dafs er von den berühmtesten Staatsmännern seiner Zeit, namentlich von dem trefflichen Redner *Crassus* hochgeehrt war, dafs er auf die gebildeten Römer einen bedeutenden Einflufs ausübte (*Cic.* de Orator. L. I. c. 14.), und dafs das Auftreten eines so ausgezeichneten Mannes unter einem abergläubischen Kriegervolke, das von der griechischen Heilkunst keinen Begriff hatte, nothwendig allerlei Uebertreibungen und Wundergeschichten in Umlauf bringen mufste, die *Asklepiades* schwerlich sich berufen fühlen konnte zu widerlegen, so erklärt sich dies alles auf eine sehr natürliche Weise. *Plinius* erzählt, er habe mit dem Schicksal gewettet, niemals krank zu werden, und niemals eines natürlichen Todes zu sterben, und fügt gläubig hinzu, er habe Wort gehalten, denn er sey im hohen Alter und nie von einer Krankheit betroffen, an einem Fall von einer Treppe gestorben. (*Plin.* Hist. nat. L. VII. c. 37. p. 395. 17.) Das Wunderbare an dieser Erzählung war entweder erdichtet, oder *Asklepiades* mochte sich vielleicht, im Genusse einer dauerhaften Gesundheit mit den abergläubischen Römern einen Scherz erlaubt haben, der durch den Zufall in Erfüllung ging, und den die Umstände, unter denen er lebte, einigermafsen entschuldigen. Durch die Erweckung eines Scheintodten, den man so eben den Flammen übergeben wollte, steigerte *Asklepiades* die Bewunderung, die man ihm allgemein zollte. (*Plin.* a. a. O. — L. XXVI. c. 3. p. 392. 12. — *Apul. Florid.* IV. p. 276.) Doch bedurfte er dergleichen glücklicher Vorfälle nicht, um seinen Ruhm über die ganze Welt sich verbreiten zu lassen. Der König *Mithridates*, selbst einer der gröfsten Gelehrten und Naturforscher dieses Jahrhunderts, berief ihn unter glänzenden Bedingungen zu sich, doch folgte er dieser Einladung nicht, sondern blieb in Rom und übersandte dem Könige nur einige, für ihn verfafste Werke. (*Plin.* L. VII. a. a. O. — L. XXV. c. 2. p. 359. 29.) Kaum ist es hier nöthig, die Verwechselung dieses Arztes mit dem Rhetor *Asklepiades* von Myrlea zu erwähnen, der sich zu derselben Zeit in Rom aufhielt, welcher zufolge *Plinius* erzählte, er habe sich in Rom zuerst mit Unterricht in der Beredtsamkeit beschäftigt. *Asklepiades* kam indessen als Arzt nach Rom, nachdem er die Heilkunst schon längst und wahrscheinlich mit grofser Auszeichnung ausgeübt hatte, und konnte sich mithin schwerlich aufgefordert fühlen, seinen Erwerb auf eine so untergeordnete Weise zu sichern. (*Plin.* L. XXVI. c. 2. p. 391. 29. — Vergl. *H. Conring*, Hermetic. medic. L. I. c. 9. p. 84.)

In der gesammten Heilkunde bewirkte *Asklepiades* eine äufserst grofse und folgenreiche Reform. Er bearbeitete sie mit grofsem Scharfsinn, nach der bis zu seiner Zeit von den Aerzten noch nicht benutzten atomistischen Naturphilosophie, die von *Leucipp* und *Domokrit* begründet, späterhin von *Epikur* beibehalten, und noch um einige wesentliche Lehrsätze vermehrt worden war. Danach besteht die Welt von Ewigkeit her, allein aus dem leeren Raume, und den Atomen, die nicht durch die Sinne, sondern nur durch die Vernunft erkennbar sind. Durch die Nothwendigkeit gezwungen, bilden sie durch ihr Zusammentreten die sinnlich wahrnehmbaren Körper, deren unendliche Verschiedenheit von der gleichen Verschiedenheit der Atome, und der Art ihres Zusammentretens abhängig ist. (*Aristot.* an mehren Stellen.) *Epikur* und mit ihm alle spätere Atomisten, hatte hierzu noch die Annahme von zusammengesetzten Atomen gefügt, aus denen die wahrnehmbaren Körper eigentlich erst beständen, und diese zusammengesetzten Atome συγκρίσεις (concretiones) genannt. (*Diog. Laërt.* L. X. S. 42.) Dieser Begriff fällt mit dem chemischen der näheren und entfernteren Bestandtheile zusammen. *Asklepiades* behielt diese Annahme bei, und liefs die sinnlich wahrnehmbaren Körper durch das Zusammenstofsen der Synkrisen entstehen, wodurch diese in kleinere, an Gestalt und Gröfse verschiedene Theile aufgelöst würden, die sich dann zunächst zu den wahrnehmbaren Gegenständen vereinigten. (*Cael. Aurelian.* Acut. L. I. c. 14. p. 41.) Auf die Physiologie des lebenden Körpers hatte diese atomistische Naturphilosophie einen sehr nachtheiligen Einflufs, denn es blieben nun die gediegenen Vorarbeiten älterer Schulen vor der Hand unbenutzt, und es ergaben sich durchweg nur mechanische Begriffe, deren Stelle von dynamischen vielleicht zu gröfserem Vortheile der Wissenschaft eingenommen worden wäre.

Was hatte nicht schon *Aristoteles* für diese geleistet, und wie fruchtbringend waren nicht die pneumatischen Annahmen der stoischen Naturphilosophie! Die Bestandtheile des Organismus sind also nach *Asklepiades* die Atome; durch die Vereinigung derselben entstehen aber auch zugleich leere röhrenförmige Räume (πόροι, canales, meatus, nach *Celsus* invisibilia foramina) von verschiedener Gestalt und Weite, in denen sich die Atome unaufhörlich bewegen, in den weitesten die gröfsten, und in den engsten die kleinsten. (*Cael. Aurelian.* a. a. O.) Die bewegende Kraft ist allein die Nothwendigkeit. Alles übrige, ohne Ausnahme, wurde verworfen. Bei allen Atomisten des Alterthums wie der neuern Zeit, hinkt bekanntlich die Erklärung der Geistesverrichtungen am meisten. *Asklepiades* gründete sie allein auf die von ihm ganz demokritisch erklärte Sinnesthätigkeit. (Ebend.) Ein Denkvermögen, das nicht völlig von der Sinnesthätigkeit abhinge, war ihm unbegreiflich. Durch die sinnlichen Eindrücke allein gelangen wir zu den Begriffen der Dinge, ihre Wiederholung führt uns zur Analogie und zur Induction, das Gedächtnifs ist nur eine Folge der abwechselnden Uebung der Sinne u. s. w. Er war nach den gangbaren atomistischen Begriffen gezwungen, den Sitz der Seele im ganzen Körper anzunehmen, gestand aber dennoch den edlern Theilen in dieser Beziehung einen Vorrang vor den übrigen zu, namentlich dem Gehirn und dem Herzen, denen die feineren Atome zugetheilt würden.

Ungeachtet dieser folgerecht durchgeführten mechanischen Annahmen war *Asklepiades* dennoch gezwungen, eine Art von dynamischem Princip oder wenigstens ein Surrogat eines solchen anzuerkennen. Dies waren die feinsten Atome (ὄγκοι λεπτομερεῖς, τὸ λεπτομερὲς), eigentlich nichts weiter, als ein atomistisch gedachter Luftgeist, denn was die Stoiker und die späteren Pneumatiker diesem zuschrieben, das behauptete *Asklepiades* von seinem Leptomeres, das durch die eingeathmete Luft dem Körper zugeführt, und im Magen durch die feinsten Kanäle aus den Speisen aufgenommen würde. (*Cael. Aurelian.* Chron. III. c. 4. p. 455. Acut. L. I. c. 14. p. 44. L. II. c. 34. p. 154. L. I. c. 15. p. 46. 48. 57.) Von den Lungen und dem Magen geht es zum Herzen, und wird von diesem, mit dem Blute vermischt in den ganzen Körper vertheilt. In ihm suchte er dann die nächste Ursache aller Verrichtungen, erklärte die Wärme und das Empfindungsvermögen daraus, kurz es war nichts weiter, als das Pneuma, das feinste, aber doch als körperlich gedachte Agens.

Auf eine ganz neue Weise erklärte *Asklepiades* seinen Grundsätzen durchweg getreu, die Verdauung für eine blofse mechanische Vertheilung der Atome aus den Speisen in den ganzen Körper (Digestio). Die Speisen werden im Magen nur in Atome aufgelöst, wodurch sie sich zur Ernährung der verschiedenartigen Theile eignen. Sonst erleiden sie durchaus keine Veränderung. Er glaubte danach, dafs der blofse Geschmack hinreichend sei, die Auswahl der Speisen zu bestimmen, denn dadurch werde angedeutet, welche sich am leichtesten, und welche sich am schwersten in ihre Atome zertheilen. (*Cels. Praef.* p. 6. 18.) Ein lockender, und den Römern sehr wohlgefälliger Grundsatz, der aber von ihm in seiner Praxis auf eine sehr kluge, und für die Kranken keinesweges nachtheilige Weise modificirt wurde. Wir übergehen hier seine einzelnen physiologischen Lehren, die durchweg nur auf die Atome und ihre Kanäle zurückgeführt sind, und wo nur irgend diese gröberen mechanischen Ansichten nicht ausreichen, das Leptomeres zu Hülfe nehmen. Unkunde in der Anatomie, giebt sich bei *Asklepiades* leicht zu erkennen. Er beschränkte sich hierin gewifs nur auf die vorhandenen allgemeinen Kenntnisse, die in der Alexandrinischen Schule freilich sehr weit gediehen waren, ohne eigene Zergliederungen vorzunehmen. Der ganzen methodischen Schule kann man denn auch mit Grund dieselbe Unkunde zum Vorwurf machen.

Störung des Verhältnisses der Atome zu einander gab die Hauptrücksicht in der Deutung und Anordnung der Krankheiten. Gesundheit besteht in der gleichmäfsigen ungehinderten Bewegung der Atome durch ihre Kanäle, Krankheit ist daher nur eine Hinderung dieser Bewegung (*Cael. Aurelian.* a. a. O. p. 42.), die entweder durch die Stockung der Atome selbst, oder durch Erweiterung oder Verengerung der Kanäle erfolgen kann. Diese Begriffe bedürfen keiner weiteren Erklärung, und sehr leicht ergab sich nun die allgemeine Eintheilung der Krankheiten, in die aus Stokkung und die aus zu grofser Beweglichkeit der Atome. Eine dritte, mehr untergeordnete Klasse, beruht auf dem Leiden des Leptomeres. Wir besitzen leider nicht mehr das vollständige, nach diesen Grundsätzen angeordnete nosologische System des *Asklepiades*, sondern können es nur nach der Analogie einzelner Beispiele, und einigermaafsen nach den Angaben der späteren Methodiker ergänzen. Durch Stockung entstehen Hirnwuth, Schlafsucht, Seitenstich, so wie alle heftigen Fieber; Heifshunger durch Erweiterung der Kanäle des Magens, Ohnmacht und Erschöpfung durch Undurchgängigkeit der Kanäle im ganzen Körper, Wassersucht durch Vermehrung der feinen Kanäle in den festen Theilen, so dafs zu viele feinere Atome sich ansammeln, die sich zu Wasser vereinigen; das eintägige Wechselfieber durch Stokkung der gröfseren, das dreitägige durch Stockung der kleineren, und das viertägige der kleinsten Atome. (*Cael. Aurelian.* a. a. O.) *Asklepiades* war ein erklärter Feind der hergebrachten Humoralpathologie, die denn auch, mit dogmatischen Satzungen vielfach durchwebt und verunstaltet, zu einem gewaltigen Umfange gediehen war, und wenigstens in ihrer damaligen Gestalt der Heilkunde nicht mehr frommen konnte. Es war daher gewifs eine heilsame Reaction, durch die ihr *Asklepiades* für jetzt den Untergang bereitete. Doch war er gegen andere pathologische Grundbegriffe keinesweges ausschliefsend, liefs so z. B. die schädlichen Wirkungen der Plethora gelten, aber nicht, wie *Erasistratus* behauptet hatte, als nächster, sondern nur als entfernter Ursache von Krankheiten. Wäre sie jenes, so äufserte er sich ganz richtig, so müfste man alle Krankheiten gleich anfangs durch Ausleerung heilen können, was die Erfahrung doch augenscheinlich widerlege (*Galen.* adv. Julian. c. 6. p. 387. Ed. Chart. Tom. IX.).

Von allen Fächern der Heilkunde, hat sich *Asklepiades* um die Therapie unstreitig die gröfsten Verdienste erworben. Er bearbeitete sie auf eine ganz neue und eigenthümliche Weise, und hier war es denn auch, wo er von seinen theoretischen Grundbegriffen zur rechten Zeit abzugehen, und den Winken der Natur empirisch zu folgen wufste. Die allgemeine Therapie begründete er in einem seiner berühmtesten Werke (de communibus adiutoriis), als einen besondern Theil der Heilkunde, und seine Vorschriften über die Anwendung grofser Heilmittel haben andere Schulen, lange nach seinem Tode, aufgenommen. Am bekanntesten ist seine Anforderung an die Aerzte, dafs sie die Kranken sicher, schnell und angenehm heilen sollen, doch mufs man sich von dieser Annehmlichkeit keine grofsen Vorstellungen machen; denn er wufste sie im Nothfall der Sicherheit so aufzuopfern, dafs er, nach dem Zeugnifs von *Celsus*, der in einer Zeit lebte, wo das Andenken an ihn noch neu war, selbst den Peiniger seiner Kranken machte (tortoris vicem exhibuit.). Nur bei gefahrlosen Uebeln, oder während der sichern Genesung, gab er selbst den Neigungen seiner Kranken nach, während er in der Zeit der Gefahr, ohne alle Rücksicht, nur das Beste derselben im Auge behielt. (*Cels.* L. III. c. 4. p. 117. 118.) Wiewohl die mechanische Naturansicht keinesweges zur Annahme von Heilbestrebungen führte, so erkannte er doch die Bemühungen der Natur zu gut, um nicht seinen Heilplan auf sie zu gründen. Er erklärte das Fieber selbst für den wichtigsten Heilprocefs, (Ebend. p. 118.) vermied, wie alle grofsen Aerzte, bei selbstständigem Wirken der Natur, eine zu grofse Thätigkeit, und wufste, wie keiner seines Zeitalters, die Heilmittel zur rechten Zeit anzuwenden. Er war ein abgesagter Feind der überladenen Arzneimittellehre, die auf eine verjährte Humoralpathologie gegründet, seit *Herophilus* der wahren Therapie, die sich nach den Heilbestrebungen der Natur richtet, beschwerlich gefallen war. Jn hitzigen Krankheiten entfernte er die hergebrachten schwerfälligen Heilmittel fast ganz, weil sie, wie er glaubte, den Magen beschwerten, und den Körper mit fremdartigen Stoffen überladeten. Während er sich aber auf eine zweckmäfsige Lebensordnung verliefs, hielt er es doch für nothwendig, in jeder Krankheit einige Arzneivorschriften zur Hand zu haben. Sein Werk über die Bereitung der Arzneien, das gegen *Erasistratus* gerichtet war, wurde von den Späteren vielfältig benutzt. Im übrigen war die atomistische Grundansicht der Heilmittellehre gewifs erspriefslicher, als die Herophileische, nach der man fast eben so viele Heilkräfte, als Mittel annahm, wodurch die Erkenntnifs der einfachen Heilwirkungen sehr getrübt werden mufste.

Die hergebrachte dogmatische Krisenlehre wurde von *Asklepiades* streng gesichtet, und in ihren unwesentlichen Annahmen geradeweg verworfen. Man mufs jedoch nicht glauben, dafs er den Typus der Krankheiten, auf den die Krisenlehre gegründet ist, nicht erkannt oder nicht berücksichtigt hätte, er führte vielmehr in die Behandlung der Krankheiten eine strenge Ordnung nach der dreitägigen Periode ein, so dafs die späteren Methodiker, die hierin vielleicht zu weit gingen, sich den Spottnamen Dreitagsärzte (Diatritarii) zuzogen. Er erklärte sich mehr gegen das ängstliche Zählen der Tage nach der hippokratisch-dogmatischen Norm, das bei den Früheren das Heilverfahren in Krankheiten bestimmte, und eine todte Zahlenregel an die Stelle der lebendigen Naturbeobachtung setzte, die Zeit und Gelegenheit nicht nach Tag und Stunde, sondern nach den Umständen ergreift, die nicht immer vom Typus abhängig sind. Es scheint allerdings, dafs er in diesem Widerspruch gegen die Hippokratiker zu weit gegangen, und in mancher Rücksicht der Wahrheit zu nahe getreten sey. Seine Ansichten über die Krisenlehre müssen jedoch nach den Zeitumständen beurtheilt werden, die sein Verdienst auch hierin als ein bedeutendes und folgenreiches hervortreten lassen.

Wein, Enthaltung von Speisen, Reibung des Körpers und Bewegung waren die Hauptmittel des *Asklepiades*. Seine Fieberkranken liefs er fast ohne Ausnahme in den ersten drei Tagen fasten (*Plin.* L. XXVI. c. 3. p. 392. 1.), und quälte sie noch überdies, nach der hergebrachten Sitte mit Durst, so dafs er zu Anfang nicht einmal das Ausspülen des Mundes erlaubte, wie er denn auch durch Helligkeit des Zimmers und anhaltendes Wachen, die Kräfte aufzuregen suchte, um eine baldige Entscheidung herbeizuführen. (*Cels.* a. a. O. p. 119. 16.) Diese Verfahrungsweise und seine ausgezeichneten Vorschriften über den Gebrauch des Weins, machen es wahrscheinlich, dafs er es mit einer Schwächekonstitution der Krankheiten zu thun gehabt habe. Er verglich die Heilkraft des Weins mit der Macht der Götter, und gewifs sind seine beispiellos glücklichen Kuren, die selbst von seinen Feinden anerkannt werden mufsten, aus seinem umsichtigen Gebrauche dieses grofsen Heilmittels zu erklären. In chronischen Krankheiten liefs er mehr Wein trinken als in acuten, mehr in aussetzenden als in anhaltenden, und eher nach als vor dem Anfall; am meisten im Zeitraum der völligen Abnahme zur Beschleunigung der Genesung; fast niemals verordnete er Wein in der Höhe der Krankheit und nur zuweilen im Anfange, wenn die gelinderen Zufälle es gestatteten, dabei mufste alle Anfüllung mit Speisen vermieden werden, und gern verordnete er Klystire, um die Wirkung des Weins möglichst rein zu erhalten. (*Cael. Aurelian.* L. II. c. 39. p. 136. a. a. mehr. a. O.) Aus einer

Vergleichung der Krankheiten, in denen *Asklepiades* den Wein zu verordnen pflegte, geht deutlich hervor, dafs er die Anzeige desselben gegen Schwäche für die wichtigste hielt, er wufste aber auch hitzige Krankheiten, während ihrer gröfsten Heftigkeit damit zu bekämpfen, wie *Fr. Hoffmann* und alle Späteren, die diesem grofsen Arzte nachzuahmen verstanden. Seine Zeitgenossen setzten ihm hierin den heftigsten Widerspruch entgegen, den er jedoch männlich und mit siegender Erfahrung von sich abzuwehren wufste.

Ueber die Frictionen sind seine Regeln sehr ausführlich und genau, doch konnte er hier dem Vorhandenen nur wenig hinzufügen. Durch heftige und lange fortgesetzte Reibungen bei angehaltenem Athem glaubte er Wassersuchten beseitigen zu können, der ganz gelinden, wobei die Finger kaum die Haut berühren durften, bediente er sich um Schlaf herbeizuführen, wie dies im ganzen Alterthum üblich war. Ein thierisch-magnetischer Einflufs ist hierin nicht zu verkennen. Im Starrkrampf liefs er den ganzen Rückgrath Tag und Nacht heftig reiben, man weifs nicht mit welchem Erfolge (*Cels.* u. *Cael. Aurel.* an vielen Stellen).

Von keinem Arzte ist jemals die Anwendung der passiven Bewegungen so ausgedehnt worden, wie von *Asklepiades.* Er liefs seine Kranken fahren, reiten, in der Sänfte tragen, Seereisen machen, und waren sie bettlägerig, so liefs er sie wenigstens wiegen. Den Gebrauch der Bäder in Krankheiten, den die Aerzte vor ihm kaum gewagt haben, führte er zuerst ein. Für Gesunde war das Baden in Rom schon so üblich, dafs man täglich einige Stunden in den öffentlichen Badeanstalten zubrachte. Es mufste daher den Römern sehr erfreulich seyn, wenn ihnen *Asklepiades* selbst in Krankheiten diesen Lieblingsgenufs verstattete. Von seiner Zeit an, wurden auch die kalten Bäder in Krankheiten üblich, und was damit in der Folge geleistet worden ist, davon giebt die Wiederherstellung des Kaisers *Augustus* ein denkwürdiges Beispiel. *Plinius* schildert das kalte Baden in der Tiber als eine Modethorheit und *Asklepiades* erhielt von seinen Zeitgenossen, wegen seiner Empfehlung desselben den Beinamen ψυχϱολούτης.

Ueber andere Gegenstände der allgemeinen Therapie

des *Asklepiades* hat *Celsus*, ohne dessen Namen zu nennen, denkwürdige Nachrichten aufbehalten. Die Wirkung des Aderlasses wufste er nach Constitution und Ortslage scharfsinnig zu beurtheilen. Er sah, dafs es in Rom und Athen Pleuritischen keine Hülfe brachte, nachdem er diesen Kranken an anderen Orten mit dem gröfsten Erfolge Blut entzogen hatte. Deshalb verwarf er das Aderlass weder ganz, noch machte er einseitig seinen Lobredner, sondern behielt es für die schicklichen Fälle bei. Seine Anzeigen dazu waren Entzündung, Blutandrang nach der Brust, vorzüglich im Bluthusten, wo er sich gegen das Chrysippische Binden der Glieder erklärte, und Plethora. Man war in dieser Zeit allgemein überzeugt, dafs das Aderlafs während der Anfälle hitziger Krankheiten durchaus schädlich sey; *Celsus* hielt ein solches Aderlafs geradeweg für einen Todtschlag, *Asklepiades* aber scheute diese Contraindication durchaus nicht, sondern liefs nöthigenfalls mitten im Anfalle Blut fliefsen, weil, wie er sich theoretisch ausdrückte, während des Nachlasses die Entziehung gröberer Atome schwieriger und weniger wirksam sey. Der Name der Krankheit machte ihm keinen Unterschied, wenn irgend die allgemeine Anzeige zur Blutentziehung vorhanden war, weshalb er von kurzsichtigen Zeitgenossen und Nachfolgern oftmals getadelt worden ist. (S. *Cael. Aurel.* u. *Cels.*) Seine Regeln über das Brechen sind vortrefflich, er sparte es für die Fälle auf, wo es wirklich nothwendig war, und erklärte sich gegen den zu seiner Zeit schon eingerissenen Mifsbrauch, durch Erbrechen während der Mahlzeit die Tafelfreuden zu verlängern. In Betreff der herkömmlichen starken Abführmittel, die von den Alten bekanntlich nach den Cardinalsäften eingetheilt wurden, die sie ausführen sollten, äufserte er zuerst den trefflichen Gedanken, dafs sie eigentlich erst die Absonderung dieser Säfte hervorbrächten (*Galen.* de purg. med. facult. L. I. p. 463. seq. T. X.), und führte so ihren humoraltherapeutischen Werth auf ihren rein praktischen zurück. Im übrigen glaubte er ganz folgerecht durchaus nicht an irgend eine Verderbnifs im Darmkanal, sondern war überzeugt, dafs schadhafte Stoffe in demselben nur durch Anhäufung Nachtheil brächten, die Wirkung der Abführmittel mithin nur auf Ausleerung zurückzuführen sey.

Dies sind die Grundzüge der Therapie des *Asklepiades*, die, vom praktischen Gesichtspunkte aus beurtheilt, gewiſs vortrefflich genannt zu werden verdient. Bei wenigen Aerzten haben wir daher den Untergang ihrer Schriften so zu bedauern wie bei ihm. Wie *Boerhaave*, der sich zu denselben mechanischen Grundsätzen bekannte, wog er die Fehler seines theoretischen Lehrgebäudes durch ein seltenes und bewundernswürdiges praktisches Talent auf, wovon aus den Schriften der späteren Sammler die interessantesten Beweise beigebracht werden könnten. So hielt er das Fieber für das beste Heilmittel des Starrkrampfes, und suchte es durch scharfe Klystire zu bewirken, (*Cael. Aurelian.* Acut. L. III. c. 8. p. 215.) so theilte er die Wassersucht in die acute und chronische ein (Chron. L. III. c. 8. p. 469.), und empfahl den schon früher erfundenen Luftröhrenschnitt bei Erstickung drohender Entzündung des Halses (Acut. L. III. c. 4. p. 193.), einzelner Beschreibungen und Heilmethoden von Krankheiten nicht zu gedenken.

Die Schüler des *Asklepiades*, unter denen einige sehr gerühmte Aerzte, und selbst geborne Römer vorkommen, nannten sich nach ihm Asklepiadeer, und erst als *Themison*, der berühmteste derselben, in seinem Alter einige Aenderungen des medicinisch-atomistischen Systemes vorgenommen hatte, vertauschten sie diesen Namen mit dem der Methodiker.

Die Schriften des *Asklepiades*, deren Titel sich noch ausmitteln lassen, und von denen wir noch einzelne Bruchstücke besitzen, sind folgende: De communibus adiutoriis — *περὶ ἀλωπεκίας* — *περὶ ἀναπνοῆς καὶ τῶν σφυγμῶν* — de morbo cardiaco — *περὶ ἑλκῶν* — Definitiones — Libri salutarium — de tuenda sanitate — de vini datione — *περὶ ϛοιχείου* — Libri parascevastici, und andere über die Klystire, die Wassersucht, die periodischen Fieber, die acuten Krankheiten, einige Werke an *Mithridates* und Commentarien zu *Hippokrates* Aphorismen und anderen Hippokratischen Schriften.

Seine Bruchstücke sind am besten von *Gumpert* gesammelt:

Ascle-

Asclepiades Bithyni Fragmenta, digessit et curavit *Ch. Guil. Gumpert.* Viennae. 1794. 8.

Der Abschnitt über *Asklepiades* in des Verf. Geschichte der Heilkunde. Bd. I. S. 369.

Ant. Cocchi, Discorso primo sopra Asclepiade. Firenze. 1758. 4. In's Engl. übers. London. 1762. 8.

F. Fortun. Bianchini, la Medicina d'Asclepiade. Venez. 1769. 8.

K. Fr. Burdach, *Asklepiades und John Brown*, eine Parallele. Leipzig. 1800. 8.

Dessen Inauguralabhandlung: Scriptorum de Asclepiade index. Lipsiae. 1800. 4., und die unter dem Artikel *Asklepiaden* angeführte Schrift von *Harlefs*. H — r.

ASODES oder ASSODES, (von ασαυμαι verbrennen). Ein Fieber, wobei die äufsern Theile nur wenig warm sind, aber im Innern die heftigste brennende Hitze empfunden wird, mit unersättlichem Durst, heftiger Angst, beständigem Herumwerfen, Uebligkeit, Erbrechen. H — d.

ASPALATHUS. Aspalathi lignum wurde für eine schlechtere Art des Aloeholzes gehalten, von blasser Farbe, bitterem Geschmacke und schwächerem Geruche, auch kam es in gröfsern Stücken vor (*Dale* Pharmacop. p. 379.). Nach *Bergius* (Mat. med. p. 905.) hat es gar keinen wohlriechenden Geruch, verbreitet keinen angenehmen Rauch, ist schwerer und dunkelbraun. Es scheinen also verschiedene Holzarten unter diesem Namen als Surrogat des Aloeholzes gebräuchlich gewesen zu seyn. Mit dem wahren Aloeholze ist auch dieses aus dem Handel verschwunden. S. Agallochum, Aquilaria. Mit der *Linné*ischen Gattung Aspalathus steht dieses Holz in keiner Verbindung. L—k.

ASPARAGIA. S. Asparagus.

ASPARAGUS. Die Asparagineae machen nach *Jussieu* eine bedeutend grofse natürliche Ordnung unter den Monokotyledonen aus, welche sich von den Liliaceae vorzüglich durch die Beere unterscheidet. Besser ist es vielleicht, sie auf einige Gattungen einzuschränken, welche kurze Scheiden statt der Blätter haben, und deren Blätter büschelförmig in dem Winkel der Scheiden stehen, gleichsam verkümmerte Blütenstiele. Die Kennzeichen der Gattung Asparagus sind: Das Perigonium (Corolla *Linn.* Calyx *Juss.*) ist glockenförmig, aus sechs an der Basis verwachsenen

Blättern; die Staubfäden kurz; die Beeren dreifächerig, in jedem Fache zwei Samen.

1) *A. officinalis. Linn.* spec. ed. *Willd.* 2 p. *Hayne* Arzneigew. 8. t. 19. Spargel. Eine sehr bekannte Pflanze, welche am Seestrande im mittleren Europa, auch in Deutschland wild wächst. Sie unterscheidet sich von den übrigen Arten durch den perennirenden, runden, stachellosen Stamm, die in Menge zusammensitzenden, kaum einen Zoll langen, sehr schmalen Blätter, die einzelnen herabgebogenen Blüten. Die Wurzel, eigentlich der unter der Erde fortkriechende Wurzelstock war vormals officinell, und wird noch im südlichen Europa als ein urintreibendes Mittel gebraucht. Sie gehörte zu den Radices quinque aperientes majores. Sie ist walzenförmig, astig, frisch fleischig, einen Daumen dick, schuppig mit langen, einfachen, stielrunden Fasern von der Dicke des Schafts einer Schreibfeder. *Dulong* hat sie untersucht (Journ. d. Pharmac. Mai 1826. p. 278. *Trommsd.* N. Journ. d. Pharm. 13. Bd. 2. A. S. 114.) und darin gefunden: einen Extractivstoff, der basisch essigsaures Blei und salpetersaures Quecksilberoxydul niederschlägt, Harz, Gummi, Eiweifs, eine Art Zucker, den Schwefelsäure roth färbt, oxalsaure, salzsaure, essigsaure und phosphorsaure Salze mit Kali und Kalkbase, aber kein Asparagin und keinen Mannazucker. Die jungen Triebe werden bekanntlich sehr häufig gegessen. Woher der üble Geruch komme, welchen der Spargel dem Urin mittheilt, ergiebt die Analyse nicht. In dem Safte haben *Vauquelin* und *Robiquet* (Annal. d. Chim. T. 57. p. 88.) einen eigenthümlich aber indifferenten Stoff gefunden, den sie Asparagin nannten. Man kocht den Saft auf, filtrirt und dampft bis zur Syrupsdicke ab, woraus sich dann das Asparagin zuweilen mit etwas Mannazucker absetzt. Es krystallisirt in prismatischen wasserhellen Krystallen, die sich leicht im Wasser, nicht im Weingeist auflösen, einen schwachen, etwas ekelhaften Geschmack haben, weder sauer, noch alkalisch reagiren und durch die trockne Destillation Ammonium geben. Die Auflösung wird nicht durch Alkalien, neutrale Baryt oder Beisalze oder Galläpfelaufgufs getrübt. Aufser diesem Stoff fanden sie im Safte Eiweifs, Wachs und ein grünliches Harz. L—k.

ASPERA ARTERIA, Trachea, Fistula spiritalis. Die Luftröhre, ein elastischer, im vordern Umfange runder, hinten platter Kanal, fängt vom Kehlkopfe unter der Mitte des Halses (etwas höher, oder niedriger, je nachdem bei Kindern und Weibern der Kehlkopf höher liegt, als bei Männern) an, steigt im mittlern Theile des Halses vor der, an der linken Seite hinter ihr liegenden, Speiseröhre herab, ist vorn von den Niederziehern des Zungenbeins und des Kehlkopfes und, im obern Theile, von der Schilddrüse bedeckt, tritt in die Brusthöhle und in derselben, in den hintern Mittelwandraum. Hier liegt sie zwischen der Speiseröhre und der aufsteigenden Aorte, und theilt sich dem dritten Brustwirbel gegenüber, unter einem stumpfen Winkel, in zwei seitliche Aeste, die Luftröhrenäste (Bronchi), wovon ein jeder, hinter den Lungenblutgefäfsen und von dem Brustfelle bekleidet, schräge auswärts absteigend seine Lunge erreicht. Der rechte Luftröhrenast geht unter dem Bogen der Vena azygos durch, und ist beträchtlich weiter, als der linke, aber nur halb so lang; dieser tritt etwas mehr absteigend unter dem Aortenbogen durch zur linken Lunge. Jeder Luftröhrenast spaltet sich wieder beim Eintritte in die Lunge in zwei Aeste, einen obern und einen untern, von denen der untere, der rechten Lunge sogleich wieder einen Ast zum mittlern keilförmigen Lappen abgiebt. So geschieht die Theilung aller Aeste immer verhältnifsmäfsig in, an Durchmesser abnehmende, und an Anzahl zunehmende Aestchen, bis endlich die letzten Endzweige, welche den Namen Lungenzellchen (Cellulae s. vesiculae pulmonales) erhalten, rund und geschlossen endigen.

Die Luftröhre besteht aus unvollständigen, durch bandartiges Gewebe untereinander verbundenen Knorpelringen, aus einer Muskelhaut und einer Schleimhaut.

Die unvollständigen Knorpelringe, an der Zahl siebenzehn bis zwanzig, sind die Gestalt bedingenden Stützpunkte der Luftröhre; sie sind hinten offen, umgeben nur die vordern zwei Dritttheile, oder bei der Zusammenziehung drei Viertheile der Luftröhre. Ihre Dicke ist gering; ihre Höhe beträgt ungefähr zwei Linien, doch ist der erste oft beträchtlich höher, als die übrigen. Zuweilen sind sie an einem Ende gespalten, oder hängen mit dem benachbarten durch einen Fortsatz zusammen, oder bilden durch Spaltung und Wiedervereinigung ein Loch. Für die Vergleichung, der Luftröhre mit der Brust, hat *K. A. Rudolphi* (Abh. d. Königl. Pr. Akademie d. Wiss., f. d. Jahre 1818 bis 19. S. 146. Tab. 4.) eine interessante Abweichung, vordere Theilung der Luftröhrenringe, vom zweiten bis zum sechsten, in zwei seitliche Hälften und Einschiebung eines unpaaren Mittelstücks, woran sich jene Seitenstücke, wie die Rippenknorpel am Brustbeine einlenken, an der Luftröhre eines achtzehn Monate alten Löwen gefunden.

Das ligamentöse Fasergewebe bildet zwischen je zwei Knorpelreifen ein verbindendes Zwischenband, was geringere Höhe hat, als die Reifen selbst. Die Muskelfasern liegen an der hintern Luftröhrenwand, haben eine queere Richtung, setzen sich an die innere Seite der Enden jedes Knorpelringes fest, und bilden so zusammen eine Muskelhaut, welche die ganze Länge der Luftröhre einnimmt. Sie ist hinten von einem festen, filzigen Zellstoffe bedeckt. An der innern Seite der Muskelhaut verlaufen eigenthümliche, in Bündeln vereinigte, weifsgelbe, elastische Längenfasern (Lacerti, Morgagni advers. 1. 25. T. I.).

Reifseisen (Preisschrift, üb. d. Structur der Lungen. Berlin. 1808. 8. p. 18., u. 1822. fol. Taf. 1—2.) erkennt ihre eigenthümliche Natur an, vergleicht sie indessen mit der Faserhaut der Pulsadern und den Fasern der Gebärmutter.

Die Schleimhaut, von einem zarten Epithelium überzogen, kleidet die ganze Luftröhre aus, und ist genau an die umgebenden Theile geheftet, besonders eng mit den Längenfasern verbunden. Sie enthält die Ausführungsgänge der kleinen, linsenförmigen Schleimdrüsen, welche in grofser Anzahl an der hintern Wand der Luftröhre, zwischen den Muskelfasern und hinter ihnen in dem filzigen Zellstoffe liegen.

Die Luftröhrenäste, so weit sie frei liegen, haben dieselbe Structur, als die Luftröhre, hingegen, von der Lungensubstanz bedeckt, verändern sich an ihnen die Knorpelringe zu dreieckigen, viereckigen und endlich rundlichen Stücken, welche an ihrem ganzen Umfange liegen, und mit der weitern Ausbreitung derselben immer seltener, zarter und kleiner werden, bis sie endlich den Zweigen ganz fehlen. Mit ihnen scheinen auch die queeren Muskelfasern zu verschwinden; dahingegen die Längenfasern, wie auch schon *Morgagni* anführt, bis in die zartesten Aeste reichen.

S — m.

ASPERGO, Streupulver, sind pulverisirte Stoffe, welche auf irgend eine Stelle der Oberfläche des Körpers aufgestreut werden. Die Stoffe selbst sind nach den verschiedenen Krankheitszuständen, gegen welche sie angewandt werden, verschieden. Gegen das Wundwerden der Kinder und korpulenter, stark ausdünstender Personen und gegen anderweitige leichte Excoriationen, wendet man Lycopodium, Fl. Zinci u. dgl. an; zur Einsaugung und Verbesserung der Jauche bei bösartigen Geschwüren und beim feuchten Brande, wählt man Pulv. Chinae, Quercus, Salicis, Calami, Flor. Chamom., Fol. Sabinae, Salmiak, Alaun, Gummi Myrrhae, Camphor etc.; zur Stillung leichter Blutungen Pulv. Gummi arabici, Tragacanthae; gegen die Rose wandte man sonst häufiger als jetzt Bestreuungen mit Kreide und rothem Bolus an; bei aufgesprungenen Brustwarzen empfiehlt man Conchae praep., Gummi arabicum, Mastix. Die Application geschicht auf verschiedene Art. Das Streupulver gegen Intertrigo infantum wird in ein Beutelchen von loser Leinwand oder Flor gethan und durchgestäubt, oder mittelst eines Charpiequästchens aufgestreut. Eben so kann man bei der Rose, bei wunden Brustwarzen u. dgl. verfahren. Bei Blutungen streut man es mit den Fingern, mit einem Spatel auf. Auf Geschwürsflächen wird es entweder mittelst eines Spatels, Myrthenblattes oder eigner, aufsen rauher, länglicher Büchschen angebracht. —

Aspergo von aspergere, adspergere, bestreuen. Franz. diapasme.

G — m.

ASPERMATISMUS. Mangel an Samen, entweder Folge allgemeinen Nahrungsmangels (entweder durch äufsere Entziehung oder durch innere Atrophie erzeugt), oder einer örtlichen Hemmung der Samensecretion, welche überhaupt schon im normalen Zustand äufserst verschieden ist. H — d.

ASPERSIO, Besprengung, Bestreuung. Besprengung

mit kaltem Wasser, wird als leichtes Reizmittel benutzt bei Ohnmachten, Asphyxien neugeborner Kinder, auch bei typhösem Fieber. Aufstreuen von trocknem Pulver bei manchen äufserlichen Zufällen, z. B. zum Blutstillen das Bestreuen mit Pulver des Gummi arabicum oder Tragacanthae, bei Geschwüren mit trocknenden Mitteln zum Austrocknen, bei Excoriationen der Kinder mit Semen Lycopodii, beim Enysipelas mit demselben oder Farina Fabarum. H—d.

ASPERULA. Eine Pflanzengattung, welche zur Tetrandria Monogynia, natürlichen Ordnung Rubiaceae, Unterordnung Stellatae gehört. Sie unterscheidet sich von der nahe verwandten Gattung Galium, nur durch eine trichterförmige Blume, die an Galium radförmig ist, d. h. eine viel kürzere Röhre hat.

1) *A. odorata. Linn.* spec. ed *Willd.* 1. p. 575. Waldmeister. Eine perennirende Pflanze in den Wäldern des mittlern und nördlichen Europa, auch in Deutschland häufig. Sie perennirt und wird etwa einen Fufs hoch. Der Stamm ist aufrecht; die Blätter stehen zu acht in einem Kreise, sind lanzettförmig, stachelspitzig, am Rande gewimpert. Die Blumensträufse sind sehr kurz, die Blumen klein und weifs. Die Früchte sind mit hakenförmigen Stacheln besetzt. Das Kraut hat trocken einen Vanillegeruch und war sonst officinell. Es wurde als ein auflösendes Mittel gerühmt, und in der Gelbsucht u. s. w. gebraucht. Auch hatte man eine Salbe davon (Fallop. de vulner. p. 306.). Im Jahre 1765 wurde das Kraut gegen den tollen Hundsbifs gerühmt, und man wollte im Jahre 1767 darüber Erfahrungen zu Küstrin gemacht haben (*Murray* Appar. Medicam. T. 1. p. 541), auch findet es sich noch in dem Dispensator. Borusso-Brandenburgicum von 1781.

2) *A. cynanchica. Linn.* ed. *Willd.* 1. p. 579. Ein perennirendes Gewächs, auf sandigem Boden im mittlern und nördlichen Europa, auch in Deutschland häufig. Der Stamm ist ungefähr einen Fufs lang, schwach und fast liegend. Die Blätter stehen zu vier, sind linienförmig, stumpflich mit einer kleinen Spitze. Die Blüten sitzen in lockern Sträufsen, die Blumen sind ziemlich glatt, weifs, die Röhre fast dem Saume gleich; die Früchte mit kleinen Erhaben-

heiten wie Körner besetzt. Die Pflanze ist etwas zusammenziehend, und wurde vormals in Halsentzündungen gebraucht. Ad Anginas utilissimum est sagt *Joh. Bauhin.*

L — k.

ASPHALT. Ein Erdharz welches in vielen Gegenden, selten aber in grofser Menge vorkommt. Am häufigsten wird der Asphalt auf der Insel Trinidad gefunden, dann am todten Meere in Palästina; von beiden Orten kommt er im Handel vor. Er hat eine schwarze Farbe, ist muschlicht im Bruch, glänzend, leicht zerbrechlich, von einem spec. Gew. 1, 07 bis 1, 2. Er schmilzt bei der Hitze des siedenden Wassers, und kann dadurch leicht von einer Art von Steinkohle, der Kennelkohle, welche oft damit verwechselt wird, unterschieden werden; er schmilzt zuerst an einer Kerze und brennt mit Flamme und dickem Rauch, diese brennt sogleich mit Flamme und Rauch, ohne vorher zu schmelzen. In Wasser ist er unauflöfslich. Wasserfreier Alkohol zieht 5 in Hundert eines gelben Harzes aus, darauf Aether 70 in Hundert eines braunen Harzes; der Rückstand wird von Steinöl und Terpentinöl leicht, von Lavendelöl schwerer aufgelöfst. Alle drei harzigen Substanzen werden von Anis- oder Rosmarinöl ganz aufgelöfst; die fetten Oele lassen einen Rückstand. Schwefelsäure löfst schwer einen Theil auf und verwandelt ihn in Gerbestoff. Salpetersäure verwandelt ihn endlich ebenfalls in Gerbestoff. Kaustisches Kali löfst davon eine Menge auf, kohlensaures wirkt nicht darauf. Er giebt durch die trockene Destillation ein branstiges Oel, sehr wenig Wasser mit Spuren von Ammonium, brennbare Gase und hinterläfst $\frac{1}{3}$ Rückstand. Der Asphalt wurde sonst Pflastern und Salben zugesetzt, ist aber in dieser Rücksicht ganz aufser Gebrauch, auch wird er wie das branstige Oel angewendet. L — k.

Der Asphalt wirkt innerlich gegeben reizend, erhitzend auf das Gefäfssystem und specifik auf die Schleimmembranen, namentlich der der Respirationsorgane. Zum innern Gebrauche bedient man sich vorzugsweise des Oels, und giebt es pro dosi zu ein bis drei Tropfen mit Zucker abgerieben in Pulverform täglich zwei bis vier Mal; auf ähnliche Weise hat man auch den Asphalt mit Zucker in Pulver, pro dosi zu fünf Gran täglich zwei bis vier Mal nehmen lassen.

Angewendet wird er nach *Leuthner* und *Courcelles* in der eitrigen Lungensucht, so wie auch bei Vereiterungen anderer Organe; zu empfehlen bei Atonie, dagegen zu widerrathen bei entzündlicher Complication, oder einem sehr reizbaren Gefäfssystem. O — n.

ASPHODELUS. Die Asphodeleae bilden nach *R. Brown* eine besondere, zu den Monokotyledonen gehörige Familie mit scheidenartigen Blättern, einem Perigonium (calyx Juss. corola *Linn.*) unter dem Fruchtknoten, sechs Staubfäden, von den Hyacinthinen durch die schwarze Kruste des Samens unterschieden. Die Gattung Asphodelus (Hexandria Monogynia) hat ein bis an die Basis getheiltes Perigonium und Staubfäden, deren erweiterte Basis den Fruchtknoten deckt.

1) *A. ramosus. Linn.* spec. ed. *Willd.* 2. p. 133. Wächst auf Triften in Spanien, Portugal, Italien häufig wild und perennirt. Der Schaft ist astig; die Blätter sind linienförmig, gekielt, geglättet; die Blütenstiele gegliedert, länger als die Bracteen; die Kapseln länglich. Wird 4—5 Fufs hoch, hat eine Menge ziemlich grofser weifser Blumen und viele Wurzelzasern, welche sich rübenförmig verdicken. *A. albus. Willd.* l. c. ist sehr ähnlich, hat nur einen einfachen Schaft und gröfsere Bracteen. Die Wurzeln haben eine Schärfe und wurden von den Alten als ein urintreibendes Mittel, auch äufserlich gebraucht zu Umschlägen u. dgl. Sie sind in neuern Zeiten sehr wenig gebraucht. Oft hat man, was von den beiden genannten Arten gilt, auf A. luteus übertragen, und dieses ist selbst von *Haller* geschehen.

L — k.

ASPHYXIA (Scheintod). (*ὁ σφυγμὸς* oder *ἡ σφύξις*, der Aderschlag, und *α* privativum, demnach Pulslosigkeit.) Nur in dieser letzteren Bedeutung wurde das Wort zuerst von *Galenus* und *C. Aurelianus* und auch noch von Aerzten späterer Zeit, namentlich von *Lancisi*, *Morgagni*, *Burserius* und Andern, gebraucht, die damit eine mehr oder minder weit verbreitete Pulslosigkeit bezeichneten, welches Symptom sie als eine Erscheinung beobachtet haben, bei welcher die übrigen Lebensverrichtungen fortbestanden. Jetzt ist die Bedeutung als Scheintod die allein in der Pathologie übliche, und die Pathologen betrachten ihn als den höchsten Grad der Ohnmacht, deren Anflug sie mit dem Namen: Eclysis bezeichnen.

Es ist eine uralte Beobachtung, dafs Menschen durch Ursachen, welche die eng verbundenen Lebensverrichtungen, das Athmen, den Kreislauf und die Wärmeerzeugung (unmittelbar oder mittelbar) aufheben, mithin oft den Tod bewirken, in einen Zustand versinken, der dem Tode in dem Zeitraume desselben, da noch keine Fäulnifs eingetreten, mehr oder minder ähnlich und selbst gleich scheint, aus dem sie aber nach kürzerer oder längerer Zeit wieder erwachen, um die Lebensverrichtungen fortzusetzen. Bisweilen, wiewohl verhältnifsmäfsig selten, blieb in diesem übrigens todähnlichem Zustande der Sinn des Gehörs und ein traumähnliches oder selbst klares Bewufstseyn, so dafs die Asphyktischen alles Gesprochene vernahmen und fafsten.

Manche äufsere Erscheinungen dabei sind je nach der Art des Scheintodes (wie an Leichen) verschieden. So ist das Gesicht mancher in Asphyxie liegenden Neugebornen blau und aufgetrieben; blauroth und geschwollen ist auch das Gesicht der einige Zeit unter Wasser gewesenen Scheintodten, ihre Augen sind starr und hervorragend, die Zunge ist geschwollen, bisweilen aus dem Munde hängend, und Brust und Unterleib sind nicht selten aufgetrieben; die durch Kohlendunst in Asphyxie Versunkenen, behalten oft lange Glanz der Augen und Wärme, und bisweilen sind ihre Glieder biegsam; auch die durch den Blitz Asphyxirten behalten bisweilen längere Zeit ihre Wärme, und manche haben an einzelnen Stellen rothe Streifen oder eine geschwärzte Haut; der Körper der durch Kälte in Scheintod Versetzten ist steif gefroren, die auf der Haut gebildeten Blasen, welche den durch Verbrennung entstehenden gleichen, enthalten Eis, und selbst die Säfte im Zellgewebe und in den Gefäfsen können sich in Eis verwandeln (*P. Frank*, *J. Hunter.*). Bei manchen Asphyktischen soll auch örtliche Fäulnifs, sogar von grofsem Umfange, Statt gefunden haben; dies bemerkt *Haller*, der selbst den Anfang der Fäulnifs noch für kein gewisses Merkmal des Todes hält (Elem. Physiolog. Lib. XXX. Sect. II. §. XXIII.), und einen Fall des Scheintodes anführt, in welchem bereits Fäulnifs an den Extremitäten eingetreten war. (Daselbst Lib. IV. Sect. V. §. XI.)

Die Dauer des Scheintodes ist verschieden, indem sie sich auf Minuten, Stunden und Tage erstreckt. Es fehlt nicht an glaubwürdigen Geschichten von der Dauer desselben bis zum siebenten Tage, da hingegen die hie und da erzählten Fälle von längerer, selbst wochenlanger, Dauer besserer Belege bedürfen.

Die Ordnung, in welcher die Lebenserscheinungen zurückkehren, ist nicht bei allen Asphyktischen dieselbe. Oft ist der Athem das erste Lebenszeichen, häufig jedoch regt sich wieder der Puls, kehrt die Wärme zurück und das Gesicht röthet sich, noch ehe der Athem wieder eingetreten ist (*Emmert*); bisweilen wird einige Wärme, besonders in der Gegend des Herzens, und in seltneren Fällen eine leise Regung der Muskeln, z. B. am Munde, zuerst wahrgenommen (*Kammerarius*). Die Sinne und das Bewufstseyn ermächtigen sich meist erst zuletzt.

Die gewöhnlichsten Ursachen der Asphyxie sind Abschliefsung der athembaren Luft von den Respirationsorganen (gleichviel ob durch Entziehung derselben, wie beim Ertrinken, oder dadurch, dafs die Respirationsorgane zu ihrer Aufnahme aufser Stand gesetzt werden, wie durch Erdrosselung, Erhängen, fremde Körper in der Luftröhre), das Einathmen unathembarer, mephitischer Gasarten und schädlicher Dünste, die Kälte und der Blitz. Der letztere mit seiner nicht stets gleichen, doch stets eigenthümlichen Einwirkung auf den Organismus, so wie die ebenfalls eigenthümliche Wirkung der Kälte, die den Scheintod mit einer unüberwindlichen Neigung zum Schlafe einleitet, und das schlummernde Leben oft sehr lange in Asphyxie erhält, geben der durch sie entstehenden Asphyxie ein so eigenthümliches Gepräge, dafs sowohl die durch den Blitz, als durch die Kälte entstehende Asphyxie mit Recht als besondere Arten in der Nosologie bezeichnet werden. Demnächst unterscheidet sich die durch aufgehobene Verbindung der athembaren Luft mit den Respirationsorganen entstehende Asphyxie (bei welcher, wie sich aus *Rossi's* Versuchen an Thieren abnehmen läfst, der niedergedrückte Kehldeckel die Stimmritze verschliefst), ebenfalls als eine eigenthümliche Art von dem Scheintode, den das Einathmen unathembarer Gasarten und schädlicher Dünste bewirkt, in sofern diejenigen, welche als Schädlichkeiten am gewöhnlichsten vorkommen, namentlich das Schwefelwasserstoffgas, das gekohlte Wasserstoffgas und das Kohlensaure Gas, nicht allein durch Mangel an Sauerstoff schaden, sondern zugleich durch ihren positiven Gehalt als Gifte wirken, welche durch die Lungen, in denen die Resorption am schnellsten erfolgt, in die Blutmasse zu gelangen scheinen. Dafs Vergiftung durch die Lungen, und nicht ursprünglich Erstickung die Ursache der zuletzt genannten Asphyxie sey, ergiebt sich aus Beobachtungen über die Wirkung dieser irrespirablen Gasarten und Dünste. So bewirkt der Kohlendunst keinesweges zuerst Beschwerde im Athmen, und tödtet auch Thiere, wiewohl langsamer, wenn nicht ihr Kopf, nur der übrige Körper dem Dunste ausgesetzt ist (*Carminati*); für Vergiftung spricht auch die schnelle, heftige Wirkung der Schwaden und der mephitischen Luft, welche in unterirrdischen Gewölben, wo faulende Materien angehäuft sind, sich entwickelt, indem die Menschen, welche sich diesen (in chemischer Hinsicht mannigfach zusammengesetzten) Dünsten aussetzen, im Augenblick ihrer Einwirkung niedersinken, ehe wahrscheinlich noch der chemische Prozefs in den Lungen aufgehoben ist. Dies gilt besonders von der aus Cloaken aufsteigenden Luft, die einen asphyktischen Zustand bewirkt, den man in Frankreich le Plomb nennt. — Nicht minder furchtbar ist die Asphyxie, welche von inneren krankhaften Zuständen, besonders von denen des Nervensystems, ausgeht, oder durch die Gewalt solcher Schädlichkeiten bewirkt wird, die, wie Erschütterung durch Fall und Stofs, oder Verwundung mit erschöpfender Blutung verbunden, ebenfalls feindlich auf das Nervensystem einwirken. Das Heer krampfhafter Krankheiten, als Catalepsie, Lethargie, Hysterie gestaltet, (die Asphyxie, in Folge von Nervenkrankheiten, wurde meist bei Frauenzimmern beobachtet), Inanition durch starken und plötzlichen Säfteverlust, besonders durch Blutung, zumal bei bedeutender Verwundung und der Entbindung, apoplectische, asthmatische Anfälle und typhöse Fieber, waren die häufigsten, übrigens nicht die einzigen, krankhaften Zustände, welche den Scheintod herbeiführten, der zur Verwechslung mit dem Tode, ja sogar bis zur Beerdigung Veranlassung gegeben hat, wie viele traurige Fälle, besonders in früherer Zeit, gelehrt haben. — Uebrigens begreift diese Angabe nur die gewöhnlichsten Ursachen der Asphyxie, und ist selbst in dieser Hinsicht nicht erschöpfend; so scheint manche Asphyxie der Neugebornen, nicht sowohl von Erstickung oder einem krankhaften Zustande, wie Schlagflufs oder Lebensschwäche, auszugehen, als vielmehr von dem leicht störbaren Verhältnisse des kleinen Kreislaufs und des Athmens, bei dem plötzlichen Uebergange aus dem fast kaltblütigen Zustande des Embryonenlebens.

Die Dauer des schlummernden Lebens in den verschiedenen Arten der Asphyxie, womit die öftere oder seltnere Erholung im Verhältnisse steht, ist verschieden. *Struve* gab nach Beobachtungen, die Stufenfolge der Ausdauer des schlummernden Lebens, in den verschiedenen Arten des Scheintodes folgendermafsen an: längste Dauer bei Erfrornen, demnächst bei todtscheinenden, Neugebornen, Ertrunkenen, Erwürgten, vom Blitze Getroffenen; eine Angabe, die natürlich nur eine bedingte Gültigkeit hat, da der vitale Zustand, in welchem sich der Asphyxirte gerade vorher befand, so wie manche andere Umstände dies Verhältnifs nicht selten abändern. Vielleicht ist die längere Dauer der Asphyxie der Erfrornen, und ihr öfteres Genesen auf das, wie es scheint, herrschende Gesetz zurückzuführen, vermöge dessen kaltblütige und verhältnifsmäfsig selbst warmblütige Thiere den Mangel athembarer Luft und gehemmte Respiration, länger bei einer niedereren, als bei einer höheren Temperatur ertragen (*Edwards*), und was die oft lange Dauer der Asphyxie der Neugebornen betrifft, so scheint sie eine Folge der Lebenstenacität zu seyn, vermöge welcher der Organismus den Mangel der athembaren Luft zur Zeit, da er dem Embryonenzustande näher ist, länger als der vollendete Organismus ertragen kann (*Treviranus*), was die Versuche *Legallois's* an Kaninchen vom ersten bis zum dreifsigsten Tage ihres Lebens, welche unter Wasser getaucht wurden, bestätigen. — Weiter kann die Erwägung der Verhältnisse, unter welchen das Leben die Unterbrechung seiner nothwendigsten Verrichtungen einige Zeit erträgt, hier nicht durchgeführt werden, die nur als der Weg bezeichnet werden sollte, auf welchem man vielleicht dahin gelangt, die Asphyxie nicht so vereinzelt, sondern mehr in Uebereinstimmung mit anderen, durch Verhältnisse stets modificirten Erscheinungen der organischen Natur zu erblicken.

An diese Betrachtung schliefst sich die Vorstellung an: dafs, welche Ursachen auch immer den Scheintod bewirkt haben, und wie unerklärbar es auch bleibt, dafs sie ihn und nicht den Tod bewirkten, er, einmal gebildet, gewissermafsen als ein dynamisches Zurücksinken auf eine niederere Thierstufe, fast auf die der kaltblutigen Thiere, zu betrachten ist, in sofern das Leben der letzteren, bei aufgehobener Wechselwirkung zwischen dem Athmen und der Luft, ungleich länger, als bei höheren Thieren fortdauern kann, dies aber nicht allein von ihrer Natur abhängt, sondern auch gar sehr (wie *Edwards* zum Theil durch Versuche darthat), von den Verhältnissen, in welche sie versetzt werden, bedingt wird.

Von den Vorstellungsweisen, welche sich auf die Asphyxie beziehen, nur folgende:

Harvey (De Generat. animal. Exercit. 50.) sagt, dafs das Blut, das zuerst Gebildete und Belebte, am spätesten absterbe dafs in ihm das Vermögen des Lebens beruhe, und letzteres von ihm aus, sich über den Organismus, von dem es sich schon zurückgezogen, wieder verbreite; auch verglich er den Winterschlaf mit asphyktischen Zuständen. (Eine Vergleichung, die man besonders auf die durch die Kälte bewirkte Asphyxie, mit ihrer vorangehenden unüberwindlichen Neigung zum Schlafe, übertragen könnte.)

Goodwyn erklärte zuerst, auf Versuche gestützt, das Stillstehen des Herzens im Scheintode, durch die bei dem Mangel an athembarer Luft unmöglich gewordene Oxydation des Blutes in den Lungen, weshalb das nun ungesäuerte Blut das linke Herz nicht mehr zur Zusammenziehung zu reizen vermöge, und somit der Kreislauf still stehen müsse.

Bichat räumte zwar die lähmende Wirkung des schwarzen Blutes ein, läugnete aber, indem er sich ebenfalls auf wichtige Versuche berief, dafs dieses Blut, durch seine blofse Berührung mit der Aortenkammer, sogleich Stillstand des Herzens verursache, vielmehr behauptete er, dafs es das Herz und die Blutgefäfse fast eben so gut, als das rothe oxydirte Blut zur Thätigkeit reize, demnach werde das schwarze Blut durch die Schlagadern fortgetrieben, verbreite dann aber, wo es hindringt, durch seinen verderblichen Einflufs auf die Nerven, Schwäche, Scheintod und endlich den Tod. Wenn man in ein Organ, schwarzes Blut in eine künstliche Oeffnung einer Pulsader einströmen läfst, könne man partiellen Scheintod hervorbringen. — Die Function des Hirns wird dadurch unterbrochen, dafs durch den Kreislauf, welcher noch fortdauert, wenn auch schon der chemische Prozefs in den Lungen aufgehört hat, schwarzes Blut mittelst der Pulsadern ins Hirn dringt. Man kann Asphyxirte auf keine angemessenere Weise, als durch Einspritzung arteriellen Blutes in eine der Carotiden herstellen. — Das Herz stirbt durch die Wirkung des schwarzen Blutes ungleich später, als das Hirn, und zwar erst dann, wenn dieses Blut das innere Gewebe des Herzens, seine Nerven und Muskelfibern durchdrungen hat. — Die Ohnmacht geht vom Herzen, die Asphyxie von den Lungen aus.

Worin auch immer der Scheintod begründet sey, so liefert auch er den sprechendsten Beweis, dafs das Leben mit der Wirkung der organischen Materie nicht identisch sey.

Dafs im Alterthume die Griechen den Scheintod kannten, hat man durch Belege aus Schriftstellern schon oft dargethan. Doch sind die Erzählungen, wo sie auch nicht mit Mythischem verwebt sind, in pathologischer Hinsicht nicht belehrend. Wenigstens kann man dies von den Beispielen behaupten, die man von *Apollonius*, *Asclepiades* und *Empedocles* anführt, die Scheintodte wieder herstellten. Die Griechen hielten übrigens, wie *Plutarch* erzählt (*Ρωμαικά ε*), die Scheintodten, welche wieder zu sich kamen (*ὑστερόποτμοι* genannt), für unrein, und nahmen sie nicht eher unter sich wieder auf, als bis sie wie Neugeborne von Weibern gewaschen und gewickelt wurden, und auch wie Säuglinge die Brust bekamen. — Bei den Römern trug es sich mehrmals zu, dafs Menschen, die man für tod hielt, dem Scheiterhaufen übergeben, auf demselben aus dem Scheintode erwachten. Dies berichtet *Plinius*, der sich schon über die Trüglichkeit der Kennzeichen des Todes beklagte, und auch den hysterischen Scheintod kannte, denn er bemerkt (Histor. natural. Lib. VII. 52.), dafs am öftersten Frauen in Folge einer „Conversio vulvae" in todähnlichen Zustand versanken. — Doch wurde die Kenntnifs, welche das Alterthum vom Scheintode hatte, dem Leben nicht weiter förderlich, und fast eben so wenig die Einsicht einzelner Männer der späteren Geschlechter, bis ungefähr zur Hälfte des achtzehnten Jahrhunderts. Um diese Zeit war eine kleine Schrift *Winslow's*, der selbst durch Scheintod dem Grabe nahe gekommen, der Vorläufer des denkwürdigen Werkes von *Bruhier* über die Ungewifsheit der Kennzeichen des Todes (1745), das durch eine Menge ergreifender Scheintodesgeschichten eine lebhafte Wirkung hervorbrachte. Am meisten aber trugen die ersten Gesellschaften zur Errettung der Ertrunkenen (1767 wurde die erste Gesellschaft in Amsterdam, 1776 die royal humane Society in London gestiftet), deren erste Bemühungen überaus segenreich waren, dazu bei, mit dem Gedanken an den Scheintod, dessen Daseyn sie durch häufige Beispiele darthaten, vertrauter zu machen, das früher rohe therapeutische Verfahren dabei zu vervollkommnen, und die Behandlung der Leichen, bei seiner Möglichkeit, zum Gegenstande der Staatsarzneikunde zu machen. Die ebenfalls in diese Zeit fallende Entdeckung der Lebensluft, und die dadurch gewonnene Einsicht in den chemischen Vorgang des Athmens, welche mit jener Entdeckung zusammenhängt, veranlafste richtigere Begriffe vom Wesen der Asphyxie, und hatte auf die Therapie derselben entschiedenen Einflufs. Auf unser Vaterland machten *Hufeland's* eindringliche Erinnerungen über die Ungewifsheit des Todes, und die Gefahr lebendig begraben zu werden, lebhaften Eindruck, und veranlafsten die Errichtung sogenannter Todtenhäuser; das erste Todtenhaus wurde 1791 in Weimar gebaut, worin geraume Zeit nach seiner Errichtung ein für todt Gehaltener erwachte.

Schon die einfache Thatsache, dafs fast in allen (wenn nicht in allen) Fällen des aus inneren krankhaften Zuständen entstandenen Scheintodes, bisweilen auch in der durch äufsere Schädlichkeiten eingetretenen Asphyxie, das Erwachen von selbst, ohne Zuthun der Kunst, erfolgt ist, mufs den Gedanken erregen, dafs dies vielmehr durch einen grofsen, eigenmächtigen inneren Vorgang erfolge, als dafs es so sehr dabei auf ein überaus thätiges Eingreifen der Kunst ankomme, wodurch sie gewifs in unzähligen Fällen geschadet hat. Grofsen Antheil hieran hatte die, wenn auch nicht stets in der Theorie, doch beim Handeln, vorschwebende Vorstellungsweise, dafs das Leben auf Reizung beruhe und die Rettungsmittel als Reize wirken. Dafs aber gerade die Wirkung der wichtigsten Rettungsmittel, namentlich des zweckmäfsigen Wärmegrades, der eingeflöfsten Luft, des Reibens und des (nur bedingt anwendbaren) galvanischen Stromes (etwa, nach *Wilson Philip's* Vorschlag, nach der Richtung des achten Paars geleitet), auf einem tieferen Verhältnisse, in welchem sie zum Leben stehen, als auf dem blofser Reizung beruhe, wird jetzt niemand läugnen. Dasselbe gilt auch von der Transfusion des Blutes, von deren Wirkung gegen Asphyxie, besonders gegen die durch Verblutung entstandene, vorzügliche Aerzte grofse Erwartungen hegen, und wirklich verdient die in der neueren Zeit von *Blundel*, *Brighham*, *Doubledy*, *Uwins*, *Waller* u. A. in England gemachte Anwendung derselben, grofse Aufmerksamkeit. (*Dieffenbach*, die Transfusion des Blutes und die Infusion der Arzeneien in die Blutgefäfse. Erster Thl. Berlin. 1828.) Diese Aerzte spritzten Wöchnerinnen, welche durch Blutung bereits sehr erschöpft waren, so dafs sie ihren Tod befürchteten, menschliches Venenblut ein. Doch fand in allen diesen Fällen nur ein hoher Grad der Depletion, in einigen zugleich Syncope, nicht aber wahre Asphyxie Statt; auch in anderer Hinsicht können diese Erfahrungen noch nicht als entscheidend betrachtet werden; dennoch bleibt es künftiger Zeit vorbehalten, über die Anwend-

bar-

barkeit der Transfusion gegen Asphyxie, so wie über die beste Methode dabei zu entscheiden.

Litteratur.

P. Frank, System einer vollständigen medicinischen Polizey. 4r Bd. Mannheim. 1788. 5r Bd. Tübingen. 1813.

Hufeland, die Ungewifsheit des Todes, und das einzige untrügliche Mittel sich von seiner Wirklichkeit zu überzeugen u. s. w. Weimar. 1785. (Wieder abgedruckt im ersten Bande seiner kleinen medizinischen Schriften. Berlin. 1822.)

Bernt's Vorlesungen über die Rettungsmittel beim Scheintode und in plötzlichen Lebensgefahren. Wien. 1819.

Bichat, recherches physiologiques sur la vie et la mort. Paris. A. 8 (Freie deutsche Uebersetzung von *Veizhans*. Tübingen. 1802.)

A — .

ASPHYXIE (in praktischer und polizeylicher Beziehung). Die Erscheinungen des Lebens haben beim Scheintode aufgehört; es offenbart sich nicht mehr durch in die Sinne fallende Thätigkeit der Organe. Namentlich cessirt, in so weit sie wahrnehmbar ist, die Thätigkeit des Gehirns und Nervensystems; das Bewufstsein ist erloschen, die Sinne feiern und die Muskeln vollbringen keine Bewegung. Eben so haben die Lungen und das Herz aufgehört thätig zu seyn; Pulsschlag und Athmen sind nicht wahrzunehmen. (Doch mag beides bei manchen Arten des Scheintodes nicht ganz fehlen, und hiervon die längere Möglichkeit der Wiederbelebung in solchen Fällen abhängig seyn.) Mit dem Aufhören des Blutumlaufs schwindet auch die Wärme des Körpers; es tritt ein höherer oder geringerer Grad von Kälte und Erstarrung ein. Auch die Thätigkeit der der Vegetation vorstehenden Organe nimmt ab, obgleich deren Unthätigkeit weniger in die Augen fallend ist, und ein völliges Erlöschen ihrer Wirksamkeit nicht Statt finden mag. Das Aussehen der Scheintodten ist, nach Verschiedenheit der Umstände, bald blafs und eingefallen, bald blauroth und aufgetrieben.

Die Dauer eines solchen scheintodten Zustandes kann verschieden seyn und ist nicht genau anzugeben. Es kömmt hierbei auf den Grad desselben an. Wenn Kreislauf und Athmen völlig unterbrochen sind, wird der Scheintod sehr bald in den wirklichen Tod übergehen, und in den Fällen, wo Asphyktische noch nach mehreren, nach 8 Tagen und darüber, in's Leben zurückgerufen sind, haben jene Lebensverrichtungen höchstwahrscheinlich in einem geringeren Grade fortgedauert.

Bei manchen Thieren kömmt ein dem Scheintode ähnlicher Zustand regelmäfsig, als Wintererstarrung, vor. Ein merkwürdiger Unterschied zwischen den Asphyxieen des Menschen und der Thiere besteht aber darin, dafs diese so lange darin verharren können. (*Rudolphi*, Grundrifs der Physiologie. Bd. 1. p. 279.)

Die richtige Unterscheidung des Scheintodes vom wirklichen Tode, ist begreiflicherweise von grofser Wichtigkeit. Der wirkliche Tod soll dargethan werden: durch die früher eintretende völlige Erstarrung des Körpers; durch das gänzliche Aufhören des Herzschlages (welches man durch ein, auf die Gegend des Herzens gesetztes, bis zum Ueberlaufen angefülltes Glas Wasser erforschen soll), durch den mangelnden Ausflufs des Blutes aus einem geöffneten Blutgefäfse; dadurch, dafs die Venen unterhalb eines um den Arm gelegten Bandes nicht anschwellen und der Theil nicht röther wird; durch den gänzlichen Mangel der Respiration, welcher daran erkannt werden soll, dafs die vor Mund und Nase gehaltene Flamme einer Kerze oder eine Flaumfeder, sich nicht bewegen, und ein vorgehaltener Spiegel nicht beschlägt. Auch soll man achten auf das Trübewerden und Einsinken der Hornhaut, auf die Unbeweglichkeit der Pupille, das Herunterhängen des Unterkiefers, die Erschlaffung der Schliefsmuskeln, und die gelbe Farbe der Hand- und Fufssohlenflächen. Wenn man eine Hautstelle brennt, so sollen beim wahren Tode keine Brandblasen entstehen, wohl aber beim Scheintode. Nach *Blumenbach* soll es ein sicheres Unterscheidungszeichen des wahren Todes seyn, wenn Rücken und Lenden, wo der Körper aufliegt, platt gedrückt sind. *Kite* empfahl die Electricität als ein sicheres Prüfungsmittel; *Creve* den Galvanismus, welcher Vorschlag später durch *Heidmann*, *Bremser* und *Struve* weiter ausgeführt wurde. *Hermbstädt* verweiset auf die beim wirklichen Tode eintretende ammoniakalische und dann saure Gährung, wovon jene durch ein dem Körper genähertes, mit Essigsäure, diese durch ein, mit ätzendem Ammonium bestrichenes Holzstäbchen, und die in beiden Fällen sich entwickelnden sichtbaren Dämpfe erkannt werden soll. — Alle diese Unterscheidungszeichen sind jedoch, wie leicht erhellet, theils unsicher, theils nicht anwendbar; das einzige sichere Zeichen, wodurch der wirkliche Tod sich vom Scheintode unterscheiden läfst, ist vielmehr der Uebergang des Körpers in Fäulnifs, die sich besonders durch die grünliche Färbung der Bauchdecken zu erkennen giebt.

Der innere Zustand, welcher dem Scheintode zum Grunde liegt, kann verschieden seyn. Bald ist es ein allgemeiner Mangel oder eine Erschöpfung der Lebensthätigkeit, insbesondere der Thätigkeit des Gehirns und Nervensystems (wie z. B. bei manchen scheintodt Neugebornen, Verbluteten, vom Blitz Getroffenen u. s. w.), bald ist es eine Unterdrückung der Gehirnthätigkeit durch überwiegenden Einflufs des Blutgefäfssystems (z. B. bei Erfrorenen, bei manchen Erhängten, Ertrunkenen und überall, wo ein apoplectischer Zustand eingetreten ist), bald endlich liegt eine Hemmung der Herz- und Lungenthätigkeit, eine dadurch bewirkte Unterbrechung des Blutumlaufs und verhinderte Entkohlung des Blutes in den Lungen, zum Grunde. (So in anderen Fällen des Erhängens, Ertrinkens, bei in irrespirabeln Gasarten Erstickten u. s. w.) Häufig sind auch die beiden letztgenannten Zustände zugleich vorhanden, indem der eine den anderen hervorgerufen hat. Es geht daher der Scheintod in der Regel aus, von einer Störung und Unterbrechung der Thätigkeit eines der beiden Centralorgane des thierischen Organismus, entweder des, das sensorielle Leben dirigirenden Gehirns und Nervensystems, oder des dem vegetativen Leben vorstehenden Herzens, und der mit diesem in der unmittelbarsten und wichtigsten Verbindung stehenden Lungen; und es heifst demnach, den Begriff des Scheintodes zu eng nehmen, wenn man nur die durch Unterbrechung der Lungenthätigkeit, durch eingetretenen suffocatorischen Zustand bewirkten Arten der Asphyxie, hierher rechnen will. Es wird dabei mit Unrecht Suffocation und Asphyxie als gleichbedeutend genommen. (Diction. des sc. méd. Art. Asphyxie.)

Die Leichenöffnungen solcher Personen, bei denen der

Scheintod später in den wirklichen Tod übergegangen ist, haben ebenfalls, übereinstimmend mit dem vorhin Gesagten, ein verschiedenes Resultat gegeben. Bei Manchen, bei denen ein allgemeiner Mangel, eine Erschöpfung der Lebensthätigkeit zum Grunde lag, hat man nichts gefunden, als etwa eine, dem allgemeinen Kräftemangel entsprechende Armuth an Säften; bei anderen eine Ueberfüllung der Gefäfse des Gehirns und seiner Häute mit Blut, und eine Ergiefsung desselben aus den zerrissenen Gefäfsen auf die Oberfläche des Gehirns und in sein Inneres; bei anderen endlich eine Ueberfüllung der Lungen, des rechten Herzens und der Hohladern mit dunklem Blute, auch wohl allgemein eine dunkele und zur Gerinnung wenig geneigte (sog. aufgelöfste) Beschaffenheit der Blutmasse. Nicht selten hat man auch die beiden letztgenannten Zustände zugleich gefunden, wenn sich nämlich ein apoplectischer Zustand mit dem suffocatorischen verbunden hatte.

Um scheintodte Menschen in's Leben zurückzurufen, müssen sie natürlich zuvörderst den schädlichen Einflüssen, welche den Scheintod herbeigeführt haben, wenn diese noch fortwirken, entzogen werden. — Sodann kömmt es auf die Erfüllung folgender Indikationen an: 1) müssen wir die Respiration, die Thätigkeit der Lungen und des Herzens, und somit den Blutumlauf wieder herzustellen suchen; 2) die etwa stattfindende Oppression des Gehirns beseitigen, das in demselben übermäfsig angehäufte und stockende Blut entfernen; 3) die Lebensthätigkeit im Körper überhaupt, und im Nervensystem insbesondere wieder anzuregen suchen, durch die Anwendung mannigfacher Reizmittel, unter denen die Wärme eine der ersten Stellen einnimmt.

Das Verfahren um Scheintodte den noch fortdauernden schädlichen Einflüssen zu entziehen, mufs natürlich nach der verschiedenen Beschaffenheit derselben verschieden seyn. Besondere Erwähnung verdienen hier aber die zum Herausholen Ertrunkener aus dem Wasser angewandten Werkzeuge, und das Verfahren um in irrespirabeln Gasarten befindliche Scheintodte aus diesen zu entfernen. Zu jenen gehören der zum Auffinden der Ertrunkenen dienende Sucher, eine einfache, lange, hölzerne Stange, an deren dünnerem Ende ein eiserner Halbzirkel, in Gestalt einer Gabel befestigt ist, dessen beide freistehende Enden mit runden Knöpfen versehen sind. Ferner die vom Mechanikus *Braasch* in Hamburg erfundene Fangzange, deren Blätter, wie die einer Geburtszange gebogen und gefenstert, und an eine verhältnifsmäfsig lange Stange befestigt sind. Beim Hinablassen der Zange in's Wasser, öffnen sie sich durch ihre eigene Schwere und das Niedersinken, des mit ihnen mittelst eiserner Arme verbundenen, an der Stange auf- und abzuschiebenden Ringes von selbst, und sie schliefsen sich beim Anziehen der an eben diesem beweglichen Ringe befestigten beiden Stricke, welche, um die Zange geschlossen zu erhalten, um zwei an der Stange befindliche eiserne Zapfen gewunden werden. Die Gebrauchsart beider Werkzeuge erhellet ohne weitere Beschreibung von selbst. — Um Verunglückte, die durch Eis durchgebrochen sind, aus dem Wasser zu holen, bedient man sich des von *Thomas Ritzler* angegebenen, auf dem Lande und Eise als Schlitten, und im Wasser als Fahrzeug zu gebrauchenden Eisbootes. Es ist von Korbarbeit geflochten, und gegen das Eindringen des Wassers, auswendig mit Leder überzogen. Die untere Seite des Bodens ist wie ein Schlitten, mit zwei Schienen von glattem Eisen belegt, und im Boden selbst eine hinreichend weite Oeffnung angebracht, deren Umfang, durch einen mit Leder überzogenen Bord, gegen das Eindringen des Wassers geschützt ist. Da, wo das Eis zum Fortschieben des Bootes zu uneben ist, kann man durch diese Oeffnung auf das Eis treten, und das Boot mittelst an demselben angebrachter Handhaben, über diese Stellen hinwegtragen, sobald das Eis aber einbricht, sich wieder über den, jene Oeffnung umgebenden Bord hin, in das Boot schwingen, wobei die in die Oeffnung getretene Wassersäule das Umschlagen des Bootes verhindert. — Eine Rettungsleiter mit einer daran befindlichen Verlängerungsstange kann noch dazu dienen, dafs sich der Rettende dem Verunglückten um so mehr nähern könne. Nach *Reimarus* Vorschlag, sollen auch Fangseile zu Hülfe genommen, und am Boote selbst eine Rolle zum Aufziehen angebracht werden. (Abbild. dies. Werkzeuge s. in *Günthers* Geschichte und Einrichtung der Hamburgischen Rettungsanstalten für in Wasser verunglückte Menschen. Hamb. 1828.)

Um ferner Menschen, die in irrespirabeln Gasarten scheintod geworden sind, aus diesen ohne Gefahr für das eigene Leben der Rettenden herauszubringen, soll man zuvörderst vermittelst eines, an einem langen Stabe oder einer Schnur befestigten und langsam in den Dunstkreis gebrachten Lichtes, die Luft prüfen. Wird durch das Verlöschen des Lichtes dargethan, dafs die Luft zum Athmen nicht tauglich ist, so mufs man durch Anbringung von Zugluft, durch Hineingiefsen von frischem Wasser, besonders Kalkwasser, oder durch Hineinwerfen angezündeter Strohbündel, Abbrennen von Schiefspulver u. s. w. den Raum von der irrespirabeln Gasart zu reinigen suchen. Dem sich hineinbegebenden Menschen, mufs ein Tuch oder ein Schwamm mit Essig getränkt oder mit verdünntem Salmiakgeist befeuchtet, locker vor Mund und Nase gebunden werden, und ist der Erstickte aus einer Grube heraufzuholen, so mufs dem Hinabsteigenden ein Strick um den Leib gelegt, und ein anderer an seinen Arm oder eine Glocke an seinen Körper befestigt werden, damit er erforderlichen Falls ein Zeichen geben und heraufgezogen werden kann. Zum Transport der Scheintodten sind aufserdem noch besondere Tragkörbe angegeben worden. S. *Günther* a. a. O. Tab. 4. Fig. 12. und Tab. 6. Fig. 18.

Die zur Wiederbelebung der Scheintodten selbst dienenden Mittel sind nun, nach dem Obigen, 1) solche, wodurch wir die Respiration, die Thätigkeit der Lungen und des Herzens, und somit den Blutumlauf und die erforderliche Decarbonisation des Blutes wieder herzustellen suchen. Hierher gehört zuvörderst das Lufteinblasen. Die einfachste Art, dieses zu bewerkstelligen, besteht darin, dafs ein Mensch seinen Mund auf den Mund des Verunglückten fest andrückt, und, indem er die Nase desselben zuhält, seinen Athem ausbläset. Da jedoch die eingeathmete Luft bereits eine Veränderung ihrer Mischung erlitten hat, so ist es besser sich eines reinen Blasebalges zu bedienen. Man umwickelt das vordere Ende des Rohres mit einem nassen Leinwandläppchen, bringt dasselbe in ein Nasenloch, und bläst langsam Luft ein, während ein Gehülfe das andere Nasenloch und den Mund fest zuhält. Auch ist es rathsam, den Kehlkopf etwas zurück- und dadurch die Speiseröhre zusammendrücken zu lassen, damit die Luft nicht, statt in die Luftröhre, durch den Schlund in den Magen trete. — Wird das Eindringen der Luft durch in der Mund- und Nasenhöhle, oder im Kehlkopfe, in der Luftröhre, befindlichen Schleim oder andere fremde Körper verhindert, so müssen diese zuvor entfernt werden. Man reinigt Nase und Mund mit dem Barte einer Feder, mit den Fingern, mit einem kleinen, an ein biegsames Fischbeinstäbchen befestigten Schwamme, oder durch wiederholte Einspritzungen von lauem Wasser, wobei der Körper auf die Seite gelegt wird. Zuweilen ist der Kehlkopf fest durch den Kehldeckel verschlossen, dann mufs man diesen, dadurch, dafs man die Zunge hervorzieht, zu lösen suchen. Auch kann es erforderlich werden ein elastisches Röhrchen durch die Stimmritze in den Kehlkopf zu schieben, oder, wenn das der Luft den Eintritt verwehrende Hindernifs in der Luftröhre sitzt, den Kehlkopf- oder Luftröhrenschnitt zu machen.

Dringt die eingeblasene Luft wirklich in die Lungen, so wird sich die Brust und auch der Leib etwas heben. Man läfst dann Mund und Nase wieder frei, und befördert den Austritt der Luft durch Hinunterstreichen der Brust und Hinaufdrücken des Unterleibes. Alsdann bläfst man von neuem Luft ein, und fährt auf die beschriebene Weise abwechselnd, die erforderliche Zeit hindurch fort.

Statt des einfachen Blasebalges haben Manche mehr zusammengesetzte Werkzeuge zum Lufteinblasen empfohlen. Dahin gehört der doppelte Blasebalg von *Gorcy*, verbessert von *Ruland*. (*Günther* a. a. O. Tab. 5. Fig. 14.), der Apparat von *Kopp* (Jahrbuch f. d. Staatsarzneik. Bd. 3.), der doppelte Blasebalg von *Configliacchi* (*Horns* Archiv. 1818.) u. a.

Wirksamer noch, als das Einblasen der gewöhnlichen atmosphärischen Luft, ist die Anwendung von Sauerstoffgas. Man hat gerathen zu dem Ende eine Quantität desselben in wohlverstopften Flaschen in den Rettungsapparaten aufzubewahren. *Ackermann's* Rath, eine Mischung aus achtzig Theilen atmosph. Luft und zwanzig Theilen oxydirt-salzsaurem

Gase einzublasen, erscheint verwerflich. (S. dessen Schrift: über den Scheintod und das Rettungsverfahren.)

Die zweite Indication, welche bei manchen Arten des Scheintodes erfüllt werden mufs, besteht, wie oben gesagt worden, darin: die etwa stattfindende Oppression des Gehirns zu beseitigen, das in demselben übermäfsig angehäufte und stockende Blut zu entfernen.

Dies geschieht bekanntlich in der Regel durch Oeffnung einer Vene. Am wirksamsten ist die Oeffnung der äufseren Drosselader; weniger die einer Vene am Arm oder Fufs. Späterhin können Blutegel, blutige Schröpfköpfe und kalte Umschläge auf den Kopf zu Hülfe genommen werden. — Bei scheintodten neugebornen Kindern, die sich in einem apoplektischen Zustande befinden, pflegt man ein bis zwei Efslöffel voll Blut aus der Nabelschnur abfliefsen zu lassen.

Auch wenn die Rettungsversuche ohne Erfolg geblieben sind, ist es rathsam, die geöffnete Vene vorschriftsmäfsig zu verbinden, damit nicht noch späterhin eine Verblutung erfolgen könne.

Endlich drittens mufs man bei Scheintodten die Lebensthätigkeit im Körper überhaupt und im Nervensystem insbesondere, durch die Anwendung mannigfacher Reizmittel wieder anzuregen suchen.

Dahin gehört nun ganz vorzüglich die Erwärmung des Körpers. Die künstliche Wärme darf aber nur etwas stärker, als die Wärme des scheintodten Körpers seyn, und darf nur in dem Grade, wie der Körper warm wird, verstärkt werden. Auch ist es besser, wenn bei der Erwärmung die Oberfläche des Körpers dem Einflusse der atmosphärischen Luft nicht entzogen wird, und nie darf die Erwärmung durch Erhitzung der zum Athmen erforderlichen Luft bewirkt werden.

Starr gefrorne Menschen müssen zunächst durch ein Schneebad aufgethauet werden, welches, im Vergleich zur Temperatur ihres Körpers, schon als ein warmes Bad zu betrachten ist. Der Scheintodte wird nackend auf ein Schneelager gelegt, und überall, Mund und Nase ausgenommen, mit Schnee bedeckt. So läfst man ihn liegen, bis die starr gefrorenen Glieder wieder beweglich geworden sind. In Ermangelung des Schnees bedeckt man den Scheintodten mit Bettlaken, Decken u. dgl., die in Eiswasser getaucht sind, oder bringt ihn geradezu in ein kaltes Wasserbad.

Ein höherer Grad von Wärme wird durch warme Wasserbäder mitgetheilt, nach welchen der Körper sorgfältig mit gewärmten Tüchern abgerieben werden mufs, damit nicht durch die Verdünstung der Nässe dem Körper wieder Wärme entzogen werde. Während des Bades mufs man den Verunglückten durch vorgehaltene Tücher vor dem Einathmen der Wasserdämpfe schützen.

Der Mechanikus *Harvey* in London hat zum Gebrauch bei Scheintodten eine eigene Wärmebank angegeben, die nachher von *Braasch* verbessert worden ist. Sie gleicht einer Badewanne, ist aus Kupferblech gearbeitet, und hat doppelte Wände und Boden, deren Zwischenraum mit heifsem Wasser angefüllt wird. Ein Eimer Wasser reicht zum Füllen hin. An dem Kopfende ist eine hölzerne Unterlage angebracht, um den Kopf des zu Erwärmenden vor der unmittelbaren Berührung der heifsen Metallplatte zu schützen, und an dem Fufsende ist dagegen der Zwischenraum zwischen den beiden Wänden gröfser, als im übrigen Umfange, um den Füfsen eine gröfsere Quantität von Wärme zuzuleiten. Man bedeckt den auf die Wärmebank gelegten Körper mit wollenen Decken, oder füllt auch den inneren Raum selbst mit warmem Wasser an.

Das gewöhnlichste Verfahren ist, den Scheintodten in ein erwärmtes Bett zu legen, oder in warme Decken zu hüllen. — Auch durch Aschenbäder hat man die Scheintodten erwärmt, oder durch das Ueberschütten mit warmem Flufssande, oder man hat sie in warmer Jahreszeit durch die Sonne, in freier Luft erwärmen lassen. — Einzelne Theile des Körpers können noch erwärmt werden durch Wärmflaschen, Blasen, die mit heifsem Wasser gefüllt sind, heifse Backsteine, in Tücher geschlagene heifse Asche, halb durchgeschnittene, frische, noch warme Brodte u. s. w. Auch hat man frischgeschlachtete Thiere aufgelegt, und besonders Kinder von zwei gesunden, starken und jungen Menschen im Bette zwischen sich nehmen lassen. —

Einzelne Theile, die vorzüglich zu erwärmen rathsam ist, sind die Herzgrube, die Geschlechtstheile und das Rückgrath.

Aufser der Wärme können nun aber noch mannigfache andere Reizmittel bei Scheintodten in Anwendung gebracht werden. Dahin gehören besonders: Reiben des Körpers mit weichen wollenen Tüchern oder weichen Bürsten, die man, wenn sie nicht weich genug sind, noch mit Oel befeuchten mufs. Besonders Herzgrube, Rückgrath und die Extremitäten müssen gerieben werden, aber nicht so stark, dafs die Haut wund davon wird. — Fufssohlen und Handflächen müssen dagegen mit scharfen Bürsten gebürstet werden. — Ferner Electricität und Galvanismus. Man soll mit den electrischen Schlägen, die nur schwach seyn dürfen, das Herz zu treffen suchen, und zu dem Ende den positiven Pol zwischen der vierten und fünften linken Rippe, den negativen zwischen der zweiten und dritten rechten, oder jenen am linken Rande der Herzgrube, diesen am Genicke, oder auch den einen Pol am Brustbeine, den andern hinten am Rückgrathe anlegen. *Hufeland* räth einen mit Pech oder Siegellack überzogenen Leiter in den Schlund, den anderen bald in der Mitte des Rückgraths, bald in der Herzgrube anzubringen. — Um mit dem Galvanismus vorzüglich auf den sympathischen Nerven einzuwirken, soll man den einen Pol der Säule in den Rachen bringen, den andern aber in den After schieben. Andere Reizmittel sind: Klystire, von einem Chamillen-Aufgufs, mit Essig, Kochsalz, Seife u. dgl. versetzt; oder Klystire von Tabacksrauch, (deren Nutzen jedoch zweifelhaft ist) zu deren Beibringung man besondere Werkzeuge angegeben hat (*S. Günther* a. a. O. Tab. 5. Fig. 15.). Einsprizzungen in den Magen von Wein, Wasser und Brandtwein u. dgl. Das Einspritzen geschieht durch ein biegsames Röhrchen, welches durch den Mund oder die Nase bis tief in den Schlund geleitet worden ist. — Tropfbäder, wobei man Wasser, nöthigenfalls kochendes, tropfenweise aus einer Höhe auf Kopf, Herzgrube, Geschlechtstheile, Rückgrath u. s. w. fallen läfst; Spritzbäder, mit einer Klystirspritze gegeben; kalte Uebergiefsungen des Kopfes, während der Scheintodte sich im warmen Bade befindet; Niesemittel, Schnupftaback eingeblasen, oder Salmiakspiritus, Meerrettig-, Zwiebel-Saft vor die Nase gehalten; Kitzeln des Schlundes mit einer Feder, die man mit Salmiakspiritus befeuchten kann; Peitschen mit Brennnesseln; Einwickeln der Füfse in Senfteig; Tröpfeln von Siegellack auf die Haut; Stechen mit Nadeln unter die Nägel; Aufsetzen grofser trockner Schröpfköpfe auf Brust und Bauch; Brennen mit dem glühenden Eisen.

Die Ordnung, in welcher diese Mittel bei Scheintodten anzuwenden sind, ist im Allgemeinen die, dafs zuerst Luft eingeblasen und, bei vorhandenem apoplektischen Zustande, das Gehirn von dem auf ihm lastenden Drucke befreiet wird. Hierauf folgt dann die Erwärmung des Körpers und die Anwendung der übrigen Reizmittel, bei denen man von den schwächeren allmälig zu den stärkeren übergeht. — Immer ist es nöthig, dafs mit Ruhe und ohne Uebereilung verfahren werde, und dafs man die Rettungsversuche eine hinreichend lange Zeit (mehrere Stunden) fortsetze.

Nach dieser allgemeinen Betrachtung des Scheintodes bleibt uns noch übrig, dasjenige anzuführen, was von den wichtigeren, einzelnen Arten desselben Besonderes zu bemerken ist.

1) Scheintod neugeborener Kinder. Die gewöhnlichsten Veranlassungen des häufig vorkommenden Scheintodes neugeborner Kinder sind: schwere Krankheiten, besonders Nervenkrankheiten der Mutter, heftige Gemüthsbewegungen derselben; Verletzungen des schwangeren Uterus und der Frucht selbst; starke Mutterblutflüsse; durch irgend eine Ursache verzögerte und erschwerte Geburt, zu frühe Trennung des Mutterkuchens, Zerreifsung der Nabelschnur, Umschlingung derselben um den Hals des Kindes, langdauernder Vorfall und Druck auf die Nabelschnur, Verstopfung des Mundes und Luftröhre mit zähem Schleim, Anfüllung derselben mit Fruchtwasser, Geburt in den nicht zerrissenen Fruchthäuten u. s. w.

Nach der verschiedenen Beschaffenheit dieser Ursachen ist dann auch der Zustand, in welchem sich die Kinder befinden, verschieden; bald ist es Ohnmacht, bald Erstikkung, bald Schlagflufs. — Bei vorhandener Ohnmacht (z. B. nach starkem Blutverluste) ist das Gesicht und der ganze Körper blafs, die Lippen blafsblau, Unterkiefer und Gliedmafsen hängen schlaff herab, der After ist häufig mit Kindspech verunreinigt, und durchgängig giebt sich ein Mangel an turgor vitalis zu erkennen. Steht in diesem Falle das Kind noch durch die Nachgeburt mit der Mutter in Verbindung, so wird diese nicht sofort aufgehoben, sondern das Kind vor der Mutter in warme, trockene Tücher gewickelt, mit Wein, warmen Brandtwein oder anderen spirituösen Flüssigkeiten gewaschen, mit Flanelltüchern gerieben, Hirschhorngeist, Zwiebelsaft u. dgl. vor die Nase gehalten. Bleibt dies ohne Erfolg, so werden fernere Wiederbelebungsversuche vorgenommen, nachdem die Nabelschnur unterbunden und durchschnitten worden ist. (Das Kind, wie manche wollen, auch dann noch mit der herausbeförderten Nachgeburt in Verbindung zu lassen, scheint nicht erforderlich und nicht rathsam.) Es wird dann in ein warmes Bad, aus Wasser und Wein oder Brandtwein bereitet, gebracht; kaltes Wasser auf Herzgrube und Rückgrath gesprützt, Klystire aus Chamillenaufgufs, Wasser und Wein u. dgl. gegeben, einige Tropfen liq. anod. oder Wein auf Zunge und Lippen gebracht, Schläge vor den Hinteren gegeben u. s. w. — Da die Respiration hier nur wegen allgemeiner Schwäche nicht Statt findet, und ein anderweitiges Hindernifs ihres Eintretens nicht vorhanden ist, so ist das Lufteinblasen nicht durchaus erforderlich, obwohl immer rathsam.

Befindet sich dagegen das Kind in einem Erstickungszustande, welches vorzüglich aus den stattgefundenen Ursachen abzunehmen ist, und wobei das Kind bald mehr blafs und eingefallen, bald mehr roth und aufgetrieben aussehen kann, so müssen zuvörderst die dem Athmen im Wege stehenden Hindernisse entfernt, der Mund mit dem Finger, die Nase mit einer Feder gereinigt, die am Gaumen klebende Zunge frei gemacht, in der Luftröhre befindliches Fruchtwasser herausgelassen werden. Alsdann wird Luft eingeblasen, gewöhnlich in den Mund, entweder mit dem eigenen Munde, oder durch ein eingebrachtes Röhrchen mit einem Blasebalge. Nach jedesmaligem Einblasen wird die Brust zusammengedrückt, um die Luft wieder zu entleeren. Zuerst bläfst man, ohne die Nase zuzuhalten, Luft ein, um allen Schleim völlig wegzuschaffen, und dann drückt man sie beim ferneren Lufteinblasen zu. Daneben wird das Kind in ein warmes Bad gebracht, mit der flachen Hand oder Flanelltüchern gerieben, von Zeit zu Zeit aus dem Bade herausgenommen und in der Luft lebhaft hin und her bewegt, kaltes Wasser auf Brust, Herzgrube, Rückgrath gespritzt, Klystire von Wasser mit Seife und Salz gegeben, zerschnittene Zwiebeln, Salmiakgeist u. dgl. vor die Nase gehalten, einige Tropfen Liquor auf die Zunge gebracht u. s. w. Auch läfst man an den Brustwarzen saugen und trockene Schröpfköpfe darauf setzen.

Ist endlich der Scheintod durch apoplektischen Zustand bewirkt, wobei das Gesicht dunkelroth und aufgetrieben ist, die Augen hervorstehen, die Haut mit blauen Flekken besetzt ist u. s. w., so ist das Wichtigste, etwas Blut zu entleeren. Man läfst aus der durchschnittenen Nabelschnur 1 bis 2 Efslöffel voll abfliefsen, wäscht Kopf und Brust mit kaltem Wasser und Weinessig, bringt das Kind, in warme Tücher gewickelt, an die frische Luft, und wendet hierauf, wenn diese Mittel noch nichts fruchten, die vorhin genannten Reizmittel an.

2) Vom Blitz Erschlagene. Der Blitz scheint den Scheintod und wirklichen Tod in der Regel durch die heftigste Erschütterung des Gehirns und Nervensystems hervorzubringen; die vorgefundenen Beschädigungen sind meist nur oberflächlich und unbedeutend. Im eingeschlossenen Raume könnte Erstickung durch schwefelige Dämpfe und irrespirabele Gasarten hinzukommen. Man mufs daher vom Blitz Erschlagene, sofort an die freie Luft bringen; dann kalte Waschungen und Uebergiefsungen des Kopfes vornehmen, Riechmittel vor die Nase halten, den Schlund reizen, Wasser mit Wein oder Liquor in den Magen spritzen und späterhin einflöfsen, Brust, Gesicht und Schläfe mit Brandtwein waschen, die Haut reiben und bürsten, und Luft einblasen. Manche, wie z. B. *J. Curry*, haben hier auch besonders die Electricität empfohlen. Ein altes Mittel

ist auch noch das sogenannte Erdbad, wobei man den ganzen Körper, mit Ausnahme des höher zu legenden Kopfes, 1 bis $1\frac{1}{2}$ Fufs hoch mit lockerer Erde bedeckt.

3) Erhängte, Erwürgte. Bei diesen tritt in der Regel neben dem suffocatorischen, zugleich ein apoplektischer Zustand ein. (Eine Verrenkung des ersten Halswirbels ist zur Herbeiführung des Todes nicht erforderlich, und findet fast nie Statt.) Unter convulsivischen Bewegungen wird das Gesicht aufgetrieben, die Augen treten hervor, die Zunge schwillt und wird zwischen den Zähnen eingeklemmt oder ragt aus dem Munde hervor. Es entstehen Erectionen und selbst Ejaculationen des Samens; das Scrotum wird zuweilen mit Blut unterlaufen u. s. w. Tritt wirklicher Tod ein, so findet man in den Leichen theils die Gefäfse des Gehirns und seiner Häute, theils das rechte Herz und die Lungen strotzend mit Blut überfüllt. — Nach Aussage der wieder in's Leben Gekommenen, tritt bald, ohne besonderes Schmerzgefühl, eine grofse Eingenommenheit des Kopfes und gänzlicher Verlust des Bewufstseyns ein. Einige wollen auch vorübergehende feurige Erscheinungen vor den Augen gehabt haben.

Nach schleuniger Lösung des Bandes vom Halse, wobei anderweitige Beschädigung des Körpers durch Fallen zu verhüten ist, mufs daher in den meisten Fällen zuerst eine Ader geöffnet werden; am besten die äufsere Drosselader, sonst eine Vene am Arm. Nur bei alten und schwachen Personen, deren Gesicht nicht roth und aufgetrieben ist, und wo keine bedeutende Congestion des Blutes zum Kopfe eingetreten zu seyn scheint, kann der Aderlafs unterbleiben; dann sind Blutegel und Schröpfköpfe an die Stirn, hinter die Ohren und in den Nacken zu setzen. Alsdann wird, nach vorgängiger Untersuchung des Halses, in Beziehung auf etwa entstandene Verletzungen des Kehlkopfes oder der Luftröhre, Luft eingeblasen, und bei Anwendung der verschiedenen Reizmittel, auf Ableitung des Blutes vom Kopfe Rücksicht genommen. Es werden kalte Umschläge auf den Kopf gemacht, das Gesicht mit kaltem Wasser besprengt, warme Fufs und Handbäder angewandt, die Füfse in Senfteig eingewickelt, reizende Klystire gegeben, die Fufssohlen und Handflächen mit scharfen Bürsten gebürstet, aromatischer Essig und andere Riechmittel vor die Nase gehalten, der Schlund gereizt, reizende Flüssigkeiten in den Magen gespritzt, Siegellack auf die Herzgrube geträufelt, Brennnesseln, Schröpfköpfe u. s. w. angewandt. Die allgemeine Erwärmung des Körpers ist hier weniger erforderlich, da Erhängte meist ziemlich lange ihre natürliche Wärme behalten.

Verfallen sie, was nicht selten geschieht, nach erfolgter Wiederbelebung nochmals in einen betäubten Zustand, so sind ferner kalte Umschläge, auch wohl Blutausleerungen erforderlich. Anderen bleibt das Athmen, durch in der Luftröhre angesammelten Schleim erschwert, welcher durch Expectorantia zu entfernen ist. —

Hieran schliefsen sich die Fälle, wo durch in der Luft- oder Speiseröhre befindliche fremde Körper Erstickung bewirkt wird, wobei vorzüglich ein angemessenes chirurgisches Verfahren erforderlich ist.

4) Ertrunkene. Die Asphyxie, so wie der wirkliche Tod Ertrunkener, beruht in der Regel auf Erstickung, seltener auf Apoplexie. (S. Neues nordisches Archiv u. s. w. von *Pfaff*, *Scheel* und *Rudolphi*. Bd. 1. p. 295.) Die Erstickung wird hervorgebracht durch die gänzliche Entziehung der Luft. Sonst glaubte man irrig, das durch Verschlucken in den Magen gelangte Wasser, oder das blofse Eindringen desselben in die Luftwege, sei die Ursache des Todes. Andere behaupteten dagegen, es dränge gar kein Wasser in die Respirationsorgane. *Goodwyn* hat durch lehrreiche Versuche dargethan, dafs allerdings eine gewisse Quantität Wasser in die Luftwege gelangt, und zwar vor dem Tode, allein nicht genug, um die Thätigkeit der Respirationsorgane zu hemmen und den Tod herbeizuführen.

Geht der Scheintod Ertrunkener in den wirklichen Tod über, so findet man in den Leichen gewöhnlich das rechte Herz und die Lungen mit dunkelem Blute überfüllt, in der Luftröhre und den Bronchien eine schäumende Flüssigkeit, (*Faissole et Champeaux* Expériences et observations sur la cause de la mort des noyés etc. Lyon et Paris. 1768.) und die ganze Blutmasse oft nicht geronnen, sondern flüssig.

Erfolgte der Tod aber nicht durch Erstickung, sondern früher durch Schlagflufs, bei zur Apoplexie geneigten Personen, bei unerwartetem Hineinstürzen in kaltes Wasser, nach Erhitzung, im Zustande des Affects, bei gleichzeitiger Verletzung des Kopfes, so fehlen mehr oder weniger jene Zeichen der Erstickung, und man findet dagegen Ueberfüllung des Gehirns und seiner Häute mit dunkelem Blute, blutiges Extravasat in der Schädelhöhle u. s. w.

Ist der Ertrunkene, nöthigenfalls mit Hülfe der oben beschriebenen Werkzeuge, aus dem Wasser geholt worden, so giebt man dem Körper zuerst auf einige Secunden eine mit dem Kopfe und Oberleibe nach unten geneigte Lage, um das in der Luftröhre angesammelte Wasser durch Mund und Nase ausfliefsen zu lassen; ihn auf den Kopf zu stellen oder über ein Fafs zu rollen, ist unnütz und schädlich. Ist der Ertrunkene zugleich erfroren, so mufs er zuerst als Erfrorener behandelt werden. — Läfst sich dann aus dem aufgetriebenen, braunrothen Gesichte, der vollblütigen Beschaffenheit, dem apoplektischen Habitus des Menschen abnehmen, dafs ein schlagflüssiger Zustand eingetreten ist, so wird zuerst ein Aderlafs nothwendig. Doch sind dies die seltneren Fälle. In der Regel kömmt es nur darauf an, durch Lufteinblasen die Respiration wieder in Gang zu bringen, und durch Anwendung der öfter genannten Reizmittel, die Thätigkeit der übrigen Organe des Körpers anzuregen. Nase, Mund und Rachenhöhle müssen zu dem Ende sorgfältig von Schlamm u. dgl. gereinigt werden. Ist ein tiefes in der Luftröhre sitzendes Hindernifs des Athemholens vorhanden, so kann der Kehlkopf- oder Luftröhrenschnitt erforderlich werden. Dann geschieht das Einblasen von atmosphärischer Luft oder, wo möglich, Sauerstoffgas, mit einem einfachen oder doppelten Blasebalge auf die beschriebene Weise. Hierbei ist die Scheinleiche zu erwärmen, entweder indem sie mit von der Sonne durchwärmtem Sande bis an den Hals belegt wird, oder indem man sie in durchwärmte Decken hüllt, oder in ein warmes Bad bringt. Alsdann sind nacheinander anzuwenden: reizende Klystire, Einspritzungen in den Magen, Kitzeln des Schlundes, Riech- und Niesemittel, Tropf- und Spritzbäder, Bürsten der Fufssohlen,

sohlen, Electricität, und bleiben diese ohne Erfolg, auch Peitschen mit Brennnesseln, Einwickeln der Füfse in Senfteig, Auftröpfeln von Siegellack oder Pech, Aufsetzen grofser Schröpfköpfe, Stechen mit Nadeln unter die Sohlen u. s. f.

5) In irrespirabelen Gasarten Erstickte. Irrespirabele Gasarten, wie sie oben aufgezählt worden sind, und dem Leben Gefahr drohende Dünste, können hervorgebracht werden: durch Aufenthalt vieler Menschen in einem eingeschlossenen Raume; (mehrere Fälle der Art erzählt *Percy* im Journal de médecine. Tom. XX. p. 382. Schwarze Höhle in Calcutta.) durch Kohlendunst, frische Oelfarbe, frischen Anstrich mit Kalk, durch Ausdünstungen von Blumen, Früchten, Wurzeln, frischem Heu und Hopfen in lange verschlossen gewesenen Räumen, in Gruben, wo Pflanzen oder thierische Theile faulen, in Kloaken, in tiefen Brunnen und Schachten, in Kellern, wo Bier oder Most gährt u. s. w. — Die am häufigsten auf diese Weise entwickelten, und demnach am meisten in Betracht kommenden Gasarten, sind: das kohlens. Gas, Kohlenoxyd-Gas, gekohltes und geschwefeltes Wasserstoffgas; — reines Wasserstoffgas und Stickgas weniger. Ein merkwürdiger Fall von Tod durch salpetrig saure Dämpfe, findet sich im Dict. des sc. méd. Art. Asphyxie. S. ebendas. über die von *Davy* mit dem oxydirten Stickgase, u. v. A. mit andern Gasarten angestellten Versuche.

Menschen, die in diesen Gasarten asphyktisch geworden sind, haben in der Regel eine blaurothe Gesichtsfarbe, die Augen sind hervorgetreten, die Lippen blau, die Hautvenen mit blau durchscheinendem Blute angefüllt, die Haut zuweilen mit blauen Flecken besetzt, die Gliedmafsen biegsam, und der Körper behält oft lange seine natürliche Wärme.

Erfolgt der wirkliche Tod, so findet man in den Leichen häufig die ganze Blutmasse flüssig und dunkel gefärbt, das rechte Herz, die Lungen und das Gehirn mit Blute überfüllt, in die Pleurasäcke oder den Herzbeutel röthliches Wasser ergossen, und zuweilen die innere Fläche der Nase, des Mundes, Schlundes, des Magens und der Luftröhre mit einem grauröthlichen Schleime bedeckt, wobei es auf die verschiedene Beschaffenheit der irrespirabelen Gasarten ankömmt. — Es geht hieraus hervor, dafs bei mangelnder Decarbonisation des Blutes, der Tod theils auf suffocatorische, theils auf apoplektische Weise erfolgt.

Nachdem Asphyktische dieser Art mit der erforderlichen Vorsicht aus der nachtheiligen Atmosphäre entfernt und an die freie Luft gebracht worden sind, besteht die ihnen zu leistende Hülfe darin, dafs ihnen, wenn der Anschein eines apoplektischen Zustandes vorhanden ist, eine Ader geöffnet wird; alsdann mufs die noch in den Lungen enthaltene schädliche Luft, durch Abwärtsdrücken der Brust und Aufwärtsdrücken des Bauches, herausgetrieben, und nun atmosphärische Luft oder Sauerstoffgas mit einem Blasebalge eingeblasen werden; ferner übergiefst man die Scheinleiche mit kaltem Wasser, wäscht Gesicht und Brust mit kaltem Essig, wendet Tropf- und Spritzbäder von kaltem Wasser an, macht kalte Umschläge auf den Kopf, giebt Klystire von Chamillenthee und Essig, reibt und bürstet den Körper, legt Senfpflaster, wendet, nach Verschiedenheit der Umstände, bald säuerliche, bald ammoniakalische Riechmittel an, kitzelt den Schlund und macht Einspritzungen in den Magen. Bei ausbleibendem Erfolge können auch die stärkeren Reizmittel angewendet werden. Kömmt der Mensch zu sich, so giebt man etwas Fliederthee mit Essig zu trinken; bei eintretender Neigung zum Brechen kann ein Brechmittel dienlich seyn.

Durch geschwefeltes Wasserstoffgas asphyktisch gewordene Thiere, hat *Dupuytren* durch oxydirt salzsaures Gas wieder in's Leben gebracht.

6) Erfrorene. Durch Einwirkung übermäfsiger Kälte wird nach vorhergegangenen Schmerzen in den am meisten exponirten Theilen, das Gefühl abgestumpft und die Beweglichkeit der Glieder vermindert; es entsteht Eingenommenheit des Kopfes, Betäubung der Sinne und grofser Hang zum Schlafe; wird diesem nachgegeben, so erfolgt bald völlige Bewufstlosigkeit und Erstarrung des ganzen Körpers. Scheintod und wirklicher Tod erfolgt hier durch die Entziehung des zum Leben erforderlichen Reizes der Wärme, durch die Zurückdrängung des Blutes nach den inneren

Theilen, besonders dem Kopfe, und die Gefrierung der Säftemasse in den äufseren Theilen, welches durch die Leichenöffnungen völlig Erfrorener nachgewiesen ist.

Beim Handhaben Erfrorener mufs vorsichtig zu Werke gegangen werden, damit die erstarrten Glieder — besonders Ohren, Nase, Finger, Zehen, Geschlechtstheile — nicht abgebrochen werden. Man bringt sie zuerst, wie oben angegeben worden, in ein Schneebad, oder, in Ermangelung von Schnee, in ein kaltes Wasserbad, oder bedeckt sie mit in Eiswasser getauchten Tüchern. Nach erfolgter Aufthauung werden sie mit Schnee oder in kaltes Wasser getauchten Tüchern gerieben, dann in ein kaltes oder nur mäfsig erwärmtes Bett gelegt, und zugleich Luft eingeblasen. Hierauf giebt man lauwarme Klystire, wendet lauwarme Fufs- und Handbäder an, und geht allmälig von den schwächeren zu den stärkeren Reizmitteln über.

Giebt man dem Verunglückten, nachdem er wieder schlucken kann, zu trinken, so mufs dies ebenfalls nur mäfsig warm seyn, damit keine Brandblasen im Munde entstehen.

Nicht selten treten hinterher entzündliche Zufälle ein, die ein antiphlogistisches Verfahren erforderlich machen.

Litteratur.

P. G. Hensler, Anzeige der hauptsächlichsten Rettungsmittel derer, die auf plötzliche Unglücksfälle leblos geworden sind. Umgearbeitet von *Scherf*. Altenb. 1787.

K. Kite, über die Wiederherstellung scheinbar todter Menschen. Uebers. von *Michaelis*. Leipzig. 1790.

A. Portal, Unterricht über die Behandlungsart der Erstickten, der Ertrunkenen, des Scheintodes bei neugeborenen Kindern u. s. w. Uebers. von *Hempel*. Wien. 1798.

Ackermann, der Scheintod und das Rettungsverfahren; ein chimiatrischer Versuch. Frankf. a. M. 1804.

Goodwyn, erfahrungsmäfsige Untersuchungen der Wirkungen des Ertrinkens, Erdrosselns und durch schädliche Luftarten erfolgten Erstickens. Uebers. von *Michaelis*. Leipz. 1790.

E. Colemann, Abhandlung über das durch Ertrinken, Erdrosseln und Ersticken gehemmte Athemholen, nebst Vorschlägen zu einer neuen Behandlungsart dieser Krankheit. Uebers. Leipz. 1793.

A. Fothergill, neue Untersuchungen über die Hemmung der Lebenskraft beim Ertrinken u. s. w. Uebers. von *Michaelis*. Leipz. 1796.

Derselbe. Winke über die Rettungsmittel bei plötzlich gehemmter Lebenskraft. Uebers. von *Struve*. Breslau. 1780.

Orfila, Rettungsverfahren bei Vergiftungen und im Scheintode. Uebers. von *Brofse*. Berlin. 1819.

Anweisung zur zweckmäfsigen Behandlung und Rettung der Scheintodten u. s. w. Herausgeg. auf Veranlassung des Königl. Minist. des Geistl. Unterr. und Mediz. Angeleg. Berlin. 1820.

J. F. A. Troussel, erste Hülfsleistungen bei plötzlich lebensgefährlichen Krankheiten, bei Scheintod, Vergiftungen u. s. w. übers. von *Schlegel*. Ilmenau. 1826.

Geschichte und Urkunden des im Jahre 1767 zur Rettung der Ertrunkenen zu Amsterdam errichteten Gesellschaft. Uebers. von *Hannibal*. Hamburg. 1769.

Geschichte und Denkschriften der Amsterdammer Rettungsanstalten für in Wasser verunglückte Menschen. Uebersetzt von *Collenbusch*. Leipzig. 1797.

W. Hawes, Abhandlungen der Londoner k. Gesellschaft zur Rettung Verunglückter und Scheintodter. Uebers. von *Struve*. Breslau. 1798.

F. B. Nietz, Programm zu den öffentl. Vorlesungen über das Rettungsgeschäft scheintodter Menschen. Wien. 1804.

Günther's angef. Schrift.

K. K. Creve, vom Metallreize, einem neuentdeckten Prüfungsmittel des wahren Todes. Leipzig. 1798.

J. A. Heidmann, zuverläfsiges Prüfungsmittel des wahren und des Scheintodes. Wien. 1804. Wg — r.

ASPIDIUM. Eine Pflanzengattung aus der Ordnung der Farrenkräuter, und zwar der Abtheilung Polypodeae (Filices *Willd.*). Die Fruchthaufen sind rund und sitzen zerstreut auf der untern Seite der Blätter. Die Hülle sitzt entweder an der Seite des Haufens, oder bedeckt ihn, und ist in der Mitte angeheftet. Die Arten mit dem letzteren Charakter, stellen einige Botaniker in eine besondere Gattung unter dem Namen Athyrium, Nephrodium oder Tectoria zusammen.

1) *A. Filix mas. Linn.* spec. ed. *Willd.* 2. 5. p. 259. Dieses Farrenkraut wächst in den Wäldern von Deutschland, dem nördlichen Europa überhaupt, auch dem nördlichen Asien und Amerika wild. Die Blätter werden 2—3 Fufs hoch, sind an dem Stiele mit vielen häutigen braunen Schuppen (strigae) bedeckt, zweifach gefiedert; die Federstücke 4—5 Lin. lang, 2—3 Lin. breit, stumpf gesägt. — Die Fruchthaufen sind den Mittelnerven genähert. Von dem verwandten A. spinulosum unterscheidet es sich durch die kurze Spitze der Sägezähne, welche an jenem lang ist, auch

sind an A. spinulosum die Zähne tiefer getrennt. A. Filix femina unterscheidet sich leichter durch die tiefen Einschnitte der Federstücke. Die Wurzel, rad. Filicis der Officinen ist eigentlich der Stamm, welcher aber, wie an allen einheimischen Polypodeae kurz ist und unter der Erde bleibt. Er ist mit den Ueberbleibseln der Blätterstiele, in Gestalt schwarzer dicker Schuppen bedeckt, zwischen welchen die häutigen Schuppen (strigae) sich in Menge befinden. Von dem unterirdischen Stamme des A. spinulosum und Filix femina unterscheidet er sich durch seine Dicke, indem er, nachdem die Schuppen abgeschält worden, ungefähr ein Zoll dick ist. Zum Arzneigebrauch schält man nämlich das Aeufsere ganz ab, und behält nur den innern markig erscheinenden grünlichweifsen Theil. Man sammelt ihn am besten in der Mitte des Sommers, wo er gehörig ausgewachsen ist. Wir haben eine chemische Analyse von *Pfaff*, die er durch einen seiner Zuhörer, *v. Gebhard*, anstellen liefs, (Syst. d. Mat. med. Th. 7. S. 211.) und von *Morin* (Journ. d. Pharm. T. X. p. 223., *Trommsdorf* Journ. 10. B. 2. S. 101.). Sie stimmen in den Hauptsachen überein. *Morin* fand darin Spuren von flüchtigem Oel, beide ein fettes, ranziges Oel, Schleimzucker, Gerbstoff und Stärke; *Morin* giebt noch Gallertsäure, Apfelsäure und Gallapfelsäure an, verbunden mit Kalk und Kali und den Bestandtheilen der Asche, *Pfaff* Balsamharz und Eiweifs. *Peschier* lehrte zuerst mit Schwefeläther ein Extract zu bereiten, durch Aufgufs und Abdampfen, (*Trommsd.* N. Journ. d. Ph. 17. 1. S. 4.) welches die wurmtreibende Kraft der Wurzel vorzüglich enthalten soll, wie auch Erfahrungen bestätigt haben. Dieses Extract besteht nach *Peschier* aus einem flüchtigen Oele, aus einem fetten Oele, Harz, Stearin, grünen und rothen Farbestoff, Essig- und Gallussäure. *Buchner* glaubte, dieses Extract auch durch Alkohol bereiten zu können, (Repert. f. Pharm. 23. S. 433.) aber viele haben ihm widersprochen, indem Spir. Vin. rectificatiss. das fette Oel nicht auflöfst. *Santen* (*Poggendorfs* Annal. d. Ph. u. Ch. 9. S. 122.) lehrt das Oel allein darzustellen dadurch, dafs er die Wurzel zuerst mit Alkohol auszieht und dann durch Aether. L — k.

Innerlich gegeben wirkt diese Wurzel nicht abführend,

scheint aber eine ganz specifike Wirkung gegen den Bandwurm zu besitzen.

Schon zu den Zeiten von *Galen* und *Dioskorides* wurde sie gegen den Bandwurm angewendet, und in neuern Zeiten vorzüglich von *Herrenschwand*, *Nuffer* und *Peschier* gegen diese Krankheit empfohlen. Man läfst zu diesem Ende einige Tage lang, täglich ein- bis zweimal einen Skrupel bis eine Drachme Farrenkrautwurzel in Pulver nehmen, und ein drastisches Mittel später.

Nach *Herrenschwand* nimmt der Kranke in zwei aufeinander folgenden Tagen, früh nüchtern und Abends zwei Stunden nach einer mäfsigen Mahlzeit, eine Drachme Pulv. rad. Filicis maris, — und am dritten Tage früh nüchtern, folgendes Abführungsmittel: *R.* Gummi Guttae gr. xii. Kali subcarbonici ʒß. Saponis Starkeyani gr. ij. Gewöhnlich erfolgen hierauf nach zwei bis drei Stunden Ausleerungen nach oben und unten, welche man durch Trinken von lauwarmen Thee zu befördern sucht. Drei Stunden später erhält der Kranke eine Unze Ricinusöl mit Fleischbrühe, und wiederholt dies eine Stunde später, und nach zwei Stunden, wenn der Wurm nicht abgehet. Aufser diesem wird Abends ein Klystir von Milch, Wasser und drei Unzen Ricinusöl angerathen, zur Beförderung des Abganges des Wurmes.

Nach *Nuffer's* Methode wird, nachdem man den Tag zuvor durch Anwendung von Klystiren und passender Nahrung, gehörig für offenen Leib gesorgt hat, am Morgen nur eine reichliche Gabe von Pulv. rad. Filicis maris gereicht, zwei Stunden später eine drastische Abführung von Calomel, Scammonium und Gummi Guttae, und wenn dieses ohne Erfolg ist, eine Stunde später einige Drachmen Bittersalz. Wird der Wurm den ersten Tag nicht ausgeleert, so läfst man am zweiten Tage abermals das Pulv. rad. Filicis maris, und zwei Stunden später das Bittersalz nehmen.

Ungleich einfacher und weniger angreifend ist dagegen die von *Peschier* neuerdings empfohlene Methode. Sie besteht darin, das Extractum oleoso-resinosum oder des Ol. aether., rad. Filicis maris in Form von Pillen, Tropfen oder Emulsion zu geben, und dann später Ricinusöl als Abführung nehmen zu lassen.

Man läfst, nach *Peschier's* Verordnung, von diesem Oel zwei Gaben, in Pillen- oder einer andern Form nehmen, Abends die eine, am andern Morgen die andere, und zwei Stunden nach der letzten, zwei Unzen Ricinusöl. Geht hiernach der Wurm nicht ab, so wiederholt man es in derselben Gabe und Form (Nouvelle Bibliothéque médicale. Sept. 1825. p. 151. 152.). In Bern liefs man statt Ricinusöl das Infusum fol. Sennae mit Sal amar. und Manna nehmen. (*Hufeland* und *Osann* Journ. d. pr. Heilk. Bd. LXIV. St. 1. S. 133.) Auf ähnliche Weise gebrauchte es *Behm*, und mit ausgezeichnetem Erfolge. Aus 30 Gran Extrakt liefs derselbe mit einer hinreichenden Menge Pulv. rad. Filicis maris und Gummi 30 Stück Pillen bereiten, und diese kurz vor dem Schlafengehen in zwei Dosen, jedesmal 15 Stück, in halbstündigen Zwischenräumen nehmen. Sie wurden ohne Beschwerden vertragen, und nachdem am andern Morgen nüchtern eine Unze des Infus. fol. Sennae comp. genommen worden war, ging der Wurm ohne andere Nebenzufälle ab. (*Hufeland* und *Osann* Journ. d. p. H. Bd. LIV. St. 5. S. 125.) Auf ähnliche Art und mit gleich günstigem Erfolge wendete *Ebers* dieses Mittel in mehreren Fällen an. (*Hufeland* und *Osann* Journ. d. p. H. Bd. LXVI. St. 1. S. 43.)

O — n.

ASPLENIUM. Eine Pflanzengattung aus der Ordnung der Farrenkräuter, zur Abtheilung Polypodeae (Filices *Willd.*) gehörig. Die Fruchthaufen sitzen in Streifen, welche mit den Hauptnerven einen spitzen Winkel machen; die Hülle liegt an der vom Hauptnerven abgekehrten Seite. An vielen Arten fliefsen die Fruchthaufen zuletzt zusammen, so dafs man den Gattungscharakter nicht mehr erkennt.

1) *A. Trichomanes. Linn.* spec. ed. *Willd.* 5. p. 331. Widerthon. Wächst an schattigen Felsen und Mauern durch das ganze nördliche Europa, auch häufig in Deutschland. Die Blätter kommen büschelförmig hervor, sind etwa eine Spanne lang, gefiedert, mit kleinen rundlichen, spitzgekerbten Federstücken; die Stiele schwarz. Diese Pflanze ist süfslich und etwas zusammenziehend, wie die meisten Farrenkräuter; sie gehört zu den Herbae capillares und wurde gegen Brustkrankheiten aller Art, als ein beruhigendes Mit-

tel häufig gebraucht (s. Adiantum). Der Name Widerthon scheint eine Verstümmelung des Holländischen Widerdood, welcher zeigt, wie hoch man dieses Kraut vormals schätzte.

2) *A. Ruta muraria. Linn.* spec. ed. *Willd.* 5. p. 341. Mauerraute. Wächst wie die vorige, oft mit ihr zugleich. Die Blätter kommen ebenfalls büschelförmig hervor, sind aber nicht so lang, unten zweifach gefiedert, oben einfach; die Blättchen sind umgekehrt eiförmig, sehr stumpf und an der Spitze spitz gekerbt. Dieses Farrenkraut gehört zu den Herbae quinque capillares, und wurde wie die vorige Art gebraucht.

3) *A. Adcantum nigrum. Linn.* spec. ed. *Willd.* 5. p. 347. Schwarz Venushaar. Schwarz Frauenhaar. Wächst im südlichen Europa, im südlichen Frankreich, Italien, Spanien und Portugal an Hecken, auf der Erde im sandigen Boden und wird einen Fufs hoch und darüber. Die Blätter sind doppelt gefiedert, die Blättchen fiederförmig eingeschnitten, die letzten Lappen länglich, lanzettförmig, spitz und an der Spitze gezähnelt; die Stiele lang und glänzend schwarz. Auch dieses Farrenkraut wurde wie Adiantum gebraucht.

A. Ceterach. S. Ceterach.

A. Scolopendrium. S. Scolopendrium. L — k.

ASSEL. S. Oniscus.

ASSERCULUS ist ein dünnes abgehobeltes Brettchen, welches bei Brüchen des Vorderarmes, an die innere Seite desselben über den Schienen mit Bändern befestiget wird. Es mufs vom Buge des Ellbogens, bis an die Wurzeln der Finger reichen, und deshalb dünn seyn, damit es nicht durch sein Gewicht beschwerlich fällt. Bei Brüchen oder auch anderen Verletzungen der Handwurzel, der Hand und der Finger mufs das Brettchen breiter seyn, und zwei Fingerbreit über die Spitzen der Finger hinausreichen, damit diese vor allem Anstofs gesichert werden. Planchette. W — er.

ASSER PEDIBUS FULCIENDIS. Eine zur Unterstützung und Befestigung des Fufses bei Beinbrüchen u. s. w. bestimmte Vorrichtung. Sie besteht aus einem, nach der Fufssohle gestalteten dünnen Brette, oder starker Pappe oder Sohlenleder u. dgl.; an jeder Seite ist gewöhnlich ein langes, schmales Loch angebracht, wodurch ein zur Befestigung der Fufssohle dienendes Band gezogen wird. Nachdem man den Fufs in eine halb ausgestreckte Lage gebracht hat, wird das Instrument an die Fufssohle angelegt, und sodann durch das auf jeder Seite, durch die erwähnte Oeffnung hervorkommende, und in die Höhe geführte Band, an die bei dem Beinbruche in Anwendung gesetzte Maschine, an die Bänder der Strohladen, wo diese in Gebrauch gezogen, oder sonst auf eine zweckmäfsige Weise befestigt. Bei einigen Beinbruchmaschinen, wie z. B. bei der *Braun*'schen, hat man denselben Zweck durch einen unter der Fufssohle hergeführten Gurt zu erreichen gesucht. (Fufssohle. Französ. Planche pour la plante des pieds.) Eine lange Compresse, unter der Fufssohle hergeführt, auf dem Rücken des Fufses gekreuzt und an den Verband des Unterschenkels befestigt, thut oft dieselben Dienste. Wg — r.

ASSIMILATIO, ANEIGNUNG, der Procefs, durch welchen ein Theil des Genossenen in die Substanz des Organismus integrirend aufgenommen wird. Vergl. Reproduction.
R — i.

ASSOCIATION der Ideen (Idearum associatio, Vergesellschaftung der Vorstellungen) ist in der psychologischen Erfahrung diejenige Folge und Combination der Vorstellungen und überhaupt der Seelenthätigkeiten, welche ohne objective Gründe aus rein subjectiven Bestimmungen hervorgeht. So wie in der wirklichen Delation der Seele zur Aussenwelt die ursprünglichen Empfindungen, Anschauungen, Begriffe, Gefühle und Triebe entstehen, und nach äufseren Veranlassungen auf die mannigfaltigste Weise sich combiniren, so sind auch dieselben Thätigkeiten in dem subjectiven Gebiete der reproductiven Imagination nicht ohne wechselseitigen Einflufs auf einander. Folgende sind die Grundgesetze dieses Einflusses.

1) Das Gesetz der Coexistenz. Seelenthätigkeiten und Seelenzustände, welche in einem und demselben Moment Statt fanden, haben vermöge der Einheit der Seele, in der Vielheit ihrer Kräfte und Vermögen, die Neigung, gleichzeitig wieder reproducirt zu werden.

2) Das Gesetz der Succession. Thätigkeiten und Zustände welche einmal, oder wiederholt in untrennbarer

Zeitreihe einander gefolgt sind, erregen einander nachmals in derselben Folge wieder, z. B. die einzelnen Theile einer Melodie, einer Reise, einer Geschichte u. s. w.

3) Das Gesetz der Aehnlichkeit. Aehnliche Empfindungen, Anschauungen, Begriffe, Gefühle, Bewegungen lassen die Disposition in der reproductiven Imagination zurück einander wechselseitig zu erwecken. Der Grund liegt wohl darin, dafs die einander ähnlichen Seelenthätigkeiten, da sie jedesmal mehrere Elemente gemeinschaftlich besitzen, vermöge der Einheit der Seele ineinander begriffen sind, und somit jedesmal in- und durcheinander erregt werden. Darin liegt auch die Fruchtbarkeit elementarer Uebungen und Fertigkeiten, z. B. der Hand, der Sprachwerkzeuge, des Blicks, indem mit ihnen die ganze Fülle der Combinationen gegeben ist.

4) Das Gesetz des Contrastes. Jede specielle Seelenthätigkeit enthält, vermöge des Strebens der Seele aus jedem endlichen Zustande nach Befreiung, in sich die Neigung ihr Gegentheil zu produciren oder zur Indifferenz zurückzukehren. Dieses Gesetz beruht auf dem vorhergehenden, indem die contrastirenden Gegenstände in ein und dasselbe Begriffsgebiet gehören.

5) Das Gesetz der Integration. Die Vorstellung eines Theiles fordert die Seele auf, die Vorstellung der übrigen Theile und des Ganzen zu erwecken, und umgekehrt von der dunklen Vorstellung des Ganzen, zur deutlichen der einzelnen Theile überzugehen.

6) Das Gesetz der Causalität. Die isolirte Vorstellung der Wirkungen drängt die Seele zur Vorstellung der Ursachen.

Wir sehen schon aus dem Angeführten, dafs die Association in den Kategorien, oder in den subjectiven allgemeinen Thätigkeitsformen der Seele, ihren Grund haben.

Diese Associationen finden nun entweder unwillkürlich Statt oder mit freier Bestimmung der Seele. Insofern kann man eine eigene Associationskraft unterscheiden, die durch Anlage, (als Talent) und durch Uebung in bedeutenden Graden auftreten kann. Auf ihr beruht die mittelbare Erinnerung, wo durch Vermittlung von Vorstellungen andere erweckt werden. Eben so sind alle technischen und wissenschaftlichen Zeichensysteme und die Sprachen der Völker, die mythologischen, historischen und künstlerischen Monumente mit ihrer Beziehung und Deutung, gröfsentheils durch Association verschiedenartiger Anschauungen vermittelt; so in den verschiedenen religiösen Cultusformen Gefühl und Zeichen oder äufsere Bezeugung.

Das auffallendste Beispiel von Associationskraft bieten uns die Affecte und Leidenschaften dar, die wie Dämonen im System unserer Seelenthätigkeiten ihr Wesen treiben, alles nach ihrem einseitigen Centrum hinziehen und sich assimiliren, der Erinnerung, der Imagination, der Gefühlsart, dem Urtheile, den Trieben und Willensentschliefsungen ihren Charakter einprägen, auf ähnliche Weise, wie in der materiellen Natur jeder individuelle Bildungstrieb die Elemente nach seiner Sphäre zieht und umwandelt. Aber auch jede andere Thätigkeit der Seele kann als einzelne ein Ansatzpunkt eines ganzen Systems werden, wie wir so häufig in den einseitigen Tendenzen und Liebhabereien der Gelehrten, Künstler, Genufs- und Geschäftsmänner sehen. Jede Lieblingsidee kann das Individuum mit allen seinen Affecten, Geistesanlagen, Fertigkeiten und Interessen in ihren Dienst ziehen. So tritt die Associationskraft als Witz, als Scharfsinn, Tiefsinn auf, und jedes specielle Talent, Fertigkeit, Gewohnheit, Sitte hat eine specielle Associationskraft zur Grundlage.

Association (in physiolog. Sinne). Diesen Begriff hat zuerst *David Hartley* und *Erasmus Darvin* in der Physiologie geltend gemacht. — Die organische Basis aller Grundthätigkeiten des Lebens besteht nach *Darvin* in fibrösen Zusammenziehungen. Diese durch äufsern Reiz erregt, geben Reizungsbewegungen; diese erregen sensorielle Bewegungen der Empfindung, des Willens, und werden durch diese, auch ohne äufseren Reiz wieder erregt, so entstehen Empfindungs- und Willensbewegungen. Da ferner manche fibröse Zusammenziehungen oft auch andere dergleichen begleiten, so wurden sie durch Gewohnheit mit diesen zugleich erregbar, und die Reizungen, Gefühle und Wille hören auf zu ihrer Hervorbringung besonders nöthig zu seyn; so entstehen Associationsbewegungen. Die Associationen sind nun entweder in gleichzeitig verbundenen Haufen, oder in nacheinander folgenden Zügen, und werden durch Uebung so mit einander vereinigt, dafs wenn eine hervorgerufen wird, die andern Neigung haben sie zu begleiten. Die Züge theilen sich in drei Classen, nach ihrer Contiguität (zeitl. und räuml.) Causation und Aehnlichkeit. Sie geben verschiedene Verkettungen und Cirkel nach den Gesetzen der Aehnlichkeit, des Contrastes und der Gleichzeitigkeit. Dem Inhalte nach, werden Reizungs-, Empfindungs- und Willensassociationen unterschieden. Empirisch werden einige Grundgesetze der Verkettung aufgestellt, namentlich: dafs sie einmal erregt, einige Zeit für sich fortdauern; dafs verschiedenartige Verkettungen zu gleicher Zeit Statt finden können, ohne einander zu hindern; dafs die Verkettung Unterbrechungen einzelner Glieder zuläfst, ohne im Ganzen aufgehoben zu werden, wenn gleich mitunter ihr Ablauf unordentlich wird; dafs schwächere Verkettungen durch stärkere getrennt werden, dafs dann neue Verkettungen sich anknüpfen können; dafs die unterbrochene Verkettung durch heftige Anstrengungen schwerer, als durch passives Erwarten wieder sich anknüpfen lasse; dafs Züge leichter als Zirkel getrennt werden; dafs endlich der Schlaf allen sensoriellen Verkettungen ein Ende macht.

Man sieht aus diesem, dafs *Darwin* vorzüglich nur die Form des thierischen Lebens berücksichtigte, so dafs, wo er sie auf's Pflanzliche überträgt, er gezwungen war, dieses in Thierisches zu verwandeln, was nicht nöthig gewesen wäre, wenn er neben dem Begriff der Bewegung als Lebensäufserung, den der Bildung aufgestellt hätte. Derselbe Mangel zeigt sich bei der Anwendung seiner Lehre auf die Erklärung pathologischer Erscheinungen. Da sie jedoch schon ihrer Anlage nach sehr fruchtbar ist, und in der Pathologie eine nähere Berücksichtigung und genauere Durchführung wohl verdiente, so können wir nicht unterlassen, die wesentlichen Punkte mit Hinweisung auf ihre Quelle (*Darwin's* Zoonomie, übersetzt von *Brandis*. 2r Thl 2te Abthl.) hier zu erwähnen.

Nach seinem Systeme theilen sich die Krankheiten der Association in drei Ordnungen, nämlich: mit vermehrter, verminderter und verkehrter Associationsbewegung, davon wieder jede in vier Gattungen zerfällt, je nach ihrer Verkettung mit Reizungs-, Empfindungs-, Willensbewegungen oder mit äufsern Einflüssen. Nach diesen Hinsichten führt er eine Reihe Krankheitsformen auf, woraus jedoch zu ersehen ist, dafs sie durchaus nicht geeignet sind, ein System hinreichend individualisirter Krankheitsgattungen zu begründen, indem innerhalb der Sphäre einer und derselben Gattung z. B. der Gicht, ja in einem und demselben Krankheitsverlaufe, beinahe alle Associationsformen vorkommen können. Demnach ist die Aufmerksamkeit auf die Associationen in Krankheiten für den practischen Arzt von der gröfsten Wichtigkeit, indem seine Einwirkungen selbst Glieder neuer Associationsverkettungen werden sollen. (Vergl. Antagonismus, Consensus, Sympathie.) P — e.

ASTACUS. Eine Thiergattung, welche *Linné* unter die Insecta aptera, *Cuvier* unter Crustacea decapoda bringt. Die Kennzeichen sind: kleine Schuppen oder Zähne auf dem Stiele der Seiten Fühlhörner, zwei Krallen an den sechs Vorderfüfsen, Schwanzanhängsel zweiklappig.

1) *A. fluviatilis. Fabric.* spec. insect. 1. p. 590. Cancer Astacus *Linn. Rössel* Insectenbelustig. Vol. 3. t. 54—57. Der gemeine Flufskrebs ist so bekannt, dafs er keiner Beschreibung bedarf; das systematische Kennzeichen liegt in den ungleichen Armen der Scheeren, die an der innern Kante gezähnelt sind. Die Krebssteine, Krebsaugen, oculi oder lapilli cancrorum, ein Concrement, welches sich in dem Magen der Krebse jährlich erzeugt, wurden vormals häufiger, als jetzt, wo sie durch Magnesia ersetzt werden, zur Arznei gebraucht. Sie entstehen im Magen des Thieres, etwa einen Tag früher, als der Krebs die Schale abwirft. Um den alten Magen entsteht ein neuer, der sich mit einer milchigten Flüssigkeit füllt; der innere zieht sich immer zusammen und wird endlich ganz absorbirt; die milchigte Flüssigkeit erhärtet und bildet sich zu zwei Krebssteinen zu beiden Seiten des Magens, welche aber zuletzt auch wieder absorbirt werden. Diese Veränderungen geschehen am Ende des Frühlings, während der Zeit, in welcher der Krebs die Schale abwirft und eine neue bildet, zu deren Bildung die

Resorption der Krebssteine beizutragen scheint. Die Krebssteine sind rund, von etwa vier Linien im Durchmesser, auf einer Seite convex, auf der anderen Seite concav, in der Mitte wie genabelt, von lebendigen Krebsen bläulich weifs, von gekochten ganz weifs, inwendig concentrisch geschichtet. Sie bestehen aus kohlensaurer Kalkerde mit etwas phosphorsaurer Kalkerde nach *Hattchet* (S. *Scherers* Journ. d. Chem. B. 6. S. 256.) und Zellgewebe — etwa 2 Theile in 13 — welches bei der Auflösung in verdünnter Säure zurückbleibt. Vormals, als man die Krebssteine viel gebrauchte, wurden in Ungarn und den angränzenden Ländern, die Krebse lebendig zerstofsen und die Krebssteine ausgeschlemmt, auch machte man sie nach aus Kreide und weifser Thonerde. Von jenen unterscheiden sich die echten durch die geschichtete innere Structur und durch das Zellgewebe, welches nach der Auflösung in verdünnten Säuren zurückbleibt, von diesen dadurch, dafs sie sich in Säuren mit Aufbrausen fast ganz auflösen. L — k.

Innerlich in mäfsigen Gaben angewendet, wirken die Lapides Cancrorum säuertilgend, beruhigend, krampfstillend, die Darmausleerungen gelinde anhaltend und durch letztere Wirkung sich wesentlich von der Magnesia carbonica unterscheidend, welche als absorbens gegeben, die Darmausleerung statt zu mindern, vermehrt. In grofsen Gaben können sie allerdings, ganz ähnlich den anderen erdigen Absorbentibus, den Magen leicht beschweren.

Man empfiehlt sie Kindern in Pulver, oder in Form eines Linctus zu einigen Granen pro dosi, mehrmals des Tages als gelinde anhaltendes Mittel bei, von Säure der ersten Wege entstandenem Durchfall, — oder als beruhigendes Mittel bei durch Säure veranlafsten krampfhaften Beschwerden.

O — n.

2) *A. Homarus. Fabric.* spec. ins. 1. p. 510. *Herbst,* Krabben und Krebse. t. 25. Cancer Gammarus *Linn.* Der Hummer ist ebenfalls in den nördlichen Meeren sehr bekannt, und wird häufig gegessen. Das systematische Kennzeichen liegt in den Scheeren, deren Arme ungleich sind, der gröfste oval mit grofsen, stumpfen Zähnen, der kleinere mit vielen kleinen Zähnen. Die chelae cancrorum, wel-

che vormals officinell waren, sollten von diesen oder Cancer Pagurus genommen werden. Sie bestehen aus kohlensaurer Kalkerde mit etwas phosphorsaurer Kalkerde, und wurden als ein absorbens gebraucht. L — k.

ASTER ANNUUS. S. Erigeron.

ASTHENIA, Schwäche, S. Adynamia. *Brown* verstand darunter nur diejenige Schwäche, welche von Entziehung oder übermäfsiger Einwirkung der Reize entstanden war. H — d.

ASTHMA, von ἀσθμάζω, ἀσθμαίνω, schwerathmen, keuchen, bezeichnet im allgemeinen jedes erschwerte Athmen, im engeren Sinne aber eine besondere Krankheitsform, welche in einer temporären, meist periodisch wiederkehrenden krampfhaften Engbrüstigkeit besteht, bei welcher der Athem äufserst erschwert, kurz und pfeifend, aber wohl auch momentan ganz gehemmt ist, und der Leidende das Gefühl eines Zusammenschnürens der Brust oder der Erstickung empfindet, Brustkrampf.

Die Periodicität unterscheidet dasselbe von der so genannten Dyspnöe oder der anhaltenden Engbrüstigkeit, die sich in vielen Krankheitszuständen symptomatisch vorfindet, und mit derselben in naher Verwandschaft steht. Daher auch die häufige Verwechselung beider mit einander.

Es erscheint das Asthma theils als selbstständiges idiopathisches Leiden der Athemwerkzeuge, unter der Form des sogenannten chronischen und periodisch spastischen Asthma, so wie in der Form des Asthma Millari, theils als symptomatisches und sympathisches Leiden der Brust, z. B. als Asthma flatulentum, abdominale, hystericum u. s. w. Ueberdies wird dieser Name auch oft gewissen Krankheitszuständen beigelegt, denen derselbe gar nicht zukommt. Hierher gehört das sogenannte Asthma nocturnum oder das Alpdrücken, das Asthma suffocativum oder der Catarrhus suffocativus, das Asthma syncoptivum oder die Angina pectoris u. s. w., welche als besondere Krankheiten ihres Ortes besonders zu betrachten sind.

Das Asthma kann in jedem Lebensalter, in allen Jahreszeiten, in allen Climaten, bei jedem Temperamente und in beiden Geschlechtern vorkommen, erscheint jedoch am häufigsten im höheren Alter als sogenanntes chronisches und periodisches Asthma, und in der Kindheit als sogenanntes *Millar*'sches, wo es oft mit der Angina membranacea verwechselt wird, mit welcher es auch, der äufsern Form nach, die gröfste Aehnlichkeit hat.

Asthmatische Zufälle gesellen sich aber auch sehr oft zu Krankheiten, die ihren Sitz in Organen haben, welche mit den Respirationswerkzeugen nur in entfernterer Berührung stehen, und da sie dann nur symptomatische und sympathische Erscheinungen sind, und folglich keine besonderen Krankheiten bilden, so ist es äufserst wichtig, sie streng von dem eigentlichen Asthma zu unterscheiden und daher immer in's Auge zu fassen, ob sie als rein nervöse Affectionen der Brustorgane zu betrachten sind, und ob sie ein einfaches oder complicirtes, ein primäres oder secundäres Leiden bilden u. s. w.

1) Asthma bei Erwachsenen. Die eigentlichen asthmatischen Anfälle kommen meistens des Nachts, doch bei heftigerem, und ganz vorzüglich bei habituellem Asthma auch zu jeder andern Tageszeit, und gewöhnlich gehen ihnen mehrere Zufälle voraus, welche ihr baldiges Erscheinen ahnen lassen. Es stellen sich Kopfschmerzen, Schlafsucht oder Schlaflosigkeit, Verstimmung und Reizbarkeit des Gemüths, Aufstofsen, Uebelkeit, Vollheit und Angst in den Präcordien, Aufgetriebenheit des Unterleibes, Schwere der Augen, auch wohl ein eignes Hautjucken, ein Drängen zum Stuhl und andere Symptome, vorzüglich 3—4 Stunden nach dem Mittagsessen und gegen Abend ein; der Kranke fühlt sich träg und müde, und sucht das Bett, allein mitten im Schlafe überfällt ihn plötzlich ein ängstigendes Gefühl von Beengung der Brust und Schwerathmigkeit, er erwacht mit der Empfindung, als sei ihm die Brust eingeschnürt, er steht auf, oder setzt sich aufrecht und läfst wohl die Füfse abwärts hängen, er sucht mit Anstrengung seine Brust auszudehnen und stemmt sich wohl deshalb mit den Armen gegen einen festen Körper an, er wirft alle Bedeckungen von sich, biegt sich wohl auch mit dem Kopfe und Nacken rück-

rückwärts und öffnet die Fenster um frische Luft athmen zu können; er athmet schwer, pfeifend oder röchelnd und schnappt gleichsam nach Luft; er bekommt kalte Extremitäten, hat ein blasses gedunsenes, oder rothes erhitztes Ansehen, und einen häufigen, kleinen intermittirenden Puls, oder auch keine besonders abweichende Herzthätigkeit; es stellt sich wohl ein kurzes und trockenes oder rauhes, rasselndes und mit geringem Auswurf begleitetes Hüsteln ein, und so dauert diese Scene eine halbe bis ganze Stunde, oder auch längere Zeit, bis sich der Schleimauswurf mehrt und mit diesem allmälig Erleichterung eintritt. Manchmal ist dieser Auswurf mit Blutstreifen vermischt, und öfters erfolgt ein mäfsiges Schleimerbrechen, auch wohl etwas Stuhl und reichliche Ausscheidung eines hellen, krampfigen Urins. Fast immer ist der Husten anfangs stickend und kurz, und nur späterhin erst etwas freier und feuchter.

Nach diesem Kampfe, der wohl auch in einen allgemeinen Schweifs übergeht, tritt ein Zustand von Erschöpfung und Mattigkeit ein; die Beklommenheit dauert noch eine Zeitlang fort, der Athem behält noch oft den ganzen nächstfolgenden Tag hindurch etwas röchelndes und keuchendes, vorzüglich bei liegender Stellung und stärkeren Bewegungen des Körpers, aber je stärker der Auswurf, desto schneller mindert sich auch die Heftigkeit des Anfalles, und desto vollständiger pflegt der Nachlafs des Asthma zu werden, als ob die Brust dadurch vollständiger von dem Uebermafse eines schädlichen, hemmenden Stoffes entladen worden wäre.

Allein nur selten kehrt auf diesen Anfall völlige Ruhe zurück, vielmehr pflegt sich dieselbe Scene in der folgenden Nacht, so wie auch wohl in der 2ten, 3ten und 4ten zu wiederholen, nur nach und nach in minderer Heftigkeit und so nur erst allmälig das frühere Wohlseyn zurückkehren zu lassen.

So heftig nun auch oft diese Paroxysmen sind, so bringen sie doch an sich nur selten wirkliche Lebensgefahr, und je stärker sie waren, desto längere Intervallen von Ruhe pflegen ihnen zu folgen, so dafs Monate, Vierteljahre und oft Jahre vergehen, ehe sie sich wieder einstellen. Aber es giebt auch von der anderen Seite Fälle, in denen sich die asthmatischen Zufälle Wochen- und Monate lang täglich wiederholen können. Die Kranken erreichen bei dieser Krankheit zuweilen ein hohes Alter und sterben vielleicht an irgend andern zufälligen Krankheiten, oder verfallen in gewisse Zustände, die sich aus dem Asthma selbst entwikkeln, in Brust- und Bauchwassersucht, in Phthisis, in Aneurysmen und andere Gefäfs- und Herzkrankheiten, in anhaltende Dyspnöe mit chronischem Lungencatarrh, in Bluthusten u. s. w. Nur selten erfolgt der Tod in einem asthmatischen Anfalle selbst; ist dies indessen der Fall, so geschieht es gewöhnlich durch Erstickung, durch Stickflufs oder durch hinzutretenden Schlagflufs. Bei der Section asthmatisch Verstorbener, findet man nur selten grofse Abnormitäten in den Respirationswerkzeugen vor; wenn aber das Asthma ein sympathisches oder symptomatisches Leiden war, so zeigen sich oft sehr wichtige, vorzüglich organische Fehler der Lungen, des Herzens, der gröfsern Gefäfsstämme und anderer Theile.

Man unterscheidet gewöhnlich ein trockenes oder spastisches und ein feuchtes Asthma, und meint, dafs beiden eine verschiedene Affection der Athemwerkzeuge zu Grunde liegen, nämlich dem ersteren ein reiner Krampf, dem letzteren eine Ueberfüllung der Gefäfse der Brust mit Blut, oder der Lungen mit Schleim. Allein wenn man auch diese beiden Arten oft der äufsern Form nach unterscheiden kann, so hat dies doch gewifs gar nicht immer seinen Grund in den angegebenen Umständen, indem sehr häufig die eine Form in die andere übergeht, und dem sogenannten feuchten Asthma ein blofser Krampf, dem trocknen aber dieselbe Ursache zu Grunde liegen kann, die andremale das feuchte bedingt, worauf wir später noch einmal zurückkommen werden.

Den äufsern Unterschied dieser zwei Formen des Asthma sucht man vorzüglich darin, dafs bei dem trockenen oder spastischen die Paroxysmen schnell, heftig und von kurzer Dauer, das Gefühl von Einschnürung der Brust sehr lästig und rein krampfhaft, der Husten kurz und trocken, oder nur gegen Ende des Anfalls mit etwas wenigem Auswurf verbunden, und der Athem mehr rein pfeifend seyn soll, bei dem feuchten dagegen die Anfälle sich allmälig steigern und länger dauern, das Gefühl des Zusammenschnürens der Brust mehr in dem Gefühle einer Schwere oder Vollheit derselben bestehe, der Husten mehr dem catarrhalischen gleiche und theils heftiger, theils mit früherer und reichlicherer Expectoration erfolge, die Respiration mehr röchelnd sey und sich von allem Anfang an, das Streben nach Schleimabsonderung in den Lungen zeige.

Was die prädisponirenden und Gelegenheitsursachen anbelangt, so können dieselben äufserst mannigfaltig seyn, oft aber nur schwer mit Bestimmtheit angegeben werden. Zu den ersteren gehören vorzüglich ein fehlerhafter Bau der Brust, Verkrümmungen des Thorax, erbliche Anlage, schlecht geheiltes Millarsches Asthma in der Kindheit, hohes Alter, grofse Reizbarkeit und Schwäche oder Schlaffheit der Bronchien und der Lungen, vorzüglich in Folge anderer acuter oder chronischer Krankheiten derselben, übermäfsige und anhaltende Anstrengung der Athemwerkzeuge, wie dies z. B. bei öffentlichen Rednern, bei Sängern und Militärs vorkommt, grofse Fettheit bei sitzender Lebensweise, übermäfsiger Genufs geistiger Getränke u. s. w. Die letzteren können theils äufsere, dem Körper von aufsen aufgedrungene, theils innere, oder solche seyn, die in dem Körper des Kranken selbst liegen. Zu jenen gehören Erkältung, übermäfsiges Laufen und Erhitzen, Gemüthserschütterungen aller Art, Uebermaafs in Essen und Trinken, besonders der reichliche Genufs junger, saurer mit schädlichen Beimischungen z. B. Blei versetzter Weine, Ausschweifungen jeder Art, schlechte, mit schädlichen Dünsten und chemischen oder mechanischen Zusätzen, z. B. mit Arsenik-, Schwefel-, Quecksilber- und andern Dämpfen geschwängerte Luft, feuchte Wohnungen, schneller Witterungs- und Temperaturwechsel, rauhe Winde, starke Stubenhitze u. s. w., zu diesen unterdrückte Hautkrankheiten z. B. der Krätze, des Erysipelas, der Flechten u. s. w., schnell gestopfter Hämorrhoidal- und Menstrualflufs, unterdrückte allgemeine und örtliche Schweifse, vertriebene Gicht, voreilig geheilte Fontanelle, schnell verschwundenes Oedem der Füfse, unzweckmäfsig unterdrückte Wechselfieber, manche Krankheiten des Unterleibes, z. B. Verstopfungen der Eingeweide, Geschwülste in denselben, Hämorrhoidalanlage, Leberübel, Steine u. s. w.

Diese Umstände sind geeignet, sowohl das Asthma an sich, bei vorhandener Prädisposition zu erzeugen, als auch insbesondere, wo dasselbe bereits vorhanden war, die einzelnen Paroxysmen hervorzurufen, und ihre Beachtung ist für den therapeutischen Zweck von der äufsersten Wichtigkeit. Eben deshalb theilte man auch das Asthma öfters nach diesen Causalverhältnissen in gewisse Unterarten, denen man die Benennung des Asthma metastaticum, arthriticum, haemorrhoidale, pulverulentum, hystericum, senile, metallicum, flatulentum, abdominale u. s. w. ertheilte.

Die nächste Ursache der Krankheit ist kaum mit Bestimmtheit anzugeben, denn wenn dieselbe auch im Allgemeinen in einem eigenthümlichen Reize der Respirationswerkzeuge zu suchen seyn dürfte, der dieselben zu convulsivischen, krampfhaften Bewegungen drängt, so können diese krampfhaften Bewegungen doch von den Brustmuskeln, oder von den Bronchien, oder von dem Nervus vagus, oder von dem sympathicus u. s. w. ausgehen, und bei alledem ist das Asthma doch keineswegs immer als eine reine Krampfkrankheit an sich zu betrachten, für welche sie mehrere der bessern Schriftsteller noch angesehen haben. Sehr häufig ist es vielmehr nur der äufsern Form nach, eine Nervenkrankheit, und es würde daher äufserst verderblich seyn, es immer als solche zu nehmen. Es liegt diesem Krampfzustande sehr oft eine sehr verschiedenartige, in nichts weniger, als in reiner Nervenaffection bestehende Ursache zu Grunde. Während nämlich zuerst bei dem idiopathischen Asthma die Vitalität der Bronchien, oder der Lungen, oder der übrigen der Respiration dienenden Theile an sich als ergriffen und abgeändert anzusehen ist, wird bei dem symptomatischen und sympathischen Asthma, diesen Theilen das Krankseyn nur gleichsam oberflächlich aufgedrungen, und die eigentliche Ursache liegt dann oft in ganz entfernten Organen, die nur die Brustorgane in Mitleidenheit ziehen und das Asthma verschwinden machen, sobald sie selbst in den Zustand gröfserer Normalität zurückkehren und so den nachtheiligen Einflufs auf die Brust aufgeben.

Die Fälle rein nervösen Asthmas, ohne alle Beimischung oder andere Fehler der Respirationswerkzeuge und anderer, auf dieselben rückwirkenden Theile, sind unstreitig äufserst selten, und nur unter den Fällen des sogenannten trocknen Asthma zu suchen, wenn wir auch sehr häufig bei den Sectionen asthmatisch Verstorbener keine Spur von Abnormität entdecken können. Es erleidet keinen Zweifel, dafs dasselbe meistentheils deuteropatische, oder eine solche Krankheitsform ist, die als endlicher Ausgang und äufserer Abdruck tieferliegender Fehler zu betrachten ist. Dies gilt hauptsächlich von dem sogenannten feuchten Asthma, läfst sich aber auch oft beim trocknen nachweisen.

Mehrere Schriftsteller sind der Meinung, dafs das Asthma seinen wesentlichsten Grund in einer übermäfsigen Ueberfüllung der Lungengefäfse mit Schleim, oder auch in Verstopfung der eigentlichen Luftzellen der Lungen habe, während andre denselben blofs in einer krampfhaften Constriction der Bronchien suchen; allein die Wahrheit liegt wohl in der Mitte. Oft, und zwar vorzüglich beim feuchten Asthma, mag eine Ueberfüllung der Bronchien, der Lungengefäfse und der Luftzellen mit Schleim, den vorzüglichsten Grund der asthmatischen Zufälle enthalten, aber oft ist die Schleimabsonderung gewifs auch erst Folge des Krampfes selbst, daher sie auch häufig gleich im Beginn des Anfalls sich zeigt, und schon vor demselben sich die Zeichen derselben vorfinden, häufig aber auch erst gegen Ende des Krampfes und nur in sehr unbedeutendem Grade erfolgt, ohne irgend eine Spur der Schleimüberfüllung zuvor anzudeuten.

Erzeugt sich das Asthma als Folge dieser schon vorhandenen Ueberfüllung, so mufs man dasselbe als einen heilsamen Kampf der Natur betrachten, der auf seiner Höhe die Gestalt eines heftigen Krampfes annimmt und der dahin gerichtet ist, ein schädliches Princip auszustofsen und den Organismus von dem Drucke eines, das Leben selbst bedrohenden Stoffes zu befreien. Dieses Asthma könnte man sodann gleichsam als eine intermittirende Form des chronischen Lungencatarrhs ansehen. Ist dagegen eine solche Ueberfüllung nicht vorhanden, und findet sich nur gegen Ende des Anfalls etwas unbedeutender Schleimauswurf ein, so mufs man diesen letzteren nur als das Resultat der heftigen Erschütterung und Erschöpfung der Lungen durch den Krampf betrachten, und hieraus scheint es sich auch vorzüglich zu erklären, warum sich die Krankheit bald mehr als feuchtes, bald mehr als trocknes Asthma darstellt.

Der besondere Zustand der Lungen, den man Emphysoma pulmonum nennt, und der in einer krankhaften Infiltration und Ausdehnung oder Zerreifsung der Lungenbläschen, oder des Parenchyms der Lungen mit stagnirender Luft besteht, kann ebenfalls oft die Hauptveranlassung zu solchen asthmatischen Zufällen geben, die ganz den Charakter des trocknen spastischen Asthma haben. Es wird durch diesen Krankheitszustand, der an sich selbst nur meist eine Folge anderer Krankheiten der Lungen, und gewöhnlich mit Atonie derselben verbunden ist, eine anhaltende Dyspnöe erzeugt, welche durch das allmählige Ueberhandnehmen der Ueberfüllung der Lungen mit Luft, sich höher und höher steigert, und endlich gleichsam als Heilversuch der Natur, in einen Krampf der Lungen oder ein Asthma übergeht, durch welches die Lungen wieder, wenigstens für einige Zeit von dieser Ueberladung befreit werden. Bei vielen asthmatischen Kranken, bei denen übrigens keine Abnormitäten stattfinden, findet man nach dem Tode diesen Zustand und es ist kaum zu zweifeln, dafs derselbe zuweilen den Hauptgrund des spastischen Asthmas sei, wenn auch in anderen Fällen dieses Emphysom selbst erst Folge des Asthma seyn dürfte.

Aehnlich verhält es sich mit dem sogenannten Oedem der Lungen oder der Infiltration des Lungengewebes mit seröser Feuchtigkeit, nur dafs dann die Form des daraus entspringenden Asthmas, mehr die des feuchten zu seyn pflegt.

Nicht unwahrscheinlich ist es, dafs das in sehr hohem Alter oft erscheinende Asthma nicht selten durch eine Verknöcherung der Ribbenknorpel bedingt wird, welche die freie

Bewegung des Brustkastens hindert und so das Athemholen erschwert. Diese Erstarrung, in Verbindung mit einer ebenfalls als Folge des hohen Alters eintretenden Erschlaffung der Lungen, kann recht wohl den Hauptgrund einer anhaltenden Dyspnöe mit zwischenlaufenden asthmatischen Paroxysmen enthalten.

Alles bisher Gesagte beweist, dafs das Asthma im Allmeinen eine noch sehr problematische Krankheit sey, und dafs man sich bei Beurtheilung asthmatischer Zufälle wohl hüten müsse, voreilig über deren Grund und Wesen abzusprechen. Die blofse äufsere Form giebt keineswegs immer den genügenden Aufschlufs, und die blofse Unterscheidung des Asthma in ein feuchtes und trocknes liefert uns insbesondere nur wenig Aufklärung über dessen tieferes Wesen, da beide Formen gar nicht so streng geschieden sind, eine sich aus der andern entwickelt, und beide unter gleichen Verhältnissen stattfinden können.

Die Diagnose des Asthma wird noch mehr dadurch erschwert, dafs eine Menge von Krankheiten demselben ähnliche Zufälle haben, ohne dafs man sie mit Recht als solches betrachten darf, und dafs diese Aehnlichkeit oft so grofs ist, dafs es nur dem sehr geübten Auge möglich wird, mit Sicherheit die Wahrheit zu erkennen.

Schon manche Unterleibskrankheiten, z. B. Entzündung, Verhärtung und Anschwellung der Milz und Leber, manche Magenübel, Bauchwassersucht, Windsucht u. s. w., rufen zuweilen asthmatische Anfälle hervor; allein diese bilden nur ein scheinbares Asthma, eine Beengung des Athems durch mechanischen Druck auf die Respirationswerkzeuge, oder durch sympathische Reizung und Ueberstrahlung des Grundleidens auf dieselben, daher es auch immer nur als einzelnes Symptom auftritt, welches mit dem Hauptleiden in engster Verbindung steht und leicht als solches, unter den charakteristischen Symptomen des letzteren erkannt werden kann.

Die asthmatischen Zufälle, denen oft hysterische Frauen und Hypochondristen unterworfen sind, unterscheiden sich von dem eigentlichen Asthma theils, und vorzüglich durch die ganze Entwickelung der Krankheit, theils durch die Form des Asthma selbst. Es besteht dasselbe hier mehr in einer gewissen Angst und dem Gefühle der Zuschnürung des Halses und kommt zu ganz unbestimmten Stunden, besonders des Morgens, indem es zu gleicher Zeit mit allerhand andern hysterischen und hypochondrischen Zufällen verbunden zu seyn pflegt. Aber so wenig man nun diese Anfälle mit dem wirklichen Asthma verwechseln darf, so sehr ist es ausgemacht, dafs gerade die Hysterie und Hypochondrie auch die Hauptveranlassung zum wirklichen Asthma geben können, wenn sie mit andern, dasselbe begünstigenden Umständen zusammentreffen, wohin vorzüglich Ueberfüllung der Pfortader mit Blut gehört, welche oft allein ein spastisches Asthma nachmachen kann.

Die Beengung der Brust und die Suffocationszufälle, welche die Brustwassersucht begleiten, ahmen ebenfalls häufig das Asthma nach, allein auch hier werden dem aufmerksamen Beobachter der verschiedene Gang der Krankheit und die vorausgegangenen Umstände leicht Aufklärung geben, und das Vorhandenseyn des Oedems, die sparsame Urinabsonderung, der ganze Habitus der Kranken, die Unmöglichkeit ohne Steigerung der Zufälle liegen zu können, die eigenthümliche anhaltende Dyspnöe, welche abwechselnd schnell in die gröfste Beengung übergeht, aber eben so schnell wieder nachläfst, müssen den etwanigen Zweifel heben. Aehnlich verhält es sich mit den asthmatischen Zufällen, welche wir zuweilen bei der Phthisis pulmonalis und trachealis, so wie bei der sogenannten Blutbrust und Eiterbrust wahrnehmen, wiewohl die Zufälle, welche dem Reifsen einer Vomica vorausgehen, oft ganz die Form eines heftigen Paroxysmus von spastischem Asthma haben, und oft nur aus dem Entwickelungsgange derselben erkannt werden können.

Keine Krankheiten erschweren aber die Diagnose des Asthma so sehr, als die Herzkrankheiten, welche stets mehr oder weniger Zufälle zu Begleitern haben, die zunächst von den Respirationsorganen abhängen und sich vorzüglich unter der Gestalt der Dyspnöe und Asthma zeigen. Ganz besonders gehört hierher die sogenannte Angina pectoris. Bei der so äufserst schweren Diagnose der Herzkrankheiten, die sich oft nur durch scheinbar unbedeutende Merkmale charakterisiren, und unter der Maske anderer Krankheiten täuschen, werden diese häufig für Asthma genommen, obgleich die asthmatischen Zufälle nur symptomatisch zu ihnen hinzutreten.

Vor Allem ist es hier nöthig auf den Gang des ganzen Krankheitszustandes zu achten, und nicht blofs die Zufälle in's Auge zu fassen, welche sich in den Paroxysmen zeigen, sondern mit derselben Sorgfalt diejenigen zu prüfen, welche sich in den Intervallen vor und nach den Paroxysmen, ganz abgesehen von dem Asthma, vorfinden. Dies reicht oft aus, der Wahrheit auf den Grund zu kommen; ist dies jedoch nicht der Fall, so prüfe man vorzüglich die Beklemmung, den Husten und die Angst, die bei Herzübeln einen eigenthümlichen Charakter haben, so wie die eigenthümlichen Abweichungen, welche der Puls, der Herzschlag und die Circulation des Blutes überhaupt zeigen, um zur Gewifsheit zu gelangen. (S. Herzkrankheiten.)

Das Asthma, als idiopathische Krankheit der Respirationsorgane, kann und mufs wegen der engeren Verbindung und der gleichsam zur Einheit verbundenen Geschäfte jener mit dem Herzen und den Circulationswegen überhaupt, auf diese zurückwirken und ihre Funktionen stören, und umgekehrt findet derselbe Einflufs von den Herzkrankheiten auf die Respiration Statt; allein eben aus diesem gegenseitigen Einwirken, und dem erst secundären Erscheinen der Krankheitszufälle in der einen oder der andern Sphäre, läfst sich schon schliefsen, dafs diese Zufälle in beiden Fällen verschieden seyn und gleichsam in einem umgekehrten Verhältnisse zu einander stehen müssen. Wirklich bestätigt dies auch vollkommen die Erfahrung. Beklemmung, Suffocation, Husten und Röcheln sind Erscheinungen, welche zunächst den Respirationswerkzeugen angehören, der abnorme Puls und Herzschlag aber, so wie die Angst, sind mehr Symptome des Herzens. Wenn sich daher letztere beim Asthma einstellen, so ist dies eine Folge der secundären Einwirkung der Athemwerkzeuge auf das an sich vielleicht gesunde Herz, und wenn sich umgekehrt erstere bei Herzkrankheiten einfinden, so scheint dies nur aus der Einwirkung derselben auf die an sich wohl völlig gesunden Lungen, erklärt werden zu können. Eben deshalb findet es sich dann auch, dafs bei dem Asthma immer die eigentliche Beklemmung, die Suffocationszufälle, das Röcheln und das Hüsteln, bei den Herzkrankheiten dagegen der gestörte Puls und Herzschlag, so wie die Angst vorherrschen. Der Asthmatische leidet zwar auch an Angst, allein diese tritt bei ihm erst bei sehr hohem Grade seiner Leiden und in Folge der Beklemmung ein, und so grofs sie auch oft zu seyn scheint, so ist es doch dem Kranken möglich, sie momentan zu überwinden, während Herzkranken gleich von Anfang ihrer Paroxysmen, in dieselbe verfallen, dann auf das Schrecklichste von ihr gefoltert werden und sie keinen Augenblick unterdrücken können. Sie ist vielmehr das Hauptleiden, über welches sie klagen und gewöhnlich mit Ohnmachtsgefühlen verbunden, während Asthmatische sich mehr über das Gefühl des Eingeschnürtseyns der Brust und den Mangel an Luft beschweren. — Der Puls- und Herzschlag wird ebenfalls auch beim Asthma oft abgeändert, aber doch beschränkt sich dies meist auf einen schnelleren und volleren oder krampfhaften Schlag, und nur selten, oder nur auf dem Gipfel desselben, wird die Herzthätigkeit dabei unregelmäfsig, während bei Herzkranken, wenigstens bei vielen Arten von Herzübeln, diese Unregelmäfsigkeit sich in hohem Grade ausspricht, und mehr oder weniger gleich von Anfang an bemerkbar wird. — Mangel an Luft, Beklemmung und Suffocationszufälle sind die Hauptzeichen des eigentlichen Asthma, und obgleich Herzkranke oft über dieselben Zufälle klagen, so wird man doch bei grofser Aufmerksamkeit unterscheiden können, dafs diese bei ihnen keine echten asthmatischen Zufälle sind. Der Herzkranke hat dieselben Empfindungen die der Asthmatische hat, und er verwechselt daher selbst seinen Zustand mit dem des letzteren, aber er leidet meistentheils an keiner wirklichen Beklemmung und Hemmung des Athems, sondern nur an der peinlichen, ihm ein täuschendes Gefühl von Mangel an Athem verursachenden Herzbeklemmung, ohne dafs man an ihm ein wirkliches Hindernifs, die Brust auszudehnen, oder eine Ungleichheit im Aus- und Einathmen, oder ein wirkliches Röcheln u. s. w. wie beim Asthma bemerkt. Dem Asthmatischen ist es unmöglich, tief einzuathmen, Herzkranke aber können dies, und athmen oft sehr tief ein, andremale jedoch nur oberflächlich, wegen ihrer Gefühle von Beklemmung und vor Angst. Sie keuchen und athmen entweder wie Personen, welche stark gelaufen sind, oder heftig, wie ihr ganzes Thun und Benehmen ist, oder man bemerkt nur bei genauer Aufmerksamkeit, eine gewisse Anstrengung beim Sprechen, als ob es ihnen beschwerlich würde und eine gewisse Hastigkeit. Während bei Asthmatischen jeder Athemzug von einem Röcheln oder Pfeifen begleitet wird, das die ganze Luftröhre einzunehmen scheint, und sich bei ihnen ein eigenthümlicher Husten, mit mehr oder weniger Schleimauswurf einstellt, welcher meist erleichtert, findet bei Herzkranken nur zuweilen, etwa ganz oben im Kehlkopfe, ein leichtes, kaum hörbares Röcheln oder Pfeifen Statt, und auch der Husten ist bei ihnen entweder gar nicht vorhanden, oder heftig, trocken, kurz abgebrochen und mit einem metallischen Klange der Luftröhre, oder mit einem spärlichen blutigen, serösen oder dicken, weifsen und einem aus lymphatischen Fäden gewebten Knaule ähnlichen Auswurfe verbunden. Diese Zufälle finden sich besonders bei Aneurysmen der grofsen Arterien in der Brusthöhle, wenn und weil diese sehr oft auf der Luftröhre unmittelbar aufliegen und sie drücken.

Eine weitere Ausführung dieser diagnostischen Betrachtungen würde zu weit führen; das Gesagte wird jedoch ausreichen, die Wichtigkeit einer strengen Prüfung der asthmatischen Zufälle in jedem einzelnen Falle zu beweisen.

Die Prognose ist im Allgemeinen ungünstig zu stellen, denn obgleich das Asthma häufig viele Jahre lang dauern kann, ohne gerade den Tod befürchten zu lassen, so gelingt doch von der andern Seite eine wirkliche bleibende Genesung und Heilung, nur in wenigen Fällen. Entweder erfolgt der Tod einmal plötzlich in einem asthmatischen Anfalle durch Erstickung oder Schlagflufs, oder es stellen sich in Folge desselben, andere Krankheiten ein, die endlich den Tod herbeiführen, z. B. Brustwassersucht, Phthisis, organische Lungen-, Herz- und Gefäfskrankheiten u. s. f., oder es dauert die Krankheit auch lange fort, ohne bedeutende Verschlimmerung, bis endlich einmal eine zufällig hinzutretende Krankheit dem Leben ein Ziel steckt. Nur unter sehr günstigen Umständen wird zuweilen das idiopathische Asthma völlig beseitigt. Waren indessen die Veranlassungen desselben nur zufällige und vorübergehende, oder solche, die sich beseitigen lassen, wie z. B. bei einem Asthma von besondern schädlichen Luftarten, von Blei- und Arsenikdämpfen, beim Asthma, welches durch Metastasen der Gicht und gewisser Hautkrankheiten erzeugt ward, sind die Kranken übrigens gesund, ist die Krankheit noch nicht habituell geworden und zu sehr inveterirt, oder mit andern ernsten und unheilbaren Krankheitszuständen complicirt, findet kein abnormer Bau des Thorax und keine Degeneration in den Lungen Statt, so kann man noch Genesung oder wenigstens wesentliche Minderung der Leiden hoffen.

Was nun die Behandlung des Asthma anbelangt, so mufs sich dieselbe zunächst nach dem innern Wesen und nach den veranlassenden Momenten richten und verschieden seyn, je nachdem wir die einzelnen asthmatischen Paroxysmen oder die freien Zwischenräume berücksichtigen. Nichts würde verkehrter seyn, als sich für alle Fälle an gewisse Heilmethoden und vielgepriesene Specifica zu halten, die in einzelnen Fällen und unter gewissen Umständen sich bewährt haben, vorzüglich wenn es sich um die Behandlung asthmatischer Kranken, in den freien Intervallen handelt.

Bei Annäherung der Paroxysmen und in denselben, suche man vor Allem, die Lage des Kranken und seine Umgebung passend einzurichten. Er setze sich, wie es ihm meist schon das eigne Gefühl lehrt, aufrecht, mit etwas nach vorn gebeugter Brust, man bringe ihn in ein freies, so viel als möglich mit reiner, gesunder und kühler Luft angefülltes Zimmer, man entferne von ihm alle beengende Kleidungsstücke, man verhüte, dafs das Krankenzimmer nicht mit zu vielen Menschen überfüllt werde, man forsche nach, ob sich irgend eine Veranlassung des vorhandenen Anfalls vorfindet, die noch fortwirkt und suche diese wo möglich zu entfernen, z. B. Rauch, schädliche Dämpfe, Stubenhitze, Gemüthserschütterungen u. s. w.

Hat man Grund zu glauben, dafs Hämorrhoiden und unterdrückte Catamenien, oder andere gewohnte Blutungen die Veranlassung gaben, so suche man diese zu ersetzen, je nachdem die Heftigkeit der Anfälle es verlangt, durch Fufsbäder, Blutegel, Schröpfköpfe oder allgemeine Aderlässe an den Füfsen und Armen; entstand das Asthma aus Ueberladung des Magens, oder aus dem Genusse irgend schädlicher Speisen und Getränke, so kann oft ein gelindes Brechmittel z. B. aus Ipecacuanha gleich im Anfange des Asthma gereicht, am schnellsten Erleichterung gewähren; ist hartnäckige Verstopfung, Flatulenz, Auftreibung und Anspannung des Unterleibes zugegen, so verordne man Lavements aus einfachen schleimigen Aufgüssen, aus Chamillen mit Oel oder Eygelb, aus etwas Sennesblättern, Asa foetida u. s. w.; folgte das Asthma als Metastase der Gicht und vertriebener Hautkrankheiten, so lasse man vor allen Dingen kräftige Ableitungen auf die Füfse, die Arme, den Nacken oder die Brust anbringen, um dadurch gleichsam die Krankheit wieder in ihre frühere Gränzen zurückzuführen, durch reizende Fufs- und Handbäder, mit Zusätzen von Salz, Asche, Senf u. s. w.; durch Senf- und Meerrettigteige, durch Vesicatorien, durch Einreibungen reizender Mittel in die Haut des Rückens, des Nackens, der Brust und anderer Theile, je nachdem es die Umstände rathsam machen u. s. w., kurz man handle immer so viel als möglich, der Verschiedenheit der veranlassenden Ursachen angemessen, ohne sich auf die viel empfohlenen Krampfmittel zu beschränken, welche ohnedem oft schädlich und immer nur unsicher und palliativ wirken können. Bei alledem können wir jedoch ihrer nicht entbehren; die angeführten Heilversuche müssen vielmehr durch dieselben unterstützt werden, und bei dem reinen Nervenasthma, d. h. demjenigen, welches man seinem Wesen nach, wirklich in einem reinen Nervenzustand suchen mufs, müssen dieselben selbst fast ausschliefslich in Anwendung gebracht werden. Ihre Unzulänglichkeit wird jedoch aus der grofsen Menge der im Asthma als specifik empfohlenen Mittel klar, denn da man sich überzeugte, dafs die früher empfohlenen nicht ausreichten, so sah man sich genöthigt, immer wieder zu andern, noch unversuchten, seine

Zuflucht zu nehmen. Hierher gehören das Opium, das Castoreum, die Zinkblumen, der Moschus, der Aether, der Liq. Cornu cervi succ., der Kampher, der Baldrian, der Liquor anodynus Hoffmanni, die Asa foetida, die Blausäure, das Rauchen der Blätter der Datura Arammonium u. s. w.

Ist es nun aber schon unzweckmäfsig, sich während der asthmatischen Paroxysmen auf die Anwendung sogenannter Antispastischer Mittel zu beschränken, so ist dies noch weit mehr der Fall in Hinsicht der freien Zwischenzeiten, die zur Heilung des Asthma ganz vorzüglich zu benutzen sind, wenn man sich nicht darauf beschränken will, jene nur momentan zu stillen oder zu lindern. Durch richtige Benuzzung dieser Zwischenzeiten, in denen man die Behandlung genau dem Wesen und den vorzüglicheren Hauptmomenten der Krankheit anpassen, und die allmählige Entwickelung derselben, ihre Complicationen und den Zusammenhang der verschiedenen Krankheitserscheinungen richtig in's Auge fassen mufs, gelingt es zuweilen, noch die schwersten Fälle zu heben. Aus dem früher Gesagten erhellet schon von selbst, wie verschiedenartig der Arzt hier oft bei scheinbar sehr ähnlichem Zustande, zu verfahren habe. Seine Heilversuche müssen sich streng nach der Individualität der einzelnen Fälle richten, und wenn es auch nöthig ist, immer den Krampfzustand dabei zu berücksichtigen, so werden doch in den meisten Fällen die Krampfmittel nur eine untergeordnete Rolle spielen, und nur zur Unterstützung der gegen den eigentlichen Grund der Krankheit gerichteten Behandlung dienen dürfen. Liegt dieser in Stockung der Blutgefäfse, der Drüsen und wichtiger Organe des Unterleibes, so sind oft lösende, eröffnende, kühlende Mittel, oft wohl selbst lösende Mineralwässer, wie Karlsbad, Marienbad, Salzbrunnen und andere, die vorzüglichst wirksamen; bei allgemeiner Vollblütigkeit, bei stockendem Hämorrhoidal- und Menstrualflufs, bei unterdrückten Blutungen anderer Art, werden oft wiederholte Blutentziehungen, besonders örtliche, und antiphlogistische Mittel, sich als die besten Antispasmodica erweisen; bei Gicht, bei vertriebenen Hautkrankheiten und bei Metastasen, verfolge man die Grundkrankheiten, ohne sich zu ängstlich an den Krampfzustand der Brust zu binden, und dieser letztere wird sich dann oft ganz von selbst verlieren. Hier werden auch künstliche Geschwüre, kräftige Ableitungen, unter gewissen Umständen wohl auch Schweifs- und Urintreibende Dinge, allgemeine Bäder u. s. w. anzuwenden seyn.

Zur Nachcur werden sich häufig auch Seebäder, erst warm und nach und nach kühler angewendet, Bäder aus Seesalz bereitet, Molkencuren, Weintraubencuren, lang offen erhaltene Fontanelle und Setaceen u. s. w. dienlich seyn.

Was die Diät und die Lebensweise anlangt, so empfehle man im allgemeinen nur eine milde, leicht verdauliche, sehr sparsame Kost, nicht zu reizende und erhitzende, sondern mehr lindernde, krampfstillende Getränke, schwache Bouillon, etwas Kaffee, leichte Aufgüsse von Chamillen, Melissenkraut, Orangenblättern, Lindenblüthen, Königskerzen u. s. w., und untersage alle blähende, schwerverdauliche, fette und rohe Speisen, besonders des Abends. Die heilsame Wirkung der zweckmäfsigsten Mittel, und das stets rege Streben der Natur selbst, sich von den das Leben bedrohenden Uebeln zu befreien, wird beschränkt und vernichtet, sobald man diätetischen Hindernissen den Eingang verstattet, und nicht streng dafür sorgt, dafs von dieser Seite aus keine Fehler geschehen. Der Kranke hüte sich sorgfältig vor jeder Erkältung, vor ungewöhnlichen und heftigen Gemüthserschütterungen, vor allen Eindrücken eines rauhen Climas, einer wechselnden Witterung, und heftiger Winde, er führe ein ruhiges, heiteres, gleichförmiges Leben, und sorge stets für Ordnung in den Funktionen seines Körpers, ganz besonders für die seiner Verdauungswerkzeuge. Eine Vernachläfsigung dieser Punkte reicht häufig aus, selbst Gesunde in Krankheiten zu stürzen, wie viel mehr mufs dies der Fall bei denen seyn, die schon an sich kränkeln und von so ernsten Leiden ergriffen worden sind.

2) Asthma der Kinder, Asthma infantum, Millarsches Asthma. — Das Asthma der Kinder, welches man gewöhnlich nach *Millar*, der dasselbe zuerst beschrieb, und dem dann *Rusch*, *Wichmann* und andere folgten, das Millarsche Asthma, Asthma acutum periodicum Millari nennt, und welches auch unter der

Bezeichnung der krampfhaften Engbrüstigkeit der Kinder, das Asthma spasmodicum infantum, der hitzigen, trockenen Krampfbräune, des Hühnerwehs und der Cynanche trachealis spasmodica bekannt ist, ist eine Krankheit, über deren Natur und Selbstständigkeit man bis in die neueste Zeit uneinig gewesen ist. Von manchen, besonders den neueren Schriftstellern über den Croup *Albers*, *Jurine*, *Autenrieth* u. s. w. gar nicht als besondre Krankheit anerkannt, sondern vielmehr als zu dem Croup gehörig und als verkannter Croup angesehen, von andern wenigstens bezweifelt, wird es oft nur als eine besondere Modification des Croup, oder als eine gewöhnliche krampfhafte Engbrüstigkeit betrachtet, wie sie auch bei Erwachsenen erscheint. Mag es nun auch seyn, dafs dasselbe wirklich seiner Natur nach nicht eine eigenthümliche, von dem spastischen Asthma der Erwachsenen, wesentlich verschiedene Krankheit sey, so gestaltet es sich doch als Kinderkrankheit so eigenthümlich, dafs man ihm mit Recht eine besondre Aufmerksamkeit widmet, und es füglich als zweite Hauptart des Asthma aufstellen kann. Von dem Croup aber ist das Millarsche Asthma seinem innern Wesen nach verschieden, und wenn auch beide Krankheiten in ihren Erscheinungen grofse Aehnlichkeit haben, so kann dies kein Beweis für die Identität beider seyn, da die am meisten in die Augen springenden Zufälle von der Verengung der Luftwege bedingt werden, die nothwendig sowohl bei der Entzündung, als bei dem Krampfe derselben stattfindet. Auch sieht man in der That nicht ein, warum nicht auch bei Kindern eben so gut und selbst noch leichter, als bei Erwachsenen, ein rein spastisches Leiden der Luftwege sollte vorkommen können; nur hüte man sich in den einzelnen Fällen, sich durch einzelne Zufälle täuschen zu lassen und z. B. bei vorhandenem Croup mehr das Millarsche Asthma zu vermuthen, wenn sich zu demselben wirkliche Krampfzufälle gesellen. Diese finden hier auch Statt, aber nur als secundäre Erscheinungen, die mit Beseitigung der Entzündung verschwinden, während sie beim Millarschen Asthma primäre Symptome bilden und das Wesen der Krankheit andeuten. So gewifs es wohl ist,

ist, dafs *Millar*, *Rush* und *Wichmann* einzelne Fälle von Croup mögen als dieses Asthma angesehen haben, und dafs bei zarten Kindern nicht selten die Krampfbeschwerden bei dem Croup vorwalten können, ferner, dafs bei schwächlichen Kindern die Entzündung gering seyn kann und gleichwohl der Krampfzustand heftig, so scheint es doch nicht rathsam, die Existenz einer Krankheit, wie das Millarsche Asthma ist, läugnen zu wollen. Denn abgerechnet, was wir oben schon sagten, dafs bei Kindern die Bedingungen des Asthma fast mehr stattfinden, als bei Erwachsenen, so waren die oben genannten Aerzte doch allgemein anerkannte gute Beobachter, und ihre Fälle zeigen doch, dafs sie durch Krampfmittel geheilt wurden. Wir wollen es daher so genau, als möglich zu bezeichnen suchen.

Das Millarsche Asthma wird eben so, wie der Croup, vorzüglich bei Kindern vom 2ten bis 6ten Lebensjahre beobachtet und befällt besonders schwächliche, reizbare Individuen, seltner Säuglinge. Es ist eine sporadische, nicht ansteckende Krankheit, die aber leicht mit andern Krankheiten und vorzüglich auch mit Croup complicirt erscheint und insbesondere im Winter vorkommt. Zuweilen gehen ihm leichte catarrhalische Zufälle voraus, häufiger aber erscheint es ohne alle Vorläufer, plötzlich in der Nacht unter der Form eines heftigen Brustkrampfes, mit welchem die Kinder aus dem Schlafe aufschrekken. Dabei stellen sich sogleich heftige Suffocationszufälle, grofse Angst, ein eigenthümliches Schnappen nach Luft oder ein mühsames Athemholen ein, bei welchem der Athem momentan aussetzt und dann mit einem charakteristischen rauhen, dumpfen und hohlen, oder auch pfeifenden und kreischenden Tone wiederkehrt. Das Gesicht wird roth, braunroth oder bläulich, es treten allgemeine Nervenzufälle hinzu, es zeigt sich zuweilen etwas kurzer, rauher Husten ohne Schmerz und Auswurf, man bemerkt keine Geschwulst und Entzündung des Halses und kein Fieber, der Puls ist klein, schnell, unterdrückt und krampfhaft, und so dauert dieser Paroxysmus bald längere, bald kürzere Zeit, selten über eine Stunde, und dann entweder schon in den Tod, oder wieder in Ruhe überzugehen, bei welcher das Kind bis auf eine gewisse Aengstlichkeit und Verstimmung völlig gesund erscheint, und wieder wohlgemuth in dem Zimmer herumgeht und mit seinen Spielsachen sich beschäftigt, oder auch wieder einschlummert. Man bemerkt auch dann keine Abweichung des Pulses von dem gesunden. Der Paroxysmus endet unter allmählig freierwerdendem Athem, allein nach 6, 12 bis 24 Stunden kehrt ein zweiter heftigerer und stürmischerer Anfall wieder, und diesem folgt dann noch früher ein dritter, vierter, fünfter u. s. w., so dafs das Kind gewöhnlich in einem derselben am 3ten bis 6ten Tage unterliegt, wenn nicht schon früher kräftige Hülfe stattfand und wenigstens dem Steigen der Zufälle vorgebeugt ward. Der Andrang des Blutes nach dem Kopfe steigt sodann immer mehr und es erfolgt Betäubung, kalte Schweifse, Convulsionen, Starrkrampf und Erstickung. Milderte sich dagegen die Krankheit, so kehren die Anfälle entweder gar nicht, oder immer schwächer wieder, doch geschieht es wohl auch, dafs die Heftigkeit derselben sich anfangs mindert und dann plötzlich mit erneuter Kraft wiederkehrt.

Die äufsern Veranlassungen des Millarschen Asthma können mannigfach seyn, scheinen jedoch eben so, wie bei dem Croup, vorzüglich in Erkältung bei häufigem und heftigem Witterungswechsel zu bestehen, und werden nur dann diese Form von Krankheit erzeugen, wenn sie bereits dazu disponirte, zarte, nervöse, schwächliche Kinder treffen.

Die nächste Ursache, oder das Wesen desselben ist in einem reinen Krampfzustande zu suchen, während der Croup seinem Wesen nach auf Entzündung beruht, daher auch bei dem Asthma die Paroxysmen sich weit mehr von dem Zustande der freien Intervallen abscheiden, und die Wiederkehr des Wohlbefindens in dem letzteren noch weit vollständiger zu seyn pflegt, als bei dem Croup, bei welchem doch immer ein gewisser Grad von Fieber oder Aufreizung des Pulses, gestörte Respiration, eigenthümliches Hüsteln, Heiserkeit der Stimme, rauher, bellender Ton des Hustens u. s. w., zurückbleibt. Während beim Millarschen Asthma nach Beendigung des Krampfes, derselbe Zustand zurückkehrt, welcher vor dem Anfalle stattfand, bleibt beim Croup auch in der Zeit der Remissionen der Grund der

Zufälle, die Entzündung der Schleimhaut, der Luftröhre und des Kehlkopfes zurück, die sich auch in den ruhigsten Momenten mehr oder weniger zu erkennen geben mufs. Demungeachtet ist die Unterscheidung beider Krankheiten oft äufserst schwer, besonders in der ersten Zeit ihrer Erscheinung, und diese Schwierigkeit wird um so gröfser, da es nicht zu leugnen ist, dafs öfters eine Complication beider Zustände stattfindet, und sich vorzüglich zu dem Croup die Bedingungen des Millarschen Asthmas gesellen. Es ist mehr als wahrscheinlich, dafs die häutige Bräune nur oft erst dadurch gefährlich wird, dafs sich mit oder aus ihr ein Krampfzustand der Luftwege entwickelt, der die Zufälle bedeutend vermehrt, und dem Einwirken von Seiten der Kunst, gröfsere Schwierigkeit verursacht.

Die vorzüglichsten Unterscheidungszeichen beider Krankheiten dürften darin bestehen, dafs dem Croup gewöhnlich catarrhalische Zufälle vorausgehen, wie dies beim Millarschen Asthma nur selten geschieht, dafs den Croup Heiserkeit und ein bellender Husten begleitet, an welchen sich später die Suffocationszufälle knüpfen, während beim Millarschen Asthma die letzteren gleich die ersten Erscheinungen sind und selten Husten zugegen ist, oder wenigstens nur ein kurzer, ganz trockner und dumpfer Husten; dafs sich im spätern Verlaufe der Croup, ein Auswurf von Schleim oder membranösen Gebilden, und ein eigenthümliches Rasseln in der Luftröhre einstellt, das die Gegenwart des Schleimes oder der exsudirten Lymphe verräth, während dies beim Millarschen Asthma nie beobachtet wird; dafs dagegen bei diesem der Puls fast immer klein und krampfhaft, bei jenem mehr fieberhaft und oft voll und hart, wie bei andern Entzündungen ist; dafs beim Millarschen Asthma die Nervenzufälle von Anfang bis zu Ende die vorherrschenden sind, während sie dies beim Croup gewöhnlich erst später werden; dafs der Croup nur Remissionen, das Millarsche Asthma dagegen wirkliche, vollständige Intermissionen seiner Zufälle macht; dafs der Croup epidemisch herrschen kann, während das Millarsche Asthma nur eine sporadische Erscheinung ist; dafs endlich beim einfachen Croup alle antispastischen Mittel schaden, und die kräftigste antiphlogistische Behandlung die sicherste Heilung möglich macht, während beim Millarschen Asthma das entgegengesetzte stattfindet. Allein alle diese Merkmale reichen nicht aus, uns in jedem Falle aufser allem Zweifel zu sezzen, und es ist oft nur dem Scharfblicke des geübtesten Arztes möglich, die Wahrheit auszufinden. Ueberhaupt ist nie zu vergessen, dafs auch der Croup in seiner Gestaltung ganz ungemein von der Regel abweicht, nach den Individuen und nach der Verschiedenheit der Theile der Respirationsorgane, welche vorzüglich in Entzündung begriffen sind, so dafs er selbst von geübten Aerzten manchmal nicht erkannt werden kann, wo er doch stattfindet; daher hüte man sich ja, eher an die Gegenwart eines krampfhaften Uebels zu denken, als man von der Abwesenheit eines Entzündungsleidens sich ganz genau überzeugt hat.

Der kindliche Organismus ist wegen des in demselben immer vorherrschenden vegetativen Lebens, weit mehr zu entzündlichen, als zu Nervenkrankheiten disponirt, und eben deshalb geschicht es auch, dafs die Veranlassungen, welche das Millarsche Asthma herbeiführen, da sie dieselben sind, welche auch den Croup bedingen, weit häufiger diesen letzteren, als jenes erzeugen und dieses gewöhnlich nur bei sehr zarten, nervösen und von Natur zu Krampfkrankheiten disponirten Kindern vorkommt.

Die Sectionen am Millarschen Asthma verstorbener Kinder zeigen gewöhnlich keine, oder nur unbedeutende Abweichungen von dem Normalzustande. Von Entzündung oder Exsudation in den Luftwegen ist nichts zu bemerken, wie beim Croup, nur sind die Lungen häufig in Folge des Gestörtseyns der Circulation, mit venösem Blute überfüllt, und es wird behauptet, dafs sie sich nur mit gröfster Schwierigkeit, und schwerer als in andern Fällen, mit Luft aufblasen lassen.

Die Prognose ist immer äufserst ungünstig. Es giebt nur wenige Krankheiten, die mit so grofser Lebensgefahr verbunden sind, als das Millarsche Asthma; doch ist dasselbe nicht als absolut tödliche Krankheit anzusehen. Wird ein Kind von demselben gerettet, so bleibt doch leicht eine langwierige Engbrüstigkeit, oder wenigstens eine Disposition zu ähnlichen Affectionen zurück, die sich oft bis in das höhere Alter fortpflanzt, und später selbst die Ursache zu dem gewöhnlichen Asthma adultorum werden kann. Im allgemeinen ist es um so gefahrvoller, je jünger und schwächlicher die ergriffenen Individuen sind, und je heftiger und je heftiger und schneller die Paroxysmen aufeinander folgen. Oefters hat man auf allgemeine gutartige Schweifse, auf gelinde Durchfälle, auf häufiges Aufstofsen und auf Erbrechen und Niesen Besserung erfolgen sehen, und daher diese Erscheinungen als günstige betrachten zu müssen geglaubt, doch ist auf dieselben nur wenig zu bauen. Vorzüglich grofs ist aber die Gefahr, wenn die Suffocationszufälle heftig sind und tiefe Betäubung, allgemeine Convulsionen, kalte Schweifse und Kälte der Extremitäten zugegen sind.

Die Behandlung des Millarschen Asthma ist schwer, unsicher und zur Zeit noch ziemlich roh. Die häufige Verwechselung desselben mit Croup, hat in derselben grofse Irrungen veranlafst, und später zu der Ueberzeugung geführt, dafs dasselbe eine eigenthümliche reine Nervenkrankheit sey, die dem Croup gleichsam gerade entgegengesetzt ist, beschränkte man sich wiederum zu einseitig auf die blofse Anwendung der kräftigsten antispastischen Mittel. Man empfiehlt ganz insbesondre die Asa foetida, welche *Millar* als specifisches Mittel sowohl innerlich, als in Klystiren in sehr grofsen Gaben, bis zu einer halben Unze in einem Tage, verordnete, den Moschus, das Opium und den Camphor, und es ist nicht zu leugnen, dafs diese Mittel öfters die Heilung bewirkt haben, aber auch andre Krampfmittel, die Flores Zinci, die Flores Benzoes, das Oleum Cajaput, die Valeriana, Serpentaria, Belladonna und der Hyoscyamus, der Liq. Cornu Cervi, der Spirit. sal. ammoniac. aquos. und anisatus, die Blausäure u. s. w., liefsen dieselbe zuweilen gelingen, wo die ersteren nicht auszureichen schienen. Als noch junger Arzt heilte der Verfasser es in einem Falle durch kräftige Gaben Bilsenkrautextrakt, allein die Schwester der Geretteten unterlag derselben Krankheit, die ihm kein Croup zu seyn schien, weil die Kinder in der freien Zeit ganz gesund blieben und munter herumliefen. Allein auch der

Croup ist sogar vieler und grofser Modificationen fähig und kann dann leicht täuschen. Auf keinen Fall darf man sich auf eins der genannten Mittel verlassen, und noch weniger kann von Specificis die Rede seyn, zu welchen man zuweilen eins oder das andere derselben erheben wollte. Die Mehrzahl dieser Mittel wirken tief und heftig auf den an sich sehr zarten kindlichen Organismus ein, und trotz der grofsen Gefahr des Millarschen Asthmas ist daher doch stets nur ein wohlberechneter, vorsichtiger Gebrauch derselben anzurathen, damit nicht die Cur selbst nachtheilige Folgen nach sich ziehe.

Unstreitig ist es von der gröfsten Wichtigkeit gleichzeitig äufsere Mittel anzuwenden. Hierher gehören kräftige Ableitungen, d. h. Vesicatoria, Sinapismen, reizende Fufs- und Handbäder u. s. w., kräftige Einreibungen antispastischer Mittel in den Nacken und in die Gegend des Kehlkopfes, allgemeine laue aromatische Kräuter- und Kalibäder, krampfwidrige, ganz vorzüglich mit Asa foetida versetzte Klystire, erweichende und aromatische Breiumschläge auf den vordern Theil des Halses, auf die Brust u. s. f.

Ueberdies sorge man, dafs die Kranken in einem mit reiner Luft gefüllten, gesunden und gegen Zugwind oder das Eindringen kalter Luft geschützten Zimmer gepflegt, im Bette erhalten und vor allen schädlichen Eindrücken auf Gemüth und Körper geschützt werden. Zum Getränk reiche man ihnen gelinde diaphoretische und krampfwidrige Dinge, z. B. einen Aufgufs von Lindenblüten, Orangenblättern und Baldrian, oder schleimige Getränke von Hafergrütze, Altheewurzel, Königskerzen und ähnliche Mittel, und als Nahrung gestatte man nur sehr leicht verdauliche und mäfsige Kost. Sollte es sich finden, dafs die Funktionen des Unterleibes zu träge von Statten gingen, und Verstopfung oder auch Durchfall zugegen wäre, so suche man gleichzeitig auch diesen Umständen zu begegnen, da sie von sehr wesentlichem Einflufs auf das Hauptleiden zu seyn pflegen; doch wähle man hier mehr milde Mittel und ganz vorzüglich zunächst die Anwendung derselben in Klystiren.

Nie lasse man die Kinder, wenn man so glücklich war sie der Gefahr zu entreifsen, zu früh aus seinen Augen.

Die Krankheit läfst stets längere Zeit eine eigenthümliche Reizbarkeit der afficirt gewesenen Theile zurück, die sich bei Vernachläfsigung leicht von neuem zur Krankheit steigert, und dann nicht so leicht ein zweites Mal Genesung hoffen läfst, oder auch zu andern Krankheiten den Grund legt, mit denen später die gröfste Lebensgefahr verbunden seyn kann, vorzüglich zu dem chronischen Asthma und zur Phthisis.

Was die Schriften über Asthma anlangt, so haben bereits die ältesten Aerzte, *Hippocrates, Celsus* und *Galenus* dasselbe gekannt und genau beschrieben; eben so finden wir später und in der neueren Zeit fast in allen allgemeineren medizinischen Werken eigne Capitel, und zum Theil sehr gute Abhandlungen über dasselbe vor, aber es ist dasselbe auch von sehr vielen zum Gegenstande besonderer, mehr oder weniger wichtiger, Monographien gemacht worden, die der Raum nicht gestattet alle insbesondere anzuführen. *Jos. Franck* hat deren eine bedeutende Menge in seinem Werke (Praxeos medicae universae praecepta P. II. Vol. 2. Sect. 1. pag. 722.) namentlich erwähnt. Die wichtigeren neueren Werke, unter denen sich vorzüglich mehrere englische auszeichnen, sind folgende:

Litteratur.

J. Millar, on the asthma and on the hooping cough. Lond. 1769.; oder *J. Millar's* Bemerkungen über die Engbrüstigkeit und das Hühnerweh, nebst einer Abhandlung über die stinkende Asa. A. d. Engl. von *Krause*. Leipzig. 1769.

J. Floyer's Abhandlung von der Engbrüstigkeit, nebst *Ridley's* Beobachtungen über dieselbe. A. d. Engl. von *Scherf*. Leipz. 1782.

J. Glo. Leidenfrost resp. *Ronstorf*, Diss. de Asthmate. Duisb. 1783.

Th. Withers Treatise on the Asthma. Lond. 1786., oder *Th. Withers* Abhandl. von der Engbrüstigkeit und den Heilkräften der Zinkblume. A. d. Engl. von *Ch. F. Michaelis*. Leipz. 1787.

Th. Hayes, ernstliche Warnung vor den gefährlichen Folgen vernachläfsigter Catarrhe, nebst Unterricht über die Cur der Lungenschwindsucht, des Keuchhustens und der Engbrüstigkeit. A. d. Engl. von *Michaelis*. Leipz. 1787.

Mich. Ryan, on the history and cure of the asthma. Lond. 1793., oder *Mich. Ryan's* Beobacht. über die Geschichte und Heilung des Asthma. A. d. Engl. Leipzig. 1796.

Rb. Bree, Practical inquiry on disordered respiration etc. Birmingh. 1797. oder *Rb. Bree's* praktische Untersuchungen über krankhaftes Athemholen, bes. über das convulsivische Asthma. A. d. Engl. Leipz. 1800.

A. B. Granville, Beobachtungen über den Gebrauch der Blausäure in der Lungenschwindsucht, der Engbrüstigkeit etc. A. d. Engl. von *Cerutti*. Leipz. 1819.

Ed. Roch, über die Anwendung der Blausäure in der Lungenschwindsucht, krampfhaften Engbrüstigkeit und d. Keuchhusten. Leipz. 1820.

Wichtige Bemerkungen über Asthma, enthalten auch die Schriften *Cp. F. Elsner's*, *Cal Hill. Garry's*, *L. Jurine's* und anderer über die Brustbräune und über das Millarsche Asthma, insbesondere sind nächst *Millar's* eigner oben genannter Schrift folgende besonders gehaltreich:

B. Rush, Observations on the spasmodic asthma of children in a letter to Dr. *Millar*. Lond. 1780.

Wichmann, Ideen zur Diagnostik, 1794. Bd. II. p. 89. und *Wichmann*, über Asthma acutum period. Millari und Angina polyposa, in *Hufeland's* Journ. f. pr. A. Bd. 1. St. 1.

K. Bh. Fleisch, Dissert. de Asthmate Millari. Marb. 1799.

A. F. Hecker, von den Entzündungen im Halse, besonders von der Angina polyposa und dem Asthma Millari. Berlin. 1809.

Ed. Löwenstein-Löbel, Erkenntnifs und Heilung der häutigen Bräune, des Millarschen Asthma und des Keuchhustens. Leipzig. 1811.

A. Henzschel praes. *K. A W. Berends*, de asthmatis Millari et anginae polyposae diversitate. Bresl. 1813.

J. Dobrowolski, diss. de Asthmate Millari. Wien. 1816.

J. Ch. Albers, de Diagnosi asthmatis Millari strictius definienda. Praefatus est *J. Abr. Albers*. Goett. 1817.

Ueberdies die Abhandlungen von *Home*, *Albers*, *Jurine*, *A. Collard*, *Sachse*, *Marcus*, *Goelis*, *Heim* u. s. w. über den Croup.

Kr — g.

ASTOMIA, von στομα, Mund und dem α privativum, Mundlosigkeit, Mangel des Mundes; wie *monstrum astomum* eine mundlose Mifsgeburt. Wenn man die Fälle ausnimmt, wo der ganze Kopf und mithin auch der Mund fehlt, so ist sonst jener Mangel sehr selten, und es kann nur ein sehr kleiner Theil des Kopfes vorhanden seyn, ohne dafs deswegen der Mund fehlt, wovon unser Museum ein Paar Beispiele hat. Aufser bei der völligen Kopflosigkeit fehlt aber wohl der Mund ohne Ausnahme, in den seltenen Fällen, wo, statt dafs bei den sogenannten Janusköpfen die zwei Hinterköpfe in der Mitte verschmolzen sind, und jedes der beiden Gesichter aus der Vorderhälfte eines jeden Kopfes gebildet ist: umgekehrt die Vordertheile des Kopfes verschmolzen und die beiden Hintertheile frei nach aufsen stehen, wovon wir ein Beispiel haben, während wir eine ganze Reihe der gewöhnlichen Janusgesichter von Menschen und Thieren besitzen. Einen dritten Fall, wo der Mund nothwendig fehlen müfste, weifs ich nicht.

Geoffroy St. Hilaire (Philosophie anatomique. Des monstruositez. Paris 1822. 8. p. 96.) hat einen Stomencephale(!) aufgeführt und will damit einen Kopf ohne Mund bezeichnen (!!), dergleichen er angeblich bei einem menschlichen Cyclopen und bei einem Schaafsfötus gesehen hat. „Cyclope, la monstruosité de l'organe olfactif étendue aux „organes de la mastication; les maxillaires rudimentaires; une „trompe labiale, ou les lèvres ramassées et prolongées en „une caroncule filiforme. Décrit d'après un cyclope humain „conservé dans le cabinet anatomique du jardin du Roi. „Je viens de recevoir un stomencéphale mouton. Je l'ai eu „frais et j'en ai toute l'anatomie décrite et dessinée." Es ist sehr schade, dafs er davon keine Abbildung gegeben hat, denn wahrscheinlich hat er falsch gesehen. Bei unsern vielen Exemplaren von Cyclopen von Menschen und Thieren, ist ohne Ausnahme der Rüssel von der Nase gebildet und der Mund vorhanden; der Mangel des Unterkiefers bedingt auch für sich keinesweges den Mangel des Mundes, wie wir durch mehrere Beispiele von Menschen und Hunden beweisen können. In einem Fall, wo früher der Hundsfötus geöffnet gewesen ist, bin ich über die Mundöffnung unsicher, allein Zungenbein, Zunge, Epiglottis u. s. w. sind vorhanden, so dafs wenigstens die Mundhöle da ist. In einem Schaafsfötus ist die Mifsbildung noch gröfser. Der Rüssel endigt sich hinten blind und liegt bis dahin unten offen. Hinter ihm kommt eine offne Fläche, die nach unten mit zwei Oeffnungen ausgeht, welche man für die Choanen halten kann; aus diesen kommt man in eine grofse Höle, worin die kleine Zunge und der Kehldeckel liegen: Mund- und Schlundhöle. Streng genommen kann man diefs wohl nicht Astomie nennen. R — i.

ASTRAGALUS, *Talus*, Würfelbein, Knöchelbein, Sprungbein. — Der erste Knochen der Fufswurzel, verbunden durch ein Gewindegelenk mit den Unterschenkelknochen, durch straffe, doch ziemlich bewegliche Gelenke mit dem Fersen- und dem Kahnbeine der Fufswurzel.

Er ist länglich viereckig, etwas von oben nach unten plattgedrückt, und wird eingetheilt in den Körper, den Hals und den Kopf.

Der Körper, sein hinterer viereckiger Theil, ist von einer rollförmigen, überknorpelten, von vorn nach hinten gewölbten, von einer Seite zur andern etwas vertieften Gelenkfläche bedeckt, welche sich noch zu den Seiten, aufsen etwas tiefer, als innen, herabwendet. Sie schliefst an die Endgelenkfläche des Schienbeins, und aufserdem mit dem äufsern seitlichen Theile an den Knöchel des Wadenbeins. Die hintere Seite des Körpers hat unter jener Rollfläche eine glatte Rinne, zum Durchgange der Sehne des langen Beugers der grofsen Zehe. Die untere Seite des Körpers ist mit einer vertieften, schief von vorn nach hinten und innen gewandten Gelenkfläche versehen, und artikulirt mit dem Fersenbeine.

Der Hals ist rundlich, oben und an den Seiten rauh und uneben, unten hat er eine rundlich platte Gelenkfläche zur Anlage an den innern Fortsatz des Fersenbeins. Der Kopf, der vordere rundliche Endtheil des Halses, ist ganz überknorpelt, und mit dem Kahnbeine verbunden. S—m.

ASTRAGALUS. Eine Pflanzengattung zur Diadelphia Decandria *Linn.*, und natürlichen Ordnung Leguminosae und zwar zur Abtheilung Papilionaceae gehörig. Die Hülse ist von den eingekrümmten Klappen zweifächerig. Alle haben gefiederte Blätter.

Eine Abtheilung dieser Gattung, welche die Tragantarten begreift, zeichnet sich dadurch aus, dafs die Blattstiele stachlicht werden, wodurch die ganze Pflanze in Stacheln eingehüllt ist. Hierher gehören:

1) *A. creticus. Willd.* spec. 3. p. 1330. *Siebers* Reise nach Creta. t. 11. Ein Strauch, der 2—3 Fufs hoch wird und sehr ästig ist. Der Stamm ist schwarz; die gefiederten Blätter haben 3—4 Paar Blättchen, diese sind lanzettförmig und weifs. Die Blüten sitzen einzeln in den Blattwinkeln ohne Stiele; der Kelch ist mit Wolle umhüllt, die Blume ist weifs mit purpurfarbenen Linien. *Tournefort* (Voy. au Levant. 1. p. 21.) sah Tragantgummi aus dem Stamme dieses Strauches ausgeflossen auf dem Berge Ida in Creta (Candia),

aber nicht dafs es gesammelt wurde. *Sieber* (Reise Bd. 2. S. 68.) sagt, dafs kein Tragant auf Candia gewonnen und dafs alles aus Smyrna nach Creta gebracht werde, auch dafs er nie Tragant an diesem Strauche gesehen habe.

2) *A. gummifer. Willd.* spec. 3. p. 1331. La Billardière Journ. de Phys. T. 36. p. 46. t. 1. Dieser Strauch wird 2 — 3 Fufs hoch, hat gefiederte Blätter von ungefähr 6 Paaren. Die Blättchen sind länglich und glatt, welches sie vor allen andern auszeichnet. Die Blüten sitzen in den Blattwinkeln gleichsam in einen Cylinder gehäuft, ohne Stiele; der Kelch ist glatt, die Blumen sind weifs. *La Billardiere* sah ein Gummi wie Tragant aus diesem Strauche ausfliefsen, aber unser Tragant kommt nicht aus Syrien.

3) *A. verus. Olivier* Voyage de l'emp. Othomane. t. 44. Düsseldorf. Arzneigew. H. II. Ein 2 — 3 Fufs hoher, sehr ästiger Strauch, der gefiederte Blätter von 6 — 8 Paaren hat, und schmale, fast borstenförmige, behaarte Blättchen. Die Blüten sitzen gehäuft in den Blattwinkeln, die Kelche sind wollig, die Blumen gelb. *Olivier* glaubt, dafs von diesem Strauche das Tragantgummi gesammelt werde, weil er daraus ein Gummi fliefsen sah. Aber das Tragantgummi kommt aus Kleinasien, besonders vom Berge Ida, und *Olivier* fand den A. verus in Armenien wild.

A. Tragacantha *Linn.* und A. Poterium *Vahl* aus dem südlichen Europa geben kein Gummi.

Das Tragantgummi ist sehr gemischt. Einige Stücke sind dünn, lang, mehr oder weniger gedreht, rundlich, weifs, nur durchscheinend, ohne Glanz; andere sind unförmlich, gelblich oder röthlich gelb. Es ist ohne Geschmack und Geruch, schwillt im Wasser auf, und 4 Skrupel bilden mit 32 Unzen Wasser einen so dicken Schleim, als 48mal so viel arabisches Gummi mit derselben Menge Wasser hervorgebracht hätte. *Bucholz* (Alman. f. Scheidekünstl. 1815. S. 61.) hat gefunden, dafs Tragantgummi aus 57 Theilen Gummi und 43 Theilen Tragantstoff besteht. Das erstere hat ganz die Eigenschaften des arabischen Gummi, das letztere schwillt im Wasser nur zu einer durchscheinenden Gallerte auf, ohne sich aufzulösen; beim Abdampfen erhärtet es zu einer spröden Masse. Durch anhaltendes Kochen wird es in ein völlig auflöfsliches Gummi verwandelt, auch durch etwas Schwefelsäure, Salpetersäure, Salzsäure und Ammonium. Es schlägt basisches essigsaures Bleioxyd (nicht neutrales), ferner salzsaures Zinnoxydul und salpetersaures Quecksilberoxydul nieder, wirkt aber nicht auf Eisensalze. Durch die Destillation erhält man viel kohlensaures und Kohlenwasserstoffgas und brenzliche Schleimsäure, aus der Kohle viel kohlensauren und etwas phosphorsauren Kalk. Vormals wurde das Tragantgummi sehr viel gebraucht, besonders um daraus die Trochisci zu bereiten, auch waren die Species Diatragacanthae aus Tragant, später auch aus arabischem Gummi, Stärkemehl und Süfsholz ein gewöhnliches Vehiculum für andere Arzneien. Weil aber das Tragantgummi nicht vollkommen im Wasser auflöfslich ist, zieht man das arabische Gummi mit Recht vor.

L — k.

Gegenwärtig benutzt man dasselbe als Arzneimittel nur selten. Man empfahl sonst den Mucilago Gummi Tragacanthae innerlich bei heftigen Durchfällen und Ruhren, so wie als nährendes Mittel bei Abzehrungen, — äufserlich bei Verwundungen nach *Reil*. *Montegri* rühmt den Schleim des Traganths bei Verbrennungen. O — n.

3) *A. exscapus Linn.* spec. ed. *Willd.* *Hayne* Arzneigew. 6. t. 12. Wächst in Ungarn, Oesterreich und in Thüringen auf Bergen wild, und ist perennirend. Die Pflanze hat keinen Stamm, sondern treibt aus einem Strunke viele gefiederte Blätter mit etwa zwanzig Paaren länglicher, etwas zottiger Blätter. Die Blütenstiele kommen zwischen den Blättern hervor, sind zottig und tragen 3 — 8 gestielte Schmetterlingsblüten von gelber Farbe. Die Wurzel hat man zur Arznei gebraucht. Sie ist einfach, nur gegen die Spitze getheilt, senkrecht niedersteigend, 4 — 5 Fufs oft lang, federdick, äufserlich braun, inwendig weifs, etwas bitterlich, ohne Geruch. Eine chemische Analyse fehlt. *Winterl* hatte den Gebrauch dieser Wurzel gegen venerische Krankheiten und zwar gegen veraltete, Exostasen u. s. w. in Ungarn gelernt, und schrieb darüber an *Quarin*, welcher Versuche damit im Krankenhause zu Wien anstellte und sie empfahl. Auch *Crichton* empfahl sie, und *Girtanner*

handelte davon umständlich (Abh. über vener. Krankheiten 1. p. 406.). Was übrigens noch um jene Zeit von ihrer Wirkung bekannt wurde, sammelte *Murray* (Appar. medic. T. 6. p. 83.). Man brauchte die Wurzel im Decoct, eine halbe Unze mit 15 Unzen Wasser bis zu ein Pfund eingekocht, und diese Quantität Morgens und Abends zur Hälfte getrunken. Aber *Hunczowsky* und *Michaelis* fanden die Wurzel ganz unwirksam, und jetzt ist sie nicht mehr auf den Apotheken vorhanden.

4) *A. monspessulanus Linn.* spec. ed. *Willd.* 3. p. 1314. Wächst im südlichen Europa, auch in den wärmern Thälern der Schweitz wild und perennirt. Die Wurzel ist sehr lang, dick und holzig; der Stamm kurz und erhebt sich nicht über der Erde; die Blätter sind gefiedert, die Blättchen fast eiförmig, fein rauch. Der Schaft ist länger, als die Blätter, an der Basis niedergebogen und trägt eine Traube von grossen, fast einen Zoll lang rothen Blumen; die Hülsen sind rundlich und gekrümmt. Ein Decoct der Wurzel wird im südlichen Frankreich als Hausmittel und auch von Aerzten gegen die Diarrhöe gebraucht.

5) *A. glycyphyllos Linn.* spec. ed. *Willd.* 3. p. 1276. Wildes Süfsholz. Wächst im südlichen Europa, auch in Deutschland, in Laubwäldern wild und perennirt. Der Stamm wird 3 — 4 Fufs und darüber lang, und liegt auf der Erde. Die Blätter sind gefiedert, die Blättchen eiförmig, stumpf, stachelspitzig, glatt; die Nebenblätter (*stipulae*) lanzettförmig. Die Blüten sitzen in gedrängten, gestielten Trauben, welche länger sind als die Blätter; die Blumen haben eine weifse Farbe, die Hülsen sind gebogen und stumpf dreikantig. Ein Aufgufs der bitterlich und süfs schmeckenden Blätter wurde vormals bei Harnverhaltungen gebraucht.

Die Samen von A. baeticus werden als ein Kaffesurrogat, aber nicht zur Arznei gebraucht. L — k.

ASTRANTIA. Eine Pflanzengattung, welche zur natürlichen Ordnung der *Umbelliferae* und zu *Linne's Pentandria Digynia* gehört. Die Dolde ist doppelt, die besondere hat sehr kurze Stielchen, Kelch und Griffel bleiben auf der Frucht stehen, die mit einer dünnen Haut umgeben ist.

1) *A. major. Linn.* spec. ed. *Willd.* 1. p. 1368. *Hayne* Arzneigew. 1. t. 1. Eine hübsche Pflanze, welche im mittlern Europa, auch im südlichen Deutschland und der Schweitz in bergigten Wäldern wild wächst, oft in den Gärten gezogen wird und perennirt. Sie ist 3 — 4 Fufs hoch. Die Wurzelblätter sind fünffach gespalten, die Lappen nach vorn breiter, einen Zoll und darüber breit, gesägt; die Stammblätter in geringer Anzahl kleiner. Die Dolde besteht aus wenigen unregelmäfsigen Strahlen, die besondere aus sehr vielen kurzen, und ist mit vielen langen, lanzettförmigen, weifsen Hüllblättchen unterstützt, die der Pflanze das Ansehn geben. Die Blumen selbst sind sehr klein und weifslich. Die ziemlich grofse, ästige und hockerige, schwarze Wurzel ist scharf und purgirt, doch schwächer als Hellebor. alb. nach *L. Gesner's* Beobachtungen (Epist. med. p. 186.). Sie giebt auch ein nicht schwaches destillirtes Wasser und ein Oel nach *Hildanus* (Epist. 9.). L — k.

ASTROBOLISMUS, die Blitztödtung. S. Asphyxia.

ASTROLOGIA, ἀςρολογία, die Kunst, aus den Constellationen der Gestirne, ihren Phasen u. s. w. Veränderungen in der sublunarischeu Welt zu berechnen und vorherzusagen (*Ars divinandi ex astris*). — Die Astrologie war im Anfang so innig mit der Astronomie verschmolzen, dafs die ältesten Astronomen fast ohne Ausnahme auch als Astrologen betrachtet werden müssen; ja man darf behaupten, dafs die Astrologie von weit höherem Alter ist, als die wissenschaftliche Astronomie selbst. Das im Menschen liegende Streben seine schwankende Existenz mit Ueberirdischem in Verbindung zu setzen, und dadurch ihm erst die wahre Bedeutung zu sichern, mufste ihn frühzeitig veranlassen, den Blick nach jenen Fernen zu erheben, aus denen aller Segen über die Erde herabströmt. Seines himmlischen Ursprungs, wiewohl dunkel und verworren, sich bewufst, zog er es vor, alle seine Angelegenheiten vom Einflufs der Gestirne, den Bewohnern seiner Heimath, abzuleiten, und indem er die Himmelsräume befragte, blieb er auf seiner Erde ein Fremdling. — Nach einer alten indischen Lehre, hatten in einer glücklichen Urzeit die Geister mit ihrem wunderbaren Glanze das Universum erleuchtet, ohne dafs noch

Welten, d. h. endliches, körperliches Dasein, vorhanden waren. Da sie aber von irdischer Speise genossen hatten, mufsten sie sterben, aber das die Geister umhüllende Urlicht blieb in Gestirne verwandelt am Himmel (*Kanne* Pantheon der ältesten Naturphilosophie. S. 327.). Jn dieser uralten Sage ist jene tiefe Wehmuth der Grundton, welcher aus allen Gesängen der Urwelt uns entgegen klingt. Sie erregte den Glauben, dafs in unlöfsbarer Verbindung alles wunderbar mit einander verkettet sey, aus ihr keimte die Sterndeutung hervor, und der kindliche Sinn der Urwelt schmiegte sich auf diesem einzigen, seiner beschränkten Fassungskraft möglichen Wege, an eine hohe Unendlichkeit an.

Schon die Egypter verschmolzen das Studium der Astrologie auf das Innigste mit der Cultur der Medicin, und ihre Prognostik der Krankheit beruhte gröfstentheils auf der Lehre von der Constellation. *Ptolemaeus* (Tetrabibl. L. I. cap. 3.) sah noch alte astrologische Tafeln, welche unter dem Namen „der ärztlichen Wegweiser" bekannt waren, weil in ihnen die Astrologie als das wahre Fundament der praktischen Medicin dargestellt wurde. Sechs und dreifsig verschiedene Pflanzen (*Sacrae horoscoporum plantae*), die man in besonderer Abhängigkeit von den Gestirnen glaubte, bildeten die Quintessenz der egyptischen Pharmacopöe (*Galen.* de simpl. medic. facultat. in Praef.). Die griechischen Aerzte konnten sich eben so wenig von den Fesseln der Astrologie losreifsen, obwohl die besseren unter ihnen sich bemühten, nur in so fern von derselben Gebrauch zu machen, als sich ein bestimmtes, nicht auf blofse Phantasmen beruhendes ätiologisches Verhältnifs zwischen der Einwirkung gewisser am Himmel stattfindender Veränderungen, und gewisser terrestrischer Phänomena wahrnehmen liefs. In der Schrift de Insomniis findet sich die sonderbare Behauptung vor, dafs die Sonne die nach innen gelegenen Organe beherrsche, wogegen die Oberfläche des Körpers von den Gestirnen, die Höhlen und Kanäle von dem Monde regiert würden. In dem ächt hippokratischen Buche de aëre, aquis et locis wird den Aerzten empfohlen, besonders auf die Witterungsconstitution, welche mit dem Aufgang des Sirius und Arctur und mit dem Untergang der Plejaden verbunden ist, aufmerksam zu seyn, indem dieselbe von vorzüglichem Einflufs auf die Erzeugung von Krankheiten sey. Aehnliche Behauptungen stehen in der Schrift de diaeta. In dem dem *Galen* fälschlich zugeschriebenen Werke: Mathematices scientiae prognostica de decubitu infirmorum, werden besonders die Krankheitsveränderungen betrachtet, welche von der verschiedenen Constellation des Mondes im Thierkreise abhängen sollen. Unter den Sternen räumte man nach den Planeten allgemein denjenigen die erste Stelle ein, welche die zwölf himmlischen Zeichen des Thierkreises bilden. Im Astronomicon des *Manilius* (L. II. c. 12.) wird jedem dieser Sternbilder eine besondere Herrschaft über gewisse Körpertheile zugeschrieben; es beherrschen nämlich der Widder den Kopf, der Stier den Hals, die Zwillinge die oberen Extremitäten, der Krebs die Brust, der Löwe die Schultern, die Jungfrau den Unterleib, die Wage die Hüften, der Scorpion die Inguinalgegend, der Schütze die Oberschenkel, der Steinbock die Kniee, der Wassermann die Unterschenkel, die Füfse endlich sollen der Herrschaft der Fische unterworfen seyn. Aehnliche Einflüsse wurden den Planeten zugeschrieben; Gehirn, Herz, Augen und das ganze Nervensystem dachte man sich von der Sonne abhängig. Alle nur gedenkbare Krankheiten leitete man von den verschiedenen Constellationen der Gestirne ab. Die therapeutischen Regeln wurden besonders nach der Verschiedenheit der Stellung, so wie nach den Phasen des Mondes bestimmt. Man hielt es für gefährlich bei zunehmendem Mond zur Ader zu lassen, abführende Mittel zu reichen, überhaupt irgend ein bestimmtes und eingreifendes Verfahren anzuwenden. *Crinas* aus Marseille ging endlich so weit, die Zeitpunkte für die Darreichung von Arzneien und von Nahrungsmitteln nach den Constellationen auf das Genaueste zu berechnen (*Plin.* Hist. natur. L. XXIX. cap. 1.). Noch weiter gingen die Araber, bis endlich *Paracelsus* dem Unsinn die Krone aufsetzte, indem er Metallgemische und andere Zusammensetzungen, die unter bestimmten Constellationen bereitet worden, als die wirksamsten Amulete gegen

gen Krankheiten empfahl. Dieser sonderbare Schwärmer verfocht das Dasein eines eigenen Spiritus familiaris, den er Evestrus nennt, der sich damit beschäftigte, Astronomie und die Lehre von der Wahrsagerkunst zu treiben; auch beherrsche derselbe die Nachtwandler und emanire unmittelbar aus der höchsten Weltursache. *Paracelsus* nahm im Weltall sieben verschiedene, von den damals bekannten Planeten abhängige, Oscillationen an, denen im Mikrokosmus sieben verschiedene Arten des Pulses entsprechen sollen; den Puls selbst dachte er sich als den Maſsstab der jedesmaligen Temperies corporea, die von planetarischen Einflüssen abhänge. Doch genug von diesem Wirrwar.

Rolfink in Jena war unter den Aerzten einer der ersten, der es wagte, die übertriebenen Extravaganzen der astrologischen Medicin zu beschränken (Op. omn. L. IV. Sect. I. cap. 9.). Am gründlichsten wurde indessen die Astrologia judicaria, welcher der berühmte *Keppler* noch sehr zugethan war durch den groſsen Astronomen *Sturm* bekämpft. In der neuren Zeit hat man fortwährend die Astrologie auf immer engere Gränzen beschränkt, oder richtiger, — indem nicht mehr von einer mysteriösen Sympathie, sondern nur von dem erfahrungsmäſsigen Einfluſs die Rede seyn kann, die unbezweifelt Sonne und Mond auf den Organismus ausüben — dieselbe gänzlich aus der Reihe der Wissenschaften ausgestrichen. *Pfaff* in Erlangen wird wohl vergeblich sich bemühen, sie in's Leben zurückzurufen.

Durch die divinatorische Astrologie wird das Welträthsel in ein willkührliches Zahlen- und Symbolenräthsel umgewandelt, und dadurch jede Lösung unmöglich gemacht.

Na — nn.

ASTRONOMIE, *ἀστρονομία*. Die wissenschaftliche Auseinandersetzung von der Stellung und Bewegung der Himmelskörper, welche als ein Theil der angewandten Mathematik betrachtet werden kann. Für den praktischen Arzt sind nur die Resultate der in der Astronomie enthaltenen Lehren von Interesse; aber vorzugsweise ist ihm die in der eigentlichen Weltbeschreibung gegebene Darstellung des Wechselverhältnisses, welches zwischen der Erde und anderen Weltkörpern in dynamischer Beziehung stattfindet,

— mithin nicht in das Gebiet der messenden und berechnenden Astronomie gehört, — von aufserordentlicher Wichtigkeit. Wir verweisen daher auf die Artikel: cosmische Einflüsse, Sonne, Mond u. s. w., in welchen das ätiologische Verhältnifs der sogenannten cosmischen Potenzen geprüft und vorgetragen wird. Na — nn.

ATACTA FEBRIS. Ein von der Ordnung abweichendes Fieber, *fièvre ataxique* der Franzosen (von α und τάξις, Ordnung), welche dasselbe als Synonym des Nervenfiebers brauchen. Die Febris atacta unterscheidet sich daher von der Febris anomala, indem das erstere überhaupt ein jedes Fieber bezeichnet, welches durch Nervensymptome im hohen Grade sich auszeichnet, wogegen das letztere nur die Abweichung von dem gewöhnlichen, regelmäfsigen Verlaufe fieberhafter Krankheiten überhaupt andeutet. Na — nn.

ATAXIA (ἀταξία, von α privativ. und τάξις, Ordnung, *ataxie* (fr.), Regellosigkeit). Diesen Ausdruck, welcher der Etymologie nach einen Mangel an Ordnung bezeichnet, findet man bei den ältern Aerzten in verschiedener Bedeutung angewandt. So bediente sich *Hippokrates* desselben in Absicht auf die kritischen Tage und Anfälle der Krankheit, in sofern diese unregelmäfsig erscheinen (L. III. Epid. V. gr. 9.); ein andermal bezeichnet er damit die innormale Umwandlung der Krankheit (De intern. affect.). Auch wird der Puls ἄτακτος genannt, dem es an Regelmäfsigkeit der Schläge fehlt. — *Galen.* (L. De Typis c. 4.) nennt das Fieber ἄτακτυς, oder ἄτυπος, welches keinen regelmäfsigen Typus hat. — In neuern Zeiten bediente sich *Sydenham* (Diss. Epist.) dieses Worts, wenn er hypothetisch den Ursprung des hysterischen Uebels in *ataxia spirituum animalium* suchte. Die vorzüglichsten Beobachter unter den neueren Aerzten folgten hierin dem *Galenus*, und bezeichnen mit diesem Ausdrucke gewisse Fieberarten, welche in ihrem Verlaufe mancherlei Anomalien und sich widersprechende Symptome zeigen, die meistentheils mit einer gewissen Bösartigkeit (*malignitas*) zusammenhängen, welche sich nicht blofs auf die eigentlichen sogenannten Nervenfieber beschränkt, sondern sich mit einer jeden Fieberart verbinden kann. Zur Charakteristik dieser **Malignität** in genannten **Febribus erraticis** gehören vor allen: ein schwacher, kleiner und zugleich geschwinder, oder sehr geschwinder und starker, ein sehr ungleicher, oft aussetzender, zitternder, kaum fühlbarer, oder äufserst langsamer, Puls; häufige Ohnmachten, ein ganz blasser, wässerichter, blafsgrüner, schwarzer, mit schwarzem, rufsigem Bodensatze, sehr dunkelrother, stinkender, faul schmeckender, vor der Entscheidung saturirter, chocoladenfarbiger, trüber, sich nicht aufklärender, gefärbter und doch geschmackloser, dünner gefärbter oder ungefärbter, nicht dick werdender, schäumender, seinen Schaum nicht verlierender, Harn; ein hypostatischer Harn mit wieder zerfallendem Bodensatze, oder mit einer Wolke, die sich anfangs auf den Boden des Gefäfses senkt, allmählich aber bei den folgenden gelassenen Portionen immer höher steigt, und endlich ganz verschwindet, ein schwerer und mühsamer, kleiner, sehr geschwinder, sehr langsamer, ungleicher, kleiner und geschwinder, sehr kleiner und langsamer, sehr langsamer und grofser, sehr tiefer, fast nur mit den Bauchmuskeln verrichteter, röchelnder, stinkender, sehr heifser, oder auch kalter Athem; aufgetriebene, sehr empfindliche, gespannte, schmerzhafte und klopfende, sehr heifse oder kalte Hypochondrien; sehr trockene, rauhe, kalte, geborstene, starre, steife, unbewegliche, geschwollene, zitternde, sehr rothe, ganz schlaffe, zusammengeschrumpfte, zurückgezogene, mit schwarzen Schwämmchen besetzte, blaue oder schwarze Zunge; Trockenheit der Zunge und des Mundes ohne Durst, und bei sonst feuchter Haut; hingegen eine feuchte Zunge mit sehr starkem Durste; ein mit Gefahr der Erstikkung und unter dem Trinken mit einem Geräusche verbundenes Schlingen; blaue Farbe der Nägel, der Lippen, der Augenlider, der Nase; Zuckungen, Starrsucht, Hundskrampf, sardonisches Lachen, Wasserscheu, öfteres Niesen, ohne in die Augen fallende Ursache, verdrehte, schmutzige, unempfindliche, sehr rothe, gelbe, grüne, schielende, halb verschlossene, starre, tiefliegende, wider Willen thränende, unbewegliche, in die Höhe gerichtete, gläserne, sehr matte und leblose Augen; gänzliche Sprachlosigkeit, Blindheit, ein beständiger fauler Geruch in der Nase, den die Umstehenden nicht wahrnehmen, gänzliche Unfähigkeit zu schlucken, ohne lokale Hindernisse; grofse Unruhe, Angst und unmäfsiges Umherwerfen des Körpers, ein Verlangen immer aufrecht zu sitzen oder gar herumzugehen, mit überspannter Erhöhung der Seelenkräfte, oder gegentheils gleichgültige Unempfindlichkeit der Seele und des Körpers; kalte, klebrichte, oder an einem Theile des Körpers, am Kopfe, Halse, sich äufsernde, entkräftende Schweifse; unzeitige, zu geringe oder zu starke Blutflüsse; unmäfsige, ungestüme, ganz wässerige, unzeitige, schmerzhafte, nichts erleichternde, schwarze, aashafte, blutige Durchfälle; gänzliche Schlaflosigkeit, oder gegentheils Schlafsucht mit wachenden oder halbgeschlossenen Augen; Schluchzen, Knirschen mit den Zähnen, äufserlich Frost und innerlich Hitze, und umgekehrt; beständiges Kauen, Knirschen mit den Zähnen; eingenommener schwerer Kopf, als wäre er mit Blei angefüllt; eine ungewohnte, unordentliche Lage des Kranken im Bette, auf dem Bauche, dem Rücken mit ausgestreckten Händen, Kopfe und Halse; beständiges Herunterschüren des Körpers zu den Füfsen, kalte Extremitäten, ein andermal brennend heifse, heftige Schmerzen in den Präcordien, unwillkührlicher Abgang des Harns und des Stuhlgangs, ganz schwarzer Abgang, blaues, schwarzes, stinkendes, wie Grünspan gefärbtes, schmerzhaftes Erbrechen; eine sehr verstellte, von der natürlichen abweichende Physiognomie; herunterhängende, blaue, kalte Lippen und Augenlider, offenstehender, oder auch hartnäckig geschlossener Mund, ein ungewohnter, blöder und banger Anblick, das hippokratische Gesicht.

Litteratur.

Bartholomaei Castelli Lexicon medicum graeco-latinum, ante a *Jacob. Pancr. Brunono* iterato editum etc. Genevae 1746 (4). Art. Ataxia.

Onomatologia medico-practica: Encyklopädisches Handb. für ausübende Aerzte etc. Nürnberg 1783. (8). Art. Ataxia.

C. G. Selle, Rudiment. pyretolog. methodic. Berlin 1773.

P. Pinel's Nosographie philosoph. Aus dem Franz. von *J. A. Ecker.* Tübing. 1799.

C. G. Baldinger's Programm. malignitas in morbis etc. in seinen opuscul. medicis.

Gü — r.

ATECNIA. S. Unfruchtbarkeit.

ATHAMANTHA. Eine Pflanzengattung aus der natürlichen Ordnung der Doldenpflanzen und *Pentandria Digynia Linn.* Die Frucht ist länglich, oben in einen Hals verschmälert, gereift, überall mit dichten aufrecht stehenden Härchen bedeckt.

1) *A. cretensis. Linn.* sp. ed. *Willd.* 1. p. 1404. Syst. veg. ed. *Roem.* et *Schult.* 6. p. 493. Eine perennirende Pflanze, welche im mittlern Europa, auch im südlichen Deutschland auf steinigen Bergen wild wächst. Sie wird einen Fuſs ungefähr hoch, hat sehr zusammengesetzte Blätter mit sehr schmalen doch flachen Lappen. Die Blumenblätter sind weiſs, äuſserlich behaart. Eine sehr aromatische Pflanze, welche daher oft zum Arzneigebrauch vorgeschlagen (*Cartheuser* Mat. med. 2. p. 324.), aber fast gar nicht in Gebrauch gekommen ist. Sie giebt ein sehr starkes ätherisches Oel. Der Name cretensis rührt daher, weil man sie für den Daucus creticus der Alten hielt, nicht von dem Vaterlande.

A. Cervaria. S. Cervaria.

A. Libanotis. S. Libanotis.

A. Meum. S. Meum.

A. Oreoselinum. S. Selinum. L — k.

ATHANASIA. S. Tanacetum.

ATHEMHOLEN, Athmen. S. Respiratio.

ATHEMPROBE, Lungenprobe, *Docimasia pulmonum, Pneumomantia* (von πνευμα, spiritus und μαντεια, vaticinatio), *Pneobiomantia* (von πνέω, spiro, βιόω, vivo und μαντεια). Man versteht hierunter diejenige Untersuchung, welche an den zur Respiration dienenden Organen eines todtgefundenen neugebornen Kindes angestellt wird, um auszumitteln, ob dasselbe bereits geathmet hat oder nicht.

Es stützt sich dieselbe auf gewisse bleibende Veränderungen, welche durch den Vorgang des Athemholens in den Respirationsorganen hervorgebracht werden, auf deren Ausmittelung und Nachweisung (zum Theil vermittelst eigener Experimente) es demnach bei der Athemprobe ankommt.

Diese Veränderungen bestehen aber darin:

1) daſs die Lungen durch die, bei der Inspiration in dieselben eindringende, und nie völlig wieder ausgeleerte Luft, in ihrer Substanz aufgelockert und ausgedehnt werden, so

dafs sie alsdann die Brusthöhle gröfstentheils ausfüllen und den Herzbeutel bedecken, während sie vor geschehenem Athmen zusammengezogen, dicht und fest, im hintern Theile des Brustkastens liegen, diesen nicht ausfüllen und den Herzbeutel nicht bedecken.

2) Durch dasselbe Eindringen der Luft in die Lungen wird die specifische Schwere derselben vermindert, so dafs Lungen, die geathmet haben, auf dem Wasser schwimmen, und selbst andere nicht schwimmfähige Theile, wie das Herz, auf der Oberfläche des Wassers zu erhalten vermögen, während Lungen, die nicht geathmet haben, untersinken.

3) Die von der eingedrungenen Luft herrührende grössere Ausdehnung der Lungenoberfläche hat eine Veränderung ihrer Farbe zur Folge. Während diese nämlich bei Lungen, die nicht geathmet haben, dunkel, blauroth oder braun ist, erscheint sie bei Lungen, welche geathmet haben, mehr hell und blafsroth.

4) Ebenfalls durch die beim Athmen eingedrungene Luft wird es bewirkt, dafs beim Einschneiden solcher Lungen ein knisterndes Geräusch wahrgenommen wird; so wie

5) dafs beim Einschneiden und gelinden Zusammendrükken derselben unter dem Wasser, Luftbläschen aus ihnen emporsteigen, und

6) dafs das aus den Schnittflächen bei gelindem Drucke hervorquellende Blut, eine schaumige Beschaffenheit hat.

7) Wird zugleich mit den Lungen und zum Theil durch dieselben der Brustkasten mehr ausgedehnt, so dafs der vorhin flache Thorax nun mehr gewölbt erscheint, und der Zwerchmuskel flacher wird, seine früher starke Wölbung nach oben verliert.

8) Indem mit der beginnenden Respiration auch der kleine Kreislauf seinen Anfang nimmt, das Blut demnach nicht mehr wie früher aus der rechten Vorkammer durch das Foramen ovale unmittelbar in die linke Vorkammer übertritt, und das etwa dennoch in die rechte Herzkammer und die Lungenschlagader gelangte Blut durch den Ductus arteriosus in die Aorta geführt wird, vielmehr sämmtliches Blut nunmehr seinen Weg durch die Lungen nimmt, enthalten dieselben fortan eine gröfsere Menge Blut als früher,

wo nur das zu ihrer Ernährung erforderliche durch die Bronchialgefäfse ihnen zugeführt wurde. — Eine Folge hiervon ist

9) eine Zunahme ihres absoluten Gewichts, so wie auch

10) eine Zunahme ihres relativen Gewichts, im Verhältnifs zu dem Gewichte des ganzen Körpers.

Diese Verschiedenheiten zwischen den Respirationsorganen und insbesondere den Lungen eines Foetus und eines Kindes, welches geathmet hat, waren zum Theil schon *Galen* bekannt (De usu partium corp. human. Lib. XV. Cap. 6.). Eine Anwendung davon zu gerichtlichen Zwekken wurde aber erst bei weitem später gemacht, und namentlich wurde die darauf gegründete hydrostatische Lungenprobe zum ersten Male von dem Dr. *Schreyer*, Physikus zu Zeitz, im Jahre 1683 in foro angewendet (S. *Valentin* Corp. jur. med. leg. Pand. P. II. Sect. VII. Cas. 9. und: Erörterung und Erläuterung der Frage: ob es ein gewifs Zeichen, wenn eines todten Kindes Lunge im Wasser untersinket, dafs solches im Mutterleibe gestorben sey? Von *Schreyer*. Zeitz 1691. 4.).

Zur bestimmteren Ausmittelung und Nachweisung jener Verschiedenheiten, wurden nach und nach mehrere Experimente vorgeschlagen und angewendet, von welchen das erste und wichtigste die hydrostatische Lungenprobe, oder sogenannte Schwimmprobe ist.

Diese wird auf folgende Weise vorgenommen: Nach abgenommenem Brustbein wird der Stamm der Luftröhre einmal unterbunden, und dann oberhalb der Ligatur durchgeschnitten. Hierauf wird die linke Lunge ganz nach der rechten Seite hinübergezogen, und die nun mit ihrem Bogen zu Gesicht kommende Aorta unmittelbar jenseits des Ductus arteriosus Botalli doppelt unterbunden, und zwischen beiden Ligaturen durchgeschnitten. Eben so wird um die noch vor dem Ductus arteriosus aus der Aorta entspringende Art. anonyma eine doppelte Ligatur gelegt, und dieselbe zwischen beiden Ligaturen durchgeschnitten. Hierauf präparirt man den nicht geöffneten Herzbeutel sorgfältig vom Zwerchfell ab, worauf man zur untern Hohlvene gelangt und um dieselbe, gleich nach ihrem Durchgange durch das Zwerchfell ebenfalls zwei Ligaturen legt, zwischen welchen man sie durchschneidet. Trennt man sodann das hintere Mittelfell und läfst sämmtliche Brusteingeweide in die Höhe heben, so wird man leicht auch um die nun noch zu unterbindende obere Hohlader hinter ihrer Vereinigung mit der Vena azygos eine doppelte Ligatur legen, und dieselbe zwischen beiden Ligaturen durchschneiden können.

Die auf solche Weise aus der Brusthöhle herausgenommenen, mit einander in Verbindung stehenden Eingeweide derselben (die Lungen, das Herz und die Thymusdrüse), werden nun mit reinem Wasser abgespült, und dann in ein hinreichend weites und tiefes, mit reinem, kaltem Wasser angefülltes Gefäfs gelegt, um so deren Schwimmfähigkeit zu untersuchen. Hierauf werden nach Ablösung der Thymusdrüse um die zu beiden Lungen gehenden Schlagadern und Venen doppelte Ligaturen gelegt, zwischen denselben die genannten Gefäfse durchgeschnitten, und auf diese Weise auch das Herz von den Lungen getrennt. — Letztere werden sodann, durch die Luftröhre noch mit einander verbunden, wiederum auf das Wasser gelegt, und in Hinsicht auf ihre Schwimmfähigkeit geprüft. Hierauf trennt man beide Lungen von einander, untersucht die Schwimmfähigkeit einer jeden besonders, und sodann die jedes einzelnen Lungenlappens, die man endlich noch in mehrere Stücke zerschneidet, um die Schwimmfähigkeit jedes einzelnen Theiles untersuchen zu können.

Diese hydrostatische Lungenprobe oder Schwimmprobe wurde späterhin zur Athemprobe erweitert, indem vorgeschrieben wurde, aufser auf die specifische Schwere der Lungen auch auf die anderweitige Beschaffenheit derselben, so wie auf die Beschaffenheit der Brusthöhle und der benachbarten Theile zu achten. Namentlich soll man Rücksicht nehmen

1) darauf, ob die Brusthöhle durch die Lungen gröfstentheils ausgefüllt und der Herzbeutel von ihnen bedeckt wird, oder ob sie noch zusammengezogen im hintern Theile der Brusthöhle liegen und den Herzbeutel nicht bedecken;

2) ob die Farbe der Lungen dunkel, blau- oder braunroth, oder aber hell und weifslich-roth ist;

3) ob beim Einschneiden der Lungen ein knisterndes Geräusch entsteht;

4) ob beim Einschneiden und gelinden Zusammendrükken derselben unter Wasser, Luftbläschen aus ihnen empor steigen;

5) ob aus den Schnittflächen schäumendes Blut in Menge hervorquillt, oder nur wenig nicht schäumendes Blut, und

6) ob der Thorax eine mehr flache oder gewölbte Beschaffenheit hat, und ob das Zwerchfell noch hoch nach der Brusthöhle hinauf gewölbt oder schon mehr abgeflacht ist.

Nach dem verschiedenen Ergebnifs dieser Athemprobe, und insbesondere nach der vorhandenen oder nicht vorhandenen Schwimmfähigkeit der Lungen, schlofs man nun nicht nur auf überhaupt geschehenes oder nicht geschehenes Athmen, sondern man stellte den Satz auf: die Schwimmfähigkeit der Lungen und die übrige entsprechende Beschaffenheit der Respirationsorgane beweise, dafs das Kind nach der Geburt geathmet, und mithin auch nach der Geburt gelebt habe, und auf der anderen Seite werde durch den Mangel der Schwimmfähigkeit und die hiermit übereinstimmende sonstige Beschaffenheit der Lungen u. s. w. dargethan, dafs das Kind nach der Geburt nicht gelebt habe, indem es erweislich nicht geathmet habe, und ohne Athmen ein Leben nach der Geburt nicht möglich sey. —

Da man nun aber durch die Athemprobe zunächst nur über das geschehene oder nicht geschehene Athmen Auskunft erhält, nicht aber über das Leben des Kindes, und auch nicht einmal über den Zeitpunkt des geschehenen Athmens, so erhellet leicht, wie man sich bei jener Schlufsfolge übereilt hat, und wie Irrthümer dabei leicht eintreten können.

Es kann nämlich 1) ein neugeborenes Kind auch ohne zu athmen eine Zeit lang nach der Geburt fortleben; z. B. wenn es nach einer langen und schweren Geburt im Zustande grofser Schwäche, der Ohnmacht oder des Scheintodes geboren wird, oder wenn die Luft keinen Zutritt zu den Respirationsorganen erlangen kann, weil Mund und Luftwege mit zähem Schleim, Fruchtwasser u. dgl. angefüllt sind, oder weil die Geburt im Bade erfolgt ist, oder weil Mund und Nase unmittelbar nach der Geburt absichtlich verschlossen worden sind, oder weil das Kind in den Fruchthäuten geboren ist u. s. w.

Die Vertheidiger der Lungenprobe haben zwar hiergegen behauptet, dafs Leben und Athmen unzertrennlich, und beides in gerichtlich medizinischem Verstande als gleichbedeutend zu betrachten sey (*Metzger*); — dafs ferner zwischen dem von der Mutter abhängigen Leben des Kindes vor der Geburt, und dem selbstständigen Leben desselben nach der Geburt zu unterscheiden sey; letzteres auszumitteln sey allein Sache des gerichtlichen Arztes; selbiges könne aber ohne Athmen nicht Statt finden, und werde daher durch die Athemprobe nachgewiesen (*Schmidtmüller*). Wenn aber ein Kind in den unzerrissenen Häuten zur Welt gekommen sey, so sey es zwar aus dem Uterus fortgeschafft, aber noch nicht völlig geboren (*Metzger*).

Es erhellet aber leicht, wie diese Einwürfe theils unrichtig sind, theils den gerichtlichen Zweck der Untersuchung verkennen, theils auf einer müfsigen und sophistischen Unterscheidung beruhen. Der gerichtliche Arzt spricht demnach einen falschen Satz aus, wenn er in einem der vorhin bezeichneten Fälle, wo das Kind, ohne zu athmen, noch eine Zeit lang nach der Geburt gelebt hat, nach dem Ergebnifs der Athemprobe den Ausspruch thut, das Kind sey vor der Geburt bereits gestorben.

2) Kann das durch die Athemprobe nachgewiesene Athmen des Kindes nicht erst nach, sondern schon vor und während der Geburt Statt gefunden haben. Nach den wiederholten Beobachtungen glaubwürdiger Geburtshelfer unterliegt es nämlich keinem Zweifel, dafs ein Kind sowohl athmen als schreien kann, wenn nach zerrissenen Eihäuten und abgeflossenem Fruchtwasser die Geburt sich verzögert, und der Kopf des Kindes so liegt, dafs die durch die Scheide eindringende Luft zu ihm gelangen kann. — Noch leichter möglich ist es begreiflicher Weise, dafs ein bereits mit dem Kopfe gebornes Kind, dessen übriger Körper jedoch sich noch in den Geburtstheilen der Mutter befindet, athmen und schreien kann. Die Vertheidiger der

Lungenprobe haben zwar hiergegen eingewendet, dafs bei noch völlig im Uterus befindlichem Kinde, die Gebärmutter zu dicht um die Leibesfrucht anliege, als dafs deren Brusthöhle sich gehörig zum Athmen erweitern könne, so wie auch bei dem noch ungeborenen Kinde noch keine Veranlassung zum Beginnen der Respiration vorhanden sei. Eben so sei auch bei den mit dem Kopfe bereits geborenen Kindern, die zum Athmen erforderliche Ausdehnung des Thorax in der engen Mutterscheide nicht möglich, und könne deshalb ein Kind nicht eher athmen, als bis es mit Kopf, Brust und Unterleib geboren und bis an die Hüften der Luft ausgesetzt sei. Allein theils werden diese theoretischen Einwürfe durch sichere Beobachtungen widerlegt, theils ist zu erwägen, dafs bei mit dem Kopfe schon geborenen Kindern, die völlige Beendigung der Geburt keinesweges immer durch eine enge Beschaffenheit der weiblichen Geschlechtstheile verzögert zu werden braucht, sondern dafs dieses, bei hinreichender Weite der Scheide, durch ganz andere Ursachen bewirkt werden kann, wie z. B. durch mangelnde Wehen, Umschlingungen der Nabelschnur, breite Schultern, üble Stellung derselben u. s. w.

Wenn daher in einem solchen Falle, wo schon vor und während der Geburt das Athmen begonnen hat, das Kind noch vor Beendigung der Geburt sterben sollte, der Arzt aber nach dem Ergebnifs der Lungenprobe behaupten wollte, das Kind habe noch nach der Geburt gelebt und geathmet, so würde er hiermit wiederum einen falschen Ausspruch thun. (Dafs aber wirklich ein Kind vor der Beendigung der Geburt, und zwar ohne Schuld und Gewaltthätigkeit der Mutter, sterben könne, wenn es auch bereits mit dem Kopfe geboren war und angefangen hatte zu athmen, ist durch Beobachtungen dargethan. S. *Schlegels* Materialien für die Staatsarzneiwissenschaft. IX. Samml. p. 103.)

3) Es kann das Athmen, wenn es auch erst nach der Geburt begonnen hat, doch nur unvollkommen und nur mit einem Theile der Lungen geschehen seyn, so dafs die specifische Schwere derselben nicht in dem Maafse abgenommen hat, dafs sie schwimmfähig geworden wären.

Hiergegen haben die Vertheidiger der Lungenprobe

zwar behauptet: die Meinung, dafs ein Kind schreien könne, ohne respirirt zu haben, oder dafs es respirirt haben könne, ohne dafs Luft in den Lungen zurückbliebe, und die schwammigt gewordene Substanz der Lungen wieder compact würde, streite gegen alle wahren Grundsätze einer gesunden Physiologie (*Metzger*); allein theils lassen glaubwürdige Beobachtungen keinen Zweifel über die Thatsachen bestehen, dafs die Lungen eines Kindes, welches längere Zeit nach der Geburt gelebt, (unvollkommen) geathmet und geschrieen hat, dennoch im Wasser untersinken können, theils erscheint die Sache auch erklärlich, wenn man erwägt, dafs bei einem solchen unvollkommenen Athmen, die Luft nur in die Luftröhre und deren gröfsere Aeste, nicht aber in die kleineren Aeste und deren letzte Enden (die Luftzellchen) eindringt. Der gerichtliche Arzt verfällt daher in einen Irrthum, wenn er in einem solchen Falle, wo das Kind noch nach der Geburt gelebt und geathmet hat, die Lungen aber wegen des nur unvollkommen geschehenen Athmens dennoch untersinken, nach diesem Ergebnisse der Lungenprobe behauptet, das Kind sei todt geboren.

Wenn jedoch nur ein Theil der Lungen geathmet hat und dadurch schwimmfähig geworden ist, obschon die ganzen Lungen noch zu Boden sinken, so läfst sich jener Irrthum allerdings vermeiden, wenn man, der Vorschrift gemäfs, jede Lunge einzeln, erst ganz und dann Stückweise, in Bezug auf ihre Schwimmfähigkeit prüft. Hierdurch wird dann wenigstens ausgemittelt, dafs in einem Theile der Lungen wirklich Luft enthalten ist, obschon noch nicht daraus folgt, dafs diese Luft auch wirklich durch Einathmen hineingekommen ist. Es ist übrigens hierbei die Beobachtung zu berücksichtigen, dafs meistens die rechte Lunge früher athmet als die linke.

Aufserdem, dafs nach unvollkommnem Athmen die Lungen noch zu Boden sinken, kann dies auch dann noch der Fall seyn, wenn durch krankhafte Zustände ihr specifisches Gewicht vermehrt ist, wie z. B. durch Ueberfüllung mit Schleim, durch Entzündung, Eiterung, Verhärtung, Tuberkeln u. s. w. Solche Lungen eignen sich aber überhaupt nicht zur Anstellung der Lungenprobe, und da jene krankhaften Zustände nicht verkannt werden können, so läfst sich von ihnen nicht sowohl behaupten, dafs sie zu irrigen Folgerungen Veranlassung geben, als vielmehr dafs sie die Anwendung der Lungenprobe ausschliefsen.

4) Es kann die in den Lungen wirklich enthaltene und sie schwimmfähig machende Luft nicht durch Einathmen, sondern durch Einblasen hineingekommen seyn. Die Vertheidiger der Lungenprobe haben hiergegen erinnert, dafs man an gewissen Zeichen es erkennen könne, ob die Luft eingeathmet oder eingeblasen sei. Und zwar: 1) finde nach dem Einblasen der Luft keine vollkommene Ausdehnung der Lungen Statt; 2) würde der Brustkorb dadurch nicht so sehr ausgedehnt, wie durch die natürliche Respiration; 3) fehle bei dem Durchschneiden aufgeblasener Lungen das knisternde Geräusch, und 4) sei in aufgeblasenen Lungen kein schäumendes Blut vorhanden, welches in Lungen die geathmet hätten, nur dann fehle, wenn das Kind an Verblutung gestorben sei.

Es erhellet aber leicht, wie unzuverläfsig und zum Theil ganz ungegründet diese Unterscheidungszeichen sind. Denn die gröfsere oder geringere Ausdehnung der Lungen durch das Lufteinblasen, hängt von dem Gelingen des Experiments ab, so wie auch durch ein stärkeres oder schwächeres Athmen, die Lungen bald mehr, bald weniger ausgedehnt werden. — Die Wölbung des Thorax ist schwer zu beurtheilen, ist bei verschiedenen Kindern verschieden nach ihrer ursprünglichen Bildung, und steht mit der Ausdehnung der Lungen nicht immer in gleichem Verhältnifs. — Das knisternde Geräusch hängt nur von der in den Lungen befindlichen Luft ab, wobei es völlig gleichviel ist, ob dieselbe eingeathmet oder eingeblasen wurde. Und was das aus den Schnittflächen hervorquellende schäumende Blut betrifft, so zeigt sich etwas blutiger Schaum auch bei aufgeblasenen Lungen, und die Beurtheilung der Quantität des Blutes ist unsicher und schwierig, so wie auch die Menge des Blutes nicht immer in geradem Verhältnisse zur Respiration steht.

Wenn demnach der gerichtliche Arzt wegen der vorhandenen Schwimmfähigkeit der Lungen behauptet, das Kind müsse geathmet haben, so läuft er Gefahr einen unrichtigen Satz auszusprechen, indem die Schwimmfähigkeit auch von geschehenem Lufteinblasen herrühren kann.

Aufserdem können Lungen, die nicht geathmet haben, auch noch dadurch schwimmfähig werden, dafs sich in Folge eingetretener Fäulnifs Luft in ihrem Parenchyma entwickelt hat. Zwar ist in dieser Beziehung erinnert worden, dafs in der Regel auch die faulsten Lungen dennoch im Wasser untersänken, so wie dafs die Lungen zu denjenigen Eingeweiden gehörten, welche am spätesten in Fäulnifs übergehen, und dafs durch einen gelinden Druck die von der Fäulnifs erzeugten Luftbläschen zerstört, die Luft ausgetrieben, mithin das eigentliche specifische Gewicht der Lungen wieder hergestellt werden könne; — indessen bleibt es doch immer am rathsamsten, mit faulenden Lungen überhaupt die Lungenprobe nicht anzustellen; und da vorhandene Fäulnifs bei gehöriger Sachkenntnifs leicht unterschieden werden kann, so läfst sich von derselben weniger behaupten, dafs sie die Lungenprobe trüglich mache, als vielmehr dafs sie die Anwendung derselben in Foro beschränke.

In einzelnen, sehr seltenen Fällen hat man auch ein angeborenes Emphysem der Lungen beobachtet, wodurch dieselben ebenfalls, ohne dafs das Kind geathmet hat, schwimmfähig gemacht werden können. Fernere Beobachtungen müssen lehren, ob vielleicht Merkmale vorhanden sind, wodurch man dieses Emphysem der Lungen von der Ausdehnung derselben durch eingeathmete Luft unterscheiden kann.

Wegen der in den angegebenen Fällen leicht möglichen Unrichtigkeit der aus der Lungen- und Athemprobe hergeleiteten Folgerungen, sind von verschiedenen Aerzten noch einige andere, zur Ergänzung der Pneumomantie bestimmte, Proben vorgeschlagen worden, so wie man auch neuerdings alle verschiedenen Verfahrungsweisen mit einander zu vereinigen gesucht hat. Namentlich hat

1) *Ploucquet* eine Blutlungenprobe darauf gegründet, dafs bei dem Athmen nicht nur Luft, sondern, wegen des dabei beginnenden kleinen Kreislaufs, zugleich auch, in ungleich gröfserer Menge als früher, Blut in die Lungen eindringt, wodurch nicht nur deren absolutes Gewicht,

sondern auch ihre Schwere im Verhältnifs zum Gewichte des ganzen Körpers vermehrt wird. Man soll daher zuvörderst den ganzen Körper, und sodann die herausgenommenen Lungen allein wiegen, und das Gewicht beider mit einander vergleichen. Bei den in dieser Hinsicht von ihm angestellten Versuchen, fand *Ploucquet*, dafs bei todtgeborenen reifen Kindern, das Gewicht der Lungen zu dem des ganzen Körpers sich verhielt, wie 1 zu 70, und bei Kindern die geathmet hatten, wie 2 zu 70.

Es ist jedoch bei den späterhin von dem älteren und jüngeren *Jäger* und *Mörike*, von *Hartmann*, *Schmitt* und in der Maternité zu Paris angestellten zahlreichen Versuchen nicht gelungen, ein bestimmtes Verhältnifs zwischen dem Gewichte der Lungen und dem des ganzen Körpers auszumitteln, vielmehr hat sich hierin eine grofse Verschiedenheit gezeigt, die theils von der Beschaffenheit der Lungen, theils von der des übrigen Körpers herrührt. — Ausserdem ist diese Lungenprobe auch gänzlich unanwendbar, bei Kindern die an Verblutung gestorben und deren Lungen daher ganz vom Blute entleert sind. — Dafs dieselbe übrigens auch nur über geschehenes oder nicht geschehenes Athmen, nicht aber über das Leben des Kindes ohne Athmen Auskunft geben könne, erhellet von selbst.

2) Hat *Daniel* eine eigenthümliche Lungenprobe angegeben, welche sich hauptsächlich auf den durch das Athmen zunehmenden Umfang der Lungen gründet. Bekanntlich, sagt derselbe, verliert jeder feste Körper in einer Flüssigkeit, in welche er getaucht wird, so viel von seinem Gewichte, als das Gewicht der einen gleichen Raum einnehmenden Flüssigkeit beträgt, wogegen das Gewicht der Flüssigkeit in demselben Verhältnisse zunimmt. Körper von gleichem Gewichte, aber von verschiedener Gröfse, erleiden daher in einer Flüssigkeit einen verschiedenen Gewichtsverlust, und zwar so, dafs der gröfsere Körper mehr verliert; eben so nimmt die Flüssigkeit, nach Verhältnifs des Umfanges des eingetauchten Körpers, an Gewicht zu. Da nun aber der Umfang der Lungen durch das Athmen vergröfsert wird, so dafs eine merkliche Verschiedenheit Statt findet zwischen Kindern die geathmet und solchen die nicht ge-

athmet haben, so erhellet, dafs mit Nutzen eine Untersuchung in dieser Hinsicht in Foro angestellt werden kann, um dadurch über die Verschiedenheit des Volumens bestimmtere Auskunft zu erhalten. Es müssen zu dem Ende die Lungen aus der Brusthöhle herausgenommen und nachdem die grofsen Gefäfse, um das Eindringen des Wassers zu verhüten, unterbunden worden sind, nebst dem Herzen an eine empfindliche Wagschale befestigt und genau gewogen werden. Sind sie vollkommen in's Gleichgewicht gebracht, so werden sie unter Wasser getaucht, welches in hinreichender Menge in einem hohen Gefäfse enthalten seyn mufs, und wird hierbei bemerkt, wie viel an Gewicht sie im Wasser zu verlieren scheinen. Hierauf müssen die Lungen, vom Herzen getrennt, allein unter Wasser getaucht werden, damit das Gewicht des Herzens abgezogen werden könne, wobei, da das Schwimmen der Lungen eines Kindes, welches geathmet hat, bei dem Experimente hinderlich seyn würde, den Lungen ein, entweder schon bekanntes, oder nachher auszumittelndes und dann abzuziehendes Gewicht hinzugefügt werden mufs, damit sie im Wasser völlig untertauchen. Hierbei scheint dann eine merkliche Verschiedenheit (zwischen Lungen die geathmet und solchen die nicht geathmet haben) sich zu ergeben, wenigstens wie zwischen 2 und 4 Unzen, besonders wenn man Wasser nimmt, welches mit Kochsalz gesättigt ist. Je schwerer nämlich die Flüssigkeit ist, um so auffallender ist auch die Wirkung, indem dann theils die untergetauchten Lungen mehr an Gewicht verlieren, theils das Wasser mehr an Gewicht zunimmt. Auch würde es zweckmäfsig seyn, wenn man mit dem Gefäfse, in welchem die Lungen untergetaucht werden, unter einem stumpfen Winkel eine enge Glasröhre, mit einer angemessenen Scala versehen, in Verbindung setzte. Denn da die untergetauchten Lungen eine ihrem Umfange gleiche Quantität Wasser verdrängen, so mufs das Wasser natürlich in dem Gefäfse, so wie auch um eben so viel in der angebrachten Glasröhre in die Höhe steigen, welches dann an der Scala leicht und genau wahrgenommen werden könnte. —

Aufserdem räth *Daniel* nach Wegnahme der allgemeinen Bedeckungen und der den Thorax umgebenden Muskeln, den

den Umfang desselben mit einem Faden zu messen, und diesen mit der Länge der Rückenwirbelsäule (spina dorsi thoracica), und mit der Entfernung des Brustbeins von den Rückenwirbeln, dies alles aber mit dem Umfange der Lungen, des Herzens und der Thymusdrüse zu vergleichen. Eine Vergleichung dieses Umfanges des Thorax mit der Länge des ganzen Kindes, würde, bei wiederholten Versuchen, ergeben, ob jener durch das Athmen zugenommen habe, oder nicht; und aus einer Vergleichung dieses durch das Athmen bewirkten Umfanges der Brust, mit dem Umfange der Lungen würde erhellen, ob der Umfang der Lungen durch die Respiration vergröfsert worden sei, oder durch Einblasen von Luft, oder ob er nicht verändert sei u. s. w.

Endlich soll man, wie auch *Ploucquet* gerathen hat, das absolute Gewicht der Lungen berücksichtigen, welches, durch das beim Athmen in die Lungen eindringende Blut, um zwei Unzen zunehmen soll.

Diese Danielsche Lungenprobe unterliegt aber ähnlichen Einwürfen, wie sie schon früher, (als in der grofsen Verschiedenheit der Ausdehnung der Lungen und des Thorax, bei verschiedenen Kindern und bei schwächerem oder kräftigerem Athmen, in der Unsicherheit des Ausmessens, in dem verschiedenen Blutgehalte der Lungen u. s. w. begründet,) angegeben worden ist.

3) Haben neuerlich *Bernt* und *Wildberg* die hydrostatische, Ploucquetsche und Danielsche Lungenprobe mit einander zu vereinigen gesucht, und einen eigenen Apparat zu ihrer Anstellung empfohlen. — *Bernt* nimmt ein gläsernes, tiefes, ovales, und nur so weites Gefäfs, dafs darin auch die gröfsten Lungen eines neugeborenen, reifen Kindes frei untersinken oder schwimmen, und so die am meisten auffallenden Veränderungen in dem Stande des Wasserspiegels hervorbringen können. Dieses Gefäfs mufs auf einer vollkommen wagerechten Ebene stehen, und wird mit einer hinreichenden, genau zu bestimmenden Menge von Regen- oder Schneewasser oder von destillirtem Wasser angefüllt, und die Stelle ringsherum genau bezeichnet, wo der Wasserspiegel die Wand des Gefäfses berührt. Dieser Wasserspiegel soll nun in Hinsicht seines Standes verschiedene

Veränderungen erleiden, je nachdem die Lungen, mit denen die Probe angestellt wird, von einem 7, 8 oder 9 monatlichen Kinde, von einem Knaben oder Mädchen, und von Kindern herstammen, die noch gar nicht, nur unvollkommen oder vollkommen geathmet haben. — Ueber der kreisförmigen Linie des Wasserspiegels werden vermittelst senkrechter Linien, drei Columnen mit Rubriken für 7, 8 und 9 monatliche Kinder errichtet, und oben mit diesen Zahlen bezeichnet; jede dieser Columnen wird sodann wieder der Länge nach in zwei, mit M. und W. bezeichnete, für männliche und weibliche Lungen bestimmte Hälften getheilt. Hierauf wird ausgemittelt, bis zu welchem Punkte das Wasser steigt, wenn Lungen von 7, 8 und 9 monatlichen Kindern, männlichen und weiblichen Geschlechts, die vollkommen, unvollkommen oder gar nicht geathmet haben, nebst dem Herzen in das Wasser gelegt werden. Diese Punkte werden in der betreffenden Columne bezeichnet, und dienen dann bei ferneren Versuchen zur Beurtheilung, ob das Athmen bei dem in Untersuchung befindlichen Kinde vollkommen, unvollkommen oder gar nicht stattgefunden hat.

Wildberg's Vorschlag zu einer Vereinigung der hydrostatischen, Ploucquetschen und Danielschen Lungenproben und sein Verfahren dabei, stimmt in allen wesentlichen Punkten mit dem Berntschen überein, er bedient sich dazu eines ähnlichen Gefäfses u. s. w., und die Verschiedenheit zwischen beiden betrifft nur aufserwesentliche Punkte.

Da nun diese neueren Lungenproben aus einer Vereinigung jener älteren bestehen, so lassen sich dagegen alle diejenigen Einwürfe machen, welche gegen jene einzeln erhoben worden sind.

Aus dem Gesagten geht demnach hervor, dafs die Athemprobe immer nur über geschehenes Athmen, nicht aber über das Leben des Kindes ohne Athmen Auskunft zu geben vermag; und dafs auch nicht aus ihr hervorgeht, ob das Athmen erst nach, oder schon vor und während der Geburt stattgefunden hat. Aber auch auf überhaupt geschehenes Athmen werden wir nur dann mit Sicherheit nach dem Ergebnifs der Lungenprobe schliefsen können: wenn das Kind vollkommen und nicht blos sehr schwach geathmet hat; — ferner, wenn keine Luft eingeblasen ist; — und wenn die Schwimmfähigkeit der Lungen nicht durch krankhafte Zustände, Anfüllung mit Tuberkeln u. dgl. oder auf der anderen Seite durch Fäulnifs, oder angeborenes Emphysem verändert worden ist, unter welchen letztgenannten Umständen die Lungen sich überhaupt nicht zur Anstellung der Athemprobe eignen.

Litteratur.

Daniel, de infantum nupernatorum umbilico et pulmonibus. Halae. 1780.

Peter Camper, Abhandlung von den Kennzeichen des Lebens und Todes bei neugeborenen Kindern. Uebers. von *Herbell*. Frankf. 1777.

W. Hunter, über die Beweise des Kindermordes. Uebers. in d. Samml. auserlesener Abhandl. für prakt. Aerzte. Bd. XI. St. 2.

Schulz, Diss. exhibens animadversiones ad docimasiam pulmonum. Regiom. 1787.

Kiefer, Diss. de docimasia pulmonum a nuperis dubitationibus vindicata. Jenae. 1788.

Meckel, über die Lungenprobe, in *Pyls* Repertor. für die öffentl. und gerichtl. Arzneiwissenschaft. Bd. 1. p. 44.

Franc. Olberg (auct. *Meckel*), Diss. de docimasia pulmonum hydrostatica. Halae. 1791.

Metzger, über die Lungenprobe, in dessen gerichtl. mediz. Abhandl. Bd. 1. p. 103.

W. J. Schmitt, neue Versuche und Erfahrungen über die Ploucquetsche und hydrostatische Lungenprobe. Wien. 1806.

Henke, Revision der Lehre von der Lungen- u. Athemprobe. Berl. 1811.

Dessen Abhandlungen aus dem Gebiete der gerichtl. Medizin. Bd. 2.

Dessen fortgesetzte Erörterungen über die Beweiskraft der Lungen- u. Athemprobe in strafrechtlichen Fällen, in dessen Zeitschrift für die Staats-Arzneikunde. 1821. Heft 3. u. f.

Heineken, Diss. in qua agitur de docimasia pulmonum incerto vitae et mortis recens natorum signo. Götting. 1811.

Reynders, Diss. de pulmonum docimasia. Groningae. 1813.

Ploucquet, Abhandl. über die gewaltsamen Todesarten. Tübing. 1788.

Dessen nova pulmonum docimasia. Tubing. 1782.

Dessen Commentar. medicus in processus criminales super homicidio, infanticidio et embryoctonia. Argentor. 1787.

C. F. Jäger, Diss. qua casus et annotationes ad vitam foetus neogoni diiudicandum proponuntur. Tubing. 1780.

Mörike, Specimen inaug. med. sistens observationes quasdam medico practico forenses cum subiunctis epicrisibus. Stuttg. 1791.

Metzger, Gedanken über die Lungenprobe, besonders die Ploucquetsche, in *Loder's* Journ. Bd. 2. St. 1.

Ploucquet, neue Vorschläge zur Berichtigung der Lungen- oder Athemprobe, in *Loder's* Journ. Bd. 3. St. 1.

A. Lecieux, considérations médico-légales sur l'infanticide. Paris. 1819. Ueber *Daniel's* Lungenprobe, s. dess. Coment. de umb. et pulm.
Bernt, Vorschlag zu einer neuen hydrostat. Lungenprobe. Wien. 1821.
Wildberg, Rhapsodien aus der gerichtl. Arzneiwissenschaft. Leipz. 1822.

Wg — r.

ATHEROMA. S. Breigeschwulst.

ATHYMIA, (von α und θυμοσ die Seele) Bewufstlosigkeit, Ohnmacht. H — d.

ATLAS. Träger. Der oberste Halswirbel, der so den Kopf, wie nach einer Mythe der Berg Atlas scheinbar den Himmel trägt. Er ist mit dem Kopfe durch ein Gewindegelenk und mit dem zweiten Halswirbel durch ein Drehgelenk verbunden, und hat eine ringförmige Gestalt. Man theilt ihn ein in den vordern und hintern Bogen und in die zwischen diesen stark hervorragenden Seitentheile.

Der vordere Bogen nimmt die Stelle am Atlas ein, wo sich an den andern Wirbeln der Körper befindet, ist von vorn nach hinten platt, hat in der Mitte der vordern Seite einen Höcker (Tuberculum anterius), diesem gegenüber auf der hintern Seite eine überknorpelte Gelenkfläche (Sinus orbicularis), zur Anlage des Zahnfortsatzes vom zweiten Halswirbel.

Der hintere Bogen, runder und gröfser, als der vordere, hat in der Mitte seiner hinteren Seite einen, zuweilen getheilten Höcker (Tuberculum posterius), und ist dicht hinter den Seitentheilen auf der obern und untern Seite rinnenförmig ausgeschweift. Durch die obern Rinnen, welche zuweilen durch eine deckende Knochenbrücke in ein Loch verwandelt sind, geht das erste Halsnervenpaar und die Wirbelpuls- und Blutadern; durch die untern Ausschnitte geht das zweite Halsnervenpaar.

Die dicken Seitentheile (Partes laterales) divergiren von vorn nach hinten, und haben jeder eine obere, längliche, stark vertiefte, und eine untere, rundliche, flache, überknorpelte Gelenkfläche, welche die Stelle der schiefen oder Gelenkfortsätze der andern Wirbel vertreten, und durch Kapselbänder mit dem Hinterhaupte und dem zweiten Halswirbel verbunden sind. Die obern Gelenkflächen findet man zuweilen durch eine Furche in eine hintere und vordere Hälfte getheilt.

Nach innen, unter den obern Gelenkflächen sind kleine Gruben zur Anlage des Querbandes, das hinter dem Zahnfortsatze des zweiten Halswirbels liegt.

Nach aufsen gehen von den Seitentheilen die Querfortsätze ab; sie haben an ihrer Wurzel für die Wirbelgefäfse ein, zuweilen getheiltes Loch (Foramen vertebrale), und ragen, wegen der gröfseren Breite des Atlas, stärker nach aufsen vor, als die der übrigen Halswirbel.

Das Rückenmarksloch (Foramen spinale) dieses Wirbels, von den beiden Seitentheilen und den Bögen umgeben, ist gröfser, als in den andern Wirbeln, und zerfällt durch einen innern Vorsprung jedes Seitentheiles, in eine vordere kleinere und eine hintere gröfsere Abtheilung. Jene nimmt den Zahnfortsatz des zweiten Halswirbels auf, diese enthält das Rückenmark.

Entwickelung des Atlas. — In den meisten Fällen geht die Verknöcherung desselben, so wie in den übrigen Wirbeln, mit Ausnahme des zweiten, von drei Knochenkernen aus. In jedem Seitentheile liegt eins, und das dritte unpaare in der Mitte des vordern Bogens.

Die Knochenpunkte der Seitentheile finden sich vor der Geburt im vierten oder fünften Monate. Die Verknöcherung des vordern Bogens, bietet viele Verschiedenheiten dar, sowohl in Hinsicht der Zeit ihres Entstehens, als auch der Anzahl und Form der Knochenkerne. Nach *Fr. Meckel* (Handb. d. Anat. 2r Bd. p. 44.) erscheint der erste Knochenkern im vordern Bogen, selten vor dem sechsten Monate nach der Geburt; so fand er unter dreifsig reifen Kindern, und etwas älteren, ihn nur bei einem. Ich fand bei zwei neugebornen Kindern, bei dem einen keine Verknöcherung, bei dem anderen ein deutliches, rundes Knochenstück in der Mitte des vordern Bogens; ferner bei zwei Kindern von drei Monaten, ein stark vorragendes Knochenstück. Dagegen fehlte bei einem, ein Jahr alten Kinde jede Spur von Verknöcherung. Bei einem Kinde von sechs Jahren konnte ich noch als Spur der Vereinigung des vordern Bogens mit den Seitentheilen, ein dünnes Knorpelplättchen wahrnehmen; bei einem acht Jahr alten Kinde war jede Trennungsspur verschwunden.

Zuweilen findet sich im vordern Bogen mehr als ein Knochenstück; so fand ich unter eilf bei dreien mehrere Stücke. Bei einem, zwei ein halbes Jahr alten Kinde, war zwischen mehreren rundlichen Knochenkernen, ein schmales Querstück am obern Rande; bei einem drei ein halbes Jahr alten, berühren sich in der Mitte zwei grofse Stücke, und jedem zur Seite liegt noch ein rundlicher Kern; bei einem andern von gleichem Alter, sind nur zwei aneinander liegende Mittelstücke vorhanden. Aehnliche Fälle erwähnt *Meckel.* (l. c.). S — m.

ATMOSPHAERE, Dunstkreis, Dunstkugel, Luftkreis (von ἀτμὸσ Dampf, und σφαῖρα Kugel), ist die Sammlung von luft- und dampfförmigen Stoffen, welche die Erde umgiebt. Diese Stoffe zeichnen sich dadurch aus, dafs sie höchst durchsichtig oder unsichtbar, flüssig, schwer und elastisch sind. Aus der Flüssigkeit und Schwere folgt, dafs die Atmosphäre, welche die Erde umgiebt, ungefähr die Gestalt der Erde haben müsse. Wie hoch die Atmosphäre über die Erde sich erhebe, läfst sich geradezu nicht bestimmen, da wir nicht wissen, wie weit sich die Luft auszudehnen vermag, und die Versuche dieses auf eine indirecte Weise zu finden, sind nicht aufser allem Zweifel, aber den Totaldruck der Atmosphäre erkennen wir an der Höhe einer Quecksilbersäule im Barometer, welche durch den Druck der Luft getragen wird. Ein Pariser Kubikzoll Quecksilber wiegt 8 Unzen 6 Drachmen 25 Gran, also wird der Druck der Atmosphäre auf einen Pariser Quadratzoll unsers Körpers, bei einer Barometerhöhe von 28 Zoll = 14 Civil-Pfund 2 Unzen 2 Drachmen 20 Gran seyn. Wir fühlen diesen Druck nicht, weil die Atmosphäre als eine flüssige Masse von allen Seiten gleich drückt, aber in unsern Gegenden betragen die Veränderungen des Quecksilbers über 2 Zoll, und diese Veränderungen im Drucke auf unsern Körper, müssen daher, besonders für schwache Personen, empfindlich werden. Besonders bemerkt man, dafs tiefe Barometerstände solchen Personen viel beschwerlicher sind, als hohe, ohne Zweifel, weil dann die den Flüssigkeiten des Körpers, besonders dem Blute eingemischte Luft, sich auszudehnen strebt, und dadurch die Adern mehr als gewöhnlich auftreibt, welches Beängstigungen und andere Beschwerden hervorbringen kann. Zwischen den Wendezirkeln ist die Veränderung des Luftdrucks oder des Barometerstandes nicht so grofs, als in den gemäfsigten und Polarzonen, daher bekömmt auch der Aufenthalt daselbst Brustkranken sehr wohl, überhaupt schwachen Personen, wo nicht Miasmen die Luft auf eine andere Weise verderben. S. Barometer.

Die Luft der Atmosphäre besteht aus Sauerstoffgas und Stickstoffgas in einem sehr beständigen Verhältnisse, nämlich aus 21 Theilen Sauerstoffgas und 79 Stickstoffgas in Hundert. Alle genau angestellten Versuche geben dieses Resultat, mit äufserst geringen Abweichungen. *Biot* fand dieses auf einer Alpenreise in sehr verschiedenen Gegenden; *Berger* stellte eine grofse Reihe von Versuchen in der Schweitz an, von Genf bis zu den Eisfeldern des Matterhorns; *Gay Lussac*, als er die Luft untersuchte, welche beim Aufsteigen mit einem Aerostaten in grofser Höhe aufgefangen war, *Seguin* und *Edm. Dary* bei Untersuchung der Luft in angefüllten Schauspielhäusern und Hospitälern, endlich *Configliachi* in der Luft, welche er über bewässerten Reisfeldern auffing. — Dafs man früher ganz andere Resultate erhielt, lag an der Art die Luft zu prüfen. Man vermengte nämlich die zu prüfende atmosphärische Luft in einer Röhre über Wasser, mit Salpetergas, wo sich der Sauerstoff der erstern mit dem Salpetergas verbindet, salpetrige und Salpetersäure macht, welche von dem Wasser aufgenommen wird und durch eine Verminderung der Luft, die Menge des Sauerstoffs anzeigt. Aber es entsteht nicht blofs Salpetersäure oder salpetrige Säure, sondern ein Gemisch von beiden Säuren in verschiedenen Verhältnissen, und zwar mehr Salpetersäure, wenn man viel Sauerstoffgas auf einmal mit dem Salpetergas in Berührung bringt, hingegen mehr salpetrige Säure, wenn der umgekehrte Fall statt findet. Seitdem man angefangen hat, Wasserstoffgas zur atmosphärischen Luft zu setzen und die Mischung durch einen Funken zu entzünden, wobei sich das Sauerstoffgas der atmosphärischen Luft mit dem Wasserstoffgas verbindet und Wasser macht, hat man ein sehr gleichförmiges Verhältnifs der Bestandtheile der atmosphärischen Luft gefunden. Auch ist es sicherer, Phosphor in der atmosphärischen Luft zu verbrennen, wobei sich der Sauerstoff derselben, mit dem Phosphor verbindet, und Phosphorsäure macht, als jene Mischung von Salpetergas mit der atmosphärischen Luft. S. Eudiometer. Mit dieser Verbesserung der Untersuchung sind gar viele Schlüsse weggefallen, welche man voreilig aus jenen Versuchen gezogen hatte; die Verbesserung der Luft durch Pflanzen im Sonnenscheine, Verderbung derselben durch Pflanzen im Dunkeln, mindere Luftgüte bei trübem Wetter, auf Gebirgen u. dgl. m., wobei man überdiefs eine gröfsere Menge des Sauerstoffgases mit gröfserer Zuträglichkeit der eingeathmeten Luft für die Gesundheit verwechselte.

Denn es giebt in der Luft manche schwebende oder schwimmende Stoffe, welche höchst wirksam auf den thierischen Organismus seyn können, aber dennoch in so geringer Menge vorhanden sind, dafs sie bis jetzt bei chemischen Untersuchungen nicht gefunden wurden. Man findet keinen Unterschied in dem Verhältnisse der Bestandtheile, wenn man die Luft im Freien untersucht und die Luft in einem Zimmer, welches mit Tabaksdampf angefüllt ist. Wir müssen hierbei bedenken, dafs der eudiometrische Versuch über Wasser angestellt wird, und dafs man die Luft in die eudiometrische Röhre durch Wasser gehen läfst, wobei diese wirksamen Stoffe im Wasser bleiben können. Ueberdiefs ist die Gegenwart jener fremden Stoffe in der Atmosphäre eine zufällige; sie scheinen in den meisten Fällen nicht luftartig zu seyn, sondern in fester Gestalt, gleich Staub in der Luft zu schweben. Wie gering die Menge eines Stoffes seyn kann, um grofse Wirkungen im organischen Körper hervorzubringen, zeigen die Impfungen mit Pockengift. S. Contagium, Miasma. Es ist wohl möglich, sogar wahrscheinlich, dafs wir Reagentien für diese Stoffe entdecken werden, aber der Versuch, womit man die Menge des Sauerstoffgases in der Atmosphäre ermittelt, vermag dieses nicht, auch hat er eine ganz andere Richtung.

Da Stickstoffgas leichter ist, als Sauerstoffgas, und da die Luft in grofsen Höhen nicht mehr Stickstoffgas enthält, als Sauerstoffgas, so hat man gefragt, wie es zugehe, dafs diese beiden Gasarten sich nicht durch ihr specifisches

Gewicht trennen. Allerdings finden sich beständige Strömungen in der Luft, wodurch beide Gasarten unter einander gemengt werden, aber der Unterschied der specifischen Gewichte ist zu grofs, als dafs er nicht Einflufs auf das Verhältnifs der Bestandtheile haben sollte, denn er verhält sich ungefähr wie 30 : 34. Auch entstehen diese Strömungen meistens durch die Wärme, durch Ausdehnung der Luft also, und folglich durch Unterschiede des specifischen Gewichts in der Wärme und Kälte. Daher haben sehr viele Physiker eine chemische Verbindung der Bestandtheile der Luft angenommen. Aber wir haben allerdings keinen andern Grund für eine solche chemische Verbindung. Es ist daher nicht unwahrscheinlich, dafs beide Luftarten mit einander eben so gemengt sind, als die Wasserdämpfe mit der Luft, wovon weiter unten die Rede seyn wird.

Die Kohlensäure ist nur zufällig in der Atmosphäre enthalten, und wird durch das Athmen der Thiere, durch Verbrennen kohliger Körper, durch Gährung und Fäulnifs hineingebracht. Nach *Berzelius* ist die Menge der Kohlensäure im Mittel = 0,001, nach *Dalton* nur = 0,0007, aber in einem Saale, worin viele Menschen versammlet gewesen waren, fand derselbe die Menge = 0,01. Da nun auf die angegebene Weise die Kohlensäure beständig erzeugt wird, so müfste die Menge derselben sich in der Atmosphäre sehr anhäufen, wenn sie nicht immerfort zersetzt würde, und dieses scheinen allerdings die Pflanzen zu bewirken. Die Kohlensäure kann nur dann Einflufs auf das organische Leben haben, wenn sie sich an einem Orte zu sehr vermehrt. S. Kohlensäure.

Wasserstoffgas ist durch chemische Versuche nicht in der Atmosphäre gefunden worden, auch scheint das reine Wasserstoffgas nicht darin vorhanden zu seyn. Man glaubte sonst, dafs es sich häufig entwickele, wegen seiner Leichtigkeit in die Höhe steige, und dort manche meteorologische Erscheinungen veranlasse. Aber *Gay Lussac* fand in der Luft, welche aus grofsen Höhen durch Aerostaten herabgebracht war, kein Wasserstoffgas. Kohlenwasserstoffgas, nämlich diejenige Art desselben, welche Sumpfluft genannt wird, von 75 in 100 Kohlenstoff, mufs zufällig gar oft in der Atmosphäre vorhanden seyn, wenn man sie auch noch nicht durch chemische Versuche gefunden hat, denn sie entwickelt sich im Sommer in der Hitze aus stinkenden Sümpfen in grofser Menge. S. Sumpfluft. Die Schädlichkeit dieser Sümpfe, welche besonders in warmen Ländern sehr grofs ist, scheint von dieser Luft herzurühren. Wir haben kein Mittel, geringe Mengen derselben in der Atmosphäre zu erkennen, weil das einzige Mittel, das Verbrennen mit Sauerstoffgas nicht gelingt, wenn das Kohlenwasserstoffgas mit andern nicht brennbaren Gasarten zu sehr vermengt ist. Man mufs dann noch Wasserstoffgas zusetzen, um es zum Verbrennen zu bringen, aber hierbei können gar leicht Irrthümer begangen werden, welche Einflufs auf die Resultate haben.

Die Wasserdämpfe befinden sich in der Atmosphäre in grofser Menge, sie sammeln sich daraus gar oft zu Regen, Schnee, Thau und Hagel. Wir erkennen die Menge derselben in der Luft durch das Hygrometer. S. dieses Wort. Sie hängt in einem eingeschlossenen Raume von dem Drucke ab, womit sie zusammengeprefst wird, und von der Temperatur; sie verwandeln sich nämlich unter einem gröfsern Drucke bei derselben Temperatur leichter in Wasser, als bei einem geringern. In der Atmosphäre aber hängt ihr Zustand als Dampf keinesweges von dem Drucke ab, sondern von der Temperatur allein, denn wir finden, dafs bei einem gröfsern Drucke, also bei einem höhern Barometerstande, die Luft heiterer wird, und sich weniger Wasser niederschlägt, als bei einem niedrigern Barometerstande. Man glaubt daher, es entstehe eine Auflösung der Wasserdämpfe in der Luft; aber diesem steht entgegen, dafs die Wasserdämpfe im luftleeren Raume oder höchst verdünnter Luft in gröfster Menge aufsteigen. *Dalton* nimmt daher an, dafs die Luft zwar einen Druck auf die Dämpfe ausübe, indem sie sich bilden, oder vielmehr auf die Oberfläche des Wassers, nicht aber nachdem sie sich gebildet haben. Dieses scheint durch folgenden Versuch sich zu bestätigen. Wenn man die Luft bei einem Barometerstande von 28 Zoll in einer Luftpumpe auspumpt, so erheben sich sehr schnell Dämpfe, welche den Recipienten anfüllen und einer Quecksilbersäule von 2 Zoll das Gleichgewicht halten. Läfst man wieder Luft unter die Glocke, so erzeugt sich zwar im Anfange ein Niederschlag als Nebel, hört aber bald wieder auf, und das Quecksilber steigt auf 30 Zoll, also eben so hoch, als Luft und Wasserdämpfe, jede für sich, das Quecksilber erheben würden. Drückte nun die Luft auf die Dämpfe, welche früher den Raum einnahmen, den jetzt Luft und Dämpfe zugleich einnehmen, so würden sie dadurch zusammengeprefst werden, eine gröfsere Spannung erhalten und folglich einen grössern Druck ausüben. Man mufs sich also vorstellen, als ob die Dämpfe sich in den Zwischenräumen der Luftkügelchen frei bewegen. Eben dieses scheint der Fall mit Sauerstoffgas und Stickgas in der Atmosphäre zu seyn, wie oben gesagt wurde. Wir leben also in einer dreifachen Atmosphäre, in einer Stickstoff-Atmosphäre, in einer Sauerstoff- und in einer Wasserdampf-Atmosphäre. Diese letzte mufs wegen ihrer grofsen Veränderlichkeit einen bedeutenden Einflufs auf das organische Leben haben. Vorzüglich aber dadurch, dafs bei jeder Temperaturverminderung sich Dämpfe verdichten, als Wasser sich auf der Haut absetzen, dort wieder verflüchtiget werden, und also durch Ausdünstung eine partiale Abkühlung hervorbringen. L — k.

ATMOSPHÄRE (in medicinischer Beziehung), jene farblose, unsichtbare, schwere und elastische Flüssigkeit, welche den Erdball von allen Seiten umgiebt, und auf das Leben aller organischen Wesen den entschiedensten — bald heilsamen, bald nachtheiligen — Einflufs äufsert. Sie ist für uns noch in sehr vieler Beziehung „ein geheimnifsvolles Meer, auf dessen Grunde wir leben", doch wissen wir, dafs einerseits die Bestandtheile und Eigenschaften der Luft selbst, andrerseits gewisse ihr angehörige Stoffe, die wir — mit ihrem Wesen wenig bekannt — nach dem Beispiele einiger Neueren Atmosphärilien nennen wollen, die Ursache jener Erscheinungen sind, welche wir dem atmosphärischen Einflusse zuzuschreiben durch die alltäglichsten Erfahrungen genöthigt werden. Was die Bestandtheile der Luft insbesondere anbelangt: so befindet sich ein Theil derselben im aufgelöfsten Zustande, ein anderer im Zustande mechanischer Zertheilung; wesentlich zur Mischung der atmosphärischen Luft gehörig ist indefs nur der Sauerstoff, Stickstoff, ein kleiner Antheil von Kohlenstoff, und ein bald gröfserer bald geringerer Antheil Feuchtigkeit. Unter den Eigenschaften der Luft ist uns die schon erwähnte Schwere und Elasticität derselben die wichtigste; wir wissen, dafs bei einer Temperatur von 65° F. und 27 Zoll Barometerhöhe die Luft ungefähr hundertmal leichter als Wasser ist, und dafs sie auf die Oberfläche eines erwachsenen Menschen (zu 14 Quadratfufs gerechnet) mit einem Gewicht von 31033½ Pfund drückt. Endlich sind auch die in der Luft vorgehenden Bewegungen — die Winde und Stürme — von grofsem Einflusse auf die Beschaffenheit der Luft, und es hängen von ihnen zu einem nicht geringen Theile die heilsamen oder schädlichen Wirkungen derselben ab. Rechnet man nun zu allem dem noch die Atmosphärilien — Wärme, Licht, Electricität, Galvanismus (vielleicht auch Magnetismus) — hinzu, und erwägt man, dafs bei jedem atmosphärischen Einflusse mehrere und meistens alle bis jetzt genannten Momente zugleich berücksichtigt werden müssen, so läfst sich leicht erachten, wie schwierig die richtige Würdigung eines so sehr zusammengesetzten Einflusses in vielen Fällen seyn müsse. Uns liegt übrigens im Gegenwärtigen seine Erörterung in dreifacher Beziehung ob, in sofern nämlich die atmosphärische Luft theils Bedingung der Lebenserhaltung ist, theils zur Erzeugung von Krankheiten Veranlassung giebt, theils endlich als eines der vorzüglichsten Heilmittel von Krankheiten zu betrachten ist.

Einflufs der atmosphärischen Luft auf Erhaltung des Lebens und der Gesundheit. — Wenn die ältern Aerzte nicht mit Unrecht Athem und Blutumlauf vorzugsweise mit dem Namen der Lebensverrichtungen belegten, so könnte es zum Beweise der Wichtigkeit des atmosphärischen Einflusses hinreichen, dafs ohne ihn jene Verrichtungen nicht von Statten gehen können. Was nun eigentlich die Luft zu einem wahren Palulum vitae macht, ist ihr Gehalt an Sauerstoffgas, welches bei jedem Einathmen seinen Sauerstoff absetzt, während die frei gewordene Wärme theils wieder ausgehaucht wird, theils sich mit dem Blute verbindet. Wie aber bei dem Einathmen die Lungen ausgedehnt werden, der eindringende Sauerstoff den Blutumlauf befördert, indem er den Reiz erhöht, den die Blutmasse auf das Herz und die Gefäfse ausübt, und dadurch wieder belebend auf alle Thätigkeiten der Organisation wirkt, so tritt dagegen während des Ausathmens das in die Lungen eingedrungene Blut Wasserstoff und Kohlenstoff an die Atmosphäre ab, mit welcher demnach der Mensch schon in dieser Beziehung während des ganzen Lebens in steter Wechselwirkung bleibt, Nahrung aus ihr schöpfend und Unbrauchbares an sie zurückgebend. Die übrigen Bestandtheile der Luft, namentlich das Stickgas, dienen bei jenem Act nur dadurch, dafs sie den Reiz des Sauerstoffs — der an und für sich ein zu schnelles Verlodern der Lebensflamme bewirken würde — mildern, wie dies aber nicht immer in gleichem Grade geschieht, so ist auch nicht jedes Verhältnifs jener Bestandtheile der Luft jedem Individuum gleich heilsam. Eine an Sauerstoff reichere Luft ist hauptsächlich solchen Individuen zuträglich, welche zu einem Uebergewichte der Venosität, zur Schleimerzeugung und Fettabsonderung geneigt sind, daher Personen von schlaffer Constitution und phlegmatischem Temperamente, so wie Subjecten, deren Constitution sich durch den Charakter überwiegender Irritabilität, namentlich der Organe des Athmens, auszeichnet, eine an Sauerstoff ärmere Luft wohlthätig zu seyn pflegt. Was die Feuchtigkeit der Luft anbelangt, so ist unter übrigens gleichen Umständen eine mehr trockene Atmosphäre der feuchteren in sofern vorzuziehen, als die Vortheile der letzteren eher künstlich zu gewinnen sind, als es möglich ist, sich vor den Nachtheilen der ersteren anhaltend zu schützen; die erschlaffende Wirkung der Feuchtigkeit aber ist Ursache, weshalb Personen von trockner, irritabler Constitution und cholerischem oder gar melancholischem Temperamente sich unter dem Einflusse einer feuchten Luft, besonders einer zugleich mäfsig warmen, eben so wohl befinden, als Subjecte von schlaffem Körperbau unter den entgegengesetzten Umständen. Die in gebirgigten Gegenden geringere, in tiefliegenden gröfsere Schwere der Luft ist ebenfalls von dem entschiedensten Einflusse auf die Gesundheit. Im Allgemeinen ist eine leichtere Luft den Gesunden die heilsamste; unter ihrem Einflusse gehen, wie schon *Hippokrates* lehrte, die wichtigsten Verrichtungen des Organismus, selbst die geistigen, mit besonderer Leichtigkeit und Kraft von Statten. Eben deshalb aber ist eine solche leichtere Luft vorzüglich solchen Personen zuträglich, in deren Constitution die Irritabilität nicht vorwaltet. — Die Winde vermehren den Druck der Luft, aber — was noch wichtiger ist — sie ändern das Verhältnifs der Feuchtigkeit, Wärme und Electricität der Luft. Nur schwer läfst sich jedoch im Allgemeinen etwas über Heilsamkeit festsetzen, z. B. in Rücksicht der Gegend, von welcher sie ausgehen, denn sehr viel hängt hierbei von Oertlichkeiten ab (weshalb die hierher gehörigen Aussprüche der Alten mit grofser Vorsicht benutzt seyn wollen). Die von der See her wehenden Winde sind in der Regel warm und feucht, Landwinde kalt und trocken; eben so sind die Ostwinde meistens trocken, im Winter sehr kalt, die Südwinde und Westwinde dagegen warm und feucht. Die ersteren wirken daher auch gemeiniglich vortheilhaft auf Subjecte, bei denen die reproductive Sphäre die vorwaltende ist, während die letzteren einen günstigen Eindruck auf Personen von vorherrschender Irritabilität zu machen pflegen. Am wenigsten der Gesundheit zuträglich ist wohl der, oft auch ziemlich feuchte Nordwind. — Unter den Atmosphärilien verdient die Wärme die erste Stelle, ein Gegenstand, der nur allzu lange von den Aerzten sehr einseitig beurtheilt worden ist. Die Wärme vermindert die Cohärenz der Theile des menschlichen Körpers, wie jedes andern, die Kälte vermehrt sie, aber die Wärme erhitzt auch zu gleicher Zeit die Thätigkeit der sensiblen Sphäre, und vermindert die der irritabelen Organe, die Kälte wirkt auch in dieser dynamischen Hinsicht entgegengesetzt; keine von beiden aber kann im Allgemeinen stärkend oder schwächend genannt werden. Dem Gesagten zufolge unterscheiden sich nun die Bewohner kalter Gegenden sehr auffallend von denen der wärmeren, obgleich der Mensch in Stand gesetzt ist, unter allen Himmelsstrichen auszudauern. Wie nämlich in kälteren Gegenden die Pflanzen spärlich gedeihen, die Thiere kleiner sind, und im Menschen ein festerer Körperbau, gröfsere Muskelkraft, und eine geringe Lebhaftigkeit des Geistes, besonders der Phantasie, das Uebergewicht der Irritabilität bezeichnet, so pflegt in den warmen Klimaten die Vegetation üppig, der Wuchs der Thiere durch Fülle und Gröfse ausgezeichnet zu seyn, und im Menschen verräth sich — physisch und psychisch — die gröfsere Beweglichkeit seines Nervensystems. Am vollkommensten ausgebildet erscheint der Mensch in den gemäfsigten Gegenden, zumal in jenen, welche den kälteren Ländern näher liegen, als den heifsen. Aber jene mittlere, der Gesundheit zuträglichste Temperatur (10° R., 54° F.), die in Wohnzimmern niemals über 15° steigen sollte, fordert doch nach Verhältnifs der Anlagen des Alters, Geschlechts und Temperaments bald eine Erhöhung, bald eine Verminderung, damit eben diese Anlagen möglichst beschränkt werden. So bedarf das Kind und der Greis mehr Wärme, als das jugendliche und männliche Alter; das Kind, wegen der Zartheit seiner Constitution, der Greis, wegen seines Mangels an natürlicher Wärme. Es entspricht ferner die Kälte mehr als die Wärme den Anlagen des weiblichen Geschlechts und des sanguinischen oder cholerischen Temperaments u. s. f., Erfahrungssätze, auf welche sich die wichtigsten diätetischen Vorschriften, namentlich über die physische Erziehung gründen lassen. — Wie mächtig der Reiz des Lichtes auf den Organismus wirke, lehren insbesondere viele Erscheinungen des Pflanzenlebens und jene Krankheitszufälle, welche der Mangel des Lichtes bei Menschen zu erzeugen vermag. Es fliefst daraus für den gesunden Menschen die Regel, dafs er sich mehr im Sonnenschein als in der Dunkelheit aufhalten soll, indem diese letztere nur dem Schlafenden wohlthätig ist. Zugleich aber macht die specifische Empfänglichkeit, welche das Auge für den Reiz des Lichtes besitzt, manche Vorsichtsregel nothwendig, damit jener Reiz nicht dem Auge verderblich werde. — Die Einwirkung der Electricität auf den Organismus hat im

Allgemeinen Erhöhung seiner Thätigkeiten zur Folge, daher selbst bei weniger reizbaren Subjecten Beschleunigung des Kreislaufes und Vermehrung der Absonderungen. Wenn man indefs hieraus folgern darf, dafs der Aufenthalt in einer an elektrischem Stoffe reicheren Atmosphäre vorzüglich Subjecten von schlafferer Constitution vortheilhaft seyn müsse, so darf man doch dabei auch nicht übersehen, dafs die Electricität auch mittelbar auf den Organismus durch die Veränderungen wirkt, die sie in den Verhältnissen der Atmosphäre selbst, namentlich in der barometrischen und hygrometrischen, hervorbringt. Fast dasselbe kann vom Galvanismus gesagt werden. In Betreff des Magnetismus wollen wir nur bemerken, dafs als Vermittler auch dieses wichtigen Einflusses, dessen Realität so viele, schon dem *Galen* nicht unbekannte Fälle bestätigen, die Atmosphäre auch dennoch gelten mufs, wenn man nicht mit *Mesmer* an ein im ganzen Weltall verbreitetes sogenanntes magnetisches Fluidum zu glauben sich entschliefsen kann.

Wir haben im Vorstehenden die Momente, durch welche die Atmosphäre günstig auf den Menschen einwirken kann, und die Bedingungen, unter denen dies geschieht, nur mit wenigen Worten andeuten können, hoffen aber doch, das Gesagte werde hinreichen zu zeigen, wie wichtig dieser Gegenstand in diätetischer und medicinisch-polizeilicher Hinsicht sey, und wie viele fruchtbare Folgerungen die beiden oben genannten Wissenschaften aus der richtigen Erkenntnifs der Atmosphäre zur Beförderung des Gesundheitswohles der Individuen sowohl, als der bürgerlichen Gesellschaft, ziehen können.

Einflufs der atmosphärischen Luft auf Erzeugung von Krankheiten. — Wir werden auch hierbei zuvörderst die Bestandtheile der Atmosphäre zu berücksichtigen haben, vor allem also die nothwendig zu ihrer Mischung gehörigen. Eine an Sauerstoffgas reichere Luft, wie sie z. B. auf bepflanzten Bergen in der Nähe schnellströmender Wasser u. s. w. zu wehen pflegt, kann durch die übermäfsige Thätigkeit nachtheilig werden, welche sie im Gefäfssysteme erzeugt, durch Hyperoxydation des Blutes, woraus vorzüglich leicht pneumonische Zufälle her-

vor-

vorgehen; so wie dagegen der Mangel an Sauerstoff schwindet, Beklemmung der Brust und die Zeichen von Schwäche des irritabelen Systems herbeiführt, welche bei fortdauernder Entziehung des Sauerstoffes Asphyxie und den Tod selbst bewirken kann. Stickgas wirkt heftig reizend auf die Nerven, und führt durch Betäubung und Erstickung den Tod herbei. Nimmt der Gehalt der Luft an kohlensaurem Gase beträchtlich zu, so treten gemeiniglich unter den Zufällen von Schwindel, Betäubung, Ohnmacht u. dgl. heftige Respirationsbeschwerden ein, die auch an dem zuletzt erfolgenden Tode den meisten Antheil haben. Die gröfsere Feuchtigkeit der Luft vermindert die Elasticität derselben und wirkt erschlaffend auf den Körper; sie stört den Umlauf der Säfte und das Secretionsgeschäft, besonders die Ausdünstung der Haut und Lungen. Vorzüglich erschlaffend wirkt die zugleich feuchte und warme Luft, während die feuchte, kalte, besonders durch Unterdrückung der Hautausdünstung, schädlich wird. Nervöse und faulige Fieber, bösartige Wechselfieber, Katarrh, Gicht und Rheumatismen, chronische Brustkrankheiten, alle Arten der Wassersucht und viele andere Uebel gehen häufig aus der oben erwähnten Quelle hervor. Trockenheit der Luft wird nur in ihren höheren Graden und bei der Einwirkung auf Personen von sehr trockner, gespannter Faser zur Krankheitsursache, indem sie Congestionen, entzündliche Zufälle, überhaupt die Folgekrankheiten einer erhöhten Irritabilität veranlafst. Unter den Gasarten, welche nicht wesentliche Bestandtheile der Atmosphäre ausmachen, aber ihr häufig beigemischt sind, bringt das Wasserstoffgas solche Zufälle hervor, welche ein Uebergewicht des Nervensystems anzeigen; wenige Athemzüge reinen Wasserstoffgases bringen einen hohen Grad von Entkräftung hervor, bei der die Stimme schreiend werden soll. Bei dem Einathmen einer Mischung von gekohltem Wasserstoffgase mit zwanzig Theilen atmosphärischer Luft tritt anfänglich Mattigkeit, eine dunkelgelbe Farbe des Gesichts, Verminderung der natürlichen Wärme des Körpers, zuletzt wahre Zersetzung der Säfte, und unter den Zufällen derselben, Ohnmachten, Krämpfen u. s. w. der Tod ein. Schwefelwasserstoffgas, Phosphorwasserstoffgas und Ammoniakgas werden der Gesundheit auf ähnliche Weise nachtheilig. Die schwefelsauren, salpetersauren und salzsauren Dämpfe werden meistens durch Ueberreizung der Respirationsorgane nachtheilig, tödten aber auch nicht selten plötzlich durch Erstickung. Aehnliche Nachtheile veranlafst die Verunreinigung der Atmosphäre durch die Dämpfe von Blei, Quecksilber und Arsenik, obwohl hierbei auch die specifische Schädlichkeit dieser Metalle in Betracht kommt. Mechanisch in der Luft zertheilte fremdartige Stoffe erzeugen durch den Reiz, den sie auf die Respirationsorgane ausüben, am häufigsten chronische Brustkrankheiten, weshalb diese bei Bildhauern, Maurern, Schornsteinfegern (früher auch bei Diamantschleifern) so gewöhnlich sind.

Alles bisher Gesagte erklärt uns, wenigstens grofsentheils, die Schädlichkeit mannigfaltiger Lebensverhältnisse, z. B. des Zusammenflusses einer zu grofsen Menge von Menschen in einem verschlossenen Raume, der Verderbnifs der Luft an Orten, an denen sie lange nicht erneuert wurde, in denen thierische Körper faulen, oder vegetabilische verbrannt wurden, verwesen, oder Flüssigkeiten in Gährung begriffen sind, endlich die Schädlichkeit des nächtlichen Aufenthalts an Orten, an welchen sich Pflanzen (die in der Nacht unathembare Gasarten, besonders Wasserstoffgas, ausdunsten), besonders starkriechende befinden. Es fehlt aber auch auf der andern Seite nicht an Erscheinungen, welche sehr überzeugend darthun, dafs die chemische Analyse zur Erklärung aller Vorgänge in der Atmosphäre nichts weniger als hinreicht, und welche uns nöthigen, ein eigenthümliches Leben der Atmosphäre anzunehmen, welches sich der chemischen Untersuchung (die überhaupt kein Leben erklären kann) zugleich entzieht. Zu diesen Erscheinungen rechnen wir, dafs bisweilen die Luft bei völlig unverändertem Verhältnisse ihrer Grundbestandtheile die schädlichsten Wirkungen äufsert, dafs sie dabei oft selbst in einem eigenthümlichen Krankheitsprocesse, der gewisse Zeiträume durchläuft, begriffen ist, und dafs eine solche krankhafte Beschaffenheit der Atmosphäre sich in manchen

Fällen auf einen kleinern Raum beschränkt (Ortscontagien, Hautcontagien), in andern aber auch sich forterzeugt und immer gröfseren Abschnitten der Atmosphäre sich mittheilt, je nachdem in dieser die Bedingungen solcher Fortpflanzung (vorzüglich Wärme und Feuchtigkeit) vorhanden sind, oder fehlen. S. Ansteckungsstoffe und die kleine Schrift: „Atmosphärische Krankheiten und atmosphärische Ansteckung von *C. W. Hufeland.* Berlin 1823. 8."

Ein zu starker Druck der Luft drängt die Säftmasse zu heftig von der Oberfläche des Körpers nach dem Innern, stört die Gleichmäfsigkeit des Blutumlaufs, verursacht Congestionen, nicht selten innere Blutungen, Blutschlagflufs, Blutspeien und andere Hämorrhagieen, mancherlei Unterleibsbeschwerden u. s. f. Bei vermindertem Druck der Luft verlieren die festen Theile an Cohärenz und Solidität, die Säfte strömen stärker nach der Peripherie des Körpers hin, und bekommen grofse Neigung zu Stockungen. Bei der unter solchen Umständen sich ausbildenden Plethora ad volumen tritt nothwendig Anschwellung der Gefäfse, besonders in den Lungen, daher oft Herzklopfen, Blutspeien und selbst Blutsturz ein. Auch bringt eine bedeutendere Verminderung des Drucks der Luft das Gefühl der Ermattung mit sich. — Hinsichtlich der Winde ist eine dreifache Art der Krankheitsentstehung möglich, denn wie das längere Ausbleiben der Winde, die Windstille, Krankheiten veranlassen kann (sie giebt Veranlassung zur Anhäufung und selbst zur Entwickelung schädlicher Stoffe in der Luft, daher auch die gröfsere Gefahr der Epidemieen bei anhaltender Windstille), so ist nicht selten die gröfsere Heftigkeit der Bewegungen in der Atmosphäre und der dadurch vermehrte Druck der Luft, und in andern Fällen wieder bald diese bald jene Eigenthümlichkeit der Winde als krankmachender Moment wirksam. Zu diesen Eigenthümlichkeiten insbesondere rechnen wir: die Gegend, aus welcher der Wind weht (Nordwinde und Ostwinde sind der Erzeugung entzündlicher Krankheiten, Südwinde und Westwinde der Ausbildung schleimiger und nervöser Uebel vorzüglich günstig), die Temperatur des Windes (so wird z. B. in Arabien der Samiel, in Italien der Sirocco fast lediglich durch die sengende Hitze, die er mit sich führt, der Gesundheit nachtheilig), ferner die Feuchtigkeit oder Trockenheit des Windes, endlich die oft in der Luft enthaltenen schädlichen Stoffe, welche durch die Winde einzelnen Menschen oder ganzen Gegenden zugeführt werden. Zu diesen Stoffen rechnen wir die sogenannten miasmatischen, welche epidemische Krankheiten oft über ganze Länderstriche verbreiten, erklären uns aber auf dieselbe Weise die specifische und anders nicht erklärte Schädlichkeit mancher Winde, namentlich des Gallago in Spanien, des Bise in der Gegend von Avignon, des Harmattan in Guinea, des Samum in Aegypten u. a. Zuletzt bemerken wir noch, dafs die Wirkung der Winde zum Theil auch von den Veränderungen abhängt, die sie in dem elektrischen Verhältnisse der Luft hervorbringen. — Unter den verschiedenen Wirkungsarten der Wärme und Kälte ist die uns am wenigsten bekannte die chemische, die wichtigste aber die dynamische, obwohl sie nur in der Idee von jener mechanischen zu trennen ist, die sich durch Ausdehnung und Zusammenziehung ausspricht. Jenes Hervortreten der Sensibilität, welches die Wärme bewirkt, erklärt uns nicht blofs, dafs in heifsen Klimaten oft der geringste Diätfehler die bedeutendsten Folgen hat, und die Heilmittel eine weit eindringendere Wirkung, als bei uns, äufsern, sondern auch, dafs in eben diesen Klimaten geringe Veranlassungen oft die heftigsten, selbst pestartigen Fieber mit den gefährlichsten Hirnzufällen (man denke nur an den Sonnenstich) und Krämpfe zur Folge haben. Es stört ferner die Wärme die Thätigkeit des reproductiven Systems, hindert die Ernährung, und dies um so mehr, als zugleich durch eben diesen Einflufs die Hautausdünstung vermehrt, und der in gröfserer Menge abgesonderten Galle eine krankhafte Schärfe mitgetheilt wird. Ueberdiefs vermehrt die Wärme die Thätigkeit der einsaugenden Gefäfse und begünstigt die Entwickelung der Ansteckungsstoffe; alle diese nachtheiligen Wirkungen aber bringt sie am leichtesten in jungen, schwächlichen, zu Krämpfen und daraus entspringenden Congestionen geneigten, und an diese Potenz nicht von Jugend auf gewöhnten Subjecten hervor. Dagegen wirkt die Kälte — wie dies schon die Natur nordischer Völker hinlänglich beweist — erregend auf das irritable System, herabstimmend auf die Sensibilität, daher erzeugt sie so leicht entzündliche Krankheiten, aufserdem aber vorzüglich solche, die in Unterdrückung der Hautausdünstung und Vermehrung der wäfsrigen und schleimigen Ausleerungen ihren Grund haben: Katarrhe, Asthma, Rheumatismen, Gicht, Durchfall u. s. w. Höhere Grade der Kälte unterdrücken, besonders in schwächlichen Subjecten, auch die Irritabilität, indem sie das Athmen und den Blutumlauf stören und zuletzt ganz aufheben, und es treten alle diese nachtheiligen Wirkungen am frühesten und sichersten bei bejahrten und zu Brustkrankheiten geneigten Subjecten ein. Weit schädlicher aber als hohe Grade der Wärme und Kälte wirkt der plötzliche Wechsel der Temperatur, besonders die Einwirkung der Kälte auf den erhitzten Körper, die Erkältung, in Folge deren wir katarrhalische und rheumatische Affectionen, Kolik, Ruhr u. s. f. eintreten sehen, und die, wenn sie einzelne Theile des Körpers trifft, z. B. die Lungen bei einem kalten Trunke, oft nur um so nachtheiliger wirkt, und im eben angeführten Falle sehr oft die Ursache von Lungenentzündung, Blutspeien und Lungenschwindsucht wird. — Das Licht wirkt unter gewissen Umständen krankmachend keinesweges allein auf das Sehorgan, sondern auch auf das gesammte Cerebralsystem und durch dieses auf den Gesammtorganismus. Das Uebermafs des Lichtes bewirkt leicht Ueberreizung, wie dies zum Theil der Sonnenstich, die bisweilen unter dieser Einwirkung eintretende rosenartige Entzündung der Haut mit nachfolgender Abschuppung derselben, und mancherlei Augenkrankheiten, Augenentzündungen, Lähmung der Netzhaut u. a. beweisen. Dagegen bleicht der Mangel des Lichtes — wegen zu geringer Entbindung des Sauerstoffes — die Haut, und hindert die Absonderung derselben, weshalb bei diesem Mangel leicht Ausschläge, welche lymphatische Feuchtigkeiten absondern, entstehen. Dazu kommt eine reichlichere Erzeugung des Blutwassers, bei welcher der Körper ein bleichsüchtiges Ansehn erhält, Steigerung der Empfindlichkeit des Nervensystems, und zuletzt erfolgt unter den

Symptomen der Abzehrung oder der Wassersucht der Tod. Dafs das Licht durch seine Farben schädlich auf den Organismus wirken könne, dürfen wir vielleicht aus den durch diese Farbe im chemischen Verhältnisse unbelebter Gegenstände hervorgebrachten Veränderungen, so wie aus den theils vortheilhaften, theils nachtheiligen Wirkungen schliefsen, welche gewisse Farben auf das Auge, und durch dieses Organ selbst auf das Gemüth äufsern. Das Licht bringt ferner auch in den elektrischen und thermometrischen Verhältnissen der Atmosphäre Veränderungen hervor, vermehrt die elektrische Spannung der Luft durch Verminderung ihrer Dünste, häuft die Wärme auf der Oberfläche des Körpers an u. s. f., und kann auch auf diese Weise, wie endlich durch das ungleiche Einfallen der Lichtstrahlen in die Pupille, Ursache von Krankheiten werden. — Die längere und stärkere Einwirkung der Elektricität verursacht Ueberreizung, Schmerzen, Stockung des Blutes und chemische Zerstörungen. Daher leitet *Hopf* von dem Uebermafse des in der Atmosphäre enthaltenen elektrischen Stoffes die epidemischen Entzündungsfieber her, und eben diesem Einflusse haben wir die Erscheinungen beizumessen, welche bei manchen reizbaren Individuen während der Gewitter einzutreten pflegen. Diese Zufälle — meistens nervöser und gastrischer Natur — pflegen bei Annäherung eines Gewitters am heftigsten zu seyn, und bei eintretenden Blitzen und Regengüssen wieder zu verschwinden; es sind indefs auch Fälle vom Gegentheile beobachtet worden. — Was die Wirkung galvanischer Einflüsse, die wohl der Wirkung des elektrischen Stoffes gleich ist, anbelangt, so sagt von ihr *Grassi* mit Recht: „Schädlich scheinen die galvanischen Einflüsse, vorzüglich auf zwiefache Weise dem Organismus werden zu können, nämlich durch die elektrische Spannung, die den im galvanischen Vorgange begriffenen Dingen zuströmet, oder durch das Vorwalten der damit verbundenen chemischen Veränderungen vor dieser." Dafs endlich der Magnetismus, wenn er wirklich ein in der Atmosphäre verbreitetes Agens ist, eben so wohl Krankheiten veranlassen, als Bedingung des Wohlbefindens seyn kann, dürfen wir vermuthen, aber die Verhältnisse, unter denen eines oder das andere geschieht, sind wir anzugeben noch aufser Stande.

Einflufs der Atmosphäre auf Verhütung und Heilung von Krankheiten. — Wie für den Gesunden der tägliche Genufs freier, reiner Luft unerläfsliche Bedingung der Erhaltung des Wohlbefindens ist, so erkennen wir in diesem Einflusse auch das vorzüglichste Mittel, durch Abhärtung des Körpers überhaupt und des Hautorganes insbesondere, den Ausbruch mancher drohenden Krankheit, vorzüglich kachectischer und nervöser Uebel, zu verhüten. In ausgebrochenen acuten Krankheiten wird durch die öftere Erneuerung der Luft im Krankenzimmer die Fieberhitze gemildert, der Uebergang entzündlicher Affectionen in nervöse oder faulige verhindert, und mancher ansteckende Stoff zersetzt. Welchen Charakter also auch das Fieber an sich tragen mag, immer mufs die Atmosphäre des Kranken möglichst rein seyn, zu welchem Zweck vorsichtiges Oeffnen der Fenster, Windöfen, Kamine, Essigräucherungen, das Besprengen des Fufsbodens mit Essig, und möglichst schnelle Entfernung aller stark riechenden Stoffe dienen. Nicht weniger dringend nothwendig ist der Genufs reiner atmosphärischer Luft in fast allen chronischen Krankheiten, indem er die Thätigkeit des irritabelen Systems anregt, die Reizbarkeit der Nerven herabstimmt, und der Reizung der Säfte zur Stockung und Zersetzung entgegenwirkt. Eine an Sauerstoff besonders reiche Luft zeigt sich vorzüglich heilsam in Krankheiten, denen ein Uebergewicht der Venosität, grofse Muskelschwäche, Erschlaffung der Respirationsorgane u. dgl. zum Grunde liegt. Die unathembaren Gasarten haben als Heilmittel nicht so viel geleistet, als man von ihnen eine Zeit lang erwartete. Indefs schreibt man doch dem Stickgase und kohlensaurem Gase die guten Wirkungen zu, deren manche Schwindsüchtige sich vom Einathmen der Luft in Kuhställen und des aus frisch gepflügter Erde aufsteigenden Dunstes erfreuten. Die oxydirte Salzsäure, in Gasgestalt, hat sich als das zweckmäfsigste Mittel, Contagien zu zerstören, bewährt; weniger haben als Heilmittel Stickgas, oxydirtes Stickgas und Wasserstoffgas geleistet, doch ist es dem gekohlten Wasserstoffgase beizumessen, dafs Fleischer, Fischer und Darmsaitenmacher nur selten von pneumonischen Zufällen ergriffen werden. — Was den Gehalt der Luft an Feuchtigkeit anbelangt, so würde unstreitig der gröfsere bei Subjecten von sehr gespannter reizbarer Faser Entzündungszufälle, Blutspeien, Krämpfe u. s. w., der geringere bei Individuen von schlaffer Constitution den Ausbruch mancher kachektischer Uebel zu verhüten im Stande seyn; es erlauben aber noch öfter die Verhältnisse in therapeutischer, als in prophylaktischer Hinsicht, die hygrometrische Beschaffenheit der Luft nach dem jedesmaligen Bedürfnisse zu wählen. In hitzigen Krankheiten namentlich darf zwar die Luft der Feuchtigkeit nicht gang ermangeln (weshalb man bei sehr trockner Witterung und grofser Hitze des Kranken den Boden des Krankenzimmers mit Wasser besprengt, und mit Wasser gefüllte Gefäfse, in die man blätterreiche Zweige von Weiden, Birken u. s. w. gelegt hat, an die Fenster des Zimmers in den Sonnenschein stellt), doch mufs in der Mehrzahl der acuten sowohl als chronischen Krankheiten die Luft, welche der Kranke athmet, mehr trocken als feucht seyn. Eine zugleich feuchte und mäfsig erwärmte Luft kann indefs in chronischen mit entzündlicher oder krampfhafter Spannung verbundenen Krankheiten, durch Milderung der Zufälle und selbst durch gründliche Beseitigung des Uebels heilsam werden. — Wie im Ganzen die schwerere Luft einer arteriellern, so wird die leichtere Luft einer venösen Constitution, prophylaktisch hülfreich und eben deshalb die leichtere Luft ein Heilmittel gastrischer und fauliger Fieber und chronischer kachektischer Krankheiten, die schwerere aber in den reinen Entzündungen, den activen Blutflüssen und in den aus erhöhter Irritabilität entspringenden Krämpfen heilsam. — Die Wärme wirkt prophylaktisch vorzüglich bei schwächlichen Subjecten, zumal solchen, die Anlage zu Brustkrankheiten haben, bei der sogenannten Plethora ad spatium, grofser Starrheit der festen Theile, und gesunkener Sensibilität; die Kälte hingegen verhindert Krankheiten, wenn sie auf Constitutionen einwirkt, die sich durch Schlaffheit, Neigung zu Dyskrasien, ächte Vollblütigkeit oder die sogenannte Pl. ad volumen, erhöhte Sensibilität oder Schwäche des Hautorgans auszeichnen. Was die Einwirkung der Wärme und Kälte auf den kranken Organismus anbelangt, so mufs sich in acuten Krankheiten in der Regel der Kranke in einer mehr kühlen, als warmen Temperatur befinden, vorzüglich in denjenigen Fiebern, die überhaupt eine antiphlogistische Behandlung fordern. Je weniger Lebensthätigkeit vorhanden ist, desto nöthiger ist dem Kranken mäfsige Wärme, weshalb diese auch in der Regel im spätern Verlaufe der Fieber angezeigt ist. Aufserdem kommt aber hierbei auch die eigenthümliche Natur mancher Krankheiten in Betracht, wie denn z. B. Masern, Katarrhe nnd Rheumatismen mehr Wärme fordern, als Pocken, in den entzündlichen Affectionen der Brusteingeweide die Wärme der Krisis förderlich, die Kälte hinderlich ist u. s. f. Höhere Grade von Wärme und Kälte werden in hitzigen Krankheiten nur dann heilsam, wenn entweder nur ein einzelner Theil des Körpers diesem Einflusse ausgesetzt wird, oder die Einwirkung auf den Gesammtorganismus nur einen sehr kurzen Zeitraum einnimmt. Was aber und wieviel unter diesen Bedingungen jener Einflufs, und namentlich die Bäder, als Heilmittel leisten, kann hier nicht weiter erörtert werden. In den chronischen Krankheiten ist im Ganzen mehr die Wärme, als die Kälte empfehlenswerth, zumal wo die festen und flüssigen Theile einer gröfsern Expansion bedürfen. Insbesondere ist der Aufenthalt in einer wärmern Atmosphäre Lungenschwindsüchtigen zuträglich, bewährt sich aber in vielen krampfhaften Krankheiten weniger heilend, als die Beschwerden palliativ mindernd. In vielen Profluvien und Adynamieen ist geradehin ein bald kühleres, bald wirklich kaltes Verhalten zur Heilung erforderlich. — Der verminderte Einflufs des Lichtes zeigt sich in allen acuten Krankheiten, besonders den entzündlichen, vor allen in der Hirnentzündung heilsam; in der Tobsucht ist völlige Verfinsterung des Krankenzimmers oft ein dringendes periodisches Bedürfnifs. Dagegen ist ein häufiger Genufs freier Luft, zumal an sonnigen Tagen, ein treffliches Förderungsmittel der Cur fast aller chronischen Krankheiten, und dafs die Concentration der Sonnenstrahlen auf einzelne leidende Theile (ἡλιοθερμος, Insolation) sich in manchen chronischen

Krankheiten, z. B. Gicht, Hautausschlägen, Lähmungen u. s. w. sehr hülfreich zeigt, war schon den Alten wohl bekannt. — Der günstige Einflufs der Elektricität auf Krankheiten hat sich besonders in Lähmungen, selbst Blödsinn, Scheintod, Krämpfen, rheumatischen, gichtischen und andern schmerzhaften Beschwerden, Drüsenverhärtungen, Unterdrückung der Menstruation, und der mit diesen verwandten Krankheitsformen bewährt, und eben so ist der Galvanismus bei jenen Krankheiten am heilsamsten gewesen, die mit Schlaffheit und Reizlosigkeit verbunden sind, insbesondere beim Scheintode und Lähmung einzelner Theile. Auf den heilsamen Einflufs, den der Magnetismus, als kosmische Potenz betrachtet, auf krankhafte Zustände haben mag, würde uns — wenn anders jenes Agens erwiesen wäre — die glücklichen Veränderungen schliefsen lassen, welche der individuelle, durch Manipulationen in Wirksamkeit gesetzte, Magnetismus im kranken Organismus hervorbringt. Den hierüber gesammelten Erfahrungen gemäfs ist der Magnetismus in Krankheiten des Nervensystems, besonders der Ganglien, in Krämpfen aller Art, hauptsächlich solchen, die aus Anomalien des Sexualsystems, zumal der Frauen, entspringen, in schmerzhaften Zufällen am wirksamsten und hülfreichsten.

Wir haben uns im Vorstehenden mit einer kurzen Uebersicht der Momente begnügen müssen, durch welche die Atmosphäre in ätiologischer und therapeutischer Hinsicht dem Arzte wichtig ist; den Gegenstand zu erschöpfen erlaubte der verstattete Raum nicht, und hätte er es vergönnt, so würde doch die Lage der Wissenschaft uns bald die Schranken gezeigt haben, über die wir, für jetzt wenigstens, nicht hinauskommen. Wir kennen Vorgänge in der Atmosphäre, die in den bisher bekannten Bestandtheilen und Eigenschaften derselben, ihre Erklärung nicht finden, am wenigsten den Gesetzen der Chemie folgen, der nur das Todte angehört, und die uns eben deshalb auf jenes eigenthümliche Leben der Atmosphäre zu verweisen scheinen, von welchem oben die Rede gewesen ist. Aber dürfen wir hoffen, dieses Leben genügender erklären zu können, als irgend ein anderes? Oder dürfen wir, da der atmosphärische Einflufs zu den complicirtesten gehört, uns auch nur schmeicheln, in allen einzelnen Fällen, in denen er näher in Betracht kommt, den jedesmaligen Antheil richtig würdigen zu können, den jeder einzelne Moment dieses Einflusses an der Totalwirkung hat? — Es scheint die sich von selbst ergebende Antwort auf diese Frage ganz geeignet zu seyn, uns vor jener Einseitigkeit für immer zu schützen, mit welcher die Aerzte so lange diesen hochwichtigen Gegenstand beurtheilt haben.

Litteratur.

F. B. de Sauvages, Dissert. ou l'on recherche, comment l'air suivant ses differentes qualités agit sur le corps humain. Bordeaux. 1753.

C. Linné, Diss. sistens respirationem diaeteticam. Upsal. 1762. 4.

Corny, Notae ad Hippocratis *περι αερων υδατων τοπων*. Paris. 1800.

Höchstetter, Diss. sistens chemiae pneumaticae rationem ad scientiam medicam. Jenae. 1802.

Cavallo, Versuch über die med. Anwendung der Gasarten. A. d. Engl. von *A. N. Scherer*. Leipzig. 1799. 8.

R. F. Becker, Abhandl. von der Wirkung der äufsern Wärme und Kälte auf den menschl. Körper. Göttingen. 1804. 8.

J. C. Ebermeier, Vers. einer Geschichte des Lichts in Rücksicht seines Einflusses auf d. gesammt. Natur und auf d. menschl. Körper, aufser dem Gesichte. Osnabrück 1799. 8.

Bertholon de St. Lazare, die Elektricität aus medicinischen Gesichtspunkten betrachtet. A. d. Franz. von *F. A. Weber*. Bern. 1784. 4.

F. L. Augustin, Versuch einer vollständigen systematischen Geschichte der galvanischen Elektricität und ihrer medicinischen Anwendung. Berlin. 1813. 8.

C. A. F. Kluge, Darstellung des animalischen Magnetismus. Dritte Aufl. Berlin. 1819. 8.

Kl — e.

ATMOSPHAERE, sensible, oder der Nerven. S. Nervenatmosphäre.

ATOM in physischer oder philosophischer Bedeutung, bezeichnet ein Körpertheilchen, welches nicht weiter getheilt werden kann, von α privativ. und τεμνεῖν schneiden. Die atomistische Philosophie rührt von *Leukipp* und *Demokrit* her, und war wie die ältere griechische Philosophie überhaupt, eine tiefsinnige Lehre, die sich auf das Volle und Leere, das Dasein und die Negation gründete. *Epikur* machte sie populär; die unendliche Theilung verwandele die Materie in Nichts und Nichts könne in Nichts verwandelt werden, folglich müsse es untheilbare Theilchen, Atome, geben.

Gassendi erneuerte diese Philosophie im 17ten Jahrhundert; sie ist noch die herrschende im Auslande, in Deutschland setzten sich ihr *Leibnitz* und später *Kant* mit Glück entgegen, und die jetzige Philosophie der Deutschen hat eine ganz entgegengesetzte Richtung. *Epikur* hat Recht, das Fortschreiten in's Unendliche kann nicht vollendet vorgestellt werden, eben weil es ein Fortschreiten ist, aber wir können eine abnehmende unendliche Reihe denken, sogar summiren, ohne uns das letzte Glied vorzustellen. Man kann eine Philosophie, welche sich willkürlich beschränkt, eine atomistische nennen, aber zum Fortschreiten der Naturwissenschaften gehört oft eine Selbstbeschränkung.

Die methodische Schule der alten Aerzte, führte die atomistische Philosophie in die Arzneiwissenschaft ein. Ganz atomistisch redete *Asklepiades* von dem Einschieben der Theilchen in die ähnlich gebildeten Poren, woraus er viele physiologische Erscheinungen herleitete. Glücklicher bezeichnete *Themison* das Volle und Leere durch das Strictum und Laxum.

Atom hat jetzt in der Chemie eine ganz andere Bedeutung. Allerdings ist der Gebrauch des Wortes durch *Dalton* gewöhnlich geworden, welcher die chemische Verbindung durch eine Zusammenstellung von Kügelchen darzustellen suchte, aber man wendet das Wort Atom an, ohne an diese Darstellung zu denken. Es bedeutet dann nur Zahlen- oder Mengen-Verhältnisse der Bestandtheile zu einander. Wenn man sagt, das schwarze Quecksilberoxyd halte ein Atom Sauerstoff, das rothe hingegen zwei Atome, so heifst dieses nur, dafs in dem rothen Quecksilberoxyd sich zweimal soviel Sauerstoff befinde, als im schwarzen, nämlich in gleichen Mengen derselben. Wie wenig man die Bedeutung des Wortes Atom in älterer Bedeutung festgehalten hat, sieht man daraus, dafs man das Gewicht eines Atoms von schwefelsaurem Natron u. dgl. sucht, also eines zusammengesetzten Atoms. Es bedeutet auch hier nur eine Verhältnifszahl, wodurch die nothwendige Menge eines Körpers bei Verbindung und Zersetzung angezeigt wird. S. Chemische Proportionslehre. L — k.

ATONIA. Mangel an Tonus. Unter Tonus der Faser versteht man den gehörigen Grad von Cohäsion oder Festigkeit derselben (todte Kraft), zugleich aber auch die in genauem Zusammenhang damit stehende lebendige Spannung oder Elastizität, deren Daseyn sich am Besten durch die Erschlaffung der Fasern im Tode nachweisen läfst. Das Wort Atonie wird also, genau genommen, zur Bezeichnung desjegen krankhaften Zustandes gebraucht, wo der Normalgrad der Cohäsion und Lebensspannung der Faser im Ganzen oder eines Systems vermindert ist. (Erschlaffung, Abspannung, Organische Schwäche.) — Also wesentlich verschieden von der sogenannten dynamischen, die sich auf die Erregbarkeit bezieht, denn diese kann sich bei der Atonie sowohl in einem erhöhten als auch verminderten Zustande befinden. H — d.

ATRABILARIAE CAPSULAE. S. Nebennieren.

ATRA BILIS. *Morbus atrabilarius*, *Cachexia*, *Intemperies atrabilaria*, *Constitutio atrabilaria.*

Unter Atra bilis, schwarzer Galle, Melancholia der Alten, (von μέλας, schwarz und χολή, Galle), *Atrabile, Bile noire, Melancolie* der Franzosen, *Black bile* der Engländer, versteht man nicht blofs, der ursprünglichen Wortbedeutung gemäfs und im eigentlichsten Sinne, eine in allmähligen Abstufungen von heller und dunkelgrüner Farbe, bis zur Dintenschwärze entfärbte reine Galle, sondern auch eine Mischung von Galle, Fett, Schleim, Blut, harzigen Theilen, und sonstigen in dem Darmcanale befindlichen fremden und verdorbenen Stoffen, die, durch Erbrechen oder Stuhlgang aus dem Körper gebracht, eine bald dünnere, bald dickliche, zähe, theerartige Consistenz hat, oder auch in festeren Kothklumpen sichtbar ist, und meistens mit einem, dem flüssigen Peche ähnlichen Ansehen, einen eigenthümlichen widrigen, zuweilen aashaften oder moderigen, Geruch verbindet. Sie geht aber auch in einer rufsigen oder rostfarbigen Gestalt, wie ein schwarzes Pulver, wie Kaffesatz, wie dunkelgefärbte Hefe, mit den Excrementen ab.

Oft besitzt sie eine eigene, insgemein säuerliche, Schärfe, die selbst so ätzend seyn und werden kann, dafs sie die Blutgefäfse, worin sie stockt, zerfressen, ausgeworfen Farben zerstören, mit Erden brausen, beim Ausbrechen Schlund

und Mund angreifen, und die Zähne stumpf machen kann. Nicht selten ist sie jedoch auch alcalisch und faul, wozu sie an sich am geneigtesten von allen andern Säften des thierischen Körpers ist, und verbreitet einen cadaverösen Geruch, welches vorzüglich der Fall ist, wenn sie aus Galle und Blut, und andern zur Fäulnifs geneigten Stoffen zusammengesetzt ist. Dagegen zeigt die ausgeleerte Materie zuweilen gar keine Schärfe, weder auf der Zunge, noch bei andern Berührungen der Haut, und hat auch kaum einen Geruch. Sie soll sogar einen süfslichen Geschmack haben können.

Ihre Farbe läfst sich nicht rein auswaschen, und färbt selbst Silber schwarz. Die Materie im Magen beim schwarzen Erbrechen hat man so gefunden, und ganz verschieden von der Galle in der Gallenblase, deren Beimischung bei den Anstrengungen des Erbrechens, dennoch einen bittern Geschmack verursachen kann.

Mit dem Namen „schwarzer Galle" im weiteren Sinne, belegt man nicht weniger blofses schwarzes Blut, das, seiner wäfsrigen Theile beraubt, mehr und weniger verdickt, und schwerflüfsig in den davon varicös aufgeschwollenen Gefäfsen des Unterleibes, oder in der damit angefüllten Milz, stockt, und in den Darmkanal ergossen, auf mancherlei Weise entartet, selten allein und für sich, sondern meistens mit Galle, Darm- und Magensäften, Cruditäten u. s. w. in den Ausleerungen zum Vorschein kommt, wie dies in den Artikeln Melaena, Blutbrechen u. s. w. näher erörtert wird. Zuweilen ist die schwarze Materie deutlich aus entzündeten Stellen im Magen abgesondert worden.

In den frühesten Zeiten statuirte man eine gesunde und eine abnorme Atra bilis. Jene gehörte zu den wesentlichen Bestandtheilen des Bluts. Abnorm ward sie, wenn sie quantitativ oder qualitativ von der Regel abwich, oder sich von den übrigen gesunden Säften absonderte. Auch nannte man sie Bilis adusta, wodurch ihre Verdickung, als Folge des Verlustes der wäfsrigen Theile der Säfte, verstanden wurde. Daher sie ein Product des Herbstes nach grofser Hitze ist.

Auf allen Fall sieht man, dafs diese Materie, die man

schwarze Galle nennt, nicht immer von gleicher Beschaffenheit sey, noch immer aus derselben Quelle fliefse. Es läfst sich nicht bezweifeln, dafs oft der Grund der schwarzen Galle, das heifst der Stoff zu dem schwarzen Pigmente, wovon sie ihre Farbe erhält, unmittelbar im Blute, als ein Bestandtheil desselben, und den von ihm abgeschiedenen Säften liege, mit diesen in dem Darmcanal abgesondert werde, und den Inhalt des Darmcanals schwarz färbe. Das schwarze Blut, oder der Humor atrabilarius des Bluts, woher die Cacochymia s. Intemperies atrabilaria, kommt theils aus der Milz, die man vormals für die Niederlage der überflüssigen Atra bilis hielt, durch die Vasa brevia in den Magen, theils aus der Leber durch den gemeinschaftlichen Gallengang in den Zwölffingerdarm, vermischt sich hier mit der Galle u. s. w.

Blut und Galle sind reich an Kohlenstoff, dessen Anhäufung von mehreren krankhaften Ursachen bewirkt wird. Man hat geglaubt, dafs die Leber besonders sein Secretionsorgan sey. Die anomalen Pigmente *Heusinger's*, dem wir die lehrreichsten Erörterungen in dieser Sphäre zu verdanken haben, sind nach ihm das was die Alten schwarze Galle nannten, und das Zeichen eines Uebergewichts des Brennstoffs entweder im ganzen Körper, oder nur in einzelnen Theilen desselben. Merkwürdig bleibt hierbei immer, dafs gelbe Galle im Marienbade bei gelindem Feuer schnell grün, dann aber dintenschwarz wird. (Nach *Willis* Angabe, s. *Bianchi* hist. hep. I. p. 175.) Unsre eingedickte Ochsengalle in den Apotheken ist darum schwarz, verräth aber ihre Natur, sobald man sie auf weisses Papier streicht, das davon gelb wird. Dafs die Galle Stickstoff, Wasserstoff und Kohlenstoff enthalte, ist wohl keinem Zweifel unterworfen. Bei der Verdünstung frischer Galle im Marienbade, oder auf offenem gelindem Feuer, entweicht der sich mit dem Wasserstoff verbindende, von *Thenard* erwiesene, Stickstoff, als Ammonium, und der nicht flüchtige Kohlenstoff bleibt im Rückstande, und verdunkelt und schwärzt diesen mithin, wie eigene Versuche mich auch belehrt haben.

Von der Kohle des Blutes und ihren merkwürdigen Verhältnissen, hat schon *Haller* (Elem. Physiol. T. II. Lausann. 1760. 4. S. 110.) die Analysen und Beobachtungen angezeigt.

In älteren Zeiten ward die Quelle der schwarzen Galle in den Nebennieren (renes succenturiati, glandulae suprarenales), die darum auch capsulae atrabilariae genannt wurden, gesucht. Zwar schliefsen diese drüsenartigen Theile eine kleine Höhlung, und diese einige dunkelbraune, süfslich schmeckende, Feuchtigkeit in sich; da sie aber keinen Ausführungscanal haben, und, so grofs sie im Fötus sind, in Erwachsenen fast gänzlich verschwinden, so ist man längst von dieser Meinung abgewichen.

Fourcroy hat solche schwarze Massen, die er auch für Galle hielt, untersucht, und gefunden, dafs sich ein Theil davon in Alcohol auflöfste, und, niedergefallen, sich wie das Fett der Gallensteine verhielt. Nach desselben Untersuchungen (Samml. auserles. Abhandl. z. Gebr. f. pr. Aerzte XV. 392.), fanden sich in zwei Leichen die Gedärme mit einer zähen, dicken, klebrigen und dem Anscheine nach schwarzen Stoffe überzogen, der sehr fest anhing. In dem einen Körper blieb nur ein enger Canal in der Mitte übrig, der nur den dünnsten Theil des Stuhlgangs durchliefs. Auf weifses Papier etwas davon gestrichen, färbte er dieses saftgrün. In Wasser aufgelöfst zeigte sich dieselbe Farbe, und es fielen viele kleine, schwarze Schuppen nieder. In der andern Leiche war dieser Ueberzug nicht so dick, aber von gleicher Beschaffenheit. Beides war also wirkliche Galle, die schwarze Galle der Alten.

In *Heusinger's* physiol. pathol. Untersuch. 1s Hft. S. 122. f. findet sich ein Auszug aus den Abhandlungen der Herrn *Physik*, *Ffirth*, *Cathoall* und *Alfonso Maria*, welche die im gelben Fieber ausgebrochenen, von der Schleimhaut des Magens und des Darmcanals abgesonderten schwarzen Substanz, untersucht haben. Das Resultat dieser Untersuchungen war keinesweges immer dasselbe. Es wurden, aufser einer Menge Wasser, eine harzige, schleimige Substanz, eine eigene freie Säure, salzsaures Natron, Eyweifs, phosphorsaure und salzsaure Kalkerde, eine fette, thierische Substanz, und eine bedeutende Menge Eisen darin gefunden. Die schwarze Masse im Magen war der in der Gallenblase bald

bald ganz ähnlich, bald ganz verschieden davon. Es bestätigt sich mithin, dafs die ausgeleerten schwarzen Materien von verschiedener Beschaffenheit sind, und man nicht alles, was aus dem Magen und Darmcanale Schwarzes abgeht und ausgeleert wird, schwarze Galle nennen sollte, wenn gleich sich schwerlich überall eine scharfe Linie zwischen dem, was nicht so heifsen dürfte, ziehen lassen möchte.

So viel die ältesten Aerzte, *Hippocrates*, *Galenus*, *Rufus Ephesius*, *Aretaeus* u. s. w., in den Zeiten der alleinherrschenden Humoralpathologie der schwarzen Galle zuschrieben, indem sie sie für die mächtigste Potenz der wichtigsten und gefährlichsten Krankheiten hielten, so hat man sie späterhin fast ganz in Zweifel gezogen, und sogar für ein Phantom gehalten. Den nicht zu verkennenden schwarzen Abgang durch Stuhlgang und Erbrechen, sah man für extravasirtes und geronnenes Blut an, das im Darmcanale gestockt hatte und schwarz geworden war. Indefs wurden in zergliederten Leichen allerdings die Milz mit einer, dem geschmolzenen Peche ähnlichen Materie, aber auch in andern die Gallenblase mit schwarzer, zäher, wirklicher Galle angefüllt, und wiederum eine dieser ganz ähnliche schwarze Masse im Magen gefunden, deren bitterer Geschmack nebst der gelben oder grünen Farbe, welche sie mit Wasser verdünnt, auf weifses Papier gestrichen, dieser mittheilte, deutlich die Galle verrieth.

Lorry (de melanchol. et morbis melanchol. T. I. p. II. Cap. II. p. 300.) und viele Aerzte nach ihm haben die schwarze Galle als Ursache einer bedeutenden Zahl von krankhaften Zufällen und schweren Krankheiten, aufser Zweifel gesetzt. *v. Swieten* (Comment. in Aphor. *Boerh.* T. III. p. 461. f.) hat den Begriff der Atra bilis am besten und ausführlichsten entwickelt. Aber eine Menge ausgezeichneter und erfahrner praktischer Aerzte, *Kämpf*, *Reil*, *Metzler*, *Marcard*, *Lentin*, *Thilenius*, *Wendelstadt*, *Schmidtmann* u. s. w., haben durch vielfältige Erfahrungen bestätigt, dafs sehr viele, sowohl acute als chronische Krankheiten, nach gelungener Ausleerung schwarzer, theerartiger Materien, durch Natur und Kunst geheilt worden sind. Auch hat man in den Leichen solcher Kranken mehr und weniger Eingeweide, Magen und Gedärme, und das ganze Gefäfssystem im Unterleibe, ausgedehnt, hart, von einem zähen, dunkelgefärbten Blute, von schwarzer Galle und dunkelgefärbten Materien vollgepfropft gefunden. *Cleghorn* in Minorca fand in mehr als 100 von ihm geöffneten Leichen dieser Art, die Milz vergröfsert und weich, und die Gallenblase und den Magen voll Galle und gallichter Stoffe u. s. w. Vergl. die Beobachtungen in *Th. Simon* de re med. Dissert. quatuor. Diss. 4. Die Milz war ganz schwarz, glatt und glänzend, innerhalb voll einer pechartigen, flüssigen Materie.

J. B. Bianchi hist. hep. Genev. 1725. T. 1. p. 231. hat, so wie *J. M. Lancisius* de noxiis palud. effluv. Rom. 1717. nach bösartigen Fiebern nicht allein schwarze, sondern auch pechzähe und höchst stinkende Galle in der Gallenblase gefunden. Wird das Pigment hier im Körper, wie dort im Kolben, durch die Hitze entwickelt? oder welche Veränderung geht sonst dadurch mit ihr vor? Uebrigens ist zu wissen, dafs das, was man in den Leichen findet, oft eine Folge der Krankheit ist.

Die Diagnosis der schwarzen Galle liegt oft klar genug am Tage, wenn sie sich in den Ausleerungen zeigt. Nicht selten kann sie aufserdem aus mehreren Zeichen und Zufällen erkannt werden. Zuweilen gehört ein scharfes Auge dazu, diesen schwarzen Feind im Hinterhalte zu entdecken.

Die Wirkungen und Zufälle der schwarzen Galle, sind nach ihrem Sitze und ihrer besondern Mischung und Beschaffenheit, nach den Ursachen, der Individualität des Kranken, den Complicationen u. s. w. so mannigfaltig und verschieden, dafs fast kein Fall dem andern ganz ähnlich sieht.

Zu den beständigsten und gewöhnlichsten Zufällen und Zeichen eines atrabilarischen Zustandes, die jedoch bei weitem nicht immer sämmtlich, oft nur einzeln, und unter gewissen Bedingungen zugegen sind, und deren relatives Zusammentreffen nur dem verständigen Diagnostiker das wahre Bild vor die Augen stellt, gehören mehr und weniger und in verschiedenen Graden folgende:

1) alle diejenigen, welche Unordnungen und Abnormitäten in der Funktion der Verdauungswerkzeuge, in den Präcordien und im Unterleibe, zu erkennen geben, als unrei-

ner Mund, saurer Speichel, verdorbener, saurer, fader oder bitterer, fauler Geschmack, solches Aufstofsen, Sodbrennen, schmutzige, verdorbene Zähne, lockeres, entfärbtes Zahnfleisch, öfteres Spucken, Beängstigungen und Unruhe, übelriechender Athem, Mangel an Efslust, oder widernatürlich scharfer Appetit, dessen Befriedigung zuweilen eine kurze Linderung verschafft, meistens aber schnelle Sättigung herbeiführt oder übel bekommt, Aufblähung nach jedem Genusse, Uebelkeiten und Erbrechen, grofser Durst, mehr und weniger gelblich oder schwärzlich belegte Zunge, Schmerz und Wundseyn der zuweilen ganz reinen Zunge, mit rother Spitze und rothen Rändern, Aphthen, Schwindel, Ohrenbrausen, eingenommener, schwerer Kopf, Beschwerden, Spannung, Empfindlichkeit der Präcordien, eines oder beider Hypochondrien, Klopfen in den Präcordien, im Unterleibe, Flatulenz, Coliken, Seufzer, Herzklopfen, Schläfrigkeit, Schluchzen, Stuhlzwang, Verstopfung, oder kleine, wäfsrige, stinkende, unbefriedigende Stühle, oder trockner, harter, zäher, schwärzlicher, abgerundeter Stuhlgang, Brand und Hitze im Leibe, Hämorrhoiden, Schlaflosigkeit, dunkel gefärbter, trüber, dicker, leimichter, zuweilen schwarzer, oder wäfsriger Urin, gelblich grünliche Augen, anfangs bleiches, dann braunes, dunkles, gelbliches, schwärzliches, trübes Gesicht, ein finsterer, mürrischer Blick, tiefliegende, glanzlose, mit blauen Ringen umgebene Augen, äufserlich fühlbare Anschwellungen, Verhärtungen der Milz, der Leber, der Gebärmutter u. s. w.

2) Die Beschaffenheit und die Funktionen des Haut- und Nerven-Systems, das Gemeinfuhl, die Integrität der Sinne, werden so oft von den Leiden des Unterleibes alterirt, so dafs sie sich auch theils für sich, theils in ihren mannigfaltigen Verbindungen, einander verrathen und zu Merkmalen dienen. Daher die dunkle, braune, gelbliche Farbe der Haut, Neigung zu kalten Extremitäten, überhaupt ein frostiges Wesen, blasse, steife, träge Lippen, blasse Nägel, trockne, keiner bedeutenden Ausdünstung fähige Haut, oder klebrige, übelriechende Schweifse, Nachtschweifse, Aderknoten, besonders an den untern Gliedmafsen, blaue Adern, Jucken in der Haut, Ausschläge auf derselben, Geschwüre, zuwei-

len schwärzlich gefärbte, allerlei Verhärtungen und Geschwülste daselbst, Kälte hie oder da in der Haut, die der Kranke nicht fühlt, Kälte auf dem Scheitel, die sich nach dem Nacken herunterzieht, Abmagerung, Brennen in den Händen und Fufssohlen, fliegende Hitze, ein lästiges Ziehen und Schmerzen in allen Gliedern, Einschlafen derselben, Schwere und Trägheit des ganzen Körpers, Empfindlichkeit gegen die Luft, Zittern der Glieder und Zuckungen, Genitalreiz, Schmerzen in den Füfsen und Waden, Ausfallen der Haare, Ausschläge und Schweifse, Jucken an den Geburtstheilen, viel Urinlassen, dunkelbrauner, schwarzer Harn.

3) Mehr und weniger leiden daher nun auch der Puls, und der Athem, welche beide meistens, wenn kein Fieber sie beschleunigt, langsamer als gewöhnlich sind. Der Puls weicht auch nicht selten von seiner Ordnung ab, wird unregelmäfsig, ungleich aussetzend.

Aus allen diesen Zufällen und Erscheinungen, ihren Folgen und Combinationen bilden sich eine Menge förmlicher, nahmhafter Krankheiten, theils acuter, theils chronischer Art, die als Wirkungen der schwarzen Galle noch besonders genannt werden müssen.

Man unterschied vormals die Bilis atra in calidam und frigidam. Jene erregt durch ihre Schärfe Krämpfe, Fieber, Entzündungen, oder bringt, durch den gemeinschaftlichen Gallengang hervorgedrungen und an den Gedärmen festgeklebt, Ruhren, Cholera, grofse Schmerzen, Angst und Ohnmachten hervor. Von dieser, bei der das Glutinöse und Erdige hervorsticht, die Galle mildert und einwickelt, entstehen kalte, chronische Krankheiten. Das Blut bewegt sich hier schwer durch die Gefäfse, der Puls schlägt schwach, langsam, die Präcordien sind sehr belästigt u. s. w. Die Atra bilis durchläuft mehrere Stadien. Anfangs macht sie leichte Stockungen, allmählig festere, endlich löfst sich die festsitzende schwarze Galle von jeder Ursache auf, wird scharf, wirft ihre Umkleidung ab und wütet, wie bald näher beschrieben werden wird.

Zu den acuten Wirkungen gehören, aufser dem furchtbaren gelben Fieber, ein eigenes atrabilarisches Fieber, das in feuchten, sumpfigen, heifsen Gegenden, endemisch ist, und ausserdem öfters in verschiedenen Gestalten, nach heifsen Sommern, nach Ueberschwemmungen, auch mit Entwickelung eines Contagiums, epidemisch herrscht, besonders unter der Gestalt von unregelmäfsigen bösartigen Wechselfiebern, wovon die Geschichte der Medicin, von den ältesten Zeiten her, eine Menge Beispiele liefert, und noch neuerlichst die verheerende Epidemie zu Gröningen u. s. w., an den nördlichen Küsten von Holland und Ostfriesland, einen sprechenden Beweis gegeben hat. (S. Mittheilungen über das europäische Sommerfieber des J. 1826., in *Gerson* und *Julius* Mag. d. ausländ. Lit. d. gesammt. Heilk. Hamb. 1827. Jan. Febr.) Solche Fieber haben auch in mehreren andern Ländern und Provinzen von Deutschland, zu gleicher Zeit und aus gleichen Ursachen geherrscht.

In den Leichen fand man, nebst organischer Entartung der Leber, wie *Cleghorn* in Minorca (s. oben), die Milz in einem aufgelockerten und aufgelöfsten Zustande, und häufig mit einer dünnflüfsigen, chocoladenfarbenen Masse angefüllt, so wie die Gallenblase ungewöhnlich ausgedehnt, und mit einer häufig schwärzlichen Galle angefüllt. Auch in der jüngsten Epidemie in Holland u. s. w., fanden sich Ueberfüllung der Milz mit aufgelöfstem oder dickgeronnenem Blute, die Gallenblase voll dicklicher, dunkelgefärbter Galle, das Netz mit schwarzen Puncten besetzt. Ueber die in dieser Art vorgehenden Abnormitäten der Milz, hat *C. F. Heusinger* in seinen Betr. und Erfahr. über die Entzündung und Vergröfserung der Milz. Eisenach. 1820. nebst den Nachträgen. 1823., sehr lehrreiche Nachrichten gegeben. Nicht weniger zeigten die Leichen in jenen verheerenden Seuchen, das Gehirn und dessen Häute überfüllt mit schwarzem Blute, und zuweilen blutige Extravasate in den Gehirnhöhlen.

In diese Categorie mufs man auch Stick- und Schlagflüsse, die Cholera, Blutstürze, Leber- und andere Entzündungen, die sogenannte falsche Lungenentzündung, oft wiederkehrende Rosen, Abortus, Furunkeln, Carbunkeln, das schwarze Erbrechen, aufnehmen.

Zahlreich ist die Classe der chronischen Uebel, welche eine Wirkung der schwarzen Galle seyn, zum Theil aber auch diese hervorbringen können. Dergleichen sind: Hypochondrie, Hysterie, Melancholie, Maine, Melaena, Nervenkrankheiten aller Art, selbst Epilepsie, Catalepsie, Tetanus, andre Krämpfe, Gicht und hartnäckige Rheumatismen, Blutflüsse, Geschwüre, Flechten und andre Hautkrankheiten, langwierige, hartnäckige Kopfschmerzen, Migräne, Prosopalgie, langwierige Augenfehler, Gesichtsschwäche, schwarzer Staar, Asthma und Schwindsucht, chronischer Husten, oft mit grünlichem, eiterartigem oder dunkelm, schwärzlichem, erdigem Auswurfe, Trommelsucht, anginöse Halsbeschwerden, Blennorrhoeen, besonders hartnäckiger weifser Flufs, Infarcten aller Art, vorzüglich die schwarzgallichten sammt ihren Folgen, mit fühlbaren Anschwellungen der Milz, der Leber, der Gebärmutter, Tuberkeln in den Lungen, Scirrhen und Krebse, Gelb- und Schwarzsucht, übelriechende allgemeine oder topische Schweifse, Anomalieen, auch Verspätung der Menstruation, übermäfsige Pollutionen, allerlei Beschwerden und tief sitzende Schmerzen im Perinäum, Urinbeschwerden aller Art, Verhaltungen und Incontinenzen desselben, der Alp u. s. w.

Sehr wichtig ist der Einflufs schwarzgallichter und anderer Infarcten auf **die Haut** und ihre Functionen. Sogar hat man der Wirkung eines jeden verstopften Eingeweides auf die Haut, eine besondere Stelle derselben anweisen wollen. Eigene Empfindungen von Kälte am linken Fufse, in einem bestimmten Umfange, so wie auch Geschwüre am linken Fufse, hat man bei Verstopfungen der Milz bemerkt. Man kennt die Schmerzen der rechten Schulter, des rechten Schenkels, das Brennen der Handflächen, bei Leberleiden, den Kupferausschlag im Gesichte nach dem Aufhören der Menstruation, bei Trinkern. Flechten, Gicht, sind so oft Producte von Infarcten, besonders der schwarzgallichten, und erfordern zu ihrer gründlichen Heilung eine Cur gegen dieselben. Ueber Gicht von schwarzer Galle erzeugt, verdient *Grant* vorzüglich gelesen zu werden. Nicht selten gehen nach einem Anfalle von Podagra und Hämorrhoiden, auf ein gegebenes Purgirmittel pechartige Unreinigkeiten durch den Stuhl ab, dergleichen auch ausgeleert werden, wenn das hypochondrische Uebel sich zu bessern anfängt.

Auch der Uterus leidet daher an oberflächlichen Exulcerationen, wovon ein juckender und hartnäckiger weifser Flufs, und selbst der Krebs entstehen können. Wenn der Krebs ein Erzeugnifs der schwarzen Galle seyn kann, so wird begreiflich, dafs, wenn das Messer ihn z. B. von der Brust auf das Geschickteste auch wegnimmt, darauf früher oder später anderwärts andere Uebel sich entwickeln, Blutanhäufungen und Verhärtungen in der Gebärmutter, besonders bei älteren Personen, oder solchen, die nie geboren haben, wegen der nicht hinlänglich entwickelten oder erweiterten Blutgefäfse, deren Rigidität auch eine frühere Cessation der monatlichen Periode verursacht. Auch können es Infarcten in andern Eingeweiden des Unterleibes seyn, oder andere Geschwüre, worauf endlich Wassersucht und Tod erfolgen.

Die atrabilarische Materie kann lange, ohne eine bedeutende Schärfe anzunehmen, oder ohne auffallende Wirkungen hervorzubringen, in den Praecordien stocken. Sobald sie aber durch zufällige Ursachen, oder durch die Kunst aufgelöfst und mobil zu werden beginnt, bricht sie mit ihrer Schärfe und giftigen Eigenschaft hervor, und offenbart sich, im schlimmsten Falle, durch die bedenklichsten Erscheinungen und Zufälle: kalte Schweifse, unlöschbaren innern Brand und Durst, den heifsesten Athem, das schärfste saure Erbrechen, Verwirrungen und Hirnwuth, grofse Beängstigungen, Ohnmachten, Zuckungen, Apoplexieen und Lähmungen, die heftigsten Krampfzufälle u. s. w.

Zum Theil unter solchen Zufällen erfolgen dann auch grofse Ausbrüche durch Brechen und Stuhlgang, von aus Excrementen, schwarzem, zähem Blute und Galle bestehenden, verschieden geformten, theer- und pechartigen Massen, zuweilen in erstaunlicher Menge, und von einem gräfslichen Gestanke begleitet.

In Bewegung gesetzte schwarze Galle vergleicht *Ludw. Dieretus*, ein vormaliger grofser praktischer Arzt zu Paris, und Commentator des *Hippocrates*, mit einer glühenden Kohle. Flüssig und scharf geworden wirkt sie wie Scheidewasser, alles zerstörend, in Entzündung und Fäulnifs setzend.

Schwarzes coagulirtes Geblüt kann aber auch, wie in der Melaena, ohne alle Beimischung von Galle, oben und unten ausgeleert werden, und zwar in unglaublicher Quantität, wovon die Erschöpfung um so gröfser seyn mufs, da nicht selten vorher und nachher die Ausleerung aus reinem Blute besteht. So grofs die daher entstehende Schwäche ist, so gewährt diese Ausleerung doch für den Augenblick, so lange sie nicht die Grenzen überschreitet, eine grofse Erleichterung, und befreiet den Kranken von einer grofsen Menge von Qualen und Beschwerden.

Aufser den dunkelbraunen, schwarzen, zähen Ausleerungen geschehen die Crisen der schwarzen Galle auch durch die Hämorrhoiden, durch die Menstrua, wodurch eine schwarze Materie periodisch ausgeleert wird, es erfolgt ein schwarzer Ausflufs aus der Mutterscheide, selbst zuweilen ein schwarzer Auswurf aus den Lungen. Man sieht auch critische Ausschläge, Wechselfieber, schwarzen Harn. Werden diese Ausleerungen gestört, so sucht die schwarze Galle andere Orte, macht Versetzungen, Verhärtungen, Infarcten, bald diefs, bald jenes Uebel, wozu die gröfste Anlage vorhanden ist, und wovon ich eine bedeutende Anzahl namhaft gemacht habe. Jene Crisen erfordern oft lange Zeit: *Grant* giebt einen Zeitraum von 40 Tagen bis 2 Jahre an, ehe sie zu Stande kommen. Am meisten ereignen sie sich dann mit dem zurückkehrenden Frühlinge.

Der atrabilarische Stoff, die Elemente der schwarzen Galle können anfangs ausschliefslich im Blute sitzen, und unmittelbar mit diesem von da durch die Vasa brevia aus der Milz in den Magen, oder aus der Leber durch den Ductum choledochum in den Zwölffingerdarm, oder auch aus zerrissenen varicösen Gefäfsen in den Darmcanal, ausgeleert werden. Oft, bevor dies geschieht, nimmt das angehäufte schwarzgallichte Blut durch Verweilung und Vermischung mit der Galle und den übrigen Magen- und Darmsäften, in langsamen Schritten, nach und nach die Gestalt und Beschaffenheit an, womit die ganze Masse endlich losbricht und zu Tage kommt, oder es bilden sich auf eine andere Art die schwarzgallichten Infarcten, welche früher oder später, indem sie sich auf diesen oder jenen Theil, dieses oder jene Organ, wovon keines ausgenommen ist, beziehen, die aufgeführten mannigfaltigen krankhaften Affectionen, die bis tief in die Seele dringen, hervorbringen. Von den schwarzgallichten Infarcten, die vorzüglich entstehen, wenn sich ein gallichter Stoff mit einem zähen Schleime zu einer schwärzlichen, dicklichen, theer- oder pechartigen Masse verbindet und festsetzt, und welche sich besonders bei älteren Personen finden, die an alten Haemorrhoiden, Gicht, Melancholie, Schlagflüssen u. s. w. leiden, wird besonders die sogenannte schwarze Krankheit (Melaena, Morbus niger *Hipp.*), wovon ein eigener Artikel handeln wird, hervorgebracht.

So deutlich und klar oft diese wichtige Ursache so mancher schweren, gefährlichen und langwierigen Krankheiten ist, so versteckt kann sie lange bleiben, zumal wenn man nicht täglich die Stühle besieht, den Unterleib öfters untersucht, und vorzüglich auch die vorhergegangenen Veranlassungen, die Anlage, die annuelle und epidemische Constitution, die Wirkung der Mittel u. s. w., berücksichtigt, und genau mit einander vergleicht.

Aufserdem gewähren mehr und weniger Licht: ein ungewöhnlich langsamer Puls und Athem, sofern kein Fieber damit verbunden ist, hartnäckige Hartleibigkeit, öfters aufsteigende Hitze und ein sehr rothes Gesicht, Haemorrhoidalzufälle aller Art, anhaltend stark gefärbter, dicker, trüber, dintenschwarzer (*Grant*) Urin, ohne andere Ursachen, eine eigene, braune, schwärzliche, gelbliche Gesichtsfarbe, allerlei Unordnungen im Unterleibe, sehr übelriechende Stühle, öfteres Nasenbluten, unruhiger Schlaf, ohne andern Grund, ein niedergeschlagenes, verdriefsliches, ärgerliches Gemüth, die Euphorie ausleerender Mittel, beständig wüster, eingenommener Kopf, öftere Beängstigungen und Unruhen ohne anderweitige Veranlassung, unordentlicher, zu wenig oder zu viel Appetit, des Morgens stets schmutzige Zunge u. s. w. Fast etwas Wesentliches ist das Periodische, eine Erscheinung, die in einem schwarzgallichten Zustande so oft seinen Grund hat, und die Epidemie. Ueberaus interessant und lehrreich ist die Beschreibung einer stehenden Constitution dieser Art, in *Froriep's* Notizen der Natur- und Heilk. XVI. Bd. Nr. 13. St. 199.

Doch darf man nie aus einzelnen dieser Zeichen etwas ganz Gewisses schliefsen, wenn sich die schwarze Galle nicht deutlich in den Ausleerungen zu erkennen giebt. Uebrigens unterscheidet man abgegangenes schwarzes Blut von Galle 1) dadurch, dafs Wasser mit jenem vermischt, roth davon wird; 2) dafs sich Blut schwer auflösen läfst; 3) dafs die Galle, mit oder ohne Blut, gelb oder grün färbt; 4) dafs sich dieselbe gut auflösen läfst, und 5) sich durch ihren bittern Geschmack verräth.

Gicht, Podagra, Ausschläge, besonders Flechten und Krätze, Haemorrhoiden, Gelbsucht, Husten mit Auswurf, Fieber, besonders Wechselfieber u. s. w., können den schwarzgallichten Zustand und seine Verbesserung erleichtern, aber ohne die wohlangewandte Kunst selten eine vollständige und gründliche Heilung bewirken. Auch darf man jene Krankheiten nicht anders heilen, als auf diesem Wege. Sie verschwinden mit den Ausleerungen, indefs man in Absicht der Diät, des Verhaltens, einzelner Nebenmittel, zugleich Rücksicht auf sie zu nehmen hat.

Es giebt aber bösartige Wechselfieber, deren Apyrexie oder Remission sehr schwer zu erkennen ist, und die gleichwohl, ohne den ersten Schein davon zur Unterdrückung derselben zu benutzen, schnell zum Tode führen.

Das männliche Geschlecht vor dem weiblichen, das melancholische Temperament, trockne, magere, schwarz-kraus, oder rothhaarige, stark behaarte Menschen, mit einer rauhen, nicht perspirabeln Haut, tiefliegenden, hohlen Augen, gespannten, reizbaren Fasern, schwachem Magen und verdorbener Verdauung, schwärzlicher Gesichtsfarbe, zanksüchtige, zornige und empfindliche Personen, oft von tiefdenkendem Geiste, zu grofsen Unternehmungen fähige Köpfe, heftigen Gemüthsbewegungen unterworfene, zu Verstopfungen geneigte, wenig Urin lassende, ein träges Leben führende Subjecte, sind besonders zu schwarzgallichten Krankheiten disponirt. Nicht selten findet sich in ganzen Familien eine Anlage dazu. In mittleren Jahren, und bei herannahendem Alter kommen sie am meisten vor. Aber man sieht auch zuweilen bei Kindern Ausleerungen, die ganz das Ansehen von schwarzgallichtem Unrathe haben. In epidemischen und stehenden Constitutionen kann auch der Mangel aller Anlage nicht schützen.

Für die **nächste Ursache** der schwarzen Galle, hat man die mangelhafte Decarbonisation des Bluts angenommen. Die daher geleiteten Pigmente erscheinen in den schwarz gefärbten Ausleerungen, so wie man sie in den Menalosen, in der Blutfleckenkrankheit, im Scorbute u. s. w. sieht. Diese anomalen Pigmente sind es, nach *Heusinger's* Behauptung, was die alten schwarze Galle (Melancholia) nannten. Sie sind ein Zeichen des Uebergewichts des Brennstoffs, wobei die erhöhete Venosität in Betrachtung kommt, welche sich in verschiedenen Graden bei einer Menge von krankhaften Erscheinungen deutlich ausdrückt, wo gerade die schwarze Galle ihre Hauptrolle spielt. Man lese *Puchelt's* und *Heusinger's* lehrreiche Untersuchungen hierüber.

Der schwarzen Galle liegen also ursprünglich erhöhete Venosität und hervorstechende Absonderung der anomalen Pigmente zum Grunde, und davon hängt die gehinderte Dephlogistication entweder des ganzen Körpers oder einzelner Theile desselben ab, deren Organe die Lunge, die Leber, die Haut und die Nieren sind. Oft übernimmt das eine die Dephlogisticirung des andern, wenn sie an diesem gestört ist. Durch vermehrte Pigmentbildung, so wie durch Erschwerung und Störung der Dephlogistication, wird die Venosität erhöhet. Jenes geschieht in der Sommerhitze, mithin besonders in heifsen Climaten, dieses im Herbste, in kalten Ländern, in der Dunkelheit, in der Nacht, im Schlafe, im Greisenalter, in feuchter Atmosphäre, bei deprimirenden Leidenschaften. Darum reiset man nicht in der Nacht durch die Pontinischen Sümpfe, darum sind heifse und feuchte Gegenden desto gefährlicher durch Krankheiten mit erhöheter Venosität, als Ruhren, Cholera, remittirende und intermittirende Fieber, gelbes Fieber u. s. w. Daher die Kyanose, wenn die Abscheidung des Brennstoffs durch die Lunge gestört ist; daher die Entfärbung der Haut in der Schwangerschaft u. s. w. Dennoch mufs noch etwas Anderes dazu gehören, da die Respiration häufig aufserordentlich gestört ist, ohne widernatürliche Pigmentbildung. Wie oft ist die Ausdünstung, die Urinsecretion, ohne Vermehrung andrer vicariirenden Absonderungen auf geraume Zeit mehr und weniger gestört, ohne irgend auffallende Erscheinungen von vermehrter Pigmentbildung! Besonders anmerkenswerth ist hierbei noch das genaue Verhältnifs, worin die Absonderung des Fettes mit jenen anomalen Pigmenten steht, woraus die schnelle Abmagerung in solchen Krankheiten, in der Melaena, der Gelbsucht u. s. w. vorzüglich zu erklären ist.

Metzler leitet die schwarze Galle der Alten (*bilis retorrida*) hauptsächlich von einem mit zähem, verdicktem Schleime innigst vermischtem Fette her, das sich mit der Galle verbindet, welche pechartige Vermischung kein Wasser annimmt, und den Wänden der Gefäfse mit einer ausserordentlichen Zähigkeit anklebt.

Die schwarzgallichte Erzeugung geschieht entweder sporadisch aus individuellen Ursachen, oder epidemisch durch allgemeine atmosphärische Veränderungen und Erscheinungen.

Eine Menge von gelegenheitlichen Ursachen können zu diesem schwarzgallichten Zustande Anlafs geben, so dafs man glauben sollte, er müsse viel häufiger vorkommen. Es gehören hauptsächlich dahin: Alles was äufserlich den Unterleib drückt, zusammenschnürt, oder stöfst, enge Kleidungsstücke, Schnürleiber, Geschwülste im Unterleibe, angeborne, erbliche oder erworbene Schwäche und Atonie der Gefäfse des Unterleibes, Hämorrhoiden, Mifsbrauch warmer, spirituöser Getränke, anhaltend sitzende Lebensart, zumal mit vorwärts gebeugtem Körper, mit Anstrengungen des Geistes, schwer verdaulicher, hitziger Diät, schlaflosen Nächten verbunden, fortdauernde Sorgen und Kummer, überhaupt niederdrückende Gemüthsbewegungen, gestörte Fiebercrisen, falsch behandelte Wechselfieber, unterdrückte Menstruation, Cessation derselben, viele, starke Schweifse, wiederholte Erkältungen, anhaltende oder öftere Leibesverstopfung, eine rohe, fette, erdige, zähe, saure Kost, schwere hitzige und chronische Krankheiten, schnelles Unterlassen gewohnter Thätigkeit, Reichthum nach Armuth, und umgekehrt, Unterdrückung und unzeitige Störung heilsamer Blutflüsse, besonders aus der Nase, Zurücktreten der Milch, gestörte Lochien, Kindbetten und Schwangerschaften, Fettanhäufung, Würmer und Schleim und Cruditäten aller Art in den Gedärmen, Infarcten der Leber, der Milz, der Gebärmutter, der Gekrösdrüsen, Scropheln, grofse Hitze, besonders schneller Wechsel derselben mit Kälte, von Trokkenheit und Nässe, stockende, eingeschlossene, feuchte, der Sonne beraubte, morastige Sumpfluft, versäumte oder gemifsbrauchte Ausleerungen in gallichten Krankheiten, so wie auch drastische Purganzen (der Helleborismus der Alten), unzeitiger Gebrauch stärkender, diaphoretischer, narcotischer Mittel in Fiebern aller Art, besonders Wechselfiebern, Fett, Kaffe, geistige Getränke, Bier, vermehren den Brennstoff im Körper. Contagia, die sich in solchen Epidemieen, selbst von Wechselfiebern, entwickeln, so wie manche Gifte, wirken nebenher mächtig auf das Nervensystem, dessen Einflufs auf die Dephlogisticirung des Blutes von grofser Bedeutung und Wichtigkeit ist.

Die schwarze Galle hat aufserdem Wirkungen, die auch umgekehrt jene erzeugen. Eine traurige Gemüthsstimmung ist oft eine Folge davon; jene bringt aber auch diese häufig hervor. Hypochondrie und Hysterie ohne Materie bewirken diese bald. Man weifs, welchen Einflufs gereizte Nerven auf die Beschaffenheit der Säfte haben, wie sie die Galle entfärben, schärfen, den Speichel vergiften, Diarrhoeen, Knoten in den Brüsten u. s. w. machen.

Alle heftigen körperlichen und Gemüthsbewegungen, Erhitzungen, Fieber, scharfe Arzneien, besonders solche Purgirmittel, hitzige Weine, Ueberladungen, grofse Sommerhitze, heifse Bäder, schärfen und setzen eine solche Galle, die ganz milde seyn kann, in Bewegung, und veranlassen gefährliche Metastasen, Lähmungen und Schlagflüsse, Blutsturze, Epilepsie und Krämpfe aller Art, Zuckungen, Ohnmachten, Entzündungen im Gehirn und anderwärts, kalten Brand u. s. w. Diese sogenannte zur Turgescenz gebrachte Materie (*Atra bilis mota*), wie es zu den Zeiten des *Hippocrates* durch den Helleborus häufig geschah, kann entsetzliche Wirkungen haben, wovon schon oben geredet worden ist.

Da die schwarze Galle unter so vielfältigen Gestalten und Krankheiten erscheint und auf sehr verschiedene Art ihre Rolle spielt, so ist sie so selten nicht, als man sagt. In manchen Gegenden kommt sie allerdings viel weniger vor, als in andern. Gewifs ist, dafs sie häufig unerkannt bleibt, und ihre Wirkungen ganz andern Ursachen zugeschrieben werden. Im Ganzen ist ihre Bedeutung und mithin ihre Prognosis schlecht, aber nachdem sie Symptom oder Ursache einer Krankheit ist, nach ihren so verschiedenen Zufällen und sowohl acuten als chronischen Wir kungen, nach dem Genius der Epidemie, und so vielen Nebenumständen sehr verschieden. Der Ausgang einer schwarzgallichten Krankheit liegt aufserdem sicher oft in der Mifskennung und unrichtigen Behandlung derselben. Lange kann sie bei ihrer oft milden Natur im Körper versteckt liegen, indefs sie doch an manchen Unordnungen in der Gesundheit, und wenn es auch nur eine Neigung zur Leibesverstopfung, zu vorübergehende Aengstlichkeiten u. dgl. wäre, Schuld ist. Ist die Form der Krankheit einmal bestimmt und klar ausgedrückt, so kann die Sache allerdings weniger zweifelhaft seyn. Die Melaena wird durchaus für eine gefährliche Krankheit gehalten. *Grant* versichert, dafs er noch nicht so glücklich gewesen sey, diese Krankheit heilen zu können. Ich kenne einen alten sehr routinirten Arzt, der mir versichert hat, dieses Uebel während seiner langen praktischen Laufbahn nur fünfmal gesehen und keinen einzigen von diesen Kranken gerettet zu haben. Dagegen versichern *Schmidtmann, Wendelstadt, Kortum, Lentin* (Suppl. S. 191. f.), *Kämpf, Thilenius*, diese Krankheit mehrmals geheilt zu haben. Auch steht schon in *Morgagni* XXXI. Art. 67. die gelungene Cur eines sehr gefährlichen Falls. Nicht weniger kann sich der Verf. einiger solcher Heilungen rühmen. Das Nähere davon in dem dieser Krankheit besonders gewidmeten Artikel. —

Sind die Eingeweide noch unverletzt, die Gefäfse noch nicht durchgefressen, ist die Materie noch nicht zu scharf nicht in zu grofser Menge, zu festsitzend, zu ausgebreitet vorhanden, übersteigt der dabei stattfindende Blutverlust nicht gewisse Grenzen, haben sich noch keine sogenannten Vomicae atrabilariae in der Leber oder Milz gebildet, die man häufig in den Leichen geplatzt und durchgefressen gefunden hat, sind das hohe Alter, der anderweitig verdorbene Körper, Complicationen, nicht mächtige Hindernisse der Heilung, ist das Ausgebrochene nicht stinkend, noch sehr sauer und scharf, kein Fieber dabei, so darf man an der Wiederherstellung eines solchen Kranken nicht verzweifeln, vorausgesetzt, dafs eine angemessene Cur von allen Seiten anwendlich ist, und lange genug fortgesetzt werden kann; denn die chronischen atrabilarischen Krankheiten, zumal auch als Folgen von schwarzgallichten Infarcten, können Jahre lang dauern, wie die Erfahrung leider zur Genüge lehrt.

Joh. Kämpf sagt in seinem classischen Werke (Abh. v. e. neuen Meth. d. hartnäckigsten Krankh. im Unterleibe, besonders die Hypochondrie, sicher u. gründl. zu heilen. Zwote Ausg. S. 14.) „Die schwarze Galle möge aussehen und riechen, wie sie wolle, immer sey und bleibe sie ein heimtükkisches, Leib und Seele verderbendes Ungeheuer. — Die gröfste Epoche, die sie auf unserm Erdballe gemacht, sey wohl diese, dafs sie zur Stiftung mancher Mönchsorden beigetragen."

So heilsam ein nicht bösartiges Wechselfieber zur Lösung feststeckender atrabiliöser Unreinigkeiten seyn kann, so viel Vorsicht und Geduld erfordert die Cur solcher Fieber, da sie durchaus nicht übereilt werden darf. Die schwarze Galle macht besonders gern Wechselfieber, so wie sie durch diese oft glücklich geheilt wird, wenn sie gehörig behandelt werden. Anders verhält es sich mit den schleichenden, langwierigen Fiebern, die zur Digestion und Beweglichmachung der schwarzen Galle wenig thun können, vielmehr sie immer hartnäckiger und schärfer machen, und die Kräfte erschöpfen.

Die atrabilarische Constitution (*Constitutio atrabilaria*) ist oft eine Geburt des Herbstes und der ihm gewöhnlichen Witterung, besonders wenn auf die Hitze des Sommers schnell Kälte folgt. Sie fällt hauptsächlich in die Zeit des Herbstaequinoctiums, den September, October, November, früher oder später, nach zufälligen Umständen und Ursachen, und dauert in der Regel 3 bis 4 Monate. Ihre Folgen dauern freilich oft viel länger. Sie beginnt, wenn die rein gallichte Constitution des Sommers aufhört, und diese geht in jene über. Es entsteht ein Zustand der Säfte, welcher ein Gemisch von der bisherigen gallichten und der folgenden catarrhalischen oder schleimichten Constitution ist, ein dritter Stoff, der seine besonderen Eigenschaften und Wirkungen hat, und woraus sich die schwarze Galle vorzüglich bildet. Zwei Jahreszeiten gehören also zur Erzeugung der atrabilarischen Constitution, der Sommer, der die Galle anhäuft, und der Herbst, der sie verdickt und schwärzt. — Es kann aber auch irgend ein Miasma, das Blattern-, Masern-, Scharlachgift, ein jedes sehr hitziges, inflammatorisches Fieber, schnell einen Ueberflufs von Galle und ihre Entartung in Atra bilis bewirken, wodurch die schlimmsten chronischen Nachkrankheiten erzeugt werden.

Nach den verschiedenen Nebenumständen und den verschiedenen Organen und Theilen, worauf der schwarzgallichte Stoff sich absetzt, oder wohin er durch Mitleidenschaft dermalen besonders wirkt, entspinnen sich in mancherlei Formen die hitzigen und chronischen Uebel, die früherhin nahmhaft gemacht worden sind. Auch bei den gesundesten Menschen sieht man um diese Zeit häufige, dunkelgelbe, schleimige Ausleerungen, oder es rühren sich gewohnte Uebel allerlei andrer Art.

Jene Nebenumstände beziehen sich nicht allein auf Clima, die Localitäten, die Witterung, die Lebens- und Nahrungsart u. s. w., sondern auch auf die vorhergehende Jahreszeit, und die stehende, epidemische Constitution, so wie auch mehrere andere zufällige Einflüsse nach ihren Verschiedenheiten, und in den verschiedensten Combinationen, dabei in Betracht kommen. Je gröfser der Wechsel der Witterung, je unbeständiger der Barometer ist, desto leichter erzeugen sich jene Krankheiten.

Besonders verdienen hier auch die schwarzgallichten Lungencatarrhe bemerkt zu werden. Sie verlaufen ohne Fieber, und sind mit einem beschwerlichen Husten, besonders des Nachts, verbunden, wobei eine lästige Empfindung in den Präcordien und Hypochondrie, die vor jedem Hustenanfall vorherzugehen pflegt, den Kranken an die Quelle des von da ausgehenden Hustens erinnert. Der Athem ist nicht ganz frei und die Brust bedrückt und voll, mit herumzieumziehenden Schmerzen, Brennen unter dem Brustbeine, pfeifender Inspiration, Congestionen nach dem Kopfe. Erkältung ist nicht vorhergegangen. Der anfangs trockne, oder mit einem dünnen klaren Auswurfe verbundene Husten, bringt endlich einen dicken, zähen, gelblichen, grünlichen, selbst schwärzlichen Auswurf. Die Herzgrube leidet keinen Druck, Zunge und Mund sind schleimig, der Urin bekommt einen gelbeisigen, ziegelsteinfarbigen Bodensatz. Ein solcher Husten mischt sich auch in die zu solcher Zeit vorkommende remittirende und intermittirende Fieber. Wenn ein gelinder Winter den atrabilarischen Lungencatarrh nicht wegnimmt, oder die Materie nicht genugsam ausgeleert ist, so lebt er im Frühjahr gern wieder auf, oder er geht auch in tuberculöse Schwindsucht über. Erregt die im ganzen Körper verbreitete, verdünnte, auf die Lunge abgesetzte Atra bilis ein epidemisches Fieber, so entsteht die Influenza.

Verbindet sich die schwarzgallichte Constitution mit der entzündlichen des Winters, so ensteht daraus ein schwieriger Zustand von ganz eigenem Charakter. Je schärfer die Kälte und je früher der Winter eintritt, desto mehr verliert sich die Atra bilis; anders und schlimmer ist es beim Gegentheile und der längern Dauer des gelindern und feuchtern Winters.

Sydenham und *Grant* haben diesen Zustand ganz nach der Natur beschrieben. Das Schwarzgallichte verwischt etwas von dem Entzündlichen, und dieses von jenem. Die Zunge ist dann gelb und schleimig belegt, der Urin gleich von Anfang an dick und trübe, der Kranke sieht unruhig und niedergeschlagen aus, nicht, wie in reinen Entzündungsfiebern, nach dem ersten Froste lebhaft und roth. Aderlafs giebt zwar Erleichterung, aber es folgen bald Congestionen des Blutes nach dem Kopfe, Kopfschmerzen, auch wohl Husten und schwerer Athem. Vor allen aber erscheinen Zeichen von Turgescenz in den Präcordien, die ausleerende Mittel erfordert, da hingegen in reinen Entzündungen ein hinreichendes Aderlafs eine grofse und anhaltende Erleichterung giebt. Dazu kommt, dafs diese vermischten Fieber stets deutlich und gleich vom Anfange an remittiren, und dann in Wechselfieber übergehen. Dagegen das reine entzündliche Fieber nur anhaltend und regelmäfsig remittirt.

Wenn sich im Anfange des Winters bei nicht mehr jungen, dickleibigen Personen ein Husten, der tiefes Einathmen nicht wohl leidet, mit der atrabilarischen Constitution in dazu schicklichen Subjecten verbindet, so deutet diefs auf eine leichte oberflächliche Entzündung der Lunge mit Ueberladung derselben von zähem Schleim, wobei einiges Fieber vorhanden ist, und das ist *Sydenham's* falsche Lungenentzündung (*peripneumonia notha s. atrabilaria*). Sie dauert nicht so lange, als andere oft Jahre lang währende atrabilarische Krankheiten, bringt aber auch schnellere Gefahr. Diese falsche Lungenentzündung gehört zu den schlimmsten Producten der schwarzgallichten Constitution. Sie trifft besonders dicke, schlaffe, fette, untersetzte Personen, die einen etwas unfreien Athem, einen kurzen Hals und dicken Leib, eine weiche Haut, hervorstehende Augen und dabei ein heiteres, frisches, rothes Gesicht haben. Der Puls schlägt etwas geschwind, aber ordentlich und regelmäfsig. Das Fieber ist überhaupt mäfsig, und folgt oft erst auf den Husten und die Schmerzen. Der trockne Husten kann sehr heftig und empfindlich seyn. Das rothe oder blaue Gesicht spielt in's Gelbliche. Angst und schwerer Athem, schlaflose Nächte, kleiner, schwacher, weicher Puls, trüber Urin, der geschüttelt lange seinen Schaum behält, weifsgelb belegte Zunge sind die gewöhnlichen Zufälle und Erscheinungen dieser Krankheit.

Vorzüglich geneigt dazu sind muntere, vollsaftige, kräftige Personen von mittlerem Alter, die gut essen und trinken, besonders Fleischspeisen, Fett und starke Weine und Biere lieben, viel sitzen, und sonst stark und gesund scheinen und zu inflammatorischen Krankheiten geneigt sind.

Aber auch Knaben und Weiber sind ihr unterworfen. Die Krankheit löset sich durch lange anhaltenden zähen, gelben Auswurf, unterstützt zuweilen durch von selbst erfolgtes Erbrechen. Dafs ein gallichter Stoff förmlich expectorirt werden könne, erhellet aus dem safranfarbigen, bittern, flüssiger Galle ähnlichem Auswurfe, welchen schon *Galenus*, *Benedictus* und *van Swieten* gesehen haben. Auch die Peripneumonia notha kann bei schwachen, disponirten Lungen Anlafs zur tuberculösen Schwindsucht geben, die selbst in die geschwürige übergehen kann, wenn die Galle durch einen örtlichen Reiz in Bewegung gesetzt wird. Zuletzt wird ein schaumiges, zähes, glasartiges Sputum mit schwarzen Puncten ausgeworfen. Es kommen colliquative Ausleerungen, Wassersucht, Aphthen u. s. w.

Bei solchen atrabilarischen Constitutionen, dergleichen in der neuen Zeit zu Greifswald und in der dortigen Gegend 1801 und 1803 *Kletten* beschrieben hat, und 1826 an den nordwestlichen Küsten von Holland u. s. w., so wie auch in des Verf. Gegenden im Herbste des vorigen Jahres nach der grofsen Hitze sich deutlich genug in allerlei Gestalten, als Coliken, Durchfällen, Choleraartigen Brechdurchfällen, Kopfaffectionen, regellosen Fiebern, hin und wieder mit einem typhösen Anstriche, Hämorrhoiden, sichtbar gemacht hat, äufsern und regen sich bei hypochondrischen, hysterischen, gichtischen, rheumatischen, psorischen u. s. w. Subjecten ihre gewohnten Uebel auf eine oder die andere Art.

Nach Beschaffenheit der individuellen körperlichen Disposition, so wie der verschiedenen Natur, Zähheit oder Schärfe der Atra bilis, sind die Krankheiten in der schwarzgallichten Constitution verschieden. Bei straffer Haut, tiefliegenden Augen, schwarzen Haaren u. s. w., entstehen Hypochondrie, Melancholie, Hämorrhoiden, Verstopfung der Catamenien u. s. w.; dagegen catarrhalische Uebel, Brustbeschwerden, Wechselfieber, Blutungen, Durchfälle u. s. w., vielmehr bei schlaffen, schwammigen, weiblichen und jüngeren Subjecten vorkommen. Doch ist diefs nichts Beständiges. Andre krankhafte Anlagen, allerlei Complicationen und zufällige Einflüsse geben den krankhaften Erscheinungen und Einwirkungen der schwarzen Galle das verschiedenste und zuweilen täuschendste Ansehen.

Die Cur der schwarzen Galle und ihrer Wirkungen ist leichter aufzufassen und zu beschreiben, als unter allen Umständen in Anwendung zu bringen, und treffend durchzuführen. Die schwarze Galle verbreitet ihre Herrschaft durch den ganzen Organismus, und besonders durch das ganze Gefäfssystem, bis in die feinsten Adern der weichen Hirnhaut, die man varicös davon angeschwollen gefunden hat; sie nimmt selbst die Nerven so oft in Anspruch, und bildet durch die verschiedensten Umstände, worin sie sich selbst, und das kranke Individuum, und so viele und mannigfaltige, äufsere, auf den Körper wirkende Potenzen befinden, so verschiedene Formen von Krankheiten, dafs sich die wahre und wesentliche Ursache derselben nicht selten gleichsam unter den Augen verliert, und zu Fehlgriffen in der Behandlung häufige Veranlassung gegeben wird. Oefters liegt die Ursache und Natur des Uebels doch klar genug am Tage, dafs sich der rechte Gesichtspunkt nicht verfehlen läfst, wenn gleichwohl die Aufgabe der Heilung schwer zu lösen seyn kann.

Aufser den allgemeinen Rücksichten, die der Arzt bei dieser Cur zu nehmen hat, und hier vorausgesetzt werden, müssen seine Untersuchungen und das darauf zu bauende Verfahren von folgenden Gesichtspuncten geleitet werden.

1) Ob der Zustand fieberhaft, remittirend oder intermittirend, catarrhalisch, rheumatisch, gichtisch, entzündlich, gastrisch, typhös u. s. w., oder fieberlos, chronisch ist. Alle anzuwendenden Mittel, Diät und Regime, müssen sich hiernach richten, wie diefs an andern Orten umständlicher gelehrt wird. Bei einem fieberhaften Zustande müssen alle hitzigen, reizenden, aufregenden Auflösungs- und Ausleerungsmittel vermieden, und auch wohl erwogen werden, dafs ein Fieber dieser Art sich oft selbst am besten heilt, indem es durch eine wirksame Kochung die tief und festsitzende, zähe, schwarze Galle löset und zur Ausleerung vorbereitet und fähig macht, was durch kein anderes Mittel auf gleiche Weise würde zu bewerkstelligen seyn. Das Fieber ist also blofs in seinen Grenzen zu halten, aber nicht zu hemmen oder zu unterdrücken, wenn seine Bösartigkeit und schnelle Gefahr kein anderes Verfahren gebietet. Vorzüglich gilt dies von Weselfiebern. *Metzler* (schwarzgall. Constit. S. 180.) rieth einer Weibsperson, die viele Jahre an atrabilarischen Zufällen gelitten hatte, einen sumpfigen Ort zu bewohnen, wo das Wechselfieber sehr gangbar war. Es geschah, und sie bekam ein unregelmäfsiges

Fieber, wodurch sie von einem gräfslichen, mit steiniger Erde vermischten, zähen, kohlschwarzen Infarct befreit wurde. Nicht immer wird doch dieses Verfahren so gelingen, oder anwenbar seyn.

2) Eine andere wichtige Frage ist, ob die atrabilarische Materie beweglich, turgescirend und zur Ausleerung geschickt ist, oder zähe, verdickt, fest anhängend, sich in diesem Zustande nicht fortschaffen läfst. In jenem Falle mufs die Kunst mit wiederholten sanften, milderen oder derberen und kräftigeren Ausleerungsmitteln ihre wichtigste Obliegenheit erfüllen; in diesem dagegen nach einer sorgfältigen Auswahl aus ihrem Auflösungsapparate die milderen und sanfteren, oder schärferen und reizenderen, durchgreifenderen Mittel regelmäfsig anwenden, wozu oft viel Zeit, Geduld und Umsicht erforderlich sind.

Unter diesen Mitteln verdienen besonders die Mellagines und Extr. tarax., graminis, chelid. maj., fumar., marrub. alb., millefol., cicut., bellad., die Terr. fol. tart., das Calomel, der Goldschwefel, Brechweinstein, Molken, Buttermilch, das Hydromel, Selter-, Fachingerwasser u. s. w. den Vorzug. Zu den schärferen und eindringenderen, bei kalten, feuchten Constitutionen besonders anwendlichen, gehören die Gummata ferulacea, die Arnica, der Tart. tartaris., die Squilla, der Kermes miner., die Carlsbaderwasser, der Seidschützer und Püllnaer Brunnen u. s. w. Häufig müssen hiebei laue Bäder, Einreibungen von kräftigen Linimenten, vieles Getränk von verdünnenden, einschneidenden Tisanen, eine sehr angemessene Diät, Clystiere, zuweilen Blutegel, warme Umschläge u. s. w. zu Hülfe genommen werden. — Zu merken ist, dafs die schwarze Galle immer eine Vorbereitung erfordert, ehe sie ausgeleert werden kann. Steckt sie in den Präcordien, so wird sie oft dann schon von selbst ausgebrochen, oder doch nach einer leichten Hülfe. Es gelingt oft vortrefflich, nach einigen Dosen Calomel am andern Tage ein passendes Abführungsmittel zu geben, wodurch zugleich die schwarze Galle, wenn sie vielleicht noch nicht recht deutlich war, nicht selten zum Vorschein kommt.

So lange die Atra bilis noch nicht zu scharf ist, können auch schon schärfere und eingreifendere Auflösungsmittel angewendet werden: Unter dem Gebrauche solcher Mittel äufsern sich nicht selten mehr und weniger Zufälle von Angst, Schwindel, Leibschmerzen, viele Unruhe im Leibe, Aufblähungen, selbst Ohnmachten u. s. w. Indefs erfolgen bald die erleichterndsten Explosionen von selbst, oder nach einer geringen Beihülfe. Ein einfaches Clystier kann allem Lärme nicht selten bald ein Ende machen. Nicht weniger ist nöthig zu wissen:

3) ob die schwarze Galle von milder, träger, kalter Beschaffenheit, oder mehr und weniger zersetzt, scharf, aufgelöfst, faulicht, oder sauer und ätzend ist. Im Allgemeinen erfordern diese besonderen Schärfen nebenher ihre Gegenmittel, die alcalischen und faulichten, Säuren, die sauren, Magnesia, Hirschhorndecocte, nicht fette Fleischbrühen; überhaupt schleimige Getränke, Carottenbrühe, ölichte Emulsionen, besonders bei heftigen Magenkrämpfen und Colikschmerzen, in welchen auch sanfte auflösende Salze am besten vertragen werden.

4) Ob sie, wie sich aus der untersuchten Beschaffenheit der Ausleerungen erkennen läfst, aus blofser Galle und Schleim besteht, oder mehr und weniger mit Blut vermischt ist. Da im letzteren Falle leicht Blutausbrüche erfolgen können, so soll man sich um so mehr vor heftigen Mitteln hüten, zumal sich nicht von allen verführerischen Anzeigen zu Brechmitteln verleiten lassen.

5) Allerdings liegt auch etwas daran, welcher Theil, oder welches Organ, Kopf, Brust, Leber, Milz, Gebärmutter u. s. w. idiopathisch oder consensuell besonders leide, oder ob das Uebel auf die ersten Wege, das Präcordial- oder Pfortadersystem beschränkter oder allgemeiner verbreitet sey. Von der Krankheit besonders afficirte edle Organe, Lunge, Gehirn, sey es durch Ueberladung von Blut, Stockungen in den kleinen Gefäfsen derselben, Ergiefsungen und Anhäufungen, können allgemeine und topische Blutausleerungen erfordern, zumal bei vollblütigen und solchen Personen, die an Blutlassen gewohnt sind, so wie bei unterdrückter oder cessirter Menstruation, Hämorrhoiden. Aufserdem sind einzelnen Organen diese oder jene Mittel besonders

angemessen, als der Salmiak, der Honig, die Squilla, der Goldschwefel, den Lungen, das Calomel der Leber u. s. w.

6) Finden dringende und hervorstehende, Gefahr drohende Zufälle Statt, als grofse Angst, Verwirrungen, heftige Kopfaffectionen, Coliken, Ohnmachten, Krämpfe, sehr schwerer Athem, bedeutende Schwäche, Erstickungszufälle u. s. w., so sind den auflösenden und ausleerenden Arzneien, wenn sie nicht einige Zeit ganz auszusetzen sind, solche Mittel beizufügen oder zu interponiren, welche jenen Umständen angemessen sind, dergleichen wieder Blutausleerungen, oder Blasenpflaster, Clystiere, die Blausäure, Valeriana und andere krampfstillende Mittel seyn können.

7) Die epidemische Constitution, die Gelegenheitsursachen der Krankheit kommen gleichfalls oft in nicht geringe Betrachtung, wenn von einer gründlichen Cur dieser Krankheitsclasse die Rede ist. Eine jede Epidemie hat ihre Eigenheiten, die ihren Einflufs auf die Cur, auf die Wahl der Mittel und ihre Anwendung haben, und die zum Theile von ihren besonderen Ursachen abhängen.

Jene mit gröfster Aufmerksamkeit zu beachten, diesen nach Möglichkeit zu steuern und auszuweichen, oder sie zu verbessern, ist also die Sache des heilenden Arztes. In einer Epidemie gelingt es mit einer Methode besser oder schlechter, als mit derselben in einer andern derselben Art, wovon der Grund nicht immer so klar ist.

8) So manches Besondere ist endlich in jedem einzelnen Falle zu bemerken und zu berücksichtigen. Der Eine verträgt bald dies, bald jenes Mittel nicht, was vielen Andern sehr wohl bekommt. Wie unendlich verschieden sind die Krankheitsanlagen, die ganze Gesundheitsverfassung, die Verhältnisse u. s. w. verschiedener Menschen, welche von der Krankheit betroffen werden! Daher also auch so manche Verwickelungen, Complicationen und Abweichungen von der Regel. Bei den oft so delicaten Umständen dieser Krankheit insbesondere, kann dieser Gesichtspunkt um so weniger gleichgültig seyn.

9) Endlich mufs auch noch vor den Verführungen täuschender Indicationen, die nicht selten hier vorkommen, ge-

warnt werden, namentlich zu Aderlässen, Brechmitteln, excitirenden und stärkenden Mitteln, unzeitigen Purgiermitteln.

Da eine Menge von Krankheiten schwarzgallichten Ursprungs ihre eigenen Artikel erfordern und erhalten, so ist dort das Speciellere ihrer Behandlungsart zu finden.

L i t t e r a t u r.

G. v. Swieten Comm. in aphorism. *Boerh.* T. III. p. 459. f. L. B. 1753. 4. (Hier ist besonders die Lehre der Alten von der schwarzen Galle beschrieben.)

A. K. Lorry de melanch. et morbis melancholicis. 2 Tom. Lips. 1765. 8. Uebers. v. *C. A. W.*, mit einer Vorr. v. *K. C. Krause*. Frankf. a. M. 1769. 2 Th. 8.

Th. Percival Ess. med. and exper. Vol. II. p. 110. f. in Samml. auserles. Abh. zum Gebr. pr. Aer. II. Bd. 2. St. S. 156. f.

J. C. Reil Tr. de polycholia. Halae 1782. 8. P. post p. 46.

E. G. Baldinger sel. doct. viror. in quibus *Hippocrates* explicatur. Gott. 1782. 8. Hier stehen drei hierher gehörige Dissertat. von *Fr. Hoffmann, Th. Matth. Gasser* und *Tob. Jos. Schöning*.

J. P. Schotte v. einem ansteckenden schwarzgallichten Faulfieber, welches im J. 1778 in Senegal herrschte. A. d. Engl. mit einigen Anmerk. v. *A. F. A.* D. M. D. Stendal 1786. 8.

J. Kaempf Abh. von e. neuen Methode, d. hartnäckigsten Krankh., die ihren Sitz im Unterl. haben, besonders d. Hypoch., sicher u. gründl. zu heilen. Zweite Aufl. Lpz. 1786. 8. S. 11. u. s. w.

Seb. Goldwiz neue Vers. über d. Pathologie der Galle, Bamberg 1789. 8.

Fr. Xav. Metzler v. d. schwarzgall. Constit. Eine gekrönte Preisschrift. Aus. d. Lat. Ulm 1788. 8.

M. G. Thilenius med. u. chir. Bemerk. Frankf. a. M. 1789. 8. S. 193.

Will. Grant Beob. über d. Natur und Heil. der Fieber. Aus d. Engl. Neue verbess. Aufl. 1. Bd. Leipz. 1791. S. 403. f.

J. H. Cobet de Atra bile. Marb. 1793. 8. in Collect. Dissert. med. Marburg. Marb. 1791—96. in 8.

G. C. Stern Diss. Meletemata de atra bile *Hippocratis*. Jen. 1794. 8.

C. G. T. Kortum Beitr. zur prakt. Arzneiwiss. Gött. 1796. 8. S. 89. f.

G. C. Kletten de constit. morbosa atrabil. seri autumni propr. Wittenb. 1808. 4.

L. J. Schmidtmann summa observat. medicar. ex praxi clin. 30 annor. depromt. Berol. 1821. Vol. II. p. 237. Vol. III. 1826. p. 439.

J. Ayre pr. Bem. über d. gestörte Absonder. der Galle abhängig von Krankh. der Leber u. d. Verdauungswerkz. Deutsch von *J. Radius*. Leipz. 1822. 8. (Enthält viele hierher gehörige sehr schätzbare Erfahrungen.)

C. F. Heusinger Untersuch. über die anomale Kohlen- und Pigmentbildung in d. menschl. Körper, mit besond. Bezieh. auf Melanosen, erhöhte Venosität, gelbes Fieber u. d. schwarzgalligen Krankheiten der ältern Aerzte. Eisenach 1823. 8.

Sämmtliche Schriften und Abhandlungen von dem Morbo nigro *Hippocr.*, welcher mit den schwarzgallichten Krankheiten in eine Classe gehört, und wovon ein eigener Artikel handeln wird, sind auch hierher zu rechnen, so wie die von der Schwarzsucht (*Marcard's* med. Vers. I. 205. und *Heusinger* a. a. O. S. 75. f. nebst den dasigen Citaten) zu gleichem Zwecke dienen. V — l.

ATRACTYLIS. Eine Pflanzengattung zu der natürlichen Ordnung Compositae oder Synanthereae, und zwar der Unterordnung Acarnaceae oder Cinarocephalae oder Capitatae; *Linne* rechnet sie zu Syngenesia Polygamia aequalis. Die äufsern Blättchen des Hauptkelches sind blattartig, an der Spitze und am Rande stachlicht, und bilden eine Hülle um den Blütenkopf. Der Blütenboden ist mit Spreublättchen besetzt. Die Federkrone fedrig.

1) *A. gummifera. Linn.* spec. ed. *Willd.* Die Pflanze hat einen sehr kurzen, ganz in der Erde steckenden Stamm. Die Blätter sind gefiedert, die Federstücke gelappt und stachlicht, die Lappen stehen auch aufwärts. Der Blütenkopf ist kurz gestielt, sehr grofs, die Blümchen röthlich. Im südlichen Europa, Spanien, Portugal, Sicilien, Nord-Afrika perennirend. Die Blütenköpfe schwitzen ein weifses Gummi in Tropfen aus, welches man im N. Afrika wie Mastix kauet. Die Wurzel, welche einen scharfen Milchsaft hat, wendet man in den Ländern, wo sie einheimisch ist, statt Carlina acaulis an. L — k.

ATRAMENTUM. S. Eisen.

ATRESIA, Imperforatio, angeborne Verschliefsung, von τρησειν, bohren, und dem α privativum, der Zustand, wo eine dem Körper gewöhnliche Oeffnung fehlt, dafs das Wort also in sehr vielen Fällen angewandt werden könnte, doch gewöhnlich nur von dem After, der Harnblasen- und Scheidenöffnung gebraucht wird, als *atresia ani, atresia urethrae, vesicae, atresia vaginae.*

Was den Darmkanal anbetrifft, so kann die Unterbrechung desselben überall stattfinden, und man sieht bald obere, bald untere Theile desselben fehlend oder verschlossen, doch müfsten besonders die älteren Fälle mit etwas mehr Kritik berücksichtigt werden, als gewöhnlich geschieht. Wenn z. B. *Meckel* (Handbuch der pathol. Anatom. 1. Bd. S. 506.) einen Fall anführt, wo der Darmkanal sich nach oben zurückschlug und der After bei dem Munde war, so begreift man nicht, wie er einen solchen Fall beachten konnte, wo auch das männliche Glied an der Stirn safs und von ihm ein Gang in's Gehirn lief; wenn man die Beschreibung bei *de Bils* lieset, so findet man die roheste Unkenntnifs der Anatomie und man mufs das Ganze verächtlich zurückweisen. Noch ärger ist es aber (S. 507.) mit den Fällen von *de Baux* und *Bartholin*, und wie ein so physiologischer Schriftsteller, wie *M.* sie aufnehmen konnte, ist ein Räthsel. Ein Mann der sehr kräftig und gesund ist, im Alter von vierzig Jahren, ohne allen After, soll zu bestimmten Zeiten den festen Koth durch ein Horn ausgeworfen haben. Das letztere glaube ich gerne, das Horn diente ihm zu seinem Possenspiel, darin hatte er den Koth; *Bartholin* sagt aber nicht, dafs er den Betrüger untersucht habe. Wie soll einer wohl ein kräftiger, gesunder Mann werden, der den festen Koth ausbrechen mufs? Sollen wir alle solche Mährchen glauben, so wollen wir lieber gar keine pathologische Anatomie haben. Die Erfahrung lehrt nur zu sehr, dafs der verschlossene After den Tod bringt, wenn dem Koth kein Ausgang verschafft werden kann, entweder durch Hebung der Atresie, oder in seltenen Fällen durch einen künstlichen After an einer andern Stelle, z. B. in den Weichen.

Sehr interessant ist ein hier in der Versammlung der Aerzte und Naturforscher 1828 von *Pagenstecher* vorgezeigter, und in *Siebold's* Journ. für Geburtshülfe (IX. Bd. 1. St. S. 113.) beschriebener und abgebildeter Fall, wo einem sonst wohlgebildeten Kinde die Speiseröhre am 2ten Halswirbel verschlossen war, da eine solche *atresia oesophagi connata* höchst selten ist, besonders bei sonst normaler Bildung; doch kommt ein ähnlicher von *Sonderland* in *Harlefs* Rhein. Jahrb. mitgetheilter Fall vor, auf den sich auch *Pagenstecher* beruft.

Sehr oft findet man den Magen von dem übrigen Darm, oft diesen von dem dicken Darm getrennt, diesen schon über dem linken Hüftbein, oder über dem fehlenden Mastdarm verschlossen, und so kann die Verschliefsung immer tiefer vorkommen, ja endlich ganz oberflächlich seyn, und nur von der undurchbohrten Haut des Afters herrühren.

Man kann also von einer *Atresia ventriculi, intestini duodeni, ilei* u. s. w. reden, und als den höchsten Grad der Mifsbildung ansehen, wenn nur einzelne Theile des Darms, kleinere oder gröfsere Bündel des Darmkanals vorhanden sind, was hauptsächlich bei kopflosen Mifsgeburten vorkommt, und beziehe ich mich in der Hinsicht auf *Ern. Elben* reiche Sammlung: De acephalis. Berol. 1821. 4., so wie auf ein Paar hier später erschienene Dissertationen, als *Gust. Lieber* monstri molae speciem prae se ferentis descriptio anatomica. 1821. 4. *Jo. Henr. Kalck* monstri acephali expositio anat. 1825. 4. *Ed. Boutin*, Descr. monstri humani. 1827. 4. *Guil. Fr. C. Faber*, Duorum monstrorum humanorum descr. anat. 1827. 4.

Auf eine ähnliche Weise kann die Verschliefsung der Harnröhre oberflächlicher oder tiefer, ja der ganzen Länge nach stattfinden; die Harnblase kann, welches jedoch viel seltner ist, gegen die Harnleiter, oder gegen die Harnröhre verschlossen seyn. So habe ich einmal bei einem reifen, sonst wohlgebildeten weiblichen Kinde, den Uterus getheilt und die Harnröhre verschlossen, die Harnblase aber von dem angesammelten Harn, aufserordentlich ausgedehnt gefunden.

Was von den genannten Verschliefsungen gesagt ist, gilt auch von der Scheide. Es kann nur die Scheidenklappe, (hymen) verschlossen seyn, die alsdann auch gewöhnlich fester ist; es kann aber auch in der Tiefe eine zweite verschliefsende Haut stattfinden; es kann aber auch die Scheide gänzlich verwachsen seyn, wo natürlich an keine Hülfe zu denken ist, und die bisher bekannten Fälle, wo man dennoch dergleichen versuchte, liefen tödtlich ab. R — i.

ATRESIA (in chirurgischer Beziehung). Sie ist entweder ein angeborner Bildungsfehler, oder, als secundäres Uebel, eine Folge von anderen voraus gegangenen Krankheiten, z. B. von Entzündungen, Verbrennungen, Blattern u. s. w. An Atresie können demnach alle Canäle- oder Höhlenbildende Organe leiden z. B. die Harnleiter, Harnblase, Gefäfse u. s. w. Diejenigen Atresieen, bei welchen die Chirurgie nach dem gegenwärtigen Standpunkte der Kunst mit Erfolg eingreifen kann, sind folgende:

1) Atresie der Augenlidränder, siehe unter dem Artikel: Anchyloblepharon.

2) Atresie der Augenlider mit dem Augapfel, siehe unter dem Artikel: Symblepharon.

3) Atresie der Regenbogenhaut, siehe unter dem Artikel: Pupille, künstliche.

4) Atresie der Thränenpunkte und Thränencanäle, siehe unter den Artikeln: Augenentzündung und Thränenfistel.

5) Atresie der Nasenöffnungen. Die Verwachsung der Nasenlöcher wird entweder durch eine Haut, welche von den äufsern Nasenknorpeln zu der Scheidewand der Nase geht, hervorgebracht, oder dadurch, dafs die äufseren Knorpel mit der Scheidewand verwachsen sind, oder endlich, dafs die Oberlippe mit der Nase verwachsen ist. Die Verwachsung der Nasenöffnungen ist nur theilweise oder vollständig; sie ist ein angeborner Fehler, oder nach Verbrennungen, Blattern, syphilitischen und andern Entzündungen und Exulcerationen u. s. w. entstanden. Das Gesicht wird dadurch nicht allein verunstaltet, sondern auch das Athmen erschwert und der Geruchsinn verkümmert. — Eine das Nasenloch verschliefsende Haut öffne man durch Einstechen eines Bistouris, und erweitere die Oeffnung auf einer Hohlsonde; sodann fasse man die Wundränder mit einer Pincette und trage soviel davon mit einer Hohlscheere ab, als nothwendig ist, um eine gehörige Oeffnung zu bilden. Nun bringe man ein Bougie, eine Federspuhle, Charpiewieke *Bell's* (Lehrbegr. d. Wundarzneik. Thl. III. Tab. VII. Fig. 16.) durchlöchertes metallenes Röhrchen oder auch *v. Graefe's* Röhrchen (Rhinoplastik Taf. V. Fig. 13.) in die Oeffnung und befestige sie daselbst. Täglich nehme man diese heraus, reinige sie, und lege sie wieder ein bis zur völligen Heilung. — Ist die Verwachsung nur theilweise, so bringe man in die vorhandene Oeffnung eine Hohlsonde und auf derselben ein gerades, spitziges Bistouri ein, und erweitere auf diese Art die Oeffnung bis zu ihrer natürlichen Gröfse. — Wenn die äufseren Knorpel völlig mit der Scheidewand verwachsen sind, so steche man ein Bistouri mit nach vorn gerichteter Spitze, in den Mittelpunkt zwischen Scheidewand und äufseren Knorpel so tief ein, bis das Messer

in die Nasenhöhle gedrungen ist, und gebe dann dem Einstiche durch Erweiterung die gehörige Richtung und Gestalt zur normalen Nasenöffnung. Alsdann verfahre man wie bei der häutigen Verschliefsung. — Wenn die Oberlippe mit der Nase verwachsen ist und die Oeffnung derselben verschliefst, so trenne man zuerst die Lippe von der Nase mit einem Bistouri und lasse diese Wunde heilen. Nach der Heilung öffne man dann die Verschliefsung der Nasenlöcher, und verfahre wie bereits erwähnt.

Synon. *Imperforatio nasi. Imperforation du nez ou des narines. Imperforated nostril. Imperforazione del naso.*

6) Atresie des äufseren Gehörganges. Der äufsere Gehörgang kann entweder durch eine Haut, oder durch eine Fleischmasse, oder durch eine knorpelartige oder knöcherne Substanz verschlossen seyn. In allen diesen Fällen ist Schwerhörigkeit oder Taubheit die Folge. Bisweilen ist die häutige Verwachsung tiefer im Gehörgange, in der Nähe des Trommelfelles gelegen, und man erkennt dies erst bei genauerer Untersuchung. Die Operation darf bei Kindern nicht früher unternommen werden, als sie sprechen können, ausgenommen in dem Falle einer häutigen oberflächlichen Verwachsung, wo man sie bei Kindern von sechs Monaten verrichten kann. —

Bei blofs häutiger, oberflächlich gelegener Verwachsung, steche man ein gerades, bis auf zwei Linien von der Spitze eingewickeltes Messer, in die Haut ein, und vergröfsere, wenn Raum genug dazu vorhanden ist, die Oeffnung durch einen Kreuzschnitt; mit einer Hohlscheere schneide man von den Schnittlappen, so viel als thunlich ist, aus. Ist die Verwachsung tiefer gelegen, so lasse man von einem Gehülfen die Ohrmuschel etwas in die Höhe ziehen und bediene sich des Messers, wie oben erwähnt worden ist, oder auch eines Troicarts. Man lege alsdann eine in Oel getränkte Charpiewieke in die Wundöffnung, fülle die Ohrmuschel gelinde mit Charpie aus, lege eine Compresse über und befestige das Ganze mit einem Tuche. — Wenn die Verwachsung durch eine fleischige, tief eindringende Masse hervorgebracht ist, so trenne man mit einem geraden, umwickelten Messer durch kleine wiederholte Schnitte nach der Richtung des Gehörganges diese Masse, doch dringe man nicht tiefer, als einen halben Zoll ein, der Endzweck mag dabei erreicht seyn oder nicht; im letzteren Falle operire man dann weiter, wenn das erst Getrennte überhäutet ist. Darf man sich des Messers nicht bedienen, so wende man den Höllenstein an, welchen man, von einer Röhre umgeben, auf die Mitte der fleischigen Masse bringt und nach Verschiedenheit der Dicke derselben, mehr oder weniger lange einwirken läfst. — Ist die Verwachsung durch eine knorpelichte oder knöcherne Masse bestellt, so kann man, wenn nemlich beide äufsere Gehörgänge verschlossen sind, einen Troicart vorsichtig und langsam in derjenigen Richtung in das Ohr, höchstens 15—18 Linien weit führen, in welcher der Gehörgang bestehen soll. Verminderter Widerstand zeigt an, dafs man das Hindernifs durchdrungen hat. Die Röhre des Troicarts, welche sehr kurz seyn soll, läfst man so lange liegen, als es der Operirte ertragen kann. Später gebraucht man die Wieke.

Synon. *Imperforatio auris. Imperforation de l'oreille ou du conduit auditif. Imperforation of the ear.*

7) Atresie der Lippen ist entweder durch eine Haut, oder durch unmittelbare Verwachsung der Ränder gebildet. Damit das Kind bei vollständiger Atresie nicht aus Mangel an Nahrung und Luft sterbe, mufs die Operation sobald als möglich gemacht werden. Man steche die den Mund verschliefsende Haut oder die Lippenränder ein, führe eine Hohlsonde in die Oeffnung und spalte auf dieser mittelst eines Knopfbistouris die Verwachsung. Um Wiederverheilung vom Winkel her zu verhüten, bohrt *Krüger* (*v. Gräfe* und *v. Walther's* Journ. f. Chirurg. u. Augenh. Bd. IV. Hft. 3. p. 543.) da, wo die Grenze des Mundes gebildet werden soll, mit dem Troicart eine Oeffnung, und läfst in dieser einen starken Bleidraht so lange liegen, bis die Stelle überhäutet ist, dann schneidet er erst das Uebrige durch.

Synon. *Imperforatio labiorum. Imperforation des lèvres.*

8) Atresie der Vorhaut kann angeboren, oder durch vorausgegangene Krankheiten, als Entzündungen, Geschwüre u. s. w. erworben seyn; öfterer trifft man sie angeboren. Der Urin sammelt sich dann in eine kegelförmig hervorragende und glänzende Geschwulst, der ausgedehnten Vor-

haut. In die Mitte dieser Geschwulst stofse man ein schmales, gerades Bistouri oder eine Lanzette, jedoch nicht so tief ein, dafs die Eichel verletzt werden könnte. In diese gemachte Oeffnung bringe man dann eine Charpiewieke, um das Wiederverwachsen zu verhindern. Theilweise Verwachsung der Vorhaut oder Verengerung derselben, siehe unter dem Artikel: Phimosis.

9) Atresie der Harnröhre. Die Verschliefsungen der männlichen Harnröhre lassen sich auf folgende Arten zurückführen:

a) die Harnröhre ist an ihrer vordern Oeffnung durch eine Haut verschlossen;

b) die Ränder der Harnröhrenmündung sind verwachsen;

c) die Eichel ist verschlossen, aber der übrige Canal der Harnröhre ist frei;

d) der Canal der Harnröhre seiner ganzen Länge nach, ist verschlossen, und die Ruthe ganz solid.

Man hat Grund eine Verschliefsung der Harnröhre zu vermuthen, wenn ein Kind die Wäsche nicht nafs macht, wenn sich der Unterleib über dem Schambogen anspannt und schmerzhaft wird. Bei der ersten und zweiten Art von Atresie trenne man die Verwachsung durch einen Einstich mit der Lanzettenspitze. *Sabatier* (De la médic. opérat. T. 1.) hält das Einlegen einer Charpiewieke nach der Operation, oder eines Röhrchens, für überflüfsig, weil schon der Durchgang des Urins die Wunde offen erhält; indessen ist es zuverläfsiger, wenn man sich einer Charpiewieke bedient. — Wenn die Eichel verschlossen ist, so dehnt sich der Canal der Harnröhre, durch die Ansammlung des Urins enorm aus, man steche nun ein schmales, zweischneidiges, gerades Bistouri, oder einen Troicart, an jener Stelle, wo die Harnröhrenöffnung in der Eichel seyn soll, in der Richtung der Harnröhre bis zu dem Ort ein, wo der Canal offen besteht. In die Wundöffnung lege man ein Stück eines biegsamen Catheters ein. — Wenn die Harnröhre keine Anschwellung in ihrem ganzen Verlaufe zeigt, so ist es wahrscheinlich, dafs der ganze Canal verschlossen ist. Es bleibt hier kein anderer Weg übrig, als mit einem Troicart einen künstlichen Canal durch das Glied in die Blase zu bahnen. (*Rust's* Magazin. Bd. XVIII. Hft. 2. pag. 290.) Man lege sodann einen Catheter ein. —

Die Verschliefsung der natürlichen Oeffnung der Harnröhre mit einer von der Eichelspitze entfernten Mündung, siehe unter dem Artikel: Hypospadismus und Epispadismus. Die Verengerung der Harnröhre, siehe unter dem Artikel: Strictur.

Wenn bei dem weiblichen Geschlecht die Harnröhrenöffnung verschlossen ist, so trenne man sie mit einem spizzigen, geraden Bistouri oder einem Troicart. Ist zugleich eine Mutterscheidenharnfistel vorhanden, so suche man einen silbernen männlichen Catheter durch die Fistelöffnung in die Blase, und von da in die Harnröhre bis zur verschlossenen Stelle zu bringen, und schneide oder steche darauf ein. Man lege hierauf eine Charpiewieke in die Oeffnung und befestige sie.

Synon. *Imperforatio urethrae. Imperforation de l'urètre. Imperforation of the urethra.*

10) Atresie der Schamlefzen. Die beiden Schamlefzen können durch eine mehr oder weniger dicke Haut, oder durch ihre eigene Substanz verschlossen seyn; die Verwachsung kann nur theilweise oder vollständig seyn. Bisweilen ist dadurch zugleich die Harnröhrenmündung verschlossen, der Urin sammelt sich in der Blase an und dehnt sie aus, so dafs sie deutlich hervorsteht, zuweilen fliefst der Urin in die Scheide, häuft sich hier an und prefst die Schamlippen nach vorn. Durch die Verschliefsung der Schamlippen wird zuweilen der Ausflufs des Urins gehindert, die Menstruation wird zurückgehalten, der Beischlaf kann nicht gepflogen werden und die Geburt kann nicht erfolgen. Zuweilen finden sich nur kleine Oeffnungen für den Abflufs des Urins und der monatlichen Reinigung, und dennoch haben solche Personen empfangen. Die Verwachsung der Schamlefzen ist angeboren oder durch Excoriation, Entzündung, Exulceration, Verbrennung u. s. w. entstanden. —

Man trenne die Verwachsung der Schamlippen, indem man sie der Quere nach anspannt, und an der dünnsten Stelle mit einem geraden Messer oder einem Troicart einsticht und nach der Richtung der normalen Spalte auf einer Hohlsonde oder dem Finger, von einander trennt. War die

Ver-

Verwachsung durch eine Haut vermittelt, so steche man diese in der Mitte ein, trenne sie mit einem Knopfbistouri, und trage so viel als möglich von den Wundrändern mit einer Scheere ab. Ist die Verwachsung der Lefzen nur eine theilweise, so führe man eine Hohlsonde oder den Finger in die vorhandene Oeffnung, und trenne auf diesem das Verwachsene.

Synon. *Imperforatio labiorum vulvae.*

11) Atresie der Scheide. Diese Verwachsung ist sehr häufig. Die Scheidenmündung kann durch eine mehr oder weniger dicke Haut theilweise oder völlig verschlossen seyn; die Scheide selbst kann aber auch ihrem ganzen Verlaufe nach theilweise oder gänzlich verwachsen und verschlossen seyn. Wenn diese Verwachsungen nicht angeboren sind, so können sie durch Verwundungen dieser Theile, durch Entzündungen derselben u. s. w. erzeugt werden. Selten wird dieser angeborne Bildungsfehler in der frühesten Kindheit entdeckt, weil dadurch noch keine Function gestört ist, allein wenn zur Zeit der Pubertät der Canal gänzlich verschlossen ist, empfinden die Kranken nach eingetretener Menstruation heftige Coliken, Schwere in dem Becken, Auftreibung des Unterleibes bisweilen in dem Grade, daſs man eine Schwangerschaft vermuthet hat, es bildet sich eine hervorragende, fluctuirende, livide Geschwulst zwischen den Schamlippen; die Urinblase und der Mastdarm werden zusammengedrückt und ihre Ausleerungen dadurch zurückgehalten, Convulsionen stellen sich ein, die untern Extremitäten schwellen an und die Kranken magern ab. Die Operation ist das einzige Hülfsmittel gegen alle diese Beschwerden, jedoch ist es rathsam, sie erst zur Zeit der eingetretenen Menstruation vorzunehmen.

Wenn die Scheidenmündung theilweise durch eine Haut verschlossen ist, so erweitere man sie auf einer Hohlsonde mittelst eines geknöpften Bistouris oder einer rabenschnabelförmigen Scheere nach unten und nach oben. — Ist die Scheidenmündung völlig durch die Scheidenklappe verschlossen, so steche man eine Lanzette oder einen Troicart in den angespannten Mittelpunkt oder in die hervorragendste Stelle, führe dann auf einer Hohlsonde ein Knopfbistouri oder ein geknöpftes Scheerenblatt ein, und trenne sie kreuzweis. Bei theilweiser Verwachsung der Scheide selbst bringe man entweder, wo möglich, den linken Zeigefinger oder eine Hohlsonde durch die Oeffnung der verwachsenen Stelle, und darauf ein geknöpftes Bistouri ein, und trenne vorsichtig die verwachsenen Theile. — Wenn die Scheide gänzlich verwachsen ist, so bringe man auf dem linken Zeigefinger ein bis zur Spitze umwickeltes, schmales Bistouri, oder einen Troicart, oder ein Pharyngotom, oder *Osiander's* (Neue Denkwürdigkeiten. Götting. 1797. 1r Bd. p. 269. tab. 2. fig. 3. Dess. Annalen. Götting. 1801. 1r Bd. p. 172.) Hysterotom auf die Mitte des verschlossenen Canals ein, steche hier das Instrument nach der Richtung des Scheidecanals bis zu dem Ort ein, wo noch Scheidencanal besteht, oder bis zum Muttermunde. Alsdann erweitere man unter Leitung des Zeigefingers die gemachte Oeffnung, so weit es nöthig ist. Nach der Operation lege man eine in Oel getränkte Charpiewieke ein, bedecke die Geschlechtstheile mit Charpie, und halte das Ganze durch eine TBinde fest.

Synon.: *Imperforatio vaginae. Imperforation du vagin.*

12) Atresie des Hymen. S. Atresia Hymenis.

13) Atresie der Gebärmutter. Die äufsere Mündung der Gebärmutter kann durch eine Haut verschlossen, oder die Lippen der Gebärmutter können unter sich selbst verwachsen seyn. Man hat diese Atresie zuweilen nach Verletzungen bei schweren Entbindungen beobachtet. Dieselben krankhaften Erscheinungen, welche wir bei der Atresie der Scheide angegeben haben, sind auch hier wahrnehmbar. Die Operation ist folgende: Wenn die Gebärmutter durch das Menstrualsecretum etwas ausgedehnt und gesenkt erscheint, führe der Chirurg seinen linken Zeigefinger durch die Scheide an die Gebärmutter so, dafs der Nagel den vorderen Rand der unteren Fläche derselben berührt. Auf dem Finger, dessen Volarfläche nach oben gekehrt sey, bringe er einen gekrümmten Troicart, oder ein Pharyngotom, oder *Osiander's* Hysterotom ein, und trenne die Verwachsung nach der Richtung des Canals. Auf dieselbe Weise verfahre man, wenn der Canal des Scheidentheiles der Gebärmutter oder die innere Mündung desselben verwachsen ist.

Nach geschehener Eröffnung bringe man ein biegsames Bougie oder eine Darmsaite durch die Mündung bis in die Gebärmutterhöhle, und befestige sie gehörig.

Synon.: *Imperforatio uteri. Imperforation de l'utérus.*

13) Atresie des Afters. Die Verwachsung des Afters ist keine seltene Krankheit. Es ist daher auch nothwendig, dafs Geburtshelfer und Hebeammen die natürlichen Oeffnungen neugeborner Kinder genau untersuchen, damit, wenn der After verschlossen seyn sollte, die Operation in Zeiten verrichtet werden kann. Die allen Arten von Atresie des Afters (zu welchen man auch die Atresien des Mastdarmes und des Grimmdarmes zu rechnen pflegt), bei welchen keine Ausleerungen des Kindspeches erfolgen können, gemeinschaftliche Zeichen sind folgende: das Kind ist unruhig und schreit, der Unterleib schwillt an, wird hart und schmerzhaft, die Oberfläche des Körpers wird dunkel gefärbt, violett und bleifarben, es stellen sich Krämpfe ein und Erbrechen, das Gesicht fällt ein, und die Zeichen einer innern Einklemmung werden sichtbar. — Es giebt viele Varietäten und Grade dieser Mifsbildung; wir nehmen folgende Arten an:

a) häutige Atresie des Afters.
b) Atresie des Afters von überwachsenen äufseren Bedeckungen.
c) Atresie des Mastdarmes mit äufserlich sichtbarem After.
d) Atresie des Afters und des Mastdarmes.
e) Atresie des Afters mit Anmündung des Mastdarmes in der Harnblase.
f) Atresie des Afters mit Anmündung des Mastdarmes in der Harnröhre.
g) Atresie des Afters mit Anmündung des Mastdarmes in der Mutterscheide.
h) Atresie des Afters und des Grimmdarmes.
i) Atresie des Afters mit widernatürlicher Afterbildung an einem andern Orte.

Die Verengerungen der Aftermündung, des Mastdarmes und der übrigen Därme s. unter d. Artikel: Striktur.

a) Häutige Atresie des Afters. Der After ist hier durch eine Haut verschlossen, das Kindspech spannt diese an, drängt sie hervor und scheinet durch; die Haut bildet eine weiche, elastische Geschwulst, welche deutlich fluctuirt. Der gröfste Theil von Kindern mit dieser Mifsbildung kann vollkommen geheilt werden, wenn die Operation in Zeiten gemacht wird. Gewöhnlich leben solche Kinder, wenn man dem Kindspeche keinen Ausweg bahnt, höchstens nur bis zum fünften oder sechsten Tage. Das Kindspech entzündet nämlich bei längerem Aufenthalte die Därme und macht sie brandig, und auf diese Weise bahnt es sich bisweilen einen Weg aus den Därmen in die Bauchhöhle. — Die Behandlung dieser Art von Afterverschliefsung ist sehr einfach. Der Chirurg steche ein gerades Messer oder einen Troicart an der durch das Kindspech hervorgetriebenen Stelle durch die Haut, führe alsdann eine Hohlsonde und auf dieser ein geknöpftes Messer in die Oeffnung, und erweitere die Stichöffnung kreuzweise. Man bringe hierauf eine in Oel getränkte Charpiewieke in die gemachte Oeffnung, und befestige diese mittelst eines angeknüpften Fadens und eines Heftpflasters. Dem Kinde gebe man eröffnenden Saft oder Klystiere, und erneuere die Wieke mehrmals des Tages.

b) Atresie des Afters von überwachsenen äusseren Bedeckungen. Bei dieser Art von Aftersperre ist gar keine Spur von Aftermündung sichtbar; die äufsere Haut überzieht den After und verschliefst ihn. Diese widernatürliche Decke ist bald mehr, bald weniger stark, je nachdem entweder die Haut allein, oder zugleich die Zellhaut, oder eine musculöse Haut die Oeffnung des Mastdarmes bedeckt. Der Mangel der natürlichen Aftermündung und die Zeichen einer völligen Verstopfung, nebst den bereits erwähnten gemeinschaftlichen Symptomen einer Atresie, bestimmen die Diagnose dieser Art. Zuweilen ist jedoch der Ort der Aftermündung durch ein äufserliches Merkmal, z. B. durch eine kleine Erhabenheit oder durch eine kleine Vertiefung bezeichnet, und hierdurch wird die Operation sehr erleichtert. Der Ausgang dieses Uebels ist so lange zweifelhaft, als man nicht mit Sicherheit bestimmen kann, ob nicht neben der äufserlichen Afterverschliessung noch eine widernatürliche Bildung der inneren Theile zugegen ist. — Die Operation besteht in der Durchschneidung der äufseren Bedeckungen und der Eröffnung des Afters. Der Chirurg, welchem zuweilen kein äufseres Merkmal die Stelle anzeigt, wo die Aftermündung gemacht werden soll, richte sich nach der anatomischen Kenntnifs, und weil der After bei Neugebornen dem fühlbaren Theile des Steifsbeines nicht ganz so nahe liegt, als bei Erwachsenen, und der untere, knorpelichte Theil des Steifsbeines nicht leicht fühlbar ist, so wähle man die Stelle ungefähr einen Zoll weit von dem fühlbaren Theile des Steifsbeines entfernt, und verfahre im Uebrigen wie bei der häutigen Afterverschliefsung.

Hierher gehört auch die theilweise Verschliefsung des Afters durch Verwachsung der Hinterbacken, wovon *Rust* (Magazin Bd. I. Hft. 2. p. 227.) ein Beispiel anführt. Man trenne in einem solchen Falle die Hinterbacken durch das Messer, und verhüte die Wiedervereinigung derselben durch einen zweckmäfsigen Verband.

c) Atresie des Mastdarmes mit äufserlich sichtbarem After. Der After ist hier ganz natürlich beschaffen, allein etwas höher im Mastdarme ist ein Hindernifs, welches die natürlichen Ausleerungen zurückhält; gewöhnlich ist es eine Membran, die den Mastdarm verschliefst, oder der Darm endigt sich in einen blinden Sack. Diese Art von Atresie ist um so gefährlicher, weil man durch das Vorhandenseyn der äufsern Oeffnung leicht getäuscht und verleitet werden kann zu glauben, der Weg für die Excremente sey nicht verschlossen. Man kann jedoch diese Verwachsung vermuthen, wenn nach dem Gebrauche von Abführmitteln kein Kindspech ausgeleert wird und das Kind sehr unruhig ist. Um sich zu überzeugen, bringe man eine Sonde oder einen Finger in den Mastdarm; man stöfst damit in einer gewissen Höhe an, und findet beim Herausziehen keine Spur von Kindspech daran. — Wenn der Chirurg seinen linken Zeigefinger nicht in die Oeffnung des Afters bis zu dem Hindernisse bringen kann, so bediene er sich einer Hohlsonde und eines geraden Messers, oder eines Troicarts, oder eines Pharyngotoms, durchstofse in der Richtung des Heiligenbeines die verschliefsende Haut und erweitere die Oeffnung mit einem geknöpften Messer. Das übrige Verfahren ist wie bei der häutigen Aftersperre.

d) Atresie des Afters und des Mastdarmes. Bei

dieser Art von Atresie fehlt der After, und der Mastdarm ist widernatürlich gebildet oder gewachsen. Der Canal des Mastdarmes ist entweder durch starke Fleischfasern verwachsen, oder er bildet einen kleinen fast unmerklichen Canal, der am äufsersten Ende mit einer Fleischmasse verschlossen ist; zuweilen bildet der Mastdarm eine talgartige Masse, oder er ist mit der Vorsteherdrüse verwachsen. Da man die Höhe und den Umfang der Verwachsung in den meisten Fällen nicht vor der Operation bestimmen kann, so gehört nicht allein genaue anatomische Kenntnifs, sondern auch viel Entschlossenheit zur Vollbringung der Operation. Das operative Verfahren ist folgendes: Der Chirurg entleere die Harnblase und lasse den Katheter darin liegen, um auf diese Weise ein Zeichen für die Gegenwart der Blase und für die Richtung des Schnittes zu haben. Nun gehe er mit einem geraden, spitzigen Messer, oder einem Troicart, oder einem Pharyngotom in den Mastdarm. Ist die Verwachsung höher als einen halben Zoll, so führe der Chirurg seinen Zeigefinger in die Wunde, und leite mit diesem das Instrument. Höher als zwei Zoll zu schneiden, ist man wegen dann leicht möglicher Verletzung der Därme und Ergiefsung des Kindspeches in die Bauchhöhle nicht berechtigt. Die Einstichsöffnung erweitere man sodann auf dem Finger oder der Hohlsonde mit einem geknöpften Messer. Das Uebrige werde wie bei der häutigen Afterverschliefsung bestellt. — Ist es nicht möglich, den Darm auf die oben beschriebene Weise zu erreichen, so mufs man die Bauchhöhle öffnen und einen künstlichen After bilden. Man trenne zu diesem Endzwecke an der linken Unterleibsgegend die Bauchwand durch einen zwei Zoll grofsen Längenschnitt, suche den S förmigen Theil des Grimmdarmes, ziehe ihn aus der Wunde, und führe zwei gewichste Fäden hinter demselben ein; nun öffne man den Darm der Länge nach so weit als nöthig ist, bringe ihn wieder in die Bauchhöhle zurück, und halte den geöffneten Theil desselben mittelst der zwei Fäden zwischen den Rändern der Unterleibswunde. Auf die wunden Theile lege man ein durchlöchertes und in Oel getränktes Leinwandläppchen, und halte es mit einer passenden Binde.

e) Atresie des Afters mit Anmündung des Mastdarmes in der Harnblase. Die Fälle, wo der Mastdarm, gewöhnlich mit einer kleinen Oeffnung, in der Blase mündet, sind meistentheils tödtlich (*Wrisberg* de praeternaturali et raro intestini recti cum vesica urinaria coalitu et indepedente ani defectu. Gölting. 1780.). Indessen haben einige Schriftsteller (*Zacutus Lusitanus* Prax. Med. admir. L. III. obs. 72. *Morgagni* de sed. et caus. morb. Epist. 32. §. 4. *Wagler* Act. Harlem. Vol. XIX. p. 2 et 3. pag. 300.) Beobachtungen angeführt, welche einen glücklichen Ausgang hatten, oder bei welchen das Leben mehrere Monate lang erhalten wurde (*Flajani* Osservazioni di Chirurgia t. 10. oss. 39.). Aufser der fehlenden normalen Aftermündung, erkennt man diese Art der Atresie dadurch, dafs das Kindspech und der Darmkoth mit dem Urin abgehen. — Man verfahre, um den natürlichen Weg für die Excremente herzustellen, wie bei der vorher erwähnten Art von Atresie (*d*). Erreicht man auf diese Weise seinen Zweck nicht, so mufs man auch hier einen künstlichen After bilden. Den Blasenhals im Damme nach *Martin's* (Act. d. l. Soc. d. Lyon 1798. pag. 187.) und *Petit's* (Journal d. ausl. Liter. pag. 5. 6.) Plan einzuschneiden, ist aus dem Grunde nicht rathsam, weil die Oeffnungen des Mastdarmes in die Blase fast in allen Fällen so klein waren, dafs nur der flüssige Theil der Darmausleerungen in die Harnblase gelangen konnte.

f) Atresie des Afters mit Anmündung des Mastdarmes in der Harnröhre. Hier endigt sich gewöhnlich der Mastdarm in einen häutigen Canal, welcher sich in die Harnröhre beim männlichen Geschlechte öffnet, und auf diesem Wege wird das Kindspech und der Darmkoth entleert. Aeufserlich ist keine Spur eines Afters sichtbar. (*Horn's* Archiv Bd. 1. pag. 350.) — Der Chirurg versuche die Wiederherstellung des natürlichen Afters auf dem Wege, wie bei der Atresie des Afters und des Mastdarmes (*d*) angegeben worden ist. Wenn dieses Verfahren nicht hinreichend ist, so bringe man eine Blasensteinsonde durch die Harnröhre in die Harnblase, und trenne auf dieser mit einem convexen Messer den Damm, der krankhaften Harnröhrenöffnung gegenüber, gerade gegen das Steifsbein hin, und trachte so die Oeffnung in der Harnröhre und die der Afterstelle zugekehrte Darmwand zu trennen. Den Rand der Blasenmündung selbst dabei einzuschneiden, ist deshalb nicht rathsam, weil sonst eine Kothharnfistel entstehen würde. Ist es möglich, die Leitungssonde durch die abnorme Oeffnung der Harnröhre in die Höhle des Mastdarmes zu bringen, so gebe man dem gewölbten Theile der Sonde eine solche Richtung, dafs er vom Damme aus deutlich zu fühlen ist. Hierauf trenne man wie beim Blasenschnitte, jedoch in gerader Richtung, die die Harnröhre bedeckenden Theile und die der Afterstelle zugekehrte Wand des Mastdarmes. In die Operationsöffnung bringe man eine in Oel getränkte Charpiewieke, und befestige sie mittelst eines angeknüpften Fadens und Heftpflasters.

g) Atresie des Afters mit Anmündung des Mastdarmes in der Mutterscheide. Der Mastdarm endigt sich hier in der Mutterscheide, und da die Oeffnung meistentheils grofs genug ist, um den Darmkoth zu entleeren, so ist diese Art von Atresie nicht tödtlich, sondern nur sehr beschwerlich. Es giebt viele Fälle dieser Art von Afterverschliefsung, wobei die Individuen ohne Operation leben geblieben sind, sich wohl befunden haben [ein Frauenzimmer ist, wie *Morgagni* (De sed. et caus. morb. Epist. 32. art. 3.) bemerkt, mit dieser Atresie 100 Jahre alt geworden], und die Excremente durch die Schamtheile entleert worden sind. Zuweilen existirt Atresie des Afters und der Scheide zugleich. — Um die Aftermündung an ihre natürliche Stelle zu setzen, bringe man eine Hohlsonde durch die Scheide in den Mastdarm, erhebe sie senkrecht und lasse sie festhalten; nun suche man nach ihr mit dem Zeigefinger durch die verwachsene Stelle, und steche auf ihre gefurchte Fläche ein gerades Messer oder einen Troicart da, wo die Aftermündung seyn soll, ein. Die Erweiterung geschehe, wie bereits angegeben worden ist.

h) Atresie des Afters und des Grimmdarmes. Bei dieser Art fehlt der Mastdarm ganz, und der Grimmdarm endigt sich in einen geschlossenen Sack. *Ruysch* (Advers. Dec. II. pag. 43.), *Jamieson* (Medical essays and observations Vol. IV. obs. 32.) und andere Schriftsteller beschreiben solche Fälle. Zuweilen ist jedoch mit der Verschliefsung des Grimmdarmes ein äufserlich normaler After vorhanden, der Mastdarm aber fehlt (*Lieutaud* Histor. anatom. méd. T. I. p. 120. *Wagner* Comment. litter. Norimb. a. 1735. hebd. 46. Nr. 4.). Hat man das Uebel durch den Mangel an natürlichen Stuhlausleerungen, Auftreibung des Unterleibes, Erbrechen u. s. w. und durch eine genaue Untersuchung erkannt, so verfahre man wie bei der Atresie des Afters und des Mastdarms (*d*) angegeben worden ist, und bilde einen künstlichen After.

i) Atresie des Afters mit widernatürlicher Afterbildung an einem andern Orte. Auch bei dieser Art von Atresie fehlt der Mastdarm, und der Grimmdarm oder ein anderer Darm endigt und öffnet sich an einer andern Stelle, z. B. unter der rechten Schulter, wie *Dinmore* einen Fall beschreibt, bei einem Fötus im Gesichte (*Bils* Specim. anatom. Roterd. 1661. pag. 10.), am Nabel, wo der Nabelblasengang offen geblieben war. Meistentheils sind diese Fälle mit Mifsbildungen anderer Art verbunden und daher tödlich. Vergl. Aftersperre, Afterverschliefsung, Afterverwachsung.

Atresia (vom ἀ privativo und τιτράω, ich durchbohre), Verwachsung, Verschliefsung, Sperre.

Synon. Lat. *Imperforatio.* Franz. *Imperforation.* Engl. *Imperforation.* Ital. *Imperforazione.* Holl. *Eene Toegroejing van den Aars, of andere deelen.*

Litteratur.

Adrian von Pappendorp, de ano infantum imperforato. L. B. 1781. übers. in d. neuen Samml. d. auserl. und neuesten Abhandl. f. Wundärzte. 2tes Stück. 1790.

J. F. Meckel's Handbuch der pathologischen Anatomie. 1r Thl.

C. B. Zang, Darstellung blutiger heilkünstlerischer Operation. 2r und 3r Thl.

W — er.

ATRESIA HYMENIS, sie kömmt nicht selten bei jungen Frauenzimmern vor, bei welchen die Mutterscheide durch das Hymen widernatürlich verschlossen wird. Diese Verschliefsung kann entweder für sich allein, oder mit Verwachsungen der Scheide vorkommen (vergl. Atresia vaginae). In vielen Fällen ist dabei das Hymen von ungewöhnlicher Dicke und Densitaet, verhindert daher den fruchtbaren Beischlaf, da es bei demselben nicht zerrissen werden kann, und giebt zu so manchen traurigen Zufällen Anlafs, indem sich darin das Menstruationsblut ansammelt (vergl. Hymen). Man erkennt die Atresia hymenis durch die Exploration aber in schwierigern, complicirten Fällen mittelst des Catheters.

Das zur Hebung dieser Atresie nothwendige operative Heilverfahren ist folgendes: Man bringt zwischen zwei Fingern der linken Hand, welche die Scheide so tief und weit als möglich ausspannen, eine Lanzette bis nach dem Hymen und sticht mit jenem in den Mittelpunkt des letzteren ein, führt dann durch die Stichöffnung eine Scheere und zerschneidet damit kreuzweise das Hymen. Auch kann man den letzteren Act mittelst eines Knopfbistouris beschliefsen.

Syn.: Lat. *Imperforatio hymenis.* Französ. *Imperforation du hymen.*

E. Gr — e.

ATRIPLEX, Melde. Diese Pflanzengattung gehört zur natürlichen Ordnung *Chenopoideae* und zur *Polygamia Monoecia Linn.* Die Zwitterblüten haben einen fünftheiligen, die weiblichen einen zweitheiligen Kelch, welcher an der Frucht auswächst. Die Blumenkrone fehlt. Fünf Staubfäden. Zwei Staubwege. Die Frucht ist eine Samenhülle (einsamig, die Hülle von der Gestalt des Samens) welche sich vom Samen leicht trennt.

1) *A. hortensis. Linn.* sp. ed *Willd.* 4. p. 960. Die Garten-Melde. Eine bekannte jährige Pflanze, welche im südlich-östlichen Europa wild wächst. Sie wird 3—5 Fufs hoch. Die Blätter sind herzförmig dreieckig, gezähnt, gleichfarbig, matt, grofs und weich, die obern länglich, dreieckig. Die Blütensträufse stehen im Winkel der Blätter und am Ende der Zweige. Die Klappen der Frucht sind rundlich eiförmig, kurz zugespitzt, netzadrig, ganzrandig. Man hat eine über das ganze Kraut rothe Abänderung in den Gärten. Die Pflanze wird gebauet und das Kraut als Spinat gegessen; vormals brauchte man es auch zu erweichenden Umschlägen. Die Samen sind aber scharf, führen ab und erregen Brechen. L — k.

ATROPA. Eine Pflanzengattung, welche zur *Pentandria Monogynia* und zur natürlichen Ordnung der *Solaneae* oder *Solanaceae* gehört. Die Kennzeichen sind: ein glokkenförmiger, fünftheiliger Kelch, eine glockenförmige, fünftheilige Blume. Eine zweifächrige Beere mit vielem Samen, an einer dicken Mittelsäule.

A. Belladonna. Tollkraut, Tollkirsche, Waldnachtschatten. *Linn.* spec. ed. *Willd.* 1. p. 1617. *Hayne* Arzneigew. 1. t. 45. Eine perennirende Pflanze, welche im mittlern Europa, auch in Deutschland, in schattigen Bergwäldern häufig wild wächst, und wegen ihres Giftes und ihrer Arzneikräfte schon seit längerer Zeit bekannt ist. Sie hat eine lange, dicke, fleischige, etwas ästige Wurzel, einen 2—3 Fufs hohen, walzenrunden, feinrauhen, ästigen Stamm. Die Blätter sind wechselnd, hier und da, besonders gegen oben, stehen zwei neben einander und von den zugehörigen Aesten oder Blütenstielen etwas verschoben, wie es auch an andern Solanaceen zu geschehen pflegt. Die Blätter sind eiförmig kurz gespitzt, laufen in einen kurzen Blattstiel aus, sind am Rande wenig ausgeschweift, feinrauh und ziemlich grofs. Die Blüten stehen auf nicht sehr langen, einzeln hervorkommenden Stielen und sind ziemlich grofs. Der Kelch ist ebenfalls feinrauh und hat fünf eiförmige, kurzgespitzte Lappen. Die Blume ragt über den Kelch hervor, ist einblätterig, wie bei allen Solanaceen, in fünf stumpfe, kurze Lappen getheilt. Die fünf Staubfäden sind kürzer als die Blume; die Fäden pfriemenförmig, die Beutel kugelförmig. Der Fruchtknoten ist mit einem gelben, fleischigen, sehr kurzen Kreise (Perigynium) umgeben, selbst eiförmig, mit einem dünnen, walzenrunden Griffel, ungefähr von der Länge der Blume, und einer runden, flach zweigetheilten Narbe. Die Frucht ist eine ziemlich kugelrunde, etwas flachgedrückte Beere von der Gröfse einer Kirsche, zuerst grün, dann roth, endlich schwarz mit einem sehr dunkelrothen Saft, unten vom Kelche umgeben, von einem süfslichen Geschmacke. Die Samen sind in Menge vorhanden, bräunlich-gelb, plattgedrückt, mit stumpfen Ecken und überall mit feinen Grübchen, wie von Nadelstichen bedeckt. Der Arzt mufs sich die Form der Samen wohl merken, weil er in den meisten Fällen das einzige Mittel bleibt, die Vergiftung zu erkennen, und in den Abgängen nachzusehen ist. Man gebraucht in der Medizin das frische Kraut selten, häufiger die getrockneten Blätter und die Wurzel. Diese kommt auf den Apotheken oft gespalten, zerschnitten und geschält vor, welches nicht seyn sollte, da sie dann schwerer zu erkennen ist. Sie hat äufserlich eine schmutzige helle, fast gelblich-weifse, innerlich eine deutlich gelblich weifse Farbe, frisch einen etwas honigartigen Geruch, älter aber fast gar keinen, einen faden, süfslichen Geschmack, auch ist sie etwas schwammig. Die chemische Analyse ist noch zweifelhaft. *Brandes* fand in dem Kraute Wachs 0,7, harziges Blattgrün, 5,84, eine in Alkohol auflöfsliche, stickstoffhaltige Substanz, die er Pseudotoxin nennt, gemengt mit einigen Salzen 16, 05, eine stickstoffhaltige, in Alkohol nicht auflöfsliche Materie (die er Phyteumacolla nennt), Gummi 8, 33, Stärke 1, 25, Pflanzeneiweifs 10, 7, unlöfsliche Pflanzenfaser 13, 7, schwefelsaure, salpetersaure, salzsaure, phosphorsaure, essigsaure, opalsaure, äpfelsaure Salze mit Basen von Kali, Ammoniak, Kalk, Talkerde und Atropin zusammen 7, 47, Wasser 25, 8. In der Asche fand er etwas Kupferoxyd. Das Atropin ist ein von ihm zuerst entdecktes Alkaloid. Es kann auf die gewöhnliche Weise durch Auskochen mit Schwefelsäure, Talkerde und Alkohol erhalten werden, auch durch Uebersättigung des schwefelsauren Dekokts mit Kali und Krystallisation. Es löfst sich schwer in kochendem Wasser und Weingeist auf. Mit Säuren giebt es leicht krystallisirbare Salze, so mit Salzsäure würfelförmige Krystalle; 100 Theile Schwefelsäure sättigen 107, 5 Th. Atropin. Da es noch keinem andern Chemiker gelungen, dieses Alkaloid zu erhalten, so ist es noch zweifelhaft. Schon früher bereitete *Runge* daraus eine dem Alkoloide ähnliche Substanz. S. über die Analyse der Belladonna: *Berzelius* Lehrb. der Chemie. Bd. 3. A. 2. S. 829 folg.

Mit Gewifsheit können wir bis jetzt nur sagen, dafs die narkotische Wirksamkeit in einem besondern Extractivstoffe bestehe, den *Vauquelin* am besten untersucht hat. (Annal. d. Chim. T. 72. *Trommsd.* Journ. d. Pharmac. B. 19. St. 1. S. 119.) Er löfst sich in Wasser und Weingeist, wird aus der letztern Auflösung durch Galläpfelaufgufs stark niedergeschlagen, in der trockenen Destillation giebt er eine ammoniakalische Flüssigkeit und branstiges Oel, auch viel Kohle, aus der sich Blausäure entwickeln läfst. Er zeichnet sich also durch einen grofsen Stickstoffgehalt aus. Der Niederschlag mit Galläpfelaufgufs zeigt, dafs er zur basischen Abtheilung der Extractivstoffe gehört, und es ist nicht unwahrscheinlich, dafs er ein Alkaloid darstellen kann. Alle diese Versuche sind mit dem Kraute angestellt, von der Wurzel haben wir noch keine genaue Analyse. Man braucht die Wurzel und Blätter in Pulver. Das Extract bereitet man aus dem Kraute, auf dieselbe Weise wie Extractum Aconiti; auch eine Tinctur ist wirksam, weil der Extractivstoff sich in Alkohol auflöfst. Seltener wendet man Decocte, Aufgüsse, Cataplasmen an, die nicht unwirksam sind. Auch im Rauch mit Tabacksblättern gemengt, hat man die trokkenen Blätter empfohlen. L — k.

Wirkung. Nach ihrer Wirkung gehört die Belladonna zu der Klasse der scharf narkotischen Mittel; sie nimmt primär und vorzugsweise das Nervensystem, sekundär die Organe der Reproduktion in Anspruch, und alle durch die Belladonna bewirkten Veränderungen, lassen sich daher nach Verschiedenheit der einzelnen Organengruppen, auf zwei Hauptwirkungen zurückführen:

1) Zuerst und zunächst wirkt die Belladonna auf das Wirkungsvermögen des Nervensystems, dasselbe erhöhend, steigernd und in gleichem Grade die Reizbarkeit mindernd; — das Gefäfssystem wird hierbei gleichzeitig auch aufgeregt, Orgasmus und Congestion des Blutes bewirkt, wenn gleich nicht in dem Grade, in welchem Opium, Wein und ätherische Mittel auf dasselbe zu wirken pflegen. Unter allen Nervengebilden besitzt die Belladonna eine besondere Beziehung zu dem Gehirn, den Sinnes- und Halsnerven, und wirkt specifik ihre Funktion umstimmend, verändernd.

2) Ihre zweite Wirkung ist auf die Organe des reproduktiven Systems gerichtet. Aehnlich scharfen Mitteln, reizt sie lokal leicht Magen und Darmkanal, vermehrt die Sekretionen der Haut und der Nieren, wirkt auflösend auf das Drüsen- und Lymphsystem, die häutigen und parenchymatösen Gebilde, — die krankhaften Bildungen der festen Theile beschränkend, auflösend, die flüssigen verdünnend.

Nach Verschiedenheit der Intensität der Wirkung der Belladonna, sind nach *Vogt* drei Grade zu unterscheiden:

1) Im ersten Grade bei nur sehr mäfsigen Gaben der Belladonna, erfolgt Verminderung der Reizbarkeit und gleichzeitige Steigerung des Wirkungsvermögens des Nervensystems, mäfsige Aufregung des Gefäfssystems, Orgasmus und stärkerer Andrang des Blutes nach dem Kopfe, vermehrte Wärme desselben, mäfsig verstärkte Absonderung der Haut, der Nieren und der Schleimhäute.

2) Im zweiten Grade bei stärkeren Gaben der Belladonna, sprechen sich die, beim ersten Grade nur schwach angedeuteten Wirkungen heftiger und stürmischer aus. Es erfolgt:

a) ein Gefühl von Schwere im Kopfe, Umnebelung, Taumel, Trunkenheit, Schwindel, Delirium, Verlust des Bewufstseyns, Tollheit, Betäubung, Schlaf.

b) Verminderung, Abstumpfung des äufsern Gefühls, Schwere der Augenlider, Flimmern vor den Augen, Flekken, Funken- und Doppelsehen, — bedeutende Erweiterung und Unempfindlichkeit der Pupille gegen allen Lichtreiz. — Gleichzeitig starkes Brausen vor den Ohren und andere Alienationen der Sinne.

c) Im Halse grofse Trockenheit, Durst, krampfartige Zusammenschnürungen desselben, die Zunge ist schwer, die Sprache erschwert und undeutlich; — nicht selten Uebelkeit, Würgen, ja selbst Erbrechen, verbunden mit Schmerz und Brennen im Unterleibe.

d) Beträchtliche Aufregung des Gefäfssystems, der Puls wird voll und hart, die Respiration beschleunigt, rasch aber kräftig, das Gesicht aufgetrieben roth, die Lippen bläulich, die Conjunctiva geröthet.

e) Es entstehen reichliche Absonderungen, — es erfolgt ein starker Schweifs, nicht selten mit starkem Jucken, Pusteln, Röthe, einem friesel- oder scharlachartigen Ausschlage der Haut begleitet, — vermehrte Absonderung eines sehr gesättigten Urins, und obgleich in einem verhältnifsmäfsig geringeren Grade, vermehrte Schleimabsonderung in der Mundhöhle und in den Bronchien.

Nach *Lenhossec* wirkt die Belladonna vorzüglich auf das Gangliensystem und besonders den Nervus vagus. (Allgem. medicin. Annalen. 1824. S. 1165.)

Nach Verschiedenheit des Grades läfst sich die Wirkung der Belladonna auf 12 bis 72 Stunden festsetzen. Als Folge der heftigen Einwirkungen der Belladonna bleiben häufig noch einige Zeit Kopfschmerz, allgemeine Mattigkeit, Neigung zu Schweifsen, Jucken und Brennen der Haut und gestörte Verdauung zurück.

3) Im dritten Grade nach sehr grofsen Gaben wirkt endlich die Belladonna tödlich, und zwar unter den Symptomen der Lähmung und der Zersetzung der festen und flüssigen Theile. Es entsteht heftiges Brennen im Halse und Magen, quälendes Erbrechen, Krämpfe, Röthe der Augen und des Gesichts, Schwindel, Betäubung, Raserei, Besinnungslosigkeit, beschwerliches Athemholen, unwillkürlicher Abgang von Urin, und der Tod erfolgt unter Convulsionen oder soporös.

Nach dem Tode zeigt das Blut eine grofse Auflösung, aus Ohren, Mund, Augen und Nase erfolgen Ergüsse von Schleim und sehr stinkendem, zersetztem Blute, der Unterleib ist sehr aufgetrieben, die äufsere Haut mit blaurothen Flecken bedeckt, das Gehirn mit Blut überfüllt, der Darmkanal geröthet, wie nach Vergiftung mit scharfen Mitteln, — und der Körper geht sehr schnell in Fäulnifs über.

Gabe. Am häufigsten giebt man das Pulver der Wurzel, pro dosi zu $\frac{1}{2}$—2 Gran, das Pulver der Herb. zu 1—3 Gran, beide in steigenden Gaben, bis anfangende Narcosis erscheint, und hört dann so lange auf, bis diese verschwunden ist. Von dem Extrakt giebt man ebenfalls $\frac{1}{2}$—2 Gran mit Zucker abgerieben, in Pillenform, oder in Wasser gelöfst tropfenweise. Selten ist die Form des Infusum zum innern Gebrauch; man rechnet dann auf acht Unzen Colatur eine halbe Drachme, und läfst hiervon täglich einigemale einen Löffel voll nehmen.

Anwendung. Zum innern Gebrauch ist die Belladonna zunächst indicirt:

1) bei Krankheiten des Nervensystems, welche, auf Schwäche des Wirkungsvermögens und krampfhafte Steigerung der Reizbarkeit gegründet, in dem Gehirne, den Centralnerven, oder den Sinnorganen vorzugsweise ihren Sitz haben.

2) Bei Krankheiten der Organe der Reproduktion, welche durch Schwäche des Wirkungsvermögens bedingt, sich

als fehlerhafte Absonderungen oder schon fehlerhafte Bildungsprocesse dieser Organe karakterisiren.

Die besonderen Krankheitsklassen, in welchen man sie rühmt, sind folgende:

1) Gemüthskrankheiten, — zu empfehlen bei Melancholie, Geistesschwäche und Blödsinn, zu widerrathen bei Manie.

2) Wasserscheu, als Mittel um nach dem Bifs eines tollen Thieres den Ausbruch dieser fürchterlichen Krankheit möglichst zu verhüten. Schon *Mayerne* empfahl das Dekokt der Beeren der Belladonna als Specificum in der Wasserscheu, als Arcanum gegen diese Krankheit wurde es im Hannöverischen gebraucht, bis *Münch* dasselbe bekannt machte. Seine Erfahrungen zufolge, welche an 176 Personen, die von dem verschiedensten Alter waren, und von tollen Hunden gebissen wurden, angestellt wurden, bewies sich die Wurzel der Belladonna sehr hülfreich zur Verhütung des Ausbruchs der Krankheit, selbst beim ersten Ausbruche der Wuth und Wasserscheu. Bei der Anwendung der Belladonna sind indefs folgende Regeln zu beobachten:

a) die Bifswunde mufs gleichzeitig zweckmäfsig örtlich behandelt werden;

b) man giebt die Belladonna in grofsen und schnell steigenden Gaben, bis zur erfolgenden Narkosis, hört dann auf, fängt aber von neuem wieder an, sobald diese verschwunden. *Münch* rathet, die einzelnen Gaben der Belladonnawurzel mit Kamillenthee nehmen zu lassen, und sie alle 48 Stunden zu wiederholen;

c) während des Gebrauchs ist warmes Verhalten, Genufs warmer Getränke anzurathen, um dadurch die Transpiration zu befördern.

d) Die Belladonna mufs so rein und einfach als möglich gegeben werden, — gleichwohl sind nach Verschiedenheit der Individualität des Kranken, Blutentziehungen, Klystiere, Brech- oder abführende Mittel nicht ausgeschlossen.

e) Fortgesetzt wird die Anwendung der Belladonna so lange noch Spannung und Schmerz in der Bifswunde sich findet.

f) Die Dosis selbst bestimmt *Münch* nach beifolgender Tabelle,

Tabelle, wobei indefs zu bemerken ist, dafs sie bei der Mehrzahl, besonders sehr reizbarer Personen wohl etwas zu vermindern seyn dürfte.

Alter.		Erste Gabe.		Zweite Gabe.		Dritte Gabe.	
1	Jahr	1	Gr.	$1\frac{1}{2}$	Gr.	$1\frac{1}{2}$	Gr.
2	»	2	»	2	»	2	»
3	»	2	»	$2\frac{1}{2}$—3	»	$2\frac{1}{2}$—3	»
4—5	»	$2\frac{1}{2}$	»	3—$3\frac{1}{2}$	»	3—$3\frac{1}{2}$	»
6—7	»	4	»	$4\frac{1}{2}$	»	5—$5\frac{1}{2}$	»
8—9	»	$4\frac{1}{2}$	»	5—6	»	5—6	»
10—11	»	5	»	$5\frac{1}{2}$	»	$6\frac{1}{2}$	»
12—13	»	6	»	7	»	8	»
14—16	»	$6\frac{1}{2}$	»	$7\frac{1}{2}$	»	$8\frac{1}{2}$	»
17—50	»	10	»	12	»	13—14	»
50—60	»	6	»	8	»	9	»
60—70	»	4—5	»	6—7	»	6—7	»
70—80	»	3	»	4	»	4	»

J. H. Münch kurze Anleitung, wie die Belladonna im tollen Hundsbifs anzuwenden, mit der Anweisung, wie die Pflanze auch in Gärten zu ziehen. Göttingen 1783.

Dess. Beobachtungen angewendeter Belladonna bei Menschen. Stendal 1789 — 95.

Dess. Diss. sistens observat. practices circa usum belladonnae in melancholia, mania et epilepsia. Goetting. 1783.

B. F. Münchs Abhandl. von der Belladonna und ihrer Anwendung besonders zur Vorbauung und Heilung der Wuth nach dem Bisse toller Hunde. Götting 1785.

Schallern rühmt gegen Hydrophobie eine Mischung von Rad. Belladonnae, Calomel und Oleum Cajeput in einer nach dem Alter verschiedenen und bis zu den Zeichen der beginnenden Narkose steigendem Gabe. Er rathet die Rad. Belladonnae bis zum vierzehnten Tage in steigender Gabe zu reichen, und dann mit der Gabe zu fallen, innerlich gleichzeitig ein Dekokt von Stip. Dulcamarae, Rad. Bardanae, Liquiritiae, Herb. Anagallidis und Sem. Anisi zu trinken, äufserlich die Bifsstelle zu scarificiren, zu brennen, oder Butyrum antimonii anzuwenden, und dann mit einer reizenden Salbe offen zu erhalten. In einem Alter von 13 bis 15 Jahren läfst derselbe den ersten Tag 6 — 7 Gr. Rad.

Belladonnae nehmen, und täglich mit einem Gran steigen, Ol. Cajeput 1 Tropfen, Calomel 1 Gran.

Bei schon ausgebrochener Wuth soll durch eine halbe Drachme Rad. Belladonnae mit anderthalb Unzen Aqua Lauro cerasi, welche innerhalb 7 Stunden genommen wurden, noch Heilung erfolgt seyn. (Allgem. med. Annalen. 1825. Novbr. S. 1513.)

Von 13 Personen, welche von einem tollen Wolfe gebissen worden, wurden nach *Brera* vier mit sehr grofsen Gaben von Belladonna behandelt; sie blieben verschont, die übrigen aber wurden wasserscheu. (Med. chirurg. Zeitung 1823. Bd. II. S. 137.). Eine ähnliche günstige Wirkung will der Kreisphysikus Dr. *Schmidt* zu Eylau beobachtet haben (*Rust's* Magazin Bd. XXIII. S. 188.).

3) Lähmungen, nach Apoplexien, gerühmt von *Schmukker*, *Evers*, — bei Aphonie nach *Selle*, — Amblyopie und Amaurose, vorzüglich wenn letztere auf grofser Atonie der Augennerven beruht, oder von metastatischen Ursachen entstanden ist, — nach Umständen in Verbindung mit Campher, Arnika, Rhus Toxikodendron und ähnlichen Mitteln.

4) Veitstanz und Epilepsie, nach *Evers*.

5) Stickhusten, im Stad. convuls. der Krankheit nach *Hufeland*, allein oder in Verbindung mit kleinen Gaben Opium.

6) Stockungen, Geschwülste, Verhärtungen, Skirrhen. Aeufserlich dagegen von *Paulus Aegineta* und *Galen* schon empfohlen, innerlich und äufserlich, ohne Erfolg von *Schmukker*, *Heister*, *Acrell*, *Andouille*, mit vielem Erfolge dagegen von *Junker*, *Alberti*, *Lentin*, *Timmermann*, *Bellot*, *Zagoni* u. A. gegeben; besonders gerühmt als Extr. Belladonn. in Aqua Amygdal. amar. gelöfst, bei Skirrhen, um den Ausbruch von Krebs zu verhüten, so wie bei Auftreibungen und Verhärtungen parenchymatöser Eingeweide.

7) Nevralgien, — nervöses Kopfweh, Gesichtsschmerz. (Observations relative to the use of Belladonna in painful disorders of the head and face, by *J. Bayley*. Lond. 1818.)

8) Hartnäckige Gichtbeschwerden, mit bedeutender Dyskrasie.

9) Wassersuchten.

10) Hartnäckige Wechselfieber, — in Verbindung mit

Opium, kurz vor dem Anfall, um die Wiederkehr des letztern zu verhindern.

11) Endlich hat *Hahnemann* die Belladonna als Schutzmittel gegen Ansteckung des Scharlachfiebers anempfohlen. Die von ihm empfohlene Auflösung des Belladonnen-Extractes in Wasser enthält in einem Tropfen ein vier und zwanzig Milliontel eines Granes; hiervon läfst *Hahnemann* einem einjährigen Kinde 2 Tropfen, einem zweijährigen 3, einem dreijährigen 4, einem vierjährigen 5 — 6, einem sechsjährigen 7 — 8, einem siebenjährigen 9 — 10, einem achtjährigen 11 — 13, einem neunjährigen 14 — 16 Tropfen mit Wasser nehmen, und dann bei jedem Jahre bis in's zwanzigste Jahr mit 2 Tropfen steigen, so lange die Epidemie dauert, und noch vier bis fünf Wochen nachher. *Berndt* liefs zwei Gran des frisch bereiteten Extractes in einer Unze Aq. Cinnam. vinos. auflösen, und hiervon Kindern von einem Jahre Morgens und Abends 2 bis 3 Tropfen, und mit jedem Jahre einen Tropfen mehr geben. Zwölf Tropfen war indefs die höchste Gabe, welche selbst den ältesten Kindern gereicht wurde. In ähnlichen Formen und mit gleich glücklichem Erfolge wurde dieses Mittel von *Muhrbeck*, *Düsterberg*, *Wolf*, *Wesener*, *Zeuch*, *Benedix*, *Behr*, *Kunzmann*, *Gelneki*, *Thaer*, *Köhler*, *Randhatz*, *Hedenus*, *Peters*, *Reuschner*, *Lemercier*, *Wallner* gegeben; — dagegen wendeten mehrere die Belladonna ohne Erfolg an, wie *Wagner*, *Teuffel*, und gegen die Anwendung derselben erklärten sich *Puchelt*, *v. Wedekind*, *Steimmig*.

Heilung u. Verhütung d. Scharlachfiebers v. *S. Hahnemann*. Gotha 1807

Die Scharlachfieber-Epidemie im Cüstrinschen Kreise in den Jahren 1817, 1818 und 1819, so wie die mit der Belladonna als Schutzmittel angestellten Versuche vom Kreisphysikus Dr. *J. A. F. Berndt*. Leipzig und Berlin 1820.

Hufeland Journ. d. prakt. Heilk. Bd. LIII. St. 2. S. 3. Bd. LV. St. 4. S. 119. Bd. LVII. St. 2. S. 7. Bd. XLIX. St. 9. S. 3. Bd. LXI. St. 8. S. 4. Supplementheft. S. 99. Bd. LXIII. St. 3. S. 100.

Horn's Archiv 1822. S. 490. 1825. S. 214.

Rust's Magazin Bd. XIII. S. 161. Bd. XV. S. 153. Bd. XX. S. 182. Bd. XXI. S. 257.

Annalen für die gesammte Heilkunde unter der Redaction der Mitglieder der Grofsh. Badischen Sanitäts-Commission. 1r Jahrg. 1s Heft. S. 123. Carlsruhe 1824. II. Jahrg. 1s Heft. 1825. S. 147.

Allgemeine medicinische Annalen. 1824. p. 1165.
Jppel diss. inaug. med. de Belladonna efficacia contra scarlatinam prophylactica. Berolini 1824.
Gazette de Santé. 1825. Nr. 15.
Journal complémentaire du Dictionnaire des sciences médicales. T. XVIII. pag. 369.
Heidelberger klinische Annalen, herausgegeben von *Puchelt*, *Chelius* und *Naegele*. Bd. I. S. 212.
Einige Worte über das Scharlachfieber und den Gebrauch der Belladonna als Schutzmittel gegen dasselbe von Dr. *Wildberg*. Leipz. 1826.
C. W. Hufeland die Schutzkraft der Belladonna gegen das Scharlachfieber. Berlin 1826.

Aeufserlich benutzt man die Belladonna:

1) bei äufseren Geschwülsten und Verhärtungen in der Form des Emplast. Belladonnae,

2) als auflösendes Mittel bei Skirrhen, besonders des Uterus, in der Form von Einspritzungen. Klystiere von dem Infusum von 1—3 Drachmen Hb. Belladonnae empfiehlt *Fischer* bei Ischurie von verhärteter Prostata (*Hufeland* Journ. d. pr. Heilk. 1821. Bd. LII. S. 107.), *Holbrock* bei Retentio urinae, und *Guerra* das Extr. Belladonnae in einem ähnlichen Falle. (Med. chirurg. Zeitung. 1826. Bd. IV. S. 422.)

Bei einer schweren Geburt brauchte *Mandt* das Extr. Belladonnae (12 Gr. auf 1 Unze Unguent. rosat. gerechnet) als Einreibung in den Muttermund (*Rust* Magazin. Bd. XIX. S. 350.), in ähnlichen Fällen benutzten andere das Extr. Belladonn. nur in gröfseren Gaben (Med. chirurg. Zeitung. Bd. III. S. 361.).

3) als eröffnendes Klystier bei krampfhaften Stuhlverstopfungen, eingeklemmten, entzündeten Brüchen. Man rechnet zu einem Klystier auf das Infusum nur einen Skrupel, und wiederholt es alle vier oder fünf Stunden.

4) zur Erweiterung der Pupille und Herabstimmung der erhöhten Sensibilität der Augen. Man läfst zu diesem Zweck einige Tropfen von dem Infusum der Blätter, oder von einer Auflösung des Extraktes der Belladonna in das Auge tröpfeln. Man rechnet auf eine halbe Unze Wasser zehn Gran Belladonna-Extrakt. Zu gleicher Zeit empfahlen Einige, ein frisches, gequetschtes Blatt der Belladonna auf die Augenlider zu legen. Obgleich schon *Daries* danach Erweite-

rung der Pupille beobachtete, so ist doch diese Anwendungsart nicht so sicher, wie jene.

Nach der örtlichen Anwendung der Belladonna auf das Auge, beginnt meist schon die Wirkung nach 20 bis 40 Minuten, und dauert nicht selten 24 Stunden, auch länger. Man benutzt diese Methode häufig zur Erleichterung bei Staaroperationen, bei Prolapsus Iridis, Iritis, Myosis und nach künstlichen Pupillenbildungen.

Rust Magazin Bd. XX. S. 400.
Revue médicale. 1826. Janv. p. 17. Juin. p. 384.
Samml. auserlesen. Abhandl. Bd. XXXIII. S. 137.
v. Froriep Notizen. Bd. XVI. S. 512. O — n.

ATROPHIA heifst nach seiner etymologischen allgemeinen Bedeutung (von *α* priv. und *τρέφειν*, *τρόφειν*, ernähren) Abzehrung, Auszehrung, Abmagerung, Darrsucht, Schwindsucht, Schwinden, Ungedeihen, eben das was im Allgemeinen Tabes, Contabescentia, Marcor, Phthisis, Marasmus, bedeuten. Diese Benennungen erhalten jedoch gewöhnlich durch ein Beiwort ihre besondere Bedeutung.

Unter Atrophie versteht man insgemein für sich schon eine eigenthümliche auszehrende chronische Krankheit der Kinder, vom ersten bis zum neunten, ja bis zum vierzehnten Jahre, die dann aber noch bestimmter durch eigene Beiworte bezeichnet wird: A. infantum, s. infantilis, A. mesenterica infantum, Paedatrophia, Tabes mesenterica, Macescentia infantum, Tabes atrophica, Contabescentia infantilis, Tabes glandularis, Tabes infantum etc. Die Franzosen nennen sie Atrophie, Atrophie mésentérique, Carreau, Chartre, Amaigrissement, Hectisie des enfans, Tabes des enfans, Ecrouelles mésentériques, Emphraxie mésentérique, Parectamie physconique, Mésentérite chronique etc.; die Engländer Consumtion, Tabidness of children, Atrophy etc.

Die Diagnosis der Atrophie der Kinder fällt, so dunkel sie anfangs seyn kann, bald nach ihrer Entwickelung deutlich genug in die Augen, zumal wenn sie aus scrophulösen Ursachen entstanden ist. Der ganze Körper magert langsam ab, bis auf den Bauch, der immer dicker und härter wird, mit fühlbaren, und endlich selbst sichtbaren Knoten im Leibe. Die untern Gliedmafsen magern allermeistens zuerst ab, dann folgen die Arme sammt den Händen und Fingern, die lang, dünn und spitzig werden, mit nach oben und zu beiden Seiten umgekrümmten Nägeln, und zuletzt erhält das bleiche, weifslich-gelbliche, cachectische Gesicht mit rothfleckigen Wangen, das anfangs aufgedunsen war, bald ein altes, eingeschrumpftes, abgelebtes, mürrisches Ansehen. Ueberall verschwindet das Fett, und selbst das Zellgewebe trocknet ein und verwelkt. Die Muskeln, ihres Fettes und Zellgewebes beraubt, sinken ein, und verlieren ihre Spannung, Farbe, Zusammenziehungskraft und Festigkeit, so wie ihre Verbindung unter einander. Die runzlige, trockne, rauhe, mehrentheils schmutzige, und nicht selten mit kleinen schwarzen Puncten (Comedones, m. s. diesen Artikel.) besetzte Haut, liegt auf den Knochen, die auch selbst dünner werden, wie angeklebt. Besonders ist diefs an der ganz blassen, bleifarbigen, oft hervorstehenden Stirne bemerklich. Die Haut leidet aufserdem auf mancherlei Art, die Hauthaarwurzeln vertrocknen, und die Haare fallen aus, die Epidermis schuppt sich ab, und die Haut erhält dadurch einen grauen, erdartigen Ueberzug.

Das Bild wird noch charakteristischer durch die mit blauen Ringen umgebenen, tief in ihrer Höhlung liegenden, und durch ihre blendend-weifse Bindehaut besonders auffallenden Augen; wozu dann noch die eingefallenen Schläfe, der grofse Kopf, die hervorstehenden Zähne, die etwas herabhängenden, gleichsam schläfrigen obern Augenlider das ihrige beitragen. Aus dieser eigenthümlichen Physiognomie und fast skeletartigen Kopfgestalt, spricht schon laut das Leiden des Unterleibes hervor, welches, je tiefer es geht, desto deutlicher im Gesichte sich ausdrückt. Der Bauch erhebt sich indefs in gleichen Schritten zu einer um so unförmlicheren Gröfse, da die schlaffen Gedärme neben den angeschwollenen Gekrösdrüsen in der geräumigen Cavität des Kinderleibes, von Luft sehr angefüllt, und die fettleeren, mürben Bauchmuskeln sehr ausdehnbar sind.

Aber nicht blofs die Gekrösdrüsen, die man bis zur Gröfse eines Hühnereyes angewachsen, und fast steinhart gefunden hat, sondern auch die Hals- und Leistendrüsen schwellen nicht selten an, so dafs zuweilen diese jenen vorhergehen, und sich selbst von diesen auf jene schliefsen läfst.

Auch äufserlich an der Brust, unter den Achseln, am Rükken sieht und fühlt man solche Anschwellungen, die man jedoch keinesweges immer für scrophulös halten kann, da sie auch ohne Scropheln existiren. Zumahl sind die sogenannten Wachsdrüsen nicht damit zu verwechseln. Selbst erzeugen sich gleichzeitig zuweilen Knoten in den Lungen, und es kann davon Phthisis tuberculosa entstehen. Die geschwollenen harten Gekrösdrüsen können sich sammt dem Gekröse entzünden, in Eiterung übergehen, oder auch andere Zerstörungen leiden.

Die gewöhnlichen Erscheinungen und Zufälle der Krankheit beziehen sich auf die Reproductionsorgane, und zunächst auf das Verdauungsgeschäft, welches in grofser Unordnung und Schwäche darniederliegt. Daher kommen der ungeregelte Appetit, bald gänzlicher Mangel desselben, bald eine übermäfsige gierige Efslust, auch zu den schwerverdaulichsten Speisen, besonders Mehlkost, Kartoffeln, Käse, Butterbrod u. s. w., mit Abneigung gegen alles Fleisch, zuweilen selbst Verlangen nach ungeniefsbaren Dingen, Kalk, Kreide u. dgl. Dazu kommen Uebelbefinden nach jedem Genusse, mit Aufstofsen und Aufblähen des Leibes, dessen allgemeine Aufgetriebenheit anfangs noch des Morgens verschwindet, schleimichtes, saures Erbrechen, Durchfall mit übelgefärbten, oft weifsen, aschgrauen, sehr stinkenden Excrementen, auch Würmern, abwechselnd mit Verstopfung, Leibweh, Blähungen, saurer Geruch fast aller Ausleerungen, übelriechender Athem, belegte Zunge, mit zähem Speichel besetzter Mund, unfreier Athem, Schläfrigkeit, nafse Augen, blasse Thränendrüse, trüber, dicker, weifslicher Urin, unregelmäfsiger Puls, Schwäche, Kälte, und beständige Neigung zum Anlehnen und Liegen, grofse Unlust, Zorn und üble Laune, stetes Wimmern oder Weinen, Unruhe in den Füfsen (anxietas crurum), beschwerliches Gehen- und Sprechenlernen. Früher oder später treten noch ein: Beängstigungen, Herzklopfen, aufsteigende Röthe des Gesichts, unruhiger Schlaf, kleine fieberhafte Bewegungen, heifse und dann wieder kalte Gliedmafsen, öfteres nächtliches Schwitzen, Kopfgrind, Pflücken an der häufig dicken Nase, der aufgelaufenen Oberlippe, an den Ohren, mit Excoriationen und

Ausschlägen daselbst, unersättlicher Durst, besonders des Nachts und Morgens, nach kalten Sachen, Stuhl- und Harnzwang, Unenthaltsamkeit des Urins, Vorfall des Afters, allerlei krampfhafte Uebel, Schmerzen in den Gliedern, in den späteren Jahren Genitalreiz und öftere Erectionen (die gefährlichste Zeit zur Onanie der kleinsten Kinder), Lienterie; der Anfangs noch weiche, beim äufsern Drucke noch schmerzlose Bauch, wird immer dicker, schwerer, belästigender, gespannter und knotiger, während der übrige Körper immer mehr abzehrt. Die Geschwulst des Leibes, wenn das Gekröse leidet, charakterisirt sich besonders noch durch ihre Steifheit, stete Fortdauer, Empfindlichkeit gegen äufsern Druck, Verbreitung der Schmerzen nach dem Rücken, so wie durch Beschwerden von aufrechter Stellung und schneller Bewegung des Körpers. Der Nabel ist hervorgetreten, wobei die Brust einsinkt und sich nicht frei ausdehnen kann. Nach völlig ausgebildeter Krankheit erfolgen am Ende auch ödematöse Füfse und Arme, auch wohl Anasarca, Wasseranhäufungen im Unterleibe und in den andern Cavitäten des Körpers, hektisches Fieber, Aphthen, colliquative Ausleerungen, Zuckungen, welche den Tod herbeiführen. Ergiefsung von Wasser im Kopfe macht die Kinder stumpf, da ihr Gehirn sonst immer frei ist, und sie selbst oft einen ungewöhnlichen Verstand und lebhaften Geist zeigen.

In den Leichen findet man, aufser den mit einer talg- oder speckartigen, käsigen Masse angefüllten Gekrösdrüsen, die man selbst in ungebornen Kindern schon beträchtlich angeschwollen gefunden hat, nicht selten auch andre Eingeweide, Leber, Milz, Nieren u. s. w. verstopft, verhärtet, vergröfsert oder verkleinert, den Darmcanal ausgestopft mit Kothklumpen, Würmern, Schleim, die Gallenblase leer, oder mit dünner, verdorbener Galle angefüllt, das Zellgewebe der Gedärme vollgepfropft von zähem, verschieden gefärbtem Schleime, besonders unten im Becken, so dafs ein solcher Bauch zuweilen das Ansehen hat, wie bei einer schwangeren Person. Nicht weniger finden sich Entzündungen, Eiterungen, Exulcerationen, Verwachsungen, Ergiefsungen.

Obgleich das dem scrophulösen Habitus sehr ähnliche Hauptbild dieser mensenterischen Atrophie immer dasselbe ist, so gestaltet es sich doch nach der individuellen Beschaffenheit des kleinen Kranken, nach den Ursachen, nach den Complicationen, die so häufig mit Würmern, Scropheln, Rhachitis, Infarcten andrer Eingeweide, dem Wasserkopfe u. s. w. stattfinden, mehr und weniger verschieden.

So wie diese Auszehrungsart am häufigsten zur Zeit der Entwöhnung sich entwickelt, so zeigt sich eine andere schnell nach der Entbindung, die von jener verschieden ist, und einen andern Ursprung hat, und früher tödtet. Die Kinder verschmähen die Nahrung, und was sie geniefsen, brechen sie wieder aus, bekommen Durchfall, rühren sich wenig, sind immer schläfrig, und schlafen oder winseln beständig, der Bauch aber, statt anzuschwellen, sinkt vielmehr ein, der ganze Körper magert in kurzer Zeit aufserordentlich ab, und sie sind bald ein Raub des Todes.

Ein merkwürdiger atrophischer Zustand entsteht bei kleinen Kindern zuweilen als Folge eines nicht selten unbeachtet bleibenden Diabetes, unter ganz ähnlichen Zufällen und Erscheinungen, als bei der mesenterischen Atrophie. Selbst der Leib schwillt an, Hunger und Durst sind stark. Der in ungewöhnlicher Menge abgehende Urin ist schwerer als natürlich und gerinnbar, und zuweilen weifslich. In den Leichen findet man einen widernatürlichen Zustand der Nieren, Entzündung, Vergröfserung, eine mürbe Beschaffenheit derselben. Die Krankheit soll vom Mifsbrauche vegetabilischer Säuren, alcalischer Salze, urintreibender und geistiger Mittel, auch von Verletzungen der Lendengegend herrühren, und erblich seyn können. Phosphorsaures Eisen ist ihr Mittel. *Robert Venables* hat sie unter dem Namen: Tabes diuretica beschrieben, wovon durch Dr. *Michaelis* in *v. Gräfe's* und *v. Walther's* Journ. d. Chir. IX. Bd. 2. Hft. S. 360. eine kernhafte Nachricht mitgetheilt ist.

Obgleich die mesenterische Atrophie zuweilen gar keine Scropheln äufserlich entdecken läfst, so findet man sie dennoch in den Leichen. Aber nicht alle verstopften Drüsen sind scrophulös, noch ist jede Vergröfserung der mesenterischen Drüsen mit Verstopfung derselben verbunden. Es ist blofse Erschlaffung und Ausdehnung ihres Umfangs. Der

Milchsaft kann noch durch sie hindurchgehen, aber die Assimilation desselben leidet mehr und weniger durch die gestörte und mangelhafte Funktion dieser wichtigen Organe.

Erwachsene sind ähnlichen Abdominal-Atrophieen allerdings auch, wiewohl viel seltener, ausgesetzt, wovon *Joh. Kämpf* mehrere Fälle beschreibt (Abh. v. e. neuen Meth. die hartnäck. Kr., d. ihren Sitz im Unterl. haben, besond. d. Hypoch., sicher und gründlich zu heilen. Zweite Aufl. Leipz. 1786. S. 69. f.), desto mehr leiden sie an anderen Arten von Atrophieen, wovon hier nicht die Rede ist, und nur so viel bemerkt wird, dafs eine jede derselben ihr eigenes Gepräge, ihren eigenen Gang und Verlauf, ihre eigene Physiognomie und Farbe hat, nach ihrem örtlichen Sitze, und den verschiedenen Leiden der Organe, von welchen die Krankheit ausgeht, und worin die Abmagerung ihren Focus hat. Die tuberculöse und scrophulöse Auszehrung zeichnet sich unter allen am meisten aus.

Einer eigenen allgemeinen Atrophie mufs ich hier noch gedenken, die man mit Recht idiopathisch nennen kann, da sie unmittelbar im Lymphsysteme ihren Sitz und Grund hat. Ich meine die Art, wovon wir durch *Hallé* (Mém. de l'instit. nat. des sc. et. des arts. Vol. 1. S. 536., übersetzt in Samml. auserl. Abh. zum Gebr. pr. Aer. XIX. Bd. S. 116.) eine interessante Beobachtung besitzen. Es war eine 25jährige Person, welche an einer Anomalie der Menstruation litt, die sich schon im 7ten Jahre auf eine kurze Zeit gezeigt hatte, dann nach unterbrochener Rückkehr seit dem 17ten Jahre allmälig abnahm, und im 21sten Jahre gänzlich verschwand. Mit dieser Zeit begannen eine Abmagerung und Kraftlosigkeit ihres Körpers, wobei jedoch alle übrigen Functionen desselben in Ordnung blieben. Nur schlief sie wenig. Bis den Tag vor ihrem Tode ging sie noch aus. Aufser von unterdrückten Leidenschaften war von keiner andern Gelegenheitsursache etwas vorhanden; sie war furchtsam, eifersüchtig, schreckhaft. Der Unterleib der Leiche war sehr eingesunken, die Haut wie auf die Knochen geleimt. Alle Organe, auch die Gekrösdrüsen, waren gesund und gut, nur kleiner als natürlich. Nirgends sah man Fett. Was hier aber das Wichtigste ist, von den Milchgefäfsen fand sich keine Spur, und eben so wenig liefsen sich andre lymphatische Gefäfse entdecken, aufser denen in den Leisten, welche nebst den lymphatischen Leistendrüsen sich als trockne, mattweifse, ziemlich feste Fäden ohne Höhlung, hie und da wie Nervenknoten aufgelaufen, darstellten u. s. w.

Es giebt eine ganze Reihe andrer Atrophieen, das Wort als allgemeine Abzehrung genommen, welche von verschiedenen Ursachen herrühren, und nur in sofern in diese Beschreibung gehören, als sie ohne besondere organische Zerstörungen einzelner Eingeweide, ohne Husten, Auswurf, ohne bestimmtes Fieber, und wesentliches Nervenleiden erscheinen. Diese sind nämlich Folgen von anhaltenden, oft wiederkehrenden Blutflüssen, allen andern übermäfsigen und fortdauernden Ausleerungen, als da sind: Erbrechen und Durchfälle, Schweifse, Speichelflufs, Samenverlust, Harnruhr, Leucorrhöen aller Art, Milchflufs aus den Brüsten (Phthisis nutricum, Galactacrasia), wohin besonders auch die Cholera gehört, welche in wenigen Tagen den Körper bis auf die Knochen auszehren kann, ferner fortdauernde niederdrückende Leidenschaften, unbefriedigte, offene oder versteckte Liebe und Heimweh, hitzige Fieber und Ausschläge, manche Gifte, (Blei, Arsenik, Aqua toffana?) hohes Alter, zu schnelles Wachsthum, Trunkenheit, Lähmungen, Mifsbrauch des Essigs, anhaltende, heftige Geistesanstrengungen, alle Ursachen einer anhaltenden Dysphagie, Verhärtungen, Erweichungen und andere Fehler des Schlundes, Magens und der Gedärme, Verstopfung, Compression von einem äufsern Drucke, Verwachsung der Nahrungswege (Milchgefäfse, Brustgang) zum Blute, gehinderte Einsaugung des Milchsafts in den Gedärmen, Erweichung der Knochen (osteomalacia), fortdauernde, übermäfsige Anstrengung der Kräfte, grofse Krankheiten, anhaltende, heftige Schmerzen, mancherlei Reize gichtischer, rheumatischer, psorischer, krebsiger, syphilitischer Art, Fehler des Gehirns und des Rückenmarks, unterdrückte Wechselfieber und Kopfgrind und Fufsschweifse, Phthiriasis, Vertrocknung und andere topische Fehler der Nerven. Die Diagnosis von vielen dieser Ursachen liegt gänzlich im Dunkeln; mehrere derselben sind zugleich vorhanden, und eine gebiert die andere.

Die Atrophie der Kinder, wovon hier hauptsächlich gehandelt wird, verdankt zunächst ihre Entstehung dem Mangel an gesunder Nahrung, welcher theils in der quantitativen und qualitativen Beschaffenheit der Nahrungsmittel selbst, theils in der gestörten Chylification derselben liegt. Dadurch wird zu der Anschwellung, Verstopfung und Verhärtung der Gekrösdrüsen der Grund gelegt, welche hinwiederum die Assimilation des Milchsafts hindern, und nicht selten mit schleichenden chronischen Entzündungen derselben und des Mesenteriums, in ursächlicher Verbindung stehen.

Die gewöhnlichsten Veranlassungen hierzu geben: übel beschaffene, zu fette oder zu magere, zu wenige oder zu viele, Mutter- oder Ammenmilch, die von schlechter Diät, hitzigen Getränken, zorniger, ärgerlicher Gemüthsart, harten, entzündeten Brüsten, Ausschweifungen aller Art, und sonst ungesunden Säften, verdorben wird, frisches, unausgebackenes Brod, zu früher Genufs von festen Speisen, das sogenannte Ueberfüttern, schwere, teigige, zur Gährung und Säure geneigte Nahrung, Mehlbrei und Mehlklümpe, fettes Backwerk und Butterteige, Hülsenfrüchte, unreifes rohes Obst, saure Biere, Weine, Brantewein, harte, erdige, Schnee- und Eiswasser, Mifsbrauch öliger, erdiger, schwächender Arzneien, übermäfsiges Abführen, verhaltenes Meconium, Anhäufung von Schleim, Säure und Würmern in den ersten Wegen, unmäfsiges Wickeln und Schnüren, das zu frühe und besonders nächtliche Trinken gegohrner Getränke, Uebermafs von schlechtem Thee oder Kaffee, die sogenannten Schnuller, (hier zu Lande nennt man sie auch Zuckertitt, Lutschen; es sind kleine, fest zugebundene Beutelchen mit Brod und Zucker gefüllt, welche, nachdem sie in warme Milch getaucht worden, den Kindern in den Mund gesteckt werden, woran sie dann saugen, und die sie auch im Schlafe im Munde behalten; damit sie sie nicht verschlucken, oder gar daran ersticken, welches geschehen ist, werden sie durch ein Band äufserlich am Körper befestigt,) die man ihnen Nächte hindurch im Munde liegen läfst, das ekelhafte Vorkauen der Speisen.

Dazu kommen, Unreinlichkeit in allen Dingen, feuchte, kalte, verdorbene Luft, Mangel an warmer Bekleidung, an

Bewegung, zu heifse oder zu kalte Stuben, nasse Wäsche, dicke, schwere Federbetten.

Daher trifft diese Krankheit besonders Kinder armer Eltern, in elenden, engen Hütten und Kellern, in feuchten, sumpfigen Gegenden, in schlechten Findelhäusern, Schul- und Krankenhäusern. Besonders sind es Kinder, die eine scrophulöse oder rhachitische Anlage mit auf die Welt bringen, welche der Atrophie unterworfen sind. Auch stehen Scropheln, Rhachitis und Atrophie in genauer Verwandschaft und Beziehung mit einander, vermischen sich, sind Ursachen und Wirkungen von einander, obgleich eine jede doch ihr Eigenthümliches behält, und für sich bestehen kann. In der Rhachitis ist die Erweichung der Knochen charakteristisch; die Scropheln sind eine Drüsenkrankheit, in welcher sich in der Folge eine specifische Schärfe erzeugt, die sich durch eine wulstige, dicke Oberlippe, Ausschläge, rothe, entzündete Augen u. s. w., deutlich zu erkennen giebt, und die selbst nach dem Tode noch ansteckend wirken kann; Atrophie an sich ist allgemeine Abzehrung ohne topische Fehler, meistens ein Symptom, eine Wirkung verschiedener Krankheiten.

Sehr oft liegt der nächste Grund der Anlage der Kinder zu dieser Krankheit, in dem Alter abgelebter, geschwächter Eltern und ihren Ausschweifungen, in einem heimlichen Gifte, das schon früh an der Wurzel und den ersten Keimen der Frucht genagt hat; daher auch in den vornehmsten Ständen diese Krankheit nicht fremd ist.

Die Prognosis richtet sich nach dem Alter, der Constitution und der Anlage des Kindes, nach der Zeit, dem Stadium, Grade und der Dauer der Krankheit, ihren Ursachen, den Complicationen, nach der Lage des Kranken, und der Anwendbarkeit einer geschickten Hülfe.

Unter günstigen Umständen und bald anfangs kann die Krankheit nicht selten glücklich geheilt werden. Späterhin, und bis auf einen gewissen Grad gestiegen, widersteht sie meistens aller Heilart, zumal auch bei erblicher Anlage. Sie kann Jahr und Tag dauern, aber auch schon nach wenigen Monaten tödten. Je jünger und zarter und schwächer das Kind ist, desto weniger erträgt es das Fieber, den Schlafmangel, die Durchfälle, und was die Kräfte sonst angreift und erschöpft. Sie geht oft in Rhachitis, Scropheln, aber auch in Wassersucht, Lungensucht und andre Schwindsuchten über. Je mehr und allgemeiner der Bauch anschwillt, und je härter und steifer er wird, desto schlimmer. Ein Zehrfieber befördert am schnellsten den Tod.

Aber auch gefährlich und schwer zu heilen ist die Atrophie der kleinen Kinder, bei welchen der Bauch eingesunken ist, so dass man zuweilen durch den Bauch den Rückgrat fühlen kann. Nichts destoweniger wird jenes Uebel bei weit fortgerückter Krankheit, zuweilen noch durch Natur und Kunst geheilt. Mit zunehmenden Jahren verliert es sich allmählig, nachdem es bisher vielen Mitteln widerstanden hatte. Dagegen können auch in spätern Jahren die Folgen davon noch bemerklich seyn, zumal wenn es scrophulösen Ursprungs war. Zuweilen ist Epilepsie eine Folge davon. Eine schöne Cur eines solchen sechsjährigen Knaben steht in *Hufeland's* neuesten Annalen der franz. Arzneik. 1. Bd. S. 284. Ist das Kind von siechen, kraft- und saftlosen Eltern geboren, hat die Mutter während der Schwangerschaft ein regelwidriges Leben geführt, durch Schnüren und auf andre Art den Leib zusammengepreſst, und bringt es also die Anlage zu dieser Krankheit mit auf die Welt, so darf man desto weniger hoffen. Auch werden sich dann desto eher Scropheln und Rhachitis dazu gesellen, und sie um so schwerer heilbar werden.

Die Atrophie der Kinder war vormals viel häufiger als jetzt, seitdem die physische Erziehung der Kinder, und die Kenntniſs des kindlichen Organismus groſse Verbesserungen erfahren haben. Doch findet sie sich in manchen Gegenden noch häufig genug.

Die Cur der Gekrösdrüsen-Atrophie erfordert, nächst der Beseitigung der veranlassenden Ursachen, eine ganz ähnliche Behandlung, als die der Scropheln, auflösende, ausleerende, nährende und stärkende Mittel. Wer von diesen Mitteln, mit beständiger Rücksicht auf den Stand der Irritabilität und Sensibilität des kindlichen Organismus, und noch besonders die Individualität und das Alter, die gehörige Anwendung zu machen versteht, wird diese Krankheit, wenn sie heilbar ist, gewifs heilen.

Zu den auflösenden Mitteln schicken sich am besten die Terra fol. Tart., der Tart. tartarisat., das Sal polychr. Seign., der Tart. stib. in kleinen Dosen, Vin. ant. Huxh., Goldschwefel, Aethiops antim., Sapo antim., Kermes min., bittere Extracte, Fel tauri, Aethiops mineralis, Rad. ari, Extr. saponariae, chelidon. maj., die Mellag. und Extr. gram., tarax., in Verbindung mit Rhabarber, Magnesia, Wurmmitteln u. s. w., Clystieren. Von der richtigen Wahl und Leitung des Gebrauchs dieser Mittel, so dafs sie wirklich nur auflösen, zur rechten Zeit damit eingehalten, mit abführenden Mitteln gewechselt, und überhaupt mit beiden das gehörige Mafs gehalten werde, hängt der günstige Erfolg ab. Die Mittel, die ich in vielen Fällen am hülfreichsten gefunden habe, sind: Terra fol. tart. in Tinct. rhei amara oder Darelli aufgelöfst, und Sal polychr. Seign. mit Rhabarber. Gröbere und bewegliche Unreinigkeiten müssen vorher weggeschafft werden, auch wohl bei vorhandenen Anzeigen durch vorhergeschickte oder interponirte Brechmittel. Die letztere Mischung dient in verstärkter Gabe vortrefflich zu Ausleerungen, die neben den auflösenden Mitteln ohnehin stets unterhalten werden müssen. Man mischt auch häufig Seife, Ochsengalle, Magnesia, zur Rhabarber, zur Jalappe, zumal bei hervorstechender Säure. Die fixen Laugensalze können zu gleichem Zwecke gewifs nie ohne grofse Vorsicht dem zarten Magen und den Gedärmen ganz junger Kinder geboten werden, obgleich sie von berühmten Männern empfohlen sind. Dahin rechne ich auch die Aloe, die Coloquintentinctur, dergleichen höchstens nur bei grofser Trägheit und Atonie der Gedärme Statt findet, in welchem Falle auch die Fl. arnicae dem Zwecke gemäfs sind.

Sehr wichtig ist, diese Mittel nicht zu lange fortzusezzen, ohne die grofse Schwäche des Verdauungssystems zu berücksichtigen, und besonders auch ohne eine blofse Auflockerung, Erschlaffung und Anschwellung der Drüsen von wirklicher Verstopfung derselben zu unterscheiden. Es müssen daher oft schon früh stärkende Mittel mit den auflösenden und ausleerenden Mitteln verbunden, oder zwischenher gegeben, oder auch allein verordnet werden. Die gröfste Achtung von diesen Mitteln verdient unstreitig das Eisen, aber viel weniger die Limat. ferri und die schärferen Eisentincturen, oder auch andere Eisenpräparate, als die dem Kinder-Magen vorzüglich angemessene Tinct. mart. pomat., deren ausgezeichnete Wirkung *Neuburg* in seinen vortrefflichen klinischen Bemerkungen (Frft. a. M. 1814. S. 160. f.) aufser Zweifel gesetzt hat. Mit Recht beruft er sich auf *Boerhaave*, *Fernelius*, *Macbride* und *Brandis*, welche die Eisenmittel gegen Atrophie schon vorzüglich empfohlen haben. Er sagt: „Ich habe mehrere Kinder gekannt, deren Unterleib allen organischen Stoff der übrigen körperlichen Theile absorbirt zu haben schien, die das wahre Bild des Marasmus vorstellten, die durch Eisenmittel gerettet worden sind." Dieses Mittel mufs von 15 bis 20 Tropfen an mehrmals des Tages in steigenden Dosen, nur lange genug, fortgesetzt werden. Ein sehr guter Zusatz, den *Neuburg* macht, ist ein Drittel Zimmttinctur. Erwachsene können sie nach und nach fast bis zu einem Efslöffel voll nehmen. *Brandis* rühmt besonders den Eisenvitriol und den Crocus mart. (nach der preufs. Pharm.). Er wird besonders bei Würmern passen. Dahin gehören nebenher auch die Rad. enulae, die Hedera terrestris, der Eichelkaffe, der gehörig bereitet und an seinem Orte unbestreitbar die trefflichsten Wirkungen leistet, nicht weniger das von *Gölis* gelobte Kämpfsche Pulver, aus Pulv. nucist., rasura C.C., baccar. laur. $\overline{aa}$ (*Joh. Kaempf's* Handb. zur pr. Arzneikunde u. s. w. Chemnitz, 1795. S. 504.). Die Lorbeeren werden erst in einen Breiteig geschlagen, im Ofen gebacken, und dadurch ihr scharfer Geschmack gemildert. Das Gemenge dieses Pulvers wird fein gepülvert, und ein Quentchen davon mit sechs Quentchen Pulvis liquir. vermischt. Davon erhalten Kinder von einem Jahre eine Messerspitze voll, und von 2, 3, 4 Jahren einen Kaffelöffel voll. *Gölis* nennt dies Pulver Pulvis antihectico scrophulosus. S. Salzb. med. chir. Zeit. 1812. 1. Bd. S. 157. Hier steht, dafs dies Pulver von einer alten Frau als ein Arcanum herrühre, wovon *Kaempf* a. a. O. nichts erwähnt. Auffallend ist die Verschiedenheit, dafs nach der

Kämpf-

Kaempf'schen Vorschrift Ras. C. C., nach der *Gölis*'schen aber C. C. ust. genommen werden soll. Der Nutzen dieses Pulvers wird in der angef. Salzb. Zeit. 1814. IV. S. 253. bestätigt. — Noch gehören eine Menge anderer allgemein stärkender Mittel hieher, Lich. island., kalter Chinaaufgufs, kalt bereitetes Chinaextract, Quinin sulph., Calam. arom., Cortex Cascarill., Rd. caryophyllat., Pulv. stomach. Birkmanni u. s. w., am Ende Stahlbäder, See- und Soolbäder, nach allmähliger Abstufung der Temperatur, die von *Jörg* so sehr gerühmten Waschungen mit Essig und dem vierten bis dritten Theil Rumm, Abends vor Schlafengehen, im Winter am warmen Ofen, angewendet, die auch schon früher die Absicht der Cur sehr befördern. Die stärkenden Mittel passen vorzüglich aber erst dann, wenn der Leib anfängt weicher zu werden, der gierige Hunger nachläfst, die mürrische Laune sich verliert, einige Munterkeit und natürliche Efslust, die rückkehrende Integrität der Functionen des Unterleibes beweisen. Dann auch Clystiere von China in Fleischbrühe gekocht.

Unstreitig giebt es Fälle, wo die salzsaure Schwererde der Calx antim. sulph., der salzsaure Kalk, das caustische Laugensalz, die Digit. purpur., die Belladonna, die Dulcamara, der Schierling (von welchem, aufser der *Buldinger*schen Latwerge, besonders *Guenet's* Mischung aus Terr. fol. Tart. gr. sex mit pulv. herb. cicut. gr. duob., und *Fresnoy's* Cicutasyrup anfangs zu wenigen Tropfen in Milch Beachtung verdienen) gute Dienste geleistet haben, und noch leisten. Indefs verfehlen sie nicht selten auch ihren Zweck, und haben Manches wider sich; die narcotischen Pflanzen scheinen besonders dem kindlichen Organismus bei einem gewissen Grade von Schwäche auf die Dauer nicht zuträglich, so wenig als bei dem anhaltenden Gebrauche des Quecksilbers, des caustischen Laugensalzes (Fare), nachtheilige Wirkungen auf denselben ausbleiben werden. Einzelne Doses Calomel sind indefs oft sehr anwendlich gegen die chronischen Entzündungen, Würmer u. s. w. Von grofsem Nutzen sind neben dem innerlichen Gebrauche der angezeigten Arzneien: warme Malz-, Sool-, Seifen-, aromatische Kräuter-, Loh-, Hopfenbäder; Einreibungen von mancherlei Salben [Ungt. contra atroph. *Kaempfii* (dess. cit. Handb. S. 515.), die *Hufeland*'sche Salbe aus Ungt. altheae unc. 1. Fell. taur. rec. Sap. ven. āā. dr. jjj. Petrol. dr. jj. Sal. vol. C. C. dr. ß. Camph. dr. j. M. f. Ungt., Mercurialsalben u. s. w.]; Fomentationen mit aromat. Kräuteraufgüssen, China und Weidenrindendecocten; Frictionen mit durchräucherten Tüchern; *Kaempf*'sche Visceralclystiere; Loh- und Kräuterbeutel auf den Unterleib; Waschen des Leibes und Rückens mit kräftigem Spiritus, aromatischen Oelen und Balsamen. Man hat auch allerlei Pflaster auf den Bauch gelegt, als Empl. foetid., nigr. sulph. etc. Aber auch mit den äufserlichen Mitteln mufs man kunst- und planmäfsig wirthschaften, in Absicht des wo, wie, wann, welches, wie viel, wie lange u. s. w.? Die vollständige und gründliche Beantwortung und Beurtheilung dieser Puncte, bleibt dem Verstande und der practischen Einsicht des Arztes vorbehalten, und liegt aufser den Grenzen dieser Abhandlung.

Die Behandlung einzelner dringender Zufälle und Complicationen, erschöpfender Bauchflüsse, Krämpfe, Schmerzen, Fieber, Ausschläge, Verhaltung des Urins, auch wohl Blutungen u. s. w. hängt theils von der allgemeinen Behandlung der Krankheit ab, theils sind sie mit ihren eigenen Mitteln zu bekämpfen, die in andere Kapitel gehören. Nicht selten kann und mufs eine symptomatische Cur den Zustand erleichtern, wenn die Krankheit nicht heilbar ist.

Ohne angemessene Diät und Verhalten, Mäfsigkeit und Ordnung im Genusse, ist so wenig an eine Heilung zu denken, als es nicht selten zu dieser, und zumal auch zur Verhütung der Krankheit, schon hinreicht, jene treffend einzurichten und zu ordnen. Die Nahrung mufs in qualitativer und quantitativer Hinsicht zum Zwecke passen. Sie mufs mit Vorsicht und Auswahl oft und in kleinen Portionen gereicht werden, hauptsächlich in animalischer, leicht verdaulicher Kost bestehen, Reifs, Sago, Grützen aller Art, Brodsuppen, Brei von Kartoffelmehl, zubereitetem Gerstenmehle, vor allen den Vorzug verdienenden echtem Arromehle (Arrow Root), letztere mit Zucker und alle mit etwas Gewürz, Vanille, Zimmt, Muskatennufs u. dgl. ohne und mit Fleischbrühe, mit Eigelb bereitet. Säuglingen, welchen man keine gesunde, ihnen verträgliche Mutter- oder Ammenmilch schaffen kann, werde nach *Bretonneau* (nouv. Journ. de Méd. etc. Août. Par. 1818.) Kuhmilch mit guter (nicht fetter) Rindfleischbrühe vermischt gegeben, wodurch im Hospitale zu Tours die mesenterische Atrophie, welche fast alle Findlinge wegraffte, binnen 18 Monaten gänzlich verschwunden seyn soll.

Zuweilen wird fernerhin ein gutes Hopfenbier zuträglich seyn, wenn es ertragen wird. Vor allem wichtig ist die animalische Diät, zumal gleich nach der Entwöhnung, oft und wenig zur Zeit. Auch die stärkeren Bouillons bekommen meistens recht gut.

Grofse Reinheit und Trockenheit der Luft, der Kleidung, der Betten und aller Wäsche, ein angemessener Grad von Wärme, Bewegung in frischer Luft, sind unerläfsliche Bedingungen.

Der Theil der beschriebenen Cur, welcher nach gröfstentheils hergestellter Integrität des Unterleibes empfohlen ist, also die Stärkungsmethode, pafst auch für diejenige Atrophie, in welcher, ohne verborgene Scropheln der Unterleib vielmehr eingesunken, als aufgetrieben ist, und in sofern sie in einer allgemeinen Abmagerung und Schwäche des Körpers, ohne besondere topische Fehler einzelner Organe besteht.

Es mufs hier auch noch der partiellen Atrophie gedacht werden, welcher ein jeder Theil des Körpers, ein jedes Glied, oder Organ, unterworfen ist. Sie entsteht, wenn denselben durch gehinderten Einflufs des Bluts oder der Nerven die Nahrung entzogen wird, oder auch durch eine specifische auflösende und schmelzende Einwirkung und Aufsaugung der Substanz der Theile.

Die gewöhnlichsten partiellen Atrophieen betreffen einzelne Gliedmafsen, die ganze halbe Seite des Körpers (Atrophia lateralis), die Augen, die Hoden, das männliche Glied, die Brüste, die Eyerstöcke, und andere innere Eingeweide und äufsere Theile.

Die partielle Atrophie eines oder mehrerer Glieder zugleich, Melatrophia, Aridura, ist insgemein die Folge einer

Lähmung und deren Ursachen, die in dem leidenden Theile oder entfernt davon liegen, und in einem fortdauernden Drucke oder Reize, einer Verstopfung, Verwachsung und anderen Fehlern der nach diesen Theilen gehenden Hauptgefäfse und Nervenäste bestehen. Dergleichen sind Geschwülste, Verknöcherungen, Verrenkungen, Wasseranhäufungen, Exulcerationen, rheumatische, gichtische u. a. reizende Stoffe, anhaltende heftige Krämpfe, Metastasen, Krankheiten der Wirbelsäule, Verrenkungen, Anschwellungen, Beinfrafs derselben, endlich auch eine grofse Wunde, grofse Eiterungen mit Substanzverlust, Rhachitis und andere auszehrende Krankheiten.

Das Schwinden des Augapfels, *Atrophia oculi, Synchisis oculi, Aridura bulbi oculi, Extenuatio s. Diminutio oculi,* trifft gewöhnlich nur ein Auge, das bis auf einen gewissen Punct, zur Gröfse einer Bohne, Haselnufs u. s. w. immer kleiner wird, und sich hinten in der Augenhöhle gleichsam verkriecht. Hier erscheint es als ein kleiner entstellter, entfärbter Klumpen, dem doch noch einige Organisation anzusehen ist. Die Augenlider treten zuerst näher zusammen, die Sclerotica erschlafft, die vordere Augenkammer wird flacher, das ganze Auge fällt zusammen und fühlt sich weich und nachgebend an.

In *C. H. Weller's* Krankh. des menschl. Auges. Berlin, 1819. Tab. IV. Fig. 3. steht eine colorirte Abbildung davon, welche aber auch noch zugleich zwei andere Augenübel darstellt.

Oft ist das Uebel eine Folge von gichtischer, venerischer oder scrophulöser Entzündung. Es kann auch entstehen von Verletzungen, nach manchen Staaroperationen, von Erschütterungen des Auges, durch äufsere Violenzen, von scharfem Thränenflusse, vielem Weinen. Die gläserne Feuchtigkeit zerfliefst, und die Hyaloidea verliert ihre Haltung. Das Sehvermögen verschwindet mit der Klarheit des Humoris vitrei, auch wird die Crystallinse dunkel. Verschieden von dieser Atrophie ist die Phthisis bulbi, Tabes oculi, und Phthisis corneae, von Ausfliefsen der Feuchtigkeiten des Auges, Eiterung desselben, Verkleinerung und Zerstörung der Hornhaut durch Geschwüre u. s. w.

Eine Atrophie des Auges (Microphthalmos) kann angeboren seyn. — Höchst selten ist dies Uebel einer Heilung, aber wohl durch mögliche Entfernung der Ursachen der Verhütung fähig. Ein künstliches Auge wird endlich allein übrig bleiben.

Die Atrophie der Hoden kann eine Folge von grossen Ausschweifungen, Pollutionen, Onanie seyn, daher sie mit der Rückendarre in naher Verbindung steht, ebenfalls von einem besondern organischen Fehler, oder von Alter herrühren. Sie kann ganz und gar venerisch seyn, und so dafs die sämmtlichen Geburtstheile kaum mehr kenntlich sind, indefs der übrige Körper wohl beleibt seyn kann. Durch äufsere Violenzen jeder Art wird sie nicht weniger hervorgebracht. Man hat auch zu grofse Keuschheit beschuldigt. (?) Sie fängt gewöhnlich bei einem Hoden an, worauf der andere nachfolgt, und zwar schreitet ihre Verkleinerung langsam immer fort, so lange ihr nicht Einhalt geschicht. Die Hoden verlieren ihre Eigestalt, und werden runder, weich, zuletzt hart, immer gefühlloser, oder sie befinden sich auch in einem entgegengesetzten, stets schmerzhaften Zustande, womit die Abzehrung derselben gleichen Schritt hält. Bewegt den Kranken kein Schmerz, nach den Hoden zu greifen, so merkt er von ihrem Kleiner- und Runderwerden oft nichts. Der Samenstrang zehrt gleichmäfsig ab. Alle Zeugungsfähigkeit verschwindet sammt ihren Organen. Die Auszehrung verbreitet sich auch auf den übrigen Körper, besonders den untern Theil desselben. Verdauungskräfte, die Sehkraft, selbst der Geist, werden schwach u. s. w. So gefährlich dieses Uebel ist, so beweisen doch einzelne Curen, dafs es nicht unheilbar ist. Neben den allgemeinen antatrophischen Mitteln, mit Berücksichtigung der Ursachen, haben Urticationen, Senfumschläge, Douchen, kräftige Dampfbäder u. s. w. gute Hülfe geleistet. Die Atrophie der männlichen Ruthe hängt mit der Atrophie der Testikel genau zusammen, und hat die gleichen Ursachen. Auf ähnliche Art verhält es sich auch mit der Atrophie der Eierstöcke.

Merkwürdig sind die Erfahrungen, die *J. D. Larrey* (Med. chir. Denkwürd. aus seinen Feldzügen. A. d. Frz.

Lpz. 1813. S. 48—276.) in Aegypten von der unmerklich zunehmenden Zerstörung der Zeugungsorgane an den französischen Soldaten gemacht hat, welche er dem Klima, dem Dattelbrandtwein, der mehrere Arten Solanum enthält, und der ausschweifenden Lebensart, zuschreibt.

Hieher gehört nicht weniger die Atrophie der Brüste. Zu den besonderen Veranlassungen derselben rechnet man weibliche Onanie (Tribadismus), Verlust der Eierstöcke und allgemeine Atrophie. Es kann auch ein organischer und angeerbter Fehler Schuld seyn. Noch hat man zu bemerken geglaubt, dafs der Gebrauch der Jodine sich diese schwere Schuld aufgeladen habe, und nach mehreren Erfahrungen (*Hufeland's* Journ. 1824. Jun. S. 113. *Rust's* Mag. für d. ges. Heilk. 22. Bd. 2. H. S. 291.) scheint dies keinen Zweifel zu leiden. Es ist allerdings glaublich, dafs sich diese abmagernde Wirkung der Jodine auch auf die Eierstöcke und die Hoden, ja selbst auf den ganzen Körper endlich erstrecken könne.

Es sind auch Atrophieen der Nase, der Lippen, der weiblichen Geburtstheile, selbst des Afters und der Urinblase beobachtet worden, — hauptsächlich aus venerischen Ursachen. Aufserdem ist wohl kein Theil oder Organ am und im menschlichen Körper, der nicht einer Atrophie unterworfen wäre. Man findet so oft in den Leichen einzelne Eingeweide ungewöhnlich verkleinert, vertrocknet, verschrumpft.

L i t t e r a t u r.

C. F. Chüden Meth. nova praeservandi et curandi atrophiam s. maciem infantum. Salzw. 1726. 4.

J. V. Ghüden Diss. de modo praeserv. et curandi atrophiam infant. Gott. 1746. 4. S. *A. de Halleri* Coll. Diss. Pr. VI. Nr. 192. (Bestätigt jene Heilart.)

G. M. Gattenhof Pr. de atrophia infantil. Heidelb. 1774. 4.

C. H. L. Segnitz (praes. *S. C. Titio*) D. de atroph. infant. Vit. 1792. 4.

C. F. Nürnberger (resp. *J. V. Rothe*) D. de atrophia partiali s. de ariduris. Vit. 1792 4.

J. B. Beaumes Mém. sur la maladie de mésentére propre aux enfans, que l'on nomme vulgairement carreau. Nismes, 1788. Ej. Tr. de l'amaigrissement des enfans. Par. 1806. 8.

D. W. Sachtleben Vers. einer Med. clin. oder pr. Pathol. u. Therapie der auszehrenden Krankheiten. Danzig 1797. 8. 1. Th. S. 141. f.

J. P. Janceau Ess. sur le rhachitis et l'atrophie mésentérique. Par. 1808. 8.
J. C. A. Clarus (resp. *A. M. Drechsler*) atroph. infant. expositio et compar. Lips. 1810. 4.
C. W. Hufeland über d. Natur, Erkenntnifs und Heilung der Scrophelkrankh. 2te Aufl. Jen. 1797. 8.
J. E. G. Jörg Handb. zum Erkennen und Heilen der Kinderkrankh. Leipz. 1826. 8. §. 740. f. V — l.

ATROPHIA NERVORUM, OSSIUM u. s. w. S. Schwinden der Theile.

ATROPHIE DES BULBUS UND DER CORNEA. S. Augenschwinden.

ATROPIN. S. Atropa.

ATTENUANTIA, verdünnende Mittel. Die Basis von allem Flüssigen ist das Wasser. Daher das Beste, recht viel Wasser in den Körper bringen, theils durch Trinken, theils durch laue Bäder, aber in beiden Fällen mit feinem Schleimstoff gemischt, um die Aufnahme in's Blut zu erleichtern. H — d.

ATTICH. S. Sambucus Ebulus.

ATTONITUS MORBUS. Vom Blitz getroffen. Im Allgemeinen dasselbe, was Apoplexia. H — d.

ATTRACTIO. S. Anziehung.

Verzeichnifs
der im dritten Bande enthaltenen Artikel.

Verzeichnifs

der im dritten Bande enthaltenen Artikel nach ihren Autoren:

Berlin, gedruckt bei August Petsch.

www.ingramcontent.com/pod-product-compliance
Lightning Source LLC
LaVergne TN
LVHW092120300926
849161LV00002B/183